TERMINOLOGIA ANATOMICA JAPONICA

解剖学用語

改訂13版

監修　日本解剖学会
編集　解剖学用語委員会

医学書院

解剖学用語 改訂 13 版

発　　行　2007 年 3 月 1 日　第 1 版第 1 刷Ⓒ
監　　修　社団法人日本解剖学会
編　　集　解剖学用語委員会
発行者　　株式会社　医学書院
　　　　　　代表取締役　金原　優
　　　　　〒113-8719　東京都文京区本郷 5-24-3
　　　　　　電話　03-3817-5600（社内案内）

印刷・製本　アイワード

本書の複製権・翻訳権・上映権・譲渡権・公衆送信権（送信可能化権を含む）
は㈱医学書院が保有します。

ISBN 978-4-260-00073-4　　Y3600

JCLS〈㈱日本著作出版権管理システム委託出版物〉

本書の無断複写は著作権法上での例外を除き禁じられています。
複写される場合は，そのつど事前に㈱日本著作出版管理システム
（電話 03-3817-5670，FAX 03-3815-8199）の許諾を得てください。

初 版 の 序

　わが国の解剖学用語は杉田玄白等の解体新書（安永 3 年，西暦 1774）及び宇田川榛斎の医範提綱（文化 2 年，1805），大槻玄沢の重訂解体新書（文政 9 年，1826）を経てほぼその形を整えたことは周知の通りであるが，降って鈴木（文太郎）が西暦 1895 年（明治 28 年）Basel に開かれた独逸解剖学会の撰定にかかる，所謂 B.N.A. に則って整理した解剖学名彙（明治 28 年）によって初めてその統一を見るに至ったのである．併しこれには用語の上にも用字の上にもなお考慮の余地が少なくなかったので，日本解剖学会は昭和 4 年 4 月東京に開かれた第 37 回の総会で岡島（敬治），西（成甫），進藤（篤一）及び平光（吾一）の 4 氏にその改訂を委嘱し，翌年 4 月大阪に開かれた第 38 回の総会で上記委員の撰定による現行の用語（改訂解剖学名彙，昭和 7 年）が決定されたのである．ところが独逸解剖学会は既にその以前から B.N.A. の改訂を企て，西暦 1935 年（昭和 10 年）Jena の総会で現行の I.N.A. を決定したので，わが解剖学会でもこれを機会に再び用語改訂の議が起り，昭和 15 年 8 月台北に開かれた第 48 回総会で西，進藤，平光及び望月（周三郎）の 4 氏が更めて委員に挙げられ，その後小川（鼎三）が平光に代わり，更に尾持（昌次）が加わり，委員会は昭和 16 年の秋以来日本医学会の医学用語整理委員会と緊密な連絡をとりながら，会合に文書に何回となく意見の交換を行った末，昭和 18 年 3 月漸く原案を纏めることが出来たのである．

　解剖学会は以上の解剖学用語撰定とともに組織学用語及び発生学用語の撰定を図り，昭和 10 年 7 月新潟に開かれた第 43 回総会で森（於菟），森田（秀一）及び，鈴木（重武）の 3 氏を委員に挙げ，更にこれに進藤，平光及び舟岡（省吾）の 3 氏及び後れて小川を加えてこの仕事を委嘱した．委員会はそののち森の組織学用語原案及び鈴木の発生学用語原案について主に文書を以て協議を行い，且つ前記の解剖学用語委員会及び医学用語整理委員会と連絡をとりながら検討に検討を重ね，これも昭和 18 年 3 月漸く組織学用語及び発生学（総論）用語の決定を得るに至ったのである．

　これよりさき昭和 17 年 8 月当時の解剖学会理事長小池（敬事）は幹事を加え在京の用語委員を集めて撰定用語の発表方法を協議し，本書はその決定に基づいて茲に漸くその刊行を見ることが出来たのである．簡単ながら用語撰定の経過を述べて序に代え，併せて，後日の参考とする次第である．

　　　昭和 19 年 6 月

日本解剖学会用語委員

第 7 版 の 序

　国際解剖学用語が再び改正になった．従来わが国で最も普通に用いられた J.N.A. が国際的に捨てられて，新たに P.N.A. と呼ばれる用語集が一般の承認を得た．それが議決されたのは 1955 年の夏，パリーで開かれた国際解剖学会のときであった．

　日本解剖学会はこの改正にあたって応分あるいはそれ以上ともいえる努力をした．国際解剖学用語がしばしば変えられることは医学ないし医術にとって甚だ不都合なことであり，改正するならば将来に悔を残さぬような完備したものでなければならぬと考えたからである．そして日本案も若干採用されてこの P.N.A. ができ上った．しかしこの用語集も完備というには程とおいものである．

　本書は P.N.A. とその各語に対応する日本語を示したものである．この日本語をきめる委員会は 1957 年 4 月，日本解剖学会の内部で結成されて，その後たびたび集って討議を重ね，同年 8 月に一応の案ができ上った．新しい用語集をつくるに際して，主な目標はなるべく従来の用語を改めないこと（変更はできうべくんば 1 割以内にとどめる），むずかしい漢字をできるだけ廃して当用漢字を用い，カナ字も使って，重箱よみも辞さない，耳できいて他のものと混同せず区別できるようにする．しかも P.N.A. になるべく忠実に従うというのであった．

　委員の顔ぶれは西　成甫，森　於菟，小川鼎三，尾持昌次，加藤信一，新島迪夫，中山知雄，中井準之助，阪田　隆の諸氏であった．

　改正案の主な諸点をプリントにして同年秋，解剖学会の評議員と日本医学会の用語委員とに送って意見を徴し，12 月には日本医学会と合同の用語委員会を開いて，その席上では文部省がわの意見をもきいて更に検討を加え，この用語集ができ上ったのである．

　1958 年 3 月

日本解剖学会理事長
小　川　鼎　三

改訂 11 版 の 序

今回の改訂は P.N.A. が 1965 年の国際解剖学会 (Wiesbaden) で改変されたのに伴って,「解剖学用語」に手を入れる必要を生じたため行なわれたものである. 昭和 43 年 4 月長崎で開かれた第 73 回総会で, 国際解剖学用語委員の中井準之助, 新島迪夫, 岡本道雄 3 氏のほか, 尾持昌次, 大内 弘の 2 氏にその改訂が委嘱された. 各委員は分担して原案を作り, 同年 8 月に東京に集まり 3 日間にわたって討議した. また必要に応じて文書によって意見を交換した. 重要な変更ならびに意見の一致を見なかった十数項目については同年 10 月に全評議員の意見を求め, これに基づいて 11 月に成案を得た.

このたびの P.N.A. の改訂で目立つものは, かなり多数の順序, 分類の変更 (とくに神経系) のほか,

 Termini generales の大幅な増加
 肝臓と腎臓の区域と区域枝の新採用
 歯に関する少なからぬ新名称の採用
 膵十二指腸部の動脈名の変更, 追加
 視床核の名称の全面的変更

などである. また用語では

 Juncturae zygapophyseales (椎間関節, 新)
 Nucleus sensorius principalis n. trigemini (三叉神経知覚核) ← Nucleus sensorius superior n. trigemini (三叉神経上知覚核)
 Pars ventralis pontis (橋腹側部(橋底部)) ← Pars basilaris pontis (橋底部)
 Ductus endolymphaticus, perilymphaticus の同義語として, Aqueductus vestibuli, cochleae の採用
 蝸牛管の Paries tympanicus, vestibularis の同義語として, Membrana spiralis, vestibularis の採用

などがある.

日本学名にも P.N.A. の改変と関係なく変えられたものがある.

 垂直←鉛直, ラムダ〔状〕←人字, 釘植←丁植, 涙嚢切痕←涙骨切痕 (上顎骨)

などがその主な例で, より分りやすくという趣旨によったのである.

組織学用語と発生学用語は, 第 7 版で解剖学用語の改訂と, P.N.A. の採用にならって一部修正されたまま長く手を入れてなかった. 修正もれもあり, またその後の改訂に伴ってかなり食い違いを生じていたので, ミスプリントなどとともに今回訂正した.

また今回の用語委員会では, 漢字の字体, 読みなどについても討議が行なわれた. その結

論については凡例を見られたい．

　そのほか，従来巻末にあった注解は，読者の便をはかって，今回から脚注に改めた．

　この改訂版の作製は，案の整理や評議員へのアンケートも含め，すべて東京教育大学木村邦彦教授にお願いした．前回に引きつづいての御苦労に対し，学会を代表して感謝の意をささげる次第である．

　　昭和 44 年 7 月

日本解剖学会理事長
中　井　準　之　助

改訂 12 版 の 序

　本 12 版は第 11 回国際解剖会議（メキシコ，1980 年）で承認され，1983 年に刊行された国際組織学用語第 2 版および国際発生学用語第 2 版に準拠して改訂された組織学および発生学の解剖学用語を収録したものである．一般解剖学については後述の理由により，改訂 11 版を継続した．

　本 12 版の編集経緯をみると，第 82 回日本解剖学会（1977）にさかのぼることができる．当時の三井但夫理事長は，これまでの解剖学用語委員会（尾持昌次，大内　弘，中井準之助，水野　昇）の下に，一般解剖学用語（木村邦彦委員長，石井敏弘，金関　毅，水野　昇，森本岩太郎），組織学用語（山田英智委員長，三井但夫，尾持昌次，黒住一昌，佐野　豊，保田幹男）および発生学用語（森　富委員長，浅見一羊，島崎三郎，滝沢安子吉，永野俊雄）の小委員会を設け，第 10 回国際解剖会議（東京，1975）で承認された Nomina Anatomica〔N.A.〕4 版，Nomina Histologica〔N.H.〕初版，Nomina Embryologica〔N.E.〕初版に準拠して解剖学用語 11 版の改訂を目的とする検討を委嘱した．そこで各用語委員会で検討したところ，かなりの不備があったので，上記の国際解剖学用語の採用を見送り，第 11 回国際解剖会議で承認された N.A.5 版，N.H.2 版および N.E.2 版の刊行を待つことになった．1983 年になって，待望の後者らが刊行された．この時，吉村不二夫前理事長は三井但夫元理事長の方針を踏襲し，ただちに上記の三解剖学用語委員会にその検討と解剖学用語 11 版の改訂を依嘱した．各解剖学用語委員会は作業にかかり，発生学用語案は 1984 年に（解剖誌，59 巻，3 号，1984），組織学用語案は 1985 年に（解剖誌，60 巻，3 号，1985），一般解剖学用語案が 1986 年に（解剖誌，61 巻，4 号，1986）発表された．

　以上が第 12 版が刊行されるまでの経過であるが，何故，本版に N.H. と N.E. を収録し，N.A. の収録を保留したかということについての理由は「一度定めた解剖学用語は，よほどの理由がない限り変えてはならない」ということにある．問題の比較的少なかった組織学および発生学用語委員会から既に N.H.2 版および N.E.2 版に対応した組織学用語案（1985）および発生学用語案（1984）が発表され，一般解剖学用語に関しては国際的に孤児になることを恐れたので，なお，作業を続行してもらった．しかし，一般解剖学用語委員会からの用語案は同委員会から指摘された如く，その採用には，わが解剖学会での意志の統一が必要であり，また，時期尚早であるようにみえた．これが一般解剖学用語案の採用を保留した理由である．

　三解剖学用語委員会との連絡は，始めに保志　宏幹事，後に山内昭雄理事を煩わした．N.A.5 版，N.H.2 版および N.E.2 版に少なからぬラテン語の誤植および文法上の誤りがあ

り，さらに三種の解剖学用語間で同一事物を指すのに異なったラテン語名が使用されていた．これらの訂正および統一の作業など山内理事を煩わせた．筆を置くに当り，上記の三種の解剖学用語の改訂に奉仕下さった諸先輩および諸兄に重ねて謝意を呈する．

 1987年5月

日本解剖学会理事長
大　谷　克　己

改訂 13 版の序

　ここに刊行された改訂 13 版は，我が国の『解剖学用語』の伝統を踏まえ，国際解剖学会議（International Federation of Associations of Anatomists, IFAA）の用語委員会（Federative Committee on Anatomical Terminology, FCAT）が編纂した"Terminologia Anatomica"（1998, Thieme）を尊重して，新たに編まれたものである．その第一歩にあたるものとして，1999〜2002 年度の解剖学用語委員会（清木勘治委員長）は 2002 年 3 月に『日本語による解剖学用語』を報告し，これは，日本解剖学会のホームページで公開された．2003〜2006 年度の解剖学用語委員会（坂井建雄委員長）は，廣川信隆理事長から日本語・ラテン語・英語の用語を含む新たな解剖学用語集を作成するようにとの委嘱を受けて，新しい解剖学用語集を編纂するための準備を始めた．基礎データの作成を前提に，編集作業と用語集の出版を複数の出版社に打診したところ，幸いにも医学書院に引き受けていただけることとなった．旧版の『解剖学用語』を出版していただいた丸善からも了解を得て，新たな用語集の編纂を始めることができた．

　しかし『日本語による解剖学用語』の日本語の語彙と"Terminologia Anatomica"のラテン語・英語の語彙を照らし合わせて新しい用語集の語彙を確定することは，思いの外の難事業であった．用語委員は，領域を分担して新しい用語の確定作業を行ったが，2 つの用語集の語彙の過不足と不一致にしばしば悩まされることとなった．これは，用語の配列が構造を持っておりその構造に依存して語彙が定められているという解剖学用語の特性を考えれば当然のことであり，またこの用語集がこれまでのものとは次元を異にするまったく新しい企画であった証左である．

　我が国の『解剖学用語』はその初版以来，国際解剖学用語集の基本構造をもとに作られてきた．最初の国際解剖学用語集"Nomina Anatomica"（B.N.A.）は，1895 年にバーゼルの解剖学会で制定され，各国語で書かれた用語の基準となるように，ラテン語で表記された．国際解剖学用語集はその後，1936 年のイェナの解剖学会で大改訂され（J.N.A.），1955 年のパリの国際解剖学会でも大改訂され（P.N.A.），それ以後小改訂を繰り返して 1989 年の"Nomina Anatomica"第 6 版に至った．この間，ラテン語で表記することと，最初の用語集以来の基本的な構造は保持された．我が国の『解剖学用語』は 1987 年の改訂 12 版まで，この国際解剖学用語集に準拠して日本語とラテン語で表記され，基本構造も変わらなかった．改訂 12 版では，「組織学用語」と「発生学用語」が新しく加えられ，それまでの肉眼解剖学領域の用語は「一般解剖学用語」として区別された．

　しかしその後，国際解剖学用語集に大きな変化が生じた．1989 年に新しく組織された FCAT のもとで，新しい国際解剖学用語集が企画され，1998 年に"Terminologia

Anatomica"として出版された．この用語集では，用語がラテン語と英語で併記されており，さらに用語配列の構造も大きく変化した．最も大きく変わったのは，中枢神経の領域である．これは学問の内容そのものが大きく発展した領域であり，これまでの用語集の基本構造および語彙が時代遅れになったことを意味している．同様の問題は，他の領域においても多かれ少なかれ生じていた．『解剖学用語』も時代とともに変化すべきものであることが痛感される．

1999〜2002年度の解剖学用語委員会による『日本語による解剖学用語』では，"Terminologia Anatomica"で新たに加わった語彙に対応する日本語の用語が作られ，それまでの『解剖学用語』に付け加えられた．基本構造としては旧版の『解剖学用語』を踏襲し，不足する語彙を補ったものである．日本語の用語のみを表記したために，2つの用語集の間での基本構造と語彙の相違という根本的な問題は表面化することがなかった．今回の13版で取り組んだのは，この基本構造の異なる用語集を統合させ，伝統を生かしながら学問の進歩に対応するという，地道で困難な作業であった．幸いにも関係者の献身的な努力により，日本語・ラテン語・英語を対応させた用語集を，2期4年間にわたる用語委員会の任期中に完成させることができた．また，本用語集の作成が終盤に近づいた2006年9月1日から2カ月間にわたり，日本解剖学会のホームページ上で本用語集の語彙案を公開したところ多くの方からご意見を寄せていただき，用語集の内容を改善することができた．とはいえ，厳しい時間的な制約のために，すべての語にわたって十分な検討を尽くすことはできなかった．用語集の改訂が，今後の解剖学用語委員会の課題であり，本用語集を利用される方々からご指摘とご意見をお寄せいただくことを期待している．

今回の13版には，組織学用語と発生学用語を含めていない．FCATによる『国際組織学用語集』"Terminologia Histologica"の刊行が，今回の用語集に間に合わなかったことも一因ではあるが，構造化された用語集という形が，組織学と発生学という急速に発展する学問分野に相応しいかという根本的な問題も残されている．1895年の"Nomina Anatomica"では，肉眼解剖の領域に敢えて用語を絞ったこと，『解剖学用語』の12版で採用された組織学用語，発生学用語が，解剖学者からもあまり利用されなかったことも，考慮すべき点であろう．

『解剖学用語』の今後の課題として，医学の他の領域の用語との調整，デジタル情報化への対応，といった現代的な問題がある．とはいえ，解剖学の用語は，医学のあらゆる分野の基礎であり，多くの人が安心して使える安定した用語集であることが求められる．そこにこそ，単に語彙を羅列したのではない，構造化された用語集である『解剖学用語』が生き続ける理由があると思われる．

この用語集は，解剖学用語委員会のメンバーおよび医学書院医学書籍編集部の方々の緊密

な協力と献身的な努力によりできあがった．『解剖学用語』および『日本語による解剖学用語』という伝統を残していただいた諸先輩，この用語集の編纂を温かく支援していただいた廣川信隆理事長を始め日本解剖学会の常務理事会および理事会の方々，さらに用語集に関心を寄せていただいた日本解剖学会のすべての会員の方々に感謝申し上げる．

2007 年 1 月

日本解剖学会　解剖学用語委員長
坂 井 建 雄

初版以来の改訂経過

「解剖学用語」も初版発刊以来長い年月をけみし、その間いくたびかの改訂が行なわれた．このような改訂はとりもなおさず Nomina Anatomica とその日本学名との変遷の物語りにほかならず，大切に保存せらるべき史料というべきである．しかし改訂ごとに追加された新版の序をここに全部掲げることはも早や事情が許さなくなった．それで第 9 版以後は，発刊以来の各版の発行年月日と改訂のいわれとを列記して，初版から本版までに本書が経て来た路程の記録とすることになった．

　初版：昭和 19 年 6 月（序文の日付け），J.N.A. の制定に従って改訂された日本解剖学用語（昭和 18 年 3 月決定）をまとめた．日本解剖学会の私的印刷物として配られたものらしい．

　第 2 版：昭和 22 年 4 月 20 日．「組織学用語」と「発生学用語」とが加えられた．この版から丸善の発行となる．

　第 3 版：昭和 29 年 5 月 25 日．「全改訂版」として，巻末に索引が加えられたが，用語の変更はない．

　第 4 版：昭和 30 年 3 月 25 日．

　第 5 版：昭和 31 年 3 月 20 日．

　第 6 版：昭和 31 年 8 月 25 日．

以上三つの版は第 3 版の増刷の形で出たものである．

　第 7 版：昭和 33 年 6 月 20 日．「新版」として，在来の J.N.A が 1955 年パリで決定を見た国際解剖学名（P.N.A）に切り代えられ，日本学名も昭和 33 年に日本解剖学会で改修したものが用いられた（第 7 版の序参照）．

　第 8 版：昭和 33 年 11 月 20 日．これは第 7 版の増刷にすぎない．ここで，「今後は内容の改変が行なわれない限り，版数を変えない」という取り決めが行なわれ，昭和 34 年 3 月 15 日，昭和 35 年 5 月 10 日，昭和 36 年 4 月 15 日の 3 回にわたって第 8 版の増刷が行なわれた．

　第 9 版：昭和 38 年 5 月 10 日．P.N.A. は 1960 年に一部修補された（解剖学雑誌 36 巻 134―146 頁参照）．これに伴って改訂された日本学名（昭和 32 年決定）に従ったものである．改訂の経過については解剖学雑誌 36 巻 571―575 頁を参照されたい．この版の不統一な二，三の用語，ミスプリントなどについては正誤表が作られた（昭和 39 年 7 月 1 日）．

　第 10 版：昭和 40 年 7 月 10 日（増刷は昭和 41 年 5 月 15 日と昭和 42 年 4 月 10 日）．上記の正誤表に従って改められたものである．増刷のたびにミスプリントが訂正されている．

なお，本文は第9版に当時の藤田恒太郎理事長が書いたものを元とし，その後の経過を加えたものである．また本書の歴史については，同氏が解剖学雑誌37巻448—452頁に詳しく記しているので参照されたい．

第11版：昭和44年7月25日（改訂11版の序参照）

第12版：昭和62年9月30日（改訂12版の序参照）

「日本語による解剖学用語」：平成14年3月．平成11年4月の解剖学会総会時に，平野 寛 前理事長より「日本語による解剖学用語集」の作成を検討するようにとの命を受け，早速用語委員会で作業の段取りを決めた．その骨子は，木村 邦彦 元用語委員長の下で作成され，解剖学雑誌61巻4号（1986）に添付掲載された用語案とその注〔これは解剖学用語改訂11（12）版とNA5（6）版の用語とを対比させた資料〕を基礎資料とし，FCATを参照して日本語用語を中心に見直しするということで，各委員がそれぞれの専門分野で分担を決めて作業に入った．そして，平成11年5月～平成12年12月にかけて，2回の見直し作業を持ち回りで実施し，その上で回収された見直し最終校を委員会の原案として，平成13年3月 平野 前理事長へ提出する運びとなった．つぎに，平成13年4～5月にかけて，13年度新委員による再度の見直しを実施し，同年11～12月の2ヵ月間に亘って解剖学雑誌76巻5号（2001）を通じて解剖学会会員へ一般公開して意見を求めた．そして，会員からの意見を参考にして再度の見直しをして，最終原案を平成14年3月，廣川信隆 理事長へ提出した．

解剖学用語委員会委員・担当理事および協力者

・委員
  阿部　　寛　　秋田大学医学部
  大河原重雄　　自治医科大学
  加藤　　征　　前東京慈恵会医科大学
  金子　武嗣　　京都大学大学院医学研究科
  小坂　俊夫　　九州大学大学院医学研究院
  ○坂井　建雄　　順天堂大学医学部
  瀬口　春道　　高知大学名誉教授
  百々　幸雄　　東北大学大学院医学系研究科
  松野健二郎　　獨協医科大学

・担当理事
  高田　邦昭　　群馬大学大学院医学系研究科

・協力
  秋鹿　祐輔　　九州大学大学院医学研究院
  石澤　章光　　秋田大学医学部
  寺島　俊雄　　神戸大学大学院

・ラテン語校閲
  澤井　　直　　順天堂大学医学部

○に委員長を示す．

旧用語委員会委員・担当理事

〈1999・2000 年度〉
・委員

 相川　英三　　東京女子医科大学
 伊藤　博信　　日本医科大学
 木村　邦彦　　木村発育学研究所
 諏訪　文彦　　大阪歯科大学
 ○清木　勘治　　東海大学医学部
 芹澤　雅夫　　獨協医科大学
 松村　讓兒　　杏林大学医学部
 水野　昇　　　東京都神経科学総合研究所
 安田　峯生　　広島大学医学部
 山下　昭　　　浜松医科大学

・専門委員（アドバイザー）

 後藤　昇　　　昭和大学医学部
 佐藤　達夫　　東京医科歯科大学医学部
 佐々木　宏　　東京女子医科大学
 長戸　康和　　東海大学医学部

・担当理事

 猪口　哲夫　　久留米大学医学部
 瀬口　春道　　高知医科大学

〈2001・2002 年度〉
・委員

 伊藤　博信　　日本医科大学
 金子　武嗣　　京都大学医学部
 小坂　俊夫　　九州大学医学部
 坂井　建雄　　順天堂大学医学部
 諏訪　文彦　　大阪歯科大学
 菅沼　龍夫　　宮崎医科大学
 ○清木　勘治　　東海大学医学部
 百々　幸雄　　東北大学医学部
 松村　讓兒　　杏林大学医学部

・担当理事

 猪口　哲夫　　久留米大学医学部
 瀬口　春道　　高知医科大学

○は委員長を示す．

凡　例

1. 用語の撰定について

1) 1999～2002年度の解剖学用語委員会により編纂された『日本語による解剖学用語』（2002年）および，IFAAの用語委員会（FCAT）が編纂したTerminologia Anatomica（1998年）を照らし合わせ，新たに編纂した．組織学用語と発生学用語は含めていない．
2) 日本語用語と，それに対応するラテン語，英語を記載した．
3) 固有名詞を冠する用語は日本語，英語ともに見出し語としては扱わず，（注）として掲載した．表記は原綴＋日本語の組合せとした．　例：Glisson鞘
4) 「一般用語」の項で，同じ語句を用いているにもかかわらず，別の意味を表すものには，（注）を付すとともに用例を示した．
　　例：胞 Bulla, 胞 Alveolus はほぼ同義．用法により異なった表現となる．
　　　　用例：篩骨胞 Bulla ethmoidalis, 肺胞 Alveoli pulmonis.

2. 記号，略記，（注）について

1) 同義語は「；」の後に併記した．省略しても差支えない語は[　]で示した．
2) 非恒常的に見られる変異（病的状態を含む）を示す用語には日本語に†を付した．
3) ラテン語では以下の略記を用いた．

　　　A.　　＝Arteria　　　　N.　　＝Nervus
　　　Aa.　 ＝Arteriae　　　　Nn.　 ＝Nervi
　　　Lig.　＝Ligamentum　　　R.　　＝Ramus
　　　Ligg.＝Ligamenta　　　　Rr.　 ＝Rami
　　　M.　　＝Musculus　　　　V.　　＝Vena
　　　Mm.　 ＝Musculi　　　　 Vv.　 ＝Venae

4) （注）は章毎に番号を付し，各章の末尾に掲載した．過去に編纂された『解剖学用語』は下記の略記で示した．

　　　（昭33）＝解剖学用語　改訂第7版，1958
　　　（昭38）＝解剖学用語　改訂第9版，1963
　　　（昭44）＝解剖学用語　改訂第11版，1969
　　　（昭62）＝解剖学用語　改訂12版，1987
　　　（平14）＝日本語による解剖学用語，2002
　　　（BNA）＝Nomina Anatomica (Basel), 1895
　　　（JNA）＝Nomina Anatomica (Jena), 1936

（PNA）　＝Nomina Anatomica (Paris), 1955
（NA2）　＝Nomina Anatomica. 2nd ed., 1961
（NA3）　＝Nomina Anatomica. 3rd ed., 1966
（NA4）　＝Nomina Anatomica. 4th ed., 1977
（NA5）　＝Nomina Anatomica. 5th ed., 1983
（NA6）　＝Nomina Anatomica. 6th ed., 1989
（TA）　　＝Terminologia Anatomica, 1998

3. 読み，ふりがな（ルビ），使用した漢字について

1) 音読みのうち，医学または解剖学で特殊な音，または慣用語を採用しているもの，また学生の読み誤りやすいものにはルビを付した．
　例：窩（カ），腔（クウ），楔（ケツ），嗅（キュウ），茸（ジ），櫛（シツ）

2)「一般用語」の項で，複数の音・訓読みのあるものは，慣用の音読みにルビを付した．
　例：野（ヤ），腕（ワン）

3) 音・訓読みが複数通りある場合は，ルビを併記した．
　例：人中（ニンチュウ／ジンチュウ）

4) 訓読みを薦めたい場合は，ルビを付した．
　例：十二指腸縦ヒダ（タテ），鎌（カマ），蔓（ツル）

5) ルビはすべてカタカナ表示とし，大和ことばにはひらがなを併記した．
　例：鼻尖；はなさき　手掌；てのひら　膝蓋；ひざがしら

6) 読者の便を考慮し，本用語集では現在コンピュータで使用されることの多い表記を用いることとし，以下の一覧中の上段にある漢字を用いたが，日本解剖学会として規定するものではなく，下段の漢字を用いても差し支えはないものとする．コンピュータの使用環境より使用できる漢字が異なる場合もあるため，使用の際には適宜置き換えていただきたい．

瞼	脛	臍	橈	隙	嚢	扁	頸	弯	鼡	腟	鈎	頬	傍
瞼	脛	臍	橈	隙	嚢	扁	頚	彎	鼠	膣	鉤	頰	旁

目 次

一般用語 …………………………………………… 1
人体についての用語 ……………………………… 16
骨学 ………………………………………………… 26
関節学；靱帯学 …………………………………… 53
筋学 ………………………………………………… 66
内臓学 ……………………………………………… 89
  消化器系　89
  呼吸器系　103
  泌尿器系　111
  生殖器系　114
  腹腔と骨盤腔　124
  内分泌腺　126
脈管学 ……………………………………………… 130
  心脈管系　130
  心臓　131
  動脈　134
  静脈　153
  リンパ系　165
神経系 ……………………………………………… 174
  中枢神経系　174
  末梢神経系　218
感覚器 ……………………………………………… 238
索引　255
  日本語索引　255
  ラテン語-日本語索引　305
  英語-日本語索引　411

一般用語 (注1)
Nomina generalia
General terms

外転筋	Abductor (-oris)	Abductor
迷[の]	aberrans	aberrant
副[の]	accessorius	accessory
内転筋	Adductor (-ris)	Adductor
口 (注2)	Aditus (-us)	Opening; Inlet
輸入[の]	afferens	afferent
付着[の]	affixus	affixus
集合[の]	aggregatus	aggregated
翼／翼状[の]	Ala (-ae)/ alaris	Wing / alar
白[の] (注3)	albicans	white
白[の] (注3)	albugineus	albugineus
白[の] (注3)	albus	white
胞／胞[の] (注4)	Alveolus (-i)/ alveolaris	Alveolus / alveolar
膨大；膨大部／膨大[の]；膨大部[の] (注5)	Ampulla (-ae)/ ampullaris	Ampulla / ampullary
吻合／吻合[の]	Anastomosis (-is)/ anastomoticus	Anastomosis / anastomotic
角／角[の] (注6)	Angulus (-i)/ angularis	Angle / angular
ワナ	Ansa (-ae)	Ansa
洞 (注7)	Antrum (-i)	Antrum
輪／輪[の] (注8)	Anulus (-i)/ anularis	Ring / anular
口 (注2)	Apertura (-ae)	Aperture
尖／尖[の]	Apex (-icis)/ apicalis	Apex / apical
腱膜／腱膜[の]	Aponeurosis (-is)/ aponeuroticus	Aponeurosis / aponeurotic
突起；骨突起	Apophysis (-is)	Apophysis
器 (注9)	Apparatus (-us)	Apparatus
垂／垂[の] (注10)	Appendix (-icis)/ appendicularis	Appendix / appendicular
水管；水道	Aqueductus (-us)	Aqueduct
弓／弓状[の]	Arcus (-us)/ arcuatus	Arch / arcuate
野；区	Area (-ae)	Area
立筋	Arrector (-oris)	Arrector
動脈／動脈[の]	Arteria (-ae)/ arteriosus	Artery / arterial
細動脈；小動脈	Arteriola (-ae)	Arteriole
関節／関節[の] (注11)	Articulatio (-onis)/ articularis	Articulation / articular
上行[の]	ascendens	ascending
房；前房 (注12)	Atrium (-i)	Atrium
自律[の]	autonomicus	autonomic
軸／軸[の]	Axis (-is)/ axialis	Axis / axial

底／底[の] (注13)	Basis (-eos)/ basalis; basilaris	Base / basal; basilar
二頭[の]	biceps	two-headed
分岐；二分／分岐[の]；二分[の]	Bifurcatio (-onis)/ bifurcatus	Bifurcation / bifurcate
羽状[の]	bipennatus	bipennate
腕／腕[の]	Brachium (-i)/ brachialis	Arm / brachial
短[の]	brevis	short
球／球状[の] (注14)	Bulbus (-i)/ bulboideus	Bulb / bulboid
胞 (注4)	Bulla (-ae)	Bulla
包；嚢 (注15)	Bursa (-ae)	Bursa
盲端／盲端[の]	Caecum (-i)/ caecalis	Caecum / caecal
盲[の]	caecus	caecus
杯	Calyx (-ycis)	Calyx
房 (注12)	Camera (-ae)	Chamber
小管 (注16)	Canaliculus (-i)	Canaliculus
管 (注17)	Canalis (-is)	Canal
小頭	Capitulum (-i)	Capitulum
包；被膜；嚢／包[の]；被膜[の]；嚢[の] (注15)	Capsula (-ae)/ capsularis	Capsule / capsular
頭	Caput (-itis)	Head
軟骨／軟骨[の]	Cartilago (-inis)/ cartilagineus	Cartilage / cartilaginous
丘；小丘 (注18)	Caruncula (-ae)	Caruncle
尾／尾状[の]	Cauda (-ae)/ caudatus	Tail / caudate
洞／海綿状[の] (注7)	Caverna (-ae)/ cavernosus	Cavernous space / cavernous
窩；腔 (注19)	Cavitas (-atis)	Cavity
蜂巣	Cellula (-ae)	Cell
中心；中枢／中心[の]；中枢[の]	Centrum (-i)/ centralis	Centre / central
頸／頸[の] (注20)	Cervix (-icis)/ cervicalis	Neck / cervical
交叉／交叉[の] (注21)	Chiasma (-atis)/ chiasmaticus	Chiasm / chiasmatic
索 (注22)	Chorda (-ae)	Cord
灰白[の] (注23)	cinereus	grey
帯	Cingulum (-i)	Cingulum
輪／輪[の] (注8)	Circulus (-i)/ circularis	Circle / circular
環状面	Circumferentia (-ae)	Circumference
回旋[の]	circumflexus	circumflex
槽	Cisterna (-ae)	Cistern
側副[の]	collateralis	collateral
丘；小丘 (注18)	Colliculus (-i)	Colliculus
頸 (注20)	Collum (-i)	Neck
柱	Columna (-ae)	Column
伴行[の]	comitans	comitans
交連／交連[の]	Commissura (-ae)/ commissuralis	Commissure / commissural
総[の]	communis	common

緻密[の]	compactus	compact
複[の］；複合[の]	compositus	complex
甲介／甲介[の]	Concha (-ae)/ conchalis	Concha / conchoidal
顆／顆状[の]	Condylus (-i)/ condylaris	Condyle / condylar
交会	Confluens (-entis)	Confluence
結合線	Conjugata (-ae)	Conjugate
結合	Connexus (-us)	Connection
収縮筋	Constrictor (-oris)	Constrictor
曲[の] (注24)	contortus	convoluted
円錐／円錐[の]	Conus (-i)/ conoideus	Conus / conoid
曲[の] (注24)	convolutus	convoluted
角膜	Cornea (-ae)	Cornea
角／角質[の] (注6)	Cornu (-us)/ corneus	Horn / horny
冠／冠状[の]	Corona (-ae)/ coronarius	Corona; Crown / coronary
体	Corpus (-oris)	Body
小体	Corpusculum (-i)	Corpuscle
皺筋	Corrugator (-oris)	Corrugator
皮質／皮質[の]	Cortex (-icis)/ corticalis	Cortex / cortical
太[の］；大[の]	crassus	large
篩状[の]	cribrosus	cribriform
稜	Crista (-ae)	Crest; Ridge
十字[の]	cruciatus	cruciate
脚／脚[の] (注25)	Crus (-uris)/ cruralis	Crus; Limb / crural
立方[の]	cuboideus	cuboid
楔／楔状[の]	Cuneus (-i)/ cuneiformis; cuneatus	Cuneus / cuneiform; cuneate
頂 (注26)	Cupula (-ae)	Cupula
弯曲	Curvatura (-ae)	Curvature
尖／尖[の]	Cuspis (-idis)/ cuspidalis	Cusp / cuspid
皮[の］；皮膚[の]	cutaneus	cutaneous
交叉 (注21)	Decussatio (-onis)	Decussation
三角[の] (注27)	deltoideus	deltoid
歯／歯[の］；歯状[の]	Dens (-tis)/ dentalis; dentatus	Tooth / dental; dentate
下制筋	Depressor (-oris)	Depressor
下行[の]	descendens	descending
径	Diameter (-tri)	Diameter
隔膜／隔膜[の]	Diaphragma (-atis)/ diaphragmaticus	Diaphragm / diaphragmatic
骨幹	Diaphysis (-is)	Diaphysis
二腹[の]	digastricus	digastric
指；趾／指[の］；趾[の]	Digitus (-i)/ digitalis	Finger / digital
散大筋	Dilatator (-oris)	Dilator
円板	Discus (-i)	Disc
憩室	Diverticulum (-i)	Diverticulum
背／背側[の]	Dorsum (-i)/ dorsalis	Back; Dorsum / dorsal

一般用語

日本語	ラテン語	English
小管 (注16)	Ductulus (-i)	Ductule
管 (注17)	Ductus (-us)	Duct
硬[の]	durus	hard
輸出[の]	efferens	efferent
弾性[の]	elasticus	elastic
楕円[の]	ellipsoideus	ellipsoid
隆起 (注28)	Eminentia (-ae)	Eminence
導出[の]	emissarius	emissary
上顆	Epicondylus (-i)	Epicondyle
骨端	Epiphysis (-is)	Epiphysis
上皮	Epithelium (-i)	Epithelium
赤道	Equator (-oris)	Equator
起立筋	Erector (-oris)	Erector
陥凹；窩 (注29)	Excavatio (-onis)	Pouch
排出[の]	excretorius	excretory
伸筋	Extensor (-oris)	Extensor
端	Extremitas (-atis)	Extremity
面	Facies (-ei)	Surface
鎌／鎌状[の]	Falx (-cis)/ falciformis	Falx / falciform
筋膜	Fascia (-ae)	Fascia
束	Fasciculus (-i)	Fascicle; Fasciculus
女[の]	femininus	female
窓	Fenestra (-ae)	Window
線維／線維[の]	Fibra (-ae)/ fibrosus	Fibre / fibrous
糸／糸状[の]	Filum (-i)/ filiformis	Filum / filiform
采／采状[の]	Fimbria (-ae)/ fimbriatus	Fimbria / fimbriated
裂 (注30)	Fissura (-ae)	Fissure
屈筋	Flexor (-oris)	Flexor
曲 (注24)	Flexura (-ae)	Flexure
葉／葉状[の] (注31)	Folium (-i)/ foliatus	Folium / foliate
小胞	Folliculus (-i)	Follicle
孔／孔[の]	Foramen (-inis)/ foraminosus	Foramen / foraminate
円蓋	Fornix (-icis)	Fornix
窩 (注19)	Fossa (-ae)	Fossa
小窩 (注32)	Fossula (-ae)	Fossula
窩 (注19)	Fovea (-ae)	Fovea
小窩 (注32)	Foveola (-ae)	Foveola
小帯 (注33)	Frenulum	Frenulum
ワナ[の]	fundiformis	fundiform
底 (注13)	Fundus (-i)	Fundus
茸状[の]	fungiformis	fungiform
索 (注22)	Funiculus (-i)	Funiculus
褐色[の]	fuscus	brown
紡錘状[の]	fusiformis	fusiform
神経節／神経節[の]	Ganglion (-i)/ ganglionaris	Ganglion / ganglionic

日本語	ラテン語	英語
膠様[の]	gelatinosus	gelatinous
膝／膝状[の]	Geniculum (-i)/ geniculatus	Geniculum / geniculate
陰部[の]；生殖[の]	genitalis	genital
膝	Genu (-us)	Genu
胚芽[の]	germinativus	germinative
腺／腺[の]	Glandula (-ae)/ glandularis	Gland / glandular
関節[の]（注11）	glenoidalis	glenoid
球／球状[の]（注14）	Globus (-i)/ globosus	Globus / globose
糸球（注34）	Glomerulus (-i)	Glomerulus
糸球／糸球状[の]（注34）	Glomus (-eris)/ glomiformis	Glomus / glomiform
薄[の]	gracilis	gracile
顆粒	Granulatio (-onis)	Granulation
灰白[の]（注23）	griseus	grey
回	Gyrus (-i)	Gyrus
血；血液	Haema (-atis)	Blood
鉤	Hamulus (-i)	Hamulus
ラセン／ラセン[の]	Helix (-icis)/ helicinus	Helix / helicine
半球	Hemispherium (-i)	Hemisphere
裂孔（注35）	Hiatus (-us)	Hiatus
門（注36）	Hilum (-i)	Hilum
液（注37）	Humor (-oris)	Humor
不対[の]	impar	impar
圧痕	Impressio (-onis)	Impression
切痕	Incisura (-ae)	Notch
漏斗；ロート	Infundibulum (-i)	Infundibulum
島	Insula (-ae)	Islet
膨大；膨大部（注5）	Intumescentia (-ae)	Enlargement
峡	Isthmus (-i)	Isthmus
隆起（注28）	Jugum (-i)	Yoke
連結	Junctura (-ae)	Joint
唇／唇[の]（注38）	Labium (-i)/ labialis	Lip / labial
唇（注38）	Labrum (-i)	Labrum
迷路／迷路[の]	Labyrinthus (-i)/ labyrinthicus	Labyrinth / labyrinthine
裂孔／裂孔[の]（注35）	Lacuna (-ae)/ lacunaris	Lacuna / lacunar
ラムダ状[の]	lambdoideus	lambdoid
板；層板	Lamina (-ae)	Lamina
板；層板	Lamella (-ae)	Lamella
広[の]（注39）	latus	broad
毛帯	Lemniscus (-i)	Lemniscus
挙筋／挙筋[の]	Levator (-oris)/ levatorius	Levator / levatorius
自由[の]	liber	free
靱帯	Ligamentum (-i)	Ligament
縁（注40）	Limbus (-i)	Margin
限	Limen (-inis)	Threshold
境界[の]	limitans	limiting

線	Linea (-ae)	Line
小舌／小舌[の]	Lingula (-ae)/ lingularis	Lingula / lingular
液 (注37)	Liquor (-oris)	Fluid
小葉／小葉[の]	Lobulus (-i)/ lobularis	Lobule / lobular
葉／葉状[の] (注31)	Lobus (-i)/ lobaris	Lobe / lobar
長[の]	longus	long
淡明[の]	lucidus	clear
月状[の]	lunatus	lunate
半月 (注41)	Lunula (-ae)	Lunule
黄[の]；黄色[の]	luteus; flavus	yellow
リンパ／リンパ[の]	Lympha (-ae)/ lymphaticus	Lymph / lymphatic
リンパ節	Lymphonodus (-i)	Lymph node
斑／斑[の]	Macula (-ae)/ macularis	Macula / macular
大[の] (注42)	magnus	magnus
大[の] (注42)	major	major
乳頭[の] (注43)	mammillaris	mammillary
柄	Manubrium (-i)	Manubrium
縁／縁[の] (注40)	Margo (-inis)/ marginalis	Border / marginal
男[の]	masculinus	male
塊	Massa (-ae)	Mass
最大[の]	maximus	maximus
道	Meatus (-us)	Meatus
縦隔／縦隔[の]	Mediastinum (-i)/ mediastinalis	Mediastinum / mediastinal
髄；髄質／髄[の]；髄質[の] (注44)	Medulla (-ae)/ medullaris	Medulla / medullary
膜／膜[の] (注45)	Membrana (-ae)/ membranaceus	Membrane / membranous
半月 (注41)	Meniscus (-i)	Meniscus
経線／経線[の]	Meridianus (-i)/ meridionalis	Meridian / meridian
中間[の]；間膜[の] (注46)	meso-	meso-
最小[の]	minimus	minimus
小[の] (注47)	minor	minor
分子[の]	molecularis	molecular
軟[の]	mollis	soft
丘 (注18)	Mons (-tis)	Mons
運動[の]	motorius	motor
粘[の]；粘液[の]	mucosus	mucous
多裂[の]	multifidus	multifid
筋／筋[の]	Musculus (-i)/ muscularis	Muscle / muscular
舟状[の]	navicularis	navicular
神経／神経[の]	Nervus (-i)/ nervosus	Nerve / nervous
黒[の]；黒色[の]	niger	niger
小節	Nodulus (-i)	Nodule
節；結節 (注48)	Nodus (-i)	Node

核	Nucleus (-i)	Nucleus	一般用語
栄養[の]	nutricius	nutrient	
斜[の]	obliquus	oblique	
弁蓋	Operculum (-i)	Operculum	
対立[の]	opponens	opponens	
輪/輪[の] (注8)	Orbiculus (-i)/ orbicularis	Orbiculus; Ring / orbicular	
器管；器 (注9)	Organum (-i)	Organ	
起始	Origo (-inis)	Origin	
口／口[の]	Os (Oris)/ oralis	Mouth / oral	
骨／骨[の]	Os (Ossis)/ osseus	Bone / osseous	
小骨	Ossiculum (-i)	Ossicle	
口 (注2)	Ostium (-i)	Orifice	
卵円[の]	ovalis	oval	
掌状[の]	palmatus	palmate	
蔓状[の]	pampiniformis	pampiniform	
乳頭[の]	papillaris	papillary	
副交感[の]	parasympathicus	parasympathetic	
実質	Parenchyma (-atis)	Parenchyma	
壁／壁側[の]	Paries (-etis)/ parietalis	Wall / parietal	
部 (注49)	Pars (-tis)	Part	
小[の] (注47)	parvus	small	
櫛／櫛状[の]	Pecten (-inis)/ pectinatus	Pecten / pectinate	
脚／脚[の] (注25)	Pedunculus (-i)/ peduncularis	Peduncle / peduncular	
透明[の]	pellucidus	pellucid	
盤／盤[の]	Pelvis (-is)/ pelvicus	Pelvis / pelvic	
貫通[の]	perforans	perforating	
有孔[の]	perforatus	perforated	
末梢[の]	periphericus	peripheral	
垂直[の]	perpendicularis	perpendicular	
足	Pes (Pedis)	Foot	
梨状[の]	piriformis	piriform	
平面[の]	planus	plane	
叢	Plexus (-us)	Plexus	
ヒダ；襞	Plica (-ae)	Fold	
含気[の]	pneumaticus	pneumatized	
極	Polus (-i)	Pole	
門 (注36)	Porta (-ae)	Porta	
部 (注49)	Portio (-onis)	Portion	
孔	Porus (-i)	Pore; Opening	
一次[の]；原始[の]	primarius	primary	
第一[の]	primus	first	
主[の]	princeps	princeps	
主[の]	principalis	principal	
突起	Processus (-us)	Process	
隆起／隆起[の] (注28)	Prominentia (-ae)/ prominens	Prominence / prominens	

7

岬角	Promontorium (-i)	Promontory
回内筋	Pronator (-oris)	Pronator
固有[の]	proprius	proper
隆起 (注28)	Protuberantia (-ae)	Protuberance
髄／髄[の] (注44)	Pulpa (-ae)/ pulposus	Pulp / pulpy
点	Punctum (-i)	Punctum
錐体／錐体[の]	Pyramis (-idis)/ pyramidalis	Pyramid / pyramidal
四角[の]	quadrangularis	quadrangular
方形[の]	quadratus	quadrate
四頭[の]	quadriceps	four-headed
第四[の]	quartus	fourth
第五[の]	quintus	fifth
放線／放線状[の]	Radiatio (-onis)/ radiatus	Radiation / radiate
根／根[の]	Radix (-icis)/ radicularis	Root / radicular
枝	Ramus (-i)	Branch
縫線	Raphe (-es)	Raphe
陥凹 (注29)	Recessus (-us)	Recess
直[の]	rectus	straight
反回[の]	recurrens	recurrent
反転[の]	reflexus	reflected
部	Regio (-onis)	Region
呼吸[の]	respiratorius	respiratory
網	Rete (-is)	Network
網様[の]	reticularis	reticular
支帯	Retinaculum (-i)	Retinaculum
反屈[の]	retroflexus	retroflexus
菱形[の] (注50)	rhomboideus	rhomboid
裂 (注30)	Rima (-ae)	Cleft
吻／吻側[の]	Rostrum (-i)/ rostralis	Rostrum / rostral
回旋筋	Rotator (-oris)	Rotator
円[の] (注51)	rotundus	round
赤[の]；赤色[の]	ruber	red
皺	Ruga (-ae)	Ruga
嚢／嚢状[の] (注52)	Saccus (-i)/ sacciformis	Sac / sacciform
血；血液／血[の]；血液[の]	Sanguis (-inis)/ sanguineus	Blood / sanguineous
階	Scala (-ae)	Scala
舟／舟状[の]	Scapha (-ae)/ scaphoideus	Scapha / scaphoid
断面	Sectio (-onis)	Section
二次[の]	secundarius	secondary
第二[の]	secundarius; secundus	secondary; second
区；区域／区[の]；区域[の]	Segmentum (-i)/ segmentalis	Segment / segmental
半月[の] (注41)	semilunaris	semilunar
感覚／感覚[の]	Sensus (-us)/ sensorius	Sense / sensory
中隔 (注53)	Septulum	Septulum
中隔／中隔[の] (注53)	Septum (-i)/ septalis	Septum / septalis

漿[の]；漿液[の]	serosus	serous	
鋸状[の]	serratus	serrate	
種子[の]	sesamoideus	sesamoid	
S状[の]	sigmoideus	sigmoid	
単[の]	simplex	simple	
洞 (注7)	Sinus (-us)	Sinus	
骨格；骨	Skeleton (-i)	Skeleton	
孤立[の]	solitarius	solitary	
隙	Spatium (-i)	Space	
球状[の] (注14)	spheroideus	spheroidal	
括約筋	Sphincter (-eris)	Sphincter	
棘／棘[の]；棘状[の]	Spina (-ae)/ spinosus; spinatus	Spine / spinous	
棘突起[の]；脊髄[の]	spinalis	spinal	
ラセン[の]	spiralis	spiral	
内臓[の] (注54)	splanchnicus	splanchnic	
海綿[の]	spongiosus	spongy	
鱗	Squama (-ae)	Scale	
鱗[の]	squamosus	squamosal	
星状[の]	stellatus	stellate	
層	Stratum (-i)	Layer	
線条；条／線条[の]；条[の]	Stria (-ae)/ striatus	Stria / striate	
支質	Stroma (-atis)	Stroma	
茎状[の]	styloideus	styloid	
質	Substantia (-ae)	Substance	
溝	Sulcus (-i)	Groove	
回外筋	Supinator (-oris)	Supinator	
提[の]	suspensorius	suspensory	
縫合	Sutura (-ae)	Suture	
交感[の]	sympathicus	sympathetic	
線維軟骨結合；結合／線維軟骨結合[の]；結合[の]	Symphysis (-is)/ symphysialis	Symphysis / symphysial	
軟骨結合	Synchondrosis (-is)	Synchondrosis	
靱帯結合	Syndesmosis (-is)	Syndesmosis	
骨結合	Synostosis (-is)	Synostosis	
滑液／滑液[の]；滑膜[の]	Synovia (-ae)/ synovialis	Synovial fluid / synovial	
系	Systema (-atis)	System	
ヒモ (注55)	Taenia (-ae)	Taenia	
蓋／蓋[の] (注56)	Tectum (-i)/ tectorius	Tectum / tectorial	
蓋 (注56)	Tegmen (-inis)	Tegmen	
被蓋／被蓋[の]	Tegmentum (-i)/ tegmentalis	Tegmentum / tegmental	
組織	Tela (-ae)	Tissue	
腱／腱[の]	Tendo (-inis)/ tendineus	Tendon / tendinous	
張筋	Tensor (-oris)	Tensor	
細[の]；小[の]	tenuis	small	

一般用語

円[の] (注51)	teres	round
終止；終末／終止[の]；終末[の]；分界[の]	Terminatio (-onis)/ terminalis	Terminal / terminal
第三[の]	tertius	third
扁桃／扁桃[の]	Tonsilla (-ae)/ tonsillaris	Tonsil / tonsillar
隆起 (注28)	Torus (-i)	Torus
小柱；柱；梁柱	Trabecula (-ae)	Trabecula
路	Tractus (-us)	Tract
菱形[の]；僧帽筋[の] (注50)	trapezius	trapezius
菱形[の]；台形[の] (注50)	trapezoideus	trapezoid
三角[の] (注27)	triangularis	triangular
三頭[の]	triceps	three-headed
三角 (注27)	Trigonum (-i)	Triangle
転子	Trochanter (-eris)	Trochanter
滑車／滑車[の]	Trochlea (-ae)/ trochlearis	Trochlea / trochlear
車軸[の]	trochoideus	pivot
幹	Truncus (-i)	Trunk
管／管[の] (注17)	Tuba (-ae)/ tubarius	Tube / tubal
隆起／隆起[の] (注28,48)	Tuber (-eris)/ tuberalis	Tuber / tuberal
結節 (注48)	Tuberculum (-i)	Tubercle
粗面	Tuberositas (-atis)	Tuberosity
細管	Tubulus (-i)	Tubule
膜；層 (注45)	Tunica (-ae)	Membrane; Layer; Coat
鉤／鉤状[の]	Uncus (-i)/ uncinatus	Uncus / uncinate
尿生殖[の]	urogenitalis	urogenital
垂 (注10)	Uvula (-ae)	Uvula
鞘／鞘[の]	Vagina (-ae)/ vaginalis	Sheath / vaginal
谷	Vallecula (-ae)	Vallecula
郭／有郭[の]	Vallum (-i)/ vallatus	Wall / vallate
弁 (注57)	Valva (-ae)	Valve
弁 (注57)	Valvula (-ae)	Valvule
脈管；管／脈管[の]；管[の]	Vas (Vasis)/ vasculosus; vascularis	Vessel / vascular
広[の] (注39)	vastus	vast
帆	Velum (-i)	Velum
静脈／静脈[の]	Vena (-ae)/ venosus	Vein / venous
腹	Venter (-tris)	Belly
室／室[の]	Ventriculus (-i)/ ventricularis	Ventricle / ventricular
細静脈；小静脈	Venula (-ae)	Venule
頂 (注26)	Vertex (-icis)	Vertex
嚢／嚢状[の] (注52)	Vesica (-ae)/ vesicalis	Bladder / vesical
嚢；胞／胞状[の] (注52)	Vesicula (-ae)/ vesiculosus	Vesicle / vesicular
前庭／前庭[の]	Vestibulum (-i)/ vestibularis	Vestibule / vestibular
痕跡	Vestigium (-i)	Vestige
絨毛	Villus (-i)	Villus

ヒモ (注55)	Vinculum (-i)	Vinculum
内臓[の] (注54)	visceralis	visceral
声[の]	vocalis	vocal
渦／渦状[の]	Vortex (-icis)/ vorticosus	Vortex / vorticose
帯／帯状[の]	Zona (-ae)/ zonalis	Zone / zonal
小帯 (注33)	Zonula (-ae)	Zonule

一般用語の注

注1 一般用語は，TA には含まれていないが，BNA 以来の解剖学用語に収載されてきた．本用語集の一般用語は，「日本語による解剖学用語」に掲載された一般用語およびその注をもとに，本用語集に収録されている用語との整合性に留意してラテン語のアルファベット順に配列した．名詞については，ラテン語の属格を（　）内に付記し，ラテン語と英語の語頭を大文字で表記した．形容詞については，日本語に［の］を付し，ラテン語と英語の語頭を小文字で表記した．名詞から派生した形容詞がある場合には／の後に表記した．

注2 口 Ostium は陥凹した臓器や管への開口・入口を示し，口（入口）Aditus は空洞，管への入口という意味で両語はほぼ同義．一方，口（開口）Apertura は，どちらかといえば洞，管などからの出口を示し，前二者とは用法が異なる．
用例：大動脈口 Ostium aortae, 喉頭口 Aditus laryngis, 蝶形骨洞口 Apertura sinus sphenoidalis.

注3 白［の］albicans, 白［の］albugineus, 白［の］albus があり，すべて「白い」の同義語．用法により使い分ける．
用例：白体 Corpus albicans, 白膜 Tunica albuginea, 白質 Substantia alba.

注4 胞 Bulla, 胞 Alveolus はほぼ同義．用法により異なった表現となる．
用例：篩骨胞 Bulla ethmoidalis, 肺胞 Alveoli pulmonis.

注5 膨大 Intumescentia は充実器官の膨大・拡張を，一方，膨大 Ampulla は管の嚢状の拡張を示す．
用例：頸膨大 Intumescentia cervicalis, 直腸膨大部 Ampulla recti.

注6 角 Cornu は角張った構造の総称である．用例：前角 Cornu anterius.
一方，角 Angulus は角張って突き出ている物または部分を指す．用例：下顎角 Angulus mandibulae.

注7 洞 Sinus は組織，骨，血管などの内部に拡張した空洞，また洞 Antrum はほとんど閉鎖された骨壁を有する空洞をいい，洞 Caverna は海綿様の小胞をもつ空洞の意味．前二者はほぼ同義に用いられることがある．
用例：冠状静脈洞 Sinus coronarius, 乳突洞 Antrum mastoideum, 尿道海綿体洞 Cavernae corporis spongiosi.

注8 輪 Orbiculus は円形または円盤状の構造を示し，輪 Anulus は内容物を周囲から取り囲み締めつける輪状構造を示す．また，輪 Circulus は血管，神経などが連続してつくる環状構造を示す．前二者はほぼ同義．
用例：毛様体輪 Orbiculus ciliaris, 線維輪 Anulus fibrosus, 大脳動脈輪 Circulus arteriosus cerebri.

注9 器 Apparatus は，ある機能の遂行に関与する腺，管，血管などの解剖学構造の集合体であり，一方，器官；器 Organum は1つの機能の遂行に関与する解剖学的構造体である．
用例：涙器 Apparatus lacrimalis, ラセン器 Organum spirale.

注10 垂 Appendix はぶら下がった付属物，特に虫垂を連想させる構造．一方，垂 Uvula は下垂した肉塊，特に口蓋垂を連想させる用語．
用例：虫垂 Appendix vermiformis, 口蓋垂 Uvula palatina.

注11 関節 Articulatio は2本以上の骨の結合部を示し，多くの結合部の一般総称．一方，関節［の］glenoidalis は肩関節の構成に参加する肩甲骨の関節陥凹を示す関節窩 Cavitas glenoidalis としての用法に限定される．

注12 房 Camera は眼房のようなすべての室，腔をいい，房 Atrium は数個の小室または通路とつながる室，空洞を指す．
用例：眼房 Camerae bulbi, 左心房 Atrium sinistrum.

注13 底 Basis は構造物の下部，基底部をいい，また底 Fundus は嚢または中腔臓器の下部（底）あるいは開口部（出口）から最も遠い部分を指す．
用例：頭蓋底 Basis cranii, 子宮底 Fundus uteri.

注14 球 Globus, 球状［の］spheroideus, 球 Bulbus があり，いずれもほぼ同義．
用例：淡蒼球外節 Globus pallidus lateralis, 球関節 Articulatio spheroidea, 眼球 Bulbus oculi.

注15 包；嚢 Bursa と包；嚢；被膜 Capsula とがあり，ほぼ同義．臨床面では，包よりも嚢；被膜が繁用され

ている(昭33).
用例：踵骨腱の滑液包 Bursa tendinis calcanei, 線維被膜 Capsula fibrosa.

注16 小管 Ductulus と小管 Canaliculus は，それぞれ管 Ductus と管 Canalis の指小辞である．注17を参照．

注17 管 Canalis は周囲組織の壁で囲まれる管で，管 Ductus は固有の独立した管壁をもつ管であり，また管 Tuba はまっすぐな管という意．
用例：舌下神経管 Canalis nervi hypoglossi, 胸管 Ductus thoracicus, 耳管 Tuba auditiva.

注18 丘 Mons は表面の一般水準を上回る隆起またはわずかな高まり．丘；小丘 Caruncula は小肉塊の隆起またはそれに類似するもの．また，丘；小丘 Colliculus は周囲部分から盛り上がった小隆起を示す．後二者はほぼ同義．
用例：恥丘 Mons pubis, 涙丘 Caruncula lacrimalis, 精丘 Colliculus seminalis.

注19 窩 Cavitas はある部分が表面からかなり深く落ち込んだへこみ(陥凹)である．
用例：関節窩 Cavitas glenoidalis.
一方，窩 Fossa と窩 Fovea は表面から浅くへこんだ部分(陥凹)で，ほぼ同義．
用例：肘窩 Fossa cubitalis, 中心窩 Fovea centralis.

注20 頸 Cervix は頸部の前下部を指し，頸 Collum は頸部全体を指す．骨や内臓の頸部には Collum が使用されており，また子宮頸に対しては慣用的に Cervix が残されている．

注21 交叉 Chiasma は腱や神経などの単数要素が交差しているという意味．一方，交叉 Decussatio は腱や神経を含む複数要素が交差している部位を示す．
用例：視神経交叉；視交叉 Chiasma opticum, 錐体交叉 Decussatio pyramidum.

注22 索 Chorda, 索 Funiculus ともにヒモ状または索状構造の意で，ほぼ同義．
用例：鼓索神経 Chorda tympani, 精索 Funiculus spermaticus.

注23 灰白 griseus と灰白 cinereus はほぼ同義．
用例：灰白質 Substantia grisea, 灰白隆起 Tuber cinereum.

注24 曲[の] contortus, 曲[の] convolutus はほぼ同義で，「渦まき状の」，「回旋状の」の意．曲 Flexura は臓器の構造の「屈曲」，「弯曲」の意で，前二者の曲り方は後者のそれより激しく，かつ不整形であることを示す．
用例：曲精細管 Tubuli seminiferi contorti, 曲尿細管 Pars convoluta, 左結腸曲 Flexura coli sinistra.

注25 脚 Crus は足に似た長く伸びた構造体一般に用いられ，一方，脚 Pedunculus は主に神経系の種々の脚状連絡組織を表す用語として用いられる．両者はほぼ同義．なお，脚 Crus は「脚」，「下腿」であったが，下腿は一般用語に不必要として削除され，脚のみが残った．
用例：陰茎脚 Crus penis, 上小脳脚 Pedunculus cerebellaris superior.

注26 頂 Cupula はカップ形，円蓋状の構造物を指し，一方，頂 Vertex は頭頂または渦まき状の尖端などを指す．
用例：蝸牛頂 Cupula cochleae, 角膜頂 Vertex corneae.

注27 三角[の] deltoideus, 三角[の] triangularis, 三角 Trigonum いずれも三角形の部分，領域を示す総称．
用例：三角筋 M. deltoideus, 右三角間膜 Lig. triangulare dextrum, 大腿三角 Trigonum femorale.

注28 隆起 Eminentia, 隆起(結節)Tuber はともに限局したもりあがった区域を指し，ほぼ同義．
用例：腸恥隆起 Eminentia iliopubica, 坐骨結節 Tuber ischiadicum.
また，隆起 Prominentia, 隆起 Protuberantia はともに外に突出した隆まりを示し，ほぼ同義．
用例：喉頭隆起 Prominentia laryngea, オトガイ隆起 Protuberantia mentalis.
また，隆起 Jugum は2点間を結ぶような隆起を示す．
用例：蝶形骨隆起 Jugum sphenoidale.
さらに，隆起 Torus は収縮筋によって生じるような円形のふくらみで，可動性，伸縮性がある．
用例：挙筋隆起 Torus levatorius.

注29 陥凹 Recessus は内容物がはまり込んでいるへこみであり，陥凹；窩 Excavatio は内容物を入れないへこみである．
用例：咽頭陥凹 Recessus pharyngeus, 直腸子宮窩 Excavatio rectouterina.

注30 裂 Fissura は脳，脊髄などの表面の深い溝を指し，裂 Rima は2つの対称的な部位間の隙間や裂溝を示

す．両者はほぼ同義．
用例：大脳横裂 Fissura transversa cerebri，声門裂 Rima glottidis.

注31 葉 Lobus は裂け目や結合組織中隔などで区分された臓器の1区画をいい，葉 Folium は広くて薄い葉状構造をいう．
用例：大脳葉 Lobi cerebri，虫部葉 Folium vermis.

注32 小窩 Fossula と小窩 Foveola は，それぞれ窩 Fossa と窩 Fovea の指小辞である．注19を参照．

注33 小帯 Zonula と小帯 Frenulum はほぼ同義．
用例：毛様体小帯 Zonula ciliaris，舌小帯 Frenulum linguae.

注34 糸球 Glomerulus，糸球 Glomus ともに小さな球状体を示す同義語．
用例：[腎]糸球体 Glomeruli，頸動脈小体 Glomus caroticum.

注35 裂孔 Hiatus は大きく開いた裂け目，口を，一方，裂孔 Lacuna は小さい空洞，くぼみを意味する．
用例：伏在裂孔 Hiatus saphenus，血管裂孔 Lacuna vasorum.

注36 門 Hilum，門 Porta とも器官のある部分で，神経，血管，導管などの出入りする場所を示す．用法で異なる．
用例：腎門 Hilum renale，肝門 Porta hepatis.

注37 液 Liquor と液 Humor があるが，ほぼ同義．
用例：脳脊髄液 Liquor cerebrospinalis，眼房水 Humor aquosus.

注38 唇 Labium，唇 Labrum ともに唇の形をした構造の意で，ほぼ同義．ただし後者は関節周辺に限定する．
用例：下唇 Labium inferius，関節唇 Labrum articulare.

注39 広[の] latus と広[の] vastus はほぼ同義．人体部位を表す語として側腹；わきばら Latus がある．
用例：子宮広間膜 Lig. latum uteri，外側広筋 M. vastus lateralis.

注40 縁 Limbus，縁 Margo ともに体のある部分の「ふち」，または他の部分との「境界」を表す用語で，ほぼ同義．
用例：角膜縁 Limbus corneae，涙骨縁 Margo lacrimalis.

注41 半月 Lunula，半月 Meniscus，半月[の] semilunaris のいずれも半月の同義語だが，構造物の形状が相互に多少異なることを表している．従って，同じ半月状構造でも用法により使い分ける．
用例：半月弁半月 Lunula valvularum semilunarium，関節半月 Meniscus articularis，半月線 Linea semilunaris.

注42 大[の] magnus は，大きさや数が大きいという意．その比較級が大[の] major で，小[の] minor に対する．その最上級が最大[の] maximus で，最小[の] minimus に対する．
用例：大転子 Trochanter major，大内転筋 M. adductor magnus.

注43 (NA6)では mamillaris（用例 "Corpus mamillare" など）と表記されたが，(TA)で mammillaris（用例 "Corpus mammillare" など）と改められた．

注44 髄；髄質 Medulla は，骨，中枢神経，多くの内臓に用いられる．髄 Pulpa は歯と脾臓に用いられる．
用例：髄脳；延髄；球 Medulla oblongata，歯髄 Pulpa dentis.

注45 膜 Membrana はシート状のものを指し，膜；層 Tunica は複数の層の一部を指す．
用例：滑膜 Membrana synovialis，粘膜 Tunica mucosa.

注46 中間[の] meso- は接頭語であり，しばしば間膜（例：卵管間膜 meso-ovarium）という特殊な意味に多く使用される．

注47 小[の] parvus は大きさや数が小さいという意．その比較級が小[の] minor で，大[の] major に対する．その最上級が最小[の] minimus で，最大[の] maximus に対する．
用例：小転子 Trochanter minor，小心臓静脈；小心静脈 V. cardiaca parva.

注48 節；結節 Nodus はリンパ節のような限定された組織塊に対する名称．また結節 Tuberculum は骨，筋，粘膜などにみられる限局性の固い円形のたかまりを示す．概して，大きいたかまりを隆起 Tuber，小さいたかまりを結節 Tuberuculum とした．
用例：リンパ節 Nodus lymphaticus，オトガイ結節 Tuberculum mentale.

注49 部 Portio は限定された場所を指す．一方，部 Pars は同じ限定された場所を示しながら，前者よりはや や広がりを持つ概念．

用例：腟部 Portio vaginalis cervicis，鎖骨部 Pars clavicularis.

注50 菱形［の］rhomboideus，菱形［の］trapezius，菱形［の］trapezoideus はいずれもほぼ同義．僧帽筋の名は，この筋の古い別名 M. cucullaris に対応する．M. trapezius の直訳は「菱形筋」である．
用例：菱形窩 Fossa rhomboidea，大菱形骨 Os trapezium，菱形靱帯 Lig. trapezoideum.

注51 円［の］rotundus，円［の］teres ともにほぼ同義．用法により異なる．
用例：正円孔 Foramen rotundum，肝円索 Lig. teres hepatis.

注52 嚢 Vesica は膨張可能な筋性の袋を指し，嚢 Vesicula はその指小辞で小さな袋を指し，また嚢 Saccus は結合組織からなる非膨張性の袋を指す．
用例：胆嚢 Vesica fellea，精嚢 Vesicula seminalis，内リンパ嚢 Saccus endolymphaticus.

注53 中隔 Septulum は，中隔 Septum の指小辞である．

注54 内臓［の］splanchnicus，内臓［の］visceralis とあるが，両者はほぼ同義．

注55 ヒモ Vinculum は小さな帯状または腱状の構造を示し，ヒモ Taenia もやはりある種の帯状の構造を意味し，ほぼ同義．用法により異なる．
用例：腱のヒモ Vincula tendinum，結腸ヒモ Taeniae coli.

注56 蓋 Tectum と蓋 Tegmen はほぼ同義．
用例：中脳蓋 Tectum mesencephali，鼓室蓋 Tegmen tympani.

注57 弁 Valvula は，弁 Valva の指小辞である．

一般用語

人体についての用語
Termini corporum humani
Terms of human body

位置と方向	Situs et directio corporis humani	Location and direction of human body
垂直	Verticalis	Vertical
水平	Horizontalis	Horizontal
正中	Medianus	Median
冠状	Coronalis	Coronal
矢状	Sagittalis	Sagittal
前頭	Frontalis	Frontal
右	Dexter	Right
左	Sinister	Left
横	Transversus; Transversalis	Transverse
内側	Medialis	Medial
中間	Intermedius	Intermediate
外側	Lateralis	Lateral
前	Anterior	Anterior
後	Posterior	Posterior
腹側	Ventralis	Ventral
背側	Dorsalis	Dorsal
前頭側	Frontalis	Frontal
後頭側	Occipitalis	Occipital
上	Superior	Superior
下	Inferior	Inferior
頭側	Cranialis	Cranial
尾側	Caudalis	Caudal
吻側	Rostralis	Rostral
尖側	Apicalis	Apical
底側	Basalis	Basal
底側	Basilaris	Basilar
外	Externus	External
内	Internus	Internal
管腔	Luminalis	Luminal
中	Medius	Middle
縦	Longitudinalis	Longitudinal
軸方	Axialis	Axial
浅	Superficialis	Superficial
深	Profundus	Deep
近位	Proximalis	Proximal
遠位	Distalis	Distal
中心	Centralis	Central
辺縁；末梢	Periphericus; Peripheralis	Peripheral

橈側(トウ)	Radialis	Radial
尺側	Ulnaris	Ulnar
腓側	Fibularis; Peronealis	Fibular; Peroneal
脛側	Tibialis	Tibial
掌側	Palmaris; Volaris	Palmar; Volar
底側	Plantaris	Plantar
屈筋側；屈側	Flexor	Flexor
伸筋側；伸側	Extensor	Extensor

人体の体部	**Partes corporis humani**	**Parts of human body**
頭(ズガシ/トウガイ)	**Caput**	**Head**
頭蓋	Cranium	Cranium
頭蓋腔(クウ)	Cavitas cranii	Cranial cavity
頭頂	Vertex	Vertex
前頭	Sinciput	Sinciput
額(ヒタイ)	Frons	Forehead
後頭	Occiput	Occiput
側頭；こめかみ	Tempora	Temple
耳	Auris	Ear
耳介	Auricula	Auricle; Pinna
顔	**Facies**	**Face**
眼	Oculus	Eye
眉	Supercilium	Eyebrow
上眼瞼；うわぶた	Palpebra superior	Upper eyelid
下眼瞼；したぶた	Palpebra inferior	Lower eyelid
眼瞼裂	Rima palpebrarum	Palpebral fissure
眼球	Bulbus oculi	Eyeball
鼻	Nasus	Nose
鼻背；はなすじ	Dorsum nasi	Dorsum of nose
鼻尖；はなさき	Apex nasi	Apex of nose
鼻翼；こばな	Ala nasi	Ala of nose
口	Os	Mouth
鼻唇溝	Sulcus nasolabialis	Nasolabial sulcus
上唇；うわくちびる	Labium superius	Upper lip
人中(ニンチュウ/ジンチュウ)；はなみぞ	Philtrum	Philtrum
下唇；したくちびる	Labium inferius	Lower lip
口裂	Rima oris	Oral fissure; Oral opening
口腔	Cavitas oris	Oral cavity
舌	Lingua	Tongue
口峡	Fauces	Fauces
頬	Bucca	Cheek
オトガイ；頤	Mentum	Chin
オトガイ唇溝(シンコウ)；頤唇溝	Sulcus mentolabialis	Mentolabial sulcus
頸	**Collum; Cervix**	**Neck**
項(ウナジ)	Nucha	Nucha

人体についての用語

喉頭	Larynx	Larynx
喉頭隆起	Prominentia laryngea	Laryngeal prominence
咽頭	Pharynx	Pharynx
気管	Trachea	Trachea
食道	Oesophagus	Oesophagus
体幹	**Truncus**	**Trunk**
胸郭	Thorax	Thorax
胸腔	Cavitas thoracis	Thoracic cavity
胸	Pectus	Front of chest
乳房；ちぶさ	Mamma	Breast
乳頭；ちくび	Papilla mammaria	Nipple
腹	Abdomen	Abdomen
腹・骨盤腔	Cavitas abdominis et pelvis	Abdominopelvic cavity
腹腔	Cavitas abdominis	Abdominal cavity
ミズオチ	Fossa epigastrica	Epigastric fossa
半月線	Linea semilunaris	Linea semilunaris
臍	Umbilicus	Umbilicus
側腹；わきばら	Latus	Flank
鼡径；もものつけね	Inguen	Groin
骨盤	Pelvis	Pelvis
骨盤腔	Cavitas pelvis	Pelvic cavity
恥丘	Mons pubis	Mons pubis
寛骨部	Coxa	Hip
殿部；しり (注1)	Nates; Clunes	Buttocks
殿裂	Crena analis; Crena ani; Crena interglutealis	Intergluteal cleft; Natal cleft
殿溝	Sulcus glutealis	Gluteal fold; Gluteal sulcus
背；せなか	Dorsum	Back
脊柱	Columna vertebralis	Vertebral column
脊柱管	Canalis vertebralis	Vertebral canal
腰	Lumbus	Loin
体肢	**Membra**	**Limbs**
上肢	**Membrum superius**	**Upper limb**
上肢帯	Cingulum pectorale; Cingulum membri superioris	Pectoral girdle; Shoulder girdle
腋窩	Axilla	Axilla
前腋窩ヒダ	Plica axillaris anterior	Anterior axillary fold
後腋窩ヒダ	Plica axillaris posterior	Posterior axillary fold
肩峰；かたさき	Acromion	Acromion
上腕；にのうで	Brachium	Arm
前上腕面	Facies brachialis anterior	Anterior surface of arm
後上腕面	Facies brachialis posterior	Posterior surface of arm
外側上腕面	Facies brachialis lateralis	Lateral surface of arm
内側上腕面	Facies brachialis medialis	Medial surface of arm

日本語	ラテン語	English
外側二頭筋溝	Sulcus bicipitalis lateralis; Sulcus bicipitalis radialis	Lateral bicipital groove
内側二頭筋溝	Sulcus bicipitalis medialis; Sulcus bicipitalis ulnaris	Medial bicipital groove
肘	Cubitus	Elbow
前肘面	Facies cubitalis anterior	Anterior surface of elbow
後肘面	Facies cubitalis posterior	Posterior surface of elbow
前腕；まえうで	Antebrachium	Forearm
前前腕面	Facies antebrachialis anterior	Anterior surface of forearm
後前腕面	Facies antebrachialis posterior	Posterior surface of forearm
橈側縁；外側縁	Margo radialis; Margo lateralis	Radial border; Lateral border
尺側縁；内側縁	Margo ulnaris; Margo medialis	Ulnar border; Medial border
手	Manus	Hand
手根；てくび	Carpus	Wrist
中手	Metacarpus	Metacarpus
手背；てのこう	Dorsum manus	Dorsum of hand
手掌；てのひら	Palma; Vola	Palm
母指球	Thenar; Eminentia thenaris	Thenar eminence
小指球	Hypothenar; Eminentia hypothenaris	Hypothenar eminence
指	Digiti manus	Digits of hand; Fingers including thumb
母指；おやゆび(第一指)	Pollex; Digitus primus [I]	Thumb [I]
示指；ひとさしゆび（第二指）	Index; Digitus secundus [II]	Index finger [II]
中指；なかゆび(第三指)	Digitus medius; Digitus tertius [III]	Middle finger [III]
薬指；くすりゆび（第四指）	Digitus anularis; Digitus quartus [IV]	Ring finger [IV]
小指；こゆび(第五指)	Digitus minimus; Digitus quintus [V]	Little finger [V]
[指の]掌面	Facies palmares digitorum	Palmar surfaces of fingers
[指の]背面	Facies dorsales digitorum	Dorsal surfaces of fingers
[指の]外側面	Facies laterales digitorum; Facies radiales digitorum	Lateral surfaces of fingers; Radial surfaces of fingers
[指の]内側面	Facies mediales digitorum; Facies ulnares digitorum	Medial surfaces of fingers; Ulnar surfaces of fingers
下肢	**Membrum inferius**	**Lower limb**
下肢帯	Cingulum pelvicum; Cingulum membri inferioris	Pelvic girdle
大腿	Femur	Thigh
前大腿面	Facies femoralis anterior	Anterior surface of thigh
後大腿面	Facies femoralis posterior	Posterior surface of thigh
外側大腿面	Facies femoralis lateralis	Lateral surface of thigh
内側大腿面	Facies femoralis medialis	Medial surface of thigh

人体についての用語

殿溝	Sulcus glutealis	Gluteal fold; Gluteal sulcus
膝	Genu	Knee
膝蓋：ひざがしら	Patella	Patella
膝窩	Poples	Posterior part of knee
下腿：すね	Crus	Leg
前下腿面	Facies cruralis anterior	Anterior surface of leg
後下腿面	Facies cruralis posterior	Posterior surface of leg
内側下腿面	Facies cruralis medialis; Facies cruralis tibialis	Medial surface of leg; Tibial surface of leg
外側下腿面	Facies cruralis lateralis; Facies cruralis fibularis	Lateral surface of leg; Fibular surface of leg
腓腹：ふくらはぎ	Sura	Calf
外果：そとくるぶし	Malleolus lateralis	Lateral malleolus
内果：うちくるぶし	Malleolus medialis	Medial malleolus
足	Pes	Foot
足根：あしくび	Tarsus	Ankle
踵	Calx	Heel
中足	Metatarsus	Metatarsus
足背：あしのこう	Dorsum pedis	Dorsum of foot
足底：あしのうら	Planta	Sole
[足の]外側縁	Margo lateralis pedis; Margo fibularis pedis	Lateral border of foot; Fibular border of foot; Peroneal border of foot
[足の]内側縁	Margo medialis pedis; Margo tibialis pedis	Medial border of foot; Tibial border of foot
趾(指)：あしのゆび (注2)	Digiti pedis	Digits of foot; Toes
母趾(指)；第一趾(指)	Hallux; Digitus primus [I]	Great toe [I]
第二趾(指)	Digitus secundus [II]	Second toe [II]
第三趾(指)	Digitus tertius [III]	Third toe [III]
第四趾(指)	Digitus quartus [IV]	Fourth toe [IV]
小趾(指)；第五趾(指)	Digitus minimus; Digitus quintus [V]	Little toe; Fifth toe [V]
[趾(指)の]背側面	Facies dorsales digitorum	Dorsal surfaces of toes
[趾(指)の]底側面	Facies plantares digitorum	Plantar surfaces of toes
[趾(指)の]外側面	Facies digitales laterales	Lateral surfaces of toes
[趾(指)の]内側面	Facies digitales mediales	Medial surfaces of toes
縦足弓	Arcus pedis longitudinalis	Longitudinal arch of foot
内側縦足弓	Pars medialis	Medial part
外側縦足弓	Pars lateralis	Lateral part
横足弓	Arcus pedis transversus	Transverse arch of foot
近位横足弓	Arcus pedis transversus proximalis	Proximal transerve arch of foot
遠位横足弓	Arcus pedis transversus distalis	Distal transverse arch of foot

平面と線	Planae et lineae	Planes and regions
前正中線	Linea mediana anterior	Anterior median line
胸骨線	Linea sternalis	Sternal line
胸骨傍線	Linea parasternalis	Parasternal line
鎖骨中線	Linea medioclavicularis	Midclavicular line
乳頭線	Linea mammillaris	Mammillary line; Nipple line
前腋窩線	Linea axillaris anterior	Anterior axillary line
中腋窩線；腋窩線	Linea axillaris media	Midaxillary line
後腋窩線	Linea axillaris posterior	Posterior axillary line
肩甲線	Linea scapularis	Scapular line
椎骨傍線	Linea paravertebralis	Paravertebral line
後正中線	Linea mediana posterior	Posterior median line
前頭面；冠状面	Plana frontalia; Plana coronalia	Frontal planes; Coronal planes
水平面	Plana horizontalia	Horizontal planes
横断面	Plana transversalia	Transverse planes
矢状面	Plana sagittalia	Sagittal planes
正中面	Planum medianum	Median plane; Median sagittal plane
傍正中面	Plana paramediana	Paramedian planes
幽門平面	Planum transpyloricum	Transpyloric plane
肋骨下平面	Planum subcostale	Subcostal plane
稜上平面	Planum supracristale	Supracristal plane
結節間平面	Planum intertuberculare	Intertubercular plane
棘間平面	Planum interspinale	Interspinous plane

人体の部位	Regiones corporis humani	Regions of human body
頭の部位	**Regiones capitis**	**Regions of head**
前頭部	Regio frontalis	Frontal region
頭頂部	Regio parietalis	Parietal region
後頭部	Regio occipitalis	Occipital region
側頭部	Regio temporalis	Temporal region
耳介部	Regio auricularis	Auricular region
乳様突起部	Regio mastoidea	Mastoid region
顔の部位	**Regiones faciales**	**Facial regions**
上眼［瞼］溝	Sulcus suprapalpebralis	Suprapalpebral sulcus
眼窩部	Regio orbitalis	Orbital region
下眼［瞼］溝；眼瞼下溝	Sulcus infrapalpebralis	Infrapalpebral sulcus
鼻部	Regio nasalis	Nasal region
口部	Regio oralis	Oral region
オトガイ（頤）唇溝	Sulcus mentolabialis	Mentolabial sulcus
オトガイ部；頤部	Regio mentalis	Mental region
眼窩下部	Regio infraorbitalis	Infra-orbital region
頬部	Regio buccalis	Buccal region
耳下腺咬筋部	Regio parotideomasseterica	Parotid region

人体についての用語

頬骨部	Regio zygomatica	Zygomatic region
鼻唇溝	Sulcus nasolabialis	Nasolabial sulcus
頸の部位	**Regiones cervicales**	**Regions of neck**
前頸部；前頸三角	Regio cervicalis anterior; Trigonum cervicale anterius; Trigonum colli anterius	Anterior cervical region; Anterior triangle
顎下三角	Trigonum submandibulare	Submandibular triangle
頸動脈三角	Trigonum caroticum	Carotid triangle
オトガイ(頤)下三角	Trigonum submentale	Submental triangle
筋三角	Trigonum musculare; Trigonum omotracheale	Muscular triangle; Omotracheal triangle
胸鎖乳突筋部	Regio sternocleidomastoidea	Sternocleidomastoid region
小鎖骨上窩	Fossa supraclavicularis minor	Lesser supraclavicular fossa
外側頸三角部；後頸三角	Regio cervicalis lateralis; Trigonum cervicale posterius; Trigonum colli laterale	Lateral cervical region; Posterior triangle
肩甲鎖骨三角；大鎖骨上窩	Trigonum omoclaviculare; Fossa supraclavicularis major	Omoclavicular triangle; Greater supraclavicular fossa
後頸部；項部；うなじ	Regio cervicalis posterior; Regio colli posterior	Posterior cervical region
胸の部位	**Regiones pectorales**	**Pectoral regions**
前・側胸部	Regiones thoracicae anteriores et laterales	Anterior and lateral thoracic regions
胸骨前部	Regio presternalis	Presternal region
鎖骨下窩	Fossa infraclavicularis	Infraclavicular fossa
鎖胸三角；三角筋胸筋三角	Trigonum clavipectorale; Trigonum deltopectorale	Clavipectoral triangle; Deltopectoral triangle
胸筋部	Regio pectoralis	Pectoral region
外側胸筋部	Regio pectoralis lateralis	Lateral pectoral region
乳房部	Regio mammaria	Mammary region
乳房下部	Regio inframammaria	Inframammary region
腋窩部	Regio axillaris	Axillary region
腋窩；わきのした	Fossa axillaris	Axillary fossa
腹の部位	**Regiones abdominales**	**Abdominal regions**
下肋部	Hypochondrium; Regio hypochondriaca	Hypochondrium
上胃部	Epigastrium; Regio epigastrica; Fossa epigastrica	Epigastric region; Epigastric fossa
側腹部	Latus; Regio lateralis	Lateral region; Flank
臍部	Umbilicus; Regio umbilicalis	Umbilical region
鼡径部	Inguen; Regio inguinalis	Inguinal region; Groin
恥骨部；下腹部	Hypogastrium; Regio pubica	Pubic region
背の部位	**Regiones dorsales; Regiones dorsi**	**Regions of back**
脊柱部	Regio vertebralis	Vertebral region

仙骨部	Regio sacralis	Sacral region
尾骨窩	Foveola coccygea	Coccygeal foveola
肩甲部	Regio scapularis	Scapular region
聴診三角	Trigonum auscultationis	Auscultatory triangle; Triangle of auscultation
肩甲下部	Regio infrascapularis	Infrascapular region
腰部	Regio lumbalis	Lumbar region
腰三角	Trigonum lumbale	Lumbar triangle
会陰の部位	**Regio perinealis**	**Perineal region**
肛門部；肛門三角	Regio analis	Anal triangle
尿生殖部；尿生殖三角	Regio urogenitalis	Urogenital triangle
上肢の部位	**Regiones membri superioris**	**Regions of upper limb**
三角筋部	Regio deltoidea	Deltoid region
上腕部	Regio brachialis	Brachial region
前上腕部	Regio brachii anterior; Regio brachialis anterior	Anterior region of arm
後上腕部	Regio brachii posterior; Regio brachialis posterior	Posterior region of arm
外側二頭筋溝	Sulcus bicipitalis lateralis; Sulcus bicipitalis radialis	Lateral bicipital groove
内側二頭筋溝	Sulcus bicipitalis medialis; Sulcus bicipitalis ulnaris	Medial bicipital groove
肘部	Regio cubitalis	Cubital region
前肘部	Regio cubitalis anterior	Anterior region of elbow
後肘部	Regio cubitalis posterior	Posterior region of elbow
肘窩	Fossa cubitalis	Cubital fossa
前腕部	Regio antebrachialis	Antebrachial region
前前腕部	Regio antebrachii anterior; Regio antebrachialis anterior	Anterior region of forearm
後前腕部	Regio antebrachii posterior; Regio antebrachialis posterior	Posterior region of forearm
手部	Regio manus	Hand region
手根部	Regio carpalis	Carpal region
前手根部	Regio carpalis anterior	Anterior region of wrist
後手根部	Regio carpalis posterior	Posterior region of wrist
中手部	Regio metacarpalis	Metacarpal region
手背部	Regio dorsalis manus	Dorsum of hand
手掌部	Palma; Vola; Regio palmaris	Palm; Palmar region
下肢の部位	**Regiones membri inferioris**	**Regions of lower limb**
殿部	Regio glutealis	Gluteal region
寛骨部	Regio coxae	Hip region
大腿部	Regio femoris	Femoral region
前大腿部	Regio femoris anterior	Anterior region of thigh
大腿三角	Trigonum femorale	Femoral triangle
後大腿部	Regio femoris posterior	Posterior region of thigh

人体についての用語

膝部	Regio genus	Knee region
前膝部	Regio genus anterior	Anterior region of knee
後膝部	Regio genus posterior	Posterior region of knee
膝窩；ひかがみ	Fossa poplitea	Popliteal fossa
下腿部	Regio cruris	Leg region
前下腿部	Regio cruris anterior	Anterior region of leg
後下腿部	Regio cruris posterior	Posterior region of leg
腓腹部	Regio surae	Sural region
前距腿部	Regio talocruralis anterior	Anterior talocrural region; Anterior ankle region
後距腿部	Regio talocruralis posterior	Posterior talocrural region; Posterior ankle region
外果後部	Regio retromalleolaris lateralis	Lateral retromalleolar region
内果後部	Regio retromalleolaris medialis	Medial retromalleolar region
足部	Regio pedis	Foot region
足根部	Regio tarsalis	Ankle region
踵部	Regio calcanea	Heel region
中足部	Regio metatarsalis	Metatarsal region
足背部	Dorsum pedis; Regio dorsalis pedis	Dorsum of foot; Dorsal region of foot
足底部	Planta; Regio plantaris	Sole; Plantar region

人体についての用語の注

|注1| 殿は後部の意味で，本来はシリの意味はない．（昭33）で臀に代わって採用され，現在では医学用語として定着している．

|注2| （平14）で，足の指として趾が復活し，それまで用いていた[足の]といった限定詞を削除し，(指)を併記した．

骨 学
Osteologia
Osteology

骨 格 系
Ossa; Systema skeletale
Bones; Skeletal system

一般用語	Nomina generalia	General terms
骨部	Pars ossea	Bony part
骨膜	Periosteum	Periosteum
骨内膜	Endosteum	Endosteum
皮質	Substantia corticalis	Cortical bone
緻密質	Substantia compacta	Compact bone
海綿質	Substantia spongiosa; Substantia trabecularis	Spongy bone; Trabecular bone
軟骨部	Pars cartilaginea	Cartilaginous part
膜部；鼻中隔	Pars membranacea	Membranous part
軟骨膜	Perichondrium	Perichondrium
長骨	Os longum	Long bone
短骨	Os breve	Short bone
扁平骨	Os planum	Flat bone
不規則骨	Os irregulare	Irregular bone
含気骨	Os pneumaticum	Pneumatized bone
種子骨	Os sesamoideum	Sesamoid bone
骨端	Epiphysis	Epiphysis
骨幹	Diaphysis	Diaphysis
骨幹端	Metaphysis	Metaphysis
骨突起	Apophysis	Apophysis
隆起	Tuber	Tuber; Tuberosity
結節	Tuberculum	Tubercle
粗面	Tuberositas	Tuberosity
隆起	Eminentia	Eminence
突起	Processus	Process
顆	Condylus	Condyle
上顆	Epicondylus	Epicondyle
稜	Crista	Crest; Ridge
線	Linea	Line
切痕	Incisura	Notch
窩	Fossa	Fossa
溝	Sulcus	Groove
骨端軟骨	Cartilago epiphysialis	Epiphysial cartilage
骨端板	Lamina epiphysialis	Epiphysial plate; Growth plate

骨端線	Linea epiphysialis	Epiphysial line
骨結合	Synostosis	Synostosis
関節面	Facies articularis	Articular surface
髄腔	Cavitas medullaris	Medullary cavity; Marrow cavity
黄色骨髄	Medulla ossium flava	Yellow bone marrow
赤色骨髄	Medulla ossium rubra	Red bone marrow
栄養孔	Foramen nutricium	Nutrient foramen
栄養管	Canalis nutricius; Canalis nutriens	Nutrient canal
骨化中心	Centrum ossificationis	Ossification centre
一次骨化点	Primarium	Primary
二次骨化点	Secundarium	Secondary

軸骨格 (ジクコツカク) — **Skeleton axiale** — **Axial skeleton**

頭蓋 (ズガイ/トウガイ) — **Cranium** — **Cranium**

頭蓋腔	Cavitas cranii	Cranial cavity
頭蓋冠	Calvaria	Calvaria
頭蓋骨膜	Pericranium; Periosteum externum cranii	Pericranium
外板	Lamina externa	External table
板間層	Diploe	Diploe
板間管	Canales diploici	Diploic canals
内板	Lamina interna	Internal table
上矢状洞溝	Sulcus sinus sagittalis superioris	Groove for superior sagittal sinus
クモ膜顆粒小窩	Foveolae granulares	Granular foveolae
指圧痕	Impressiones gyrorum; Impressiones digitatae; Juga cerebralia	Impressions of cerebral gyri
静脈溝	Sulci venosi	Venous grooves
動脈溝	Sulci arteriosi	Arterial grooves
縫合骨	Os suturale	Sutural bone
上面観	Norma superior; Norma verticalis	Superior aspect; Vertical aspect
ブレグマ	Bregma	Bregma
頭頂	Vertex	Vertex
後頭	Occiput	Occiput
前面観	Norma facialis; Norma frontalis	Facial aspect; Frontal aspect
額	Frons	Forehead
前頭	Sinciput	Sinciput
ナジオン	Nasion	Nasion
グナチオン	Gnathion	Gnathion

眼窩 — **Orbita** — **Orbit**

| 　眼窩 | Cavitas orbitalis | Orbital cavity |

骨学

眼窩口	Aditus orbitalis	Orbital opening
眼窩縁	Margo orbitalis	Orbital margin
眼窩上縁	Margo supraorbitalis	Supra-orbital margin
眼窩下縁	Margo infraorbitalis	Infra-orbital margin
外側縁	Margo lateralis	Lateral margin
内側縁	Margo medialis	Medial margin
上壁	Paries superior	Roof
下壁	Paries inferior	Floor
外側壁	Paries lateralis	Lateral wall
内側壁	Paries medialis	Medial wall
前篩骨孔	Foramen ethmoidale anterius	Anterior ethmoidal foramen
後篩骨孔	Foramen ethmoidale posterius	Posterior ethmoidal foramen
涙囊溝	Sulcus lacrimalis	Lacrimal groove
涙囊窩	Fossa sacci lacrimalis	Fossa for lacrimal sac
上眼窩裂	Fissura orbitalis superior	Superior orbital fissure
下眼窩裂	Fissura orbitalis inferior	Inferior orbital fissure
鼻腔	**Cavitas nasalis ossea**	**Bony nasal cavity**
骨鼻中隔	Septum nasi osseum	Bony nasal septum
梨状口	Apertura piriformis	Piriform aperture
上鼻道	Meatus nasi superior	Superior nasal meatus
中鼻道	Meatus nasi medius	Middle nasal meatus
下鼻道	Meatus nasi inferior	Inferior nasal meatus
鼻涙管口	Ostium canalis nasolacrimalis	Opening of nasolacrimal canal
総鼻道	Meatus nasi communis	Common nasal meatus
鼻涙管	Canalis nasolacrimalis	Nasolacrimal canal
蝶篩陥凹	Recessus sphenoethmoidalis	Spheno-ethmoidal recess
鼻咽道	Meatus nasopharyngeus	Nasopharyngeal meatus
後鼻孔	Choana; Apertura nasalis posterior	Choana; Posterior nasal aperture
蝶口蓋孔	Foramen sphenopalatinum	Sphenopalatine foramen
側面観	Norma lateralis	Lateral aspect
プテリオン	Pterion	Pterion
アステリオン	Asterion	Asterion
ゴニオン	Gonion	Gonion
側頭窩	Fossa temporalis	Temporal fossa
頬骨弓	Arcus zygomaticus	Zygomatic arch
側頭下窩	Fossa infratemporalis	Infratemporal fossa
翼口蓋窩	Fossa pterygopalatina	Pterygopalatine fossa
翼上顎裂	Fissura pterygomaxillaris	Pterygomaxillary fissure
底面観; 外頭蓋底	Norma inferior; Norma basalis	Inferior aspect
バジオン	Basion	Basion
オピスチオン	Opisthion	Opisthion
頸静脈孔	Foramen jugulare	Jugular foramen
蝶錐体裂	Fissura sphenopetrosa	Petrosphenoidal fissure; Sphenopetrosal fissure

錐体後頭裂	Fissura petrooccipitalis	Petro-occipital fissure
破裂孔	Foramen lacerum	Foramen lacerum
骨口蓋	Palatum osseum	Bony palate
大口蓋管	Canalis palatinus major	Greater palatine canal
大口蓋孔	Foramen palatinum majus	Greater palatine foramen
鉤状突起	Foramina palatina minora	Lesser palatine foramina
切歯窩	Fossa incisiva	Incisive fossa
切歯管	Canales incisivi	Incisive canals
切歯孔	Foramina incisiva	Incisive foramina
口蓋隆起	Torus palatinus	Palatine torus
口蓋骨鞘突管	Canalis palatovaginalis	Palatovaginal canal
鋤骨鞘突管	Canalis vomerovaginalis	Vomerovaginal canal
鋤骨吻管	Canalis vomerorostralis	Vomerorostral canal
後面観	Norma occipitalis	Occipital aspect
イニオン	Inion	Inion
ラムダ	Lambda	Lambda
頭蓋底	Basis cranii	Cranial base; Basicranium
外頭蓋底	Basis cranii externa	External surface of cranial base
内頭蓋底	Basis cranii interna	Internal surface of cranial base
前頭蓋窩	Fossa cranii anterior	Anterior cranial fossa
中頭蓋窩	Fossa cranii media	Middle cranial fossa
後頭蓋窩	Fossa cranii posterior	Posterior cranial fossa
斜台	Clivus	Clivus
下錐体洞溝	Sulcus sinus petrosi inferioris	Groove for inferior petrosal sinus
頭蓋泉門	Fonticuli cranii	Fontanelles
大泉門	Fonticulus anterior	Anterior fontanelle
小泉門	Fonticulus posterior	Posterior fontanelle
前側頭泉門	Fonticulus sphenoidalis; Fonticulus anterolateralis	Sphenoidal fontanelle
後側頭泉門	Fonticulus mastoideus; Fonticulus posterolateralis	Mastoid fontanelle
脳頭蓋	Neurocranium	Neurocranium; Brain box
顔面頭蓋	Viscerocranium	Viscerocranium; Facial skeleton
軟骨頭蓋	Chondrocranium	Chondrocranium
靱帯頭蓋	Desmocranium	Desmocranium
頭蓋骨 (トウガイコツ／ズガイコツ)	**Ossa cranii**	**Bones of cranium**
**　後頭骨**	**Os occipitale**	**Occipital bone**
大後頭孔；大孔	Foramen magnum	Foramen magnum
底部	Pars basilaris	Basilar part
斜台	Clivus	Clivus
咽頭結節	Tuberculum pharyngeum	Pharyngeal tubercle
下錐体洞溝	Sulcus sinus petrosi inferioris	Groove for inferior petrosal sinus

骨学

外側部	Pars lateralis	Lateral part
後頭鱗	Squama occipitalis	Squamous part of occipital bone
乳突縁	Margo mastoideus	Mastoid border
ラムダ縁	Margo lambdoideus	Lambdoid border
†頭頂間骨	Os interparietale	Interparietal bone
後頭顆	Condylus occipitalis	Occipital condyle
顆窩	Fossa condylaris	Condylar fossa
顆管	Canalis condylaris	Condylar canal
舌下神経管	Canalis nervi hypoglossi	Hypoglossal canal
頸静脈結節	Tuberculum jugulare	Jugular tubercle
頸静脈切痕	Incisura jugularis	Jugular notch
頸静脈突起	Processus jugularis	Jugular process
頸静脈孔内突起；孔内突起	Processus intrajugularis	Intrajugular process
†乳突傍突起	Processus paramastoideus	Paramastoid process
大脳窩	Fossa cerebralis	Cerebral fossa
小脳窩	Fossa cerebellaris	Cerebellar fossa
外後頭隆起	Protuberantia occipitalis externa	External occipital protuberance
外後頭稜	Crista occipitalis externa	External occipital crest
最上項線	Linea nuchalis suprema	Highest nuchal line
上項線	Linea nuchalis superior	Superior nuchal line
下項線	Linea nuchalis inferior	Inferior nuchal line
後頭平面	Planum occipitale	Occipital plane
十字隆起	Eminentia cruciformis	Cruciform eminence
内後頭隆起	Protuberantia occipitalis interna	Internal occipital protuberance
内後頭稜	Crista occipitalis interna	Internal occipital crest
横洞溝	Sulcus sinus transversi	Groove for transverse sinus
Ｓ状洞溝	Sulcus sinus sigmoidei	Groove for sigmoid sinus
後頭洞溝	Sulcus sinus occipitalis	Groove for occipital sinus
辺縁洞溝	Sulcus sinus marginalis	Groove for marginal sinus
蝶形骨	**Os sphenoidale**	**Sphenoid; Sphenoidal bone**
体	Corpus	Body
蝶形骨隆起	Jugum sphenoidale	Jugum sphenoidale; Sphenoidal yoke
蝶形骨縁	Limbus sphenoidalis	Limbus of sphenoid
前視交叉溝	Sulcus prechiasmaticus	Prechiasmatic sulcus
視神経交叉溝；交叉溝	Sulcus chiasmatis	Chiasmatic sulcus
トルコ鞍	Sella turcica	Sella turcica
鞍結節	Tuberculum sellae	Tuberculum sellae
†中床突起	Processus clinoideus medius	Middle clinoid process
下垂体窩	Fossa hypophysialis	Hypophysial fossa
鞍背	Dorsum sellae	Dorsum sellae

日本語	ラテン語	英語
後床突起	Processus clinoideus posterior	Posterior clinoid process
頸動脈溝	Sulcus caroticus	Carotid sulcus
蝶形骨小舌	Lingula sphenoidalis	Sphenoidal lingula
蝶形骨稜	Crista sphenoidalis	Sphenoidal crest
蝶形骨吻	Rostrum sphenoidale	Sphenoidal rostrum
蝶形骨洞	Sinus sphenoidalis	Sphenoidal sinus
蝶形骨洞中隔	Septum sinuum sphenoidalium	Septum of sphenoidal sinuses
蝶形骨洞口	Apertura sinus sphenoidalis	Opening of sphenoidal sinus
蝶形骨甲介	Concha sphenoidalis	Sphenoidal concha
小翼	Ala minor	Lesser wing
視神経管	Canalis opticus	Optic canal
前床突起	Processus clinoideus anterior	Anterior clinoid process
上眼窩裂	Fissura orbitalis superior	Superior orbital fissure
大翼	Ala major	Greater wing
大脳面	Facies cerebralis	Cerebral surface
側頭面	Facies temporalis	Temporal surface
側頭下面	Facies infratemporalis	Infratemporal surface
上顎面	Facies maxillaris	Maxillary surface
眼窩面	Facies orbitalis	Orbital surface
頬骨縁	Margo zygomaticus	Zygomatic margin
前頭縁	Margo frontalis	Frontal margin
頭頂縁	Margo parietalis	Parietal margin
鱗縁	Margo squamosus	Squamosal margin
側頭下稜	Crista infratemporalis	Infratemporal crest
正円孔	Foramen rotundum	Foramen rotundum
卵円孔	Foramen ovale	Foramen ovale
静脈孔 (注1)	Foramen venosum	Sphenoidal emissary foramen
棘孔	Foramen spinosum	Foramen spinosum
錐体孔 (注2)	Foramen petrosum	Foramen petrosum
蝶形骨棘	Spina ossis sphenoidalis	Spine of sphenoid bone
耳管溝	Sulcus tubae auditivae; Sulcus tubae auditoriae	Sulcus of auditory tube
翼状突起	Processus pterygoideus	Pterygoid process
外側板	Lamina lateralis	Lateral plate
内側板	Lamina medialis	Medial plate
翼突切痕	Incisura pterygoidea	Pterygoid notch
翼突窩	Fossa pterygoidea	Pterygoid fossa
舟状窩	Fossa scaphoidea	Scaphoid fossa
鞘状突起	Processus vaginalis	Vaginal process
口蓋骨鞘突溝	Sulcus palatovaginalis	Palatovaginal groove
鋤骨鞘突溝	Sulcus vomerovaginalis	Vomerovaginal groove
翼突鈎	Hamulus pterygoideus	Pterygoid hamulus
翼突鈎溝	Sulcus hamuli pterygoidei	Groove of pterygoid hamulus
翼突管	Canalis pterygoideus	Pterygoid canal
翼棘突起	Processus pterygospinosus	Pterygospinous process

骨学

側頭骨	Os temporale	Temporal bone
岩様部；錐体乳突部	Pars petrosa	Petrous part
後頭縁	Margo occipitalis	Occipital margin
乳様突起	Processus mastoideus	Mastoid process
乳突切痕	Incisura mastoidea	Mastoid notch
S状洞溝	Sulcus sinus sigmoidei	Groove for sigmoid sinus
後頭動脈溝	Sulcus arteriae occipitalis	Occipital groove
乳突孔	Foramen mastoideum	Mastoid foramen
顔面神経管	Canalis nervi facialis	Facial canal
顔面神経管膝	Geniculum canalis nervi facialis	Geniculum of facial canal
鼓索神経小管	Canaliculus chordae tympani	Canaliculus for chorda tympani
錐体尖	Apex partis petrosae	Apex of petrous part
頸動脈管	Canalis caroticus	Carotid canal
頸動脈管外口	Apertura externa canalis carotici	External opening of carotid canal
頸動脈管内口	Apertura interna canalis carotici	Internal opening of carotid canal
頸鼓小管	Canaliculi caroticotympanici	Caroticotympanic canaliculi
筋耳管管	Canalis musculotubarius	Musculotubal canal
鼓膜張筋半管	Semicanalis musculi tensoris tympani	Canal for tensor tympani
耳管半管	Semicanalis tubae auditivae; Semicanalis tubae auditoriae	Canal for pharyngotympanic tube; Canal for auditory tube
筋耳管管中隔	Septum canalis musculotubarii	Septum of musculotubal canal
錐体前面	Facies anterior partis petrosae	Anterior surface of petrous part
鼓室蓋	Tegmen tympani	Tegmen tympani
弓状隆起	Eminentia arcuata	Arcuate eminence
大錐体神経管裂孔	Hiatus canalis nervi petrosi majoris	Hiatus for greater petrosal nerve
大錐体神経溝	Sulcus nervi petrosi majoris	Groove for greater petrosal nerve
小錐体神経管裂孔	Hiatus canalis nervi petrosi minoris	Hiatus for lesser petrosal nerve
小錐体神経溝	Sulcus nervi petrosi minoris	Groove for lesser petrosal nerve
三叉神経圧痕	Impressio trigeminalis	Trigeminal impression
錐体上縁	Margo superior partis petrosae	Superior border of petrous part
上錐体洞溝	Sulcus sinus petrosi superioris	Groove for superior petrosal sinus
錐体後面	Facies posterior partis petrosae	Posterior surface of petrous part
内耳孔	Porus acusticus internus	Internal acoustic opening

内耳道	Meatus acusticus internus	Internal acoustic meatus
弓下窩	Fossa subarcuata	Subarcuate fossa
前庭小管	Canaliculus vestibuli	Vestibular canaliculus
前庭小管外口	Apertura externa canaliculi vestibuli	External opening of vestibular canaliculus
錐体後縁	Margo posterior partis petrosae	Posterior border of petrous part
下錐体洞溝	Sulcus sinus petrosi inferioris	Groove for inferior petrosal sinus
頸静脈切痕	Incisura jugularis	Jugular notch
［頸静脈］孔内突起	Processus intrajugularis	Intrajugular process
蝸牛小管	Canaliculus cochleae	Cochlear canaliculus
蝸牛小管外口	Apertura externa canaliculi cochleae	External opening of cochlear canaliculus
錐体下面	Facies inferior partis petrosae	Inferior surface of petrous part
頸静脈窩	Fossa jugularis	Jugular fossa
乳突小管	Canaliculus mastoideus	Mastoid canaliculus
頸静脈切痕	Incisura jugularis	Jugular notch
茎状突起	Processus styloideus	Styloid process
茎乳突孔	Foramen stylomastoideum	Stylomastoid foramen
錐体小窩	Fossula petrosa	Petrosal fossula
鼓室神経小管	Canaliculus tympanicus	Tympanic canaliculus
鼓室	Cavitas tympani	Tympanic cavity
錐体鼓室裂	Fissura petrotympanica	Petrotympanic fissure
錐体鱗裂	Fissura petrosquamosa	Petrosquamous fissure
鼓室乳突裂	Fissura tympanomastoidea	Tympanomastoid fissure
鼓室鱗裂	Fissura tympanosquamosa	Tympanosquamous fissure
鼓室部	Pars tympanica	Tympanic part
鼓室輪	Anulus tympanicus	Tympanic ring
外耳道	Meatus acusticus externus	External acoustic meatus
外耳孔	Porus acusticus externus	External acoustic opening
大鼓室棘	Spina tympanica major	Greater tympanic spine
小鼓室棘	Spina tympanica minor	Lesser tympanic spine
鼓膜溝	Sulcus tympanicus	Tympanic sulcus
鼓膜切痕	Incisura tympanica	Tympanic notch
茎状突起鞘	Vagina processus styloidei	Sheath of styloid process
鱗部	Pars squamosa	Squamous part
頭頂縁	Margo parietalis	Parietal border
頭頂切痕	Incisura parietalis	Parietal notch
蝶形骨縁	Margo sphenoidalis	Sphenoidal margin
側頭面	Facies temporalis	Temporal surface
中側頭動脈溝	Sulcus arteriae temporalis mediae	Groove for middle temporal artery
頬骨突起	Processus zygomaticus	Zygomatic process
乳突上稜	Crista supramastoidea	Supramastoid crest

道上小窩	Foveola suprameatica; Foveola suprameatalis	Suprameatal triangle
†道上棘	Spina suprameatica; Spina suprameatalis	Suprameatal spine
下顎窩	Fossa mandibularis	Mandibular fossa
関節面	Facies articularis	Articular surface
関節結節	Tuberculum articulare	Articular tubercle
大脳面	Facies cerebralis	Cerebral surface
頭頂骨	**Os parietale**	**Parietal bone**
内面	Facies interna	Internal surface
S状洞溝	Sulcus sinus sigmoidei	Groove for sigmoid sinus
上矢状洞溝	Sulcus sinus sagittalis superioris	Groove for superior sagittal sinus
中硬膜動脈溝	Sulcus arteriae meningeae mediae	Groove for middle meningeal artery
動脈溝	Sulci arteriosi	Grooves for arteries
外面	Facies externa	External surface
上側頭線	Linea temporalis superior	Superior temporal line
下側頭線	Linea temporalis inferior	Inferior temporal line
頭頂結節	Tuber parietale; Eminentia parietalis	Parietal tuber; Parietal eminence
後頭縁	Margo occipitalis	Occipital border
鱗縁	Margo squamosus	Squamosal border
矢状縁	Margo sagittalis	Sagittal border
前頭縁	Margo frontalis	Frontal border
前頭角	Angulus frontalis	Frontal angle
後頭角	Angulus occipitalis	Occipital angle
蝶形骨角	Angulus sphenoidalis	Sphenoidal angle
乳突角	Angulus mastoideus	Mastoid angle
頭頂孔	Foramen parietale	Parietal foramen
前頭骨	**Os frontale**	**Frontal bone**
前頭鱗	Squama frontalis	Squamous part
外面	Facies externa	External surface
前頭結節	Tuber frontale; Eminentia frontalis	Frontal tuber; Frontal eminence
眉弓	Arcus superciliaris	Superciliary arch
眉間	Glabella	Glabella
†前頭縫合遺残；十字頭蓋	Sutura frontalis persistens; Sutura metopica	Frontal suture; Metopic suture
眼窩上縁	Margo supraorbitalis	Supra-orbital margin
眼窩上切痕；眼窩上孔	Incisura supraorbitalis/foramen supraorbitale	Supra-orbital notch/foramen
前頭切痕；前頭孔	Incisura frontalis/foramen frontale	Frontal notch/foramen
側頭面	Facies temporalis	Temporal surface

頭頂縁	Margo parietalis	Parietal margin
側頭線	Linea temporalis	Temporal line
頬骨突起	Processus zygomaticus	Zygomatic process
内面	Facies interna	Internal surface
前頭稜	Crista frontalis	Frontal crest
上矢状洞溝	Sulcus sinus sagittalis superioris	Groove for superior sagittal sinus
盲孔	Foramen caecum	Foramen caecum
鼻部	Pars nasalis	Nasal part
鼻棘	Spina nasalis	Nasal spine
鼻骨縁	Margo nasalis	Nasal margin
眼窩部	Pars orbitalis	Orbital part
眼窩面	Facies orbitalis	Orbital surface
†滑車棘	Spina trochlearis	Trochlear spine
滑車窩	Fovea trochlearis	Trochlear fovea
篩骨孔	Foramina ethomoidalia	Ethomoidal foramina
涙腺窩	Fossa glandulae lacrimalis	Fossa for lacrimal gland; Lacrimal fossa
蝶形骨縁	Margo sphenoidalis	Sphenoidal margin
篩骨切痕	Incisura ethmoidalis	Ethmoidal notch
前頭洞	Sinus frontalis	Frontal sinus
前頭洞口	Apertura sinus frontalis	Opening of frontal sinus
前頭洞中隔	Septum sinuum frontalium	Septum of frontal sinuses
篩骨	**Os ethmoidale**	**Ethmoid; Ethmoidal bone**
篩板	Lamina cribrosa	Cribriform plate
篩板孔	Foramina cribrosa	Cribriform foramina
鶏冠	Crista galli	Crista galli
鶏冠翼	Ala cristae galli	Ala of crista galli
垂直板	Lamina perpendicularis	Perpendicular plate
篩骨迷路	Labyrinthus ethmoidalis	Ethmoidal labyrinth
篩骨蜂巣	Cellulae ethmoidales anteriores	Anterior ethmoidal cells
中篩骨蜂巣	Cellulae ethmoidales mediae	Middle ethmoidal cells
後篩骨蜂巣	Cellulae ethmoidales posteriores	Posterior ethmoidal cells
眼窩板	Lamina orbitalis	Orbital plate
篩骨孔	Foramina ethmoidalia	Ethomoidal foramina
†最上鼻甲介	Concha nasalis suprema	Supreme nasal concha
上鼻甲介	Concha nasalis superior	Superior nasal concha
中鼻甲介	Concha nasalis media	Middle nasal concha
篩骨胞	Bulla ethmoidalis	Ethmoidal bulla
鈎状突起	Processus uncinatus	Uncinate process
篩骨漏斗	Infundibulum ethmoidale	Ethmoidal infundibulum
半月裂孔	Hiatus semilunaris	Hiatus semilunaris

骨学

下鼻甲介	Concha nasalis inferior	Inferior nasal concha
涙骨突起	Processus lacrimalis	Lacrimal process
上顎突起	Processus maxillaris	Maxillary process
篩骨突起	Processus ethmoidalis	Ethmoidal process
涙骨	Os lacrimale	Lacrimal bone
後涙嚢稜	Crista lacrimalis posterior	Posterior lacrimal crest
涙嚢溝	Sulcus lacrimalis	Lacrimal groove
涙骨鉤	Hamulus lacrimalis	Lacrimal hamulus
鼻骨	Os nasale	Nasal bone
篩骨神経溝	Sulcus ethmoidalis	Ethmoidal groove
鼻骨孔	Foramina nasalia	Nasal foramina
鋤骨	Vomer	Vomer
鋤骨翼	Ala vomeris	Ala of vomer
鋤骨溝	Sulcus vomeris	Vomerine groove
鋤骨後鼻孔稜	Crista choanalis vomeris	Vomerine crest of choana
鋤骨楔状部	Pars cuneiformis vomeris	Cuneiform part of vomer
上顎骨	Maxilla	Maxilla
上顎体	Corpus maxillae	Body of maxilla
眼窩面	Facies orbitalis	Orbital surface
眼窩下管	Canalis infraorbitalis	Infra-orbital canal
眼窩下溝	Sulcus infraorbitalis	Infra-orbital groove
眼窩下縁	Margo infraorbitalis	Infra-orbital margin
前面	Facies anterior	Anterior surface
眼窩下孔	Foramen infraorbitale	Infra-orbital foramen
犬歯窩	Fossa canina	Canine fossa
鼻切痕	Incisura nasalis	Nasal notch
前鼻棘	Spina nasalis anterior	Anterior nasal spine
頬骨上顎縫合	Sutura zygomaticomaxillaris	Zygomaticomaxillary suture
眼窩下縫合	Sutura infraorbitalis	Infra-orbital suture
側頭下面	Facies infratemporalis	Infratemporal surface
歯槽孔	Foramina alveolaria	Alveolar foramina
歯槽管	Canales alveolares	Alveolar canals
上顎結節	Tuber maxillae; Eminentia maxillae	Maxillary tuberosity
鼻腔面	Facies nasalis	Nasal surface
涙嚢溝	Sulcus lacrimalis	Lacrimal groove
鼻甲介稜	Crista conchalis	Conchal crest
涙骨縁	Margo lacrimalis	Lacrimal margin
上顎洞裂孔	Hiatus maxillaris	Maxillary hiatus
大口蓋溝	Sulcus palatinus major	Greater palatine groove
上顎洞	Sinus maxillaris	Maxillary sinus
前頭突起	Processus frontalis	Frontal process
前涙嚢稜	Crista lacrimalis anterior	Anterior lacrimal crest
涙嚢切痕	Incisura lacrimalis	Lacrimal notch
篩骨稜	Crista ethmoidalis	Ethmoidal crest

頬骨突起	Processus zygomaticus	Zygomatic process
口蓋突起	Processus palatinus	Palatine process
鼻稜	Crista nasalis	Nasal crest
†切歯骨	Os incisivum; Premaxilla	Incisive bone; Premaxilla
切歯管	Canales incisivi	Incisive canals
†切歯縫合	Sutura incisiva	Incisive suture
口蓋棘	Spinae palatinae	Palatine spines
口蓋溝	Sulci palatini	Palatine grooves
歯槽突起	Processus alveolaris	Alveolar process
歯槽弓	Arcus alveolaris	Alveolar arch
歯槽	Alveoli dentales	Dental alveoli
槽間中隔	Septa interalveolaria	Interalveolar septa
根間中隔	Septa interradicularia	Interradicular septa
歯槽隆起	Juga alveolaria	Alveolar yokes
切歯孔	Foramina incisiva	Incisive foramina
口蓋骨	**Os palatinum**	**Palatine bone**
垂直板	Lamina perpendicularis	Perpendicular plate
鼻腔面	Facies nasalis	Nasal surface
上顎面	Facies maxillaris	Maxillary surface
蝶口蓋切痕	Incisura sphenopalatina	Sphenopalatine notch
大口蓋溝	Sulcus palatinus major	Greater palatine groove
錐体突起	Processus pyramidalis	Pyramidal process
小口蓋管	Canales palatini minores	Lesser palatine canals
鼻甲介稜	Crista conchalis	Conchal crest
篩骨稜	Crista ethmoidalis	Ethmoidal crest
眼窩突起	Processus orbitalis	Orbital process
蝶形骨突起	Processus sphenoidalis	Sphenoidal process
水平板	Lamina horizontalis	Horizontal plate
鼻腔面	Facies nasalis	Nasal surface
口蓋面	Facies palatina	Palatine surface
小口蓋孔	Foramina palatina minora	Lesser palatine foramina
後鼻棘	Spina nasalis posterior	Posterior nasal spine
鼻稜	Crista nasalis	Nasal crest
口蓋稜	Crista palatina	Palatine crest
頬　骨	**Os zygomaticum**	**Zygomatic bone**
外側面	Facies lateralis	Lateral surface
側頭面	Facies temporalis	Temporal surface
眼窩面	Facies orbitalis	Orbital surface
側頭突起	Processus temporalis	Temporal process
前頭突起	Processus frontalis	Frontal process
眼窩隆起	Tuberculum orbitale	Orbital tubercle
†縁結節	Tuberculum marginale	Marginal tubercle
頬骨眼窩孔	Foramen zygomaticoorbitale	Zygomatico-orbital foramen
頬骨顔面孔	Foramen zygomaticofaciale	Zygomaticofacial foramen
頬骨側頭孔	Foramen zygomaticotemporale	Zygomaticotemporal foramen

骨学

下顎骨	**Mandibula**	**Mandible**
下顎体	Corpus mandibulae	Body of mandible
下顎底	Basis mandibulae	Base of mandible
下顎結合	Symphysis mandibulae	Mandibular symphysis
オトガイ隆起	Protuberantia mentalis	Mental protuberance
オトガイ結節	Tuberculum mentale	Mental tubercle
オトガイ孔	Foramen mentale	Mental foramen
斜線	Linea obliqua	Oblique line
二腹筋窩	Fossa digastrica	Digastric fossa
上オトガイ棘	Spina mentalis superior; Spina geni superior	Superior mental spine; Superior genial spine
下オトガイ棘	Spina mentalis inferior; Spina geni inferior	Inferior mental spine; Inferior genial spine
顎舌骨筋線	Linea mylohyoidea	Mylohyoid line
下顎隆起	Torus mandibularis	Mandibular torus
舌下腺窩	Fovea sublingualis	Sublingual fossa
顎下腺窩	Fovea submandibularis	Submandibular fossa
歯槽部	Pars alveolaris	Alveolar part
歯槽弓	Arcus alveolaris	Alveolar arch
歯槽	Alveoli dentales	Dental alveoli
槽間中隔	Septa interalveolaria	Interalveolar septa
根間中隔	Septa interradicularia	Interradicular septa
歯槽隆起	Juga alveolaria	Alveolar yokes
臼後三角	Trigonum retromolare	Retromolar triangle
臼後窩	Fossa retromolaris	Retromolar fossa
下顎枝	Ramus mandibulae	Ramus of mandible
下顎角	Angulus mandibulae	Angle of mandible
咬筋粗面	Tuberositas masseterica	Masseteric tuberosity
翼突筋粗面	Tuberositas pterygoidea	Pterygoid tuberosity
下顎孔	Foramen mandibulae	Mandibular foramen
下顎小舌	Lingula mandibulae	Lingula
下顎管	Canalis mandibulae	Mandibular canal
顎舌骨筋神経溝	Sulcus mylohyoideus	Mylohyoid groove
筋突起	Processus coronoideus	Coronoid process
側頭稜	Crista temporalis	Temporal crest
下顎切痕	Incisura mandibulae	Mandibular notch
関節突起	Processus condylaris	Condylar process
下顎頭	Caput mandibulae; Condylus mandibulae	Head of mandible
下顎頸	Collum mandibulae	Neck of mandible
翼突筋窩	Fovea pterygoidea	Pterygoid fovea
舌骨	**Os hyoideum**	**Hyoid bone**
体	Corpus ossis hyoidei	Body of hyoid bone
小角	Cornu minus	Lesser horn
大角	Cornu majus	Greater horn

耳小骨	Ossicula auditus; Ossicula auditoria	Auditory ossicles
脊柱	Columna vertebralis	Vertebral column
一次弯曲	Curvatura primaria	Primary curvature
胸部後弯	Kyphosis thoracica	Thoracic kyphosis
仙骨部後弯	Kyphosis sacralis	Sacral kyphosis
二次弯曲	Curvaturae secundariae	Secondary curvatures
頸部前弯	Lordosis cervicis; Lordosis colli	Cervical lordosis
腰部前弯	Lordosis lumbalis	Lumbar lordosis
†側弯	Scoliosis	Scoliosis
脊柱管	Canalis vertebralis	Vertebral canal
椎骨	Vertebra	Vertebra
椎孔	Foramen vertebrale	Vertebral foramen
椎体	Corpus vertebrae	Vertebral body
椎間面	Facies intervertebralis	Intervertebral surface
線維輪端	Epiphysis anularis	Anular epiphysis
椎弓	Arcus vertebrae	Vertebral arch
椎弓根	Pediculus arcus vertebrae	Pedicle
椎弓板	Lamina arcus vertebrae	Lamina
椎間孔	Foramen intervertebrale	Intervertebral foramen
上椎切痕	Incisura vertebralis superior	Superior vertebral notch
下椎切痕	Incisura vertebralis inferior	Inferior vertebral notch
棘突起	Processus spinosus	Spinous process
横突起	Processus transversus	Transverse process
上関節突起	Processus articularis superior; Zygapophysis superior	Superior articular process
上関節面	Facies articularis superior	Superior articular facet
下関節突起；下軛突起	Processus articularis inferior; Zygapophysis inferior	Inferior articular process
下関節面	Facies articularis inferior	Inferior articular facet
肋骨突起	Processus costiformis; Processus costalis	Costal process
上関節突起	Processus articularis superior	Superior articular process
下関節突起	Processus articularis inferior	Inferior articular process
頸椎[C1-C7]	Vertebrae cervicales [C I-C VII]	Cervical vertebrae [C I-C VII]
体鈎；鈎状突起	Uncus corporis; Processus uncinatus	Uncus of body; Uncinate process
椎体鈎	Uncus vertebralis	Vertebral uncus
横突孔	Foramen transversarium	Foramen transversarium
前結節	Tuberculum anterius	Anterior tubercle
[第六頸椎の]頸動脈結節	Tuberculum caroticum	Carotid tubercle
後結節	Tuberculum posterius	Posterior tubercle

骨学

脊髄神経溝	Sulcus nervi spinalis	Groove for spinal nerve
環椎[C1]；第一頸椎	Atlas [C I]	Atlas [C I]
外側塊	Massa lateralis atlantis	Lateral mass
上関節面	Facies articularis superior	Superior articular surface
下関節面	Facies articularis inferior	Inferior articular surface
前弓	Arcus anterior atlantis	Anterior arch
歯突起窩	Fovea dentis	Facet for dens
前結節	Tuberculum anterius	Anterior tubercle
後弓	Arcus posterior atlantis	Posterior arch
椎骨動脈溝	Sulcus arteriae vertebralis	Groove for vertebral artery
†椎骨動脈管	Canalis arteriae vertebralis	Canal for vertebral artery
後結節	Tuberculum posterius	Posterior tubercle
軸椎[C2]；第二頸椎	Axis [C II]	Axis [C II]
歯突起	Dens axis	Dens
歯突起尖	Apex dentis	Apex
前関節面	Facies articularis anterior	Anterior articular facet
後関節面	Facies articularis posterior	Posterior articular facet
隆椎[C7]；第七頸椎	Vertebra prominens [C VII]	Vertebra prominens [C VII]
胸椎[T1-T12]	**Vertebrae thoracicae [T I-T XII]**	**Thoracic vertebrae [T I-T XII]**
上肋骨窩	Fovea costalis superior	Superior costal facet
下肋骨窩	Fovea costalis inferior	Inferior costal facet
横突肋骨窩	Fovea costalis processus transversi	Transverse costal facet
第一胸椎鈎	Uncus corporis vertebrae thoracicae primae; Processus uncinatus vertebrae thoracicae primae	Uncus of body of first thoracic vertebra; Uncinate process of first thoracic vertebra
腰椎[L1-L5]	**Vertebrae lumbales [L I-L V]**	**Lumbar vertebrae [L I-L V]**
副突起	Processus accessorius	Accessory process
乳頭突起	Processus mammillaris	Mammillary process
仙骨；仙椎[1-5]	**Os sacrum [Vertebrae sacrales I-V]**	**Sacrum [Sacral vertebrae I-V]**
仙骨底	Basis ossis sacri	Base of sacrum
岬角	Promontorium	Promontory
仙骨翼	Ala ossis sacri	Ala of sacrum; Wing of sacrum
上関節突起	Processus articularis superior	Superior articular process
外側部	Pars lateralis	Lateral part
耳状面	Facies auricularis	Auricular surface
仙骨粗面	Tuberositas ossis sacri	Sacral tuberosity
前面	Facies pelvica	Pelvic surface
横線	Lineae transversae	Transverse ridges
椎間孔	Foramina intervertebralia	Intervertebral foramina
前仙骨孔	Foramina sacralia anteriora	Anterior sacral foramina
後面	Facies dorsalis	Dorsal surface

正中仙骨稜	Crista sacralis mediana	Median sacral crest
後仙骨孔	Foramina sacralia posteriora	Posterior sacral foramina
中間仙骨稜	Crista sacralis medialis	Intermediate sacral crest
外側仙骨稜	Crista sacralis lateralis	Lateral sacral crest
仙骨角	Cornu sacrale	Sacral cornu; Sacral horn
仙骨管	Canalis sacralis	Sacral canal
仙骨裂孔	Hiatus sacralis	Sacral hiatus
仙骨尖	Apex ossis sacri; Apex ossis sacralis	Apex
尾骨；尾椎[1-4]	**Os coccygis; Coccyx [Vertebrae coccygeae I–IV]**	**Coccyx [Coccygeal vertebrae I–IV]**
尾骨角	Cornu coccygeum	Coccygeal cornu
胸郭	**Skeleton thoracis**	**Thoracic skeleton**
肋骨[1-12]	**Costae [I–XII]**	**Ribs [I–XII]**
真肋[1-7]	Costae verae [I–VII]	True ribs [I–VII]
仮肋[8-12]	Costae spuriae [VIII–XII]	False ribs [VIII–XII]
浮遊肋[11-12]	Costae fluctuantes [XI–XII]	Floating ribs [XI–XII]
肋軟骨	Cartilago costalis	Costal cartilage
肋硬骨	Costa	Rib
肋骨頭	Caput costae	Head
肋骨頭関節面	Facies articularis capitis costae	Articular facet of head of rib
肋骨頭稜	Crista capitis costae	Crest of head of rib
肋骨頸	Collum costae	Neck of rib
肋骨頸稜	Crista colli costae	Crest of neck of rib
肋骨結節	Tuberculum costae	Tubercle of rib
肋骨結節関節面	Facies articularis tuberculi costae	Articular facet
肋骨体	Corpus costae	Body; Shaft
肋骨角	Angulus costae	Angle of rib
肋骨溝	Sulcus costae	Costal groove
肋骨稜	Crista costae	Crest of body of rib
†頸肋；頸肋骨	Costa cervicalis; Costa colli	Cervical rib
第一肋骨	**Costa prima [I]**	**First rib [I]**
前斜角筋結節	Tuberculum musculi scaleni anterioris	Scalene tubercle
鎖骨下動脈溝	Sulcus arteriae subclaviae	Groove for subclavian artery
鎖骨下静脈溝	Sulcus venae subclaviae	Groove for subclavian vein
第二肋骨	**Costa secunda [II]**	**Second rib [II]**
前鋸筋粗面	Tuberositas musculi serrati anterioris	Tuberosity for serratus anterior
†腰肋	Costa lumbalis	Lumbar rib
胸骨	**Sternum**	**Sternum**
胸骨柄	Manubrium sterni	Manubrium of sternum
鎖骨切痕	Incisura clavicularis	Clavicular notch

骨学

頸切痕	Incisura jugularis	Jugular notch; Suprasternal notch
胸骨角	Angulus sterni	Sternal angle
胸骨体	Corpus sterni	Body of sternum
剣状突起	Processus xiphoideus	Xiphoid process
肋骨切痕	Incisurae costales	Costal notches
†胸上骨	Ossa suprasternalia	Suprasternal bones
胸椎 [T1-T12]	**Vertebrae thoracicae [T I-T XII]**	**Thoracic vertebrae [T I-T XII]**
胸郭	Cavea thoracis	Thoracic cage
胸腔	Cavitas thoracis	Thoracic cavity
胸郭上口	Apertura thoracis superior	Superior thoracic aperture; Thoracic inlet
胸郭下口	Apertura thoracis inferior	Inferior thoracic aperture; Thoracic outlet
肺溝	Sulcus pulmonalis	Pulmonary groove
肋骨弓	Arcus costalis	Costal margin; Costal arch
肋間隙	Spatium intercostale	Intercostal space
胸骨下角	Angulus infrasternalis	Infrasternal angle; Subcostal angle
付属肢骨格	**Skeleton appendiculare**	**Appendicular skeleton**
上肢骨	**Ossa membri superioris**	**Bones of upper limb**
上肢帯	Cingulum pectorale; Cingulum membri superioris	Pectoral girdle; Shoulder girdle
肩甲骨	**Scapula**	**Scapula**
肋骨面	Facies costalis; Facies anterior	Costal surface
肩甲下窩	Fossa subscapularis	Subscapular fossa
背側面	Facies posterior	Posterior surface
肩甲棘	Spina scapulae	Spine of scapula
三角筋粗面	Tuberculum deltoideum	Deltoid tubercle
棘上窩	Fossa supraspinata	Supraspinous fossa
棘下窩	Fossa infraspinata	Infraspinous fossa
肩峰	Acromion	Acromion
鎖骨関節面	Facies articularis clavicularis	Clavicular facet
肩峰角	Angulus acromii	Acromial angle
内側縁	Margo medialis	Medial border
外側縁	Margo lateralis	Lateral border
上縁	Margo superior	Superior border
肩甲切痕	Incisura scapulae	Suprascapular notch
下角	Angulus inferior	Inferior angle
外側角	Angulus lateralis	Lateral angle
上角	Angulus superior	Superior angle
関節窩	Cavitas glenoidalis	Glenoid cavity
関節上結節	Tuberculum supraglenoidale	Supraglenoid tubercle

関節下結節	Tuberculum infraglenoidale	Infraglenoid tubercle
肩甲頸	Collum scapulae	Neck of scapula
烏口突起	Processus coracoideus	Coracoid process
鎖骨	**Clavicula**	**Clavicle**
胸骨端	Extremitas sternalis	Sternal end
胸骨関節面	Facies articularis sternalis	Sternal facet
肋鎖靱帯圧痕	Impressio ligamenti costoclavicularis	Impression for costoclavicular ligament
鎖骨体	Corpus claviculae	Shaft of clavicle; Body of clavicle
鎖骨下筋溝	Sulcus musculi subclavii	Subclavian groove; Groove for subclavius
肩峰端	Extremitas acromialis	Acromial end
肩峰関節面	Facies articularis acromialis	Acromial facet
烏口鎖骨靱帯粗面	Tuberositas ligamenti coracoclavicularis	Tuberosity for coracoclavicular ligament
円錐靱帯結節	Tuberculum conoideum	Conoid tubercle
菱形靱帯線	Linea trapezoidea	Trapezoid line
自由上肢	Pars libera membri superioris	Free part of upper limb
上腕骨	**Humerus**	**Humerus**
上腕骨頭	Caput humeri	Head of humerus
解剖頸	Collum anatomicum	Anatomical neck
外科頸	Collum chirurgicum	Surgical neck
大結節	Tuberculum majus	Greater tubercle
小結節	Tuberculum minus	Lesser tubercle
結節間溝	Sulcus intertubercularis	Intertubercular sulcus; Bicipital groove
大結節稜	Crista tuberculi majoris; Labium laterale	Crest of greater tubercle; Lateral lip
小結節稜	Crista tuberculi minoris; Labium mediale	Crest of lesser tubercle; Medial lip
上腕骨体	Corpus humeri	Shaft of humerus; Body of humerus
前内側面	Facies anteromedialis	Anteromedial surface
前外側面	Facies anterolateralis	Anterolateral surface
後面	Facies posterior	Posterior surface
橈骨神経溝	Sulcus nervi radialis	Radial groove; Groove for radial nerve
内側縁	Margo medialis	Medial border
内側顆上稜	Crista supraepicondylaris medialis; Crista supracondylaris medialis	Medial supraepicondylar ridge; Medial supracondylar ridge
†顆上突起	Processus supracondylaris	Supracondylar process
外側縁	Margo lateralis	Lateral margin

骨学

外側顆上稜	Crista supraepicondylaris lateralis; Crista supracondylaris lateralis	Lateral supraepicondylar ridge; Lateral supracondylar ridge
三角筋粗面	Tuberositas deltoidea	Deltoid tuberosity
上腕骨顆	Condylus humeri	Condyle of humerus
上腕骨小頭	Capitulum humeri	Capitulum of humerus
上腕骨滑車	Trochlea humeri	Trochlea of humerus
肘頭窩	Fossa olecrani	Olecranon fossa
鈎突窩	Fossa coronoidea	Coronoid fossa
橈骨窩	Fossa radialis	Radial fossa
内側上顆	Epicondylus medialis	Medial epicondyle
尺側神経溝	Sulcus nervi ulnaris	Groove for ulnar nerve
外側上顆	Epicondylus lateralis	Lateral epicondyle
橈骨	**Radius**	**Radius**
橈骨頭	Caput radii	Head of radius
関節窩	Fovea articularis	Articular facet
関節環状面	Circumferentia articularis	Articular circumference
橈骨頸	Collum radii	Neck of radius
橈骨体	Corpus radii	Shaft of radius; Body of radius
橈骨粗面	Tuberositas radii	Radial tuberosity
前面	Facies anterior	Anterior surface
後面	Facies posterior	Posterior surface
外側面	Facies lateralis	Lateral surface
回内筋粗面	Tuberositas pronatoria	Pronator tuberosity
骨間縁	Margo interosseus	Interosseous border
後縁	Margo posterior	Posterior border
前縁	Margo anterior	Anterior border
茎状突起	Processus styloideus radii	Radial styloid process
茎突上稜	Crista suprastyloidea	Suprastyloid crest
背側結節	Tuberculum dorsale	Dorsal tubercle
伸筋腱溝	Sulci tendinum musculorum extensorum	Groove for extensor muscle tendons
尺骨切痕	Incisura ulnaris	Ulnar notch
手根関節面	Facies articularis carpalis	Carpal articular surface
尺骨	**Ulna**	**Ulna**
肘頭	Olecranon	Olecranon
鈎状突起	Processus coronoideus	Coronoid process
尺骨粗面	Tuberositas ulnae	Tuberosity of ulna
滑車切痕	Incisura trochlearis	Trochlear notch
橈骨切痕	Incisura radialis	Radial notch
尺骨体	Corpus ulnae	Shaft of ulna; Body of ulna
前面	Facies anterior	Anterior surface
後面	Facies posterior	Posterior surface
内側面	Facies medialis	Medial surface
骨間縁	Margo interosseus	Interosseous border

前縁	Margo anterior	Anterior border
後縁	Margo posterior	Posterior border
回外筋稜	Crista musculi supinatoris	Supinator crest
尺骨頭	Caput ulnae	Head of ulna
関節環状面	Circumferentia articularis	Articular circumference
茎状突起	Processus styloideus ulnae	Ulnar styloid process
手の骨	**Ossa manus**	**Bones of hand**
手根骨	**Ossa carpi; Ossa carpalia**	**Carpal bones**
†中心骨	Os centrale	Os centrale
[手の]舟状骨	Os scaphoideum	Scaphoid
舟状骨結節	Tuberculum ossis scaphoidei	Tubercle
月状骨	Os lunatum	Lunate
三角骨	Os triquetrum	Triquetrum
豆状骨 (ズジョウコツ／トウジョウコツ)	Os pisiforme	Pisiform
大菱形骨	Os trapezium	Trapezium
大菱形骨結節	Tuberculum ossis trapezii	Tubercle of trapezium
小菱形骨	Os trapezoideum	Trapezoid
有頭骨	Os capitatum	Capitate
有鈎骨	Os hamatum	Hamate
有鈎骨鈎	Hamulus ossis hamati	Hook of hamate
手根溝	Sulcus carpi	Carpal groove
中手骨[1–5]	**Ossa metacarpi; Ossa metacarpalia [I–V]**	**Metacarpals [I–V]**
底	Basis ossis metacarpi	Base of metacarpal bone
体	Corpus ossis metacarpi	Shaft of metacarpal bone; Body of metacarpal bone
頭	Caput ossis metacarpi	Head of metacarpal bone
第三中手骨	Os metacarpi tertium; Os metacarpale tertium [III]	Third metacarpal bone
茎状突起	Processus styloideus ossis metacarpi tertii [III]	Styloid process of third metacarpal [III]
指骨；指節骨	**Ossa digitorum; Phalanges**	**Phalanges**
基節骨	Phalanx proximalis	Proximal phalanx
中節骨	Phalanx media	Middle phalanx
末節骨	Phalanx distalis	Distal phalanx
末節骨粗面	Tuberositas phalangis distalis	Tuberosity of distal phalanx
[指節骨]底	Basis phalangis	Base of phalanx
[指節骨]体	Corpus phalangis	Shaft of phalanx; Body of phalanx
[指節骨]頭	Caput phalangis	Head of phalanx
指節滑車	Trochlea phalangis	Trochlea of phalanx
種子骨	Ossa sesamoidea	Sesamoid bones
下肢骨	**Ossa membri inferioris**	**Bones of lower limb**
下肢帯	Cingulum pelvicum; Cingulum membri inferioris	Pelvic girdle

骨学

| 仙骨；仙椎 [1-5] | Os sacrum
[Vertebrae sacrales I-V] | Sacrum
[Sacral vertebrae I-V] |

寛骨 / Os coxae / Hip bone; Coxal bone; Pelvic bone

寛骨臼	Acetabulum	Acetabulum
寛骨臼縁	Limbus acetabuli; Margo acetabuli	Acetabular margin
寛骨臼窩	Fossa acetabuli	Acetabular fossa
寛骨臼切痕	Incisura acetabuli	Acetabular notch
月状面	Facies lunata	Lunate surface
坐骨恥骨枝	R. ischiopubicus	Ischiopubic ramus
閉鎖孔	Foramen obturatum	Obturator foramen
腸骨	**Os ilium; Ilium**	**Ilium**
腸骨体	Corpus ossis ilii	Body of ilium
寛骨臼上溝	Sulcus supraacetabularis	Supra-acetabular groove
腸骨翼	Ala ossis ilii	Ala of ilium; Wing of ilium
弓状線	Linea arcuata	Arcuate line
腸骨稜	Crista iliaca	Iliac crest
外唇	Labium externum	Outer lip
腸骨結節	Tuberculum iliacum	Tuberculum of iliac crest
中間線	Linea intermedia	Intermediate zone
内唇	Labium internum	Inner lip
上前腸骨棘	Spina iliaca anterior superior	Anterior superior iliac spine
下前腸骨棘	Spina iliaca anterior inferior	Anterior inferior iliac spine
上後腸骨棘	Spina iliaca posterior superior	Posterior superior iliac spine
下後腸骨棘	Spina iliaca posterior inferior	Posterior inferior iliac spine
腸骨窩	Fossa iliaca	Iliac fossa
殿筋面	Facies glutea	Gluteal surface
前殿筋線	Linea glutea anterior	Anterior gluteal line
後殿筋線	Linea glutea posterior	Posterior gluteal line
下殿筋線	Linea glutea inferior	Inferior gluteal line
仙骨盤面	Facies sacropelvica	Sacropelvic surface
耳状面	Facies auricularis	Auricular surface
腸骨粗面	Tuberositas iliaca	Iliac tuberosity
坐骨	**Os ischii; Ischium**	**Ischium**
坐骨体	Corpus ossis ischii	Body of ischium
坐骨枝	Ramus ossis ischii	Ramus of ischium
坐骨結節	Tuber ischiadicum	Ischial tuberosity
坐骨棘	Spina ischiadica	Ischial spine
大坐骨切痕	Incisura ischiadica major	Greater sciatic notch
小坐骨切痕	Incisura ischiadica minor	Lesser sciatic notch
恥骨	**Os pubis; Pubis**	**Pubis**
恥骨体	Corpus ossis pubis	Body of pubis
恥骨結節	Tuberculum pubicum	Pubic tubercle
恥骨結合面	Facies symphysialis	Symphysial surface

恥骨稜	Crista pubica	Pubic crest
恥骨上枝	Ramus superior ossis pubis	Superior pubic ramus
腸恥隆起	Eminentia iliopubica	Iliopubic ramus
恥骨櫛	Pecten ossis pubis	Pecten pubis; Pectineal line
閉鎖稜	Crista obturatoria	Obturator crest
閉鎖溝	Sulcus obturatorius	Obturator groove
前閉鎖結節	Tuberculum obturatorium anterius	Anterior obturator tubercle
後閉鎖結節	Tuberculum obturatorium posterius	Posterior obturator tubercle
恥骨下枝	Ramus inferior ossis pubis	Inferior pubic ramus
骨盤	Pelvis	Pelvis
骨盤腔	Cavitas pelvis	Pelvic cavity
恥骨弓	Arcus pubicus	Pubic arch
恥骨下角	Angulus subpubicus	Subpubic angle
大骨盤	Pelvis major	Greater pelvis; False pelvis
小骨盤	Pelvis minor	Lesser pelvis; True pelvis
分界線	Linea terminalis	Linea terminalis
骨盤上口	Apertura pelvis superior	Pelvic inlet
骨盤下口	Apertura pelvis inferior	Pelvic outlet
骨盤軸	Axis pelvis	Axis of pelvis
真結合線	Conjugata	Conjugata
横径	Diameter transversa	Transverse diameter
斜径	Diameter obliqua	Oblique diameter
解剖学的直径	Conjugata anatomica	Anatomical conjugate
真結合線	Conjugata vera	True conjugate
対角径	Conjugata diagonalis	Diagonal conjugate
直径	Conjugata recta	Straight conjugate
正中径	Conjugata mediana	Median conjugate
外結合線	Conjugata externa	External conjugate
棘間径	Distantia interspinosa	Interspinous distance; Interspinous diameter
稜間径	Distantia intercristalis	Intercristal distance; Intercristal diameter
大転子間径	Distantia intertrochanterica	Intertrochanteric distance; Intertrochanteric diameter
骨盤傾斜	Inclinatio pelvis	Pelvic inclination
自由下肢	Pars libera membri inferioris	Free part of lower limb
大腿骨	**Femur; Os femoris**	**Femur; Thigh bone**
大腿骨頭	Caput femoris	Head of femur
大腿骨頭窩	Fovea capitis femoris	Fovea for ligament of head
大腿骨頸	Collum femoris	Neck of femur
大転子	Trochanter major	Greater trochanter
転子窩	Fossa trochanterica	Trochanteric fossa
小転子	Trochanter minor	Lesser trochanter

骨学

†第三転子	Trochanter tertius	Third trochanter
転子間線	Linea intertrochanterica	Intertrochanteric line
転子間稜	Crista intertrochanterica	Intertrochanteric crest
方形結節	Tuberculum quadratum	Quadrate tubercle
大腿骨体	Corpus femoris	Shaft of femur; Body of femur
粗線	Linea aspera	Linea aspera
外側唇	Labium laterale	Lateral lip
内側唇	Labium mediale	Medial lip
恥骨筋線	Linea pectinea	Pectineal line; Spiral line
殿筋粗面	Tuberositas glutea	Gluteal tuberosity
膝窩面	Facies poplitea	Popliteal surface
内側顆上線	Linea supracondylaris medialis	Medial supracondylar line
外側顆上線	Linea supracondylaris lateralis	Lateral supracondylar line
内側顆	Condylus medialis	Medial condyle
内側上顆	Epicondylus medialis	Medial epicondyle
内転筋結節	Tuberculum adductorium	Adductor tubercle
外側顆	Condylus lateralis	Lateral condyle
外側上顆	Epicondylus lateralis	Lateral epicondyle
膝窩筋溝	Sulcus popliteus	Groove for popliteus
膝蓋面	Facies patellaris	Patellar surface
顆間窩	Fossa intercondylaris	Intercondylar fossa
顆間線	Linea intercondylaris	Intercondylar line
膝蓋骨	**Patella**	**Patella**
膝蓋骨底	Basis patellae	Base of patella
膝蓋骨尖	Apex patellae	Apex of patella
関節面	Facies articularis	Articular surface
前面	Facies anterior	Anterior surface
脛骨	**Tibia**	**Tibia**
内側顆	Condylus medialis	Medial condyle
外側顆	Condylus lateralis	Lateral condyle
腓骨関節面	Facies articularis fibularis	Fibular articular facet
上関節面	Facies articularis superior	Superior articular surface
前顆間区	Area intercondylaris anterior	Anterior intercondylar area
後顆間区	Area intercondylaris posterior	Posterior intercondylar area
顆間隆起	Eminentia intercondylaris	Intercondylar eminence
内側顆間結節	Tuberculum intercondylare mediale	Medial intercondylar tubercle
外側顆間結節	Tuberculum intercondylare laterale	Lateral intercondylar tubercle
脛骨体	Corpus tibiae	Shaft; Body
脛骨粗面	Tuberositas tibiae	Tibial tuberosity
内側面	Facies medialis	Medial surface
後面	Facies posterior	Posterior surface
ヒラメ筋線	Linea musculi solei	Soleal line
外側面	Facies lateralis	Lateral surface

前縁	Margo anterior	Anterior border
内側縁	Margo medialis	Medial border
骨間縁	Margo interosseus	Interosseous border
内果	Malleolus medialis	Medial malleolus
内果溝	Sulcus malleolaris	Malleolar groove
内果関節面	Facies articularis malleoli medialis	Articular facet
腓骨切痕	Incisura fibularis	Fibular notch
下関節面	Facies articularis inferior	Inferior articular surface
腓骨	**Fibula**	**Fibula**
腓骨頭	Caput fibulae	Head of fibula
腓骨頭関節面	Facies articularis capitis fibulae	Articular facet
腓骨頭尖	Apex capitis fibulae	Apex of head
腓骨頸	Collum fibulae	Neck of fibula
腓骨体	Corpus fibulae	Shaft of fibula; Body of fibula
外側面	Facies lateralis	Lateral surface
内側面	Facies medialis	Medial surface
内側稜	Crista medialis	Medial crest
後面	Facies posterior	Posterior surface
前縁	Margo anterior	Anterior border
骨間縁	Margo interosseus	Interosseous border
後縁	Margo posterior	Posterior border
外果	Malleolus lateralis	Lateral malleolus
外果関節面	Facies articularis malleoli lateralis	Articular facet
外果窩	Fossa malleoli lateralis	Malleolar fossa
外果溝	Sulcus malleolaris	Malleolar groove
足の骨	**Ossa pedis**	**Bones of foot**
足根骨	**Ossa tarsi; Ossa tarsalia**	**Tarsal bones**
距骨	**Talus**	**Talus**
距骨頭	Caput tali	Head
舟状骨関節面	Facies articularis navicularis	Navicular articular surface
底側踵舟靱帯関節面	Facies articularis ligamenti calcaneonavicularis plantaris	Facet for plantar calcaneonavicular ligament
底側二分踵舟靱帯関節面	Facies articularis partis calcaneonavicularis ligamenti bifurcati	Facet for calcaneonavicular part of bifurcate ligament
距骨頸	Collum tali	Neck of talus
距骨体	Corpus tali	Body of talus
距骨滑車	Trochlea tali	Trochlea of talus
上面	Facies superior	Superior facet
内果面	Facies malleolaris medialis	Medial malleolar facet
外果面	Facies malleolaris lateralis	Lateral malleolar facet
距骨外側突起	Processus lateralis tali	Lateral process

骨学

後踵骨関節面	Facies articularis calcanea posterior	Posterior calcaneal articular facet
距骨溝	Sulcus tali	Sulcus tali
中踵骨関節面	Facies articularis calcanea media	Middle facet for calcaneus
前踵骨関節面	Facies articularis calcanea anterior	Anterior facet for calcaneus
距骨後突起	Processus posterior tali	Posterior process
長母趾(指)屈筋腱溝	Sulcus tendinis musculi flexoris hallucis longi	Groove for tendon of flexor hallucis longus
内側結節	Tuberculum mediale	Medial tubercle
外側結節	Tuberculum laterale	Lateral tubercle
†三角骨	Os trigonum	Os trigonum
踵 骨	**Calcaneus**	**Calcaneum**
踵骨隆起	Tuber calcanei	Calcaneal tuberosity
踵骨隆起内側突起	Processus medialis tuberis calcanei	Medial process
踵骨隆起外側突起	Processus lateralis tuberis calcanei	Lateral process
踵骨結節	Tuberculum calcanei	Calcaneal tubercle
載距突起	Sustentaculum tali	Sustentaculum tali; Talar shelf
長母趾(指)屈筋腱溝	Sulcus tendinis musculi flexoris hallucis longi	Groove for tendon of flexor hallucis longus
踵骨溝	Sulcus calcanei	Calcaneal sulcus
足根洞	Sinus tarsi	Tarsal sinus
前距骨関節面	Facies articularis talaris anterior	Anterior talar articular surface
中距骨関節面	Facies articularis talaris media	Middle talar articular surface
後距骨関節面	Facies articularis talaris posterior	Posterior talar articular surface
長腓骨筋腱溝	Sulcus tendinis musculi fibularis longi; Sulcus tendinis musculi peronei longi	Groove for tendon of fibularis longus; Groove for tendon of peroneus longus
腓骨筋滑車	Trochlea fibularis; Trochlea peronealis	Fibular trochlea; Peroneal trochlea; Peroneal tubercle
立方骨関節面	Facies articularis cuboidea	Articular surface for cuboid
[足の]舟状骨	Os naviculare	Navicular
舟状骨粗面	Tuberositas ossis navicularis	Tuberosity
内側楔状骨	Os cuneiforme mediale	Medial cuneiform
中間楔状骨	Os cuneiforme intermedium	Intermediate cuneiform; Middle cuneiform
外側楔状骨	Os cuneiforme laterale	Lateral cuneiform
立方骨	Os cuboideum	Cuboid

長腓骨筋腱溝	Sulcus tendinis musculi fibularis longi; Sulcus tendinis musculi peronei longi	Groove for tendon of fibularis longus; Groove for tendon of peroneus longus
立方骨粗面	Tuberositas ossis cuboidei	Tuberosity
踵骨突起	Processus calcaneus	Calcaneal process
中足骨[1-5]	Ossa metatarsi; Ossa metatarsalia [I-V]	Metatarsals [I-V]
底	Basis ossis metatarsi	Base of metatarsal bone
体	Corpus ossis metatarsi	Shaft of metatarsal bone; Body of metatarsal bone
頭	Caput ossis metatarsi	Head of metatarsal bone
第一中足骨粗面	Tuberositas ossis metatarsi primi [I]	Tuberosity of first metatarsal bone [I]
第五中足骨粗面	Tuberositas ossis metatarsi quinti [V]	Tuberosity of fifth metatarsal bone [V]
趾(指)骨；趾(指)節骨 (注3)	**Ossa digitorum; Phalanges**	**Phalanges**
基節骨	Phalanx proximalis	Proximal phalanx
中節骨	Phalanx media	Middle phalanx
末節骨	Phalanx distalis	Distal phalanx
末節骨粗面	Tuberositas phalangis distalis	Tuberosity of distal phalanx
[趾(指)節骨]底	Basis phalangis	Base of phalanx
[趾(指)節骨]体	Corpus phalangis	Shaft of phalanx; Body of phalanx
[趾(指)節骨]頭	Caput phalangis	Head of phalanx
趾(指)節滑車	Trochlea phalangis	Trochlea of phalanx
種子骨	Ossa sesamoidea	Sesamoid bones

骨学の注

注1 Vesalius 孔.
注2 Arnold 孔.
注3 (平 14)で，足の指として趾が復活し，それまで用いていた[足の]といった限定詞を削除し，(指)を併記した．

関節学；靱帯学
Arthrologia; Syndesmologia
Arthrology; Syndesmology

関 節 系
Juncturae; Systema articulare
Joints; Articular system

一般用語	Nomina generalia	General terms
連結	Junctura	Joint
骨の連結	Juncturae ossium	Bony joints
不動関節	Synarthrosis	Synarthrosis
可動関節	Diarthrosis	Diarthrosis
半関節	Amphiarthrosis	Amphiarthrosis
骨結合	Junctura ossea; Synostosis	Bony union; Synostosis
骨端軟骨	Cartilago epiphysialis	Epiphysial cartilage
骨間膜	Membrana interossea	Interosseous membrane
線維性の連結	**Junctura fibrosa**	**Fibrous joint**
靱帯結合	**Syndesmosis**	**Syndesmosis**
頭蓋の靱帯結合	Syndesmoses cranii	Cranial syndesmoses
翼棘靱帯	Lig. pterygospinale	Pterygospinous ligament
茎突舌骨靱帯	Lig. stylohyoideum	Stylohyoid ligament
脊柱の靱帯結合	Syndesmoses columnae vertebralis	Syndesmoses of vertebral column
棘間靱帯	Ligg. interspinalia	Interspinous ligaments
黄色靱帯	Ligg. flava	Ligamenta flava
横突間靱帯	Ligg. intertransversaria	Intertransverse ligaments
棘上靱帯	Lig. supraspinale	Supraspinous ligament
項靱帯	Lig. nuchae	Ligamentum nuchae; Nuchal ligament
上肢の靱帯結合	Syndesmoses membri superioris	Syndesmoses of upper limb
橈尺靱帯結合	Syndesmosis radioulnaris	Radio-ulnar syndesmosis
前腕骨間膜	Membrana interossea antebrachii	Interosseous membrane of forearm
斜索	Chorda obliqua	Oblique cord
下肢の靱帯結合	Syndesmoses membri inferioris	Syndesmoses of lower limb
下腿骨間膜	Membrana interossea cruris	Interosseous membrane of leg
脛腓靱帯結合	Syndesmosis tibiofibularis	Tibiofibular syndesmosis; Inferior tibiofibular joint
前脛腓靱帯	Lig. tibiofibulare anterius	Anterior tibiofibular ligament
後脛腓靱帯	Lig. tibiofibulare posterius	Posterior tibiofibular ligament

縫合	Sutura	Suture
鋸状縫合	Sutura serrata	Serrate suture
鱗状縫合	Sutura squamosa	Squamous suture
直線縫合	Sutura plana	Plane suture
挟合	Schindylesis	Schindylesis
頭蓋の縫合	**Suturae cranii**	**Cranial sutures**
冠状縫合	Sutura coronalis	Coronal suture
矢状縫合	Sutura sagittalis	Sagittal suture
ラムダ縫合；ラムダ状縫合	Sutura lambdoidea	Lambdoid suture
後頭乳突縫合	Sutura occipitomastoidea	Occipitomastoid suture
蝶前頭縫合	Sutura sphenofrontalis	Sphenofrontal suture
蝶篩骨縫合	Sutura sphenoethmoidalis	Spheno-ethmoidal suture
蝶鱗縫合	Sutura sphenosquamosa	Sphenosquamous suture
蝶頭頂縫合	Sutura sphenoparietalis	Sphenoparietal suture
鱗状縫合	Sutura squamosa	Squamous suture
†前頭縫合	Sutura frontalis persistens; Sutura metopica	Frontal suture; Metopic suture
頭頂乳突縫合	Sutura parietomastoidea	Parietomastoid suture
†鱗乳突縫合	Sutura squamomastoidea	Squamomastoid suture
前頭鼻骨縫合	Sutura frontonasalis	Frontonasal suture
前頭篩骨縫合	Sutura frontoethmoidalis	Fronto-ethmoidal suture
前頭上顎縫合	Sutura frontomaxillaris	Frontomaxillary suture
前頭涙骨縫合	Sutura frontolacrimalis	Frontolacrimal suture
前頭頬骨縫合	Sutura frontozygomatica	Frontozygomatic suture
頬骨上顎縫合	Sutura zygomaticomaxillaris	Zygomaticomaxillary suture
篩骨上顎縫合	Sutura ethmoidomaxillaris	Ethmoidomaxillary suture
篩骨涙骨縫合	Sutura ethmoidolacrimalis	Ethmoidolacrimal suture
篩骨鋤骨縫合	Sutura sphenovomeralis	Sphenovomerine suture
蝶頬骨縫合	Sutura sphenozygomatica	Sphenozygomatic suture
蝶上顎縫合	Sutura sphenomaxillaris	Sphenomaxillary suture
側頭頬骨縫合	Sutura temporozygomatica	Temporozygomatic suture
鼻骨間縫合	Sutura internasalis	Internasal suture
鼻骨上顎縫合	Sutura nasomaxillaris	Nasomaxillary suture
涙骨上顎縫合	Sutura lacrimomaxillaris	Lacrimomaxillary suture
涙骨甲介縫合	Sutura lacrimoconchalis	Lacrimoconchal suture
上顎間縫合	Sutura intermaxillaris	Intermaxillary suture
口蓋上顎縫合	Sutura palatomaxillaris	Palatomaxillary suture
口蓋篩骨縫合	Sutura palatoethmoidalis	Palato-ethmoidal suture
正中口蓋縫合	Sutura palatina mediana	Median palatine suture
横口蓋縫合	Sutura palatina transversa	Transverse palatine suture
歯歯槽関節；釘植	**Syndesmosis dentoalveolaris; Gomphosis**	**Dento-alveolar syndesmosis; Gomphosis**
歯周組織；歯根膜	Periodontium	Periodontium; Periodontal membrane
保護歯周組織；歯肉	Periodontium protectionis	Gum; Gingiva

歯肉	Gingiva	Gingiva
付着歯周組織	Periodontium insertionis	Inserting periodontium
[狭義の]歯根膜	Desmodontium	Desmodentium; Periodontal fibre
セメント質	Cementum	Cement; Cementum
歯槽骨	Alveolus dentalis	Dental alveolus; Tooth socket

軟骨性の連結	**Junctura cartilaginea**	**Cartilaginous joint**
軟骨結合	Synchondrosis	Synchondrosis
線維軟骨結合	Symphysis	Symphysis
頭蓋の軟骨結合	**Synchondroses cranii**	**Cranial synchondroses**
蝶後頭軟骨結合	Synchondrosis sphenooccipitalis	Spheno-occipital synchondrosis
蝶錐体軟骨結合	Synchondrosis sphenopetrosa	Sphenopetrosal synchondrosis
錐体後頭軟骨結合	Synchondrosis petrooccipitalis	Petro-occipital synchondrosis
後頭内軟骨結合	Synchondroses intraoccipitales	Intra-occipital synchondroses
†後後頭内軟骨結合	Synchondrosis intraoccipitalis posterior	Posterior intra-occipital synchondrosis
†前後頭内軟骨結合	Synchondrosis intraoccipitalis anterior	Anterior intra-occipital synchondrosis
蝶篩骨軟骨結合	Synchondrosis sphenoethmoidalis	Spheno-ethmoidal synchondrosis
胸骨結合	**Synchondroses sternales**	**Sternal synchondroses**
胸骨剣結合	Symphysis xiphosternalis	Xiphisternal joint
胸骨柄結合	Symphysis manubriosternalis	Manubriosternal joint
脊柱の軟骨結合	**Synchondroses columnae vertebralis**	**Synchondroses of vertebral column**
椎間結合	Symphysis intervertebralis	Intervertebral joint
椎間円板	Discus intervertebralis	Intervertebral disc
線維輪	Anulus fibrosus	Anulus fibrosus
髄核	Nucleus pulposus	Nucleus pulposus
前縦靱帯	Lig. longitudinale anterius	Anterior longitudinal ligament
後縦靱帯	Lig. longitudinale posterius	Posterior longitudinal ligament
恥骨結合	**Symphysis pubica**	**Pubic symphysis**
上恥骨靱帯	Lig. pubicum superius	Superior pubic ligament
下恥骨靱帯	Lig. pubicum inferius	Inferior pubic ligament
恥骨弓靱帯	Lig. arcuatum pubis	Arcuate pubic ligament
恥骨間円板	Discus interpubicus; Fibrocartilago interpubica	Interpubic disc; Interpubic fibrocartilage

滑膜性の連結；[狭義の]関節	**Junctura synovialis; Articulatio; Diarthrosis**	**Synovial joint; Diarthrosis**
一般用語	Nomina generalia	General terms
単関節	Articulatio simplex	Simple joint

関節学

日本語	ラテン語	English
複関節	Articulatio composita	Complex joint
平面関節	Articulatio plana	Plane joint
球(臼状)関節	Articulatio spheroidea (cotylica); Enarthrosis	Ball and socket joint; Spheroid (Cotyloid) joint
球関節	Articulatio spheroidea; Enarthrosis	Ball and socket joint; Spheroidal joint
臼状関節	Articulatio cotylica	Cotyloid joint
楕円関節；顆状関節 (注1)	Articulatio ellipsoidea	Ellipsoid joint; Condylar joint
蝶番関節	Ginglymus	Hinge joint
双顆関節 (注1)	Articulatio bicondylaris	Bicondylar joint
車軸関節	Articulatio trochoidea	Pivot joint
鞍関節	Articulatio sellaris	Saddle joint
関節面	Facies articularis	Articular surface
関節軟骨	Cartilago articularis	Articular cartilage
関節頭	Caput articulare	Articular head
関節窩	Fossa articularis	Articular fossa
関節腔	Cavitas articularis	Articular cavity
関節円板	Discus articularis	Articular disc
関節半月	Meniscus articularis	Meniscus
関節唇	Labrum articulare	Labrum
関節包	Capsula articularis	Joint capsule; Articular capsule
線維膜	Membrana fibrosa; Stratum fibrosum	Fibrous membrane; Fibrous layer
滑膜	Membrana synovialis; Stratum synoviale	Synovial membrane; Synovial layer
滑膜ヒダ	Plicae synoviales	Synovial folds
滑膜絨毛	Villi synoviales	Synovial villi
滑液	Synovia	Synovial fluid
靱帯	Ligamenta	Ligaments
関節[包]外靱帯	Ligg. extracapsularia	Extracapsular ligaments
関節包靱帯	Ligg. capsularia	Capsular ligaments
関節[包]内靱帯	Ligg. intracapsularia	Intracapsular ligaments
関節陥凹	Recessus articularis	Articular recess
滑液包	Bursa synovialis	Synovial bursa
滑液鞘	Vagina synovialis	Synovial sheath
運動	**Motus**	**Movement**
外転	Abductio	Abduction
内転	Adductio	Adduction
外旋	Rotatio externa; Exorotatio; Rotatio lateralis	Lateral rotation; External rotation
内旋	Rotatio interna; Endorotatio; Rotatio medialis	Medial rotation; Internal rotation
描円	Circumductio	Circumduction
屈曲	Flexio	Flexion

伸展	Extensio	Extension
回内	Pronatio	Pronation
回外	Supinatio	Supination
対立；対向	Oppositio	Opposition
復位	Repositio	Reposition

頭蓋の関節 — Articulationes cranii — Cranial synovial joints

顎関節 — Articulatio temporomandibularis — Temporomandibular joint

関節円板	Discus articularis	Articular disc
外側靱帯	Lig. laterale	Lateral ligament
内側靱帯	Lig. mediale	Medial ligament
上滑膜	Membrana synovialis superior	Superior synovial membrane
下滑膜	Membrana synovialis inferior	Inferior synovial membrane
蝶下顎靱帯	Lig. sphenomandibulare	Sphenomandibular ligament
茎突下顎靱帯	Lig. stylomandibulare	Stylomandibular ligament

環椎後頭関節 — Articulatio atlantooccipitalis — Atlanto-occipital joint

前環椎後頭膜	Membrana atlantooccipitalis anterior	Anterior atlanto-occipital membrane
†前環椎後頭靱帯	Lig. atlantooccipitale anterius	Anterior atlanto-occipital ligament
後環椎後頭膜	Membrana atlantooccipitalis posterior	Posterior atlanto-occipital membrane
外側環椎後頭靱帯	Lig. atlantooccipitale laterale	Lateral atlanto-occipital ligament

正中環軸関節 — Articulatio atlantoaxialis mediana — Median atlanto-axial joint

外側環軸関節 — Articulatio atlantoaxialis lateralis — Lateral atlanto-axial joint

翼状靱帯	Ligg. alaria	Alar ligaments
歯尖靱帯	Lig. apicis dentis	Apical ligament of dens
環椎十字靱帯	Lig. cruciforme atlantis	Cruciate ligament of atlas
縦束	Fasciculi longitudinales	Longitudinal bands
環椎横靱帯	Lig. transversum atlantis	Transverse ligament of atlas
蓋膜	Membrana tectoria	Tectorial membrane

脊柱の関節 — Articulationes columnae vertebralis — Vertebral synovial joints

椎間関節	Articulationes zygapophysiales	Zygapophysial joints
腰仙関節	Articulatio lumbosacralis	Lumbosacral joint
腸腰靱帯	Lig. iliolumbale	Iliolumbar ligament
仙尾関節	Articulatio sacrococcygea	Sacrococcygeal joint

関節学

57

浅後仙尾靱帯	Lig. sacrococcygeum posterius superficiale; Lig. sacrococcygeum dorsale superficiale	Superficial posterior sacrococcygeal ligament
深後仙尾靱帯	Lig. sacrococcygeum posterius profundum; Lig. sacrococcygeum dorsale profundum	Deep posterior sacrococcygeal ligament
前仙尾靱帯	Lig. sacrococcygeum anterius; Lig. sacrococcygeum ventrale	Anterior sacrococcygeal ligament
外側仙尾靱帯	Lig. sacrococcygeum laterale	Lateral sacrococcygeal ligament
胸郭の連結	**Juncturae thoracis**	**Thoracic joints**
胸郭の関節	**Articulationes thoracis**	**Synovial joints of thorax**
肋椎関節	Articulationes costovertebrales	Costovertebral joints
肋骨頭関節	Articulatio capitis costae	Joint of head of rib
放線状肋骨頭靱帯	Lig. capitis costae radiatum	Radiate ligament of head of rib
関節内肋骨頭靱帯	Lig. capitis costae intraarticulare	Intra-articular ligament of head of rib
肋横突関節	Articulatio costotransversaria	Costotransverse joint
肋横突靱帯	Lig. costotransversarium	Costotransverse ligament
上肋横突靱帯	Lig. costotransversarium superius	Superior costotransverse ligament
外側肋横突靱帯	Lig. costotransversarium laterale	Lateral costotransverse ligament
腰肋靱帯	Lig. lumbocostale	Lumbocostal ligament
肋横突孔	Foramen costotransversarium	Costotransverse foramen
胸肋関節	Articulationes sternocostales	Sternocostal joints
関節内胸肋靱帯	Lig. sternocostale intraarticulare	Intra-articular sternocostal ligament
放線状胸肋靱帯	Ligg. sternocostalia radiata	Radiate sternocostal ligaments
胸郭の靱帯結合	**Syndesmoses thoracis**	**Syndesmoses of thorax**
胸骨膜	Membrana sterni	Sternal membrane
肋剣靱帯	Ligg. costoxiphoidea	Costoxiphoid ligaments
外肋間膜	Membrana intercostalis externa	External intercostal membrane
内肋間膜	Membrana intercostalis interna	Internal intercostal membrane
胸郭の軟骨結合	**Synchondroses thoracis**	**Synchondroses of thorax**
肋胸軟骨結合	Synchondrosis costosternalis	Costosternal joint
第一肋骨の軟骨結合	Synchondrosis costae primae	Synchondrosis of first rib
肋骨肋軟骨連結	Articulationes costochondrales	Costochondral joints
軟骨間関節	Articulationes interchondrales	Interchondral joints

上肢帯の連結	**Juncturae cinguli pectoralis**	**Joints of pectoral girdle**
上肢帯の靱帯結合	**Syndesmoses cinguli pectoralis; Syndesmoses cinguli membri superioris**	**Syndesmoses of pectoral girdle; Syndesmoses of shoulder girdle**
烏口肩峰靱帯	Lig. coracoacromiale	Coraco-acromial ligament
上肩甲横靱帯	Lig. transversum scapulae superius	Superior transverse scapular ligament
下肩甲横靱帯	Lig. transversum scapulae inferius	Inferior transverse scapular ligament
烏口鎖骨靱帯	Lig. coracoclaviculare	Coracoclavicular ligament
菱形靱帯	Lig. trapezoideum	Trapezoid ligament
円錐靱帯	Lig. conoideum	Conoid ligament
肋鎖靱帯	Lig. costoclaviculare	Costoclavicular ligament
鎖骨間靱帯	Lig. interclaviculare	Interclavicular ligament
上肢帯の関節	**Articulationes cinguli pectoralis; Articulationes cinguli membri superioris**	**Synovial joints of pectoral girdle; Synovial joints of shoulder girdle**
肩鎖関節	Articulatio acromioclavicularis	Acromioclavicular joint
肩鎖靱帯	Lig. acromioclaviculare	Acromioclavicular ligament
関節円板	Discus articularis	Articular disc
胸鎖関節	Articulatio sternoclavicularis	Sternoclavicular joint
関節円板	Discus articularis	Articular disc
前胸鎖靱帯	Lig. sternoclaviculare anterius	Anterior sternoclavicular ligament
後胸鎖靱帯	Lig. sternoclaviculare posterius	Posterior sternoclavicular ligament
自由上肢の連結	**Juncturae membri superioris liberi**	**Joints of free upper limb**
肩関節	**Articulatio humeri; Articulatio glenohumeralis**	**Glenohumeral joint; Shoulder joint**
関節唇	Labrum glenoidale	Glenoid labrum
関節上腕靱帯	Ligg. glenohumeralia	Glenohumeral ligaments
烏口上腕靱帯	Lig. coracohumerale	Coracohumeral ligament
肘関節	**Articulatio cubiti**	**Elbow joint**
腕尺関節	Articulatio humeroulnaris	Humero-ulnar joint
腕橈関節	Articulatio humeroradialis	Humeroradial joint
上橈尺関節	Articulatio radioulnaris proximalis	Proximal radio-ulnar joint
内側側副靱帯	Lig. collaterale ulnare	Ulnar collateral ligament
外側側副靱帯	Lig. collaterale radiale	Radial collateral ligament
橈骨輪状靱帯	Lig. anulare radii	Anular ligament of radius
方形靱帯	Lig. quadratum	Quadrate ligament
嚢状陥凹	Recessus sacciformis	Sacciform recess

関節学

前腕骨間膜	Membrana interossea antebrachii	Interosseous membrane of forearm
斜索	Chorda obliqua	Oblique cord
下橈尺関節	**Articulatio radioulnaris distalis**	**Distal radio-ulnar joint**
関節円板	Discus articularis	Articular disc
嚢状陥凹	Recessus sacciformis	Sacciform recess
手の関節	**Articulationes manus**	**Joints of hand**
橈骨手根関節	**Articulatio radiocarpalis**	**Wrist joint**
手根関節	Articulationes carpi	Carpal joints
手根間関節	Articulationes intercarpales	Intercarpal joints
手根中央関節	Articulatio mediocarpalis	Midcarpal joint
背側橈骨手根靱帯	Lig. radiocarpale dorsale	Dorsal radiocarpal ligmanet
掌側橈骨手根靱帯	Lig. radiocarpale palmare	Palmar radiocarpal ligament
背側尺骨手根靱帯	Lig. ulnocarpale dorsale	Dorsal ulnocarpal ligament
掌側尺骨手根靱帯	Lig. ulnocarpale palmare	Palmar ulnocarpal ligament
放線状手根靱帯	Lig. carpi radiatum	Radiate carpal ligament
内側手根側副靱帯	Lig. collaterale carpi ulnare	Ulnar collateral ligament of wrist joint
外側手根側副靱帯	Lig. collaterale carpi radiale	Radial collateral ligament of wrist joint
背側手根間靱帯	Ligg. intercarpalia dorsalia	Dorsal intercarpal ligaments
掌側手根間靱帯	Ligg. intercarpalia palmaria	Palmar intercarpal ligaments
骨間手根間靱帯	Ligg. intercarpalia interossea	Interosseous intercarpal ligaments
豆状骨関節	Articulatio ossis pisiformis	Pisiform joint
豆鈎靱帯	Lig. pisohamatum	Pisohamate ligament
豆中手靱帯	Lig. pisometacarpale	Pisometacarpal ligament
手根管	Canalis carpi	Carpal tunnel
手根中手関節	Articulationes carpometacarpales	Carpometacarpal joints
背側手根中手靱帯	Ligg. carpometacarpalia dorsalia	Dorsal carpometacarpal ligaments
掌側手根中手靱帯	Ligg. carpometacarpalia palmaria	Palmar carpometacarpal ligaments
母指の手根中手関節	Articulatio carpometacarpalis pollicis	Carpometacarpal joint of thumb
中手間関節	Articulationes intermetacarpales	Intermetacarpal joints
背側中手靱帯	Ligg. metacarpalia dorsalia	Dorsal metacarpal ligaments
掌側中手靱帯	Ligg. metacarpalia palmaria	Palmar metacarpal ligaments
骨間中手靱帯	Ligg. metacarpalia interossea	Interosseous metacarpal ligaments
中手骨間隙	Spatia interossea metacarpi	Interosseous metacarpal spaces

中手指節関節	Articulationes metacarpophalangeae	Metacarpophalangeal joints
側副靱帯	Ligg. collateralia	Collateral ligaments
掌側靱帯	Ligg. palmaria	Palmar ligaments
深横中手靱帯	Lig. metacarpale transversum profundum	Deep transverse metacarpal ligament
手の指節間関節	Articulationes interphalangeae manus	Interphalangeal joints of hand
側副靱帯	Ligg. collateralia	Collateral ligaments
掌側靱帯	Ligg. palmaria	Palmar ligaments

下肢帯の連結	**Juncturae cinguli pelvici**	**Joints of pelvic girdle**
恥骨結合	Symphysis pubica	Pubic symphysis
閉鎖膜	Membrana obturatoria	Obturator membrane
閉鎖管	Canalis obturatorius	Obturator canal
仙結節靱帯	Lig. sacrotuberale	Sacrotuberous ligament
鎌状突起	Processus falciformis	Falciform process
仙棘靱帯	Lig. sacrospinale	Sacrospinous ligament
大坐骨孔	Foramen ischiadicum majus	Greater sciatic foramen
小坐骨孔	Foramen ischiadicum minus	Lesser sciatic foramen
仙腸関節	Articulatio sacroiliaca	Sacro-iliac joint
前仙腸靱帯	Lig. sacroiliacum anterius	Anterior sacro-iliac ligament
骨間仙腸靱帯	Lig. sacroiliacum interosseum	Interosseous sacro-iliac ligament
後仙腸靱帯	Lig. sacroiliacum posterius	Posterior sacro-iliac ligament

自由下肢の連結	**Juncturae membri inferioris liberi**	**Joints of free lower limb**
股関節	**Articulatio coxae; Articulatio coxofemoralis**	**Hip joint**
輪帯	Zona orbicularis	Zona orbicularis
腸骨大腿靱帯	Lig. iliofemorale	Iliofemoral ligament
横部	Pars transversa	Transverse part
下行部	Pars descendens	Descending part
坐骨大腿靱帯	Lig. ischiofemorale	Ischiofemoral ligament
恥骨大腿靱帯	Lig. pubofemorale	Pubofemoral ligament
関節唇	Labrum acetabuli	Acetabular labrum
寛骨臼横靱帯	Lig. transversum acetabuli	Transverse acetabular ligament
大腿骨頭靱帯	Lig. capitis femoris	Ligament of head of femur
膝関節	**Articulatio genus**	**Knee joint**
外側半月	Meniscus lateralis	Lateral meniscus
前半月大腿靱帯	Lig. meniscofemorale anterius	Anterior meniscofemoral ligament
後半月大腿靱帯	Lig. meniscofemorale posterius	Posterior meniscofemoral ligament

関節学

内側半月	Meniscus medialis	Medial meniscus
膝横靱帯	Lig. transversum genus	Transverse ligament of knee
膝十字靱帯	Ligg. cruciata genus	Cruciate ligaments of knee
前十字靱帯	Lig. cruciatum anterius	Anterior cruciate ligament
後十字靱帯	Lig. cruciatum posterius	Posterior cruciate ligament
膝蓋下滑膜ヒダ	Plica synovialis infrapatellaris	Infrapatellar synovial fold
翼状ヒダ	Plicae alares	Alar folds
外側側副靱帯	Lig. collaterale fibulare	Fibular collateral ligament
内側側副靱帯	Lig. collaterale tibiale	Tibial collateral ligament
斜膝窩靱帯	Lig. popliteum obliquum	Oblique popliteal ligament
弓状膝窩靱帯	Lig. popliteum arcuatum	Arcuate popliteal ligament
膝蓋靱帯 (注2)	Lig. patellae	Patellar ligament
内側膝蓋支帯	Retinaculum patellae mediale	Medial patellar retinaculum
外側膝蓋支帯	Retinaculum patellae laterale	Lateral patellar retinaculum
膝蓋下脂肪体	Corpus adiposum infrapatellare	Infrapatellar fat pad
脛腓関節	**Articulatio tibiofibularis**	**Tibiofibular joint; Superior tibiofibular joint**
前腓骨頭靱帯	Lig. capitis fibulae anterius	Anterior ligament of fibular head
後腓骨頭靱帯	Lig. capitis fibulae posterius	Posterior ligament of fibular head
下腿骨間膜	Membrana interossea cruris	Interosseous membrane of leg
脛腓靱帯結合	Syndesmosis tibiofibularis	Tibiofibular syndesmosis; Inferior tibiofibular joint
足の関節	**Articulationes pedis**	**Joints of foot**
距腿関節	Articulatio talocruralis	Ankle joint
内側靱帯；三角靱帯	Lig. collaterale mediale; Lig. deltoideum	Medial ligament; Deltoid ligament
脛舟部	Pars tibionavicularis	Tibionavicular part
脛踵部	Pars tibiocalcanea	Tibiocalcaneal part
前脛距部	Pars tibiotalaris anterior	Anterior tibiotalar part
後脛距部	Pars tibiotalaris posterior	Posterior tibiotalar part
外側側副靱帯	Lig. collaterale laterale	Lateral collateral ligament
前距腓靱帯	Lig. talofibulare anterius	Anterior talofibular ligament
後距腓靱帯	Lig. talofibulare posterius	Posterior talofibular ligament
踵腓靱帯	Lig. calcaneofibulare	Calcaneofibular ligament
横足根関節	Articulatio tarsi transversa	Transverse tarsal joint
距踵舟関節	Articulatio talocalcaneonavicularis	Talocalcaneonavicular joint
距骨下関節	Articulatio subtalaris; Articulatio talocalcanea	Subtalar joint; Talocalcaneal joint
外側距踵靱帯	Lig. talocalcaneum laterale	Lateral talocalcaneal ligament
内側距踵靱帯	Lig. talocalcaneum mediale	Medial talocalcaneal ligament

後距踵靱帯	Lig. talocalcaneum posterius	Posterior talocalcaneal ligament
踵立方関節	Articulatio calcaneocuboidea	Calcaneocuboid joint
楔舟関節	Articulatio cuneonavicularis	Cuneonavicular joint
楔間関節	Articulationes intercuneiformes	Intercuneiform joints
楔立方関節	Articulatio cuneocuboidea	Cuneocuboid joint
足根靱帯	Ligg. tarsi	Tarsal ligaments
骨間足根靱帯	Ligg. tarsi interossea	Tarsal interosseous ligaments
骨間距踵靱帯	Lig. talocalcaneum interosseum	Talocalcaneal interosseous ligament
骨間楔立方靱帯	Lig. cuneocuboideum interosseum	Cuneocuboid interosseous ligament
骨間楔間靱帯	Ligg. intercuneiformia interossea	Intercuneiform interosseous ligaments
背側足根靱帯	Ligg. tarsi dorsalia	Dorsal tarsal ligaments
距舟靱帯	Lig. talonaviculare	Talonavicular ligament
背側踵立方靱帯	Lig. calcaneocuboideum dorsale	Dorsal calcaneocuboid ligament
背側楔間靱帯	Ligg. intercuneiformia dorsalia	Dorsal intercuneiform ligaments
背側楔立方靱帯	Lig. cuneocuboideum dorsale	Dorsal cuneocuboid ligament
背側立方舟靱帯	Lig. cuboideonaviculare dorsale	Dorsal cuboideonavicular ligament
二分靱帯	Lig. bifurcatum	Bifurcate ligament
踵舟靱帯	Lig. calcaneonaviculare	Calcaneonavicular ligament
踵立方靱帯	Lig. calcaneocuboideum	Calcaneocuboid ligament
背側楔舟靱帯	Ligg. cuneonavicularia dorsalia	Dorsal cuneonavicular ligaments
底側足根靱帯	Ligg. tarsi plantaria	Plantar tarsal ligaments
長足底靱帯	Lig. plantare longum	Long plantar ligament
底側踵立方靱帯	Lig. calcaneocuboideum plantare	Plantar calcaneocuboid ligament; Short plantar ligament
底側踵舟靱帯	Lig. calcaneonaviculare plantare	Plantar calcaneonavicular ligament; Spring ligament
底側楔舟靱帯	Ligg. cuneonavicularia plantaria	Plantar cuneonavicular ligaments
底側立方舟靱帯	Lig. cuboideonaviculare plantare	Plantar cuboideonavicular ligament
底側楔間靱帯	Ligg. intercuneiformia plantaria	Plantar intercuneiform ligaments
底側楔立方靱帯	Lig. cuneocuboideum plantare	Plantar cuneocuboid ligament
足根中足関節	Articulationes tarsometatarsales	Tarsometatarsal joints

背側足根中足靱帯	Ligg. tarsometatarsalia dorsalia	Dorsal tarsometatarsal ligaments
底側足根中足靱帯	Ligg. tarsometatarsalia plantaria	Plantar tarsometatarsal ligaments
骨間楔中足靱帯	Ligg. cuneometatarsalia interossea	Cuneometatarsal interosseous ligaments
中足間関節	Articulationes intermetatarsales	Intermetatarsal joints
骨間中足靱帯	Ligg. metatarsalia interossea	Metatarsal interosseous ligaments
背側中足靱帯	Ligg. metatarsalia dorsalia	Dorsal metatarsal ligaments
底側中足靱帯	Ligg. metatarsalia plantaria	Plantar metatarsal ligaments
中足骨間隙	Spatia interossea metatarsi	Intermetatarsal spaces
中足趾(指)節関節	Articulationes metatarsophalangeae	Metatarsophalangeal joints
側副靱帯	Ligg. collateralia	Collateral ligaments
底側靱帯	Ligg. plantaria	Plantar ligaments
深横中足靱帯	Lig. metatarsale transversum profundum	Deep transverse metatarsal ligament
趾(指)節間関節	Articulationes interphalangeae pedis	Interphalangeal joints of foot
側副靱帯	Ligg. collateralia	Collateral ligaments
底側靱帯	Ligg. plantaria	Plantar ligaments

関節学の注

注1 (昭62)では顆状関節 Articulatio condylaris と楕円関節 Articulatio ellipsoidea を別語としていた．(TA)と(平14)では両者を同義語として扱い，新たに双顆関節 Articulatio bicondylaris の語を採用した．

注2 大腿四頭筋の停止腱のうち，膝蓋骨より遠位の部分を膝蓋靱帯という．腱反射などでは膝蓋腱反射と称される．

筋 学
Myologia
Myology

筋 系
Musculi; Systema musculare
Muscles; Muscular system

一般用語	Nomina generalia	General terms
筋	Musculi	Muscles
筋頭	Caput	Head
筋腹	Venter	Belly
筋尾 (注1)	Cauda	Tail
付着	Insertio	Attachment
起始	Punctum fixum	Fixed end
停止	Punctum mobile	Mobile end
筋上膜	Epimysium	Epimysium
筋周膜	Perimysium	Perimysium
筋内膜	Endomysium	Endomysium
紡錘状筋	M. fusiformis	Fusiform muscle
扁平筋	M. planus	Flat muscle
直筋	M. rectus	Straight muscle
三角形筋	M. triangularis	Triangular muscle
方形筋	M. quadratus	Quadrate muscle
二腹筋	M. biventer	Two-bellied muscle
二頭筋	M. biceps	Two-headed muscle
三頭筋	M. triceps	Three-headed muscle
四頭筋	M. quadriceps	Four-headed muscle
半羽状筋	M. semipennatus; M. unipennatus	Semipennate muscle; Unipennate muscle
羽状筋	M. pennatus; M. bipennatus	Pennate muscle; Bipennate muscle
多羽状筋	M. multipennatus	Multipennate muscle
輪筋	M. orbicularis	Orbicular muscle
皮筋	M. cutaneus	Cutaneous muscle
関節筋	M. articularis	Articular muscle
骨格筋	M. skeleti	Skeletal muscle
外転筋	M. abductor	Abductor muscle
内転筋	M. adductor	Adductor muscle
回旋筋	M. rotator	Rotator muscle
屈筋	M. flexor	Flexor muscle
伸筋	M. extensor	Extensor muscle
回内筋	M. pronator	Pronator muscle

回外筋	M. supinator	Supinator muscle
対立筋	M. opponens	Opponens muscle
括約筋	M. sphincter	Sphincter muscle
散大筋	M. dilatator	Dilator muscle
区画	Compartimentum	Compartment
筋膜 (注2)	Fascia	Fascia
浅筋膜	Fascia superficialis	Superficial fascia
深筋膜	Fascia profunda	Deep fascia
頭と頸の筋膜	Fascia capitis et colli	Fascia of head and neck
体幹の筋膜	Fascia trunci	Fascia of trunk
壁側筋膜 (注3)	Fascia parietalis	Parietal fascia
漿膜外筋膜 (注3)	Fascia extraserosalis	Extraserosal fascia
臓側筋膜 (注3)	Fascia visceralis	Visceral fascia
体肢の筋膜	Fasciae membrorum	Fascia of limbs
筋の筋膜	Fasciae musculorum	Fascia of muscles
被覆筋膜	Fascia investiens	Investing layer
筋の固有筋膜	Fascia propria musculi	Fascia of individual muscle; Muscle sheath
腱	Tendo	Tendon
腱周膜	Peritendineum	Peritendineum
中間腱	Tendo intermedius	Intermediate tendon
腱画	Intersectio tendinea	Tendinous intersection
腱膜	Aponeurosis	Aponeurosis
腱弓	Arcus tendineus	Tendinous arch
筋滑車	Trochlea muscularis	Muscular trochlea
滑液包	Bursa synovialis	Synovial bursa
滑液鞘	Vagina synovialis	Synovial sheath
頭部の筋	**Mm. capitis**	**Muscles of head**
外眼筋；眼筋	**Mm. externi bulbi oculi**	**Extra-ocular muscles**
耳小骨筋	**Mm. ossiculorum auditus**	**Muscles of auditory ossicles**
舌筋	**Mm. linguae**	**Muscles of tongue**
軟口蓋と口峡の筋	**Mm. palati mollis et faucium**	**Muscles of soft palate and fauces**
顔面筋	**Mm. faciei**	**Facial muscles**
頭蓋表筋	M. epicranius	Epicranius
後頭前頭筋	M. occipitofrontalis	Occipitofrontalis
前頭筋	Venter frontalis	Frontal belly
後頭筋	Venter occipitalis	Occipital belly
側頭頭頂筋	M. temporoparietalis	Temporoparietalis
帽状腱膜	Galea aponeurotica; Aponeurosis epicranialis	Epicranial aponeurosis
鼻根筋	M. procerus	Procerus
鼻筋	M. nasalis	Nasalis
横部	Pars transversa	Transverse part

筋学

日本語	ラテン語	英語
鼻翼部；翼部	Pars alaris	Alar part
鼻中隔下制筋	M. depressor septi nasi	Depressor septi nasi
眼輪筋 (注4)	M. orbicularis oculi	Orbicularis oculi
眼瞼部	Pars palpebralis	Palpebral part
瞼縁束；毛様束	Fasciculus ciliaris	Ciliary bundle
深部；涙嚢部	Pars profunda; Pars lacrimalis	Deep part; Lacrimal part
眼窩部	Pars orbitalis	Orbital part
皺眉筋	M. corrugator supercilii	Corrugator supercilii
眉毛下制筋	M. depressor supercilii	Depressor supercilii
前耳介筋	M. auricularis anterior	Auricularis anterior
上耳介筋	M. auricularis superior	Auricularis superior
後耳介筋	M. auricularis posterior	Auricularis posterior
口輪筋	M. orbicularis oris	Orbicularis oris
縁部	Pars marginalis	Marginal part
唇部	Pars labialis	Labial part
口角下制筋	M. depressor anguli oris	Depressor anguli oris
オトガイ横筋	M. transversus menti	Transversus menti
笑筋	M. risorius	Risorius
大頬骨筋	M. zygomaticus major	Zygomaticus major
小頬骨筋	M. zygomaticus minor	Zygomaticus minor
上唇挙筋；眼窩下筋	M. levator labii superioris	Levator labii superioris
上唇鼻翼挙筋；眼角筋	M. levator labii superioris alaeque nasi	Levator labii superioris alaeque nasi
下唇下制筋	M. depressor labii inferioris	Depressor labii infeioris
口角挙筋；犬歯筋	M. levator anguli oris	Levator anguli oris
口角筋軸 (注5)	Modiolus anguli oris	Modiolus
頬筋	M. buccinator	Buccinator
オトガイ筋	M. mentalis	Mentalis
咀嚼筋	**Mm. masticatorii**	**Masticatory muscles**
咬筋	M. masseter	Masseter
浅部	Pars superficialis	Superficial part
深部	Pars profunda	Deep part
側頭筋	M. temporalis	Temporalis; Temporal muscle
外側翼突筋	M. pterygoideus lateralis	Lateral pterygoid
上頭	Caput superius	Upper head; Superior head
下頭	Caput inferius	Lower head; Inferior head
内側翼突筋	M. pterygoideus medialis	Medial pterygoid
頬咽頭筋膜	Fascia buccopharyngea	Buccopharyngeal fascia
咬筋筋膜	Fascia masseterica	Masseteric fascia
耳下腺筋膜	Fascia parotidea	Parotid fascia
側頭筋膜	Fascia temporalis	Temporal fascia
浅葉	Lamina superficialis	Superficial layer
深葉	Lamina profunda	Deep layer

頸部の筋	Mm. colli; Mm. cervicis	Muscles of neck
広頸筋	Platysma	Platysma
頸長筋	M. longus colli; M. longus cervicis	Longus colli
頭長筋	M. longus capitis	Longus capitis
前頭直筋	M. rectus capitis anterior	Rectus capitis anterior
外側頭直筋	M. rectus capitis lateralis	Rectus capitis lateralis
前斜角筋	M. scalenus anterior	Scalenus anterior; Anterior scalene
中斜角筋	M. scalenus medius	Scalenus medius; Middle scalene
後斜角筋	M. scalenus posterior	Scalenus posterior; Posterior scalene
†最小斜角筋	M. scalenus minimus	Scalenus minimus
胸鎖乳突筋	M. sternocleidomastoideus	Sternocleidomastoid
後頭下筋 (注6)	**Mm. suboccipitales**	**Suboccipital muscles**
大後頭直筋	M. rectus capitis posterior major	Rectus capitis posterior major
小後頭直筋	M. rectus capitis posterior minor	Rectus capitis posterior minor
上頭斜筋	M. obliquus capitis superior	Obliquus capitis superior
下頭斜筋	M. obliquus capitis inferior	Obliquus capitis inferior
舌骨上筋	**Mm. suprahyoidei**	**Suprahyoid muscles**
顎二腹筋	M. digastricus	Digastric
前腹	Venter anterior	Anterior belly
後腹	Venter posterior	Posterior belly
茎突舌骨筋	M. stylohyoideus	Stylohyoid
顎舌骨筋	M. mylohyoideus	Mylohyoid
オトガイ舌骨筋	M. geniohyoideus	Geniohyoid
舌骨下筋	**Mm. infrahyoidei**	**Infrahyoid muscles**
胸骨舌骨筋	M. sternohyoideus	Sternohyoid
肩甲舌骨筋	M. omohyoideus	Omohyoid
上腹	Venter superior	Superior belly
下腹	Venter inferior	Inferior belly
胸骨甲状筋	M. sternothyroideus	Stenothyroid
甲状舌骨筋	M. thyrohyoideus	Thyrohyoid
†甲状腺挙筋	M. levator glandulae thyroideae	Levator glandulae thyroideae
頸筋膜	**Fascia cervicalis; Fascia colli**	**Cervical fascia**
浅葉	Lamina superficialis	Investing layer; Superficial layer
胸骨上隙	Spatium suprasternale	Suprasternal space
気管前葉	Lamina pretrachealis	Pretracheal layer
甲状腺提靱帯 (注7)	Lig. suspensorium glandulae thyroideae	Suspensory ligament of thyroid gland

筋学

椎前葉	Lamina prevertebralis	Prevertebral layer
頸動脈鞘	Vagina carotica	Carotid sheath
咽頭筋	**Mm. pharyngis**	**Pharyngeal muscles**
喉頭筋	**Mm. laryngis**	**Laryngeal muscles**

背部の筋	**Mm. dorsi**	**Muscles of back**
僧帽筋	M. trapezius	Trapezius
下行部	Pars descendens	Descending part; Superior part
水平部；横行部	Pars transversa	Transverse part; Middle part
上行部	Pars ascendens	Ascending part; Inferior part
†項横筋	M. transversus nuchae	Transversus nuchae
広背筋	M. latissimus dorsi	Latissimus dorsi
大菱形筋	M. rhomboideus major	Rhomboid major
小菱形筋	M. rhomboideus minor	Rhomboid minor
肩甲挙筋	M. levator scapulae	Levator scapulae
上後鋸筋	M. serratus posterior superior	Serratus posterior superior
下後鋸筋	M. serratus posterior inferior	Serratus posterior inferior
腰外側横突間筋	Mm. intertransversarii laterales lumborum	Intertransversarii laterales lumborum
後部	Partes dorsales	Dorsal parts
前部	Partes ventrales	Ventral parts
頸前横突間筋	Mm. intertransversarii anteriores cervicis; Mm. intertransversarii anteriores colli	Anterior cervical intertransversarii
頸外側後横突間筋	Mm. intertransversarii posteriores laterales cervicis; Mm. intertransversarii posteriores laterales colli	Lateral posterior cervical intertransversarii
項筋膜	Fascia nuchae	Nuchal fascia
固有背筋(注8)	**Mm. dorsi proprii**	**Musles of back proper**
棘横突筋	**Mm. spinotransversales**	**Spinotransversales**
板状筋	M. splenius	Splenius
頭板状筋	M. splenius capitis	Splenius capitis
頸板状筋	M. splenius cervicis; M. splenius colli	Splenius cervicis
脊柱起立筋	**M. erector spinae**	**Erector spinae**
脊柱起立筋腱膜	Aponeurosis m. erectoris spinae	Erector spinae aponeurosis
筋間中隔	Septum intermusculare	Intermuscular septum
腸肋筋	M. iliocostalis	Iliocostalis
腰腸肋筋	M. iliocostalis lumborum	Iliocostalis lumborum
腰部；脊柱起立筋腰部の外側部(注9, 10)	Pars lumbalis; Divisio lateralis m. erectoris spinae lumborum	Lumbar part; Lateral division of lumbar erector spinae
胸部	Pars thoracica	Thoracic part

頸腸肋筋	M. iliocostalis cervicis; M. iliocostalis colli	Iliocostalis cervicis
最長筋	M. longissimus	Longissimus
胸最長筋	M. longissimus thoracis	Longissimus thoracis
腰部；脊柱起立筋腰部の内側部 (注10)	Pars lumbalis; Divisio medialis m. erectoris spinae lumborum	Lumbar part; Medial division of lumbar erector spinae
頸最長筋	M. longissimus cervicis; M. longissimus colli	Longissimus cervicis
頭最長筋	M. longissimus capitis	Longissimus capitis
棘筋	M. spinalis	Spinalis
胸棘筋	M. spinalis thoracis	Spinalis thoracis
頸棘筋	M. spinalis cervicis; M. spinalis colli	Spinalis cervicis
頭棘筋 (注11)	M. spinalis capitis	Spinalis capitis
横突棘筋	**Mm. transversospinales**	**Transversospinales**
半棘筋	M. semispinalis	Semispinalis
胸半棘筋	M. semispinalis thoracis	Semispinalis thoracis
頸半棘筋	M. semispinalis cervicis; M. semispinalis colli	Semispinalis cervicis
頭半棘筋	M. semispinalis capitis	Semispinalis capitis
多裂筋 (注12)	Mm. multifidi	Multifidus
腰多裂筋	M. multifidus lumborum	Multifidus lumborum
胸多裂筋	M. multifidus thoracis	Multifidus thoracis
頸多裂筋	M. multifidus cervicis; M. multifidus colli	Multifidus cervicis
回旋筋	Mm. rotatores	Rotatores
腰回旋筋	Mm. rotatores lumborum	Rotatores lumborum
胸回旋筋	Mm. rotatores thoracis	Rotatores thoracis
頸回旋筋	Mm. rotatores cervicis; Mm. rotatores colli	Rotatores cervicis
棘間筋	**Mm. interspinales**	**Interspinales**
腰棘間筋	Mm. interspinales lumborum	Interspinales lumborum
胸棘間筋	Mm. interspinales thoracis	Interspinales thoracis
頸棘間筋	Mm. interspinales cervicis; Mm. interspinales colli	Interspinales cervicis
横突間筋	**Mm. intertransversarii**	**Intertransversarii**
腰内側横突間筋	Mm. intertransversarii mediales lumborum	Medial lumbar intertransversarii
胸横突間筋	Mm. intertransversarii thoracis	Thoracic intertransversarii
頸内側後横突間筋	Mm. intertransversarii posteriores mediales cervicis; Mm. intertransversarii posteriores mediales colli	Medial posterior cervical intertransversarii

筋学

胸腰筋膜	Fascia thoracolumbalis	Thoracolumbar fascia
後葉；浅葉	Lamina posterior; Lamina superficialis	Posterior layer
中葉	Lamina media	Middle layer
前葉；深葉；腰方形筋筋膜	Lamina anterior; Lamina profunda; Fascia musculi quadrati lumborum	Anterior layer; Quadratus lumborum fascia

胸部の筋	Mm. thoracis	Muscles of thorax
†胸骨筋	M. sternalis	Sternalis
大胸筋	M. pectoralis major	Pectoralis major
鎖骨部	Pars clavicularis	Clavicular head
胸肋部	Pars sternocostalis	Sternocostal head
腹部	Pars abdominalis	Abdominal part
小胸筋	M. pectoralis minor	Pectoralis minor
鎖骨下筋	M. subclavius	Subclavius
前鋸筋	M. serratus anterior	Serratus anterior
肋骨挙筋	Mm. levatores costarum	Levatores costarum
長肋骨挙筋	Mm. levatores costarum longi	Levatores costarum longi
短肋骨挙筋	Mm. levatores costarum breves	Levatores costarum breves
外肋間筋	Mm. intercostales externi	External intercostal muscle
外肋間膜	Membrana intercostalis externa	External intercostal membrane
内肋間筋	Mm. intercostales interni	Internal intercostal muscle
内肋間膜	Membrana intercostalis interna	Internal intercostal membrane
最内肋間筋	Mm. intercostales intimi	Innermost intercostal muscle
肋下筋	Mm. subcostales	Subcostales
胸横筋	M. transversus thoracis	Transversus thoracis
胸筋筋膜	Fascia pectoralis	Pectoral fascia
鎖骨胸筋筋膜	Fascia clavipectoralis	Clavipectoral fascia
胸内筋膜；胸部の壁側筋膜	Fascia endothoracica; Fascia parietalis thoracis	Endothoracic fascia; Parietal fascia of thorax

横隔膜	Diaphragma	Diaphragm
腰椎部	Pars lumbalis diaphragmatis	Lumbar part
右脚	Crus dextrum	Right crus
左脚	Crus sinistrum	Left crus
正中弓状靱帯	Lig. arcuatum medianum	Median arcuate ligament
内側弓状靱帯	Lig. arcuatum mediale	Medial arcuate ligament
外側弓状靱帯	Lig. arcuatum laterale	Lateral arcuate ligament
肋骨部	Pars costalis diaphragmatis	Costal part
胸骨部	Pars sternalis diaphragmatis	Sternal part
大動脈裂孔	Hiatus aorticus	Aortic hiatus
食道裂孔	Hiatus oesophageus	Oesophageal hiatus
横隔食道膜	Lig. phrenicooesophagealis	Phrenico-oesophageal ligament

腱中心	Centrum tendineum	Central tendon
大静脈孔	Foramen venae cavae	Caval opening
胸肋三角	Trigonum sternocostale	Sternocostal triangle
腰肋三角	Trigonum lumbocostale	Lumbocostal triangle
横隔膜筋膜	Fascia diaphragmatica	Diaphragmatic fascia

腹部の筋 — **Mm. abdominis** — **Muscles of abdomen**

腹直筋	M. rectus abdominis	Rectus abdominis
腱画	Intersectiones tendineae	Tendinous intersections
腹直筋鞘	Vagina musculi recti abdominis	Rectus sheath
前葉	Lamina anterior	Anterior layer
後葉	Lamina posterior	Posterior layer
弓状線	Linea arcuata	Arcuate line
錐体筋	M. pyramidalis	Pyramidalis
外腹斜筋	M. obliquus externus abdominis	External oblique
鼡径靱帯	Lig. inguinale; Arcus inguinalis	Inguinal ligament
裂孔靱帯	Lig. lacunare	Lacunar ligament
恥骨櫛靱帯	Lig. pectineum	Pectineal ligament
反転靱帯	Lig. reflexum	Reflected ligament
浅鼡径輪	Anulus inguinalis superficialis	Superficial inguinal ring
内側脚	Crus mediale	Medial crus
外側脚	Crus laterale	Lateral crus
脚間線維	Fibrae intercrurales	Intercrural fibres
内腹斜筋	M. obliquus internus abdominis	Internal oblique
精巣挙筋；挙睾筋(♂)	M. cremaster	Cremaster
腹横筋	M. transversus abdominis	Transversus abdominis; Transverse abdominal
鼡径鎌；結合腱	Falx inguinalis; Tendo conjunctivus	Inguinal falx; Conjoint tendon
深鼡径輪	Anulus inguinalis profundus	Deep inguinal ring
鼡径管	Canalis inguinalis	Inguinal canal
白線	Linea alba	Linea alba
白線補束	Adminiculum lineae albae	Posterior attachment of linea alba
臍輪(サイリン)	Anulus umbilicalis	Umbilical ring
半月線	Linea semilunaris	Linea semilunaris
腰方形筋	M. quadratus lumborum	Quadratus lumborum
腰三角	Trigonum lumbale	Lumbar triangle

腹部の筋膜 (注13) — **Fascia abdominis** — **Abdominal fascia**

腹部の臓側筋膜	Fascia abdominis visceralis	Visceral abdominal fascia
器官固有の筋膜	Fascia propria organi intraperitoneali	Fascia of individual intraperitoneal organ
腹膜外筋膜	Fascia extraperitonealis	Extraperitoneal fascia

筋学

腹膜外靱帯	Lig. extraperitoneale	Extraperitoneal ligament
腹部の壁側筋膜	Fascia adbominis parietalis; Fascia endoabdominalis	Parietal abdominal fascia; Endo-abdominal fascia
器官固有の筋膜	Fascia propria organi extraperitoneali	Fascia of individual extraperitoneal organ
腸腰筋筋膜 (注14)	Fascia iliopsoas; Fascia iliaca	Iliopsoas fascia; Fascia iliaca
腰筋筋膜	Pars psoatica	Psoas fascia
腸骨筋筋膜	Pars iliaca	Iliac fascia
腸恥筋膜弓	Arcus iliopectineus	Iliopectineal arch
横筋筋膜	Fascia transversalis	Transversalis fascia
窩間靱帯	Lig. interfoveolare	Interfoveolar ligament
腸骨恥骨靱帯	Tractus iliopubicus	Iliopubic tract
臍筋膜 (注15)	Fascia umbilicalis	Umbilical fascia
腹部の被覆筋膜	Fascia investiens abdominis	Investing abdominal fascia
深被覆筋膜	Fascia investiens profunda	Deep investing fascia
中間被覆筋膜	Fascia investientes intermediae	Intermediate investing fascia
浅被覆筋膜	Fascia investiens superficialis	Superficial investing fascia
陰核提靱帯(♀)	Lig. suspensorium clitoridis	Suspensory ligament of clitoris
陰茎提靱帯(♂)	Lig. suspensorium penis	Suspensory ligament of penis
疎性結合組織	Textus connectivus laxus	Loose connective tissue
腹部の皮下組織	Tela subcutanea abdominis	Subcutaneous tissue of adbomen
膜様層	Stratum membranosum	Membranous layer
陰核ワナ靱帯(♀)	Lig. fundiforme clitoridis	Fundiform ligament of clitoris
陰茎ワナ靱帯(♂)	Lig. fundiforme penis	Fundiform ligament of penis
脂肪組織層	Panniculus adiposus	Fatty layer
骨盤部の筋膜	**Fascia pelvis; Fascia pelvica**	**Pelvic fascia**
臓側骨盤筋膜	Fascia pelvis visceralis	Visceral pelvic fascia
器官固有の筋膜	Fascia propria organi intraperitoneali	Fascia of individual intraperitoneal organ
直腸前立腺筋膜；直腸膀胱中隔(♂)	Fascia rectoprostatica; Septum rectovesicale	Rectoprostatic fascia; Rectovesical septum
直腸腟筋膜；直腸腟中隔(♀)	Fascia rectovaginalis; Septum rectovaginale	Rectovaginal fascia; Rectovaginal septum
腹膜外筋膜	Fascia extraperitonealis	Extraperitoneal fascia
腹膜外靱帯	Lig. extraperitoneale	Extraperitoneal ligament
壁側骨盤筋膜；骨盤内筋膜	Fascia pelvis parietalis; Fascia endopelvina	Parietal pelvic fascia; Endopelvic fascia
器官固有の筋膜	Fascia propria organi extraperitoneali	Fascia of individual extraperitoneal organ
閉鎖筋膜	Fascia obturatoria	Obturator fascia
骨盤筋膜腱弓	Arcus tendineus fasciae pelvis	Tendinous arch of pelvic fascia
梨状筋筋膜	Fascia musculi piriformis	Piriformis fascia

上骨盤隔膜筋膜	Fascia superior diaphragmatis pelvis	Superior fascia of pelvic diaphragm
恥骨膀胱靱帯；恥骨前立腺内側靱帯(♂)	Lig. pubovesicale; Lig. mediale puboprostaticum	Pubovesical ligament; Medial puboprostatic ligament
恥骨膀胱内側靱帯(♀)	Lig. mediale pubovesicale	Medial pubovesical ligament
恥骨膀胱筋	M. pubovesicalis	Pubovesicalis
恥骨前立腺靱帯；恥骨前立腺外側靱帯(♂)	Lig. puboprostaticum; Lig. laterale puboprostaticum	Puboprostatic ligament; Lateral puboprostatic ligament
恥骨膀胱外側靱帯(♀)	Lig. laterale pubovesicale	Lateral pubovesical ligament
膀胱外側靱帯	Lig. laterale vesicae	Lateral ligament of bladder
直腸膀胱筋	M. rectovesicalis	Rectovesicalis
仙骨前筋膜	Fascia presacralis	Presacral fascia
直腸仙骨筋膜	Fascia rectosacralis	Rectosacral fascia
下骨盤隔膜筋膜	Fascia inferior diaphragmatis pelvis	Inferior fascia of pelvic diaphragm
骨盤隔膜	**Diaphragma pelvis**	**Pelvic diaphragm; Pelvic floor**
上骨盤隔膜筋膜	Fascia superior diaphragmatis pelvis	Superior fascia of pelvic diaphragm
下骨盤隔膜筋膜	Fascia inferior diaphragmatis pelvis	Inferior fascia of pelvic diaphragm
肛門挙筋	M. levator ani	Levator ani
恥骨尾骨筋	M. pubococcygeus	Pubococcygeus
恥骨会陰筋	M. puboperinealis	Puboperinealis
恥骨前立腺筋；前立腺挙筋(♂)	M. puboprostaticus; M. levator prostatae	Puboprostaticus; Levator prostatae
恥骨腟筋(♀)	M. pubovaginalis	Pubovaginalis
恥骨肛門筋	M. puboanalis	Pubo-analis
恥骨直腸筋	M. puborectalis	Puborectalis
腸骨尾骨筋	M. iliococcygeus	Iliococcygeus
肛門挙筋腱弓	Arcus tendineus musculi levatoris ani	Tendinous arch of levator ani
尿生殖裂孔	Hiatus urogenitalis	Urogenital hiatus
坐骨尾骨筋；尾骨筋	M. ischiococcygeus; M. coccygeus	Ischiococcygeus; Coccygeus
外肛門括約筋	M. sphincter ani externus	External anal sphincter
皮下部	Pars subcutanea	Subcutaneous part
浅部	Pars superficialis	Superficial part
深部	Pars profunda	Deep part
肛門尾骨靱帯	Corpus anococcygeum; Lig. anococcygeum	Anococcygeal body; Anococcygeal ligament
恥骨尾骨筋腱	Tendo musculi pubococcygei	Pubococcygeal tendon
腸骨尾骨筋縫線	Raphe musculi iliococcygei	Iliococcygeal raphe
外肛門括約筋浅部付着	Insertio partis superficialis musculi sphincteris ani externi	Attachment of superficial external anal sphincter

筋学

上肢の筋	Mm. membri superioris	Muscles of upper limb
区画	Compartimenta	Compartments
上腕の前区画; 上腕の屈筋区画	Compartimentum brachii anterius; Compartimentum brachii flexorum	Anterior compartment of arm; Flexor compartment of arm
上腕の後区画; 上腕の伸筋区画	Compartimentum brachii posterius; Compartimentum brachii extensorum	Posterior compartment of arm; Extensor compartment of arm
前腕の前区画; 前腕の屈筋区画	Compartimentum antebrachii anterius; Compartimentum antebrachii flexorum	Anterior compartment of forearm; Flexor compartment of forearm
浅部	Pars superficialis	Superficial part
深部	Pars profunda	Deep part
前腕の後区画; 前腕の伸筋区画	Compartimentum antebrachii posterius; Compartimentum antebrachii extensorum	Posterior compartment of forearm; Extensor compartment of forearm
外側部	Pars lateralis; Pars radialis	Lateral part; Radial part
筋	Musculi	Muscles
三角筋	M. deltoideus	Deltoid
鎖骨部	Pars clavicularis	Clavicular part
肩峰部	Pars acromialis	Acromial part
肩甲棘部	Pars spinalis	Spinal part
棘上筋	M. supraspinatus	Supraspinatus
棘上筋膜	Fascia supraspinata	Supraspinous fascia
棘下筋	M. infraspinatus	Infraspinatus
棘下筋膜	Fascia infraspinata	Infraspinous fascia
小円筋	M. teres minor	Teres minor
大円筋	M. teres major	Teres major
肩甲下筋	M. subscapularis	Subscapularis
上腕二頭筋	M. biceps brachii	Biceps brachii
長頭	Caput longum	Long head
短頭	Caput breve	Short head
上腕二頭筋腱膜; 線維性腱膜	Aponeurosis musculi bicipitis brachii; Aponeurosis bicipitalis; Lacertus fibrosus	Bicipital aponeurosis
烏口腕筋	M. coracobrachialis	Coracobrachialis
上腕筋	M. brachialis	Brachialis
上腕三頭筋	M. triceps brachii	Triceps brachii
長頭	Caput longum	Long head
外側頭	Caput laterale	Lateral head

内側頭；深頭	Caput mediale; Caput profundum	Medial head; Deep head
肘関節筋	M. articularis cubiti	Articularis cubiti
肘筋	M. anconeus	Anconeus
円回内筋	M. pronator teres	Pronator teres
上腕頭	Caput humerale	Humeral head
尺骨頭	Caput ulnare	Ulnar head
橈側手根屈筋	M. flexor carpi radialis	Flexor carpi radialis
長掌筋	M. palmaris longus	Palmaris longus
尺側手根屈筋	M. flexor carpi ulnaris	Flexor carpi ulnaris
上腕頭	Caput humerale	Humeral head
尺骨頭	Caput ulnare	Ulnar head
浅指屈筋	M. flexor digitorum superficialis	Flexor digitorum superficialis
上腕尺骨頭	Caput humeroulnare	Humero-ulnar head
橈骨頭	Caput radiale	Radial head
深指屈筋	M. flexor digitorum profundus	Flexor digitorum profundus
長母指屈筋	M. flexor pollicis longus	Flexor pollicis longus
方形回内筋	M. pronator quadratus	Pronator quadratus
腕橈骨筋	M. brachioradialis	Brachioradialis
長橈側手根伸筋	M. extensor carpi radialis longus	Extensor carpi radialis longus
短橈側手根伸筋	M. extensor carpi radialis brevis	Extensor carpi radialis brevis
総指伸筋；指伸筋	M. extensor digitorum	Extensor digitorum
腱間結合	Connexus intertendinei	Intertendinous connections
小指伸筋	M. extensor digiti minimi	Extensor digiti minimi
尺側手根伸筋	M. extensor carpi ulnaris	Extensor carpi ulnaris
上腕頭	Caput humerale	Humeral head
尺骨頭	Caput ulnare	Ulnar head
回外筋	M. supinator	Supinator
長母指外転筋	M. abductor pollicis longus	Abductor pollicis longus
短母指伸筋	M. extensor pollicis brevis	Extensor pollicis brevis
長母指伸筋	M. extensor pollicis longus	Extensor pollicis longus
示指伸筋	M. extensor indicis	Extensor indicis
短掌筋	M. palmaris brevis	Palmaris brevis
短母指外転筋	M. abductor pollicis brevis	Abductor pollicis brevis
短母指屈筋	M. flexor pollicis brevis	Flexor pollicis brevis
浅頭	Caput superficiale	Superficial head
深頭	Caput profundum	Deep head
母指対立筋	M. opponens pollicis	Opponens pollicis
母指内転筋	M. adductor pollicis	Adductor pollicis
斜頭	Caput obliquum	Oblique head
横頭	Caput transversum	Transverse head
小指外転筋	M. abductor digiti minimi	Abductor digiti minimi

筋学

短小指屈筋	M. flexor digiti minimi brevis	Flexor digiti minimi brevis
小指対立筋	M. opponens digiti minimi	Opponens digiti minimi
[手の]虫様筋	Mm. lumbricales	Lumbricals
[手の]背側骨間筋	Mm. interossei dorsales	Dorsal interossei
掌側骨間筋	Mm. interossei palmares	Palmar interossei
筋膜	**Fasciae**	**Fascia**
腋窩筋膜	Fascia axillaris	Axillary fascia
腋窩提靱帯	Lig. suspensorium axillae	Suspensory ligament of axilla
三角筋膜	Fascia deltoidea	Deltoid fascia
上腕筋膜	Fascia brachii	Brachial fascia
内側上腕筋間中隔	Septum intermusculare brachii mediale	Medial intermuscular septum of arm
外側上腕筋間中隔	Septum intermusculare brachii laterale	Lateral intermuscular septum of arm
前腕筋膜	Fascia antebrachii	Antebrachial fascia
手背筋膜	Fascia dorsalis manus	Dorsal fascia of hand
[手の]伸筋支帯	Retinaculum musculorum extensorum	Extensor retinaculum
浅横中手靱帯	Lig. metacarpale transversum superficiale	Superficial transverse metacarpal ligament
手掌腱膜	Aponeurosis palmaris	Palmar aponeurosis
横束	Fasciculi transversi	Transverse fascicles
[手の]屈筋支帯	Retinaculum musculorum flexorum	Flexor retinaculum
腱交叉	Chiasma tendinum	Tendinous chiasm
下肢の筋	**Mm. membri inferioris**	**Muscles of lower limb**
区画	**Compartimenta**	**Compartments**

大腿の前区画；
  大腿の伸筋区画
	Compartimentum femoris anterius;
	Compartimentum femoris extensorum
		Anterior compartment of thigh;
		  Extensor compartment of thigh

大腿の後区画；
  大腿の屈筋区画
	Compartimentum femoris posterius;
	Compartimentum femoris flexorum
		Posterior compartment of thigh;
		  Flexor compartment of thigh

大腿の内側区画；
  大腿の内転筋区画
	Compartimentum femoris mediale;
	Compartimentum femoris adductorum
		Medial compartment of thigh;
		  Adductor compartment of thigh

下腿の前区画；
  下腿の伸筋区画
	Compartimentum cruris anterius;
	Compartimetum cruris extensorum
		Anterior compartment of leg;
		  Extensor compartment of leg

下腿の後区画； 下腿の屈筋区画	Compartimentum cruris posterius; Compartimentum cruris flexorum	Posterior compartment of leg; Flexor compartment of leg
浅部	Pars superficialis; Pars gastrocnemialis	Superficial part
深部	Pars profunda	Deep part
下腿の外側区画； 下腿の腓骨筋区画	Compartimentum cruris laterale; Compartimentum cruris fibularium; Compartimentum cruris peroneorum	Lateral compartment of leg; Fibular compartment of leg; Peroneal compartment of leg

筋	**Musculi**	**Muscles**
腸腰筋	M. iliopsoas	Iliopsoas
腸骨筋	M. iliacus	Iliacus
大腰筋	M. psoas major	Psoas major
†小腰筋	M. psoas minor	Psoas minor
大殿筋	M. gluteus maximus	Gluteus maximus
中殿筋	M. gluteus medius	Gluteus medius
小殿筋	M. gluteus minimus	Gluteus minimus
殿筋腱膜	Aponeurosis glutea	Gluteal aponeurosis
大腿筋膜張筋	M. tensor fasciae latae	Tensor fasciae latae; Tensor of fascia lata
梨状筋	M. piriformis	Piriformis
内閉鎖筋	M. obturatorius internus	Obturator internus
上双子筋	M. gemellus superior	Gemellus superior; Superior gemellus
下双子筋	M. gemellus inferior	Gemellus inferior; Inferior gemellus
大腿方形筋	M. quadratus femoris	Quadratus femoris
縫工筋	M. sartorius	Sartorius
大腿四頭筋 (注16)	M. quadriceps femoris	Quadriceps femoris
大腿直筋	M. rectus femoris	Rectus femoris
直頭	Caput rectum	Straight head
反転頭	Caput reflexum	Reflected head
外側広筋	M. vastus lateralis	Vastus lateralis
中間広筋	M. vastus intermedius	Vastus intermedius
内側広筋	M. vastus medialis	Vastus medialis
膝関節筋	M. articularis genus	Articularis genus; Articular muscle of knee
恥骨筋	M. pectineus	Pectineus
長内転筋	M. adductor longus	Adductor longus
短内転筋	M. adductor brevis	Adductor brevis
大内転筋	M. adductor magnus	Adductor magnus

小内転筋	M. adductor minimus	Adductor minimus
薄筋	M. gracilis	Gracilis
外閉鎖筋	M. obturatorius externus	Obturator externus
大腿二頭筋	M. biceps femoris	Biceps femoris
長頭	Caput longum	Long head
短頭	Caput breve	Short head
半腱様筋	M. semitendinosus	Semitendinosus
鵞足	Pes anserinus	Pes anserinus
半膜様筋	M. semimembranosus	Semimembranosus
前脛骨筋	M. tibialis anterior	Tibialis anterior
長趾(指)伸筋	M. extensor digitorum longus	Extensor digitorum longus
第三腓骨筋	M. fibularis tertius; M. peroneus tertius	Fibularis tertius; Peroneus tertius
長母趾(指)伸筋	M. extensor hallucis longus	Extensor hallucis longus
長腓骨筋	M. fibularis longus; M. peroneus longus	Fibularis longus; Peroneus longus
短腓骨筋	M. fibularis brevis; M. peroneus brevis	Fibularis brevis; Peroneus brevis
下腿三頭筋	M. triceps surae	Triceps surae
腓腹筋	M. gastrocnemius	Gastrocnemius
外側頭	Caput laterale	Lateral head
内側頭	Caput mediale	Medial head
ヒラメ筋	M. soleus	Soleus
踵骨腱；アキレス腱	Tendo calcaneus	Calcaneal tendon
足底筋	M. plantaris	Plantaris
膝窩筋	M. popliteus	Popliteus
後脛骨筋	M. tibialis posterior	Tibialis posterior
長趾(指)屈筋	M. flexor digitorum longus	Flexor digitorum longus
長母趾(指)屈筋	M. flexor hallucis longus	Flexor hallucis longus
短母趾(指)伸筋	M. extensor hallucis brevis	Extensor hallucis brevis
短趾(指)伸筋	M. extensor digitorum brevis	Extensor digitorum brevis
母趾(指)外転筋	M. abductor hallucis	Abductor hallucis
短母趾(指)屈筋	M. flexor hallucis brevis	Flexor hallucis brevis
内側頭	Caput mediale	Medial head
外側頭	Caput laterale	Lateral head
母趾(指)内転筋	M. adductor hallucis	Adductor hallucis
斜頭	Caput obliquum	Oblique head
横頭	Caput transversum	Transverse head
小趾(指)外転筋	M. abductor digiti minimi	Abductor digiti minimi
†第五中足骨外転筋	M. abductor metatarsi quinti	Abductor of fifth metatarsal
†小趾(指)対立筋	M. opponens digiti minimi	Opponens digiti minimi
短小趾(指)屈筋	M. flexor digiti minimi brevis	Flexor digiti minimi brevis
短趾(指)屈筋	M. flexor digitorum brevis	Flexor digitorum brevis
足底方形筋	M. quadratus plantae; M. flexor accessorius	Quadratus plantae; Flexor accessorius

[足の]虫様筋	Mm. lumbricales	Lumbricals
[足の]背側骨間筋	Mm. interossei dorsales	Dorsal interossei
底側骨間筋	Mm. interossei plantares	Plantar interossei
筋膜	**Fasciae**	**Fascia**
大腿筋膜	Fascia lata	Fascia lata
腸脛靱帯	Tractus iliotibialis	Iliotibial tract
外側大腿筋間中隔	Septum intermusculare femoris laterale	Lateral femoral intermuscular septum
内側大腿筋間中隔	Septum intermusculare femoris mediale	Medial femoral intermuscular septum
内転筋管	Canalis adductorius	Adductor canal
広筋内転筋間中隔；前内側大腿筋間中隔	Septum intermusculare vastoadductorium	Anteromedial intermuscular septum; Subsartorial fascia
内転筋腱裂孔；腱裂孔	Hiatus adductorius	Adductor hiatus
腸骨筋膜 (注14)	Fascia iliaca	Iliac fascia
筋裂孔	Lacuna musculorum	Muscular space
腸恥筋膜弓	Arcus iliopectineus	Iliopectineal arch
血管裂孔	Lacuna vasorum	Vascular space
大腿管	Canalis femoralis	Femoral canal
大腿輪	Anulus femoralis	Femoral ring
大腿輪中隔	Septum femorale	Femoral septum
大腿三角	Trigonum femorale	Femoral triangle
伏在裂孔	Hiatus saphenus	Saphenous opening
鎌状縁；弓状縁	Margo falciformis; Margo arcuatus	Falciform margin
上角；上脚	Cornu superius; Crus superius	Superior horn
下角；下脚	Cornu inferius; Crus inferius	Inferior horn
篩状筋膜	Fascia cribrosa	Cribriform fascia
下腿筋膜	Fascia cruris	Deep fascia of leg
前下腿筋間中隔	Septum intermusculare cruris anterius	Anterior intermuscular septum of leg
後下腿筋間中隔	Septum intermusculare cruris posterius	Posterior intermuscular septum of leg
ヒラメ筋[の]腱弓	Arcus tendineus musculi solei	Tendinous arch of soleus
[足の]上伸筋支帯	Retinaculum musculorum extensorm superius	Superior extensor retinaculum
[足の]屈筋支帯	Retinaculum musculorum flexorum	Flexor retinaculum
[足の]下伸筋支帯	Retinaculum musculorum extensorum inferius	Inferior extensor retinaculum
上腓骨筋支帯	Retinaculum musculorum fibularium superius; Retinaculum musculorum peroneorum superius	Superior fibular retinaculum; Superior peroneal retinaculum

筋学

下腓骨筋支帯	Retinaculum musculorum fibularium inferius; Retinaculum musculorum peroneorum inferius	Inferior fibular retinaculum; Inferior peroneal retinaculim
足背筋膜	Fascia dorsalis pedis	Dorsal fascia of foot
足底腱膜	Aponeurosis plantaris	Plantar aponeurosis
横束	Fasciculi transversi	Transverse fascicles
浅横中足靱帯	Lig. metatarsale transversum superficiale	Superficial transverse metatarsal ligament

腱鞘と滑液包　Vaginae tendinum et bursae　Tendon sheaths and bursae

一般用語	Nomina generalia	General terms
皮下滑液包	Bursa subcutanea	Subcutaneous bursa
筋下滑液包	Bursa submuscularis	Submuscular bursa
筋膜下滑液包	Bursa subfascialis	Subfascial bursa
腱下滑液包	Bursa subtendinea	Subtendinous bursa
腱鞘	Vagina tendinis	Tendon sheath
線維層	Stratum fibrosum	Fibrous layer
線維鞘	Vagina fibrosa	Fibrous sheath
滑膜層	Stratum synoviale	Synovial layer
滑液鞘	Vagina synovialis	Synovial sheath
腱間膜	Mesotendineum	Mesotendon
頸の滑液包	**Bursae colli**	**Bursae of neck**
口蓋帆張筋の滑液包	Bursa musculi tensoris veli palatini	Bursa of tensor veli palatini
喉頭隆起皮下包	Bursa subcutanea prominentiae laryngeae	Subcutaneous bursa of laryngeal prominence
舌骨下包	Bursa infrahyoidea	Infrahyoid bursa
舌骨後包	Bursa retrohyoidea	Retrohyoid bursa
上肢の滑液包	**Bursae membri superioris**	**Bursae of upper limb**
僧帽筋の腱下包	Bursa subtendinea musculi trapezii	Subtendinous bursa of trapezius
†肩峰皮下包	Bursa subcutanea acromialis	Subcutaneous acromial bursa
肩峰下包	Bursa subacromialis	Subacromial bursa
三角筋下包	Bursa subdeltoidea	Subdeltoid bursa
†烏口腕筋の滑液包	Bursa musculi coracobrachialis	Coracobrachial bursa
棘下筋の腱下包	Bursa subtendinea musculi infraspinati	Subtendinous bursa of infraspinatus
肩甲下筋の腱下包	Bursa subtendinea musculi subscapularis	Subtendinous bursa of subscapularis
大円筋の腱下包	Bursa subtendinea musculi teretis majoris	Subtendinous bursa of teres major
広背筋の腱下包	Bursa subtendinea musculi latissimi dorsi	Subtendinous bursa of latissimus dorsi
肘頭皮下包	Bursa subcutanea olecrani	Subcutaneous olecranon bursa

†肘頭腱内包	Bursa intratendinea olecrani	Intratendinous olecranon bursa
上腕三頭筋の腱下包	Bursa subtendinea musculi tricipitis brachii	Subtendinous bursa of triceps brachii
二頭筋橈骨包	Bursa bicipitoradialis	Bicipitoradial bursa
†骨間肘包	Bursa cubitalis interossea	Interosseous cubital bursa
短橈側手根伸筋の滑液包	Bursa musculi extensoris carpi radialis brevis	Bursa of extensor carpi radialis brevis
上肢の腱鞘	**Vaginae tendinum membri superioris**	**Tendinous sheaths of upper limb**
結節間腱鞘	Vagina tendinis intertubercularis	Intertubercular tendon sheath
手根腱鞘	Vaginae tendinum carpales	Carpal tendinous sheaths
掌側手根腱鞘	Vaginae tendinum carpales palmares	Palmar carpal tendinous sheaths
長母指屈筋の腱鞘	Vagina tendinis musculi flexoris pollicis longi	Tendinous sheath of flexor pollicis longus
橈側手根屈筋の腱鞘	Vagina tendinis musculi flexoris carpi radialis	Tendinous sheath of flexor carpi radialis
指屈筋の総腱鞘	Vagina communis tendinum musculorum flexorum	Common flexor sheath
背側手根腱鞘	Vaginae tendinum carpales dorsales	Dorsal carpal tendinous sheaths
長母指外転筋・短母指伸筋の腱鞘	Vagina tendinum musculorum abductoris longi et extensoris pollicis brevis	Tendinous sheath of abductor longus and extensor pollicis brevis
長・短橈側手根伸筋の腱鞘	Vagina tendinum musculorum extensorum carpi radialium	Tendinous sheath of extensores carpi radiales
長母指伸筋の腱鞘	Vagina tendinis musculi extensoris pollicis longi	Tendinous sheath of extensor pollicis longus
[総]指伸筋・示指伸筋の腱鞘	Vagina tendinum musculorum extensoris digitorum et extensoris indicis	Tendinous sheath of extensor digitorum and extensor indicis
小指伸筋の腱鞘	Vagina tendinis musculi extensoris digiti minimi brevis	Tendinous sheath of extensor digiti minimi brevis
尺側手根伸筋の腱鞘	Vagina tendinis musculi extensoris carpi ulnaris	Tendinous sheath of extensor carpi ulnaris
指の線維鞘	Vaginae fibrosae digitorum manus	Fibrous sheaths of digits of hand
[線維鞘の]輪状部	Pars anularis vaginae fibrosae	Anular part of fibrous sheath
[線維鞘の]十字部	Pars cruciformis vaginae fibrosae	Cruciform part of fibrous sheath
指の滑液鞘	Vaginae synoviales digitorum manus	Synovial sheaths of digits of hand
腱のヒモ	Vincula tendinum	Vincula tendinum

筋学

83

長いヒモ	Vinculum longum	Vinculum longum
短いヒモ	Vinculum breve	Vinculum breve
下肢の滑液包	**Bursae membri inferioris**	**Bursae of lower limb**
皮下転子包	Bursa subcutanea trochanterica	Subcutaneous trochanteric bursa
大殿筋の転子包	Bursa trochanterica musculi glutei maximi	Trochanteric bursa of gluteus maximus
中殿筋の転子包	Bursae trochantericae musculi glutei medii	Trochanteric bursae of gluteus medius
小殿筋の転子包	Bursa trochanterica musculi glutei minimi	Trochanteric bursa of gluteus minimus
梨状筋の滑液包	Bursa musculi piriformis	Bursa of piriformis
内閉鎖筋の坐骨包	Bursa ischiadica musculi obturatorii interni	Sciatic bursa of obturator internus
内閉鎖筋の腱下包	Bursa subtendinea musculi obturatorii interni	Subtendinous bursa of obturator internus
殿筋の筋間包	Bursae intermusculares musculorum gluteorum	Intermuscular gluteal bursae
大殿筋の坐骨包	Bursa ischiadica musculi glutei maximi	Sciatic bursa of gluteus maximus
腸恥包	Bursa iliopectinea	Iliopectineal bursa
腸骨筋の腱下包	Bursa subtendinea iliaca	Subtendinous bursa of iliacus
大腿二頭筋の上滑液包	Bursa musculi bicipitis femoris superior	Superior bursa of biceps femoris
膝蓋前皮下包	Bursa subcutanea prepatellaris	Subcutaneous prepatellar bursa
†膝蓋前筋膜下包	Bursa subfascialis prepatellaris	Subfascial prepatellar bursa
†膝蓋前腱下包	Bursa subtendinea prepatellaris	Subtendinous prepatellar bursa
膝蓋上包	Bursa suprapatellaris	Suprapatellar bursa
膝蓋下皮下包	Bursa subcutanea infrapatellaris	Subcutaneous infrapatellar bursa
深膝蓋下包	Bursa infrapatellaris profunda	Deep infrapatellar bursa
脛骨粗面皮下包	Bursa subcutanea tuberositatis tibiae	Subcutaneous bursa of tuberosity of tibia
縫工筋の腱下包	Bursae subtendineae musculi sartorii	Subtendinous bursa of sartorius
鵞足包	Bursa anserina	Anserine bursa
大腿二頭筋の下腱下包	Bursa subtendinea musculi bicipitis femoris inferior	Inferior subtendinous bursa of biceps femoris
膝窩筋下陥凹	Recessus subpopliteus	Subpopliteal recess
腓腹筋の外側腱下包	Bursa subtendinea musculi gastrocnemii lateralis	Lateral subtendinous bursa of gastrocnemius
腓腹筋の内側腱下包	Bursa subtendinea musculi gastrocnemii medialis	Medial subtendinous bursa of gastrocnemius

半膜様筋の滑液包	Bursa musculi semimembranosi	Semimembranosus bursa
外果皮下包	Bursa subcutanea malleoli lateralis	Subcutaneous bursa of lateral malleolus
内果皮下包	Bursa subcutanea malleoli medialis	Subcutaneous bursa of medial malleolus
前脛骨筋の腱下包	Bursa subtendinea musculi tibialis anterioris	Subtendinous bursa of tibialis anterior
踵骨皮下包	Bursa subcutanea calcanea	Subcutaneous calcaneal bursa
踵骨腱の滑液包；アキレス腱の滑液包	Bursa tendinis calcanei	Bursa of tendo calcaneus; Bursa of calcaneal tendon; Retrocalcaneal bursa
下肢の腱鞘	**Vaginae tendinum membri inferioris**	**Tendinous sheaths of lower limb**
前足根腱鞘	Vaginae tendinum tarsales anteriores	Anterior tarsal tendinous sheaths
前脛骨筋の腱鞘	Vagina tendinis musculi tibialis anterioris	Tendinous sheath of tibialis anterior
長母趾(指)伸筋の腱鞘	Vagina tendinis musculi extensoris hallucis longi	Tendinous sheath of extensor hallucis longus
長趾(指)伸筋の腱鞘	Vagina tendinum musculi extensoris digitorum longi	Tendinous sheath of extensor digitorum longus
脛側足根腱鞘	Vaginae tendinum tarsales tibiales	Tibial tarsal tendinous sheaths
長趾(指)屈筋の腱鞘	Vagina tendinum musculi flexoris digitorum longi	Tendinous sheath of flexor digitorum longus
後脛骨筋の腱鞘	Vagina tendinis musculi tibialis posterioris	Tendinous sheath of tibialis posterior
長母趾(指)屈筋の腱鞘	Vagina tendinis musculi flexoris hallucis longi	Tendinous sheath of flexor hallucis longus
腓側足根腱鞘	Vaginae tendinum tarsales fibulares	Fibular tarsal tendinous sheaths
腓骨筋の総腱鞘	Vagina communis tendinum musculorum fibularium; Vagina communis tendinum musculorum peroneorum	Common tendinous sheath of fibulares; Common tendinous sheath of peronei
長腓骨筋の足底腱鞘	Vagina plantaris tendinis musculi fibularis longi; Vagina plantaris tendinis musculi peronei longi	Plantar tendinous sheath of fibularis longus; Plantar tendinous sheath of peroneus longus
趾(指)の腱鞘	Vagina tendinum digitorum pedis	Tendinous sheaths of toes
趾(指)の線維鞘	Vaginae fibrosae digitorum pedis	Fibrous sheaths of toes
［線維鞘の］輪状部	Pars anularis vaginae fibrosae	Anular part of fibrous sheath

筋学

［線維鞘の］十字部	Pars cruciformis vaginae fibrosae	Cruciform part of fibrous sheath
趾(指)の滑液鞘	Vaginae synoviales digitorum pedis	Synovial sheaths of toes
腱のヒモ	Vincula tendinum	Vincula tendinum

筋学の注

注1 筋尾 Cauda は筋頭 Caput の反対の端を意味する場所として一般的に使用されるので，(平 14)で新たに採用した．ただし筋頭と筋腹には筋の部分を特定する用語として，長頭 Caput longum，前腹 Venter anterior のように使われ，筋名としても三頭筋 M. triceps，二腹筋 M. biventer のように使われる事例があるが，筋尾についてはこのように使われる事例はない．

注2 (平 14)で，筋膜 Fascia に浅筋膜 Fascia superificialis と深筋膜 Fascia profunda の用語が採用された．日本語における伝統的な概念としては，浅筋膜は各体部において皮膚以外の筋系全体を一括して包む筋膜であり，頭の側頭筋膜浅葉，咬筋膜，頸の頸筋膜浅葉，胸の胸筋膜，上肢の上腕筋膜，前腕筋膜，手背筋膜，下肢の大腿筋膜，下腿筋膜，足背筋膜などを含み，さらに用語として採用されていないが浅背筋膜，浅腹筋膜をも含めた一貫した概念をなしている．深筋膜はこれより深く位置する骨格筋を包む筋膜を主として意味する．したがって以上の概念を表す用語として，存続させる意味があると考えられる．一方，(TA)では筋膜について別の意味を与えており，また浅筋膜と深筋膜についても言語によって意味が多様なために削除している．(TA)の注を以下に引用する．

> 筋膜は，鞘や膜状構造や他の剖出可能な結合組織の集合した構造物から成る．そのほとんどは器官や腔が発育する時にそのまわりに結合組織が凝縮密集することによって成る(condensation fascia)．あるものは器官が移動する時にあとに残され(migration fascia)，他のものは漿膜の表面が癒合する時に形成される(fusion fascia)．筋膜の名のもとに記された用語は，そのものに筋膜の語の使用を勧められるすべてのカテゴリーを含んでいる．それらには，筋の鞘だけでなく，内臓の被膜も，これらと関係する剖出可能な構造も含まれている．しかし，便宜と関連性とのためにこれらの全項目を筋の欄に入れることにした．今までに誰かによって筋膜と見なされたことのある構造が全て含まれているわけではない．1983年の(NA5)は浅筋膜と深筋膜という用語を導入した．これらは，意味を限定しないで使われる一般的用語としては使用を勧められない．英語ではこういう見方だった．すなわち，皮膚と筋の筋膜との間の結合組織はやはり筋膜であって，浅筋膜と呼ばれていた．これと対比して，筋や内臓や関連した構造の筋膜は深筋膜と呼ばれていた．しかし，これらの用語は英語中心であって，他の言語では同様には取り上げられて来なかった．こうして，国際的に理解されるために勧められる語は今や皮下組織 Tela subcutanea，筋の筋膜 Fascia musculorum そして臓側筋膜 Fascia visceralis である．問題点はこういうことである．浅筋膜は，英語では皮下組織の全体を表しているが，イタリア語では脂肪組織層 Panniculus adiposus を除外した部分を意味し，フランス語では脂肪組織層と疎性結合組織 Textus connectivus laxus (膜様層 Stratum membranosum より深層の)の両層を除外した部分を意味する．ところがドイツ語では，浅筋膜は筋の筋膜の浅層を表わし，従って脂肪組織層も膜様層も疎性結合組織も除外されている．おそらく，もはや勧められない筋膜という語を最も頻々と用いていたのは，前腹壁の皮下組織の部分(Camper 筋膜，今の腹部の脂肪組織層；Scarpa 筋膜，今の腹部の膜様層)と，陰茎の皮下組織の部分(Colles 筋膜，今の陰茎の膜様層)と，会陰の皮下組織の部分(Colles 筋膜，今の会陰の膜様層)である．

注3 (平 14)で，壁側筋膜 Fascia parietalis，漿膜外筋膜 Fascia extraserosalis，臓側筋膜 Fascia visceralis の用語が採用された．(TA)の注を以下に引用する．

> 壁側筋膜は漿膜(心膜，腹膜，胸膜および精巣鞘膜)の壁側葉の外方に位置し，体腔壁を裏打ちしている筋膜に用いる一般用語である．壁側筋膜は，その外方にある深包括筋膜 Fascia investiens profunda および(または)その内方にある壁側漿膜下組織 Tela subserosa parietalis から分離した層であることも，そうでないこともある．臓側筋膜は，漿膜の臓側葉の直ぐ外方に位置する筋膜ならびに内臓を直接に囲む筋膜に用いる一般用語である．臓側筋膜は皮下組織から分離した層であることも，そうでないこともある．漿膜外筋膜 Fascia extraserosalis は壁側筋膜より内方に，そして臓側筋膜より外方に位置するその他の筋膜に用いる一般用語である．最も明らかな漿膜外筋膜は，それが靱帯を形成する骨盤にあり，子宮の基靱帯 Cardinal ligament のようなものである．

注4 眼輪筋は(昭 62)までは眼瞼部・眼窩部・涙嚢部の3部に分けたが，(TA)の区分にしたがって2部に分け，涙嚢部を眼瞼部の一部に含めた．

注5 (NA6/TA)で Modiolus anguli oris が採用され，(平 14)で口角筋軸と表記された．

| 注6 | 後頭下筋 Mm. suboccipitales は(NA4)で採用され頭部の筋に分類されたが，(TA)では頸部の筋に分類された．(NA4)では8つの筋が含まれていたが，(TA)では頭板状筋と頭長筋が外され，(平14)では前頭直筋と外側頭直筋が外された．
| 注7 | 甲状腺提靱帯は，従来は甲状腺の両葉を輪状軟骨の側面につなぐ結合組織の肥厚部を指していたが，(TA)では甲状軟骨・輪状軟骨・気管から起こり甲状腺を吊す頸筋膜気管前葉の肥厚部とされた．
| 注8 | 固有背筋は，背部深層に位置する筋の項目名として(TA)で採用された．(TA)の注を以下に引用する．
この筋群に属する筋はみな軸上筋であって脊髄神経の後枝で支配され，これらだけが真の背筋と見なされよう．この意味で頸前横突間筋と頸外側後横突間筋と腰外側横突間筋は軸下筋で肋骨挙筋と相同であり，脊髄神経の前枝で支配されていて，真の背筋ではない．
| 注9 | 腸肋筋は(昭62)までは腰腸肋筋・腹腸肋筋・頸腸肋筋の3部に分けたが，(TA)の区分にしたがって2部に分け，腹腸肋筋を腰腸肋筋の一部に含めその腹部とした．
| 注10 | 腰腸肋筋の腰部と胸最長筋の腰部は，(TA)にしたがって別名をつけ，両者をあわせて脊柱起立筋腰部と位置づける．
| 注11 | 頭棘筋は，一般的に頭半棘筋の最も内側の部分と考えられているが，(昭62)および(TA)で採用されている．
| 注12 | (TA)にしたがい，多裂筋を腰・胸・頸の3部に分けた．
| 注13 | 腹部の筋膜の項目は(TA)にしたがった．(TA)の注を以下に引用する．
あげられた用語は，内方から外方への順に並べられ，拾い落としのないように，関連が分かるようにするために，今までに腹部の筋膜の部分と見なされたことのあるすべての構造についてそれを表すのに使われる用語を含んでいる．したがって筋膜という用語を使うことがもはや勧められない構造も含まれている．
| 注14 | 腹部の筋膜に含められる腸腰筋筋膜 Fascia iliopsoas は，下肢の筋膜に含められる腸骨筋膜 Fascia iliaca と同じものである．(昭62)までは下肢の筋の項目に含められ，腸骨筋膜と呼ばれていた．(TA)では腹部の筋膜の項目で腸腰筋筋膜と腸骨筋膜が併記され，下肢の筋の筋膜の項目で腸骨筋膜と表記される．腸骨筋の筋膜は(TA)にしたがって腸腰筋筋膜の一部とし，腸骨筋膜と表記した．
| 注15 | 臍筋膜は，横筋筋膜のうち臍の後ろで厚くなった部分で，(TA)にしたがって加えた．
| 注16 | 大腿四頭筋の停止腱のうち，膝蓋骨より遠位部分を膝蓋靱帯という(関節学，62ページを参照)．腱反射などでは膝蓋腱反射と称される．

内 臓 学
Splanchnologia
Splanchnology

消化器系
Systema digestorium
Alimentary system

一般用語	Nomina generalia	General terms
粘膜	Tunica mucosa	Mucosa; Mucous membrane
粘膜上皮	Epithelium mucosae	Mucous epithelium
粘膜固有層	Lamina propria mucosae	Propria mucosae
粘膜筋板	Lamina muscularis mucosae	Muscularis mucosae
粘膜下組織	Tela submucosa	Submucosa
筋層	Tunica muscularis	Muscle layer
漿膜	Tunica serosa	Serosa; Serous coat
漿膜下組織	Tela subserosa	Subserosa; Subserous layer
外膜	Tunica adventitia	Adventitia
実質	Parenchyma	Parenchyma
支質	Stroma	Stroma
腺	Glandula	Gland
葉	Lobus	Lobe
小葉	Lobulus	Lobule

口	**Os**	**Mouth**
口腔	**Cavitas oris**	**Oral cavity**
口腔前庭	Vestibulum oris	Oral vestibule
口裂	Rima oris	Oral fissure; Oral opening
口唇；くちびる	Labia oris	Lips
上唇；うわくちびる	Labium superius	Upper lip
人中	Philtrum	Philtrum
上唇結節	Tuberculum	Tubercle
下唇；したくちびる	Labium inferius	Lower lip
唇交連	Commissura labiorum	Labial commissure
口角	Angulus oris	Angle of mouth
頬；ほほ	Bucca	Cheek
頬脂肪体	Corpus adiposum buccae	Buccal fat pad
口腔傍器官	Organum juxtaorale	Juxta-oral organ
頬小帯	Frenulum buccae	Frenulum of cheek
固有口腔	Cavitas oris propria	Oral cavity proper
口蓋	Palatum	Palate
硬口蓋	Palatum durum	Hard palate

軟口蓋；口蓋帆	Palatum molle; Velum palatinum	Soft palate
口蓋縫線	Raphe palati	Palatine raphe
横口蓋ヒダ	Plicae palatinae transversae; Rugae palatinae	Transverse palatine folds; Palatine rugae
切歯乳頭	Papilla incisiva	Incisive papilla
口腔粘膜	Tunica mucosa oris	Mucous membrane of mouth
上唇小帯	Frenulum labii superioris	Frenulum of upper lip
下唇小帯	Frenulum labii inferioris	Frenulum of lower lip
歯肉	Gingiva	Gingiva; Gum
歯肉縁	Margo gingivalis	Gingival margin
歯肉乳頭；歯間乳頭	Papilla gingivalis; Papilla interdentalis	Gingival papilla; Interdental papilla
歯肉溝	Sulcus gingivalis	Gingival sulcus; Gingival groove
舌下小丘	Caruncula sublingualis	Sublingual caruncle
舌下ヒダ	Plica sublingualis	Sublingual fold
耳下腺乳頭	Papilla ductus parotidei	Papilla of parotid duct
口腔腺	**Glandulae oris**	**Glands of mouth**
大唾液腺	Glandulae salivariae majores	Major salivary glands
耳下腺	Glandula parotidea	Parotid gland
浅部	Pars superficialis	Superficial part
深部	Pars profunda	Deep part
副耳下腺	Glandula parotidea accessoria	Accessory parotid gland
耳下腺管	Ductus parotideus	Parotid duct
舌下腺	Glandula sublingualis	Sublingual gland
大舌下腺管	Ductus sublingualis major	Major sublingual duct
小舌下腺管	Ductus sublinguales minores	Minor sublingual ducts
顎下腺	Glandula submandibularis	Submandibular gland
顎下腺管	Ductus submandibularis	Submandibular duct
小唾液腺	Glandulae salivariae minores	Minor salivary glands
口唇腺	Glandulae labiales	Labial glands
頬腺	Glandulae buccales	Buccal glands
臼歯腺	Glandulae molares	Molar glands
口蓋腺	Glandulae palatinae	Palatine glands
舌腺	Glandulae linguales	Lingual glands
前舌腺	Glandula lingualis apicalis	Anterior lingual salivary gland
後舌腺	Glandula radicis linguae	Deep posterior lingual gland
歯	**Dentes**	**Teeth**
歯冠	Corona dentis	Crown
歯冠尖頭；尖頭	Cuspis dentis	Cusp; Cuspid
咬頭尖	Apex cuspidis	Apex of cusp
副咬頭	Cuspis accessoria	Accessory cusp
咬頭；歯冠結節	Tuberculum dentis; Tuberculum coronae dentis	Tubercle

横稜	Crista transversalis	Transverse ridge
三角稜	Crista triangularis	Triangular ridge
斜稜	Crista obliqua	Oblique ridge
咬合裂	Fissura occlusalis	Occlusal fissure
咬合窩	Fossa occlusalis	Occlusal fossa
頰側咬頭	Cuspis buccalis	Buccal cusp
口蓋側咬頭	Cuspis palatinalis	Palatal cusp
舌側咬頭	Cuspis lingualis	Lingual cusp
近心頰側咬頭	Cuspis mesiobuccalis	Mesiobuccal cusp
近心口蓋側咬頭	Cuspis mesiopalatalis	Mesiopalatal cusp
近心舌側咬頭	Cuspis mesiolingualis	Mesiolingual cusp
遠心頰側咬頭	Cuspis distobuccalis	Distobuccal cusp
遠心口蓋側咬頭	Cuspis distopalatinalis	Distopalatal cusp
遠心舌側咬頭	Cuspis distolingualis	Distolingual cusp
遠心咬頭	Cuspis distalis	Distal cusp; Hypoconulid
臨床歯冠	Corona clinica	Clinical crown
歯頸	Cervix dentis	Neck; Cervix
歯根	Radix dentis	Root
歯根尖；根尖	Apex radicis dentis	Root apex
臨床歯根	Radix clinica	Clinical root
咬合面	Facies occlusalis	Occlusal surface
前庭面	Facies vestibularis	Vestibular surface
頰側面	Facies buccalis	Buccal surface
口唇面	Facies labialis	Labial surface
舌面	Facies lingualis	Lingual surface
口蓋面	Facies palatinalis	Palatal surface
近心面	Facies mesialis	Mesial surface
遠心面	Facies distalis	Distal surface
隣接面	Facies approximalis	Approximal surface; Interproximal surface
接触域	Area contingens	Contact zone
歯帯	Cingulum	Cingulum
辺縁隆線	Crista marginalis	Marginal ridge
切縁	Margo incisalis	Incisal margin
歯髄腔	Cavitas dentis; Cavitas pulparis	Pulp cavity
歯冠腔；髄室	Cavitas coronae	Pulp cavity of crown
歯根管；根管	Canalis radicis dentis	Root canal; Pulp canal
歯根尖孔；根尖孔	Foramen apicis dentis	Apical foramen
歯髄	Pulpa dentis	Dental pulp
歯冠髄；歯冠歯髄	Pulpa coronalis	Crown pulp
歯根髄；歯根歯髄	Pulpa radicularis	Root pulp
歯乳頭	Papilla dentis	Dental papilla
ゾウゲ質；象牙質	Dentinum	Dentine
エナメル質	Enamelum	Enamel

セメント質	Cementum	Cement
歯根膜	Periodontium	Periodontium
切縁結節	Mammillae	Mamelons
犬歯溝；線条	Stria canina; Sulcus caninus	Canine groove
犬歯窩	Fossa canina	Canine fossa
近心小窩	Fovea mesialis	Mesial fovea
遠心小窩	Fovea distalis	Distal fovea
頬側根	Radix buccalis	Buccal root
口蓋側根	Radix palatinalis	Palatal root
近心根	Radix mesialis	Mesial root
遠心根	Radix distalis	Distal root
近心頬側根	Radix mesiobuccalis	Mesiobuccal root
近心舌側根	Radix mesiolingualis	Mesiolingual root
副根	Radix accessoria	Accessory root
†異常結節	Tuberculum anomale	Anomalous tubercle
臼傍咬頭；臼傍結節	Cuspis paramolaris; Tuberculum paramolare	Paramolar cusp; Paramolar tubercle
臼結節	Tuberculum molare	Molar tubercle
歯槽	Alveolus dentalis	Dental alveolus; Tooth socket
咬合面曲線	Curvea occlusalis	Occlusal curves
歯根膜	Lig. periodontale	Periodontal ligament
上歯列弓	Arcus dentalis maxillaris; Arcus dentalis superior	Maxillary dental arcade; Upper dental arcade
下歯列弓	Arcus dentalis mandibularis; Arcus dentalis inferior	Mandibular dental arcade; Lower dental arcade
切歯	Dens incisivus	Incisor tooth
犬歯	Dens caninus	Canine tooth
小臼歯	Dens premolaris	Premolar tooth
大臼歯	Dens molaris	Molar tooth
智歯；おやしらず；第三大臼歯	Dens molaris tertius; Dens serotinus	Third molar tooth; Wisdom tooth
乳歯	Dentes decidui	Deciduous teeth
永久歯	Dentes permanentes	Permanent teeth
歯隙	Diastema	Diastema
舌	**Lingua**	**Tongue**
舌尖	Apex linguae	Apex of tongue; Tip of tongue
舌体	Corpus linguae	Body of tongue
舌根	Radix linguae	Root of tongue
舌背	Dorsum linguae	Dorsum of tongue
舌縁	Margo linguae	Margin of tongue
溝前部；前部	Pars anterior; Pars presulcalis	Anterior part; Presulcal part
溝後部；後部	Pars posterior; Pars postsulcalis	Posterior part; Postsulcal part
[舌の]下面	Facies inferior linguae	Inferior surface of tongue
采状ヒダ	Plica fimbriata	Fimbriated fold

舌粘膜	Tunica mucosa linguae	Mucous membrane of tongue
舌小帯	Frenulum linguae	Frenulum of tongue
舌乳頭	Papillae linguales	Papillae of tongue; Lingual papillae
糸状乳頭	Papillae filiformes	Filiform papillae
円錐乳頭	Papillae conicae	Conic papillae
茸状乳頭	Papillae fungiformes	Fungiform papillae
有郭乳頭	Papillae vallatae	Vallate papillae
葉状乳頭	Papillae foliatae	Foliate papillae
舌正中溝	Sulcus medianus linguae	Midline groove of tongue; Median sulcus of tongue
分界溝	Sulcus terminalis linguae	Terminial sulcus of tongue
舌盲孔	Foramen caecum linguae	Foramen caecum of tongue
†甲状舌管	Ductus thyroglossalis	Thyroglossal duct
舌扁桃	Tonsilla lingualis	Lingual tonsil
リンパ小節	Noduli lymphoidei	Lymphoid nodules
舌小胞	Folliculi linguales	Lingual follicles
舌中隔	Septum linguae	Lingual septum
舌腱膜	Aponeurosis linguae	Lingual aponeurosis
舌筋	Mm. linguae	Muscles of tongue
オトガイ舌筋	M. genioglossus	Genioglossus
舌骨舌筋	M. hyoglossus	Hyoglossus
小角舌筋	M. chondroglossus	Chondroglossus
大角舌筋	M. ceratoglossus	Ceratoglossus
茎突舌筋	M. styloglossus	Styloglossus
上縦舌筋	M. longitudinalis superior	Superior longitudinal muscle
下縦舌筋	M. longitudinalis inferior	Inferior longitudinal muscle
横舌筋	M. transversus linguae	Transverse muscle
垂直舌筋	M. verticalis linguae	Vertical muscle
口蓋舌筋	M. palatoglossus	Palatoglossus
口峡	**Fauces**	**Fauces**
口峡峡部	Isthmus faucium	Isthmus of fauces; Oropharyngeal isthmus
軟口蓋；口蓋帆	**Palatum molle; Velum palatinum**	**Soft palate**
口蓋垂	Uvula palatina	Uvula
口蓋舌弓	Arcus palatoglossus; Plica anterior faucium	Palatoglossal arch; Anterior pillar of fauces
口蓋咽頭弓	Arcus palatopharyngeus; Plica posterior faucium	Palatopharyngeal arch; Posterior pillar of fauces
口蓋扁桃	Tonsilla palatina	Palatine tonsil
扁桃小窩	Fossulae tonsillares	Tonsillar pits
扁桃陰窩	Cryptae tonsillares	Tonsillar crypts
扁桃被膜	Capsula tonsillaris	Tonsillar capsule

内臓学　消化器系

†扁桃裂；扁桃内裂	Fissura tonsillaris; Fissura intratonsillaris	Tonsillar cleft; Intratonsillar cleft
†半月ヒダ	Plica semilunaris	Semilunar fold
†三角ヒダ	Plica triangularis	Triangular fold
扁桃窩	Fossa tonsillaris; Sinus tonsillaris	Tonsillar sinus; Tonsillar fossa; Tonsillar bed
扁桃上窩	Fossa supratonsillaris	Supratonsillar fossa
口蓋筋	Mm. palati mollis et faucium	Muscles of soft palate and fauces
口蓋腱膜	Aponeurosis palatina	Palatine aponeurosis
口蓋帆挙筋	M. levator veli palatini	Levator veli palatini
口蓋帆張筋	M. tensor veli palatini	Tensor veli palatini
口蓋垂筋	M. uvulae	Musculus uvulae
口蓋舌筋	M. palatoglossus	Palatoglossus
口蓋咽頭筋	M. palatopharyngeus	Palatopharyngeus
前束	Fasciculus anterior	Anterior fascicle
後束；口蓋咽頭括約筋	Fasciculus posterior; M. sphincter palatopharyngeus	Posterior fascicle; Palatopharyngeal sphincter

咽頭	**Pharynx**	**Pharynx**
咽頭腔	Cavitas pharyngis	Cavity of pharynx
[咽頭]鼻部	**Pars nasalis pharyngis**	**Nasopharynx**
咽頭円蓋	Fornix pharyngis	Vault of pharynx
咽頭下垂体	Hypophysis pharyngealis	Pharyngeal hypophysis
咽頭扁桃	Tonsilla pharyngealis	Pharyngeal tonsil
扁桃小窩	Fossulae tonsillares	Tonsillar pits
扁桃陰窩	Cryptae tonsillares	Tonsillar crypts
咽頭リンパ小節	Noduli lymphoidei pharyngeales	Pharyngeal lymphoid nodules
†咽頭嚢	Bursa pharyngealis	Pharyngeal bursa
耳管咽頭口	Ostium pharyngeum tubae auditivae; Ostium pharyngeum tubae auditoriae	Pharyngeal opening of auditory tube
耳管隆起	Torus tubarius	Torus tubarius
耳管咽頭ヒダ	Plica salpingopharyngea	Salpingopharyngeal fold
耳管口蓋ヒダ	Plica salpingopalatina	Salpingopalatine fold
挙筋隆起	Torus levatorius	Torus levatorius
耳管扁桃	Tonsilla tubaria	Tubal tonsil
咽頭陥凹	Recessus pharyngeus	Pharyngeal recess
口蓋咽頭稜	Crista palatopharyngea	Palatopharyngeal ridge
[咽頭]口部	**Pars oralis pharyngis**	**Oropharynx**
喉頭蓋谷	Vallecula epiglottica	Epiglottic vallecula
正中舌喉頭蓋ヒダ	Plica glossoepiglottica mediana	Median glosso-epiglottic fold

外側舌喉頭蓋ヒダ	Plica glossoepiglottica lateralis	Lateral glosso-epiglottic fold
[咽頭]喉頭部	**Pars laryngea pharyngis**	**Laryngopharynx; Hypopharynx**
梨状陥凹	Recessus piriformis	Piriform fossa; Piriform recess
上喉頭神経ヒダ	Plica nervi laryngei superioris	Fold of superior laryngeal nerve
咽頭食道狭窄	Constrictio pharyngooesophagealis	Pharyngo-oesophageal constriction
咽頭頭底板	Fascia pharyngobasilaris	Pharyngobasilar fascia
粘膜	**Tunica mucosa**	**Mucosa; Mucous membrane**
粘膜下組織	Tela submucosa	Submucosa
咽頭腺	Glandulae pharyngeales	Pharyngeal glands
咽頭筋層	**Mm. pharyngis; Tunica muscularis pharyngis**	**Pharyngeal muscles; Muscle layer of pharynx**
咽頭縫線	Raphe pharyngis	Pharyngeal raphe
翼突下顎縫線	Raphe pterygomandibularis	Pterygomandibular raphe
上咽頭収縮筋	M. constrictor pharyngis superior	Superior constricor
翼突咽頭部	Pars pterygopharyngea	Pterygopharyngeal part
頬咽頭部	Pars buccopharyngea	Buccopharyngeal part
顎咽頭部	Pars mylopharyngea	Mylopharyngeal part
舌咽頭部	Pars glossopharyngea	Glossopharyngeal part
中咽頭収縮筋	M. constrictor pharyngis medius	Middle constrictor
小角咽頭部	Pars chondropharyngea	Chondropharyngeal part
大角咽頭部	Pars ceratopharyngea	Ceratopharyngeal part
下咽頭収縮筋	M. constrictor pharyngis inferior	Inferior constrictor
甲状咽頭部	Pars thyropharyngea; M. thyropharyngeus	Thyropharyngeal part; Thyropharyngeus
輪状咽頭部	Pars cricopharyngea; M. cricopharyngeus	Cricopharyngeal part; Cricopharyngeus
茎突咽頭筋	M. stylopharyngeus	Stylopharyngeus
耳管咽頭筋	M. salpingopharyngeus	Salpingopharyngeus
口蓋咽頭筋	M. palatopharyngeus	Palatopharyngeus
頬咽頭筋膜	Fascia buccopharyngealis	Buccopharyngeal fascia
咽頭周囲隙	Spatium peripharyngeum	Peripharyngeal space
咽頭後隙	Spatium retropharyngeum	Retropharyngeal space
咽頭側隙	Spatium lateropharyngeum; Spatium pharyngeum laterale; Spatium parapharyngeum	Parapharyngeal space; Lateral pharyngeal space
食道	**Oesophagus**	**Oesophagus**
頸部	Pars cervicalis; Pars colli	Cervical part
胸部	Pars thoracica	Thoracic part

内臓学 消化器系

胸部狭窄：気管大動脈狭窄	Constrictio partis thoracicae; Constrictio bronchoaortica	Thoracic constriction; Broncho-aortic constriction
横隔膜狭窄	Constrictio phrenica; Constrictio diaphragmatica	Diaphragmatic constriction
腹部	Pars abdominalis	Abdominal part
粘膜	Tunica mucosa	Mucosa; Mucous membrane
粘膜固有層	Lamina propria mucosae	Propria mucosae
粘膜筋板	Lamina muscularis mucosae	Muscularis mucosae
粘膜下組織	Tela submucosa	Submucosa
食道腺	Glandulae oesophageae	Oesophageal glands
筋層	Tunica muscularis	Muscular layer; Muscular coat
気管食道筋	M. bronchooesophageus	Broncho-oesophageus
胸膜食道筋	M. pleurooesophageus	Pleuro-oesophageus
輪状食道腱束	Tendo cricooesophageus	Crico-oesophageal tendon
漿膜	Tunica serosa	Serosa; Serous coat
漿膜下組織	Tela subserosa	Subserosa; Subserous layer
外膜	Tunica adventitia	Adventitia

胃　　　　Gaster　　　　Stomach

前壁	Paries anterior	Anterior wall
後壁	Paries posterior	Posterior wall
大弯	Curvatura major	Greater curvature
小弯	Curvatura minor	Lesser curvature
角切痕	Incisura angularis	Angular incisure
噴門	Cardia; Pars cardiaca	Cardia; Cardial part
噴門口	Ostium cardiacum	Cardial orifice
胃底	Fundus gastricus	Fundus of stomach
胃円蓋	Fornix gastricus	Fornix of stomach
噴門切痕	Incisura cardialis	Cardial notch
胃体	Corpus gastricum	Body of stomach
胃体管	Canalis gastricus	Gastric canal
幽門部	Pars pylorica	Pyloric part
幽門洞	Antrum pyloricum	Pyloric antrum
幽門管	Canalis pyloricus	Pyloric canal
幽門	Pylorus	Pylorus
幽門口	Ostium pyloricum	Pyloric orifice
粘膜	Tunica mucosa	Mucosa; Mucous membrane
胃粘膜ヒダ	Plicae gastricae	Gastric folds; Gastric rugae
粘膜固有層	Lamina propria mucosae	Propria mucosae
粘膜筋板	Lamina muscularis mucosae	Muscularis mucosae
胃小区	Areae gastricae	Gastric areas
絨毛様ヒダ	Plicae villosae	Villous folds
胃小窩	Foveolae gastricae	Gastric pits
胃腺	Glandulae gastricae	Gastric glands
固有胃腺；胃底腺	Glandulae gastricae propriae	Principal gastric glands

噴門腺	Glandulae cardiacae	Cardiac glands
幽門腺	Glandulae pyloricae	Pyloric glands
胃リンパ小節	Noduli lymphatici gastrici	Gastric lymphoid nodules
粘膜下組織	Tela submucosa	Submucosa
筋層	Tunica muscularis	Muscular layer; Muscular coat
縦筋層	Stratum longitudinale	Longitudinal layer
輪筋層	Stratum circulare	Circular layer
幽門括約筋	M. sphincter pyloricus	Pyloric sphincter
斜線維	Fibrae obliquae	Oblique fibres
漿膜	Tunica serosa	Serosa; Serous coat
漿膜下組織	Tela subserosa	Subserosa; Subserous layer

小腸 — **Intestinum tenue** — **Small intestine**

粘膜	Tunica mucosa	Mucosa; Mucous membrane
粘膜固有層	Lamina propria mucosae	Propria mucosae
粘膜筋板	Lamina muscularis mucosae	Muscularis mucosae
粘膜下組織	Tela submucosa	Submucosa
輪状ヒダ	Plicae circulares	Circular folds
腸絨毛	Villi intestinales	Intestinal villi
腸腺	Glandulae intestinales	Intestinal glands
孤立リンパ小節	Noduli lymphoidei solitarii	Solitary lymphoid nodules
集合リンパ小節 (注1)	Noduli lymphoidei aggregati; Folliculi lymphatici aggregati	Aggregated lymphoid nodules; Aggregated lymphoid follicles
筋層	Tunica muscularis	Muscular layer; Muscular coat
縦筋層	Stratum longitudinale; Stratum helicoidale longi gradus	Longitudinal layer; Long pitch helicoidal layer
輪筋層	Stratum circulare; Stratum helicoidale brevis gradus	Circular layer; Short pitch helicoidal layer
漿膜	Tunica serosa	Serosa; Serous coat
漿膜下組織	Tela subserosa	Subserosa; Subserous layer
十二指腸	**Duodenum**	**Duodenum**
上部	Pars superior	Superior part
膨大[部]	Ampulla; Bulbus	Ampulla; Duodenal cap
[十二指腸]球部	Bulbus duodeni	Bulb of duodenum
下行部	Pars descendens	Descending part
水平部；横行部	Pars horizontalis; Pars inferior	Inferior part; Horizontal part; Transverse part
上行部	Pars ascendens	Ascending part
上十二指腸曲	Flexura duodeni superior	Superior duodenal flexure
下十二指腸曲	Flexura duodeni inferior	Inferior duodenal flexure
十二指腸空腸曲	Flexura duodenojejunalis	Duodenojejunal flexure
十二指腸被蓋部	Pars tecta duodeni	Hidden part of duodenum
十二指腸提筋 (注2)	M. suspensorius duodeni; Lig. suspensorium duodeni	Suspensory muscle of duodenum; Suspensory ligament of duodenum

内臓学　消化器系

横隔膜腹腔動脈部	Pars phrenicocoeliaca	Phrenicocoeliac part
腹腔動脈十二指腸部	Pars coeliacoduodenalis	Coeliacoduodenal part
十二指腸縦ヒダ	Plica longitudinalis duodeni	Longitudinal fold of duodenum
大十二指腸乳頭 (注3)	Papilla duodeni major	Major duodenal papilla
小十二指腸乳頭	Papilla duodeni minor	Minor duodenal papilla
十二指腸腺	Glandulae duodenales	Duodenal glands
空腸	**Jejunum**	**Jejunum**
回腸	**Ileum**	**Ileum**
回腸終末部	Pars terminalis	Terminal ileum
†回腸憩室	Diverticulum ilei	Ileal diverticulum
大腸	**Intestinum crassum**	**Large intestine**
粘膜	Tunica mucosa	Mucosa; Mucous membrane
粘膜固有層	Lamina propria mucosae	Propria mucosae
粘膜筋板	Lamina muscularis mucosae	Muscularis mucosae
腸腺	Glandulae intestinales	Intestinal glands
孤立リンパ小節	Noduli lymphoidei solitarii	Solitary lymphoid nodules
粘膜下組織	Tela submucosa	Submucosa
筋層	Tunica muscularis	Muscular layer; Muscular coat
縦筋層	Stratum longitudinale; Stratum helicoidale longi gradus	Longitudinal layer; Long pitch helicoidal layer
輪筋層	Stratum circulare; Stratum helicoidale brevis gradus	Circular layer; Short pitch helicoidal layer
漿膜	Tunica serosa	Serosa; Serous coat
漿膜下組織	Tela subserosa	Subserosa; Subserous layer
盲腸	**Caecum**	**Caecum**
回盲乳頭; 回腸乳頭	Papilla ilealis	Ileal papilla
回結腸唇; 上唇	Labrum ileocolicum; Labrum superius	Ileocolic lip; Superior lip
回盲唇; 下唇	Labrum ileocaecale; Labrum inferius	Ileocaecal lip; Inferior lip
回盲弁小帯; 回腸口小帯	Frenulum ostii ilealis	Frenulum of ileal orifice
回腸口 (注4)	Ostium ileale	Ileal orifice; Orifice of ileal papilla
虫垂	Appendix vermiformis	Appendix; Vermiform appendix
虫垂口	Ostium appendicis vermiformis	Orifice of vermiform appendix
集合リンパ小節	Noduli lymphoidei aggregati	Aggregated lymphoid nodules
†盲結腸前筋膜	Fascia precaecocolica	Precaecocolic fascia
結腸	**Colon**	**Colon**
上行結腸	Colon ascendens	Ascending colon
右結腸曲	Flexura coli dextra; Flexura coli hepatica	Right colic flexure; Hepatic flexure
横行結腸	Colon transversum	Transverse colon

左結腸曲	Flexura coli sinistra; Flexura coli splenica	Left colic flexure; Splenic flexure
下行結腸	Colon descendens	Descending colon
S状結腸	Colon sigmoideum	Sigmoid colon
結腸半月ヒダ	Plicae semilunares coli	Semilunar folds of colon
結腸膨起	Haustra coli	Haustra of colon
腹膜垂	Appendices omentales; Appendices adiposae coli; Appendices epiploicae	Omental appendices; Fatty appendices of colon
筋層	Tunica muscularis	Muscular layer; Muscular coat
縦筋層	Stratum longitudinale	Longitudinal layer
結腸ヒモ	Taeniae coli	Taeniae coli
間膜ヒモ	Taenia mesocolica	Mesocolic taenia
大網ヒモ	Taenia omentalis	Omental taenia
自由ヒモ	Taenia libera	Free taenia
輪筋層	Stratum circulare	Circular layer
直腸	**Rectum**	**Rectum**
仙骨曲	Flexura sacralis	Sacral flexure
外側曲	Flexurae laterales	Lateral flexures
外側上右曲；外側上曲	Flexura superodextra lateralis; Flexura superior lateralis	Superodextral lateral flexure; Superior lateral flexure
外側中間左曲；外側中間曲	Flexura intermediosinistra lateralis; Flexura intermedia lateralis	Intermediosinistral lateral flexure; Intermediate lateral flexure
外側下右曲；外側下曲	Flexura inferodextra lateralis; Flexura inferior lateralis	Inferodextral lateral flexure; Inferior lateral flexure
肛門会陰曲；会陰曲	Flexura anorectalis; Flexura perinealis	Anorectal flexure; Perineal flexure
肛門直腸結合	Junctio anorectalis	Anorectal junction
直腸膨大部	Ampulla recti	Rectal ampulla
筋層	Tunica muscularis	Muscular layer; Muscular coat
縦筋層	Stratum longitudinale	Longitudinal layer
直腸尾骨筋	M. rectococcygeus	Rectococcygeus
肛門直腸会陰筋	Mm. anorectoperineales; Mm. rectourethrales	Anorectoperineal muscles; Recto-urethral muscles
直腸会陰筋；上直腸尿道筋	M. rectoperinealis; M. rectourethralis superior	Rectoperinealis; Recto-urethralis superior
肛門会陰筋；下直腸尿道筋	M. anoperinealis; M. rectourethralis inferior	Anoperinealis; Recto-urethralis inferior
直腸膀胱筋	M. rectovesicalis	Rectovesicalis
輪筋層	Stratum circulare	Circular layer
外側直腸靱帯	Lig. recti laterale	Lateral ligament of rectum; Rectal stalk
直腸横ヒダ	Plicae transversae recti	Transverse folds of rectum

内臓学　消化器系

肛門管	Canalis analis	Anal canal
肛門直腸線	Linea anorectalis	Anorectal line
肛門柱	Columnae anales	Anal columns
肛門洞	Sinus anales	Anal sinuses
肛門移行帯	Zona transitionalis analis	Anal transitional zone
肛門弁	Valvulae anales	Anal valves
肛門櫛	Pecten analis	Anal pecten
櫛状線；歯状線	Linea pectinata	Pectinate line
肛門皮膚線	Linea anocutanea	Anocutaneous line
内肛門括約筋	M. sphincter ani internus	Internal anal sphincter
括約筋間溝	Sulcus intersphinctericus	Intersphincteric groove
外肛門括約筋	M. sphincter ani externus	External anal sphincter
深部	Pars profunda	Deep part
浅部	Pars superficialis	Superficial part
皮下部	Pars subcutanea	Subcutaneous part
肛門	Anus	Anus

肝臓	Hepar	Liver
横隔面	Facies diaphragmatica	Diaphragmatic surface
上部	Pars superior	Superior part
心圧痕	Impressio cardiaca	Cardiac impression
前部	Pars anterior	Anterior part
右部	Pars dextra	Right part
後部	Pars posterior	Posterior part
無漿膜野	Area nuda	Bare area
大静脈溝	Sulcus venae cavae	Groove for vena cava
静脈管索裂	Fissura ligamenti venosi	Fissure for ligamentum venosum
静脈管索	Lig. venosum	Ligamentum venosum
臓側面	Facies visceralis	Visceral surface
胆嚢窩	Fossa vesicae biliaris; Fossa vesicae felleae	Fossa for gallbladder
肝円索裂	Fissura ligamenti teretis	Fissure for ligamentum teres; Fissure for round ligament
肝円索	Lig. teres hepatis	Round ligament of the liver
肝門	Porta hepatis	Porta hepatis
小網隆起	Tuber omentale	Omental tuberosity
食道圧痕	Impressio oesophagealis	Oesophageal impression
胃圧痕	Impressio gastrica	Gastric impression
十二指腸圧痕	Impressio duodenalis	Duodenal impression
結腸圧痕	Impressio colica	Colic impression
腎圧痕	Impressio renalis	Renal impression
副腎圧痕	Impressio suprarenalis	Suprarenal impression
下縁	Margo inferior	Inferior border
肝円索切痕	Incisura ligamenti teretis	Notch for ligamentum teres

肝葉	Lobi hepatis	Hepatic lobes
右葉	Lobus hepatis dexter	Right lobe of liver
前区	Segmentum anterius	Anterior segment
後区	Segmentum posterius	Posterior segment
左葉	Lobus hepatis sinister	Left lobe of liver
内側区	Segmentum mediale	Medial segment
方形部	Pars quadrata	Quadrate part
線維付着	Appendix fibrosa hepatis	Fibrous appendix of liver
外側区	Segmentum laterale	Lateral segment
方形葉	Lobus quadratus	Quadrate lobe
尾状葉	Lobus caudatus	Caudate lobe
乳頭突起	Processus papillaris	Papillary process
尾状突起	Processus caudatus	Caudate process
肝区域：葉，部，区域	Segmentatio hepatis: lobi, partes, divisiones et segmenta	Hepatic segmentation: lobes, parts, divisions and segments
臍裂	Fissura umbilicalis	Umbilical fissure
主門裂	Fissura portalis principalis	Main portal fissure
右門裂	Fissura portalis dextra	Right portal fissure
左肝部	Pars hepatis sinistra	Left liver; Left part of liver
左外側区	Divisio lateralis sinistra	Left lateral division
左外側後区域；区域 II	Segmentum posterius laterale sinistrum; Segmentum II	Left posterior lateral segment; Segment II
左外側前区域；区域 III	Segmentum anterius laterale sinistrum; Segmentum III	Left anterior lateral segment; Segment III
左内側区	Divisio medialis sinistra	Left medial division
左内側区域；区域 IV	Segmentum mediale sinistrum; Segmentum IV	Left medial segment; Segment IV
肝後部；尾状葉	Pars posterior hepatis; Lobus caudatus	Posterior liver; Posterior part of liver; Caudate lobe
後区域；尾状葉；区域 I	Segmentum posterius; Lobus caudatus; Segmentum I	Posterior segment; Caudate lobe; Segment I
右肝部	Pars hepatis dextra	Right liver; Right part of liver
右内側区	Divisio medialis dextra	Right medial division
右内側前区域；区域 V	Segmentum anterius mediale dextrum; Segmentum V	Anterior medial segment; Segment V
右内側後区域；区域 VIII	Segmentum posterius mediale dextrum; Segmentum VIII	Posterior medial segment; Segment VIII
右外側区	Divisio lateralis dextra	Right lateral division
右外側前区域；区域 VI	Segmentum anterius laterale dextrum; Segmentum VI	Anterior lateral segment; Segment VI
右外側後区域；区域 VII	Segmentum posterius laterale dextrum; Segmentum VII	Posterior lateral segment; Segment VII
漿膜	Tunica serosa	Serosa; Serous coat
漿膜下組織	Tela subserosa	Subserosa; Subserous layer
線維膜	Tunica fibrosa	Fibrous capsule

内臓学 消化器系

[血管周囲]線維鞘 (注5)	Capsula fibrosa perivascularis	Perivascular fibrous capsule
肝小葉	Lobuli hepatis	Lobules of liver
小葉間動脈	Aa. interlobulares	Interlobular arteries
小葉間静脈	Vv. interlobulares	Interlobular veins
中心静脈	Vv. centrales	Central veins
小葉間胆管	Ductus biliferi interlobulares	Interlobular bile ducts
集合胆管	Ducti biliferi	Bile ducts
総肝管	**Ductus hepaticus communis**	**Common hepatic duct**
右肝管	Ductus hepaticus dexter	Right hepatic duct
前枝	R. anterior	Anterior branch
後枝	R. posterior	Posterior branch
左肝管	Ductus hepaticus sinister	Left hepatic duct
外側枝	R. lateralis	Lateral branch
内側枝	R. medialis	Medial branch
右尾状葉胆管	Ductus lobi caudati dexter	Right duct of caudate lobe
左尾状葉胆管	Ductus lobi caudati sinister	Left duct of caudate lobe
胆嚢 (タンノウ)	**Vesica biliaris; Vesica fellea**	**Gallbladder**
胆嚢底	Fundus vesicae biliaris; Fundus vesicae felleae	Fundus of gallbladder
胆嚢漏斗	Infundibulum vesicae biliaris; Infundibulum vesicae felleae	Infundibulum of gallbladder
胆嚢体	Corpus vesicae biliaris; Corpus vesicae felleae	Body of gallbladder
胆嚢頸	Collum vesicae biliaris; Collum vesicae felleae	Neck of gallbladder
粘膜	Tunica mucosa	Mucosa; Mucous membrane
粘膜ヒダ	Plicae muscosae; Rugae	Mucosal folds; Rugae
筋層	Tunica muscularis	Muscular layer; Muscular coat
漿膜	Tunica serosa	Serosa; Serous coat
漿膜下組織	Tela subserosa	Subserosa; Subserous layer
胆嚢管	**Ductus cysticus**	**Cystic duct**
ラセンヒダ	Plica spiralis	Spiral fold
総胆管	**Ductus choledochus; Ductus biliaris**	**Bile duct**
総胆管括約筋	M. sphincter ductus choledochi; M. sphincter ductus biliaris	Sphincter of bile duct
上括約筋	M. sphincter superior	Superior sphincter
下括約筋	M. sphincter inferior	Inferior sphincter
胆膵管膨大部	Ampulla hepatopancreatica; Ampulla biliaropancreatica	Hepatopancreatic ampulla; Biliaropancreatic ampulla
[胆膵管]膨大部括約筋	M. sphincter ampullae	Sphincter of ampulla
胆管粘膜腺	Glandulae ductus choledochi; Glandulae ductus biliaris	Glands of bile duct

膵臓	**Pancreas**	**Pancreas**
膵頭	Caput pancreatis	Head of pancreas
鈎状突起	Processus uncinatus	Uncinate process
膵切痕	Incisura pancreatis	Pancreatic notch
膵頸	Collum pancreatis	Neck of pancreas
膵体	Corpus pancreatis	Body of pancreas
前上面	Facies anterosuperior	Anterosuperior surface
後面	Facies posterior	Posterior surface
前下面	Facies anteroinferior	Antero-inferior surface
前縁	Margo anterior	Anterior border
上縁	Margo superior	Superior border
下縁	Margo inferior	Inferior border
小網隆起	Tuber omentale	Omental eminence
膵尾	Cauda pancreatis	Tail of pancreas
膵管	Ductus pancreaticus	Pancreatic duct
膵管括約筋	M. sphincter ductus pancreatici	Sphincter of pancreatic duct
副膵管	Ductus pancreaticus accessorius	Accessory pancreatic duct
†副膵	Pancreas accessorium	Accessory pancreas
膵島	Insulae pancreaticae	Pancreatic islets

呼吸器系
Systema respiratorium
Respiratory system

鼻	**Nasus**	**Nose**
外鼻	**Nasus externus**	**External nose**
鼻根	Radix nasi	Root of nose
鼻背	Dorsum nasi	Dorsum of nose
鼻尖	Apex nasi	Apex of nose; Tip of nose
鼻翼	Ala nasi	Ala of nose
鼻軟骨	Cartilagines nasi	Nasal cartilages
外側鼻軟骨	Cartilago nasi lateralis	Lateral nasal cartilage
大鼻翼軟骨	Cartilago alaris major	Major alar cartilage
内側脚	Crus mediale	Medial crus
外側脚	Crus laterale	Lateral crus
小鼻翼軟骨	Cartilagines alares minores	Minor alar cartilages
副鼻軟骨	Cartilagines nasi accessoriae	Accessory nasal cartilages
鼻中隔軟骨	Cartilago septi nasi	Septal nasal cartilage
外側突起	Processus lateralis	Lateral process
後突起；蝶形突起	Processus posterior; Processus sphenoidalis	Posterior process; Sphenoid process

鋤鼻軟骨	Cartilago vomeronasalis	Vomeronasal cartilage
鼻中隔可動部	Pars mobilis septi nasi	Mobile part of nasal septum
鼻腔	**Cavitas nasi**	**Nasal cavity**
外鼻孔	Nares	Nares; Nostrils
後鼻孔	Choanae	Choanae; Posterior nasal apertures
鼻中隔	Septum nasi	Nasal septum
膜部	Pars membranacea	Membranous part
軟骨部	Pars cartilaginea	Cartilaginous part
骨部	Pars ossea	Bony part
鋤鼻器	Organum vomeronasale	Vomeronasal organ
鼻前庭	Vestibulum nasi	Nasal vestibule
鼻限	Limen nasi	Limen nasi
嗅溝	Sulcus olfactorius	Olfactory groove
†最上鼻甲介	Concha nasi suprema	Highest nasal concha
上鼻甲介	Concha nasi superior	Superior nasal concha
中鼻甲介	Concha nasi media	Middle nasal concha
下鼻甲介	Concha nasi inferior	Inferior nasal concha
鼻粘膜	Tunica mucosa nasi	Mucosa; Mucous membrane of nose
呼吸部	Pars respiratoria	Respiratory region
鼻腺	Glandulae nasales	Nasal glands
嗅部	Pars olfactoria	Olfactory region
嗅腺	Glandulae olfactoriae	Olfactory glands
鼻甲介海綿叢	Plexus cavernosus conchae	Cavernous plexus of conchae
鼻堤	Agger nasi	Agger nasi
蝶篩陥凹	Recessus sphenoethmoidalis	Spheno-ethmoidal recess
上鼻道	Meatus nasi superior	Superior nasal meatus
中鼻道	Meatus nasi medius	Middle nasal meatus
中鼻道前房	Atrium meatus medii	Atrium of middle meatus
篩骨胞	Bulla ethmoidalis	Ethmoidal bulla
篩骨漏斗	Infundibulum ethmoidale	Ethmoidal infundibulum
半月裂孔	Hiatus semilunaris	Semilunar hiatus
下鼻道	Meatus nasi inferior	Inferior nasal meatus
鼻涙管開口部	Apertura ductus nasolacrimalis	Opening of nasolacrimal duct
総鼻道	Meatus nasi communis	Common nasal meatus
鼻咽道	Meatus nasopharyngeus	Nasopharyngeal meatus
†切歯管	Ductus incisivus	Incisive duct
副鼻腔	**Sinus paranasales**	**Paranasal sinuses**
上顎洞	Sinus maxillaris	Maxillary sinus
蝶形骨洞	Sinus sphenoidalis	Sphenoidal sinus
前頭洞	Sinus frontalis	Frontal sinus
篩骨洞；篩骨蜂巣	Cellulae ethmoidales	Ethmoidal cells
前篩骨洞	Cellulae ethmoidales anteriores	Anterior ethmoidal cells

| 中篩骨洞 | Cellulae ethmoidales mediae | Middle ethmoidal cells |
| 後篩骨洞 | Cellulae ethmoidales posteriores | Posterior ethmoidal cells |

喉頭 / Larynx

喉頭軟骨と関節 — **Cartilagines et articulationes laryngis** — **Laryngeal cartilages and joints**

甲状軟骨 — **Cartilago thyroidea** — **Thyroid cartilage**

喉頭隆起	Prominentia laryngea	Laryngeal prominence
右板・左板	Lamina dextra/sinistra	Right/left lamina
上甲状切痕	Incisura thyroidea superior	Superior thyroid notch
下甲状切痕	Incisura thyroidea inferior	Inferior thyroid notch
上甲状結節	Tuberculum thyroideum superius	Superior thyroid tubercle
下甲状結節	Tuberculum thyroideum inferius	Inferior thyroid tubercle
斜線	Linea obliqua	Oblique line
上角	Cornu superius	Superior horn
下角	Cornu inferius	Inferior horn
†甲状孔	Foramen thyroideum	Thyroid foramen
甲状舌骨膜	Membrana thyrohyoidea	Thyrohyoid membrane
正中甲状舌骨靱帯	Lig. thyrohyoideum medianum	Median thyrohyoid ligament
舌骨後包	Bursa retrohyoidea	Retrohyoid bursa
舌骨下包	Bursa infrahyoidea	Infrahyoid bursa
外側甲状舌骨靱帯	Lig. thyrohyoideum laterale	Lateral thyrohyoid ligament
麦粒軟骨	Cartilago triticea	Triticeal cartilage

輪状軟骨 — **Cartilago cricoidea** — **Cricoid cartilage**

［輪状軟骨］弓	Arcus cartilaginis cricoideae	Arch of cricoid cartilage
［輪状軟骨］板	Lamina cartilaginis cricoideae	Lamina of cricoid cartilage
披裂関節面	Facies articularis arytenoidea	Arytenoid articular surface
甲状関節面	Facies articularis thyroidea	Thyroid articular surface

輪状甲状関節 — **Articulatio cricothyroidea** — **Cricothyroid joint**

輪状甲状関節包	Capsula articularis cricothyroidea	Capsule of cricothyroid joint
下角輪状靱帯	Lig. ceratocricoideum	Ceratocricoid ligament
正中輪状甲状靱帯	Lig. cricothyroideum medianum	Median cricothryroid ligament
輪状気管靱帯	Lig. cricotracheale	Cricotracheal ligament

披裂軟骨 — **Cartilago arytenoidea** — **Arytenoid cartilage**

［披裂軟骨］底	Basis cartilaginis arytenoideae	Base of arytenoid cartilage
関節面	Facies articularis	Articular surface
声帯突起	Processus vocalis	Vocal process
筋突起	Processus muscularis	Muscular porcess
前外側面	Facies anterolateralis	Anterolateral surface
弓状稜	Crista arcuata	Arcuate crest

内臓学　呼吸器系

小丘	Colliculus	Colliculus
楕円窩	Fovea oblonga	Oblong fovea
三角窩	Fovea triangularis	Triangular fovea
内側面	Facies medialis	Medial surface
後面	Facies posterior	Posterior surface
[披裂軟骨]尖	Apex cartilaginis arytenoideae	Apex of arytenoid cartilage
輪状披裂関節	**Articulatio cricoarytenoidea**	**Crico-arytenoid joint**
輪状披裂関節包	Capsula articularis cricoarytenoidea	Capsule of crico-arytenoid joint
後輪状披裂靱帯	Lig. cricoarytenoideum	Crico-arytenoid ligament
輪状咽頭靱帯	Lig. cricopharyngeum	Cricopharyngeal ligament
†種子軟骨	Cartilago sesamoidea	Sesamoid cartilage
小角軟骨	**Cartilago corniculata**	**Corniculate cartilage**
小角結節	Tuberculum corniculatum	Corniculate tubercle
楔状軟骨	**Cartilago cuneiformis**	**Cuneiform cartilage**
楔状結節	Tuberculum cuneiforme	Cuneiform tubercle
喉頭蓋	**Epiglottis**	**Epiglottis**
喉頭蓋茎	Petiolus epiglottidis	Stalk of epiglottis
喉頭蓋結節	Tuberculum epiglotticum	Epiglottic tubercle
喉頭蓋軟骨	Cartilago epiglottica	Epiglottic cartilage
甲状喉頭蓋靱帯	Lig. thyroepiglotticum	Thyro-epiglottic ligament
舌骨喉頭蓋靱帯	Lig. hyoepiglotticum	Hyo-epiglottic ligament
前喉頭蓋脂肪体	Corpus adiposum preepiglotticum	Pre-epiglottic fat body
喉頭筋	**Mm. laryngis**	**Laryngeal muscles**
輪状甲状筋	M. cricothyroideus	Cricothyroid
直部	Pars recta	Straight part
斜部	Pars obliqua	Oblique part
後輪状披裂筋	M. cricoarytenoideus posterior	Posterior crico-arytenoid
†下角輪状筋	M. ceratocricoideus	Ceratocricoid
外側輪状披裂筋	M. cricoarytenoideus lateralis	Lateral crico-arytenoid
声帯筋	M. vocalis	Vocalis
甲状喉頭蓋筋	M. thyroepiglotticus	Thyro-epiglotticus
甲状披裂筋	M. thyroarytenoideus	Thyro-arytenoid
甲状喉頭蓋部	Pars thyroepiglottica	Thyro-epiglottic part
斜披裂筋	M. arytenoideus obliquus	Oblique arytenoid
披裂喉頭蓋部	Pars aryepiglottica	Ary-epiglottic part
横披裂筋	M. arytenoideus transversus	Transverse arytenoid
披裂喉頭蓋筋	M. aryepiglotticus	Aryepiglotticus
喉頭腔	**Cavitas laryngis**	**Laryngeal cavity**
喉頭口	Aditus laryngis	Laryngeal inlet
披裂喉頭蓋ヒダ	Plica aryepiglottica	Ary-epiglottic fold
小角結節	Tuberculum corniculatum	Corniculate tubercle
楔状結節	Tuberculum cuneiforme	Cuneiform tubercle
披裂間切痕	Incisura interarytenoidea	Interarytenoid notch

披裂間ヒダ	Plica interarytenoidea	Interarytenoid fold
喉頭前庭	Vestibulum laryngis	Laryngeal vestibule
[喉頭]前庭裂	Rima vestibuli	Rima vestibuli
[喉頭]前庭ヒダ	Plica vestibularis	Vestibular fold
喉頭室	Ventriculus laryngis	Laryngeal ventricle
喉頭小嚢	Sacculus laryngis	Laryngeal saccule
声門	Glottis	Glottis
声門裂	Rima glottidis; Rima vocalis	Rima glottidis
膜間部	Pars intermembranacea	Intermenbranous part
軟骨間部	Pars intercartilaginea	Intercartilaginous part
披裂間ヒダ	Plica interarytenoidea	Interarytenoid fold
声帯ヒダ	Plica vocalis	Vocal fold
声門下腔	Cavitas infraglottica	Infraglottic cavity
粘膜	Tunica mucosa	Mucosa; Mucous membrane
喉頭腺	Glandulae laryngeales	Laryngeal glands
喉頭リンパ小節	Noduli lymphatici laryngei	Laryngeal lymph nodules
喉頭弾性膜	Membrana fibroelastica laryngis	Fibro-elastic membrane of larynx
四角膜	Membrana quadrangularis	Quadrangular membrane
前庭靱帯；室靱帯	Lig. vestibulare	Vestibular ligament
弾性円錐；輪状声帯膜	Conus elasticus	Conus elasticus; Cricovocal membrane
声帯靱帯	Lig. vocale	Vocal ligament

気管 — Trachea — Trachea

頸部	Pars cervicalis; Pars colli	Cervical part
胸部	Pars thoracica	Thoracic part
気管軟骨	Cartilagines tracheales	Tracheal cartilages
気管筋	M. trachealis	Trachealis
輪状靱帯	Ligg. anularia; Ligg. trachealia	Anular ligaments
膜性壁	Paries membranaceus	Membranous wall
気管分岐部	Bifurcatio tracheae	Tracheal bifurcation
気管竜骨；気管カリナ	Carina tracheae	Carina of trachea
粘膜	Tunica mucosa	Mucosa; Mucous membrane
気管腺	Glandulae tracheales	Tracheal glands

気管支 — Bronchi — Bronchi

気管支樹	Arbor bronchialis	Bronchial tree
右主気管支	Bronchus principalis dexter	Right main bronchus
左主気管支	Bronchus principalis sinister	Left main bronchus
葉気管支と区域気管支	**Bronchi lobares et segmentales**	**Lobar and segmental bronchi**
右上葉気管支	Bronchus lobaris superior dexter	Right superior lobar bronchus
肺尖枝(B1)	Bronchus segmentalis apicalis [B I]	Apical segmental bronchus [B I]

後上葉枝(B2)	Bronchus segmentalis posterior [B II]	Posterior segmental bronchus [B II]
前上葉枝(B3)	Bronchus segmentalis anterior [B III]	Anterior segmental bronchus [B III]
右中葉気管支	Bronchus lobaris medius	Middle lobar bronchus
外側中葉枝(B4)	Bronchus segmentalis lateralis [B IV]	Lateral segmental bronchus [B IV]
内側中葉枝(B5)	Bronchus segmentalis medialis [B V]	Medial segmental bronchus [B V]
右下葉気管支	Bronchus lobaris inferior dexter	Right inferior lobar bronchus
上-下葉枝(B6)	Bronchus segmentalis superior [B VI]	Superior segmental bronchus [B VI]
内側肺底枝(B7)	Broncus segmentalis basalis medialis; Bronchus cardiacus [B VII]	Medial basal segmental bronchus [B VII]
前肺底枝(B8)	Bronchus segmentalis basalis anterior [B VIII]	Anterior basal segmental bronchus [B VIII]
外側肺底枝(B9)	Bronchus segmentalis basalis lateralis [B IX]	Lateral basal segmental bronchus [B IX]
後肺底枝(B10)	Bronchus segmentalis basalis posterior [B X]	Posterior basal segmental bronchus [B X]
左上葉気管支	Bronchus lobaris superior sinister	Left superior lobar bronchus
肺尖後枝(B1+2)	Bronchus segmentalis apicoposterior [B I+II]	Apicoposterior segmental bronchus [B I+II]
前上葉枝(B3)	Bronchus segmentalis anterior [B III]	Anterior segmental bronchus [B III]
上舌枝(B4)	Bronchus lingularis superior [B IV]	Superior lingular bronchus [B IV]
下舌枝(B5)	Bronchus lingularis inferior [B V]	Inferior lingular bronchus [B V]
左下葉気管支	Bronchus lobaris inferior sinister	Left inferior lobar bronchus
上-下葉枝(B6)	Bronchus segmentalis superior [B VI]	Superior segmental bronchus [B VI]
内側肺底枝(B7)	Bronchus segmentalis basalis medialis; Bronchus cardiacus [B VII]	Medial basal segmental bronchus [B VII]
前肺底枝(B8)	Bronchus segmentalis basalis anterior [B VIII]	Anterior basal segmental bronchus [B VIII]
外側肺底枝(B9)	Bronchus segmentalis basalis lateralis [B IX]	Lateral basal segmental bronchus [B IX]
後肺底枝(B10)	Bronchus segmentalis basalis posterior [B X]	Posterior basal segmental bronchus [B X]

区域内気管枝	Bronchi intrasegmentales	Intrasegmental bronchi
線維筋軟骨層	Tunica fibromusculocartilaginea	Fibromusculocartilaginous layer
区域気管支枝	Rr. bronchiales segmentorum	Segmental bronchial branches
粘膜	Tunica mucosa	Mucosa; Mucous membrane
気管支腺	Glandulae bronchiales	Bronchial glands
粘膜下組織	Tela submucosa	Submucosa
筋層	Tunica muscularis	Muscular layer; Muscular coat

肺　　　Pulmones　　　Lungs

右肺	Pulmo dexter	Right lung
左肺	Pulmo sinister	Left lung
肺底	Basis pulmonis	Base of lung
肺尖	Apex pulmonis	Apex of lung
肋骨面	Facies costalis	Costal surface
縦隔面；内側面	Facies mediastinalis	Mediastinal surface
椎骨部	Pars vertebralis	Vertebral part
縦隔部	Pars mediastinalis	Mediastinal part
心圧痕	Impressio cardiaca	Cardiac impression
横隔面	Facies diaphragmatica	Diaphragmatic surface
葉間面	Facies interlobaris	Interlobar surface
前縁	Margo anterior	Anterior border
下縁	Margo inferior	Inferior border
[左肺の]心切痕	Incisura cardiaca pulmonis sinistri	Cardiac notch of left lung
[左肺の]小舌	Lingula pulmonis sinistri	Lingula of left lung
肺門	Hilum pulmonis	Hilum of lung
肺根	Radix pulmonis	Root of lung
上葉	Lobus superior	Superior lobe; Upper lobe
[右肺の]中葉	Lobus medius pulmonis dextri	Middle lobe of right lung
下葉	Lobus inferior	Inferior lobe; Lower lobe
斜裂	Fissura obliqua	Oblique fissure
[右肺の]水平裂	Fissura horizontalis pulmonis dextri	Horizontal fissure of right lung
肺内血管	Vasa sanguinea intrapulmonalia	Intrapulmonary blood vessels

肺区域　　　Segmenta bronchopulmonalia　　　Bronchopulmonary segments

右肺，上葉	Pulmo dexter, lobus superior	Right lung, superior lobe
肺尖区(S1)	Segmentum apicale [S I]	Apical segment [S I]
後上葉区(S2)	Segmentum posterius [S II]	Posterior segment [S II]
前上葉区(S3)	Segmentum anterius [S III]	Anterior segment [S III]
右肺，中葉	Pulmo dexter, lobus medius	Right lung, middle lobe
外側中葉区(S4)	Segmentum laterale [S IV]	Lateral segment [S IV]
内側中葉区(S5)	Segmentum mediale [S V]	Medial segment [S V]
右肺，下葉	Pulmo dexter, lobus inferior	Right lung, inferior lobe

上-下葉区(S6)	Segmentum superius [S VI]	Superior segment [S VI]
内側肺底区(S7)	Segmentum basale mediale; Segmentum cardiacum [S VII]	Medial basal segment [S VII]
前肺底区(S8)	Segmentum basale anterius [S VIII]	Anterior basal segment [S VIII]
外側肺底区(S9)	Segmentum basale laterale [S IX]	Lateral basal segment [S IX]
後肺底区(S10)	Segmentum basale posterius [S X]	Posterior basal segment [S X]
左肺, 上葉	Pulmo sinister, lobus superior	Left lung, superior lobe
肺尖後区(S1+2)	Segmentum apicoposterius [S I+II]	Apicoposterior segment [S I+II]
前上葉区(S3)	Segmentum anterius [S III]	Anterior segment [S III]
上舌区(S4)	Segmentum lingulare superius [S IV]	Superior lingular segment [S IV]
下舌区(S5)	Segmentum lingulare inferius [S V]	Inferior lingular segment [S V]
左肺, 下葉	Pulmo sinister, lobus inferior	Left lung, inferior lobe
上-下葉区(S6)	Segmentum superius [S VI]	Superior segment [S VI]
内側肺底区(S7)	Segmentum basale midiale; Segmentum cardiacum [S VII]	Medial basal segment [S VII]
前肺底区(S8)	Segmentum basale anterius [S VIII]	Anterior basal segment [S VIII]
外側肺底区(S9)	Segmentum basale laterale [S IX]	Lateral basal segment [S IX]
後肺底区(S10)	Segmentum basale posterius [S X]	Posterior basal segment [S X]
細気管支	Bronchioli	Bronchioles
小葉	Lobulus	Lobule
終末細気管支	Bronchioli terminales	Terminal bronchioles
呼吸細気管支	Bronchioli respiratorii	Respiratory bronchioles
肺胞管	Ductuli alveolares	Alveolar ducts
肺胞嚢	Sacculi alveolares	Alveolar sacs
肺胞	Alveoli pulmonis	Alveoli
胸腔	**Cavitas thoracis; Cavitas thoracica**	**Thoracic cavity; Thorax**
胸内筋膜	Fascia endothoracica; Fascia parietalis thoracis	Endothoracic fascia; Parietal fascia of thorax
胸膜上膜 (注6)	Membrana suprapleuralis	Suprapleural membrane
横隔胸膜筋膜	Fascia phrenicopleuralis	Phrenicopleural fascia

胸膜腔	Cavitas pleuralis	Pleural cavity
胸膜	Pleura	Pleura
漿膜	Tunica serosa	Serosa; Serous coat
漿膜下組織	Tela subserosa	Subserosa; Subserous layer
胸膜頂	Cupula pleurae	Cervical pleura; Dome of pleura; Pleural cupula
肋骨部	Pars costalis	Costal part
横隔膜部	Pars diaphragmatica	Diaphragmatic part
臟側胸膜；肺胸膜	Pleura visceralis; Pleura pulmonalis	Visceral pleura; Pulmonary pleura
壁側胸膜	Pleura parietalis	Parietal pleura
縱隔胸膜	Pleura mediastinalis	Mediastinal pleura
肋骨胸膜	Pleura costalis	Costal pleura
横隔胸膜	Pleura diaphragmatica	Diaphragmatic pleura
胸膜洞	Recessus pleurales	Pleural recesses
肋骨横隔洞	Recessus costodiaphragmaticus	Costodiaphragmatic recess
肋骨縱隔洞	Recessus costomediastinalis	Costomediastinal recess
横隔縱隔洞	Recessus phrenicomediastinalis	Phrenicomediastinal recess
椎骨縱隔洞	Recessus vertebromediastinalis	Vertebromediastinal recess
肺間膜	Lig. pulmonale	Pulmonary ligament
縱隔	**Mediastinum**	**Mediastinum**
縱隔の上部；上縱隔	Mediastinum superius	Superior midiastinum
縱隔の下部；下縱隔	Mediastinum inferius	Inferior mediastinum
縱隔の前部；前縱隔	Mediastinum anterius	Anterior mediastinum
縱隔の中部；中縱隔	Mediastinum medium	Middle mediastinum
縱隔の後部；後縱隔	Mediastinum posterius	Posterior mediastinum
心膜腔	**Cavitas pericardiaca**	**Pericardial cavity**

泌尿器系

Systema urinarium
Urinary system

腎臟	**Ren; Nephros**	**Kidney**
外側縁	Margo lateralis	Lateral border
内側縁	Margo medialis	Medial border
腎門	Hilum renale	Hilum of kidney
腎洞	Sinus renalis	Renal sinus
前面	Facies anterior	Anterior surface
後面	Facies posterior	Posterior surface

上端	Extremitas superior; Polus superior	Superior pole; Superior extremity
下端	Extremitas inferior; Polus inferior	Inferior pole; Inferior extremity
腎被膜	Fascia renalis	Renal fascia
腎傍脂肪体	Corpus adiposum pararenale	Paranephric fat; Pararenal fat body
脂肪被膜	Capsula adiposa	Perinephric fat; Perirenal fat capsule
線維被膜	Capsula fibrosa	Fibrous capsule
腎区域	**Segmenta renalia**	**Renal segments**
上区	Segmentum superius	Superior segment
上前区	Segmentum anterius superius	Anterior superior segment
下前区	Segmentum anterius inferius	Anterior inferior segment
下区	Segmentum inferius	Inferior segment
後区	Segmentum posterius	Posterior segment
腎葉	Lobi renales	Kidney lobes
[腎]皮質	Cortex renalis	Renal cortex
皮質迷路	Labyrinthus corticis	Cortical labyrinth
髄放線	Radii medullares	Medullary rays
腎柱	Columnae renales	Renal columns
[腎]髄質	Medulla renalis	Renal medulla
外層	Zona externa	Outer zone
外帯	Stria externa	Outer stripe
内帯	Stria interna	Inner stripe
血管束	Fasciculi vasculares	Vascular bundles
束間域	Regio interfascicularis	Interbundle region
内層	Zona interna	Inner zone
腎乳頭	Papilla renalis	Renal papilla
腎稜	Crista renalis	Renal crest
腎錐体	Pyramides renales	Renal pyramids
錐体底	Basis pyramidis	Pyramidal base
篩状野	Area cribrosa	Cribriform area
乳頭孔	Foramina papillaria	Openings of papillary ducts
腎小体	Corpuscula renis	Renal corpuscle
[腎]糸球体	Glomeruli	Glomerulus
糸球体包	Capsula glomeruli	Glomerular capsule
尿細管	Tubuli renales	Renal tubule
曲尿細管	Pars convoluta	Convoluted part
直尿細管	Pars recta	Straight part
腎臓の動脈	**Aa. intrarenales**	**Intrarenal arteries**
葉間動脈	Aa. interlobares	Interlobar arteries
弓状動脈	Aa. arcuatae	Arcuate arteries
小葉間動脈	Aa. corticales radiatae; Aa. interlobulares	Cortical radiate arteries; Interlobular arteries

[糸球体]輸入細動脈	Arteriola glomerularis afferens	Afferent glomerular arteriole
[糸球体]輸出細動脈	Arteriola glomerularis efferens	Efferent glomerular arteriole
放線貫通動脈	Aa. perforantes radiatae	Perforating radiate arteries
直細動脈	Arteriolae rectae; Vasa recta	Vasa recta; Straight arterioles
被膜枝	Rr. capsulares	Capsular branches
腎臓の静脈	**Vv. intrarenales**	**Intrarenal veins**
葉間静脈	Vv. interlobares	Interlobar veins
弓状静脈	Vv. arcuatae	Arcuate veins
小葉間静脈	Vv. corticales radiatae; Vv. interlobulares	Cortical radiate veins; Interlobular veins
直細静脈	Venulae rectae	Venulae rectae; Straight venules
星状細静脈	Vv. stellatae	Stellate veins
腎盤；腎盂	**Pelvis renalis**	**Renal pelvis**
分枝型	Typus dendriticus	Branching type
腎杯	Calyces renales	Renal calyces
大腎杯	Calyces renales majores	Major calyces
上腎杯	Calyx superior	Superior calyx
中腎杯	Calyx medius	Middle calyx
下腎杯	Calyx inferior	Inferior calyx
小腎杯	Calyces renales minores	Minor calyces
嚢状型	Typus ampullaris	Ampullary type
外膜	Tunica adventitia	Adventitia
筋層	Tunica muscularis	Muscular layer; Muscular coat
粘膜	Tunica mucosa	Mucosa; Mucous membrane
尿管	**Ureter**	**Ureter**
腹部	Pars abdominalis	Abdominal part
骨盤部	Pars pelvica	Pelvic part
壁内部	Pars intramuralis	Intramural part
外膜	Tunica adventitia	Adventitia
筋層	Tunica muscularis	Muscular layer; Muscular coat
粘膜	Tunica mucosa	Mucosa; Mucous membrane
膀胱	**Vesica urinaria**	**Urinary bladder**
膀胱尖	Apex vesicae	Apex of bladder
膀胱体	Corpus vesicae	Body of bladder
膀胱底	Fundus vesicae	Fundus of bladder
膀胱頸	Cervix vesicae; Collum vesicae	Neck of bladder
膀胱垂	Uvula vesicae	Uvula of bladder
正中臍索	Lig. umbilicale medianum	Median umbilical ligament
尿膜管	Urachus	Urachus
漿膜	Tunica serosa	Serosa; Serous coat
漿膜下組織	Tela subserosa	Subserosa; Subserous layer
筋層	Tunica muscularis	Muscular layer; Muscular coat

内臓学　泌尿器系

膀胱三角筋	Mm. trigoni vesicae	Trigonal muscles
浅膀胱三角筋	M. trigoni vesicae superficialis	Superficial trigone
深膀胱三角筋	M. trigoni vesicae profundus	Deep trigone
排尿筋	M. detrusor vesicae	Detrusor
非重層部	Pars nonstratificata	Unstratified part
膀胱頸部	Pars cervicis vesicae; Pars colli vesicae	Bladder neck part
外縦筋層	Stratum externum longitudinale	External longitudinal layer
輪筋層	Stratum circulare	Circular layer
内縦筋層	Stratum internum longitudinale	Internal longitudinal layer
恥骨膀胱筋	M. pubovesicalis	Pubovesicalis
直腸膀胱筋	M. rectovesicalis	Rectovesicalis
膀胱前立腺筋(♂)	M. vesicoprostaticus	Vesicoprostaticus
直腸腟筋(♀)	M. vesicovaginalis	Vesicovaginalis
粘膜下組織	Tela submucosa	Submucosa
粘膜	Tunica mucosa	Mucosa; Mucous membrane
膀胱三角	Trigonum vesicae	Trigone of bladder
尿管間ヒダ	Plica interureterica	Interureteric crest
尿管口	Ostium ureteris	Ureteric orifice
内尿道口	Ostium urethrae internum	Internal urethral orifice; Internal urinary meatus

男性尿道	**Urethra masculina**	**Male urethra**
女性尿道	**Urethra feminina**	**Female urethra**

生殖器系
Systemata genitalia
Genital systems

男性生殖器	Systema genitale masculinum	Male genital system
女性生殖器	Systema genitale femininum	Female genital system
男性の内生殖器	**Organa genitalia masculina interna**	**Male internal genitalia**
精巣；睾丸	**Testis; Orchis**	**Testis**
上端	Extremitas superior; Polus superior	Upper pole; Superior pole
下端	Extremitas inferior; Polus inferior	Lower pole; Inferior pole
外側面	Facies lateralis	Lateral surface

内側面	Facies medialis	Medial surface
前縁	Margo anterior	Anterior border
後縁	Margo posterior	Posterior border
精巣鞘膜	Tunica vaginalis testis	Tunica vaginalis
壁側板	Lamina parietalis	Parietal layer
臓側板	Lamina visceralis	Visceral layer
上精巣上体間膜	Lig. epididymidis superius	Superior ligament of epididymis
下精巣上体間膜	Lig. epididymidis inferius	Inferior ligament of epididymis
精巣上体洞	Sinus epididymidis	Sinus of epididymis
漿膜	Tunica serosa	Serosa; Serous coat
漿膜下層	Tela subserosa	Subserosa; Subserous layer
精巣間膜	Mesorchium	Mesorchium
白膜	Tunica albuginea	Tunica albuginea
血管膜	Tunica vasculosa	Vascular layer
精巣縦隔	Mediastinum testis	Mediastinum of testis
精巣中隔	Septula testis	Septa testis
精巣小葉	Lobuli testis	Lobules of testis
精巣実質	Parenchyma testis	Parenchyma of testis
曲精細管	Tubuli seminiferi contorti	Seminiferous tubules; Convoluted seminiferous tubules
直精細管	Tubuli seminiferi recti	Straight tubules
精巣網	Rete testis	Rete testis
精巣輸出管	Ductuli efferentes testis	Efferent ductules
精巣上体；副睾丸	**Epididymis**	**Epididymis**
［精巣上体］頭	Caput epididymidis	Head of epididymis
［精巣上体］体	Corpus epididymidis	Body of epididymis
［精巣上体］尾	Cauda epididymidis	Tail of epididymis
精巣上体小葉円錐	Lobuli epididymidis; Coni epididymidis	Lobules of epididymis; Conical lobules of epidiymis
精巣上体管	Ductus epididymidis	Duct of epididymis
迷管	Ductuli aberrantes	Aberrant ductules
†上迷細管	Ductulus aberrans superior	Superior aberrant ductule
†下迷細管	Ductulus aberrans inferior	Inferior aberrant ductule
精巣垂	Appendix testis	Appendix of testis
†精巣上体垂	Appendix epididymidis	Appendix of epididymis
†精巣傍体	**Paradidymis**	**Paradidymis**
精管	**Ductus deferens**	**Ductus deferens; Vas deferens**
陰嚢部	Pars scrotalis	Scrotal part
精索部	Pars funicularis	Funicular part
鼡径部	Pars inguinalis	Inguinal part
骨盤部	Pars pelvica	Pelvic part
精管膨大部	Ampulla ductus deferentis	Ampulla of ductus deferens
膨大部憩室	Diverticula ampullae	Diverticula of ampulla

内臓学　生殖器系

外膜	Tunica adventitia	Adventitia
筋層	Tunica muscularis	Muscular layer; Muscular coat
粘膜	Tunica mucosa	Mucosa; Mucous membrane
射精管	Ductus ejaculatorius	Ejaculatory duct
精嚢；精嚢腺	**Glandula vesiculosa; Glandula seminalis; Vesicula seminalis**	**Seminal gland; Seminal vesicle**
外膜	Tunica adventitia	Adventitia
筋層	Tunica muscularis	Muscular layer; Muscular coat
粘膜	Tunica mucosa	Mucosa; Mucous membrane
排出管	Ductus excretorius	Excretory duct
精索	**Funiculus spermaticus**	**Spermatic cord**
精索の被膜	Capsula funiculi spermatici	Capsule of spermatic cord
外精筋膜	Fascia spermatica externa	External spermatic fascia
精巣挙筋	M. cremaster	Cremaster
精巣挙筋膜	Fascia cremasterica	Cremasteric fascia
内精筋膜	Fascia spermatica interna	Internal spermatic fascia
†鞘状突起痕跡	Vestigium processus vaginalis	Vestige of processus vaginalis
前立腺	**Prostata**	**Prostate; Prostate gland**
［前立腺］底	Basis prostatae	Base of prostate
近位部	Pars proximalis	Proximal part
傍尿道腺組織部	Zona glandularum periurethralium	Peri-urethral gland zone
遠位部	Pars distalis	Distal part
［前立腺］尖	Apex prostatae	Apex of prostate
前面	Facies anterior	Anterior surface
後面	Facies posterior	Posterior surface
下外側面	Facies inferolateralis	Inferolateral surface
右・左葉	Lobi prostatae dexter et sinister	Right and left lobes of prostate
下後小葉	Lobulus inferoposterior	Inferoposterior lobule
下外側小葉	Lobulus inferolateralis	Inferolateral lobule
上内側小葉	Lobulus superomedialis	Superomedial lobule
前内側小葉	Lobulus anteromedialis	Anteromedial lobule
†中葉	Lobus medius	Middle lobe
峡部	Isthmus prostatae; Commissura prostatae	Isthmus of prostate; Commissure of prostate
前立腺被膜	Capsula prostatica	Capsule of prostate
実質	Parenchyma	Parenchyma
前立腺管	Ductuli prostatici	Prostatic ducts
筋質	Substantia muscularis	Muscular tissue
恥骨前立腺筋	M. puboprostaticus	Puboprostaticus
膀胱前立腺筋	M. vesicoprostaticus	Vesicoprostaticus
三角部	Area trapezoidea	Trapezoid area
尿道球腺	**Glandula bulbourethralis**	**Bulbo-urethral gland**
尿道球腺管	Ductus glandulae bulbourethralis	Duct of bulbo-urethral gland

男性の外生殖器	Organa genitalia masculina externa	Male external genitalia
陰茎	**Penis**	**Penis**
陰茎根	Radix penis	Root of penis
陰茎体	Corpus penis	Body of penis
陰茎脚	Crus penis	Crus of penis
陰茎背	Dorsum penis	Dorsum of penis
尿道面	Facies urethralis	Urethral surface
陰茎亀頭	Glans penis	Glans penis
亀頭冠	Corona glandis	Corona of glans
亀頭中隔	Septum glandis	Septum of glans
亀頭頸	Collum glandis	Neck of glans
包皮	Preputium penis	Prepuce; Foreskin
包皮小体	Frenulum preputii	Frenulum
陰茎縫線	Raphe penis	Raphe of penis
陰茎海綿体	Corpus cavernosum penis	Corpus cavernosum penis
尿道海綿体	Corpus spongiosum penis	Corpus spongiosum penis
尿道球	Bulbus penis	Bulb of penis
陰茎海綿体白膜	Tunica albuginea corporum cavernosorum	Tunica albuginea of corpora cavernosa
尿道海綿体白膜	Tunica albuginea corporis spongiosi	Tunica albuginea of corpus spongiosum
陰茎中隔	Septum penis	Septum penis
陰茎海綿体小柱	Trabeculae corporum cavernosorum	Trabeculae of corpora cavernosa
尿道海綿体小柱	Trabeculae corporis spongiosi	Trabeculae of corpus spongiosum
陰茎海綿体洞	Cavernae corporum cavernosorum	Cavernous spaces of corpora cavernosa
尿道海綿体洞	Cavernae corporis spongiosi	Cavernous spaces of corpus spongiosum
ラセン動脈	Aa. helicinae	Helicine arteries
海綿体静脈	Vv. cavernosae	Cavernous veins
浅陰茎筋膜	Fascia penis	Fascia of penis
深陰茎筋膜	Fascia penis profunda	Deep fascia of penis
陰茎提靱帯	Lig. suspensorium penis	Suspensory ligament of penis
陰茎皮下層	Tela subcutanea penis	Subcutaneous tissue of penis
陰茎ワナ靱帯	Lig. fundiforme penis	Fundiform ligament of penis
包皮腺	Glandulae preputiale	Preputial glands
男性の尿道	**Urethra masculina**	**Male urethra**
内尿道口	Ostium urethrae internum	Internal urethral orifice; Internal urinary meatus
充満時内尿道口	Ostium urethrae internum accipiens	Filling internal urethral orifice

内臓学　生殖器系

排尿時内尿道口	Ostium urethrae internum evacuans	Emptying internal urethral orifice
壁内部；前立腺前部	Pars intramuralis; Pars preprostatica	Intramural part; Preprostatic part
前立腺部	Pars prostatica	Prostatic urethra
近位部	Pars proximalis	Proximal part
遠位部	Pars distalis	Distal part
尿道稜	Crista urethralis	Urethral crest
精丘	Colliculus seminalis	Seminal colliculus
前立腺小室	Utriculus prostaticus	Prostatic utricle
前立腺洞	Sinus prostaticus	Prostatic sinus
筋層	Tunica muscularis	Muscular layer; Muscular coat
輪筋層	Stratum circulare	Circular layer
内尿道括約筋	M. sphincter urethrae internus; M. sphincter supracollicularis	Internal urethral sphincter; Supracollicular sphincter; Preprostatic sphincter
縦筋層	Stratum longitudinale	Longitudinal layer
粘膜	Tunica mucosa	Mucosa; Mucous membrane
外尿道括約筋	M. sphincter urethrae externus	External urethral sphincter
隔膜部	Pars membranacea	Membranous part
肛門会陰筋；下直腸尿道筋	M. anoperinealis; M. rectourethralis inferior	Anoperinealis; Recto-urethralis inferior
海綿体部	Pars spongiosa	Spongy urethra
尿道舟状窩	Fossa navicularis urethrae	Navicular fossa
†舟状窩弁	Valvula fossae navicularis	Valve of navicular fossa
尿道凹窩	Lacunae urethrales	Urethral lacunae
尿道腺	Glandulae urethrales	Urethral glands
筋層	Tunica muscularis	Muscular layer; Muscular coat
縦筋層	Stratum longitudinale	Longitudinal layer
粘膜	Tunica mucosa	Mucosa; Mucous membrane
尿道傍管	Ductus paraurethrales	Para-urethral ducts
外尿道口	Ostium urethrae externum	External urethral orifice; External urinary meatus
陰嚢	**Scrotum**	**Scrotum**
陰嚢縫線	Raphe scroti	Raphe of scrotum
肉様膜	Tunica dartos	Dartos fascia; Superficial fascia of scrotum
陰嚢中隔	Septum scroti	Septum of scrotum
肉様筋	M. dartos	Dartos muscle
女性の内生殖器	**Organa genitalia feminina interna**	**Female internal genitalia**
卵巣	**Ovarium**	**Ovary**
卵巣門	Hilum ovarii	Hilum of ovary
内側面	Facies medialis	Medial surface

外側面	Facies lataralis	Lateral surface
自由縁	Margo liber	Free border
間膜縁	Margo mesovaricus	Mesovarian border
卵管端	Extremitas tubaria	Tubal extremity
子宮端	Extremitas uterina	Uterine extremity
白膜	Tunica albuginea	Tunica albuginea
卵巣支質	Stroma ovarii	Ovarian stroma
卵巣皮質	Cortex ovarii	Ovarian cortex
卵巣髄質	Medulla ovarii	Ovarian medulla
原始卵胞	Folliculi ovarici primarii	Primordial ovarian follicle
胞状卵胞	Folliculi ovarici vesiculosi	Vesicular ovarian follicle
赤体	Corpus rubrum	Corpus rubrum
黄体	Corpus luteum	Corpus luteum
白体	Corpus albicans	Corpus albicans
固有卵巣索	Lig. ovarii proprium; Lig. uteroovaricum	Ligament of ovary
卵巣提靱帯；卵巣提索	Lig. suspensorium ovarii	Suspensory ligament of ovary; Infundibulopelvic ligament

卵管 — **Tuba uterina; Salpinx** — **Uterine tube**

卵管腹腔口	Ostium abdominale tubae uterinae	Abdominal ostium
卵管漏斗	Infundibulum tubae uterinae	Infundibulum
卵管采	Fimbriae tubae uterinae	Fimbriae
卵巣采	Fimbria ovarica	Ovarian fimbria
卵管膨大部	Ampulla tubae uterinae	Ampulla
卵管峡部	Isthmus tubae uterinae	Isthmus
子宮部	Pars uterina	Uterine part; Intramural part
卵管子宮口	Ostium uterinum tubae uterinae	Uterine ostium
漿膜	Tunica serosa	Serosa; Serous coat
漿膜下組織	Tela subserosa	Subserosa; Subserous layer
筋層	Tunica muscularis	Muscular layer; Muscular coat
粘膜	Tunica mucosa	Mucosa; Mucous membrane
卵管ヒダ	Plicae tubariae	Folds of uterine tube

子宮 — **Uterus** — **Uterus**

子宮体	Corpus uteri	Body of uterus
子宮底	Fundus uteri	Fundus of uterus
[右・左]子宮角	Cornu uteri	Uterine horn
[右・左]子宮縁	Margo uteri	Border of uterus
後面	Facies intestinalis; Facies posterior	Intestinal surface; Posterior surface
子宮腔	Cavitas uteri	Uterine cavity
前面	Facies vesicalis; Facies anterior	Vesical surface; Anterior surface
子宮峡部	Isthmus uteri	Isthmus of uterus

内子宮口	Ostium uteri internum	Internal os
解剖学的内子宮口	Ostium anatomicum uteri internum	Anatomical internal os
組織学的内子宮口	Ostium histologicum uteri internum	Histological internal os
子宮頸	Cervix uteri	Cervix of uterus
腟上部	Portio supravaginalis cervicis	Supravaginal part
腟部	Portio vaginalis cervicis	Vaginal part
外子宮口	Ostium uteri	Exterenal os of uterus
前唇	Labium anterius	Anterior lip
後唇	Labium posterius	Posterior lip
子宮頸管	Canalis cervicis uteri	Cervical canal
棕状ヒダ	Plicae palmatae	Palmate folds
子宮頸腺	Glandulae cervicales	Cervical glands
子宮傍組織	Parametrium	Parametrium
子宮頸傍組織	Paracervix	Paracervix
漿膜；子宮外膜	Tunica serosa; Perimetrium	Serosa; Serous coat; Perimetrium
漿膜下組織	Tela subserosa	Subserosa; Subserous layer
筋層；子宮筋層	Tunica muscularis; Myometrium	Myometrium
直腸子宮筋	M. rectouterinus	Recto-uterinus
粘膜；子宮内膜	Tunica mucosa; Endometrium	Endometrium
子宮腺	Glandulae uterinae	Uterine glands
子宮円索	Lig. teres uteri	Round ligament of uterus
恥骨頸靱帯	Lig. pubocervicale	Pubocervical ligament
基靱帯；子宮頸横靱帯	Lig. cardinale; Lig. transversum cervicis	Cardinal ligament; Transverse cervical ligament
直腸子宮靱帯；子宮仙骨靱帯	Lig. rectouterinum	Uterosacral ligament; Recto-uterine ligament
胎盤	Placenta	Placenta
子宮部	Pars uterina	Uterine part
胎児部	Pars fetalis	Fetal part
脱落膜	Decidua	Deciduous membrane
臍帯	Funiculus umbilicalis	Umbilical cord
腟	**Vagina**	**Vagina**
腟円蓋	Fornix vaginae	Vaginal fornix
前部	Pars anterior	Anterior part
後部	Pars posterior	Posterior part
外側部	Pars lateralis	Lateral part
前壁	Paries anterior	Anterior wall
後壁	Paries posterior	Posterior wall
処女膜	Hymen	Hymen
処女膜痕	Carunculae hymenales	Carunculae hymenales; Hymenal caruncles

筋層	Tunica muscularis	Muscular layer; Muscular coat
粘膜	Tunica mucosa	Mucosa; Mucous membrane
腟粘膜ヒダ	Rugae vaginales	Vaginal rugae
皺柱；ヒダ柱	Columnae rugarum	Vaginal columns
後皺柱；後ヒダ柱	Columna rugarum posterior	Posterior vaginal column
前皺柱；前ヒダ柱	Columna rugarum anterior	Anterior vaginal column
腟の尿道隆起	Carina urethralis vaginae	Urethral carina of vagina
海綿層	Tunica spongiosa	Spongy layer
卵巣上体	Epoophoron	Epoophoron
卵巣上体管	Ductus longitudinalis	Longitudinal duct
横小管	Ductuli transversi	Transverse ductules
胞状垂	Appendices vesiculosae	Vesicular appendices
卵巣傍体	Paroophoron	Paroophoron
†痕跡精管	Ductus deferens vestigialis	Vestige of ductus deferens

女性の外生殖器

	Organa genitalia feminina externa	**Female external genitalia**
女性の外陰部；陰門	**Pudendum femininum; Vulva**	**Pudendum; Vulva**
恥丘	Mons pubis	Mons pubis
大陰唇	Labium majus pudendi	Labium majus
前陰唇交連	Commissura labiorum anterior	Anterior commissure
後陰唇交連	Commissura labiorum posterior	Posterior commissure
陰裂	Rima pudendi	Pudendal cleft
小陰唇	Labium minus pudendi	Labium minus
陰唇小帯	Frenulum labiorum pudendi	Frenulum of labia minora; Fourchette
腟前庭	Vestibulum vaginae	Vestibule
腟前庭窩	Fossa vestibuli vaginae	Vestibular fossa
前庭球	Bulbus vestibuli	Bulb of vestibule
前庭球中間部；前庭球交連部	Commissura bulborum	Commissure of bulbs
腟口	Ostium vaginae	Vaginal orifice
小前庭腺	Glandulae vestibulares minores	Lesser vestibular glands
大前庭腺	Glandula vestibularis major	Greater vestibular gland
陰核	**Clitoris**	**Clitoris**
陰核脚	Crus clitoridis	Crus of clitoris
陰核体	Corpus clitoridis	Body of clitoris
陰核亀頭	Glans clitoridis	Glans of clitoris
陰核小帯	Frenulum clitoridis	Frenulum of clitoris
陰核包皮	Preputium clitoridis	Prepuce of clitoris
[右・左]陰核海綿体	Corpus cavernosum clitoridis	Corpus cavernosum of clitoris
陰核海綿体中隔	Septum corporum cavernosorum	Septum of corpora cavernosa

陰核筋膜	Fascia clitoridis	Fascia of clitoris
陰核提靱帯	Lig. suspensorium clitoridis	Suspensory ligament of clitoris
陰核ワナ靱帯	Lig. fundiforme clitoridis	Fundiform ligament of clitoris
女性の尿道	**Urethra feminina**	**Female urethra**
内尿道口	Ostium urethrae internum	Internal urethral orifice; Internal urinary meatus
充満時内尿道口	Ostium urethrae internum accipiens	Filling internal urethral orifice
排尿時内尿道口	Ostium urethrae internum evacuans	Emptying internal urethral orifice
壁内部	Pars intramuralis	Intramural part
外尿道口	Ostium urethrae externum	External urethral orifice
外尿道括約筋	M. sphincter urethrae externus	External urethral sphincter
筋層	Tunica muscularis	Muscular layer; Muscular coat
輪筋層	Stratum circulare	Circular layer
内尿道括約筋	Sphincter urethrae internus	Internal urethral sphincter
縦筋層	Stratum longitudinale	Longitudinal layer
海綿層	Tunica spongiosa	Spongy layer
粘膜	Tunica mucosa	Mucosa; Mucous membrane
尿道腺	Glandulae urethrales	Urethral glands
尿道凹窩	Lacunae urethrales	Urethral lacunae
†尿道傍管	Ductus paraurethrales	Para-urethral ducts
尿道稜	Crista urethralis	Urethral crest
会陰	**Perineum**	**Perineum**
[会陰]縫線	Raphe perinei	Perineal raphe
会陰筋	Mm. perinei	Perineal muscles
会陰腱中心；会陰体 (注7)	Corpus perineale; Centrum perinei	Perineal body
肛門部；肛門三角	**Regio analis**	**Anal triangle; Anal region**
骨盤隔膜	**Diaphragma pelvis**	**Pelvic diaphragm**
肛門挙筋	M. levator ani	Levator ani
恥骨尾骨筋	M. pubococcygeus	Pubococcygeus
前立腺挙筋(♂)	M. levator prostatae; M. puboprostaticus	Levator prostatae
恥骨腟筋(♀)	M. pubovaginalis	Pubovaginalis
恥骨直腸筋	M. puborectalis	Puborectalis
腸骨尾骨筋	M. iliococcygeus	Iliococcygeus
†肛門挙筋腱弓	Arcus tendineus musculi levatoris ani	Tendinous arch of levator ani
尾骨筋	M. ischiococcygeus; M. coccygeus	Ischiococcygeus; Coccygeus
外肛門括約筋	M. sphincter ani externus	External anal sphincter
皮下部	Pars subcutanea	Subcutaneous part
浅部	Pars superficialis	Superficial part

| 深部 | Pars profunda | Deep part |
| 肛門尾骨靭帯 | Corpus anococcygeum; Lig. anococcygeum | Anococcygeal body; Anococcygeal ligament |

骨盤部の筋膜 — **Fascia pelvis; Fascia pelvica** — **Pelvic fascia**

壁側骨盤筋膜	Fascia pelvis parietalis; Fascia endopelvina	Parietal pelvic fascia; Endopelvic fasica
閉鎖筋膜	Fascia obturatoria	Obturator fascia
臓側骨盤筋膜	Fascia pelvis visceralis	Visceral pelvic fascia
前立腺筋膜	Fascia prostatae	Prostatic fascia
直腸前立腺筋膜; 直腸膀胱中隔(♂)	Fascia rectoprostatica; Septum rectovesicale	Rectoprostatic fascia; Recto-vesical septum
直腸腟筋膜; 直腸腟中隔(♀)	Fascia rectovaginalis; Septum rectovaginale	Rectovaginal fascia; Recto-vaginal septum
上骨盤隔膜筋膜	Fascia superior diaphragmatis pelvis	Superior fascia of pelvic diaphragm
恥骨前立腺靭帯(♂)	Lig. puboprostaticus	Puboprostatic ligament
下骨盤隔膜筋膜	Fascia inferior diaphragmatis pelvis	Inferior fascia of pelvic diaphragm
会陰皮下層	Tela subcutanea perinei	Subcutaneous tissue of perineum
膜状層	Stratum membranosum	Membranous layer
会陰皮下嚢	Saccus subcutaneus perinei	Subcutaneous perineal pouch

尿生殖部; 尿生殖三角 — **Regio urogenitalis** — **Urogenital triangle; Urogenital region**

尿生殖隔膜 — **Diaphragma urogenitale** — **Urogenital diaphragm**

深会陰隙	**Saccus profundus perinei; Spatium profundum perinei**	**Deep perineal pouch; Deep perineal space**
深会陰横筋	M. transversus perinei profundus	Deep transverse perineal muscle
外尿道括約筋	M. sphincter urethrae externus	External urethral sphincter
尿道圧迫筋(♀)	M. compressor urethrae	Compressor urethrae
尿道腟括約筋(♀)	M. sphincter urethrovaginalis	Sphincter urethrovaginalis
上尿生殖隔膜筋膜	Fascia diaphragmatis urogenitalis superior	Superior urogenital diaphragmatic fascia
会陰膜; 下尿生殖隔膜筋膜	Membrana perinei; Fascia diaphragmatis urogenitalis inferior	Perineal membrane; Inferior urogenital diaphragmatic fascia
会陰横靭帯(♂)	Lig. transversum perinei	Transverse perineal ligament
浅会陰隙	**Compartimentum superficiale perinei; Spatium superficiale perinei**	**Superficial perineal pouch; Superficial perineal compartment; Superficial perineal space**
浅会陰横筋	M. transversus perinei superficialis	Superficial transverse perineal muscle
坐骨海綿体筋	M. ischiocavernosus	Ischiocavernosus

球海綿体筋	M. bulbospongiosus	Bulbospongiosus
浅会陰筋膜	Fascia perinei; Fascia investiens perinei superficialis	Perineal fascia; Superficial investing fascia of perineum; Deep perineal fascia
坐骨肛門窩；坐骨直腸窩	**Fossa ischioanalis; Fossa ischiorectalis**	**Ischio-anal fossa; Ischiorectal fossa**
坐骨肛門窩脂肪体；坐骨直腸窩脂肪体	Corpus adiposum fossae ischioanalis; Corpus adiposum fossae ischiorectalis	Fat body of ischio-anal fossa; Fat body of ischio-rectal fossa
陰部神経管	Canalis pudendalis	Pudendal canal

腹腔と骨盤腔
Cavitas abdominis et pelvis
Abdominopelvic cavity

腹腔	Cavitas abdominis; Cavitas abdominalis	Abdominal cavity
骨盤腔	Cavitas pelvis; Cavitas pelvina	Pelvic cavity
腹膜	**Peritoneum**	**Peritoneum**
腹膜腔	Cavitas peritonealis	Peritoneal cavity
腹膜外隙	Spatium extraperitoneale	Extraperitoneal space
腹膜後隙	Spatium retroperitoneale	Retroperitoneal space
恥骨後隙	Spatium retropubicum	Retropubic space
鼡径靱帯後隙 (注8)	Spatium retroinguinale	Retro-inguinal space
腹膜外筋膜	Fascia extraperitonealis	Extraperitoneal fascia
壁側腹膜	Peritoneum parietale	Parietal peritoneum
漿膜	Tunica serosa	Serosa; Serous coat
漿膜下組織	Tela subserosa	Subserosa; Subserous layer
臓側腹膜	Peritoneum viscerale	Visceral peritoneum
漿膜	Tunica serosa	Serosa; Serous coat
漿膜下組織	Tela subserosa	Subserosa; Subserous layer
腸間膜	**Mesenterium**	**Mesentery**
腸間膜根	Radix mesenterii	Root of mesentery
結腸間膜	**Mesocolon**	**Mesocolon**
横行結腸間膜	Mesocolon transversum	Transverse mesocolon
†上行結腸間膜	Mesocolon ascendens	Ascending mesocolon
†下行結腸間膜	Mesocolon descendens	Descending mesocolon
S状結腸間膜	Mesocolon sigmoideum	Sigmoid mesocolon
虫垂間膜	Mesoappendix	Meso-appendix
小網	**Omentum minus**	**Lesser omentum**
肝横隔間膜	Lig. hepatophrenicum	Hepatophrenic ligament

肝食道間膜	Lig. hepatoesophageale	Hepato-oesophageal ligament
肝胃間膜	Lig. hepatogastricum	Hepatogastric ligament
肝十二指腸間膜	Lig. hepatoduodenale	Hepatoduodenal ligament
†肝結腸間膜	Lig. hepatocolicum	Hepatocolic ligament
大網	**Omentum majus**	**Greater omentum**
胃横隔間膜	Lig. gastrophrenicum	Gastrophrenic ligament
胃脾間膜	Lig. gastrosplenicum; Lig. gastrolienale	Gastrosplenic ligament
脾前間膜	Plica presplenica	Presplenic fold
†胃結腸間膜	Lig. gastrocolicum	Gastrocolic ligament
横隔脾間膜	Lig. phrenicosplenicum	Phrenicosplenic ligament
脾腎ヒダ；横隔脾ヒダ	Lig. splenorenale; Lig. lienorenale	Splenorenal ligament; Lienorenal ligament
膵脾間膜	Lig. pancreaticosplenicum	Pancreaticosplenic ligament
膵結腸間膜	Lig. pancreaticocolicum	Pancreaticocolic ligament
脾結腸間膜	Lig. splenocolicum	Splenocolic ligament
横隔結腸間膜	Lig. phrenicocolicum	Phrenicocolic ligament
肝間膜	**Ligg. hepatis**	**Peritoneal attachments of liver**
［肝］冠状間膜	Lig. coronarium	Coronary ligament
［肝］鎌状間膜	Lig. falciforme	Falciform ligament
右三角間膜	Lig. triangulare dextrum	Right triangular ligament
左三角間膜	Lig. triangulare sinistrum	Left triangular ligament
肝腎間膜	Lig. hepatorenale	Hepatorenal ligament
ヒダと陥凹	**Recessus, fossae et plicae**	**Recesses, fossae and folds**
網嚢	Bursa omentalis	Omental bursa; Lesser sac
網嚢孔	Foramen omentale; Foramen epiploicum	Omental foramen; Epiploic foramen
網嚢前庭	Vestibulum	Vestibule
上陥凹	Recessus superior	Superior recess
下陥凹	Recessus inferior	Inferior recess
脾陥凹	Recessus splenicus; Recessus lienalis	Splenic recess
胃膵ヒダ	Plica gastropancreatica	Gastropancreatic fold
肝膵ヒダ	Plica hepatopancreatica	Hepatopancreatic fold
上十二指腸ヒダ；十二指腸空腸ヒダ	Plica duodenalis superior; Plica duodenojejunalis	Superior duodenal fold; Duodenojejunal fold
上十二指腸陥凹	Recessus duodenalis superiror	Superior duodenal fossa
下十二指腸ヒダ；十二指腸結腸間膜ヒダ	Plica duodenalis inferior; Plica duodenomesocolica	Inferior duodenal fold; Duodenomesocolic fold
下十二指腸陥凹	Recessus duodenalis inferior	Inferior duodenal fossa
†十二指腸傍ヒダ	Plica paraduodenalis	Paraduodenal fold
†十二指腸傍陥凹	Recessus paraduodenalis	Paraduodenal recess
†十二指腸後陥凹	Recessus retroduodenalis	Retroduodenal recess
S状結腸間陥凹	Recessus intersigmoideus	Intersigmoid recess
上回盲陥凹	Recessus ileocaecalis superior	Superior ileocaecal recess

盲腸血管ヒダ	Plica caecalis vascularis	Vascular fold of caecum
下回盲陥凹	Recessus ileocaecalis inferior	Inferior ileocaecal recess
回盲ヒダ	Plica ileocaecalis	Ileocaecal fold
盲腸後陥凹	Recessus retrocaecalis	Retrocaecal recess
盲腸ヒダ	Plicae caecales	Caecal folds
結腸傍溝	Sulci paracolici	Paracolic gutters
横隔下陥凹	Recessus subphrenicus	Subphrenic space
肝下陥凹	Recessus subhepaticus	Subhepatic space
肝腎陥凹	Recessus hepatorenalis	Hepatorenal recess
胆嚢肝三角 (注9)	Trigonum cystohepaticum	Cystohepatic triangle
正中臍ヒダ	Plica umbilicalis mediana	Median umbilical fold
膀胱上窩	Fossa supravesicalis	Supravesical fossa
内側臍ヒダ	Plica umbilicalis medialis	Medial umbilical fold
内側鼠径窩	Fossa inguinalis medialis	Medial inguinal fossa
鼠径三角	Trigonum inguinale	Inguinal triangle
外側臍ヒダ	Plica umbilicalis lateralis; Plica epigastrica	Lateral umbilical fold; Epigastric fold
外側鼠径窩	Fossa inguinalis lateralis	Lateral inguinal fossa
横膀胱ヒダ	Plica vesicalis transversa	Transverse vesical fold
膀胱傍陥凹	Fossa paravesicalis	Paravesical fossa
尿生殖腹膜	**Peritoneum urogenitale**	**Urogenital peritoneum**
子宮広間膜(♀)	Lig. latum uteri	Broad ligament of uterus
子宮間膜(♀)	Mesometrium	Mesometrium
卵管間膜(♀)	Mesosalpinx	Mesosalpinx
卵巣間膜(♀)	Mesovarium	Mesovarium
骨盤側壁三角(♀)	Trigonum parietale laterale pelvis	Pelvic lateral wall triangle
卵巣提靱帯; 卵巣提索(♀)	Lig. suspensorium ovarii	Suspensory ligament of ovary; Infundibulopelvic ligament
卵巣陥凹(♀)	Fossa ovarica	Ovarian fossa
直腸子宮ヒダ(♀)	Plica rectouterina	Recto-uterine fold
直腸子宮窩(♀)	Excavatio rectouterina	Recto-uterine pouch
膀胱子宮窩(♀)	Excavatio vesicouterina	Vesico-uterine pouch
直腸膀胱窩(♂)	Excavatio rectovesicalis	Recto-vesical pouch
直腸傍陥凹(♂)	Fossa pararectalis	Pararectal fossa

内分泌腺

Glandulae endocrinae
Endocrine glands

甲状腺	**Glandula thyroidea**	**Thyroid gland**
[右・左]葉	Lobus	Lobe
甲状腺峡部	Isthmus glandulae thyroideae	Isthmus

†錐体葉	Lobus pyramidalis	Pyramidal lobe
†甲状副腺 (注10)	Glandulae thyroideae accessoriae	Accessory thyroid glands
線維被膜	Capsula fibrosa	Fibrous capsule
[甲状腺]支質	Stroma	Stroma
[甲状腺]実質	Parenchyma	Parenchyma
[甲状腺]小葉	Lobuli	Lobules
[甲状腺]濾胞	Folliculi	Thyroid follicles
上皮小体；副甲状腺 (注11)	**Glandula parathyroidea**	**Parathyroid gland**
上上皮小体；上副甲状腺	Glandula parathyroidea superior	Superior parathyroid gland
下上皮小体；下副甲状腺	Glandula parathyroidea inferior	Inferior parathyroid gland
副上皮小体；副副甲状腺	Glandulae parathyroideae accessoriae	Accessory parathyroid glands
下垂体	**Hypophysis; Glandula pituitaria**	**Pituitary gland**
腺下垂体；前葉	Adenohypophysis; Lobus anterior	Adenohypophysis; Anterior lobe
隆起部	Pars tuberalis	Pars tuberalis
中間部	Pars intermedia	Pars intermedia
遠位部	Pars distalis	Pars distalis; Pars anterior
神経下垂体；後葉	Neurohypophysis; Lobus posterior	Neurohypophysis; Posterior lobe
漏斗	Infundibulum	Infundibulum
神経葉	Lobus nervosus; Pars nervosa	Neural lobe; Pars nervosa
松果体	**Glandula pinealis; Corpus pineale**	**Pineal gland; Pineal body**
副腎；腎上体	**Glandula suprarenalis**	**Suprarenal gland; Adrenal gland**
前面	Facies anterior	Anterior surface
後面	Facies posterior	Posterior surface
腎面	Facies renalis	Renal surface
上縁	Margo superior	Superior border
内側縁	Margo medialis	Medial border
門	Hilum	Hilum
中心静脈	V. centralis	Central vein
皮質	Cortex	Cortex
髄質	Medulla	Medulla

内臓学　内分泌腺

| †副副腎；副腎上体 | Glandulae suprarenales accessoriae | Accessory suprarenal glands |

胰島　　　　　　　　　**Insulae pancreaticae**　　　　**Pancreatic islets**

内臓学の注

注1 Peyer 板．
注2 Treitz 靱帯．
注3 Vater 乳頭．
注4 回腸口は，(昭62)および(平14)にあった回盲弁に近い語である．回盲弁は Bauhin 弁とも呼ばれる．しかし(TA)にしたがって，機能上の理由から回盲弁を採用しない．(TA)の注を以下に引用する．
回腸口は回腸乳頭の先端部にある．この開口部には唇があり，小帯によりつながれているが，この構造が回盲弁をなすという記述は不適切であり，開口部を閉じる働きは回腸末端部が行う．
注5 Glisson 鞘．
注6 Sibson 筋膜．
注7 臨床医学では会陰体と呼ばれる．
注8 Bogros 隙．
注9 Calot 三角．
注10 甲状腺の飛び地的存在を意味する．(昭62)および(平14)までは副甲状腺と呼ばれていた．副甲状腺の語が上皮小体として広く用いられているために甲状副腺とした．
注11 副甲状腺の語が上皮小体として広く用いられているので併記した．(昭62)および(平14)まで，甲状腺の飛び地的存在を副甲状腺と呼んでいた．

脈管学
Angiologia
Angiology

心脈管系
Systema cardiovasculare
Cardiovascular system

一般用語	Nomina generalia	General terms
血管	Vas sanguineum	Blood vessel
側副血管	Vas collaterale	Collateral vessel
吻合血管	Vas anastomoticum	Anastomotic vessel
血管叢	Plexus vasculosus	Vascular plexus
怪網	Rete mirabile	Rete mirabile
動脈	Arteria	Artery
小動脈；細動脈	Arteriola	Arteriole
動静脈吻合	Anastomosis arteriolovenularis; Anastomosis arteriovenosa	Arteriolovenular anastomosis; Arteriovenous anastomosis
動脈網	Rete arteriosum	Arterial plexus
動脈輪	Circulus arteriosus	Arterial circle
血管輪	Circulus vasculosus	Vascular circle
関節血管網	Rete vasculosum articulare	Articular vascular plexus
栄養動脈	A. nutricia; A. nutriens	Nutrient artery
洞様血管；類洞	Vas sinusoideum	Sinusoid
静脈	Vena	Vein
皮静脈	V. cutanea	Cutaneous vein
浅静脈	V. superficialis	Superficial vein
深静脈	V. profunda	Deep vein
伴行静脈	V. comitans	Vena comitans
小静脈；細静脈	Venula	Venule
静脈弁	Valvula venosa	Venous valve
静脈叢	Plexus venosus	Venous plexus
静脈網	Rete venosum	Venous plexus
静脈洞	Sinus venosus	Sinus venosus
導出静脈	V. emissaria	Emissary vein
栄養静脈	V. nutricia; V. nutriens	Nutrient vein
毛細血管；毛細管	Vas capillare	Capillary
リンパ管	Vas lymphaticum	Lymphatic vessel
リンパ管弁	Valvula lymphatica	Lymphatic valvule
リンパ管叢；リンパ叢	Plexus lymphaticus	Lymphatic plexus
毛細リンパ管	Vas lymphocapillare	Lymphatic capillary

リンパ節	Nodus lymphoideus; Nodus lymphaticus; Lymphonodus	Lymph node
リンパ小節	Nodulus lymphoideus	Lymphoid nodule
槽	Cisterna	Cistern
外膜	Tunica externa	Tunica externa
中膜	Tunica media	Tunica media
内膜	Tunica intima	Tunica intima
脈管の脈管	Vasa vasorum	Vasa vasorum
神経の脈管	Vasa nervorum	Vessels of nerves
血液	Haema; Sanguis	Blood
リンパ	Lympha	Lymph

心膜	**Pericardium**	**Pericardium**
線維性心膜	Pericardium fibrosum	Fibrous pericardium
胸骨心膜靱帯	Ligg. sternopericardiaca	Sternopericardial ligaments
気管支心膜間膜	Membrana bronchopericardiaca	Bronchopericardial membrane
漿膜性心膜	Pericardium serosum	Serous pericardium
壁側板	Lamina parietalis	Parietal layer
臓側板；心外膜	Lamina visceralis; Epicardium	Visceral layer; Epicardium
漿膜層	Tunica serosa	Serosa; Serous coat
漿膜下層	Tela subserosa	Subserosa; Subserous layer
心膜腔	Cavitas pericardiaca	Pericardial cavity
心膜横洞	Sinus transversus pericardii	Transverse pericardial sinus
心膜斜洞	Sinus obiliquus pericardii	Oblique pericardial sinus

心 臓
Cor
Heart

心底	Basis cordis	Base of heart
胸肋面；前面	Facies sternocostalis; Facies anterior	Anterior surface; Sternocostal surface
横隔面；下面	Facies diaphragmatica; Facies inferior	Diaphragmatic surface; Inferior surface
[右・左]肺面	Facies pulmonalis dextra/sinistra	Right/left pulmonary surface
右縁	Margo dexter	Right border
心尖	Apex cordis	Apex of heart
心尖切痕	Incisura apicis cordis	Notch of cardiac apex

前室間溝	Sulcus interventricularis anterior	Anterior interventricular sulcus
後室間溝	Sulcus interventricularis posterior	Posterior interventricular sulcus
冠状溝	Sulcus coronarius	Coronary sulcus
[右・左]心室	**Ventriculus cordis dexter/sinister**	**Right/left ventricle**
心室中隔	Septum interventriculare	Interventricular septum
筋性部	Pars muscularis	Muscular part
膜性部	Pars membranacea	Membranous part
房室中隔	Septum atrioventriculare	Atrioventricular septum
[右・左]心房	**Atrium cordis dextrum/sinistrum**	**Right/left atrium**
心耳	Auricula atrii	Auricle
心房中隔	Septum interatriale	Interatrial septum
肉柱	Trabeculae carneae	Trabeculae carneae
心渦	Vortex cordis	Vortex of heart
乳頭筋	Mm. papillares	Papillary muscles
腱索	Chordae tendineae	Chordae tendineae; Tendinous cords
偽腱索	Chordae tendineae falsae; Chordae tendineae spuriae	False chordae tendineae
右線維三角	Trigonum fibrosus dexter	Right fibrous trigone
左線維三角	Trigonum fibrosus sinister	Left fibrous trigone
右線維輪	Anulus fibrosum dextrum	Right fibrous ring
左線維輪	Anulus fibrosum sinistrum	Left fibrous ring
動脈円錐腱	Tendo infundibuli	Tendon of infundibulum
下大静脈弁腱	Tendo valvulae venae cavae inferioris	Tendon of valve of inferior vena cava
房室結節三角	Trigonum nodi atrioventricularis	Triangle of atrioventricular node
弁	Valva	Valve
尖	Valvula; Cuspis	Cusp
心筋層	Myocardium	Myocardium
刺激伝導系；心臓刺激伝導系	**Complexus stimulans cordis; Systema conducente cordis**	**Conducting system of heart**
洞房結節 (注1)	Nodus sinuatrialis	Sinu-atrial node
房室結節 (注2)	Nodus atrioventricularis	Atrioventricular node
房室束 (注3)	Fasciculus atrioventricularis	Atrioventricular bundle
右脚	Crus dextrum	Right bundle
左脚	Crus sinistrum	Left bundle
心内膜下枝 (注4)	Rr. subendocardiales	Subendocardial branches
心内膜	Endocardium	Endocardium

右心房	**Atrium dextrum**	**Right atrium**
右心耳	Auricula dextra	Right auricle
櫛状筋	Mm. pectinati	Musculi pectinati; Pectinate muscles
分界稜	Crista terminalis	Crista terminalis
分界溝	Sulcus terminalis cordis	Sulcus terminalis cordis
大静脈洞	Sinus venarum cavarum	Sinus of venae cavae
上大静脈口	Ostium venae cavae superioris	Opening of superior vena cava
下大静脈口	Ostium venae cavae inferioris	Opening of inferior vena cava
冠状静脈口	Ostium sinus coronarii	Opening of coronary sinus
細小静脈孔	Foramina venarum minimarum	Openings of smallest cardiac veins
下大静脈弁	Valvula venae cavae inferioris	Valve of inferior vena cava
冠状静脈弁	Valvula sinus coronarii	Valve of coronary sinus
静脈間隆起	Tuberculum intervenosum	Intervenous tubercle
卵円窩	Fossa ovalis	Fossa ovalis; Oval fossa
卵円窩縁	Limbus fossae ovalis	Limbus fossae ovalis; Border of oval fossa
†卵円孔	Foramen ovale cordis	Foramen ovale
右心室	**Ventriculus dexter**	**Right ventricle**
右房室口	Ostium atrioventriculare dextrum	Right atrioventricular orifice
右房室弁；三尖弁	Valva atrioventricularis dextra; Valva tricuspidalis	Right atrioventricular valve; Tricuspid valve
前尖	Cuspis anterior	Anterior cusp
後尖	Cuspis posterior	Posterior cusp
中隔尖	Cuspis septalis	Septal cusp
室上稜	Crista supraventricularis	Supraventricular crest
動脈円錐	Conus arteriosus	Conus arteriosus; Infundibulum
肺動脈口	Ostium trunci pulmonalis	Opening of pulmonary trunk
肺動脈弁	Valva trunci pulmonalis	Pulmonary valve
前半月弁	Valvula semilunaris anterior	Anterior semilunar cusp
右半月弁	Valvula semilunaris dextra	Right semilunar cusp
左半月弁	Valvula semilunaris sinistra	Left semilunar cusp
半月弁結節	Noduli valvularum semilunarium	Nodules of semilunar cusps
半月弁半月	Lunulae valvularum semilunarium	Lunules of semilunar cusps
半月弁交連	Commissurae valvularum semilunarium	Commissures of semilunar cusps
前乳頭筋	M. papillaris anterior	Anterior papillary muscle
後乳頭筋	M. papillaris posterior	Posterior papillary muscle
中隔乳頭筋	M. papillaris septalis	Septal papillary muscle

中隔縁柱	Trabecula septomarginalis	Septomarginal trabecula; Moderator band
肉柱	Trabeculae carneae	Trabeculae carneae
左心房	**Atrium sinistrum**	**Left atrium**
左心耳	Auricula sinistra	Left auricle
櫛状筋	Mm. pectinati	Musculi pectinati; Pectinate muscles
肺静脈口	Ostia venarum pulmonalium	Openings of pulmonary veins
卵円孔弁；中隔鎌	Valvula foraminis ovalis	Valve of foramen ovale
左心室	**Ventriculus sinister**	**Left ventricle**
左房室口	Ostium atrioventriculare sinistrum	Left atrioventricular orifice
左房室弁；僧帽弁	Valva atrioventricularis sinistra; Valva mitralis	Left atrioventricular valve; Mitral valve
前尖	Cuspis anterior	Anterior cusp
後尖	Cuspis posterior	Posterior cusp
交連尖	Cuspides commissurales	Commissural cusps
前乳頭筋	M. papillaris anterior	Anterior papillary muscle
後乳頭筋	M. papillaris posterior	Posterior papillary muscle
大動脈前庭	Vestibulum aortae	Aortic vestibule
大動脈口	Ostium aortae	Aortic orifice
肉柱	Trabeculae carneae	Trabeculae carneae
大動脈弁	Valva aortae	Aortic valve
右半月弁	Valvula semilunaris dextra; Valvula coronaria dextra	Right semilunar cusp; Right coronary cusp
後半月弁	Valvula semilunaris posterior; Valvula non coronaria	Posterior semilunar cusp; Noncoronary cusp
左半月弁	Valvula semilunaris sinistra; Valvula coronaria sinistra	Left semilunar cusp; Left coronary cusp
半月弁結節	Noduli valvularum semilunarium	Nodules of semilunar cusps
半月弁半月	Lunulae valvularum semilunarium	Lunules of semilunar cusps
半月弁交連	Commissurae valvularum semilunarium	Commissures of semilunar cusps

動　脈
Arteriae
Arteries

肺動脈幹；肺動脈	**Truncus pulmonalis**	**Pulmonary trunk**
肺動脈洞	Sinus trunci pulmonalis	Sinus of pulmonary trunk
弁上稜	Crista supravalvularis	Supravalvular ridge

肺動脈分岐部	Bifurcatio trunci pulmonalis	Bifurcation of pulmonary trunk
右肺動脈	**A. pulmonalis dextra**	**Right pulmonary artery**
上葉動脈	Aa. lobares superiores	Superior lobar arteries
肺尖動脈(A1)	A. segmentalis apicalis	Apical segmental artery
後上葉動脈(A2)	A. segmentalis posterior	Posterior segmental artery
下行枝	R. descendens	Descending branch
上行枝	R. ascendens	Ascending branch
前上葉動脈(A3)	A. segmentalis anterior	Anterior segmental artery
上行枝	R. ascendens	Ascending branch
下行枝	R. descendens	Descending branch
中葉動脈	A. lobaris media	Middle lobar artery
外側中葉動脈(A4)	A. segmentalis lateralis	Lateral segmental artery
内側中葉動脈(A5)	A. segmentalis medialis	Medial segmental artery
下葉動脈	Aa. lobares inferiores	Inferior lobar arteries
上-下葉動脈(A6)	A. segmentalis superior	Superior segmental artery
肺底動脈	Pars basalis	Basal part
内側肺底動脈(A7)	A. segmentalis basalis medialis	Medial basal segmental artery
前肺底動脈(A8)	A. segmentalis basalis anterior	Anterior basal segmental artery
外側肺底動脈(A9)	A. segmentalis basalis lateralis	Lateral basal segmental artery
後肺底動脈(A10)	A. segmentalis basalis posterior	Posterior basal segmental artery
左肺動脈	**A. pulmonalis sinistra**	**Left pulmonary artery**
動脈管索	Lig. arteriosum	Ligamentum arteriosum
動脈管	Ductus arteriosus	Ductus arteriosus
上葉動脈	Aa. lobares superiores	Superior lobar arteries
肺尖動脈(A1)	A. segmentalis apicalis	Apical segmental artery
後上葉動脈(A2)	A. segmentalis posterior	Posterior segmental artery
下行枝	R. descendens	Descending branch
上行枝	R. ascendens	Ascending branch
前上葉動脈(A3)	A. segmentalis anterior	Anterior segmental artery
下行枝	R. descendens	Descending branch
上行枝	R. ascendens	Ascending branch
肺舌動脈	A. lingularis	Lingular artery
上舌動脈(A4)	A. lingularis superior	Superior lingular artery
下舌動脈(A5)	A. lingularis inferior	Inferior lingular artery
下葉動脈	Aa. lobares inferiores	Inferior lobar arteries
上-下葉動脈(A6)	A. segmentalis superior	Superior segmental artery
肺底動脈	Pars basalis	Basal part
内側肺底動脈(A7)	A. segmentalis basalis medialis	Medial basal segmental artery
前肺底動脈(A8)	A. segmentalis basalis anterior	Anterior basal segmental artery
外側肺底動脈(A9)	A. segmentalis basalis lateralis	Lateral basal segmental artery
後肺底動脈(A10)	A. segmentalis basalis posterior	Posterior basal segmental artery

大動脈	Aorta	Aorta
上行大動脈；大動脈上行部	Pars ascendens aortae; Aorta ascendens	Ascending aorta
大動脈球	Bulbus aortae	Aortic bulb
大動脈洞	Sinus aortae	Aortic sinus
弁上稜	Crista supravalvularis	Supravalvular ridge
右冠状動脈 (注5)	A. coronaria dextra	Right coronary artery
円錐枝	R. coni arteriosi	Conus branch
房室枝	Rr. atrioventriculares	Atrioventricular branches
洞房結節枝	R. nodi sinuatrialis	Sinu-atrial nodal branch
心房枝	Rr. atriales	Atrial branches
右縁枝；鋭角縁枝；鋭縁枝	R. marginalis dexter	Right marginal branch
中間心房枝	R. atrialis intermedius	Intermediate atrial branch
後室間枝；後下行枝 (注6)	R. interventricularis posterior	Posterior interventricular branch
心室中隔枝	Rr. interventriculares septales	Interventricular septal branches
房室結節枝	R. nodi atrioventricularis	Atrioventricular nodal branch
†右後側壁枝	R. posterolateralis dexter	Right posterolateral branch
左冠状動脈 (注5)	A. coronaria sinistra	Left coronary artery
前室間枝；前下行枝 (注6)	R. interventricularis anterior	Anterior interventricular branch
円錐枝	R. coni arteriosi	Conus branch
外側枝；対角枝	R. lateralis	Lateral branch
心室中隔枝	Rr. interventriculares septales	Interventricular septal branches
回旋枝	R. circumflexus	Circumflex branch
吻合心房枝	R. atrialis anastomoticus	Atrial anastomotic branch
†洞房結節枝	R. nodi sinuatrialis	Sinu-atrial nodal branch
房室枝	Rr. atrioventriculares	Atrioventricular branches
左縁枝；鈍角縁枝；鈍縁枝	R. marginalis sinister	Left marginal artery
中間心房枝	R. atrialis intermedius	Intermediate atrial branch
左心室後枝	R. posterior ventriculi sinistri	Posterior left ventricular branch
†房室結節枝	R. nodi atrioventricularis	Atrioventricular nodal branch
心房枝	Rr. atriales	Atrial branches
大動脈弓	**Arcus aortae**	**Arch of aorta; Aortic arch**
†大動脈峡部	Isthmus aortae	Aortic isthmus
大動脈傍体；大動脈小体	Corpora paraaortica; Glomera aortica	Para-aortic bodies; Aortic glomera
腕頭動脈	Truncus brachiocephalicus	Brachiocephalic trunk
†最下甲状腺動脈	A. thyroidea ima	Thyroid ima artery
総頸動脈	**A. carotis communis**	**Common carotid artery**
頸動脈小体	Glomus caroticum	Carotid body

頸動脈洞	Sinus caroticus	Carotid sinus
頸動脈分岐部	Bifurcatio carotidis	Carotid bifurcation
外頸動脈	**A. carotis externa**	**External carotid artery**
上甲状腺動脈	**A. thyroidea superior**	**Superior thyroid artery**
舌骨下枝	R. infrahyoideus	Infrahyoid branch
胸鎖乳突筋枝	R. sternocleidomastoideus	Sternocleidomastoid branch
上喉頭動脈	A. laryngea superior	Superior laryngeal artery
輪状甲状枝	R. cricothyroideus	Cricothyroid branch
前腺枝	R. glandularis anterior	Anterior glandular branch
後腺枝	R. glandularis posterior	Posterior glandular branch
外側腺枝	R. glandularis lateralis	Lateral glandular branch
上行咽頭動脈	**A. pharyngea ascendens**	**Ascending pharyngeal artery**
後硬膜動脈	A. meningea posterior	Posterior meningeal artery
咽頭枝	Rr. pharyngeales	Pharyngeal branches
下鼓室動脈	A. tympanica inferior	Inferior tympanic artery
†**舌顔面動脈幹**	**Truncus linguofacialis**	**Linguofacial trunk**
舌動脈	**A. lingualis**	**Lingual artery**
舌骨上枝	R. suprahyoideus	Suprahyoid branch
舌背枝	Rr. dorsales linguae	Dorsal lingual branches
舌下動脈	A. sublingualis	Sublingual artery
舌深動脈	A. profunda linguae	Deep lingual artery
顔面動脈	**A. facialis**	**Facial artery**
上行口蓋動脈	A. palatina ascendens	Ascending palatine artery
扁桃枝	R. tonsillaris	Tonsillar branch
オトガイ下動脈	A. submentalis	Submental artery
腺枝	Rr. glandulares	Glandular branches
下唇動脈	A. labialis inferior	Inferior labial branch
上唇動脈	A. labialis superior	Superior labial branch
鼻中隔枝	R. septi nasi	Nasal septal branch
鼻外側枝	R. lateralis nasi	Lateral nasal branch
眼角動脈	A. angularis	Angular artery
後頭動脈	**A. occipitalis**	**Occipital artery**
乳突枝	R. mastoideus	Mastoid branch
耳介枝	R. auricularis	Auricular branch
胸鎖乳突筋枝	Rr. sternocleidomastoidei	Sternocleidomastoid branches
後頭枝	Rr. occipitales	Occipital branches
†硬膜枝	R. meningeus	Meningeal branch
下行枝	R. descendens	Descending branch
後耳介動脈	**A. auricularis posterior**	**Posterior auricular artery**
茎乳突孔動脈	A. stylomastoidea	Stylomastoid artery
後鼓室動脈	A. tympanica posterior	Posterior tympanic artery
乳突枝	Rr. mastoidei	Mastoid branch
†アブミ骨枝	R. stapedius	Stapedial branch
耳介枝	R. auricularis	Auricular branch
後頭枝	R. occipitalis	Occipital branch

耳下腺枝	R. parotideus	Parotid branch
浅側頭動脈	**A. temporalis superficialis**	**Superficial temporal artery**
耳下腺枝	R. parotideus	Parotid branch
顔面横動脈	A. transversa faciei	Transverse facial artery
前耳介枝	Rr. auriculares anteriores	Anterior auricular branches
頬骨眼窩動脈	A. zygomaticoorbitalis	Zygomatico-orbital artery
中側頭動脈	A. temporalis media	Middle temporal artery
前頭枝	R. frontalis	Frontal branch
頭頂枝	R. parietalis	Parietal branch
顎動脈	**A. maxillaris**	**Maxillary artery**
深耳介動脈	A. auricularis profunda	Deep auricular artery
前鼓室動脈	A. tympanica anterior	Anterior tympanic artery
下歯槽動脈	A. alveolaris inferior	Inferior alveolar artery
顎舌骨筋枝	R. mylohyoideus	Mylohyoid branch
歯枝	Rr. dentales	Dental branches
歯周枝	Rr. peridentales	Peridental branches
オトガイ動脈	R. mentalis	Mental branch
中硬膜動脈	A. meningea media	Middle meningeal artery
副硬膜枝	R. accessorius	Accessory branch
岩様部枝	R. petrosus	Petrosal branch
上鼓室動脈	A. tympanica superior	Superior tympanic artery
前頭枝	R. frontalis	Frontal branch
眼窩枝	R. orbitalis	Orbital branch
涙腺動脈との吻合枝	R. anastomoticus cum a. lacrimali	Anastomotic branch with lacrimal artery
頭頂枝	R. parietalis	Parietal branch
翼突硬膜動脈	A. pterygomeningea	Pterygomeningeal artey
咬筋動脈	A. masseterica	Masseteric artery
前深側頭動脈	A. temporalis profunda anterior	Anterior deep temporal artery
後深側頭動脈	A. temporalis profunda posterior	Posterior deep temporal artery
翼突筋枝	Rr. pterygoidei	Pterygoid branches
頬動脈	A. buccalis	Buccal artery
後上歯槽動脈	A. alveolaris superior posterior	Posterior superior alveolar artery
歯枝	Rr. dentales	Dental branches
歯周枝	Rr. peridentales	Peridental branches
眼窩下動脈	A. infraorbitalis	Infra-orbital artery
前上歯槽動脈	Aa. alveolares superiores anteriores	Anterior superior alveolar arteries
歯枝	Rr. dentales	Dental branches
歯周枝	Rr. peridentales	Peridental branches
翼突管動脈	A. canalis pterygoidei	Artery of pterygoid canal
咽頭枝	R. pharyngeus	Pharyngeal branch

下行口蓋動脈	A. palatina descendens	Descending palatine artery
大口蓋動脈	A. palatina major	Greater palatine artery
小口蓋動脈	Aa. palatinae minores	Lesser palatine arteries
咽頭枝	R. pharyngeus	Pharyngeal branch
蝶口蓋動脈	A. sphenopalatina	Sphenopalatine artery
外側後鼻枝	Aa. nasales posteriores laterales	Posterior lateral nasal arteries
中隔後鼻枝	Rr. septales posteriores	Posterior septal branches
内頸動脈	**A. carotis interna**	**Internal carotid artery**
頸部	Pars cervicalis	Cervical part
頸動脈洞	Sinus caroticus	Carotid sinus
岩様部；錐体部	Pars petrosa	Petrous part
頸動脈鼓室枝；頸鼓動脈	Aa. caroticotympanicae	Caroticotympanic arteries
翼突管動脈	A. canalis pterygoidei	Artery of pterygoid canal
海綿部；海綿静脈洞部	Pars cavernosa	Cavernous part
テント底枝	R. basalis tentorii	Tentorial basal branch
テント縁枝	R. marginalis tentorii	Tentorial marginal branch
硬膜枝	R. meningeus	Meningeal branch
海綿静脈洞枝	R. sinus cavernosi	Cavernous branch
下下垂体動脈	A. hypophysialis inferior	Inferior hypophysial artery
三叉神経節枝	Rr. ganglionares trigeminales	Branches to trigeminal ganglion
三叉神経枝	Rr. nervorum	Branches to nerves
大脳部	Pars cerebralis	Cerebral part
眼動脈	A. ophthalmica	Ophthalmic artery
上下垂体動脈	A. hypophysialis superior	Superior hypophysial artery
斜台枝	Rr. clivales	Clivus branches
硬膜枝	R. meningeus	Meningeal branch
頸動脈サイホン	Siphon caroticum	Carotid syphon
眼動脈	**A. ophthalmica**	**Ophthalmic artery**
網膜中心動脈	A. centralis retinae	Central retinal artery
眼球外部	Pars extraocularis	Extra-ocular part
眼球内部	Pars intraocularis	Intra-ocular part
涙腺動脈	A. lacrimalis	Lacrimal artery
中硬膜動脈との吻合枝	R. anastomoticus cum a. meningea media	Anastomotic branch with middle meningeal artery
外側眼瞼動脈	Aa. palpebrales laterales	Lateral palpebral arteries
反回硬膜枝	R. meningeus recurrens	Recurrent meningeal branch
短後毛様体動脈	Aa. ciliares posteriores breves	Short posterior ciliary arteries
長後毛様体動脈	Aa. ciliares posteriores longae	Long posterior ciliary arteries
筋枝	Aa. musculares	Muscular arteries
前毛様体動脈	Aa. ciliares anteriores	Anterior ciliary arteries
前結膜動脈	Aa. conjunctivales anteriores	Anterior conjunctival arteries
強膜上動脈	Aa. episclerales	Episcleral arteries
眼窩上動脈	A. supraorbitalis	Supra-orbital artery

板間枝	R. diploicus	Diploic branch
後篩骨動脈	A. ethmoidalis posterior	Posterior ethmoidal artery
前篩骨動脈	A. ethmoidalis anterior	Anterior ethmoidal artery
前硬膜動脈	R. meningeus anterior	Anterior meningeal branch
中隔前鼻枝	Rr. septales anteriores	Anterior septal branches
外側前鼻枝	Rr. nasales anteriores laterales	Anterior lateral nasal branches
内側眼瞼動脈	Aa. palpebrales mediales	Medial palpebral arteries
後結膜動脈	Aa. conjunctivales posteriores	Posterior conjunctival arteries
上眼瞼動脈弓	Arcus palpebralis superior	Superior palpebral arch
下眼瞼動脈弓	Arcus palpebralis inferior	Inferior palpebral arch
滑車上動脈	A. supratrochlearis	Supratrochlear artery
鼻背動脈	A. dorsalis nasi	Dorsal nasal artery; External nasal artery
脳の動脈	**Aa. encephali**	**Arteries of brain**
前脈絡叢動脈	A. choroidea anterior	Anterior choroidal artery
側脳室脈絡叢枝	Rr. choroidei ventriculi lateralis	Choroidal branches to lateral ventricle
†第三脳室脈絡叢枝	Rr. choroidei ventriculi tertii	Choroidal branches to third ventricle
前有孔質枝	Rr. substantiae perforatae anterioris	Branches to anterior perforated substance
視索枝	Rr. tractus optici	Branches to optic tract
視交叉枝	Rr. chiasmatici	Branches to optic chiasm; Branches to optic chiasma
外側膝状体枝	Rr. corporis geniculati lateralis	Branches to lateral geniculate body
内包枝	Rr. genus capsulae internae	Branches to internal capsule, genu
内包後脚枝	Rr. cruris posterioris capsulae internae	Branches to internal capsule, posterior limb
内包後レンズ核枝	Rr. partis retrolentiformis capsulae internae	Branches to internal capsule, retrolentiform limb
淡蒼球枝	Rr. globi pallidi	Branches to globus pallidus
尾状核尾枝	Rr. caudae nuclei caudati	Branches to tail of caudate nucleus
海馬枝	Rr. hippocampi	Branches to hippocampus
†鈎枝	Rr. uncales	Branches to uncus
†灰白隆起枝	Rr. tuberis cinerei	Branches to tuber cinereum
†視床下部核枝	Rr. nucleorum hypothalami	Branches to hypothalamic nuclei
視床核枝	Rr. nucleorum thalami	Branches to thalamic nuclei
黒質枝	Rr. substantiae nigrae	Branches to substantia nigra
赤核枝	Rr. nuclei rubri	Branches to red nucleus
大脳脚枝	Rr. cruris cerebri	Branches to crus cerebri
扁桃体枝	Rr. corporis amygdaloidei	Branches to amygdaloid body

前大脳動脈	A. cerebri anterior	Anterior cerebral artery
交通前部；A1区	Pars precommunicalis; Segmentum A1	Precommunicating part; A1 segment
前内側中心動脈；前内側視床線条体動脈	Aa. centrales anteromediales; Aa. thalamostriatae anteromediales	Anteromedial central arteries; Anteromedial thalamostriate arteries
近位内側線条体動脈	Aa. striatae mediales proximales	Proximal medial striate arteries
視索上核動脈	A. supraoptica	Supra-optic artery
前有孔質動脈	Aa. perforantes anteriores	Anterior perforating arteries
前視索野動脈	Aa. preopticae	Preoptic arteries
短中心動脈	Aa. centrales brevi	Short central arteries
長中心動脈 (注7)	Aa. centrales longi	Long central arteries
前交通動脈	A. communicans anterior	Anterior communicating artery
交通後部；A2区	Pars postcommunicalis; Segmentum A2	Postcommunicating part; A2 segment
遠位内側線条体動脈	A. striata medialis distalis	Distal medial striate artery
脳梁周囲動脈	A. pericallosa	Pericallosal artery
†中心傍小葉枝	Rr. paracentrales	Paracentral branches
楔前部枝	Rr. precuneales	Precuneal branches
頭頂後頭溝枝	Rr. parietooccipitales	Parieto-occipital branches
内側前頭底動脈；内側眼窩前頭枝	A. frontobasalis medialis; A. orbitofrontalis medialis	Medial frontobasal artery; Medial orbitofrontal artery
前頭極動脈	A. polaris frontalis	Polar frontal artery
脳梁縁動脈	A. callosomarginalis	Callosomarginal artery
前内側前頭枝	R. frontalis anteromedialis	Anteromedial frontal branch
中間内側前頭枝	R. frontalis intermediomedialis	Intermediomedial frontal branch
後内側前頭枝	R. frontalis posteromedialis	Posteromedial frontal branch
帯状回枝	R. cingularis	Cingular branch
中大脳動脈	**A. cerebri media**	**Middle cerebral artery**
蝶形骨部；水平部；M1区	Pars sphenoidalis; Pars horizontalis; Segmentum M1	Sphenoid part; Horizontal part; M1 segment
前外側中心動脈；前外側視床線条体動脈	Aa. centrales anterolaterales; Aa. thalamostriatae anterolaterales	Anterolateral central arteries; Lenticulostriate arteries; Anterolateral thamostriatal arteries
近位外側線条体枝	Rr. porximales laterales striati	Proximal lateral striate branches
遠位外側線条体枝	Rr. distales laterales striati	Distal lateral striate branches
†鈎動脈	A. uncalis	Uncal artery
側頭極動脈	A. polaris temporalis	Polar temporal artery
前側頭動脈	A. temporalis anterior	Anterior temporal artery
島部；M2区	Pars insularis; Segmentum M2	Insular part; M2 segment
島動脈	Aa. insulares	Insular arteries

終末部；皮質部；M2区	Pars terminalis; Pars corticalis; Segmentum M2	Terminal part; Cortical part; M2 segment
下終末枝；下皮質枝；M2区	Rr. terminales inferiores; Rr. corticales inferiores; Segmentum M2	Inferior terminal branches; Inferior cortical branches; M2 segment
角回枝	R. gyri angularis	Branch to angular gyrus
前側頭枝	R. temporalis anterior	Anterior temporal branch
中側頭枝	R. temporalis medius	Middle temporal branch
後側頭枝	R. temporalis posterior	Posterior temporal branch
側頭後頭枝	R. temporooccipitalis	Temporo-occipital branch
上終末枝；上皮質枝；M2区	Rr. terminales superiores; Rr. corticales superiores; Segmentum M2	Superior terminal branches; Superior cortical branches; M2 segment
外側前頭底動脈；外側眼窩前頭枝	A. frontobasalis lateralis; A. orbitofrontalis lateralis	Lateral frontobasal artery; Lateral orbitofrontal artery
前頭前動脈	A. prefrontalis	Prefrontal artery
中心前溝動脈	A. sulci precentralis	Artery of precentral sulcus
中心溝動脈	A. sulci centralis	Artery of central sulcus
中心後溝動脈	A. sulci postcentralis	Artery of postcentral sulcus
前頭頂動脈	A. parietalis anterior	Anterior parietal artery
後頭頂動脈	A. parietalis posterior	Posterior parietal artery
鎖骨下動脈	A. subclavia	Subclavian artery
椎骨動脈	**A. vertebralis**	**Vertebral artery**
椎骨前部	Pars prevertebralis	Prevertebral part
横突部；頸部	Pars transversaria; Pars cervicalis	Cervical part
脊髄枝	Rr. spinales	Spinal branches
根枝	Rr. radiculares	Radicular branches
髄節動脈	A. medullaris segmentalis	Segmental medullary artery
筋枝	Rr. musculares	Muscular branches
環椎部	Pars atlantica	Atlantic part
頭蓋内部	Pars intracranialis	Intracranial part
硬膜枝	Rr. meningei	Meningeal branches
前脊髄動脈	A. spinalis anterior	Anterior spinal artery
正中延髄枝	Rr. medullares mediani	Median medullary branches
後下小脳動脈	A. inferior posterior cerebelli	Posterior inferior cerebellar artery
後脊髄動脈	A. spinalis posterior	Posterior spinal artery
第四脳室脈絡叢枝	R. choroideus ventriculi quarti	Choroidal branch to fourth ventricle
後延髄枝	Rr. medullares posteriores	Posterior medullary branches
小脳扁桃枝	R. tonsillae cerebelli	Cerebellar tonsillar branch
内側延髄枝	Rr. medullares mediales	Medial medullary branches
外側延髄枝	Rr. medullares laterales	Lateral medullary branches

脳底動脈	A. basilaris	Basilar artery
前下小脳動脈	A. inferior anterior cerebelli	Anterior inferior cerebellar artery
迷路動脈；内耳道枝	A. labyrinthi	Labyrinthine artery
橋枝	Aa. pontis	Pontine arteries
内側枝；傍正中橋枝	Rr. mediales	Medial branches; Paramedian pontine branches
外側枝；回旋橋枝	Rr. laterales	Lateral branches; Circumferential pontine branches
中脳動脈	Aa. mesencephalicae	Mesencephalic arteries
上小脳動脈	A. superior cerebelli	Superior cerebellar artery
内側枝	R. medialis	Medial branch; Medial superior cerebellar artery
上虫部動脈	A. vermis superior	Superior vermian branch
外側枝；外側上小脳動脈	R. lateralis	Lateral branch; Lateral superior cerebellar artery
後大脳動脈	**A. cerebri posterior**	**Posterior cerebral artery**
交通前部；P1区	Pars precommunicalis; Segmentum P1	Precommunicating part; P1 segment
後内側中心動脈	Aa. centrales posteromediales	Posteromedial central arteries; Paramedian arteries
短回旋動脈	Aa. circumferentiales breves	Short circumferential arteries
視床貫通動脈	A. thalami perforans	Thalamoperforating artery
四丘体動脈	A. collicularis; A. quadrigeminalis	Collicular artery; Quadrigeminal artery
後交通動脈	A. communicans posterior	Posterior communicating artery
交通後部；P2区	Pars postcommunicalis; Segmentum P2	Postcommunicating part; P2 segment
後外側中心動脈	Aa. centrales posterolaterales	Posterolateral central arteries
視床膝状体動脈	A. thalamogeniculata	Thalamogeniculate artery
内側後脈絡叢枝	Rr. choroidei posteriores mediales	Posterior medial choroidal branches
外側後脈絡叢枝	Rr. choroidei posteriores laterales	Posterior lateral choroidal branches
大脳脚枝	Rr. peduncularis	Peduncular branches
終末部；皮質部	Rr. terminales; Rr. corticales	Terminal branches; Cortical branches
外側後頭動脈；P3区	A. occipitalis lateralis; Segmentum P3	Lateral occipital artery; P3 segment
前側頭枝	Rr. temporales anteriores	Anterior temporal branches
[内側]中間側頭枝	Rr. temporales intermedii; Rr. temporales medii	Intermediate temporal branches; Middle temporal branches

後側頭枝	Rr. temporales posteriores	Posterior temporal branches
内側後頭動脈；P4区	A. occipitalis medialis; Segmentum P4	Medial occipital artery; P4 segment
背側脳梁枝	R. corporis callosi dorsalis	Dorsal branch to corpus callosum
頭頂枝	R. parietalis	Parietal branch
頭頂後頭枝	R. parietooccipitalis	Parieto-occipital branch
鳥距枝	R. calcarinus	Calcarine branch
後頭側頭枝	R. occipitotemporalis	Occipitotemporal branch
大脳動脈輪	**Circulus arteriosus cerebri**	**Cerebral arterial circle**
前大脳動脈	A. cerebri anterior	Anterior cerebral artery
前交通動脈	A. communicans anterior	Anterior communicating artery
前内側中心動脈	Aa. centrales anteromediales	Anteromedial central arteries
視交叉上動脈	A. suprachiasmatica	Suprachiasmatic artery
正中交連動脈	A. commissuralis mediana	Median commissural artery
脳梁中動脈	Aa. callosa mediana	Median callosal artery
中大脳動脈	A. cerebri media	Middle cerebral artery
後交通動脈	A. communicans posterior	Posterior communicating artery
後内側中心動脈	Aa. centrales posteromediales	Posteromedial central arteries
前枝	Rr. anteriores	Anterior branches
後枝	Rr. posteriores	Posterior branches
視交叉枝	R. chiasmaticus	Chiasmatic branch
灰白隆起動脈	Aa. tuberis cinerei	Artery of tuber cinereum
内側枝	Rr. mediales	Medial branches
外側枝	Rr. laterales	Lateral branches
視床灰白隆起動脈	A. thalamotuberalis	Thalamotuberal artery; Premammillary artery
動眼神経枝	R. nervi oculomotorii	Branch to oculomotor nerve
視床核枝	Rr. nucleorum thalami	Branches to thalamic nuclei
視床下部枝	R. hypothalamicus	Hypothalamic branch
乳頭体動脈	Aa. mammillares	Mammillary arteries
尾状核尾枝	Rr. caudae nuclei caudati	Branches to tail of caudate nucleus
後大脳動脈	A. cerebri posterior	Posterior cerebral artery
鎖骨下動脈	**A. subclavia**	**Subclavian artery**
椎骨動脈	**A. vertebralis**	**Vertebral artery**
内胸動脈	**A. thoracica interna**	**Internal thoracic artery**
縦隔枝	Rr. mediastinales	Mediastinal branches
胸腺枝	Rr. thymici	Thymic branches
†気管枝	Rr. tracheales	Tracheal branches
†気管支枝	Rr. bronchiales	Bronchial branches
心膜横隔動脈	A. pericardiacophrenica	Pericardiacophrenic artery
胸骨枝	Rr. sternales	Sternal branches
貫通枝	Rr. perforantes	Perforating branches

内側乳腺枝	Rr. mammarii mediales	Medial mammary branches
†外側肋骨枝	R. costalis lateralis	Lateral costal branch
前肋間枝	Rr. intercostales anteriores	Anterior intercostal branches
筋横隔動脈	A. musculophrenica	Musculophrenic artery
上腹壁動脈	A. epigastrica superior	Superior epigastric artery
甲状頸動脈	**Truncus thyrocervicalis**	**Thyrocervical trunk**
下甲状腺動脈	**A. thyroidea inferior**	**Inferior thyroid artery**
下喉頭動脈	A. laryngea inferior	Inferior laryngeal artery
腺枝	Rr. glandulares	Glandular branches
咽頭枝	Rr. pharyngeales	Pharyngeal branches
食道枝	Rr. oesophageales	Oesophageal branches
気管枝	Rr. trancheales	Tracheal branches
上行頸動脈	A. cervicalis ascendens	Ascending cervical artery
脊髄枝	Rr. spinales	Spinal branches
肩甲上動脈	**A. suprascapularis**	**Suprascapular artery**
肩峰枝	R. acromialis	Acromial branch
頸横動脈	A. transversa colli; A. transversa cervicis	Transverse cervical artery
浅枝；浅頸動脈	R. superficialis	Superficial cervical artery
上行枝	R. ascendens	Ascending branch
下行枝	R. descendens	Descending branch
深枝；肩甲背動脈；下行肩甲動脈	R. profundus; A. dorsalis scapulae	Deep branch; Dorsal scapular artery
†肩甲背動脈；下行肩甲動脈	A. dorsalis scapulae	Dorsal scapular artery
肋頸動脈	**Truncus costocervicalis**	**Costocervical trunk**
深頸動脈	A. cervicalis profunda	Deep cervical artery
最上肋間動脈	A. intercostalis suprema	Supreme intercostal artery
第一肋間動脈	A. intercostalis posterior prima	First posterior intercostal artery
第二肋間動脈	A. intercostalis posterior secunda	Second posterior intercostal artery
背枝	Rr. dorsales	Dorsal branches
脊髄枝	Rr. spinales	Spinal branches
上肢の動脈	**Aa. membri superioris**	**Arteries of upper limb**
腋窩動脈	**A. axillaris**	**Axillary artery**
肩甲下枝	Rr. subscapulares	Subscapular branches
最上胸動脈；上胸動脈 (注8)	A. thoracica superior	Superior thoracic artery
胸肩峰動脈	A. thoracoacromialis	Thoraco-acromial artery
肩峰枝	R. acromialis	Acromial branch
肩峰動脈網	Rete acromiale	Acromial anastomosis
鎖骨枝	R. clavicularis	Clavicular branch
三角筋枝	R. deltoideus	Deltoid branch
胸筋枝	Rr. pectorales	Pectoral branches

外側胸動脈	A. thoracica lateralis	Lateral thoracic artery
外側乳腺枝	Rr. mammarii laterales	Lateral mammary branches
肩甲下動脈	A. subscapularis	Subscapular artery
胸背動脈	A. thoracodorsalis	Thoracodorsal artery
肩甲回旋動脈	A. circumflexa scapulae	Circumflex scapular artery
前上腕回旋動脈	A. circumflexa humeri anterior	Anterior circumflex humeral artery
後上腕回旋動脈	A. circumflexa humeri posterior	Posterior circumflex humeral artery
上腕動脈	**A. brachialis**	**Brachial artery**
†浅上腕動脈	A. brachialis superficialis	Superficial brachial artery
上腕深動脈	A. profunda brachii	Profunda brachii artery; Deep artery of arm
上腕骨栄養動脈	Aa. nutriciae humeri; Aa. nutrientes humeri	Humeral nutrient arteries
三角筋枝	R. deltoideus	Deltoid branch
中側副動脈	A. collateralis media	Medial collateral artery
橈側側副動脈	A. collateralis radialis	Radial collateral artery
上尺側側副動脈	A. collateralis ulnaris superior	Superior ulnar collateral artery
下尺側側副動脈	A. collateralis ulnaris inferior	Inferior ulnar collateral artery
橈骨動脈	**A. radialis**	**Radial artery**
橈側反回動脈	A. recurrens radialis	Radial recurrent artery
橈骨栄養動脈	A. nutricia radii; A. nutriens radii	Nutrient artery of raduis
掌側手根枝	R. carpalis palmaris	Palmar carpal branch
浅掌枝	R. palmaris superficialis	Superficial palmar branch
背側手根枝	R. carpalis dorsalis	Dorsal carpal branch
背側手根動脈網	Rete carpale dorsale	Dorsal carpal arch
背側中手動脈	Aa. metacarpales dorsales	Dorsal metacarpal arteries
背側指動脈	Aa. digitales dorsales	Dorsal digital arteries
母指主動脈	A. princeps pollicis	Princeps pollicis artery
示指橈側動脈	A. radialis indicis	Radialis indicis artery
深掌動脈弓	Arcus palmaris profundus	Deep palmar arch
掌側中手動脈	Aa. metacarpales palmares	Palmar metacarpal arteries
貫通枝	Rr. perforantes	Peforating branches
尺骨動脈	**A. ulnaris**	**Ulnar artery**
尺側反回動脈	A. recurrens ulnaris	Ulnar recurrent artery
前枝	R. anterior	Anterior branch
後枝	R. posterior	Posterior branch
肘関節動脈網	Rete articulare cubiti	Cubital anastomosis
尺骨栄養動脈	A. nutricia ulnae; A. nutriens ulnae	Nutrient artery of ulna
総骨間動脈	A. interossea communis	Common interosseous artery
前骨間動脈	A. interossea anterior	Anterior interosseous artery

正中動脈；正中神経伴行動脈	A. comitans nervi mediani	Median artery
後骨間動脈	A. interossea posterior	Posterior interosseous artery
貫通枝	R. perforans	Perforating branch
反回骨間動脈	A. interossea recurrens	Recurrent interosseous artery
背側手根枝	R. carpalis dorsalis	Dorsal carpal branch
掌側手根枝	R. carpalis palmaris	Palmar carpal branch
深掌枝	R. palmaris profundus	Deep palmar branch
浅掌動脈弓	Arcus palmaris superficialis	Superficial palmar arch
総掌側指動脈	Aa. digitales palmares communes	Common palmar digital arteries
固有掌側指動脈	Aa. digitales palmares propriae	Proper palmar digital arteries
下行大動脈；大動脈下行部	**Pars descendens aortae; Aorta descendens**	**Descending aorta**
胸大動脈；大動脈胸部	**Pars thoracica aortae; Aorta thoracica**	**Thoracic aorta**
気管支動脈	Rr. bronchiales	Bronchial branches
食道動脈	Rr. oesophageales	Oesophageal branches
心膜枝	Rr. pericardiaci	Pericardial branches
縦隔枝	Rr. mediastinales	Mediastinal branches
上横隔動脈	Aa. phrenicae superiores	Superior phrenic arteries
[第三-第十一]肋間動脈	Aa. intercostales posteriores	Posterior intercostal arteries
背枝	R. dorsalis	Dorsal branch
内側皮枝	R. cutaneus medialis	Medial cutaneous branch
外側皮枝	R. cutaneus lateralis	Lateral cutaneous branch
脊髄枝	Rr. spinales	Spinal branches
後中心枝	R. postcentralis	Postcentral branch
前層枝	R. prelaminaris	Prelaminar branch
後根動脈	A. radicularis posterior	Posterior radicular artery
前根動脈	A. radicularis anterior	Anterior radicular artery
髄節動脈	A. medullaris segmentalis	Segmental medullary artery
側副枝	R. collateralis	Collateral branch
外側枝	R. cutaneus lateralis	Lateral cutaneous branch
外側乳腺枝	Rr. mammarii laterales	Lateral mammary branches
肋下動脈	A. subcostalis	Subcostal artery
背枝	R. dorsalis	Dorsal branch
脊髄枝	R. spinalis	Spinal branch
腹大動脈；大動脈腹部	**Pars abdominalis aortae; Aorta abdominalis**	**Abdominal aorta**
下横隔動脈	**A. phrenica inferior**	**Inferior phrenic artery**
上副腎動脈；上腎上体動脈	Aa. suprarenales superiores	Superior suprarenal arteries
腰動脈	**Aa. lumbales**	**Lumbar arteries**
背枝	R. dorsalis	Dorsal branch
脊髄枝	R. spinalis	Spinal branch

髄節動脈	A. medullaris segmentalis	Segmental medullary artery
正中仙骨動脈	**A. sacralis mediana**	**Median sacral artery**
最下腰動脈	Aa. lumbales imae	Arteriae lumbales imae
外側仙骨枝	Rr. sacrales laterales	Lateral sacral branches
尾骨小体	Glomus coccygeum	Coccygeal body
腹腔動脈	**Truncus coeliacus**	**Coeliac trunk**
左胃動脈	A. gastrica sinistra	Left gastric artery
食道枝	Rr. oesophageales	Oesophageal branches
総肝動脈	A. hepatica communis	Common hepatic artery
右胃動脈	A. gastrica dextra	Right gastric artery
胃十二指腸動脈	A. gastroduodenalis	Gastroduodenal artery
†十二指腸上動脈	A. supraduodenalis	Supraduodenal artery
後上膵十二指腸動脈	A. pancreaticoduodenalis superior posterior	Posterior superior pancreaticoduodenal artery
膵枝	Rr. pancreatici	Pancreatic branches
十二指腸枝	Rr. duodenales	Duodenal branches
十二指腸後動脈	Aa. retroduodenales	Retroduodenal arteries
右胃大網動脈	A. gastroomentalis dextra	Right gastro-omental artery; Right gastro-epiploic artery
胃枝	Rr. gastrici	Gastric branches
大網枝	Rr. omentales	Omental branches
前上膵十二指腸動脈	A. pancreaticoduodenalis superior anterior	Anterior superior pancreaticoduodenal artery
膵枝	Rr. pancreatici	Pancreatic branches
十二指腸枝	Rr. duodenales	Duodenal branches
固有肝動脈	A. hepatica propria	Hepatic artery proper
右枝	R. dexter	Right branch
胆嚢動脈	A. cystica	Cystic artery
尾状葉動脈	A. lobi caudati	Artery of caudate lobe
前区動脈	A. segmenti anterioris	Anterior segmental artery
後区動脈	A. segmenti posterioris	Posterior segmental artery
左枝	R. sinister	Left branch
尾状葉動脈	A. lobi caudati	Artery of caudate lobe
内側区動脈	A. segmenti medialis	Medial segmental artery
外側区動脈	A. segmenti lateralis	Lateral segmental artery
中間枝	R. intermedius	Intermediate branch
脾動脈	A. splenica; A. lienalis	Splenic artery
膵枝	Rr. pancreatici	Pancreatic branches
後膵動脈	A. pancreatica dorsalis	Dorsal pancreatic artery
下膵動脈	A. pancreatica inferior	Inferior pancreatic artery
前膵動脈	A. prepancreatica	Prepancreatic artery
大膵動脈	A. pancreatica magna	Greater pancreatic artery
膵尾動脈	A. caudae pancreatis	Artery to tail of pancreas
左胃大網動脈	A. gastroomentalis sinistra	Left gastro-omental artery; Left gastro-epiploic artery

胃枝	Rr. gastrici	Gastric branches
大網枝	Rr. omentales	Omental branches
短胃動脈	Aa. gastricae breves	Short gastric arteries
脾枝	Rr. splenici; Rr. lienales	Splenic branches
後胃動脈	A. gastrica posterior	Posterior gastric artery
上腸間膜動脈	**A. mesenterica superior**	**Superior mesenteric artery**
下膵十二指腸動脈	A. pancreaticoduodenalis inferior	Inferior pancreaticoduodenal artery
前下膵十二指腸動脈	R. anterior	Anterior branch
後上膵十二指腸動脈	R. posterior	Posterior branch
空腸動脈	Aa. jejunales	Jejunal arteries
回腸動脈	Aa. ileales	Ileal arteries
回結腸動脈	A. ileocolica	Ileocolic artery
結腸枝	R. colicus	Colic branch
前盲腸動脈	A. caecalis anterior	Anterior caecal artery
後盲腸動脈	A. caecalis posterior	Posterior caecal artery
虫垂動脈	A. appendicularis	Appendicular artery
回腸枝	R. ilealis	Ileal branch
右結腸動脈	A. colica dextra	Right colic artery
右結腸曲動脈	A. flexurae dextrae	Right flexural artery
中結腸動脈	A. colica media	Middle colic artery
結腸辺縁動脈；傍結腸動脈；結腸辺縁弓	A. marginalis coli; A. juxtacolica; Arcus marginalis coli	Marginal artery; Juxtacolic artery; Marginal arcade
下腸間膜動脈	**A. mesenterica inferior**	**Inferior mesenteric artery**
上行枝	A. ascendens	Ascending artery
左結腸動脈	A. colica sinistra	Left colic artery
S状結腸動脈	Aa. sigmoideae	Sigmoid arteries
上直腸動脈	A. rectalis superior	Superior rectal artery
中副腎動脈；中腎上体動脈	**A. suprarenalis media**	**Middle suprarenal artery**
腎動脈	**A. renalis**	**Renal artery**
被膜枝	Rr. capsulares	Capsular branches
下副腎動脈；腎上体動脈	A. suprarenalis inferior	Inferior suprarenal artery
前枝	R. anterior	Anterior branch
上区動脈	A. segmenti superioris	Superior segmental artery
上前区動脈	A. segmenti anterioris superioris	Anterior superior segmental artery
下前区動脈	A. segmenti anterioris inferioris	Anterior inferior segmental artery
下区動脈	A. segmenti inferioris	Inferior segmental artery
後枝	R. posterior	Posterior branch
後区動脈	A. segmenti posterioris	Posterior segmental artery
尿管枝	Rr. ureterici	Ureteric branches
精巣動脈	**A. testicularis**	**Testicular artery**
尿管枝	Rr. ureterici	Ureteric branches

精巣上体枝	Rr. epididymales	Epididymal branches
卵巣動脈	**A. ovarica**	**Ovarian artery**
尿管枝	Rr. ureterici	Ureteric branches
卵管枝	Rr. tubarii	Tubal branches
大動脈分岐部	Bifurcatio aortae	Aortic bifurcation
総腸骨動脈	**A. iliaca communis**	**Common iliac artery**
内腸骨動脈	**A. iliaca interna**	**Internal iliac artery**
腸腰動脈	**A. iliolumbalis**	**Iliolumbar artery**
腰枝	R. lumbalis	Lumbar branch
脊髄枝	R. spinalis	Spinal branch
腸骨枝	R. iliacus	Iliacus branch
外側仙骨動脈	**Aa. sacrales laterales**	**Lateral sacral arteries**
脊髄枝	Rr. spinales	Spinal branches
閉鎖動脈	**A. obturatoria**	**Obturator artery**
恥骨枝	R. pubicus	Pubic branch
前枝	R. anterior	Anterior branch
後枝	R. posterior	Posterior branch
寛骨臼枝	R. acetabularis	Acetabular branch
上殿動脈	**A. glutea superior**	**Superior gluteal artery**
浅枝	R. superficialis	Superficial branch
深枝	R. profundus	Deep branch
上枝	R. superior	Superior branch
下枝	R. inferior	Inferior branch
下殿動脈	**A. glutea inferior**	**Inferior gluteal artery**
坐骨神経伴行動脈	A. comitans nervi ischiadici	Artery to sciatic nerve
臍動脈	**A. umbilicalis**	**Umbilical artery**
開存部	Pars patens	Patent part
精管動脈	A. ductus deferentis	Artery to ductus deferens; Artery to vas deferens
尿管枝	Rr. ureterici	Ureteric branches
上膀胱動脈	Aa. vesicales superiores	Superior vesical arteries
閉塞部	Pars occlusa	Occluded part
臍動脈索	Chorda a. umbilicalis	Cord of umbilical artery
下膀胱動脈	**A. vesicalis inferior**	**Inferior vesical artery**
前立腺枝	Rr. prostatici	Prostatic branches
子宮動脈	**A. uterina**	**Uterine artery**
ラセン枝：腟奇動脈	Rr. helicini	Helicine branches
腟枝	Rr. vaginales	Vaginal branches
†腟奇動脈	A. azygos vaginae	Azygos artery of vagina
卵巣枝	R. ovaricus	Ovarian branches
卵管枝	R. tubarius	Tubal branch
腟動脈	**A. vaginalis**	**Vaginal artery**
中直腸動脈	**A. rectalis media**	**Middle rectal artery**
腟枝	Rr. vaginales	Vaginal branches
前立腺枝	Rr. prostatici	Prostatic branches

日本語	ラテン語	English
内陰部動脈	A. pudenda interna	Internal pudendal artery
下直腸動脈	A. rectalis inferior	Inferior rectal artery
会陰動脈	A. perinealis	Perineal artery
後陰唇枝	Rr. labiales posteriores	Posterior labial branches
後陰嚢枝	Rr. scrotales posteriores	Posterior scrotal branches
尿道動脈	A. urethralis	Urethral artery
尿道球動脈	A. bulbi penis	Artery of bulb of penis
腟前庭球動脈	A. bulbi vestibuli	Artery of bulb of vestibule
陰核背動脈	A. dorsalis clitoridis	Dorsal artery of clitoris
陰茎背動脈	A. dorsalis penis	Dorsal artery of penis
陰核深動脈	A. profunda clitoridis	Deep artery of clitoris
陰茎深動脈	A. profunda penis	Deep artery of penis
陰茎貫通動脈	Aa. perforantes penis	Perforating arteries of penis
外腸骨動脈	A. iliaca externa	External iliac artery
下腹壁動脈	A. epigastrica inferior	Inferior epigastric artery
恥骨枝	R. pubicus	Pubic branch
閉鎖動脈との吻合枝	R. obturatorius	Obturator branch
†副閉鎖動脈	A. obturatoria accessoria	Accessory obturator artery
精巣挙筋動脈；挙睾筋動脈	A. cremasterica	Cremasteric artery
子宮円索動脈	A. ligamenti teretis uteri	Artery of round ligament of uterus
深腸骨回旋動脈	A. circumflexa ilium profunda	Deep circumflex iliac artery
上行枝	R. ascendens	Ascending branch
下肢の動脈	Aa. membri inferioris	Arteries of lower limb
大腿動脈	A. femoralis	Femoral artery
浅腹壁動脈	A. epigastrica superficialis	Superficial epigastric artery
浅腸骨回旋動脈	A. circumflexa ilium superficialis	Superficial circumflex iliac artery
外陰部動脈	Aa. pudendae externae	External pudendal arteries
浅外陰部動脈	A. pudenda externa superficialis	Superficial external pudendal artery
深外陰部動脈	A. pudenda externa profunda	Deep external pudendal artery
前陰唇枝	Rr. labiales anteriores	Anterior labial branches
前陰嚢枝	Rr. scrotales anteriores	Anterior scrotal branches
鼡径枝	Rr. inguinales	Inguinal branches
大腿深動脈	A. profunda femoris	Deep artery of thigh
内側大腿回旋動脈	A. circumflexa femoris medialis	Medial circumflex femoral artery
浅枝	R. superficialis	Superficial branch
深枝	R. profundus	Deep branch
寛骨臼枝	R. acetabularis	Acetabular branch
上行枝	R. ascendens	Ascending branch
下行枝	R. descendens	Descending branch

日本語	ラテン語	English
外側大腿回旋動脈	A. circumflexa femoris lateralis	Lateral circumflex femoral artery
上行枝	R. ascendens	Ascending branch
下行枝	R. descendens	Descending branch
横枝	R. transversus	Transverse branch
貫通動脈	Aa. perforantes	Perforating arteries
大腿骨栄養動脈	Aa. nutriciae femoris; Aa. nutrientes femoris	Femoral nutrient arteries
下行膝動脈	A. descendens genus	Descending genicular artery
伏在枝	R. saphenus	Saphenous branch
関節枝	Rr. articulares	Articular branches
膝窩動脈	**A. poplitea**	**Popliteal artery**
外側上膝動脈	A. superior lateralis genus	Superior lateral genicular artery
内側上膝動脈	A. superior medialis genus	Superior medial genicular artery
中膝動脈	A. media genus	Middle genicular artery
腓腹動脈	Aa. surales	Sural arteries
外側下膝動脈	A. inferior lateralis genus	Inferior lateral genicular artery
内側下膝動脈	A. inferior medialis genus	Inferior medial genicular artery
膝関節動脈網	Rete articulare genus	Genicular anastomosis
膝蓋動脈網	Rete patellare	Patellar anastomosis
前脛骨動脈	**A. tibialis anterior**	**Anterior tibial artery**
†後脛骨反回動脈	A. recurrens tibialis posterior	Posterior tibial recurrent artery
前脛骨反回動脈	A. recurrens tibialis antetior	Anterior tibial recurrent artery
前外果動脈	A. malleolaris anterior lateralis	Anterior lateral malleolar artery
前内果動脈	A. malleolaris anterior medialis	Anterior medial malleolar artery
内果動脈網	Rete malleolare mediale	Medial malleolar network
外果動脈網	Rete malleolare laterale	Lateral malleolar network
足背動脈	A. dorsalis pedis	Dorsalis pedis artery; Dorsal artery of foot
外側足根動脈	A. trasalis lateralis	Lateral tarsal artery
内側足根動脈	Aa. tarsales mediales	Medial tarsal arteries
†弓状動脈	A. arcuata	Arcuate artery
背側中足動脈	Aa. metatarsales dorsales	Dorsal metatarsal arteries
背側趾(指)動脈	Aa. digitales dorsales	Dorsal digital arteries
深足底動脈	A. plantaris profunda	Deep plantar artery
後脛骨動脈	**A. tibialis posterior**	**Posterior tibial artery**
腓骨回旋枝	R. circumflexus fibularis; R. circumflexus peronealis	Circumflex fibular branch; Circumflex peroneal branch
脛骨栄養動脈	A. nutricia tibiae; A. nutriens tibiae	Tibial nutrient artery

日本語	ラテン語	英語
腓骨動脈	A. fibularis; A. peronea	Fibular artery; Peroneal artery
腓骨栄養動脈	A. nutricia fibulae; A. nutriens fibulae	Fibular nutrient artery
貫通枝	R. perforans	Perforating branch
交通枝	R. communicans	Communicating branch
外果枝	Rr. malleolares laterales	Lateral malleolar branches
踵骨枝	Rr. calcanei	Calcaneal branches
踵骨動脈網	Rete calcaneum	Calcaneal anastomosis
内果枝	Rr. malleolares mediales	Medial malleolar branches
踵骨枝	Rr. calcanei	Calcaneal branches
内側足底動脈	A. plantaris medialis	Medial plantar artery
深枝	R. profundus	Deep branch
浅枝	R. superficialis	Superficial branch
†浅足底動脈弓	Arcus plantaris superficialis	Superficial plantar arch
外側足底動脈	A. plantaris lateralis	Lateral plantar artery
深足底動脈弓	Arcus plantaris profundus	Deep plantar arch
底側中足動脈	Aa. metatarsales plantares	Plantar metatarsal arteries
貫通枝	Rr. perforantes	Perforating branches
総底側趾(指)動脈	Aa. digitales plantares communes	Common plantar digital arteries
固有底側趾(指)動脈	Aa. digitales plantares propriae	Plantar digital arteries proper

静 脈
Venae
Veins

日本語	ラテン語	英語
肺静脈	**Vv. pulmonales**	**Pulmonary veins**
右上肺静脈	**V. pulmonalis dextra superior**	**Right superior pulmonary vein**
肺尖静脈(V1)	V. apicalis; R. apicalis	Apical vein; Apical branch
区内枝	Pars intrasegmentalis	Intrasegmental part
区間枝	Pars intersegmentalis	Intersegmental part
後上葉静脈(V2)	V. posterior; R. posterior	Posterior vein; Posterior branch
葉下枝	Pars infralobaris	Infralobar part
区間枝	Pars intralobaris (intersegmentalis)	Intralobar part
前上葉静脈(V3)	V. anterior; R. anterior	Anterior vein; Anterior branch
区内枝	Pars intrasegmentalis	Intrasegmental part
区間枝	Pars intersegmentalis	Intersegmental part
中葉静脈	V. lobi medii; R. lobi medii	Middle lobe vein; Middle lobe branch

外側枝(V4)	Pars lateralis	Lateral part
内側枝(V5)	Pars medialis	Medial part
右下肺静脈	**V. pulmonalis dextra inferior**	**Right inferior pulmonary vein**
上-下葉静脈 (V6)	V. superior; R. superior	Superior vein; Superior branch
区内枝	Pars intrasegmentalis	Intrasegmental part
区間枝	Pars intersegmentalis	Intersegmental part
総肺底静脈	V. basalis communis	Common basal vein
上肺底静脈(V8, 9)	V. basalis superior	Superior basal vein
前肺底静脈(V8)	V. basalis anterior; R. basalis anterior	Anterior basal vein; Anterior basal branch
区内枝	Pars intrasegmentalis	Intrasegmental part
区間枝	Pars intersegmentalis	Intersegmental part
下肺底静脈(V9, 10)	V. basalis inferior	Inferior basal vein
左上肺静脈	**V. pulmonalis sinistra superior**	**Left superior pulmonary vein**
肺尖後静脈(V1+2)	V. apicoposterior; R. apicoposterior	Apicoposterior vein; Apicoposterior branch
区内枝	Pars intrasegmentalis	Intrasegmental part
区間枝	Pars intersegmentalis	Intersegmental part
前上葉静脈(V3)	V. anterior; R. anterior	Anterior vein; Anterior branch
区内枝	Pars intrasegmentalis	Intrasegmental part
区間枝	Pars intersegmentalis	Intersegmental part
肺舌静脈	V. lingularis; R. lingularis	Lingular vein; Lingular branch
上舌枝(V4)	Pars superior	Superior part
下舌枝(V5)	Pars inferior	Inferior part
左下肺静脈	**V. pulmonalis sinistra inferior**	**Left inferior pulmonary vein**
上-下葉静脈 (V6)	V. superior; R. superior	Superior vein; Superior branch
区内枝	Pars intrasegmentalis	Intrasegmental part
区間枝	Pars intersegmentalis	Intersegmental part
総肺底静脈	V. basalis communis	Common basal vein
上肺底静脈(V8, 9)	V. basalis superior	Superior basal vein
前肺底静脈(V8)	V. basalis anterior; R. basalis anterior	Anterior basal vein; Anterior basal branch
区内枝	Pars intrasegmentalis	Intrasegmental part
区間枝	Pars intersegmentalis	Intersegmental part
下肺底静脈(V9, 10)	V. basalis inferior	Inferior basal vein
心臓の静脈	**Vv. cordis**	**Veins of heart**
冠状静脈洞	**Sinus coronarius**	**Coronary sinus**
大心臓静脈；大心静脈	V. cardiaca magna; V. cordis magna	Great cardiac vein
前室間静脈	V. interventricularis anterior	Anterior interventricular vein
左辺縁静脈	V. marginalis sinistra	Left marginal vein
左心室後静脈	V(v). ventriculi sinistri posterior(es)	Posterior vein(s) of left ventricle
左心房後静脈	V. obliqua atrii sinistri	Oblique vein of left atrium

日本語	ラテン語	英語
左大静脈靱帯	Lig. venae cavae sinistrae	Ligament of left vena cava
左大静脈ヒダ	Plica venae cavae sinistrae	Fold of left vena cava
中心臓静脈；中心静脈	V. cardiaca media; V. cordis media; V. interventricularis posterior	Middle cardiac vein; Posterior interventricular vein
小心臓静脈；小心静脈	V. cardiaca parva; V. cordis parva	Small cardiac vein
右辺縁静脈	V. marginalis dextra	Right marginal vein
前心臓静脈；前心静脈；前右心室静脈	V(v). ventriculi dextri anterior(es); Vv. cardiacae anteriores; Vv. cordis anteriores	Anterior vein(s) of right ventricle; Anterior cardiac veins
細小心臓静脈；細小心静脈	Vv. cardiacae minimae; Vv. cordis minimae	Small cardiac veins
右心房静脈	Vv. atriales dextrae	Right atrial veins
右心室静脈	Vv. ventriculares dextrae	Right ventricular veins
†左心房静脈	Vv. atriales sinistrae	Left atrial veins
†左心室静脈	Vv. ventriculares sinistrae	Left ventricular veins
上大静脈	**V. cava superior**	**Superior vena cava**
[右・左]腕頭静脈	**V. brachiocephalica**	**Brachiocephalic vein**
下甲状腺静脈	V. thyroidea inferior	Inferior thyroid vein
不対甲状腺静脈叢	Plexus thyroideus impar	Unpaired thyroid plexus
下喉頭静脈	V. laryngea inferior	Inferior laryngeal vein
胸腺静脈	Vv. thymicae	Thymic veins
心膜静脈	Vv. pericardiacae	Pericardial veins
心膜横隔静脈	Vv. pericardiacophrenicae	Pericardiacophrenic veins
縦隔静脈	Vv. mediastinales	Mediastinal veins
気管支静脈	Vv. bronchiales	Bronchial veins
気管静脈	Vv. tracheales	Tracheal veins
食道静脈	Vv. oesophageales	Oesophageal veins
椎骨静脈	Vv. vertebralis	Vertebral vein
後頭静脈	V. occipitalis	Occipital vein
前椎骨静脈	V. vertebralis anterior	Anterior vertebral vein
†副椎骨静脈	V. vertebralis accessoria	Accessory vertebral vein
後頭下静脈叢	Plexus venosus suboccipitalis	Suboccipital venous plexus
深頸静脈	V. cervicalis profunda; V. colli profunda	Deep cervical vein
内胸静脈	Vv. thoracicae internae	Internal thoracic veins
上腹壁静脈	Vv. epigastricae superiores	Superior epigastric veins
腹皮下静脈	Vv. subcutaneae abdominis	Subcutaneous abdominal veins
筋横隔静脈	Vv. musculophrenicae	Musculophrenic veins
前肋間静脈	Vv. intercostales anteriores	Anterior intercostal veins
最上肋間静脈	V. intercostalis suprema	Supreme intercostal vein
左上肋間静脈	V. intercostalis superior sinistra	Left superior intercostal vein

内頸静脈	V. jugularis interna	Internal jugular vein
頸静脈上球	Bulbus superior venae jugularis	Superior bulb of jugular vein
頸静脈小体	Glomus jugulare	Jugular body; Tympanic body
蝸牛水管静脈	V. aqueductus cochleae	Vein of cochlear aqueduct
頸静脈下球	Bulbus inferior venae jugularis	Inferior bulb of jugular vein
咽頭静脈叢	Plexus pharyngeus	Pharyngeal plexus
咽頭静脈	Vv. pharyngeae	Pharyngeal veins
硬膜静脈	Vv. meningeae	Meningeal veins
舌静脈	V. lingualis	Lingual vein
舌背静脈	Vv. dorsales linguae	Dorsal lingual veins
舌下神経伴行静脈	V. comitans nervi hypoglossi	Vena comitans of hypoglossal nerve
舌下静脈	V. sublingualis	Sublingual vein
舌深静脈	V. profunda linguae	Deep lingual vein
上甲状腺静脈	V. thyroidea superior	Superior thyroid vein
中甲状腺静脈	Vv. thyroidea mediae	Middle thyroid veins
胸鎖乳突筋静脈	V. sternocleidomastoidea	Sternocleidomastoid vein
上喉頭静脈	V. layrngea superior	Superior laryngeal vein
顔面静脈	V. facialis	Facial vein
眼角静脈	V. angularis	Angular vein
滑車上静脈	Vv. supratrochleares	Supratrochlear veins
眼窩上静脈	V. supraorbitalis	Supra-orbital vein
上眼瞼静脈	Vv. palpebrales superiores	Superior palpebral veins
外鼻静脈	Vv. nasales externae	External nasal veins
下眼瞼静脈	Vv. palpebrales inferiores	Inferior palpebral veins
上唇静脈	V. labialis superior	Superior labial vein
下唇静脈	Vv. labiales inferiores	Inferior labial veins
深顔面静脈	V. profunda faciei	Deep facial vein
耳下腺枝	Vv. parotideae; Rr. parotidei	Parotid veins; Parotid branches
外口蓋静脈	V. palatina externa	External palatine vein
オトガイ下静脈	V. submentalis	Submental vein
下顎後静脈	V. retromandibularis	Retromandibular vein
浅側頭静脈	Vv. temporales superificiales	Superficial temporal veins
中側頭静脈	V. temporalis media	Middle temporal vein
顔面横静脈	V. transversa faciei	Transverse facial vein
顎静脈	Vv. maxillares	Maxillary veins
翼突筋静脈叢	Plexus pterygoideus	Pterygoid plexus
中硬膜静脈	Vv. meningeae mediae	Middle meningeal veins
深側頭静脈	Vv. temporales profundae	Deep temporal veins
翼突管静脈	V. canalis pterygoidei	Vein of pterygoid canal
前耳介静脈	Vv. auriculares anteriores	Anterior auricular veins
耳下腺静脈	Vv. parotideae	Parotid veins
顎関節静脈	Vv. articulares	Articular veins

日本語	ラテン語	English
鼓室静脈	Vv. tympanicae	Tympanic veins
茎乳突孔静脈	V. stylomastoidea	Stylomastoid vein
外頸静脈	V. jugularis externa	External jugular vein
後耳介静脈	V. auricularis posterior	Posterior auricular vein
前頸静脈	V. jugularis anterior	Anterior jugular vein
頸静脈弓	Arcus venosus jugularis	Jugular venous arch
肩甲上静脈	V. suprascapularis	Suprascapular vein
頸横静脈	Vv. transversae cervicis; Vv. transversae colli	Transverse cervical veins
硬膜静脈洞	Sinus durae matris	Dural venous sinuses
横静脈洞	Sinus transversus	Transverse sinus
静脈洞交会	Confluens sinuum	Confluence of sinuses
後頭静脈洞	Sinus occipitalis	Occipital sinus
縁洞	Sinus marginalis	Marginal sinus
脳底静脈叢	Plexus basilaris	Basilar plexus
側頭錐体鱗部静脈洞	Sinus petrosquamosus	Petrosquamous sinus
S状静脈洞	Sinus sigmoideus	Sigmoid sinus
上矢状静脈洞	Sinus sagittalis superior	Superior sagittal sinus
外側裂孔	Lacunae laterales	Lateral lacunae
下矢状静脈洞	Sinus sagittalis inferior	Inferior sagittal sinus
直静脈洞	Sinus rectus	Straight sinus
下錐体静脈洞	Sinus petrosus inferior	Inferior petrosal sinus
迷路静脈	Vv. labyrinthi	Labyrinthine veins
上錐体静脈洞	Sinus petrosus superior	Superior petrosal sinus
海綿静脈洞	Sinus cavernosus	Cavernous sinus
前海綿間静脈洞	Sinus intercavernosus anterior	Anterior intercavernous sinus
後海綿間静脈洞	Sinus intercavernosus posterior	Posterior intercavernous sinus
蝶形[骨]頭頂静脈洞	Sinus sphenoparietalis	Sphenoparietal sinus
板間静脈	Vv. diploicae	Diploic veins
前頭板間静脈	V. diploica frontalis	Frontal diploic vein
前側頭板間静脈	V. diploica temporalis anterior	Anterior temporal diploic vein
後側頭板間静脈	V. diploica temporalis posterior	Posterior temporal diploic vein
後頭板間静脈	V. diploica occipitalis	Occipital diploic vein
導出静脈	Vv. emissariae	Emissary veins
頭頂導出静脈	V. emissaria parietalis	Parietal emissary vein
乳突導出静脈	V. emissaria mastoidea	Mastoid emissary vein
顆導出静脈	V. emissaria condylaris	Condylar emissary vein
後頭導出静脈	V. emissaria occipitalis	Occipital emissary vein
舌下神経管静脈叢	Plexus venosus canalis nervi hypoglossi	Venous plexus of hypoglossal canal
卵円孔静脈叢	Plexus venosus foraminis ovalis	Venous plexus of foramen ovale

頸動脈管静脈叢	Plexus venosus caroticus internus	Internal carotid venous plexus
下垂体門脈	Vv. portales hypophysiales	Portal veins of hypophysis
脳の静脈	Vv. encephali	Cerebral veins
浅大脳静脈：大脳の表面の静脈	Vv. superficiales cerebri	Superficial cerebral veins
上大脳静脈	Vv. superiores cerebri	Superior cerebral veins
前頭静脈	Vv. frontales	Frontal veins
前頭前野静脈	Vv. prefrontales	Prefrontal veins
頭頂静脈	Vv. parietales	Parietal veins
側頭静脈	Vv. temporales	Temporal veins
後頭静脈	Vv. occipitales	Occipital veins
浅中大脳静脈	V. media superficialis cerebri	Superficial middle cerebral vein
下吻合静脈	V. anastomotica inferior	Inferior anastomotic vein
上吻合静脈	V. anastomotica superior	Superior anastomotic vein
下大脳静脈	Vv. inferiores cerebri	Inferior cerebral veins
鈎静脈	V. uncalis	Vein of uncus
眼窩静脈	Vv. orbitae	Orbital veins
側頭静脈	Vv. temporales	Temporal veins
深大脳静脈	Vv. profundae cerebri	Deep cerebral veins
脳底静脈 (注9)	V. basalis	Basal vein
前大脳静脈	Vv. anteriores cerebri	Anterior cerebral veins
深中大脳静脈	V. media profunda cerebri	Deep middle cerebral vein
島静脈	Vv. insulares	Insular veins
下視床線条体静脈	Vv. thalamostriatae inferiores	Inferior thalamostriate veins
嗅回静脈	V. gyri olfactorii	Vein of olfactory gyrus
下脳室静脈；側脳室静脈	V. ventricularis inferior	Inferior ventricular vein
下脈絡叢静脈	V. choroidea inferior	Inferior choroid vein
大脳脚静脈	Vv. pedunculares	Peduncular veins
大大脳静脈	V. magna cerebri	Great cerebral vein
内大脳静脈	Vv. internae cerebri	Internal cerebral veins
上脈絡叢静脈	V. choroidea superior	Superior choroid vein
上視床線条体静脈；分界静脈	V. thalamostriata superior; V. terminalis	Superior thalamostriate vein
前透明中隔静脈 (注10)	V. anterior septi pellucidi	Anterior vein of septum pellucidum
後透明中隔静脈 (注10)	V. posterior septi pellucidi	Posterior vein of septum pellucidum
内側[側脳室]房静脈	V. medialis ventriculi lateralis	Medial vein of lateral ventricle
外側[側脳室]房静脈	V. lateralis ventriculi lateralis	Lateral vein of lateral ventricle
尾状核静脈	Vv. nuclei caudati	Veins of caudate nucleus

外側直接静脈	Vv. directae laterales	Lateral direct veins
後脳梁静脈	V. posterior corporis callosi; V. dorsalis corporis callosi	Posterior vein of corpus callosum; Dorsal vein of corpus callosum
脳幹静脈	Vv. trunci encephali	Veins of brainstem
橋中脳静脈	V. pontomesencephalica	Pontomesencephalic vein
脚間静脈	Vv. interpedunculares	Interpeduncular veins
四丘体間静脈	V. intercollicularis	Intercollicular vein
外側中脳静脈	V. mesencephalica lateralis	Lateral mesencephalic vein
橋静脈	Vv. pontis	Pontine veins
前正中橋静脈	V. pontis anteromediana	Anteromedian pontine vein
前外側橋静脈	V. pontis anterolateralis	Anterolateral pontine vein
横橋静脈	Vv. pontis transversae	Transverse pontine veins
外側橋静脈	V. pontis lateralis	Lateral pontine vein
延髄静脈	Vv. medullae oblongatae	Veins of medulla oblongata
前正中延髄静脈	V. medullaris anteromediana	Anteromedian medullary vein
前外側延髄静脈	V. medullaris anterolateralis	Anterolateral medullary vein
横延髄静脈	Vv. medullares transversae	Transverse medullary veins
背側延髄静脈	Vv. medullares dorsales	Dorsal medullary veins
後正中延髄静脈	V. medullaris posteromediana	Posteromedian medullary vein
第四脳室外側陥凹静脈	V. recessus lateralis ventriculi quarti	Vein of lateral recess of fourth ventricle
小脳延髄槽静脈	V. cisternae cerebellomedullaris	Vein of cerebellomedullary cistern
小脳静脈	Vv. cerebelli	Cerebellar veins
上虫部静脈	V. superior vermis	Superior vein of vermis
下虫部静脈	V. inferior vermis	Inferior vein of vermis
上小脳半球静脈 (注11)	Vv. superiores cerebelli	Superior veins of cerebellar hemisphere
下小脳半球静脈 (注11)	Vv. inferiores cerebelli	Inferior veins of cerebellar hemisphere
小脳中心前静脈	V. precentralis cerebelli	Precentral cerebellar vein
錐体静脈 (注12)	V. petrosa	Petrosal vein
眼窩の静脈	**Vv. orbitae**	**Orbital veins**
上眼静脈	V. ophthalmica superior	Superior ophthalmic vein
鼻前頭静脈	V. nasofrontalis	Nasofrontal vein
篩骨静脈	Vv. ethmoidales	Ethmoidal veins
涙腺静脈	V. lacrimalis	Lacrimal vein
渦静脈；眼球脈絡膜静脈	Vv. vorticosae	Vorticose veins
毛様体静脈	Vv. ciliares	Ciliary veins
前毛様体静脈	Vv. ciliares anteriores	Anterior ciliary veins
強膜静脈洞	Sinus venosus sclerae	Scleral venous sinus
強膜静脈	Vv. sclerales	Scleral veins
網膜中心静脈	V. centralis retinae	Central retinal vein

眼球外部	Pars extraocularis	Extra-ocular part
眼球内部	Pars intraocularis	Intra-ocular part
強膜上静脈	Vv. episclerales	Episcleral veins
眼瞼静脈	Vv. palpebrales	Palpebral veins
結膜静脈	Vv. conjunctivales	Conjunctival veins
下眼静脈	V. ophthalmica inferior	Inferior ophthalmic vein
上肢の静脈	**Vv. membri superioris**	**Veins of upper limb**
鎖骨下静脈	**V. subclavia**	**Subclavian vein**
胸筋枝	Vv. pectorales	Pectoral veins
肩甲背静脈；背側肩甲静脈	V. scapularis dorsalis	Dorsal scapular vein
腋窩静脈	V. axillaris	Axillary vein
肩甲下静脈	V. subscapularis	Subscapular vein
肩甲回旋静脈	V. circumflexa scapulae	Circumflex scapular vein
胸背静脈	V. thoracodorsalis	Thoracodorsal vein
後上腕回旋静脈	V. circumflexa humeri posterior	Posterior circumflex humeral vein
前上腕回旋静脈	V. circumflexa humeri anterior	Anterior circumflex humeral vein
外側胸静脈	V. thoracica lateralis	Lateral thoracic vein
胸腹壁静脈	Vv. thoracoepigastricae	Thoraco-epigastric veins
乳輪静脈叢	Plexus venosus areolaris	Areolar venous plexus
上肢の浅静脈	Vv. superficiales membri superioris	Superficial veins of upper limb
橈側皮静脈	V. cephalica	Cephalic vein
胸肩峰静脈	V. thoracoacromialis	Thoraco-acromial vein
†副橈側皮静脈	V. cephalica accessoria	Accessory cephalic vein
尺側皮静脈	V. basilica	Basilic vein
肘正中皮静脈	V. mediana cubiti	Median cubital vein
前腕正中皮静脈	V. mediana antebrachii	Median antebrachial vein; Median vein of forearm
橈側正中皮静脈	V. cephalica antebrachii	Cephalic vein of forearm
尺側正中皮静脈	V. basilica antebrachii	Basilic vein of forearm
手背静脈網	Rete venosum dorsale manus	Dorsal venous network of hand
背側中手静脈	Vv. metacarpales dorsales	Dorsal metacarpal veins
[手の]背側指静脈	Vv. digitales dorsales	Dorasl digital veins
中手骨頭間静脈	Vv. intercapitulares	Intercapitular veins
掌側指静脈	Vv. digitales palmares	Palmar digital veins
上肢の深静脈	Vv. profundae membri superioris	Deep veins of upper limb
上腕静脈	Vv. brachiales	Brachial veins
尺骨静脈	Vv. ulnares	Ulnar veins
橈骨静脈	Vv. radiales	Radial veins
前骨間静脈	Vv. interosseae anteriores	Anterior interosseous veins
後骨間静脈	Vv. interosseae posteriores	Posterior interosseous veins

浅掌静脈弓	Arcus venosus palmaris superficialis	Superficial venous palmar arch
深掌静脈弓	Arcus venosus palmaris profundus	Deep venous palmar arch
掌側中手静脈	Vv. metacarpales palmares	Palmar metacarpal veins
奇静脈	**V. azygos**	**Azygos vein**
奇静脈弓	Arcus venae azygos	Arch of azygos vein
右上肋間静脈	V. intercostalis superior dextra	Right superior intercostal vein
半奇静脈	V. hemiazygos	Hemi-azygos vein; Inferior hemi-azygos vein
副半奇静脈	Vv. hemiazygos accessoria	Accessory hemi-azygos vein; Superior hemi-azygos vein
左上肋間静脈	V. intercostalis superior sinistra	Left superior intercostal vein
食道静脈	Vv. oesophageales	Oesophageal veins
気管支静脈	Vv. bronchiales	Bronchial veins
心膜静脈	Vv. pericardiacae	Pericardial veins
縦隔静脈	Vv. mediastinales	Mediastinal veins
上横隔静脈	Vv. phrenicae superiores	Superior phrenic veins
上行腰静脈	V. lumbalis ascendens	Ascending lumbar vein
腰静脈	Vv. lumbales	Lumbar veins
肋下静脈	V. subcostalis	Subcostal vein
[第四-第十一]肋間静脈	Vv. intercostales posteriores	Posterior intercostal veins
背枝	V. dorsalis; R. dorsalis	Dorsal vein; Dorsal branch
椎間静脈	V. intervertebralis	Intervertebral vein
脊髄枝	V. spinalis; R. spinalis	Spinal vein; Spinal branch
脊柱の静脈	**Vv. columnae vertebralis**	**Veins of vertebral column**
前外椎骨静脈叢	Plexus venosus vertebralis externus anterior	Anterior external vertebral venous plexus
後外椎骨静脈叢	Plexus venosus vertebralis externus posterior	Posterior external vertebral venous plexus
前内椎骨静脈叢	Plexus venosus vertebralis internus anterior	Anterior internal vertebral venous plexus
椎体静脈	Vv. basivertebrales	Basivertebral veins
前・後[外]脊髄静脈	Vv. medullae spinalis	Veins of spinal cord
前脊髄静脈	Vv. spinales anteriores	Anterior spinal veins
後脊髄静脈	Vv. spinales posteriores	Posterior spinal veins
内脊髄静脈	Vv. spinales internae	Internal spinal veins
後内椎骨静脈叢	Plexus venosus vertebralis internus posterior	Posterior inernal vertebral venous plexus
下大静脈	**V. cava inferior**	**Inferior vena cava**
下横隔静脈	Vv. phrenicae inferiores	Inferior phrenic veins
腰静脈	Vv. lumbales	Lumbar veins
上行腰静脈	V. lumbalis ascendens	Ascending lumbar vein

肝静脈	Vv. hepaticae	Hepatic veins
右肝静脈	V. hepatica dextra	Right hepatic vein
中肝静脈	V. hepatica intermedia	Intermediate hepatic vein
左肝静脈	V. hepatica sinistra	Left hepatic vein
腎静脈	Vv. renales	Renal veins
被膜静脈	Vv. capsulares	Capsular veins
左副腎静脈；左腎上体静脈	V. suprarenalis sinistra	Left suprarenal vein
左精巣静脈	V. testicularis sinistra	Left testicular vein
左卵巣静脈	V. ovarica sinistra	Left ovarian vein
腎内静脈	Vv. intrarenales	Intrarenal veins
右副腎静脈；右腎上体静脈	V. suprarenalis dextra	Right suprarenal vein
右精巣静脈	V. testicularis dextra	Right testicular vein
右卵巣静脈	V. ovarica dextra	Right ovarian vein
蔓状静脈叢	Plexus pampiniformis	Pampiniform plexus
門脈；門静脈；肝門脈	**V. portae hepatis**	**Hepatic portal vein**
右枝	R. dexter	Right branch
前枝	R. anterior	Anterior branch
後枝	R. posterior	Posterior branch
左枝	R. sinister	Left branch
横部	Pars transversa	Transverse part
尾状葉枝	Rr. lobi caudati	Caudate branches
臍静脈部	Pars umbilicalis	Umbilical part
静脈管索	Lig. venosum	Ligamentum venosum
†静脈管	Ductus venosus	Ductus venosus
外側枝	Rr. laterales	Lateral branches
肝円索	Lig. teres hepatis	Round ligament of liver
†左臍静脈	V. umbilicalis	Umbilical vein
内側枝	Rr. mediales	Medial branches
臍傍静脈	Vv. paraumbilicales	Para-umbilical veins
後上膵十二指腸静脈	V. pancreaticoduodenalis superior posterior	Superior posterior pancreaticoduodenal vein
胆嚢静脈	V. cystica	Cystic vein
左胃静脈	V. gastrica sinistra	Left gastric vein
右胃静脈	V. gastrica dextra	Right gastric vein
幽門前静脈	V. prepylorica	Prepyloric vein
上腸間膜静脈	V. mesenterica superior	Superior mesenteric vein
空腸静脈	Vv. jejunales	Jejunal veins
回腸静脈	Vv. ileales	Ileal veins
右胃大網静脈	V. gastroomentalis dextra; V. gastroepiploica dextra	Right gastro-omental vein; Right gastro-epiploic vein
膵静脈	Vv. pancreaticae	Pancreatic veins
膵十二指腸静脈	Vv. pancreaticoduodenales	Pancreaticoduodenal veins
回結腸静脈	V. ileocolica	Ileocolic vein

虫垂静脈	V. appendicularis	Appendicular vein
右結腸静脈	V. colica dextra	Right colic vein
中結腸静脈	V. colica media	Middle colic vein
脾静脈	V. splenica; V. lienalis	Splenic vein
膵静脈	Vv. pancreaticae	Pancreatic veins
短胃静脈	Vv. gastricae breves	Short gastric veins
左胃大網静脈	V. gastroomentalis sinistra; V. gastroepiploica sinistra	Left gastro-omental vien; Left gastro-epiploic vein
下腸間膜静脈	V. mesenterica inferior	Inferior mesenteric vein
左結腸静脈	V. colica sinistra	Left colic vein
S状結腸静脈	Vv. sigmoideae	Sigmoid veins
上直腸静脈	V. rectalis superior	Superior rectal vein
総腸骨静脈	**V. iliaca communis**	**Common iliac vein**
正中仙骨静脈	V. sacralis mediana	Median sacral vein
腸腰静脈	V. iliolumbalis	Iliolumbar vein
内腸骨静脈	V. iliaca interna	Internal iliac vein
上殿静脈	Vv. gluteae superiores	Superior gluteal veins
下殿静脈	Vv. gluteae inferiores	Inferior gluteal veins
閉鎖静脈	Vv. obturatoriae	Obturator veins
外側仙骨静脈	Vv. sacrales laterales	Lateral sacral veins
仙骨静脈叢	Plexus venosus sacralis	Sacral venous plexus
直腸静脈叢	Plexus venosus rectalis	Rectal venous plexus
膀胱静脈	Vv. vesicales	Vesical veins
膀胱静脈叢	Plexus venosus vesicalis	Vesical venous plexus
前立腺静脈叢	Plexus venosus prostaticus	Prostatic venous plexus
深陰核背静脈	V. dorsalis profunda clitoridis	Deep dorsal vein of clitoris
深陰茎背静脈	V. dorsalis profunda penis	Deep dorsal vein of penis
子宮静脈	Vv. uterinae	Uterine veins
子宮静脈叢	Plexus venosus uterinus	Uterine venous plexus
腟静脈叢	Plexus venosus vaginalis	Vaginal venous plexus
中直腸静脈	Vv. rectales mediae	Middle rectal veins
内陰部静脈	V. pudenda interna	Internal pudendal vein
陰核深静脈	Vv. profundae clitoridis	Deep veins of clitoris
陰茎深静脈	Vv. profundae penis	Deep veins of penis
下直腸静脈	Vv. rectales inferiores	Inferior rectal veins
後陰唇静脈	Vv. labiales posteriores	Posterior labial veins
後陰嚢静脈	Vv. scrotales posteriores	Posterior scrotal veins
尿道球静脈	V. bulbi penis	Vein of bulb of penis
腟前庭球静脈	V. bulbi vestibuli	Vein of bulb of vestibule
外腸骨静脈	V. iliaca externa	External iliac vein
下腹壁静脈	V. epigastrica inferior	Inferior epigastric vein
恥丘静脈；恥丘枝；副閉鎖静脈	V. pubica; R. pubicus (V. obturatoria accessoria)	Pubic vein; Pubic branch (Accessory obturator vein)
深腸骨回旋静脈	V. circumflexa ilium profunda	Deep circumflex iliac vein
下肢の静脈	**Vv. membri inferioris**	**Veins of lower limb**

下肢の浅静脈	**Vv. superficiales membri inferioris**	**Superficial veins of lower limb**
大伏在静脈	V. saphena magna	Great saphenous vein; Long saphenous vein
外陰部静脈	Vv. pudendae externae	External pudendal veins
浅腸骨回旋静脈	V. circumflexa ilium superficialis	Superficial circumflex iliac vein
浅腹壁静脈	V. epigastrica superficialis	Superficial epigastric vein
副伏在静脈	V. saphena accessoria	Accessory saphenous vein
外側副伏在静脈	V. saphena accessoria lateralis	Lateral accessory saphenous vein
内側副伏在静脈	V. saphena accessoria medialis	Medial acceessory saphenous vein
浅陰核背静脈	Vv. dorsales superficiales clitoridis	Superficial dorsal veins of clitoris
浅陰茎背静脈	Vv. dorsales superficiales penis	Superficial dorsal veins of penis
前陰唇静脈	Vv. labiales anteriores	Anterior labial veins
前陰嚢静脈	Vv. scrotales anteriores	Anterior scrotal veins
小伏在静脈	V. saphena parva	Small saphenous vein; Short saphenous vein
足背静脈網	Rete venosum dorsale pedis	Dorsal venous network of foot
外側足縁静脈	V. marginalis lateralis	Lateral marginal vein
内側足縁静脈	V. marginalis medialis	Medial marginal vein
足背静脈弓	Arcus venosus dorsalis pedis	Dorsal venous arch of foot
背側中足静脈	Vv. metatarsales dorsales	Dorsal metatarsal veins
背側趾(指)静脈	Vv. digitales dorsales pedis	Dorsal digital veins
足底静脈網	Rete venosum plantare	Plantar venous network
足底静脈弓	Arcus venosus plantaris	Plantar venous arch
底側趾(指)静脈	Vv. digitales plantares	Plantar digital veins
骨頭間静脈	Vv. intercapitulares	Intercapitular veins
外側辺縁静脈	V. marginalis lateralis	Lateral marginal vein
内側辺縁静脈	V. marginalis medialis	Medial marginal vein
下肢の深静脈	**Vv. profundae membri inferioris**	**Deep veins of lower limb**
大腿静脈	V. femoralis	Femoral vein
大腿深静脈	V. profunda femoris	Profunda femoris vein; Deep vein of thigh
内側大腿回旋静脈	Vv. circumflexae femoris mediales	Medial circumflex femoral veins
外側大腿回旋静脈	Vv. circumflexae femoris laterales	Lateral circumflex femoral veins

貫通静脈	Vv. perforantes	Perforating veins
膝窩静脈	V. poplitea	Popliteal vein
腓腹静脈	Vv. surales	Sural veins
膝静脈	Vv. geniculares	Genicular veins
前脛骨静脈	Vv. tibiales antericres	Anterior tibial veins
後脛骨静脈	Vv. tibiales posteriores	Posterior tibial veins
腓骨静脈	Vv. fibulares; Vv. peroneae	Fibular veins; Peroneal veins
底側中足静脈	Vv. metatarsales plantares	Plantar metatarsal veins

リンパ系
Systema lymphoideum
Lymphoid system

リンパ本幹とリンパ管	**Trunci et ductus lymphatici**	**Lymphatic trunks and ducts**
リンパ管	**Vas lymphaticum**	**Lymphatic vessel**
毛細リンパ管	Vas lymphocapillare	Lymphatic capillary
毛細リンパ管網	Rete lymphocapillare	Lymphatic rete
リンパ管	Ductus lymphatici	lymphatic ducts
リンパ[管]叢	Plexus lymphaticus	Lymphatic plexus
浅リンパ管	Vas lymphaticum superficiale	Superficial lymph vessel
深リンパ管	Vas lymphaticum profundum	Deep lymph vessel
リンパ本幹	**Trunci lymphatici**	**Lymphatic trunks**
胸管	Ductus thoracicus	Thoracic duct
胸管弓	Arcus ductus thoracici	Arch of thoracic duct
頸部	Pars cervicalis; Pars colli	Cervical part
胸部	Pars thoracica	Thoracic part
腹部	Pars abdominalis	Abdominal part
乳ビ槽	Cisterna chyli	Cisterna chyli; Chyle cistern
右リンパ本幹; 右胸管	Ductus lymphaticus dexter; Ductus thoracicus dexter	Right lymphatic duct; Right thoracic duct
[右・左]腰リンパ本幹	Truncus lumbalis	Lumbar trunk
腸リンパ本幹	Trunci intestinales	Intestinal trunks
領域リンパ節	Nodi lymphoidei regionales	Regional lymph nodes
[右・左]気管支縦隔リンパ本幹	Truncus bronchomediastinalis	Bronchomediastinal trunk
[右・左]鎖骨下リンパ本幹	Truncus subclavius	Subclavian trunk
腋窩リンパ叢	Plexus lymphaticus axillaris	Axillary lymphatic plexus
[右・左]頸リンパ本幹	Truncus jugularis	Jugular trunk

一次性リンパ性器官	Organa lymphoidea primaria	Primary lymphoid organs
骨髄	Medulla ossium	Bone marrow
胸腺	Thymus	Thymus
葉	Lobus	Lobe
小葉	Lobuli thymi	Lobules of thymus
皮質	Cortex thymi	Cortex of thymus
髄質	Medulla thymi	Medulla of thymus
†副小葉	Lobuli thymici accessorii	Accessory thymic lobules
二次性リンパ性器官	**Organa lymphoidea secundaria**	**Secondary lymphoid organs**
リンパ節	Nodus lymphoideus; Nodus lymphaticus; Lymphonodus	Lymph node
輸入リンパ管	Vasa afferentia	Afferent lymphatics
輸出リンパ管	Vasa efferentia	Efferent lymphatics
被膜	Capsula	Capsule
梁柱	Trabeculae	Trabeculae
門	Hilum	Hilum
皮質	Cortex	Cortex
髄質	Medulla	Medulla
孤立リンパ小節	Noduli lymphoidei solitarii	Solitary lymphoid nodules
集合リンパ小節	Noduli lymphoidei aggregati	Aggregated lymphoid nodules
虫垂集合リンパ小節	Noduli lymphoidei aggregati appendicis vermiformis	Lymph nodules of vermiform appendix
領域リンパ節	**Nodi lymphoidei regionales**	**Regional lymph nodes**
頭と頸のリンパ節	Nodi lymphoidei capitis et colli	Lymph nodes of head and neck
後頭リンパ節	Nodi occipitales	Occipital nodes
乳突リンパ節；耳介後リンパ節 (注13)	Nodi mastoidei	Mastoid nodes
浅耳下腺リンパ節	Nodi parotidei superficiales	Superficial parotid nodes
深耳下腺リンパ節	Nodi parotidei profundi	Deep parotid nodes
耳介前リンパ節	Nodi preauriculares	Pre-auricular nodes
耳介下リンパ節	Nodi infraauriculares	Infra-auricular nodes
腺内リンパ節	Nodi intraglandulares	Intraglandular nodes
顔面リンパ節	Nodi faciales	Facial nodes
頬筋リンパ節	Nodus malaris	Malar node
鼻唇リンパ節	Nodus nasolabialis	Nasolabial node
頬リンパ節	Nodus buccinatorius	Buccinator node
舌リンパ節	Nodi linguales	Lingual nodes
下顎リンパ節	Nodus mandibularis	Mandibular node
オトガイ下リンパ節	Nodi submentales	Submental nodes
顎下リンパ節	Nodi submandibulares	Submandibular nodes
前頸リンパ節	Nodi cervicales anteriores; Nodi colli anteriores	Anterior cervical nodes

浅前頸リンパ節	Nodi superficiales; Nodi jugulares anteriores	Superficial nodes; Anterior jugular nodes
深前頸リンパ節	Nodi profundi	Deep nodes
舌骨下リンパ節	Nodi infrahyoidei	Infrahyoid nodes
喉頭前リンパ節	Nodi prelaryngei	Prelaryngeal nodes
甲状腺リンパ節	Nodi thyroidei	Thyroid nodes
気管前リンパ節	Nodi pretracheales	Pretracheal nodes
気管傍リンパ節	Nodi paratracheales	Paratracheal nodes
咽頭後リンパ節	Nodi retropharyngeales	Retropharyngeal nodes
外側頸リンパ節	Nodi cervicales laterales; Nodi colli laterales	Lateral cervical nodes
浅リンパ節	Nodi superficiales	Superficial nodes
上深リンパ節	Nodi profundi superiores	Superior deep nodes
頸静脈二腹筋リンパ節	Nodus jugulodigastricus	Jugulodigastric node
外側リンパ節	Nodus lateralis	Lateral node
前リンパ節	Nodus anterior	Anterior node
下深リンパ節	Nodi profundi inferiores	Inferior deep nodes
頸静脈肩甲舌骨筋リンパ節	Nodus juguloomohyoideus	Jugulo-omohyoid node
外側リンパ節	Nodus lateralis	Lateral node
前リンパ節	Nodi anteriores	Anterior nodes
鎖骨上リンパ節	Nodi supraclaviculares	Supraclavicular nodes
副神経リンパ節	Nodi accessorii	Accessory nodes
咽頭後リンパ節	Nodi retropharyngeales	Retropharyngeal nodes
上肢のリンパ節	**Nodi lymphoidei membri superioris**	**Lymph nodes of upper limb**
腋窩リンパ[管]叢	Plexus lymphaticus axillaris	Axillary lymphatic plexus
腋窩リンパ節	Nodi lymphoidei axillares	Axillary lymph nodes
上[腋窩]リンパ節	Nodi apicales	Apical nodes
上腕リンパ節；外側[腋窩]リンパ節	Nodi humerales; Nodi laterales	Humeral nodes; Lateral nodes
胸筋リンパ節；前[腋窩]リンパ節	Nodi pectorales; Nodi anteriores	Pectoral nodes; Anterior nodes
肩甲下リンパ節；後[腋窩]リンパ節	Nodi subscapulares; Nodi posteriores	Subscapular nodes; Posterior nodes
中心[腋窩]リンパ節	Nodi centrales	Central nodes
胸筋間リンパ節	Nodi interpectorales	Interpectoral nodes
三角筋胸筋リンパ節	Nodi deltopectorales; Nodi infraclaviculares	Deltopectoral nodes; Infraclavicular nodes
上腕リンパ節	Nodi brachiales	Brachial nodes
肘リンパ節	Nodi cubitales	Cubital nodes
[上腕骨]滑車上リンパ節	Nodi supratrochleares	Supratrochlear nodes
浅リンパ節	Nodi superficiales	Superficial nodes

深リンパ節	Nodi profundi	Deep nodes
胸部のリンパ節	**Nodi lymphoidei thoracis**	**Thoracic lymph nodes**
乳腺傍リンパ節	Nodi paramammarii	Paramammary nodes
胸骨傍リンパ節	Nodi parasternales	Parasternal nodes
肋間リンパ節	Nodi intercostales	Intercostal nodes
食道傍リンパ節	Nodi juxtaoesophageales	Juxta-oesophageal nodes
脊椎前リンパ節	Nodi prevertebrales	Prevertebral nodes
上横隔リンパ節	Nodi phrenici superiores	Superior diaphragmatic nodes
心膜前リンパ節	Nodi prepericardiaci	Prepericardial nodes
腕頭リンパ節	Nodi brachiocephalici	Brachiocephalic nodes
†動脈管索リンパ節	Nodus ligamenti arteriosi	Node of ligamentum arteriosum
†奇静脈弓リンパ節	Nodus arcus venae azygos	Node of arch of azygos vein
心膜外側リンパ節	Nodi pericardiaci laterales	Lateral pericardial nodes
前縦隔リンパ節	Nodi mediastinales anteriores	Anterior mediastinal nodes
後縦隔リンパ節	Nodi mediastinales posteriores	Posterior mediastinal nodes
気管傍リンパ節	Nodi paratracheales	Paratracheal nodes
気管気管支リンパ節	Nodi tracheobronchiales	Tracheobronchial nodes
上気管気管支リンパ節	Nodi tracheobronchiales superiores	Superior tracheobronchial nodes
下気管気管支リンパ節	Nodi tracheobronchiales inferiores	Inferior tracheobronchial nodes
気管支肺リンパ節	Nodi bronchopulmonales	Bronchopulmonary nodes
肺内リンパ節	Nodi intrapulmonales	Intrapulmonary nodes
腹部のリンパ節	**Nodi lymphoidei abdominis**	**Abdominal lymph nodes**
腹-壁側リンパ節	Nodi lymphoidei parietales	Parietal lymph nodes
左腰リンパ節	Nodi lumbales sinistri	Left lumbar nodes
外側大動脈リンパ節	Nodi aortici laterales	Lateral aortic nodes
大動脈前リンパ節	Nodi preaortici	Pre-aortic nodes
大動脈後リンパ節	Nodi retroaortici; Nodi postaortici	Postaortic nodes
中間腰リンパ節；大動脈大静脈間リンパ節	Nodi lumbales intermedii	Intermediate lumbar nodes
右腰リンパ節	Nodi lumbales dextri	Right lumbar nodes
外側大静脈リンパ節	Nodi cavales laterales	Lateral caval nodes
大静脈前リンパ節	Nodi precavales	Precaval nodes
大静脈後リンパ節	Nodi retrocavales; Nodi postcavales	Postcaval nodes
下横隔リンパ節	Nodi phrenici inferiores	Inferior diaphragmatic nodes
下腹壁リンパ節	Nodi epigastrici inferiores	Inferior epigastric nodes

腹-臓側リンパ節	Nodi lymphoidei viscerales	Visceral lymph nodes
腹腔リンパ節	Nodi coeliaci	Coeliac nodes
右胃リンパ節	Nodi gastrici dextri	Right gastric nodes
左胃リンパ節	Nodi gastrici sinistri	Left gastric nodes
†噴門リンパ輪	Anulus lymphaticus cardiae	Nodes around cardia
脾リンパ節	Nodi splenici; Nodi lienales	Splenic nodes
左胃大網リンパ節	Nodi gastroomentales sinistri	Left gastro-omental nodes
右胃大網リンパ節	Nodi gastroomentales dextri	Right gastro-omental nodes
幽門リンパ節	Nodi pylorici	Pyloric nodes
†幽門後リンパ節	Nodi retropylorici	Retropyloric nodes
†幽門下リンパ節	Nodi subpylorici	Subpyloric nodes
†幽門上リンパ節	Nodus suprapyloricus	Suprapyloric node
膵リンパ節	Nodi pancreatici	Pancreatic nodes
上膵リンパ節	Nodi superiores	Superior nodes
下膵リンパ節	Nodi inferiores	Inferior nodes
膵十二指腸リンパ節	Nodi pancreaticoduodenales	Pancreaticoduodenal nodes
上膵十二指腸リンパ節	Nodi superiores	Superior nodes
下膵十二指腸リンパ節	Nodi inferiores	Inferior nodes
肝リンパ節	Nodi hepatici	Hepatic nodes
網嚢孔リンパ節	Nodus foraminalis	Node of anterior border of omental foramen
胆嚢リンパ節	Nodus cysticus	Cystic node
上腸間膜動脈リンパ節；上腸間膜リンパ節	Nodi mesenterici superiores	Superior mesenteric nodes
小腸傍リンパ節	Nodi juxtaintestinales	Juxta-intestinal mesenteric nodes
†中間腸間膜リンパ節	Nodi intermedii	Intermediate nodes
中心上腸間膜リンパ節；上腸間膜リンパ節	Nodi superiores centrales	Central superior mesenteric nodes
回結腸リンパ節	Nodi ileocolici	Ileocolic nodes
盲腸前リンパ節	Nodi precaecales	Precaecal nodes
盲腸後リンパ節	Nodi retrocaecales	Retrocaecal nodes
虫垂リンパ節	Nodi appendiculares	Appendicular nodes
結腸間膜リンパ節	Nodi mesocolici	Mesocolic nodes
結腸傍リンパ節	Nodi paracolici	Paracolic nodes
右結腸リンパ節	Nodi colici dextri	Right colic nodes
中結腸リンパ節	Nodi colici medii	Middle colic nodes
下腸間膜動脈リンパ節；下腸間膜リンパ節	Nodi mesenterici inferiores	Inferior mesenteric nodes
左結腸リンパ節	Nodi colici sinistri	Left colic nodes
S状結腸リンパ節	Nodi sigmoidei	Sigmoid nodes

上直腸リンパ節	Nodi rectales superiores	Superior rectal nodes
骨盤のリンパ節	**Nodi lymphoidei pelvis**	**Pelvic lymph nodes**
骨盤-壁側リンパ節	**Nodi lymphoidei parietales**	**Parietal nodes**
総腸骨リンパ節	Nodi iliaci communes	Common iliac nodes
内側総腸骨リンパ節	Nodi mediales	Medial nodes
中間総腸骨リンパ節	Nodi intermedii	Intermediate nodes
外側総腸骨リンパ節	Nodi laterales	Lateral nodes
大動脈下リンパ節	Nodi subaortici	Subaortic nodes
岬角リンパ節	Nodi promontorii	Promontorial nodes
外腸骨リンパ節	Nodi iliaci externi	External iliac nodes
内側外腸骨リンパ節	Nodi mediales	Medial nodes
閉鎖リンパ節	Nodi obturatorii	Obturator nodes
†内側裂孔リンパ節	Nodus lacunaris medialis	Medial lacunar node
中間外腸骨リンパ節	Nodi intermedii	Intermediate nodes
腸骨動脈間リンパ節	Nodi interiliaci	Interiliac nodes
†中間裂孔リンパ節	Nodus lacunaris intermedius	Intermediate lacunar node
外側外腸骨リンパ節	Nodi laterales	Lateral nodes
†外側裂孔リンパ節	Nodus lacunaris lateralis	Lateral lacunar node
内腸骨リンパ節	Nodi iliaci interni	Internal iliac nodes
大殿リンパ節	Nodi gluteales	Gluteal nodes
上殿リンパ節	Nodi superiores	Superior nodes
下殿リンパ節	Nodi inferiores	Inferior nodes
仙骨リンパ節	Nodi sacrales	Sacral nodes
骨盤-臓側リンパ節	**Nodi lymphoidei viscerales**	**Visceral lymph nodes**
膀胱傍リンパ節	Nodi paravesicales	Paravesical nodes
膀胱前リンパ節	Nodi prevesicales	Prevesical nodes
膀胱後リンパ節	Nodi retrovesicales; Nodi postvesicales	Postvesical nodes
外側膀胱リンパ節	Nodi vesicales laterales	Lateral vesical nodes
子宮傍リンパ節（♀）	Nodi parauterini	Para-uterine nodes
腟傍リンパ節（♀）	Nodi paravaginales	Paravaginal nodes
直腸傍リンパ節；肛門直腸リンパ節	Nodi pararectales; Nodi anorectales	Pararectal nodes
下肢のリンパ節	**Nodi lymphoidei membri inferioris**	**Lymph nodes of lower limb**
鼡径リンパ節	Nodi lymphoidei inguinales	Inguinal lymph nodes
浅鼡径リンパ節	Nodi inguinales superficiales	Superficial inguinal nodes
上内側浅鼡径リンパ節	Nodi superomediales	Superomedial nodes
上外側浅鼡径リンパ節	Nodi superolaterales	Superolateral nodes
下浅鼡径リンパ節	Nodi inferiores	Inferior nodes
深鼡径リンパ節	Nodi inguinales profundi	Deep inguinal nodes
†近位リンパ節	Nodus proximalis	Proximal node

†中間リンパ節	Nodus intermedius	Intermediate node
遠位リンパ節	Nodus distalis	Distal node
膝窩リンパ節	Nodi poplitei	Popliteal nodes
浅膝窩リンパ節	Nodi superficiales	Superficial nodes
深膝窩リンパ節	Nodi profundi	Deep nodes
†前脛骨リンパ節	Nodus tibialis anterior	Anterior tibial node
†後脛骨リンパ節	Nodus tibialis posterior	Posterior tibial node
†腓骨リンパ節	Nodus fibularis	Fibular node; Peroneal node

脾臓	**Splen; Lien**	**Spleen**
横隔面	Facies diaphragmatica	Diaphragmatic surface
臓側面	Facies visceralis	Visceral surface
腎面	Facies renalis	Renal impression
胃面	Facies gastrica	Gastric impression
結腸面	Facies colica	Colic impression
前端	Extremitas anterior	Anterior extremity
後端	Extremitas posterior	Posterior extremity
下縁	Margo inferior	Inferior border
上縁	Margo superior	Superior border
脾門	Hilum splenicum; Hilum lienale	Splenic hilum
漿膜	Tunica serosa	Serosa; Serous coat
線維膜；被膜	Capsula; Tunica fibrosa	Fibrous capsule
脾柱	Trabeculae splenicae	Splenic trabeculae
脾髄	Pulpa splenica; Pulpa lienalis	Splenic pulp
白脾髄	Pulpa alba	White pulp
赤脾髄	Pulpa rubra	Red pulp
脾洞	Sinus splenicus; Sinus lienalis	Splenic sinus
筆毛動脈	Penicilli	Penicilli
脾リンパ小節	Noduli lymphoidei splenici; Noduli lymphoidei lienales	Splenic lymphoid nodules
†副脾	Splen accessorius	Accessory spleen

リンパ性咽頭輪	**Anulus lymphoideus pharyngis**	**Pharyngeal lymphoid ring**
扁桃	**Tonsilla**	**Tonsil**
舌扁桃	Tonsilla lingualis	Lingual tonsil
扁桃陰窩	Cryptae tonsillares	Tonsillar crypts
リンパ小節	Noduli lymphoidei	Lymphoid nodules
口蓋扁桃	Tonsilla palatina	Palatine tonsil
扁桃小窩	Fossulae tonsillares	Tonsillar pits
扁桃陰窩	Cryptae tonsillares	Tonsillar crypts
扁桃被膜	Capsula tonsillaris	Tonsillar capsule

咽頭扁桃	Tonsilla pharyngea	Pharyngeal tonsil
扁桃小窩	Fossulae tonsillares	Tonsillar pits
扁桃陰窩	Cryptae tonsillares	Tonsillar crypts
リンパ小節	Noduli lymphoidei	Lymphoid nodules
耳管扁桃	Tonsilla tubaria	Tubal tonsil
扁桃陰窩	Cryptae tonsillares	Tonsillar crypts

脈管学の注

注1 Keith-Flack 結節.
注2 Tawara（田原）結節.
注3 His 束.
注4 Purkinje 線維.
注5 冠状動脈の分岐の解剖名にはさまざまな命名法が提唱されているが，統一されていない．我が国では1975年にアメリカ心臓協会（American Heart Association）が虚血性心疾患の全国調査を行った際のレポート様式に則した命名法と区域番号法が普及している．この命名法にもいくつかの問題点があるが，全般的には簡便でよい命名法といえる．
注6 (BNA)では前・後下行枝 Ramus descendens anterior/posterior と呼ばれたが，(PNA)で前・後室間枝 Ramus interventricularis anterior/posterior と呼ばれた．我が国の解剖学用語では（昭62）および（平14）まで前・後室間枝と呼ばれているが，臨床医学で前・後下行枝と広く呼ばれていることから併記した．
注7 Heubner 反回動脈.
注8 （昭62）までは最上胸動脈 A. thoracica suprema と呼ばれていたが，(NA4)から A. thoracica superior に変更されたのに伴い，上胸動脈を併記した．
注9 Rosenthal 静脈.
注10 透明中隔静脈は，前方から分界静脈に流入するものが多くこれを前透明中隔静脈と呼ぶが，まれに前後に大きな透明中隔がある場合に，後方から室間孔付近で分界静脈に流入するものがありこれを後透明中隔静脈と呼ぶ．
注11 小脳半球の静脈は前・後に分かれて前者は錐体静脈，後者は横静脈洞に流入し，上・下の区分は難しい．
注12 Dandy 静脈.
注13 従来の耳介後リンパ節に相当するので併記した．

神 経 系
Systema nervosum
Nervous system

一般用語	Nomina generalia	General terms
神経線維	Neurofibra	Nerve fibre
ニューロン；神経細胞	Neuron	Neuron
核周部；神経細胞形質	Perikaryon	Perikaryon
シナプス；神経接合部	Synapsis	Synapse
グリア；神経膠細胞	Neuroglia	Neuroglia

中枢神経系
Pars centralis; Systema nervosum centrale
Central nervous system

一般用語	Nomina generalia	General terms
灰白質	Substantia grisea	Grey matter; Grey substance
神経核	Nucleus	Nucleus
脳神経核	Nucleus nervi cranialis	Nucleus of cranial nerve
起始核	Nucleus originis	Nucleus of origin
終止核	Nucleus terminationis	Terminal nucleus
柱	Columna	Column
板；層	Lamina	Lamina
白質	Substantia alba	White matter; White substance
神経索	Funiculus	Funiculus
神経路	Tractus	Tract
神経束	Fasciculus	Fasciculus; Fascicle
交連	Commissura	Commissure
毛帯	Lemniscus	Lemniscus
線維；神経線維	Fibra	Fibre
連合線維	Fibra associationis	Association fibre
交連線維	Fibra commissuralis	Commissural fibre
投射線維	Fibra projectionis	Projection fibre
交叉	Decussatio	Decussation
条；線条	Stria	Stria
網様体	Formatio reticularis	Reticular formation
上衣	Ependyma	Ependyma
皮質	Cortex	Cortex
髄質	Medulla	Medulla
脳室	Ventriculus	Ventricle
境界溝	Sulcus limitans	Sulcus limitans
蓋板	Lamina dorsalis	Roof plate

翼板	Lamina alaris	Alar plate
基板	Lamina basalis	Basal plate
底板	Lamina ventralis	Floor plate

髄膜 / Meninges / Meninges

硬膜	Pachymeninx; Dura mater	Pachymeninx; Dura mater
柔膜；広義の軟膜；クモ膜と軟膜	Leptomeninx; Arachnoidea mater et pia mater	Leptomeninx; Arachnoid mater and pia mater
硬膜	Dura mater	Dura mater
脳硬膜	Dura mater cranialis; Dura mater encephali	Cranial dura mater
大脳鎌	Falx cerebri	Falx cerebri; Cerebral falx
小脳テント	Tentorium cerebelli	Tentorium cerebelli; Cerebellar tentorium
テント切痕	Incisura tentorii	Tentorial notch; Incisura of tentorium
小脳鎌	Falx cerebelli	Falx cerebelli; Cerebellar falx
鞍隔膜	Diaphragma sellae	Diaphragma sellae; Sellar diaphragm
三叉神経腔	Cavum trigeminale	Trigeminal cave; Trigeminal cavity
硬膜下腔	Spatium subdurale	Subdural space
硬膜上腔	Spatium epidurale; Spatium extradurale	Epidural space; Extradural space
脊髄硬膜	Dura mater spinalis	Spinal dura mater
硬膜上腔	Spatium epidurale; Spatium peridurale	Epidural space
クモ膜	Arachnoidea mater	Arachnoid mater
クモ膜下腔	Spatium subarachnoideum; Spatium leptomeningeum	Subarachnoid space; Leptomeningeal space
脳脊髄液	Liquor cerebrospinalis	Cerebrospinal fluid
脳クモ膜	Arachnoidea mater cranialis; Arachnoidea mater encephali	Cranial arachnoid mater
クモ膜顆粒	Granulationes arachnoideae	Arachnoid granulations
クモ膜小柱	Trabeculae arachnoideae	Arachnoid trabeculae
クモ膜下槽	Cisternae subarachnoideae	Subrachnoid cisterns
後小脳延髄槽；大槽	Cisterna cerebellomedullaris posterior; Cisterna magna	Posterior cerebellomedullary cistern; Cisterna magna
外側小脳延髄槽	Cisterna cerebellomedullaris lateralis	Lateral cerebellomedullary cistern
大脳外側窩槽	Cisterna fossae lateralis cerebri	Cistern of lateral cerebral fossa
交叉槽；視交叉槽	Cisterna chiasmatica	Chiasmatic cistern
脚間槽	Cisterna interpeduncularis	Interpeduncular cistern

神経系　中枢神経系

迂回槽	Cisterna ambiens	Cisterna ambiens; Ambient cistern
脳梁周囲槽；脳梁周槽	Cisterna pericallosa	Pericallosal cistern
橋小脳槽	Cisterna pontocerebellaris	Pontocerebellar cistern
終板槽	Cisterna laminae terminalis	Cistern of lamina terminalis
四丘体槽；大大脳静脈槽	Cisterna quadrigeminalis; Cisterna venae magnae cerebri	Quadrigeminal cistern; Cistern of great cerebral vein
脊髄クモ膜	Arachonoidea mater spinalis	Spinal arachnoid mater
腰椎槽	Cisterna lumbalis	Lumbar cistern
軟膜	Pia mater	Pia mater
脳軟膜	Pia mater cranialis; Pia mater encephali	Cranial pia mater
第四脳室脈絡組織	Tela choroidea ventriculi quarti	Tela choroidea of fourth ventricle
第四脳室脈絡叢	Plexus choroideus ventriculi quarti	Choroid plexus of fourth ventricle
第三脳室脈絡組織	Tela choroidea ventriculi tertii	Tela choroidea of third ventricle
第三脳室脈絡叢	Plexus choroideus ventriculi tertii	Choroid plexus of third ventricle
側脳室脈絡叢	Plexus choroideus ventriculi lateralis	Choroid plexus of lateral ventricle
脈絡糸球	Glomus choroideum	Choroidal enlargement
脊髄軟膜	Pia mater spinalis	Spinal pia mater
歯状靭帯	Lig. denticulatum	Denticulate ligament
中間頸部中隔	Septum cervicale intermedium	Intermediate cervical septum
終糸	Filum terminale	Filum terminale; Terminal filum
硬膜部；尾骨靭帯；外終糸	Pars duralis	Dural part; Coccygeal ligament; Filum terminale externum
軟膜部；軟膜終糸；内終糸	Pars pialis	Pial part; pial filament; Filum terminale internum

脊髄 / **Medulla spinalis** / **Spinal cord**

表面の形状	Morphologia externa	External features
頸膨大	Intumescentia cervicalis	Cervical enlargement
腰仙膨大；腰膨大 (注1)	Intumescentia lumbosacralis	Lumbosacral enlargement
脊髄円錐	Conus medullaris	Conus medullaris; Medullary cone
脊髄終糸	Pars spinalis fili terminalis	Filum terminale of spinal cord
終室	Ventriculus terminalis	Terminal ventricle
前正中裂	Fissura mediana anterior	Anterior median fissure; Ventral median fissure

後正中溝	Sulcus medianus posterior	Posterior median sulcus; Dorsal median sulcus
後正中中隔	Septum medianum posterius	Posterior median septum; Dorsal median septum
前外側溝	Sulcus anterolateralis	Anterolateral sulcus; Ventrolateral sulcus
後外側溝	Sulcus posterolateralis	Posterolateral sulcus; Dorsolateral sulcus
後中間溝	Sulcus intermedius posterior	Posterior intermediate sulcus; Dorsal intermediate sulcus
脊髄索	Funiculi medullae spinalis	Funiculi of spinal cord
脊髄節	Segmenta medullae spinalis	Spinal segments; Segments of spinal cord
頸髄；頸髄節［第1-第8頸髄節］	Pars cervicalis; Segmenta cervicalia [1-8]	Cervical part; Cervical segments [1-8]
胸髄；胸髄節［第1-第12胸髄節］	Pars thoracica; Segmenta thoracica [1-12]	Thoracic part; Thoracic segments [1-12]
腰髄；腰髄節［第1-第5腰髄節］	Pars lumbalis; Segmenta lumbalia [1-5]	Lumbar part; Lumbar segments [1-5]
仙髄；仙髄節［第1-第5仙髄節］	Pars sacralis; Segmenta sacralia [1-5]	Sacral part; Sacral segments [1-5]
尾髄；尾髄節［第1-第3尾髄節］	Pars coccygea; Segmenta coccygea [1-3]	Coccygeal part; Coccygeal segments [1-3]
内部の構造	**Morphologia interna**	**Internal features**
中心管	Canalis centralis	Central canal
灰白質	Substantia grisea	Grey substance
前角	Cornu anterius	Anterior horn; Ventral horn
側角	Cornu laterale	Lateral horn
後角	Cornu posterius	Posterior horn; Dorsal horn
白質	Substantia alba	White substance
中心膠様質	Substantia gelatinosa centralis	Central gelatinous substance
灰白柱	**Columnae griseae**	**Grey columns**
前柱	Columna anterior	Anterior column; Ventral column
前角	Cornu anterius	Anterior horn; Ventral horn
脊髄第VII-第IX層	Laminae spinales VII-IX	Spinal laminae VII-IX
前外側核；腹外側核	Nucleus anterolateralis	Anterolateral nucleus; Ventrolateral nucleus
前核	Nucleus anterior	Anterior nucleus
前内側核；腹内側核	Nucleus anteromedialis	Anteromedial nucleus; Ventromedial nucleus
後外側核；背外側核	Nucleus posterolateralis	Posterolateral nucleus; Dorsolateral nucleus
後後外側核；後背外側核	Nucleus retroposterolateralis	Retroposterior lateral nucleus; Retrodorsal lateral nucleus

神経系　中枢神経系

後内側核；背内側核	Nucleus posteromedialis	Posteromedial nucleus; Dorsomedial nucleus
中心核	Nucleus centralis	Central nucleus
副神経核	Nucleus nervi accessorii	Nucleus of accessory nerve
横隔神経核	Nucleus nervi phrenici	Nucleus of phrenic nerve; Phrenic nucleus
後柱	Columna posterior	Posterior column; Dorsal column
後角	Cornu posterius	Posterior horn; Dorsal horn
尖；後角尖	Apex	Apex
辺縁核；脊髄第Ⅰ層	Nucleus marginalis; Lamina spinalis I	Marginal nucleus; Spinal lamina I
膠様質；脊髄第Ⅱ層	Substantia gelatinosa; Lamina spinalis II	Gelatinous substance; Spinal lamina II
頭；後角頭	Caput cornus posterioris [medullae spinalis]	Head of posterior horn [of spinal cord]
固有核；脊髄第Ⅲ・第Ⅳ層	Nucleus proprius; Laminae spinales III et IV	Nucleus proprius; Spinal laminae III and IV
頸；後角頸	Cervix	Neck
脊髄第Ⅴ層	Lamina spinalis V	Spinal lamina V
底；後角底	Basis	Base
脊髄第Ⅵ層	Lamina spinalis VI	Spinal lamina VI
二次内臓灰白質	Substantia visceralis secundaria	Secondary visceral grey substance
内基底核	Nucleus basilaris internus	Internal basilar nucleus
外側頸髄核	Nucleus cervicalis lateralis	Lateral cervical nucleus
内側頸髄核	Nucleus cervicalis medialis	Medial cervical nucleus
側索後核	Nucleus posterior funiculi lateralis	Posterior nucleus of lateral funiculus
中間柱；中間帯	Columna intermedia	Intermediate column; Intermediate zone
脊髄第Ⅶ層	Lamina spinalis VII	Spinal lamina VII
側角	Cornu laterale	Lateral horn
中間外側核；中間質外側核 (注2)	Nucleus intermediolateralis	Intermediolateral nucleus
中間質中心部	Substantia intermedia centralis	Central intermediate substance
胸髄核；背核；背側核 (注3)	Nucleus thoracicus posterior; Nucleus dorsalis	Posterior thoracic nucleus; Dorsal thoracic nucleus
中間質外側部	Substantia intermedia lateralis	Lateral intermediate substance
中間内側核；中間質内側核	Nucleus intermediomedialis	Intermediomedial nucleus
仙髄副交感神経核；仙髄副交感核 (注2)	Nuclei parasympathici sacrales	Sacral parasympathetic nuclei
陰部神経核	Nucleus nervi pudendi	Nucleus of pudendal nerve
脊髄網様体	Formatio reticularis spinalis	Spinal reticular formation

前内側核	Nucleus medialis anterior	Anterior medial nucleus; Ventral medial nucleus
白質	**Substantia alba**	**White substance**
前索	Funiculus anterior	Anterior funiculus; Ventral funiculus
前索固有束	Fasciculus proprius anterior	Anterior fasciculus proprius; Ventral fasciculus proprius
溝縁束	Fasciculus sulcomarginalis	Sulcomarginal fasciculus
前皮質脊髄路	Tractus corticospinalis anterior	Anterior corticospinal tract; Ventral corticospinal tract
外側前庭脊髄路；外側前庭神経核脊髄路	Tractus vestibulospinalis lateralis	Lateral vestibulospinal tract
内側前庭脊髄路；内側前庭神経核脊髄路	Tractus vestibulospinalis medialis	Medial vestibulospinal tract
網様体脊髄線維	Fibrae reticulospinales	Reticulospinal fibres
橋網様体脊髄路；内側網様体脊髄路	Tractus pontoreticulospinalis	Pontoreticulospinal tract; Medial reticulospinal tract
間質核脊髄路	Tractus interstitiospinalis	Interstitiospinal tract
視蓋脊髄路	Tractus tectospinalis	Tectospinal tract
前縫線核脊髄路	Tractus raphespinalis anterior	Anterior raphespinal tract; Ventral raphespinal tract
オリーブ核脊髄線維；オリーブ脊髄線維	Fibrae olivospinales	Olivospinal fibres
前脊髄視床路	Tractus spinothalamicus anterior	Anterior spinothalamic tract; Ventral spinothalamic tract
側索	Funiculus lateralis	Lateral funiculus
側索固有束	Fasciculus proprius lateralis	Lateral fasciculus proprius
室頂核脊髄路	Tractus fastigiospinalis	Fastigiospinal tract
中位核脊髄路	Tractus interpositospinalis	Interpositospinal tract
外側皮質脊髄路	Tractus corticospinalis lateralis	Lateral corticospinal tract
赤核脊髄路	Tractus rubrospinalis	Rubrospinal tract
延髄網様体脊髄路；外側網様体脊髄路	Tractus bulboreticulospinalis	Bulboreticulospinal tract; Medullary reticulospinal tract; Lateral reticulospinal tract
オリーブ核脊髄線維；オリーブ脊髄線維	Fibrae olivospinales	Olivospinal fibres
脊髄視蓋路	Tractus spinotectalis	Spinotectal tract
外側脊髄視床路	Tractus spinothalamicus lateralis	Lateral spinothalamic tract
前脊髄小脳路；腹側脊髄小脳路	Tractus spinocerebellaris anterior	Anterior spinocerebellar tract; Ventral spinocerebellar tract
後脊髄小脳路；背側脊髄小脳路	Tractus spinocerebellaris posterior	Posterior spinocerebellar tract; Dorsal spinocerebellar tract

神経系　中枢神経系

後外側路；背外側路 (注4)	Tractus posterolateralis	Posterolateral tract; Dorsolateral tract
側索後部	Pars posterior funiculi lateralis	Posterior part of lateral funiculus
脊髄オリーブ核路；脊髄オリーブ路	Tractus spinoolivaris	Spino-olivary tract
脊髄網様体路	Tractus spinoreticularis	Spinoreticular tract
青斑核脊髄路	Tractus caeruleospinalis	Caeruleospinal tract
視床下部脊髄線維	Fibrae hypothalamospinales	Hypothalamospinal fibres
外側縫線核脊髄路	Tractus raphespinalis lateralis	Lateral raphespinal tract
孤束核脊髄路	Tractus solitariospinalis	Solitariospinal tract
脊髄頸髄路	Tractus spinocervicalis	Spinocervical tract
脊髄前庭路；脊髄前庭神経核路	Tractus spinovestibularis	Spinovestibular tract
三叉神経脊髄路	Tractus trigeminospinalis	Trigeminospinal tract
後索	Funiculus posterior	Posterior funiculus; Dorsal funiculus
後索固有束	Fasciculus proprius posterior	Posterior fasciculus proprius; Dorsal fasciculus proprius
中隔縁束	Fasciculus septomarginalis	Septomarginal fasciculus
束間束；半月束；コンマ束	Fasciculus interfascicularis; Fasciculus semilunaris	Interfascicular fasciculus
薄束	Fasciculus gracilis	Gracile fasciculus
楔状束	Fasciculus cuneatus	Cuneate fasciculus
楔状束核脊髄線維；楔状束脊髄線維	Fibrae cuneospinales	Cuneospinal fibres
薄束核脊髄線維；薄束脊髄線維	Fibrae gracilispinales	Gracilespinal fibres
脊髄楔状束核線維；脊髄楔状束線維	Fibrae spinocuneatae	Spinocuneate fibres
脊髄薄束核線維；脊髄薄束線維	Fibrae spinograciles	Spinogracile fibres
脊髄中心灰白質の構造	**Structurae centrales medullae spinalis**	**Central cord structures**
第X脊髄野；脊髄第X層	Area spinalis X; Lamina spinalis X	Spinal area X; Spinal lamina X
前灰白交連；腹側灰白交連	Commissura grisea anterior	Anterior grey commissure; Ventral grey commissure
後灰白交連；背側灰白交連	Commissura grisea posterior	Posterior grey commissure; Dorsal grey commisure
前白交連；腹側白交連	Commissura alba anterior	Anterior white commissure; Ventral white commissure
後白交連；背側白交連	Commissura alba posterior	Posterior white commissure; Dorsal white commissure
中心管	Canalis centralis	Central canal

脳	**Encephalon**	**Brain**
菱脳	Rhombencephalon	Rhombencephalon; Hindbrain
髄脳；延髄；球	Myelencephalon; Medulla oblongata; Bulbus	Myelencephalon; Medulla oblongata; Bulb
後脳；橋と小脳	Metencephalon; Pons et cerebellum	Metencephalon; Pons and cerebellum
橋	Pons	Pons
小脳	Cerebellum	Cerebellum
中脳	Mesencephalon	Mesencephalon; Midbrain
前脳	Prosencephalon	Prosencephalon; Forebrain
間脳	Diencephalon	Diencephalon
終脳	Telencephalon	Telencephalon
脳幹	Truncus encephali	Brainstem
髄脳；延髄；球	Myelencephalon; Medulla oblongata; Bulbus	Myelencephalon; Medulla oblongata; Bulb
橋	Pons	Pons
中脳	Mesencephalon	Midbrain

髄脳；延髄；球	**Myelencephalon; Medulla oblongata; Bulbus**	**Myelencephalon; Medulla oblongata; Bulb**
表面の形状	Morphologia externa	External features
前正中裂	Fissura mediana anterior	Anterior median fissure; Ventral median fissure
延髄盲孔	Foramen caecum medullae oblongatae	Foramen caecum of medulla oblongata
延髄錐体	Pyramis medullae oblongatae; Pyramis bulbi	Pyramid
錐体交叉	Decussatio pyramidum	Decussation of pyramids; Motor decussation
前外側溝	Sulcus anterolateralis	Anterolateral sulcus; Ventrolateral sulcus
オリーブ後溝	Sulcus retroolivaris	Retro-olivary groove
オリーブ前溝	Sulcus preolivaris	Pre-olivary groove
側索	Funiculus lateralis	Lateral funiculus
オリーブ	Oliva	Inferior olive
前外弓状線維	Fibrae arcuatae externae anteriores	Anterior external arcuate fibres; Ventral external arcuate fibres
オリーブ後野	Area retroolivaris	Retro-olivary area
後外側溝	Sulcus posterolateralis	Posterolateral sulcus; Dorsolateral sulcus
下小脳脚 [注5]	Pedunculus cerebellaris inferior	Inferior cerebellar peduncle
索状体	Corpus restiforme	Restiform body

神経系　中枢神経系

三叉神経結節；灰白結節 (注6)	Tuberculum trigeminale	Trigeminal tubercle
楔状束	Fasciculus cuneatus	Cuneate fasciculus
楔状束結節	Tuberculum cuneatum	Cuneate tubercle
薄束	Fasciculus gracilis	Gracile fasciculus
薄束結節	Tuberculum gracile	Gracile tubercle
後正中溝	Sulcus medianus posterior	Posterior median sulcus; Dorsal median sulcus
閂(カンヌキ)	Obex	Obex
内部の構造	Morphologia interna	Internal features
白質	**Substantia alba**	**White substance**
錐体路	Tractus pyramidalis	Pyramidal tract
皮質脊髄線維	Fibrae corticospinales	Corticospinal fibres
延髄の皮質核線維；皮質核線維	Fibrae corticonucleares bulbi	Bulbar corticonuclear fibres
皮質網様体線維	Fibrae corticoreticulares	Corticoreticular fibres
錐体交叉	Decussatio pyramidum	Decussation of pyramids; Motor decussation
薄束	Fasciculus gracilis	Gracile fasciculus
楔状束	Fasciculus cuneatus	Cuneate fasciculus
内弓状線維	Fibrae arcuatae internae	Internal arcuate fibres
内側毛帯交叉	Decussatio lemnisci medialis	Decussation of medial lemniscus; Sensory decussation
内側毛帯	Lemniscus medialis	Medial lemniscus
視蓋脊髄路	Tractus tectospinalis	Tectospinal tract
内側縦束	Fasciculus longitudinalis medialis	Medial longitudinal fasciculus
後縦束；背側縦束	Fasciculus longitudinalis posterior; Fasciculus longitudinalis dorsalis	Posterior longitudinal fasciculus; Dorsal longitudinal fasciculus
三叉神経脊髄路	Tractus spinalis nervi trigemini	Spinal tract of trigeminal nerve
オリーブ核外套；オリーブ外套；オリーブ小包	Amiculum olivare	Amiculum of olive
脊髄オリーブ核路；脊髄オリーブ路	Tractus spinoolivaris	Spino-olivary tract
オリーブ核小脳路；オリーブ小脳路	Tractus olivocerebellaris	Olivocerebellar tract
下小脳脚 (注5)	Pedunculus cerebellaris inferior	Inferior cerebellar peduncle
傍索状体；索状傍体	Corpus juxtarestiforme	Juxtarestiform body
索状体	Corpus restiforme	Restiform body
孤束	Tractus solitarius	Solitary tract
前外弓状線維	Fibrae arcuatae externae anteriores	Anterior external arcuate fibres; Ventral external arcuate fibres

後外弓状線維	Fibrae arcuatae externae posteriores	Posterior external arcuate fibres; Dorsal external arcuate fibres
延髄縫線	Raphe medullae oblongatae	Raphe of medulla oblongata
前縫線核脊髄路	Tractus raphespinalis anterior	Anterior raphespinal tract
前網様体脊髄路；腹側網様体脊髄路	Tractus reticulospinalis anterior	Anterior reticulospinal tract; Ventral reticulospinal tract
前脊髄小脳路；腹側脊髄小脳路	Tractus spinocerebellaris anterior	Anterior spinocerebellar tract; Ventral spinocerebellar tract
視床下部脊髄線維	Fibrae hypothalamospinales	Hypothalamospinal fibres
間質核脊髄路	Tractus interstitiospinalis	Interstitiospinal tract
外側縫線核脊髄路	Tractus raphespinalis lateralis	Lateral raphespinal tract
外側延髄網様体脊髄路	Tractus bulboreticulospinalis lateralis	Lateral bulboreticulospinal tract
延髄網様体脊髄線維	Fibrae medulloreticulospinales	Medullary reticulospinal fibres
外側前庭脊髄路；外側前庭神経核脊髄路	Tractus vestibulospinalis lateralis	Lateral vestibulospinal tract
後脊髄小脳路；背側脊髄小脳路	Tractus spinocerebellaris posterior	Posterior spinocerebellar tract; Dorsal spinocerebellar tract
副楔状束核小脳線維；楔状束核小脳線維	Fibrae cuneocerebellares	Cuneocerebellar fibres
赤核延髄路	Tractus rubrobulbaris	Rubrobulbar tract
赤核オリーブ核路；赤核オリーブ路	Tractus rubroolivaris	Rubro-olivary tract
赤核脊髄路	Tractus rubrospinalis	Rubrospinal tract
脊髄毛帯；前外側路；前外側系	Lemniscus spinalis; Tractus anterolaterales	Spinal lemniscus; Anterolateral tracts; Anterolateral system
脊髄視床線維	Fibrae spinothalamicae	Spinothalamic fibres
脊髄網様体線維	Fibrae spinoreticulares	Spinoreticular fibres
脊髄中脳線維	Fibrae spinomesencephalicae	Spinomesencephalic fibres
脊髄視蓋線維	Fibrae spinotectales	Spinotectal fibres
脊髄中脳水道周囲灰白質線維	Fibrae spinoperiaqueductales	Spinoperiaqueductal fibres
脊髄視床下部線維	Fibrae spinohypothalamicae	Spinohypothalamic fibres
脊髄延髄線維	Fibrae spinobulbares	Spinobulbar fibres
脊髄オリーブ核線維	Fibrae spinoolivares	Spino-olivary fibres
脊髄前庭神経核路；脊髄前庭路	Tractus spinovestibularis	Spinovestibular tract
視蓋延髄路	Tractus tectobulbaris	Tectobulbar tract
灰白質	**Substantia grisea**	**Grey substance**
薄束核	Nucleus gracilis	Gracile nucleus
中心部；細胞巣領域	Pars centralis	Central part; Cell nest region
吻側部；殻領域	Pars rostralis	Rostral part; Shell region

神経系　中枢神経系

日本語	ラテン語	English
吻背側亜核；Z 細胞群	Subnucleus rostrodorsalis	Rostrodorsal subnucleus; Cell group Z
楔状束核	Nucleus cuneatus	Cuneate nucleus
中心部；細胞巣領域	Pars centralis	Central part; Cell nest region
吻側部；殻領域	Pars rostralis	Rostral part; Shell region
副楔状束核	Nucleus cuneatus accessorius	Accessory cuneate nucleus
副楔状束前核；X 細胞群	Nucleus precuneatus accessorius	Preaccessory cuneate nucleus; Cell group X
三叉神経脊髄路核	Nucleus spinalis nervi trigemini	Spinal nucleus of trigeminal nerve
尾側亜核；尾部；尾側部 (注7)	Pars caudalis	Caudal part
帯状層；辺縁部 (注8)	Subnucleus zonalis	Zonal subnucleus
膠様層；膠様質 (注8)	Subnucleus gelatinosus	Gelatinous subnucleus
大細胞層；大細胞部 (注8)	Subnucleus magnocellularis	Magnocellular subnucleus
中間亜核；中間部 (注9)	Pars interpolaris	Interpolar part
三叉神経核後核	Nucleus retrotrigeminalis	Retrotrigeminal nucleus
顔面神経核後核	Nucleus retrofacialis	Retrofacial nucleus
下オリーブ複合体；下オリーブ核群	Complexus olivaris inferior; Nuclei olivares inferiores	Inferior olivary complex
主オリーブ核	Nucleus olivaris principalis	Principal olivary nucleus
背側板	Lamella posterior	Dorsal lamella
腹側板	Lamella anterior	Ventral lamella
外側板	Lamella lateralis	Lateral lamella
下オリーブ核門	Hilum nuclei olivaris inferioris	Hilum of inferior olivary nucleus
後副オリーブ核；背側副オリーブ核	Nucleus olivaris accessorius posterior	Posterior accessory olivary nucleus; Dorsal accessory olivary nucleus
内側副オリーブ核	Nucleus olivaris accessorius medialis	Medial accessory olivary nucleus
舌下神経核	Nucleus nervi hypoglossi	Nucleus of hypoglossal nerve
後正中傍核；背側正中傍核	Nucleus paramedianus posterior	Posterior paramedian nucleus; Dorsal paramedian nucleus
迷走神経背側核	Nucleus posterior nervi vagi; Nucleus dorsalis nervi vagi	Posterior nucleus of vagus nerve; Dorsal nucleus of vagus nerve
孤束核	Nuclei tractus solitarii	Nuclei of solitary tract; Solitary nuclei
孤束傍核	Nucleus parasolitarius	Parasolitary nucleus
交連核	Nucleus commissuralis	Commissural nucleus
孤束膠様核	Nucleus gelatinosus solitarius	Gelatinous solitary nucleus
孤束中間核	Nucleus intermedius solitarius	Intermediate solitary nucleus
孤束間質核	Nucleus interstitialis solitarius	Interstitial solitary nucleus

孤束内側核	Nucleus medialis solitarius	Medial solitary nucleus
孤束交連傍核	Nucleus paracommissuralis solitarius	Paracommissural solitary nucleus
後孤束核；背側孤束核	Nucleus solitarius posterior	Posterior solitary nucleus; Dorsal solitary nucleus
後外側孤束核；背外側孤束核	Nucleus solitarius posterolateralis	Posterolateral solitary nucleus; Dorsolateral solitary nucleus
前孤束核；腹側孤束核	Nucleus solitarius anterior	Anterior solitary nucleus; Ventral solitary nucleus
前外側孤束核；腹外側孤束核	Nucleus solitarius anterolateralis	Anterolateral solitary nucleus; Ventrolateral solitary nucleus
前庭神経核	Nuclei vestibulares	Vestibular nuclei
前庭神経下核	Nucleus vestibularis inferior	Inferior vestibular nucleus
前庭神経下核の大細胞部；F細胞群	Pars magnocellularis nuclei vestibularis inferioris	Magnocellular part of inferior vestibular nucleus; Cell group F
前庭神経内側核	Nucleus vestibularis medialis	Medial vestibular nucleus
索状体辺縁核；Y細胞群	Nucleus marginalis corporis restiformis	Marginal nucleus of restiform body; Cell group Y
蝸牛神経核	Nuclei cochleares	Cochlear nuclei
蝸牛神経後核；蝸牛神経背側核	Nucleus cochlearis posterior	Posterior cochlear nucleus; Dorsal cochlear nucleus
蝸牛神経前核；蝸牛神経腹側核	Nucleus cochlearis anterior	Anterior cochlear nucleus; Ventral cochlear nucleus
前部	Pars anterior	Anterior part
後部	Pars posterior	Posterior part
迷走神経交連核	Nucleus commissuralis nervi vagi	Commissural nucleus of vagus nerve
疑核	Nucleus ambiguus	Nucleus ambiguus
疑核後核	Nucleus retroambiguus	Retro-ambiguus nucleus
下唾液核	Nucleus salivatorius inferior	Inferior salivatory nucleus
弓状核	Nucleus arcuatus	Arcuate nucleus
縫線核；縫線核群	Nuclei raphes	Raphe nuclei
最後野	Area postrema	Area postrema
毛帯内核	Nucleus endolemniscalis	Endolemniscal nucleus
内側楔状束周囲核；内側楔状束核周囲核	Nucleus pericuneatus medialis	Medial pericuneate nucleus
外側楔状束周囲核；外側楔状束核周囲核	Nucleus pericuneatus lateralis	Lateral pericuneate nucleus
舌下神経周囲核	Nuclei perihypoglossales	Perihypoglossal nuclei
舌下神経下核	Nucleus subhypoglossalis	Subhypoglossal nucleus
介在核	Nucleus intercalatus	Intercalated nucleus
前位核	Nucleus prepositus	Prepositus nucleus
三叉神経周囲核	Nucleus peritrigeminalis	Peritrigeminal nucleus
橋延髄核	Nucleus pontobulbaris	Pontobulbar nucleus

脊髄上核	Nucleus supraspinalis	Supraspinal nucleus
網様核群；網様核	Nuclei reticulares	Reticular nuclei
巨細胞性網様核	Nucleus gigantocellularis	Gigantocellular reticular nucleus
アルファ部	Pars alpha	Pars alpha
前巨細胞性網様核	Nucleus gigantocellularis anterior	Anterior gigantocellular reticular nucleus; Ventral gigantocellular reticular nucleus
外側巨細胞性傍核；外側巨細胞性網様体傍核	Nucleus paragigantocellularis lateralis	Lateral paragigantocellular reticular nucleus
舌下神経束間核	Nucleus interfascicularis nervi hypoglossi	Interfascicular nucleus of hypoglossal nerve
中間網様核	Nucleus reticularis intermedius	Intermediate reticular nucleus
外側網様核；側索核	Nucleus reticularis lateralis	Lateral reticular nucleus
大細胞部	Pars magnocellularis	Magnocellular part
小細胞部	Pars parvocellularis	Parvocellular part
三叉神経下部	Pars subtrigeminalis	Subtrigeminal part
小細胞性網様核	Nucleus reticularis parvocellularis	Parvocellular reticular nucleus
後巨細胞性傍核；後巨細胞性網様体傍核	Nucleus paragigantocellularis posterior	Posterior paragigantocellular reticular nucleus; Dorsal paragigantocellular reticular nucleus
中心網様核	Nucleus reticularis centralis	Central reticular nucleus
背側部	Pars dorsalis	Dorsal part
腹側部	Pars ventralis	Ventral part
内側網様核	Nucleus reticularis medialis	Medial reticular nucleus
縫線核；縫線核群	Nuclei raphes	Raphe nuclei
不確縫線核	Nucleus raphes obscurus	Obscurus raphe nucleus
淡蒼縫線核	Nucleus raphes pallidus	Pallidal raphe nucleus
大縫線核	Nucleus raphes magnus	Magnus raphe nucleus

橋 / Pons / Pons

表面の形状	Morphologia externa	External features
延髄橋溝	Sulcus bulbopontinus	Medullopontine sulcus
脳底溝	Sulcus basilaris	Basilar sulcus
中小脳脚 (注10)	Pedunculus cerebellaris medius	Middle cerebellar peduncle
橋小脳三角	Angulus pontocerebellaris	Cerebellopontine angle
帆小帯；上髄帆小帯	Frenulum veli	Frenulum veli
上小脳脚 (注11)	Pedunculus cerebellaris superior	Superior cerebellar peduncle
上髄帆	Velum medullare superius	Superior medullary velum

内部の構造	Morphologia interna	Internal features
橋底部	**Pars basilaris pontis**	**Basilar part of pons**
白質	Substantia alba	White substance
縦橋線維	Fibrae pontis longitudinales	Longitudinal pontine fibres
皮質脊髄線維	Fibrae corticospinales	Corticospinal fibres
橋の皮質核線維；皮質核線維	Fibrae corticonucleares pontis	Pontine corticonuclear fibres
皮質網様体線維	Fibrae corticoreticulares	Corticoreticular fibres
皮質橋線維	Fibrae corticopontinae	Corticopontine fibres
視蓋橋線維	Fibrae tectopontinae	Tectopontine fibres
横橋線維	Fibrae pontis transversae	Transverse pontine fibres
橋小脳線維	Fibrae pontocerebellares	Pontocerebellar fibres
灰白質	Substantia grisea	Grey substance
橋核	Nuclei pontis	Pontine nuclei
前核；腹側核	Nucleus anterior	Anterior nucleus; Ventral nucleus
外側核	Nucleus lateralis	Lateral nucleus
正中核	Nucleus medianus	Median nucleus
正中傍核	Nucleus paramedianus	Paramedian nucleus
脚核；脚周囲核	Nucleus peduncularis	Peduncular nucleus; Peripedencular nucleus
後核	Nucleus posterior	Posterior nucleus; Dorsal nucleus
後外側核；背外側核	Nucleus posterior lateralis	Posterolateral nucleus; Dorsolateral nucleus
後内側核；背内側核	Nucleus posterior medialis	Posteromedial nucleus; Dorsomedial nucleus
橋被蓋網様核 (注12)	Nucleus reticularis tegmenti pontis	Reticulotegmental nucleus
橋被蓋；橋背側部	**Tegmentum pontis**	**Tegmentum of pons**
白質	Substantia alba	White substance
橋縫線	Raphe pontis	Raphe of pons
内側縦束	Fasciculus longitudinalis medialis	Medial longitudinal fasciculus
後縦束；背側縦束	Fasciculus longitudinalis posterior; Fasciculus longitudinalis dorsalis	Posterior longitudinal fasciculus; Dorsal longitudinal fasciculus
内側毛帯	Lemniscus medialis	Medial lemniscus
視蓋脊髄路	Tractus tectospinalis	Tectospinal tract
視蓋前域オリーブ核線維；視蓋前域オリーブ線維	Fibrae pretectoolivares	Pretecto-olivary fibres
視蓋オリーブ核線維；視蓋オリーブ線維	Fibrae tectoolivares	Tecto-olivary fibres
視蓋網様体線維	Fibrae tectoreticulares	Tectoreticular fibres

神経系　中枢神経系

脊髄毛帯；前外側路	Lemniscus spinalis; Tractus anterolaterales	Spinal lemniscus; Anterolateral tracts; Anterolateral system
脊髄視床線維	Fibrae spinothalamicae	Spinothalamic fibres
脊髄網様体線維	Fibrae spinoreticulares	Spinoreticular fibres
脊髄中脳線維	Fibrae spinomesencephalicae	Spinomesencephalic fibres
脊髄視蓋線維	Fibrae spinotectales	Spinotectal fibres
脊髄中脳中心灰白質線維；脊髄中脳水道周囲灰白質線維	Fibrae spinoperiaqueductales	Spinoperiaqueductal fibres
脊髄視床下部線維	Fibrae spinohypothalamicae	Spinohypothalamic fibres
脊髄延髄線維	Fibrae spinobulbares	Spinobulbar fibres
脊髄オリーブ核線維	Fibrae spinoolivares	Spino-olivary fibres
三叉神経脊髄路	Tractus spinalis nervi trigemini	Spinal tract of trigeminal nerve
三叉神経毛帯；三叉神経核視床路	Lemniscus trigeminalis; Tractus trigeminothalamicus	Trigeminal lemniscus; Trigeminothalamic tract
前三叉神経核視床路；腹側三叉神経視床路	Tractus trigeminothalamicus anterior	Anterior trigeminothalamic tract; Ventral trigeminothalamic tract
後三叉神経核視床路；背側三叉神経視床路	Tractus trigeminothalamicus posterior	Posterior trigeminothalamic tract; Dorsal trigeminothalamic tract
三叉神経中脳路	Tractus mesencephalicus nervi trigemini	Mesencephalic tract of trigeminal nerve
顔面神経膝	Genu nervi facialis	Genu of facial nerve
台形体	Corpus trapezoideum	Trapezoid body
オリーブ蝸牛束；オリーブ核蝸牛束；上オリーブ核蝸牛束 (注13)	Tractus olivocochlearis	Olivocochlear tract
外側毛帯	Lemniscus lateralis	Lateral lemniscus
第四脳室髄条	Striae medullares ventriculi quarti	Medullary striae of fourth ventricle
腹側聴条	Stria cochlearis anterior	Anterior acoustic stria; Ventral acoustic stria
中間聴条	Stria cochlearis intermedia	Intermediate acoustic stria
背側聴条	Stria cochlearis posterior	Posterior acoustic stria; Dorsal acoustic stria
前橋網様体脊髄路；腹側橋網様体脊髄路	Tractus pontoreticulospinalis anterior	Anterior pontoreticulospinal tract; Ventral pontoreticulospinal tract
前脊髄小脳路；腹側脊髄小脳路	Tractus spinocerebellaris anterior	Anterior spinocerebellar tract; Ventral spinocerebellar tract
橋聴覚交連	Commissura cochlearis pontis	Auditory commissure of pons
中心被蓋路	Tractus tegmentalis centralis	Central tegmental tract
赤核オリーブ核線維	Fibrae rubroolivares	Rubro-olivary fibres

輪オリーブ核線維	Fibrae anuloolivares	Anulo-olivary fibres
小脳オリーブ核線維	Fibrae cerebelloolivares	Cerebello-olivary fibres
視床下部脊髄路	Tractus hypothalamospinalis	Hypothalamospinal tract
間質核脊髄路	Tractus interstitiospinalis	Interstitiospinal tract
赤核橋路	Tractus rubropontinus	Rubropontine tract
赤核脊髄路	Tractus rubrospinalis	Rubrospinal tract
視蓋延髄路	Tractus tectobulbaris	Tectobulbar tract
視蓋橋路	Tractus tectopontinus	Tectopontine tract
灰白質	**Substantia grisea**	**Grey substance**
縫線核；縫線核群	Nuclei raphes	Raphe nuclei
網様体	Formatio reticularis	Reticular formation
三叉神経脊髄路核	Nucleus spinalis nervi trigemini	Spinal nucleus of trigeminal nerve
吻側部；吻側亜核	Subnucleus oralis	Oral subnucleus
三叉神経主感覚核	Nucleus principalis nervi trigemini	Principal sensory nucleus of trigeminal nerve
後内側核；背内側核	Nucleus posteromedialis	Posteromedial nucleus; Dorsomedial nucleus
前外側核；腹外側核	Nucleus anterolateralis	Anterolateral nucleus; Ventrolateral nucleus
三叉神経中脳路核	Nucleus mesencephalicus nervi trigemini	Mesencephalic nucleus of trigeminal nerve
三叉神経運動核	Nucleus motorius nervi trigemini	Motor nucleus of trigeminal nerve
外転神経核	Nucleus nervi abducentis	Nucleus of abducens nerve
顔面神経核	Nucleus nervi facialis	Motor nucleus of facial nerve
上唾液核	Nucleus salivatorius superior	Superior salivatory nucleus
涙腺核；涙腺分泌核	Nucleus lacrimalis	Lacrimal nucleus
上オリーブ核；上オリーブ複合体	Nucleus olivaris superior	Superior olivary nucleus; Superior olivary complex
外側上オリーブ核	Nucleus olivaris superior lateralis	Lateral superior olivary nucleus
内側上オリーブ核	Nucleus olivaris superior medialis	Medial superior olivary nucleus
上オリーブ周囲核	Nuclei periolivares	Peri-olivary nuclei
内側核	Nuclei mediales	Medial nuclei
外側核	Nuclei laterales	Lateral nuclei
台形体核群；台形体核	Nuclei corporis trapezoidei	Nuclei of trapezoid body
台形体前核；台形体腹側核	Nucleus anterior corporis trapezoidei	Anterior nucleus of trapezoid body; Ventral nucleus of trapezoid body
台形体外側核	Nucleus lateralis corporis trapezoidei	Lateral nucleus of trapezoid body
台形体内側核	Nucleus medialis corporis trapezoidei	Medial nucleus of trapezoid body

神経系　中枢神経系

前庭神経核	Nuclei vestibulares	Vestibular nuclei
前庭神経内側核	Nucleus vestibularis medialis	Medial vestibular nucleus
前庭神経外側核	Nucleus vestibularis lateralis	Lateral vestibular nucleus
小細胞部；L 細胞群	Pars parvocellularis	Parvocellular part; Cell group L
前庭神経上核	Nucleus vestibularis superior	Superior vestibular nucleus
蝸牛神経核	Nuclei cochleares	Cochlear nuclei
外側毛帯核	Nuclei lemnisci lateralis	Nuclei of lateral lemniscus
外側毛帯後核；外側毛帯背側核	Nucleus posterior lemnisci lateralis	Posterior nucleus of lateral lemniscus; Dorsal nucleus of lateral lemniscus
外側毛帯中間核	Nucleus intermedius lemnisci lateralis	Intermediate nucleus of lateral lemniscus
外側毛帯前核；外側毛帯腹側核	Nucleus anterior lemnisci lateralis	Anterior nucleus of lateral lemniscus; Ventral nucleus of lateral lemniscus
前被蓋核；腹側被蓋核	Nucleus tegmentalis anterior	Anterior tegmental nucleus; Ventral tegmental nucleus
青斑核	Nucleus caeruleus	Caerulean nucleus
青斑下核	Nucleus subcaeruleus	Subcaerulean nucleus
内側縦束間質核	Nuclei interstitiales fasciculi longitudinalis medialis	Interstitial nuclei of medial longitudinal fasciculus
結合腕傍核	Nuclei parabrachiales	Parabrachial nuclei
結合腕傍核下核	Nucleus subparabrachialis	Subparabrachial nucleus
外側結合腕傍核	Nucleus parabrachialis lateralis	Lateral parabrachial nucleus
外側部	Pars lateralis	Lateral part; Lateral subnucleus
内側部	Pars medialis	Medial part; Medial subnucleus
後部；背側部	Pars posterior	Posterior part; Dorsal part; Posterior subnucleus; Dorsal subnucleus
前部；腹側部	Pars anterior	Anterior part; Ventral part; Anterior subnucleus; Ventral subnucleus
内側結合腕傍核	Nucleus parabrachialis medialis	Medial parabrachial nucleus
内側部	Pars medialis	Medial part; Medial subnucleus
外側部	Pars lateralis	Lateral part; Lateral subnucleus
後被蓋核；背側被蓋核	Nucleus tegmentalis posterior	Posterior tegmental nucleus; Dorsal tegmental nucleus
毛帯上核	Nucleus supralemniscalis	Supralemniscal nucleus

網様核群；網様核	Nuclei reticulares	Reticular nuclei
尾側橋網様核；下橋網様核	Nucleus reticularis pontis caudalis	Caudal pontine reticular nucleus
吻側橋網様核；上橋網様核	Nucleus reticularis pontis rostralis	Oral pontine reticular nucleus
毛帯傍核	Nucleus paralemniscalis	Paralemniscal nucleus
正中傍網様核	Nucleus reticularis paramedianus	Paramedian reticular nucleus
橋被蓋網様核	Nucleus reticularis tegmenti pontis	Reticulotegmental nucleus
縫線核；縫線核群	Nuclei raphes	Raphe nuclei
大縫線核	Nucleus raphes magnus	Magnus raphe nucleus
橋縫線核	Nucleus raphes pontis	Pontine raphe nucleus
正中縫線核；上中心核	Nucleus raphes medianus	Median raphe nucleus; Superior central nucleus
後縫線核；背側縫線核	Nucleus raphes posterior	Posterior raphe nucleus; Dorsal raphe nucleus
第四脳室	Ventriculus quartus	Fourth ventricle
菱形窩；第四脳室底	Fossa rhomboidea	Rhomboid fossa; Floor of fourth ventricle
正中溝	Sulcus medianus	Median sulcus
内側隆起	Eminentia medialis	Medial eminence
顔面神経丘	Colliculus facialis	Facial colliculus
青斑	Locus caeruleus	Locus caeruleus
第四脳室髄条	Striae medullares ventriculi quarti	Medullary striae of fourth ventricle
舌下神経三角	Trigonum nervi hypoglossi	Hypoglossal trigone; Trigone of hypoglossal nerve
迷走神経三角；灰白翼	Trigonum nervi vagi; Trigonum vagale	Vagal trigone; Trigone of vagus nerve
前庭神経野	Area vestibularis	Vestibular area
分離索	Funiculus separans	Funiculus separans
灰白ヒモ；第四脳室ヒモ	Taenia cinerea	Grey line; Taenia cinerea
第四脳室蓋	Tegmen ventriculi quarti	Roof of fourth ventricle
室頂	Fastigium	Fastigium
脈絡叢	Plexus choroideus	Choroid plexus
脈絡組織	Tela choroidea	Choroid membrane
第四脳室外側陥凹	Recessus lateralis	Lateral recess
第四脳室外側口	Apertura lateralis	Lateral aperture
上髄帆	Velum medullare superius	Superior medullary velum
上髄帆小帯	Frenulum veli medullaris superioris	Frenulum of superior medullary velum
下髄帆	Velum medullare inferius	Inferior medullary velum
第四脳室正中口	Apertura mediana	Median aperture
最後野	Area postrema	Area postrema

神経系　中枢神経系

閂(カンヌキ)	Obex	Obex
境界溝	Sulcus limitans	Sulcus limitans
上窩	Fovea superior	Superior fovea
下窩	Fovea inferior	Inferior fovea
中脳	**Mesencephalon**	**Midbrain**
表面の形状	Morphologia externa	External features
脚間窩	Fossa interpeduncularis	Interpeduncular fossa
後有孔質	Substantia perforata posterior	Posterior perforated substance
動眼神経溝	Sulcus nervi oculomotorii	Oculomotor sulcus
[広義の]大脳脚	Pedunculus cerebri	Cerebral peduncle
[狭義の]大脳脚	Crus cerebri	Cerebral crus
中脳外側溝	Sulcus lateralis mesencephali	Lateral groove
中脳被蓋	Tegmentum mesencephali	Tegmentum of midbrain
外側毛帯三角	Trigonum lemnisci lateralis	Trigone of lateral lemniscus
上小脳脚 (注11)	Pedunculus cerebellaris superior	Superior cerebellar peduncle
上髄帆小帯	Frenulum veli medullaris superioris	Frenulum of superior medullary velum
蓋板；四丘体板	Lamina tecti; Lamina quadrigemina	Tectal plate; Quadrigeminal plate
下丘腕	Brachium colliculi inferioris	Brachium of inferior colliculus
上丘腕	Brachium colliculi superioris	Brachium of superior colliculus
下丘	Colliculus inferior	Inferior colliculus
上丘	Colliculus superior	Superior colliculus
内部の構造	Morphologia interna	Internal features
[広義の]大脳脚	**Pedunculus cerebri**	**Cerebral peduncle**
大脳脚底；脚底 (注14)	Basis pedunculi	Base of peduncle
[狭義の]大脳脚	Crus cerebri	Cerebral crus
錐体路	Tractus pyramidalis	Pyramidal tract
皮質脊髄線維	Fibrae corticospinales	Corticospinal fibres
皮質核線維	Fibrae corticonucleares	Corticonuclear fibres
皮質橋線維	Fibrae corticopontinae	Corticopontine fibres
前頭橋線維；前頭葉橋線維	Fibrae frontopontinae	Frontopontine fibres
後頭橋線維；後頭葉橋線維	Fibrae occipitopontinae	Occipitopontine fibres
頭頂橋線維；頭頂葉橋線維	Fibrae parietopontinae	Parietopontine fibres
側頭橋線維；側頭葉橋線維	Fibrae temporopontinae	Temporopontine fibres
皮質網様体線維	Fibrae corticoreticulares	Corticoreticular fibres
黒質	Substantia nigra	Substantia nigra
緻密部	Pars compacta	Compact part
外側部	Pars lateralis	Lateral part

網様部	Pars reticularis	Reticular part
赤核後部	Pars retrorubralis	Retrorubral part
中脳被蓋	**Tegmentum mesencephali**	**Tegmentum of midbrain**
白質	**Substantia alba**	**White substance**
中心被蓋路	Tractus tegmentalis centralis	Central tegmental tract
赤核オリーブ核線維；赤核オリーブ線維	Fibrae rubroolivares	Rubro-olivary fibres
小脳オリーブ核線維；小脳オリーブ線維	Fibrae cerebelloolivares	Cerebello-olivary fibres
中脳の皮質核線維	Fibrae corticonucleares mesencephali	Mesencephalic corticonuclear fibres
視床下部脊髄線維	Fibrae hypothalamospinales	Hypothalamospinal fibres
外側毛帯	Lemniscus lateralis	Lateral lemniscus
視蓋橋路	Tractus tectopontinus	Tectopontine tract
外側視蓋延髄路	Tractus tectobulbaris lateralis	Lateral tectobulbar tract
内側毛帯	Lemniscus medialis	Medial lemniscus
三叉神経毛帯	Lemniscus trigeminalis	Trigeminal lemniscus
内側縦束	Fasciculus longitudinalis medialis	Medial longitudinal fasciculus
三叉神経中脳路	Tractus mesencephalicus nervi trigemini	Mesencephalic tract of trigeminal nerve
後縦束；背側縦束	Fasciculus longitudinalis posterior; Fasciculus longitudinalis dorsalis	Posterior longitudinal fasciculus; Dorsal longitudinal fasciculus
赤核核路	Tractus rubronuclearis	Rubronuclear tract
赤核脊髄路	Tractus rubrospinalis	Rubrospinal tract
赤核オリーブ核路；赤核オリーブ路	Tractus rubroolivaris	Rubro-olivary tract
脊髄毛帯；前外側路	Lemniscus spinalis; Tractus anterolaterales	Spinal lemniscus; Anterolateral tracts; Anterolateral system
脊髄視床線維	Fibrae spinothalamicae	Spinothalamic fibres
脊髄網様体線維	Fibrae spinoreticulares	Spinoreticular fibres
脊髄中脳線維	Fibrae spinomesencephalicae	Spinomesencephalic fibres
脊髄視蓋線維	Fibrae spinotectales	Spinotectal fibres
脊髄中脳水道周囲灰白質線維；脊髄中脳中心灰白質線維	Fibrae spinoperiaqueductales	Spinoperiaqueductal fibres
脊髄視床下部線維	Fibrae spinohypothalamicae	Spinohypothalamic fibres
上小脳脚 (注11)	Pedunculus cerebellaris superior	Superior cerebellar peduncle
上小脳脚交叉	Decussatio pedunculorum cerebellarium superiorum	Decussation of superior cerebellar peduncles
視蓋延髄路	Tractus tectobulbaris	Tectobulbar tract
視蓋橋路	Tractus tectopontinus	Tectopontine tract

神経系　中枢神経系

視蓋脊髄路	Tractus tectospinalis	Tectospinal tract
視蓋前域オリーブ核線維；視蓋前域オリーブ線維	Fibrae pretectoolivares	Pretecto-olivary fibres
視蓋オリーブ核線維；視蓋オリーブ線維	Fibrae tectoolivares	Tecto-olivary fibres
被蓋交叉	Decussationes tegmentales	Tegmental decussations
背側被蓋交叉；後被蓋交叉	Decussatio tegmentalis posterior	Posterior tegmental decussation; Dorsal tegmental decussation
腹側被蓋交叉；前被蓋交叉	Decussatio tegmentalis anterior	Anterior tegmental decussation; Ventral tegmental decussation
皮質中脳線維	Fibrae corticomesencephalicae	Corticomesencephalic fibres
灰白質	**Substantia grisea**	**Grey substance**
動眼神経核	Nucleus nervi oculomotorii	Nucleus of oculomotor nerve
動眼神経副核	Nuclei accessorii nervi oculomotorii	Accessory nuclei of oculomotor nerve
自律神経核	Nuclei viscerales; Nuclei autonomici	Visceral nuclei; Autonomic nuclei
前内側核；腹内側核	Nucleus anteromedialis	Anterior medial nucleus; Ventral medial nucleus
背側核；後核	Nucleus dorsalis	Posterior nucleus; Dorsal nucleus
間質核	Nucleus interstitialis	Interstitial nucleus
中心交連前核	Nucleus precommissuralis centralis	Central precommissural nucleus
後交連核	Nucleus commissurae posterioris	Nucleus of posterior commissure
腹側部	Pars ventralis	Ventral subdivision
間質部	Pars interstitialis	Interstitial subdivision
背側部	Pars dorsalis	Dorsal subdivision
脚間核	Nucleus interpeduncularis	Interpeduncular nucleus
副視索核群；副視索核	Nuclei accessorii tractus optici	Accessory nuclei of optic tract
後核；背側核 (注15)	Nucleus posterior	Posterior nucleus; Dorsal nucleus
外側核 (注16)	Nucleus lateralis	Lateral nucleus
内側核 (注17)	Nucleus medialis	Medial nucleus
後外側被蓋核；背外側被蓋核	Nucleus tegmentalis posterolateralis	Lateroposterior tegmental nucleus; Laterodorsal tegmental nucleus
三叉神経中脳路核	Nucleus mesencephalicus nervi trigemini	Mesencephalic nucleus of trigeminal nerve
滑車神経核	Nucleus nervi trochlearis	Nucleus of trochlear nerve
二丘傍核	Nucleus parabigeminalis	Parabigeminal nucleus

中心灰白質；中脳水道周囲灰白質	Substantia grisea centralis	Periaqueductal grey substance; Central grey substance
脚周囲核	Nucleus peripeduncularis	Peripeduncular nucleus
赤核	Nucleus ruber	Red nucleus
大細胞部	Pars magnocellularis	Magnocellular part
小細胞部	Pars parvocellularis	Parvocellular part
後内側部；背内側部	Pars posteromedialis; Pars dorsomedialis	Posteromedial part; Dorsomedial part
網様体	Formatio reticularis	Reticular formation
外被核	**Nucleus saguli; Sagulum**	**Sagulum nucleus**
結合腕下核	Nucleus subbrachialis	Subbrachial nucleus
前被蓋核；腹側被蓋核	Nuclei tegmentales anteriores	Anterior tegmental nuclei; Ventral tegmental nuclei
束間核	Nucleus interfascicularis	Interfascicular nucleus
色素含有性結合腕傍核 (注18)	Nucleus pigmentosus parabrachialis	Parabrachial pigmented nucleus
黒質傍核	Nucleus paranigralis	Paranigral nucleus
楔状核	Nucleus cuneiformis	Cuneiform nucleus
楔状下核	Nucleus subcuneiformis	Subcuneiform nucleus
脚橋被蓋核	Nucleus tegmentalis pedunculopontinus	Pedunculopontine tegmental nucleus
緻密部	Pars compacta	Compact part; Compact subnucleus
消散部	Pars dissipata	Dissipated part; Dissipated subnucleus
縫線核；縫線核群	**Nuclei raphes**	**Raphe nuclei**
後縫線核；背側縫線核	Nucleus raphes posterior	Posterior raphe nucleus; Dorsal raphe nucleus
下線状核	Nucleus linearis inferioris	Inferior linear nucleus
尾側線状核；中間線状核	Nucleus linearis intermedius	Intermediate linear nucleus
吻側線状核；上線状核	Nucleus linearis superior	Superior linear nucleus
中脳水道	**Aqueductus mesencephali; Aqueductus cerebri**	**Aqueduct of midbrain; Cerebral aqueduct**
中脳水道口	Apertura aqueductus mesencephali; Apertura aqueductus cerebri	Opening of aqueduct of midbrain; Opening of cerebral aqueduct
中脳蓋	**Tectum mesencephali**	**Tectum of midbrain**
蓋板；四丘体板	Lamina tecti; Lamina quadrigemina	Tectal plate; Quadrigeminal plate
下丘	Colliculus inferior	Inferior colliculus
下丘核	Nuclei colliculi inferioris	Nuclei of inferior colliculus
中心核	Nucleus centralis	Central nucleus
外核；外側核	Nucleus externus; Nucleus lateralis	External nucleus

神経系　中枢神経系

中心周囲核	Nucleus pericentralis	Pericentral nucleus
上丘	Colliculus superior	Superior colliculus
帯状層；第 I 層	Stratum zonale; Lamina I	Zonal layer; Layer I
浅灰白層；第 II 層	Stratum griseum superficiale; Lamina II	Superficial grey layer; Layer II
視神経層；第 III 層	Stratum opticum; Lamina III	Optic layer; Layer III
中間灰白層；第 IV 層	Stratum griseum intermedium; Lamina IV	Intermediate grey layer; Layer IV
中間白層；毛帯層；第 V 層	Stratum medullare intermedium; Lamina V	Intermediate white layer; Layer V
深灰白層；第 VI 層	Stratum griseum profundum; Lamina VI	Deep grey layer; Layer VI
深白層；第 VII 層	Stratum medullare profundum; Lamina VII	Deep white layer; Layer VII
下丘腕	Brachium colliculi inferioris	Brachium of inferior colliculus
上丘腕	Brachium colliculi superioris	Brachium of superior colliculus
下丘交連	Commissura colliculi inferioris	Commissure of inferior colliculus
上丘交連	Commissura colliculi superioris	Commissure of superior colliculus
滑車神経交叉	Decussatio fibrarum nervorum trochlearium	Decussation of trochlear nerve fibres
網様核	**Nuclei reticulares**	**Reticular nuclei**
楔状核	Nucleus cuneiformis	Cuneiform nucleus
楔状下核	Nucleus subcuneiformis	Subcuneiform nucleus
脚橋被蓋核	Nucleus tegmentalis pedunculopontinus	Pedunculopontine tegmental nucleus
緻密部	Pars compacta	Compact part; Compact subnucleus
消散部	Pars dissipata	Dissipated part; Dissipated subnucleus
脚傍核	Nucleus parapeduncularis	Parapeduncular nucleus
小脳	**Cerebellum**	**Cerebellum**
一般用語	Nomina generalia	General terms
小脳裂；小脳溝	Fissurae cerebelli	Cerebellar fissures
小脳回	Folia cerebelli	Folia of cerebellum
小脳谷	Vallecula cerebelli	Vallecula of cerebellum
前庭小脳	Vestibulocerebellum	Vestibulocerebellum
脊髄小脳	Spinocerebellum	Spinocerebellum
橋小脳	Pontocerebellum	Pontocerebellum
原小脳；原始小脳	Archicerebellum	Archicerebellum
古小脳；旧小脳	Paleocerebellum	Paleocerebellum
新小脳	Neocerebellum	Neocerebellum

表面の形状	Morphologia externa	External features
小脳体	**Corpus cerebelli**	**Body of cerebellum**
小脳前葉	Lobus cerebelli anterior	Anterior lobe of cerebellum
小脳後葉	Lobus cerebelli posterior	Posterior lobe of cerebellum
片葉小節葉	Lobus flocculonodularis	Flocculonodular lobe
小脳虫部［第 I-X 小葉］	Vermis cerebelli [I - X]	Vermis of cerebellum [I - X]
小脳半球［第 II-X 半球小葉］	Hemispherium cerebelli [H II - H X]	Hemisphere of cerebellum [H II - H X]
小脳前葉	Lobus cerebelli anterior	Anterior lobe of cerebellum
小脳小舌；第 I 小葉	Lingula cerebelli [I]	Lingula [I]
中心小葉前裂；小舌後裂	Fissura precentralis; Fissura postlingualis	Precentral fissure; Post-lingual fissure
小脳中心小葉；中心小葉 ［第 II・III 小葉］	Lobulus centralis [II et III]	Central lobule [II and III]
前部；腹側部［第 II 小葉］	Pars anterior; Pars ventralis [II]	Anterior part; Ventral part [II]
後部；背側部［第 III 小葉］	Pars posterior; Pars dorsalis [III]	Posterior part; Dorsal part [III]
中心小葉翼［第 II・III 半球小葉］	Ala lobuli centralis	Wing of central lobule
下部；腹側部［第 II 半球小葉］	Pars inferior; Pars ventralis [H II]	Inferior part; Ventral part [H II]
上部；背側部［第 III 半球小葉］	Pars superior; Pars dorsalis [H III]	Superior part; Dorsal part [H III]
山頂前裂；中心後裂	Fissura preculminalis; Fissura postcentralis	Preculminate fissure; Post-central fissure
山頂［第 IV・V 小葉］	Culmen [IV et V]	Culmen [IV and V]
前部；腹側部［第 IV 小葉］	Pars anterior; Pars ventralis [IV]	Anterior part; Ventral part [IV]
山頂内裂	Fissura intraculminalis	Intraculminate fissure
後部；背側部［第 V 小葉］	Pars posterior; Pars dorsalis [V]	Posterior part; Dorsal part [V]
前四角小葉［第 IV・V 半球小葉］	Lobulus quadrangularis anterior [H IV et H V]	Anterior quadrangular lobule [H IV and H V]
前部；腹側部［第 IV 半球小葉］	Pars anterior; Pars ventralis [H IV]	Anterior part; Ventral part [H IV]
後部；背側部［第 V 半球小葉］	Pars posterior; Pars dorsalis [H V]	Posterior part; Dorsal part [H V]
第一裂；山腹前裂	Fissura prima; Fissura preclivalis	Primary fissure; Preclival fissure
小脳後葉	Lobus cerebelli posterior	Posterior lobe of cerebellum
単小葉［第 VI 半球小葉と第 VI 小葉］	Lobulus simplex [H VI et VI]	Simple lobule [H VI and VI]
山腹［第 VI 小葉］	Declive [VI]	Declive [VI]

神経系　中枢神経系

後四角小葉［第 VI 半球小葉］	Lobulus quadrangularis posterior [H VI]	Posterior quadrangular lobule [H VI]
上後裂；山腹後裂	Fissura posterior superior; Fissura postclivalis	Posterior superior fissure; Post-clival fissure
虫部葉［第 VII A 小葉］	Folium vermis [VII A]	Folium of vermis [VII A]
半月小葉；係蹄状小葉［第 VII A 半球小葉］	Lobuli semilunares; Lobulus ansiformis [H VII A]	Semilunar lobules; Ansiform lobule [H VII A]
上半月小葉；係蹄状小葉第一脚［第 VII A 半球小葉］	Lobulus semilunaris superior; Crus primum lobuli ansiformis [H VII A]	Superior semilunar lobule; First crus of ansiform lobule [H VII A]
水平裂；脚間裂	Fissura horizontalis; Fissura intercruralis	Horizontal fissure; Intercrural fissure
下半月小葉；係蹄状小葉第二脚［第 VII A 半球小葉］	Lobulus semilunaris inferior; Crus secundum lobuli ansiformis [H VII A]	Inferior semilunar lobule; Second crus of ansiform lobule [H VII A]
薄月状裂；係蹄正中傍裂	Fissura lunogracilis; Fissura ansoparamedianis	Lunogracile fissure; Ansoparamedian fissure
虫部隆起［第 VII B 小葉］	Tuber [VII B]	Tuber [VII B]
薄小葉；正中傍小葉［第 VII B 半球小葉］	Lobulus gracilis; Lobulus paramedianus [H VII B]	Gracile lobule; Paramedian lobule [H VII B]
二腹小葉前裂；錐体前裂	Fissura prebiventralis; Fissura prepyramidalis	Prebiventral fissure; Prepyramidal fissure
虫部錐体［第 VIII 小葉］	Pyramis [VIII]	Pyramis [VIII]
二腹小葉［第 VIII 半球小葉］	Lobulus biventer [H VIII]	Biventral lobule [H VIII]
外側部［第 VIII A 半球小葉］	Pars lateralis lobuli biventralis; Pars copularis lobuli paramediani [H VIII A]	Lateral part; Pars copularis [H VIII A]
二腹小葉内裂；前下裂	Fissura intrabiventralis; Fissura anterior inferior	Intrabiventral fissure; Anterior inferior fissure
二腹小葉内側部；背側傍片葉［第 VIII B 半球小葉］	Pars medialis lobuli biventralis; Lobulus paraflocularis dorsalis [H VIII B]	Medial part; Dorsal paraflocularis [H VIII B]
第二裂；錐体後裂	Fissura secunda; Fissura postpyramidalis	Secondary fissure; Post-pyramidal fissure
虫部垂［第 IX 小葉］	Uvula [IX]	Uvula [IX]
小脳扁桃；腹側傍片葉［第 IX 半球小葉］	Tonsilla cerebelli; Paraflocculus ventralis [H IX]	Tonsil of cerebellum; Ventral paraflocculus [H IX]
後外側裂	Fissura posterolateralis	Posterolateral fissure
片葉小節葉	Lobus flocculonodularis	Flocculonodular lobe
小節；虫部小節［第 X 小葉］	Nodulus [X]	Nodule [X]
片葉脚	Pedunculus flocculi	Peduncle of flocculus
片葉［第 X 半球小葉］	Flocculus [H X]	Flocculus [H X]

内部の構造	Morphologia interna	Internal features
小脳活樹	Arbor vitae	Arbor vitae
小脳皮質	Cortex cerebelli	Cerebellar cortex
顆粒層	Stratum granulosum	Granular layer
プルキンエ細胞層	Stratum purkinjense	Purkinje cell layer
分子層	Stratum moleculare	Molecular layer
小脳核	Nuclei cerebelli	Cerebellar nuclei
歯状核；小脳外側核；外側核	Nucleus dentatus; Nucleus lateralis cerebelli	Dentate nucleus; Nucleus lateralis cerebelli
歯状核門	Hilum nuclei dentati	Hilum of dentate nucleus
栓状核；前中位核	Nucleus interpositus anterior; Nucleus emboliformis	Anterior interpositus nucleus; Emboliform nucleus
球状核；後中位核	Nucleus interpositus posterior; Nucleus globosus	Posterior interpositus nucleus; Globose nucleus
室頂核；小脳内側核；内側核	Nucleus fastigii; Nucleus medialis cerebelli	Fastigial nucleus; Nucleus medialis cerebelli
小脳脚	Pedunculi cerebellares	Cerebellar peduncles
下小脳脚 (注5)	Pedunculus cerebellaris inferior	Inferior cerebellar peduncle
索状体	Corpus restiforme	Restiform body
傍索状体；索状傍体	Corpus juxtarestiforme	Juxtarestiform body
中小脳脚 (注10)	Pedunculus cerebellaris medius	Middle cerebellar peduncle
上小脳脚 (注11)	Pedunculus cerebellaris superior	Superior cerebellar peduncle
小脳白質	Corpus medullare cerebelli	White substance of cerebellum
白質板	Laminae albae	White laminae
小脳交連	Commissura cerebelli	Cerebellar commissure
小脳鈎状束	Fasciculus uncinatus cerebelli	Uncinate fasciculus of cerebellum

前脳	**Prosencephalon**	**Prosencephalon; Forebrain**
間脳	**Diencephalon**	**Diencephalon**
表面の形状	Morphologia externa	External features
視床上部	Epithalamus	Epithalamus
手綱	Habenula	Habenula
手綱溝	Sulcus habenularis	Habenular sulcus
手綱三角	Trigonum habenulare	Habenular trigone
松果体	Glandula pinealis	Pineal gland
視床；背側視床	**Thalamus**	**Thalamus; Dorsal thalamus**
前結節；視床前結節	Tuberculum anterius thalami	Anterior thalamic tubercle
視床間橋；中間質	Adhesio interthalamica	Interthalamic adhesion; Massa intermedia
視床枕	Pulvinar thalami	Pulvinar

神経系　中枢神経系

視床ヒモ	Taenia thalami	Taenia thalami
視床髄条	Stria medullaris thalami	Stria medullaris of thalamus
腹側視床	**Subthalamus**	**Subthalamus; Ventral thalamus**
視床後部	**Metathalamus**	**Metathalamus**
外側膝状体	Corpus geniculatum laterale	Lateral geniculate body
内側膝状体	Corpus geniculatum mediale	Medial geniculate body
視床下部	**Hypothalamus**	**Hypothalamus**
乳頭体	Corpus mammillare	Mammillary body
神経下垂体；下垂体後葉	Neurohypophysis	Neurohypophysis
漏斗	Infundibulum	Infundibulum
神経部	Pars nervosa	Pars nervosa
視神経交叉；視交叉	Chiasma opticum	Optic chiasm; Optic chiasma
視索	Tractus opticus	Optic tract
外側根	Radix lateralis	Lateral root
内側根	Radix medialis	Medial root
視索前域；視索前野	Area preoptica	Preoptic area
灰白隆起	Tuber cinereum	Tuber cinereum
正中隆起	Eminentia mediana	Median eminence
第三脳室	Ventriculus tertius	Third ventricle
室間孔	Foramen interventriculare	Interventricular foramen
脳弓下器官	Organum subfornicale	Subfornical organ
視床ヒモ	Taenia thalami	Taenia thalami
脈絡組織	Tela choroidea	Choroid membrane
脈絡叢	Plexus choroideus	Choroid plexus
視床髄条	Stria medullaris thalami	Stria medullaris thalami
松果体上陥凹	Recessus suprapinealis	Suprapineal recess
手綱交連	Commissura habenularum	Habenular commissure
松果体陥凹	Recessus pinealis	Pineal recess
後交連	Commissura posterior; Commissura epithalamica	Posterior commissure
中脳水道口	Apertura aqueductus mesencephali; Apertura aqueductus cerebri	Opening of aqueduct of midbrain; Opening of cerebral aqueduct
漏斗陥凹	Recessus infundibuli; Recessus infundibularis	Infundibular recess
視索上陥凹	Recessus supraopticus	Supra-optic recess
終板	Lamina terminalis	Lamina terminalis
脳弓柱	Columna fornicis	Column of fornix
前交連	Commissura anterior	Anterior commissure
視床下溝	Sulcus hypothalamicus	Hypothalamic sulcus
内部の構造	**Morphologia interna**	**Internal features**
視床上部	**Epithalamus**	**Epithalamus**
手綱交連	Commissura habenularum	Habenular commissure

手綱脚間核路；手綱脚間路；反屈束 (注19)	Tractus habenulointerpeduncularis; Fasciculus retroflexus	Habenulo-interpeduncular tract; Fasciculus retroflexus
外側手綱核	Nucleus habenularis lateralis	Lateral habenular nucleus
内側手綱核	Nucleus habenularis medialis	Medial habenular nucleus
後交連	Commissura posterior; Commissura epithalamica	Posterior commissure
視蓋前域；視蓋前野	Area pretectalis	Pretectal area
視蓋前域核群	Nuclei pretectales	Pretectal nuclei
視蓋前域前核；前視蓋前域核	Nucleus pretectalis anterior	Anterior pretectal nucleus
視索核；視蓋前域視索核	Nucleus tractus optici	Nucleus of optic tract
視蓋前域オリーブ核	Nucleus pretectalis olivaris	Olivary pretectal nucleus
視蓋前域後核；後視蓋前域核	Nucleus pretectalis posterior	Posterior pretectal nucleus
交連下器官	Organum subcommissurale	Subcommissural organ
視床	**Thalamus**	**Thalamus**
視床の灰白質	**Substantia grisea thalami**	**Grey substance of thalamus**
視床前核群；視床前核	Nuclei anteriores thalami	Anterior nuclei of thalamus
背側前核；前背側核 (注20)	Nucleus anterodorsalis	Anterodorsal nucleus
内側前核；前内側核 (注21)	Nucleus anteromedialis	Anteromedial nucleus
腹側前核 (注22)	Nucleus anteroventralis	Anteroventral nucleus
視床背側核群；視床背側核	Nuclei dorsales thalami	Dorsal nuclei of thalamus
背外側核；背側外側核 (注23)	Nucleus dorsalis lateralis	Lateral dorsal nucleus
後外側核 (注24)	Nucleus lateralis posterior	Lateral posterior nucleus
視床枕核；視床枕核群	Nuclei pulvinares	Pulvinar nuclei
前視床枕核	Nucleus pulvinaris anterior	Anterior pulvinar nucleus
下視床枕核；視床枕下部	Nucleus pulvinaris inferior	Inferior pulvinar nucleus
外側視床枕核；視床枕外側部	Nucleus pulvinaris lateralis	Lateral pulvinar nucleus
内側視床枕核；視床枕内側部	Nucleus pulvinaris medialis	Medial pulvinar nucleus
視床髄板内核；髄板内核 (注25)	Nuclei intralaminares thalami	Intralaminar nuclei of thalamus
外側中心核 (注26)	Nucleus centralis lateralis	Central lateral nucleus
内側中心核 (注27)	Nucleus centralis medialis	Central medial nucleus
正中中心核；中心正中核 (注28)	Nucleus centromedianus	Centromedian nucleus
中心傍核 (注29)	Nucleus paracentralis	Paracentral nucleus
束傍核 (注30)	Nucleus parafascicularis	Parafascicular nucleus
視床内側核群；視床内側核	Nuclei mediales thalami	Medial nuclei of thalamus

背内側核；背側内側核 (注31)	Nucleus mediodorsalis	Medial dorsal nucleus; Dorsomedial nucleus
小細胞部；外側部	Pars parvocellularis lateralis	Lateral nucleus; Parvocellular nucleus
大細胞部；内側部	Pars magnocellularis medialis	Medial nucleus; Magnocellular nucleus
髄板傍部	Pars paralaminaris	Paralaminar part; Pars laminaris
内側腹側核；内腹側核 (注32)	Nucleus medioventralis	Medial ventral nucleus
視床正中核群	Nuclei mediani thalami	Median nuclei of thalamus
ヒモ傍核	Nucleus parataenialis	Parataenial nucleus
視床室傍核群；視床室傍核	Nuclei paraventriculares thalami	Paraventricular nuclei of thalamus
前室傍核	Nucleus paraventricularis anterior	Anterior paraventricular nucleus
後室傍核	Nucleus paraventricularis posterior	Posterior paraventricular nucleus
結合核	Nucleus reuniens	Nucleus reuniens
菱形核	Nucleus commissuralis rhomboidalis	Rhomboid nucleus
視床後核群	Nuclei posteriores thalami	Posterior nuclear complex of thalamus
境界核	Nucleus limitans	Nucleus limitans
後核；視床後核	Nucleus posterior	Posterior nucleus
膝状体上核；膝上核	Nucleus suprageniculatus	Suprageniculate nucleus
視床網様核；網様核	Nucleus reticularis thalami	Reticular nucleus of thalamus
視床腹側核群	Nuclei ventrales thalami	Ventral nuclei of thalamus
腹側基底核群	Nuclei ventrobasales	Ventrobasal complex
後外側腹側核 (注33)	Nucleus ventralis posterolateralis	Ventral posterolateral nucleus
後内側腹側核 (注34)	Nucleus ventralis posteromedialis	Ventral posteromedial nucleus
小細胞部 (注35)	Pars parvocellularis	Parvocellular part
内側腹側核群 (注36)	Nuclei ventrales mediales	Ventral medial complex
基底内側腹側核；内側腹側核群基底核 (注37)	Nucleus basalis ventralis medialis	Basal ventral medial nucleus
主内側腹側核；内側腹側核群主核 (注38)	Nucleus principalis ventralis medialis	Principal ventral medial nucleus
内側下核 (注39)	Nucleus submedialis	Submedial nucleus
下後腹側核 (注40)	Nucleus ventralis posterior inferior	Ventral posterior inferior nucleus
外側腹側核群 (注41)	Nuclei ventrales laterales	Ventral lateral complex
外側腹側核の吻側部；外側腹側前核	Nucleus anterior ventrolateralis	Anterior ventrolateral nucleus

外側腹側核の尾側部；外側腹側後核	Nucleus posterior ventrolateralis	Posterior ventrolateral nucleus
前腹側核 (注42)	Nucleus ventralis anterior	Ventral anterior nucleus
大細胞部	Pars magnocellularis	Magnocellular division
主部	Pars principalis	Principal division
中間腹側核 (注43)	Nucleus ventralis intermedius	Ventral intermediate nucleus
後外側腹側核 (注44)	Nucleus ventralis posterolateralis	Ventral posterolateral nucleus
内後腹側核	Nucleus ventralis posterior internus	Ventral posterior internal nucleus
小細胞性後腹側核 (注45)	Nucleus ventroposterior parvocellularis	Ventral posterior parvocellular nucleus
視床の白質	**Substantia alba thalami**	**White substance of thalamus**
外側髄板；外髄板	Lamina medullaris lateralis	External medullary lamina
内側髄板；内髄板	Lamina medullaris medialis	Internal medullary lamina
聴放線	Radiatio acustica	Acoustic radiation
レンズ核ワナ	Ansa lenticularis	Ansa lenticularis
レンズ核束；H2野	Fasciculus lenticularis	Lenticular fasciculus
脚ワナ	Ansa peduncularis	Ansa peduncularis
前視床脚；前視床放線	Radiatio anterior thalami	Anterior radiation of thalamus
下丘腕	Brachium colliculi inferioris	Brachium of inferior colliculus
上丘腕	Brachium colliculi superioris	Brachium of superior colliculus
上視床脚；中心視床放線	Radiatio centralis thalami	Central thalamic radiation
下視床脚；下視床放線	Radiatio inferior thalami	Inferior thalamic radiation
視床内線維	Fibrae intrathalamicae	Intrathalamic fibres
外側毛帯	Lemniscus lateralis	Lateral lemniscus
乳頭体視床束；乳頭視床束	Fasciculus mammillothalamicus	Mammillothalamic fasciculus
内側毛帯	Lemniscus medialis	Medial lemniscus
視放線	Radiatio optica	Optic radiation
室周線維	Fibrae periventriculares	Periventricular fibres
後視床脚；後視床放線	Radiatio posterior thalami	Posterior thalamic radiation
脊髄毛帯	Lemniscus spinalis	Spinal lemniscus
視床下束	Fasciculus subthalamicus	Subthalamic fasciculus
上小脳脚 (注11)	Pedunculus cerebellaris superior	Superior cerebellar peduncle
視床束；H0野	Fasciculus thalamicus	Thalamic fasciculus
三叉神経毛帯	Lemniscus trigeminalis	Trigeminal lemniscus
腹側視床	**Subthalamus**	**Subthalamus**
視床下核	Nucleus subthalamicus	Subthalamic nucleus
不確帯周囲野核群；H,H1,H2野核[群]	Nuclei campi perizonalis [H, H1, H2]	Nuclei of perizonal fields [H, H1, H2]
内側野核；H野核	Nucleus campi medialis [H]	Nucleus of medial field [H]
背側野核；H1野核	Nucleus campi dorsalis [H1]	Nucleus of dorsal field [H1]
腹側野核；H2野核	Nucleus campi ventralis [H2]	Nucleus of ventral field [H2]
不確帯	Zona incerta	Zona incerta

神経系　中枢神経系

視床後部	**Metathalamus**	**Metathalamus**
外側膝状体背側核 (注46)	Nucleus dorsalis corporis geniculati lateralis	Dorsal lateral geniculate nucleus
顆粒細胞層；塵細胞層	Stratum koniocellulare	Koniocellular layer
大細胞部	Pars magnocellularis	Magnocellular part
大細胞層；大細胞部層	Strata magnocellularia	Magnocellular layers
小細胞層；小細胞部層	Strata parvocellularia	Parvocellular layers
外側膝状体腹側核；膝状体前核 (注47)	Nucleus ventralis corporis geniculati lateralis; Nucleus pregeniculatus	Ventral lateral geniculate nucleus; Pregeniculate nucleus
膝状体間葉；膝状体間小葉	Folium intergeniculatum	Intergeniculate leaf
内側膝状体核 (注48)	Nuclei corporis geniculati medialis	Medial geniculate nuclei
腹側核；内側膝状体腹側核；腹側主核	Nucleus ventralis	Ventral principal nucleus
背側核；内側膝状体背側核	Nucleus dorsalis	Dorsal nucleus
大細胞性内側核；内側膝状体大細胞性内側核	Nucleus medialis magnocellularis	Medial magnocellular nucleus
視床下部	**Hypothalamus**	**Hypothalamus**
視床下部前野	Area hypothalamica rostralis	Anterior hypothalamic area; Anterior hypothalamic region
視床下部前核	Nucleus anterior hypothalami	Anterior hypothalamic nucleus
腹側脳室周囲核	Nucleus periventricularis ventralis	Anterior periventricular nucleus
前視床下部間質核	Nuclei interstitiales hypothalami anteriores	Interstitial nuclei of anterior hypothalamus
視索前域外側核	Nucleus preopticus lateralis	Lateral preoptic nucleus
視索前域内側核	Nucleus preopticus medialis	Medial preoptic nucleus
視索前域正中核	Nucleus preopticus medianus	Median preoptic nucleus
室傍核；視床下部室傍核	Nucleus paraventricularis hypothalami	Paraventricular nucleus
脳室周囲視索前域核	Nucleus preopticus periventricularis	Periventricular preoptic nucleus
視交叉上核	Nucleus suprachiasmaticus	Suprachiasmatic nucleus
視索上核	Nucleus supraopticus	Supra-optic nucleus
背外側部	Pars dorsolateralis	Dorsolateral part
背内側部	Pars dorsomedialis	Dorsomedial part
腹内側部	Pars ventromedialis	Ventromedial part
視床下部背側野；視床下部背側域	Area hypothalamica dorsalis	Dorsal hypothalamic area; Dorsal hypothalamic region
背内側核；視床下部背内側核	Nucleus dorsomedialis	Dorsomedial nucleus
脚内核	Nucleus endopeduncularis	Endopeduncular nucleus
レンズ核ワナ核	Nucleus ansae lenticularis	Nucleus of ansa lenticularis

視床下部中間野；視床下部中間域	Area hypothalamica intermedia	Intermediate hypothalamic area; Intermediate hypothalamic region
背側核；視床下部背側核	Nucleus dorsalis hypothalami	Dorsal nucleus
背内側核；視床下部背内側核	Nucleus dorsomedialis	Dorsomedial nucleus
弓状核；半月核；漏斗核	Nucleus arcuatus; Nucleus semilunaris; Nucleus infundibularis	Arcuate nucleus; Infundibular nucleus
脳室周囲核；視床下部脳室周囲核	Nucleus periventricularis	Periventricular nucleus
後脳室周囲核	Nucleus periventricularis posterior	Posterior periventricular nucleus
交叉後野	Area retrochiasmatica	Retrochiasmatic area; Retrochiasmatic region
外側隆起核	Nuclei tuberales laterales	Lateral tuberal nuclei
腹内側核；視床下部腹内側核	Nucleus ventromedialis hypothalami	Ventromedial nucleus of hypothalamus
視床下部外側野	Area hypothalamica lateralis	Lateral hypothalamic area
視索前野；視索前域	Area preoptica	Preoptic area
外側隆起核	Nuclei tuberales laterales	Lateral tuberal nuclei
脳弓周囲核	Nucleus perifornicalis	Perifornical nucleus
隆起乳頭体核	Nucleus tuberomammillaris	Tuberomammillary nucleus
視床下部後野；視床下部後域	Area hypothalamica posterior	Posterior hypothalamic area; Posterior hypothalamic region
背側乳頭体前核	Nucleus premammillaris dorsalis	Dorsal premammillary nucleus
乳頭体外側核	Nucleus mammillaris lateralis	Lateral nucleus of mammillary body
乳頭体内側核	Nucleus mammillaris medialis	Medial nucleus of mammillary body
乳頭体上核	Nucleus supramammillaris	Supramammillary nucleus
腹側乳頭体前核	Nucleus premammillaris ventralis	Ventral premammillary nucleus
視床下部後核	Nucleus posterior hypothalami	Posterior nucleus of hypothalamus
終板血管器官；終板脈管器官	Organum vasculosum laminae terminalis	Vascular organ of lamina terminalis
視床下部帯	Zonae hypothalamicae	Zones of hypothalamus
脳室周囲帯；脳室周囲域	Zona periventricularis	Periventricular zone
内側帯；内層	Zona medialis	Medial zone
外側帯；外層	Zona lateralis	Lateral zone

神経系　中枢神経系

神経下垂体；下垂体後葉	Neurohypophysis	Neurohypophysis
視床下部の白質	Substantia alba hypothalami	White substance of hypothalamus
後縦束；背側縦束	Fasciculus longitudinalis posterior; Fasciculus longitudinalis dorsalis	Posterior longitudinal fasciculus; Dorsal longitudinal fasciculus
背側視交叉上交連	Commissura supraoptica dorsalis	Dorsal supra-optic commissure
分界条線維	Fibrae striae terminalis	Fibres of stria terminalis
脳弓	Fornix	Fornix
視床下部下垂体路	Tractus hypothalamohypophysialis	Hypothalamohypophysial tract
室傍核下垂体線維	Fibrae paraventriculohypophysiales	Paraventricular fibres
視索上核下垂体線維	Fibrae supraopticohypophysiales	Supra-optic fibres
乳頭被蓋束；乳頭体被蓋束	Fasciculus mammillotegmentalis	Mammillotegmental fasciculus
乳頭視床束；乳頭体視床束 (注49)	Fasciculus mammillothalamicus	Mammillothalamic fasciculus
内側前脳束	Fasciculus medialis telencephali	Medial forebrain bundle
室傍核下垂体路	Tractus paraventriculohypophysialis	Paraventriculohypophysial tract
室周線維	Fibrae periventriculares	Periventricular fibres
視索上核下垂体路	Tractus supraopticohypophysialis	Supra-opticohypophysial tract
腹側視交叉上交連	Commissura supraoptica ventralis	Ventral supra-optic commissure
網膜視床下部路	Tractus retinohypothalamicus	Retinohypothalamic tract
終脳；大脳	**Telencephalon; Cerebrum**	**Telencephalon; Cerebrum**
一般用語	Nomina generalia	General terminology
大脳半球	**Hemispherium cerebri**	**Cerebral hemisphere**
大脳皮質	Pallium	Cerebral cortex
大脳回	Gyri cerebri	Cerebral gyri
大脳葉	Lobi cerebri	Cerebral lobes
大脳溝	Sulci cerebri	Cerebral sulci
大脳縦裂	Fissura longitudinalis cerebri	Longitudinal cerebral fissure
大脳横裂	Fissura transversa cerebri	Transverse cerebral fissure
大脳外側窩	Fossa lateralis cerebri	Lateral cerebral fossa
上縁；上内側縁	Margo superior	Superior margin
内側縁；下内側縁	Margo inferomedialis	Inferomedial margin
下縁；下外側縁	Margo inferolateralis	Inferolateral margin
外套	Pallium	Pallium

大脳上外側面	Facies superolateralis hemispherii cerebri	Superolateral face of cerebral hemisphere
葉間溝	Sulci interlobares	Interlobar sulci
中心溝	Sulcus centralis	Central sulcus
外側溝	Sulcus lateralis	Lateral sulcus
後枝	R. posterior	Posterior ramus
上行枝	R. ascendens	Ascending ramus
前枝	R. anterior	Anterior ramus
頭頂後頭溝	Sulcus parietooccipitalis	Parieto-occipital sulcus
後頭前切痕	Incisura preoccipitalis	Preoccipital notch
前頭葉	Lobus frontalis	Frontal lobe
前頭極	Polus frontalis	Frontal pole
前頭弁蓋	Operculum frontale	Frontal operculum
下前頭回	Gyrus frontalis inferior	Inferior frontal gyrus
眼窩部	Pars orbitalis	Orbital part
三角部	Pars triangularis	Triangular part
弁蓋部；前頭弁蓋	Pars opercularis	Opercular part
下前頭溝	Sulcus frontalis inferior	Inferior frontal sulcus
中前頭回	Gyrus frontalis medius	Middle frontal gyrus
中心前回	Gyrus precentralis	Precentral gyrus
中心前溝	Sulcus precentralis	Precentral sulcus
上前頭回	Gyrus frontalis superior	Superior frontal gyrus
上前頭溝	Sulcus frontalis superior	Superior frontal sulcus
頭頂葉	Lobus parietalis	Parietal lobe
角回	Gyrus angularis	Angular gyrus
下頭頂小葉	Lobulus parietalis inferior	Inferior perietal lobule
頭頂弁蓋	Operculum parietale	Parietal operculum
頭頂内溝；頭頂間溝	Sulcus intraparietalis	Intraparietal sulcus
中心後回	Gyrus postcentralis	Postcentral gyrus
中心後溝	Sulcus postcentralis	Postcentral sulcus
上頭頂小葉	Lobulus parietalis superior	Superior parietal lobule
縁上回	Gyrus supramarginalis	Supramarginal gyrus
後頭葉	Lobus occipitalis	Occipital lobe
後頭極	Polus occipitalis	Occipital pole
月状溝	Sulcus lunatus	Lunate sulcus
後頭前切痕	Incisura preoccipitalis	Preoccipital notch
横後頭溝	Sulcus occipitalis transversus	Transverse occipital sulcus
側頭葉	Lobus temporalis	Temporal lobe
側頭極	Polus temporalis	Temporal pole
上側頭回	Gyrus temporalis superior	Superior temporal gyrus
側頭弁蓋	Operculum temporale	Temporal operculum
横側頭回	Gyri temporales transversi	Transverse temporal gyri
前横側頭回	Gyrus temporalis transversus anterior	Anterior transverse temporal gyrus

神経系　中枢神経系

後横側頭回	Gyrus temporalis transversus posterior	Posterior transverse temporal gyrus
側頭平面	Planum temporale	Temporal plane
横側頭溝	Sulcus temporalis transversus	Transverse temporal sulcus
上側頭溝	Sulcus temporalis superior	Superior temporal sulcus
中側頭回	Gyrus temporalis medius	Middle temporal gyrus
下側頭溝	Sulcus temporalis inferior	Inferior temporal sulcus
下側頭回	Gyrus temporalis inferior	Inferior temporal gyrus
島；島葉	Insula; Lobus insularis	Insula; Insular lobe
島回	Gyri insulae	Insular gyri
島長回	Gyrus longus insulae	Long gyrus of insula
島短回	Gyri breves insulae	Short gyri of insula
島中心溝	Sulcus centralis insulae	Central sulcus of insula
島輪状溝	Sulcus circularis insulae	Circular sulcus of insula
島限	Limen insulae	Limen insulae; Insular threshold

大脳半球の内側面と下面 / Facies medialis et inferior hemispherii cerebri / Medial and inferior surfaces of cerebral hemisphere

葉間溝	Sulci interlobares	Interlobar sulci
脳梁溝	Sulcus corporis callosi	Sulcus of corpus callosum
帯状溝	Sulcus cinguli	Cingulate sulcus
縁枝；縁溝；辺縁部	Ramus marginalis; Sulcus marginalis	Marginal branch; Marginal sulcus
頭頂下溝	Sulcus subparietalis	Subparietal sulcus
頭頂後頭溝	Sulcus parietooccipitalis	Parieto-occipital sulcus
側副溝	Sulcus collateralis	Collateral sulcus
中心溝	Sulcus centralis	Central sulcus
前頭葉	Lobus frontalis	Frontal lobe
内側前頭回	Gyrus frontalis medialis	Medial frontal gyrus
中心傍溝	Sulcus paracentralis	Paracentral sulcus
中心傍小葉	Lobulus paracentralis	Paracentral lobule
前中心傍回	Gyrus paracentralis anterior	Anterior paracentral gyrus
中心溝	Sulcus centralis	Central sulcus
梁下野	Area subcallosa	Subcallosal area; Subcallosal gyrus
終板傍回	Gyrus paraterminalis	Paraterminal gyrus
嗅傍野	Area paraolfactoria	Paraolfactory area
嗅傍回	Gyri paraolfactorii	Paraolfactory gyri
嗅傍溝	Sulci paraolfactorii	Paraolfactory sulci
眼窩回	Gyri orbitales	Orbital gyri
眼窩溝	Sulci orbitales	Orbital sulci
直回	Gyrus rectus	Straight gyrus
嗅溝	Sulcus olfactorius	Olfactory sulcus
外側嗅回	Gyrus olfactorius lateralis	Lateral olfactory gyrus
内側嗅回	Gyrus olfactorius medialis	Medial olfactory gyrus

頭頂葉	Lobus parietalis	Parietal lobe
中心傍小葉	Lobulus paracentralis	Paracentral lobule
後中心傍回	Gyrus paracentralis posterior	Posterior paracentral gyrus
楔前部	Precuneus	Precuneus
頭頂下溝	Sulcus subparietalis	Subparietal sulcus
頭頂後頭溝	Sulcus parietooccipitalis	Parieto-occipital sulcus
縁枝；縁溝	Ramus marginalis; Sulcus marginalis	Marginal branch; Marginal sulcus
後頭葉	Lobus occipitalis	Occipital lobe
楔部	Cuneus	Cuneus
鳥距溝	Sulcus calcarinus	Calcarine sulcus
舌状回	Gyrus lingualis	Lingual gyrus
外側後頭側頭回	Gyrus occipitotemporalis lateralis	Lateral occipitotemporal gyrus
内側後頭側頭回	Gyrus occipitotemporalis medialis	Medial occipitotemporal gyrus
後頭側頭溝	Sulcus occipitotemporalis	Occipitotemporal sulcus
頭頂後頭溝	Sulcus parietooccipitalis	Parieto-occipital sulcus
側頭葉	Lobus temporalis	Temporal lobe
側副溝	Sulcus collateralis	Collateral sulcus
内側後頭側頭回	Gyrus occipitotemporalis medialis	Medial occipitotemporal gyrus
後頭側頭溝	Sulcus occipitotemporalis	Occipitotemporal sulcus
外側後頭側頭回	Gyrus occipitotemporalis lateralis	Lateral occipitotemporal gyrus
下側頭溝	Sulcus temporalis inferior	Inferior temporal sulcus
下側頭回	Gyrus temporalis inferior	Inferior temporal gyrus
辺縁葉	Lobus limbicus	Limbic lobe
帯状溝	Sulcus cinguli	Cingulate sulcus
帯状回	Gyrus cinguli	Cingulate gyrus
帯状回峡	Isthmus gyri cinguli	Isthmus of cingulate gyrus
小帯回	Gyrus fasciolaris	Fasciolar gyrus
海馬傍回	Gyrus parahippocampalis	Parahippocampal gyrus
鉤	Uncus	Uncus
海馬溝	Sulcus hippocampalis	Hippocampal sulcus
歯状回	Gyrus dentatus	Dentate gyrus
海馬采歯状回溝；采歯状回溝	Sulcus fimbriodentatus	Fimbriodentate sulcus
海馬采	Fimbria hippocampi	Fimbria of hippocampus
側副溝	Sulcus collateralis	Collateral sulcus
嗅脳溝	Sulcus rhinalis	Rhinal sulcus
脳梁	Corpus callosum	Corpus callosum
脳梁吻	Rostrum	Rostrum
脳梁膝	Genu	Genu
脳梁幹	Truncus	Trunk; Body

神経系　中枢神経系

脳梁膨大	Splenium	Splenium
灰白層；脳梁灰白層	Indusium griseum	Indusium griseum
外側縦条	Stria longitudinalis lateralis	Lateral longitudinal stria
内側縦条	Stria longitudinalis medialis	Medial longitudinal stria
脳梁放線	Radiatio corporis callosi	Radiation of corpus callosum
小鉗子	Forceps minor; Forceps frontalis	Minor forceps; Frontal forceps
大鉗子	Forceps major; Forceps occipitalis	Major forceps; Occipital forceps
壁板	Tapetum	Tapetum
終板	Lamina terminalis	Lamina terminalis
終板血管器官；終板脈管器官	Organum vasculosum laminae terminalis	Vascular organ of lamina terminalis
前交連	Commissura anterior	Anterior commissure
前部	Pars anterior	Anterior part
後部	Pars posterior	Posterior part
脳弓	Fornix	Fornix
脳弓柱	Columna	Column
交連前線維；交連前脳弓線維	Fibrae precommissurales	Precommissural fibres
交連後線維；交連後脳弓線維	Fibrae postcommissurales	Postcommissural fibres
脳弓体	Corpus	Body
脳弓脚	Crus	Crus
脳弓交連；海馬交連	Commissura	Commissure
脳弓ヒモ	Taenia fornicis	Taenia
透明中隔	Septum pellucidum	Septum pellucidum
透明中隔腔	Cavum	Cave
透明中隔板	Lamina	Lamina
交連前中隔核	Nucleus septalis precommissuralis	Precommissural septal nucleus
中隔核と関連構造	Nuclei septales et structurae pertinentes	Septal nuclei and related structures
背側中隔核	Nucleus septalis dorsalis	Dorsal septal nucleus
外側中隔核	Nucleus septalis lateralis	Lateral septal nucleus
内側中隔核	Nucleus septalis medialis	Medial septal nucleus
中隔海馬采核	Nucleus septofimbrialis	Septofimbrial nucleus
脳弓下器官	Organum subfornicale	Subfornical organ
三角核	Nucleus triangularis	Triangular nucleus
側脳室	Ventriculus lateralis	Lateral ventricle
前角；前頭角	Cornu frontale; Cornu anterius	Frontal horn; Anterior horn
室間孔	Foramen interventriculare	Interventricular foramen
中心部	Pars centralis	Central part; Body
分界条	Stria terminalis	Stria terminalis
付着板	Lamina affixa	Lamina affixa

日本語	ラテン語	英語
脈絡ヒモ	Taenia choroidea	Choroid line
脈絡裂	Fissura choroidea	Choroidal fissure
脈絡叢；側脳室脈絡叢	Plexus choroideus	Choroid plexus
側副三角	Trigonum collaterale	Collateral trigone
房	Atrium	Atrium
側副隆起	Eminentia collateralis	Collateral eminence
脈絡糸球	Glomus choroideum	Choroid enlargement
後角球；後頭角球	Bulbus cornus posterioris	Bulb of occipital horn
鳥距	Calcar avis	Calcarine spur
後角；後頭角	Cornu occipitale; Cornu posterius	Occipital horn; Posterior horn
下角；側頭角	Cornu temporale; Cornu inferius	Temporal horn; Inferior horn
大脳皮質	Cortex cerebri	Cerebral cortex
原皮質；原始皮質	Archicortex	Archicortex
旧皮質；古皮質	Paleocortex	Paleocortex
新皮質	Neocortex	Neocortex
不等皮質	Allocortex	Allocortex
中間皮質	Mesocortex	Mesocortex
等皮質	Isocortex	Isocortex
等皮質の層構造	Strata isocorticis	Layers of isocortex
分子層［第Ⅰ層］	Lamina molecularis [Lamina I]	Molecular layer [layer I]
外顆粒層［第Ⅱ層］	Lamina granularis externa [Lamina II]	External granular layer [layer II]
外錐体層［第Ⅲ層］	Lamina pyramidalis externa [Lamina III]	External pyramidal layer [layer III]
内顆粒層［第Ⅳ層］	Lamina granularis interna [Lamina IV]	Internal granular layer [layer IV]
内錐体層［第Ⅴ層］	Lamina pyramidalis interna [Lamina V]	Internal pyramidal layer [layer V]
多形層；多形細胞層［第Ⅵ層］	Lamina multiformis [Lamina VI]	Multiform layer [layer VI]
分子層線条	Stria laminae molecularis	Stria of molecular layer
外顆粒層線条	Stria laminae granularis externae	Stria of external granular layer
内顆粒層線条	Stria laminae granularis internae	Stria of internal granular layer
後頭線条 (注50)	Stria occipitalis	Occipital stripe; Occipital line
内錐体層線条	Stria laminae pyramidalis internae	Stria of internal pyramidal layer
接線線維；接線神経線維	Neurofibrae tangentiales	Tangential fibres
海馬	Hippocampus	Hippocampus
海馬台傍野；傍海馬台	Parasubiculum	Parasubiculum
海馬足	Pes hippocampi	Pes
海馬指	Digitationes hippocampi	Hippocampal digitations

神経系　中枢神経系

海馬台前野；前海馬台	Presubiculum	Presubiculum
海馬台；海馬支脚	Subiculum	Subiculum
アンモン角；固有海馬	Hippocampus proprius; Cornu ammonis	Hippocampus proper; Ammon's horn
アンモン角第1領域；CA1領域	Regio I hippocampi proprii; Regio I cornus ammonis; CA1	Region I; CA1
アンモン角第2領域；CA2領域	Regio II hippocampi proprii; Regio II cornus ammonis; CA2	Region II; CA2
アンモン角第3領域；CA3領域	Regio III hippocampi proprii; Regio III cornus ammonis; CA3	Region III; CA3
アンモン角第4領域；CA4領域	Regio IV hippocampi proprii; Regio IV cornus ammonis; CA4	Region IV; CA4
海馬采	Fimbria hippocampi	Fimbria
海馬白板	Alveus hippocampi	Alveus
海馬の層構造	Strata hippocampi; Strata cornus ammonis	Layers of hippocampus; Layers of ammon's horn
分子層と網状層 (注51)	Stratum moleculare et substratum lacunosum	Lacunar-molecular layer
上行層；上昇層	Stratum oriens	Oriens layer
錐体細胞層	Stratum pyramidale	Pyramidal layer
放線層；放線状層	Stratum radiatum	Radiate layer
歯状回	Gyrus dentatus	Dentate gyrus
歯状回の層構造	Strata gyri dentati	Layers of dentate gyrus
分子層	Stratum moleculare	Molecular layer
顆粒層	Stratum granulare	Granular layer
多形層	Stratum multiforme	Multiform layer
前脳基底部；大脳基底部	**Pars basalis telencephali**	**Basal forebrain**
扁桃体	Corpus amygdaloideum	Amygdaloid body; Amygdaloid complex
扁桃体前障野	Area amygdaloclaustralis	Amygdaloclaustral area
扁桃体海馬野	Area amygdalohippocampalis	Amygdalohippocampal area
扁桃体嗅皮質移行野	Area transitionis amygdalopiriformis	Amygdalopiriform transition area
前扁桃野	Area amygdaloidea anterior	Anterior amygdaloid area
扁桃体外側基底核	Nucleus amygdalae basalis lateralis	Basolateral amygdaloid nucleus
扁桃体内側基底核	Nucleus amygdalae basalis medialis	Basomedial amygdaloid nucleus
扁桃体中心核	Nucleus amygdalae centralis	Central amygdaloid nucleus
扁桃体皮質核	Nucleus amygdalae corticalis	Cortical amygdaloid nucleus

扁桃体間質核	Nucleus amygdalae interstitialis	Interstitial amygdaloid nucleus
扁桃体外側核	Nucleus amygdalae lateralis	Lateral amygdaloid nucleus
扁桃体内側核	Nucleus amygdalae medialis	Medial amygdaloid nucleus
外側嗅索核	Nucleus tractus olfactorii lateralis	Nucleus of lateral olfactory tract
扁桃体周囲皮質；扁桃周囲皮質	Cortex periamygdaloideus	Periamygdaloid cortex
前嗅核	Nucleus olfactorius anterior	Anterior olfactory nucleus
基底質；[狭義の]前脳基底部	Substantia basalis	Basal substance
基底核	Nucleus basalis	Basal nucleus
分界条床核	Nucleus striae terminalis	Bed nucleus of stria terminalis
レンズ核下拡大扁桃体；扁桃体レンズ核下部	Pars sublenticularis amygdalae	Sublenticular extended amygdala
前障	Claustrum	Claustrum
対角帯 (注52)	Stria diagonalis	Diagonal band
水平脚	Crus horizontale	Horizontal limb
垂直脚	Crus verticale	Vertical limb
対角帯核	Nucleus striae diagonalis	Nucleus of diagonal band
無名質	Substantia innominata	Innominate substance
脚束	Fasciculus peduncularis	Fasciculus peduncularis
嗅島 (注53)	Insulae olfactoriae	Olfactory islets
嗅球	Bulbus olfactorius	Olfactory bulb
嗅脚	Pedunculus olfactorius	Olfactory peduncle
嗅索	Tractus olfactorius	Olfactory tract
嗅三角	Trigonum olfactorium	Olfactory trigone
嗅結節	Tuberculum olfactorium	Olfactory tubercle
嗅条	Striae olfactoriae	Olfactory striae
内側嗅条	Stria olfactoria medialis	Medial stria
外側嗅条	Stria olfactoria lateralis	Lateral stria
前有孔質	Substantia perforata anterior; Substantia perforata rostralis	Anterior perforated substance
腹側淡蒼球	Pallidum ventrale	Ventral pallidum
腹側線条体	Striatum ventrale; Corpus striatum ventrale	Ventral striatum
側坐核	Nucleus accumbens	Nucleus accumbens
外側部；中心部	Pars lateralis	Lateral part; Core region
内側部；周辺部	Pars medialis	Medial part; Shell region
脚ワナ	Ansa peduncularis	Peduncular loop
中隔部；中隔野	Area septalis	Septal area
背側中隔核	Nucleus septalis dorsalis	Dorsal septal nucleus
外側中隔核	Nucleus septalis lateralis	Lateral septal nucleus
内側中隔核	Nucleus septalis medialis	Medial septal nucleus
中隔海馬采核	Nucleus septofimbrialis	Septofimbrial nucleus

中隔三角核	Nucleus triangularis septi	Triangular nucleus of septum
脳弓下器官	Organum subfornicale	Subfornical organ
大脳基底核と関連構造(注54)	**Nuclei basales et structurae pertinentes**	**Basal nuclei and related structures**
尾状核	Nucleus caudatus	Caudate nucleus
尾状核頭	Caput	Head
尾状核体	Corpus	Body
尾状核尾	Cauda	Tail
レンズ核	Nucleus lentiformis	Lentiform nucleus; Lenticular nucleus
被殻	Putamen	Putamen
外側髄板	Lamina medullaris lateralis; Lamina medullaris externa	Lateral medullary lamina; External medullary lamina
淡蒼球外節	Globus pallidus lateralis	Globus pallidus lateral segment; Globus pallidus external segment
内側髄板	Lamina medullaris medialis; Lamina medullaris interna	Medial medullary lamina; Internal medullary lamina
淡蒼球内節	Globus pallidus medialis	Globus pallidus medial segment; Globus pallidus internal segment
外側部	Pars lateralis	Lateral part
副髄板	Lamina medullaris accessoria	Accessory medullary lamina
内側部	Pars medialis	Medial part
[広義の]線条体	Corpus striatum	Corpus striatum
線条体(注55)	Striatum	Striatum
背側線条体；新線条体	Striatum dorsale	Dorsal striatum; Neostriatum
腹側線条体	Striatum ventrale; Corpus striatum ventrale	Ventral striatum
淡蒼球；古線条体	Pallidum	Pallidum; Paleostriatum
背側淡蒼球	Pallidum dorsale	Dorsal pallidum
腹側淡蒼球	Pallidum ventrale	Ventral pallidum
レンズ核ワナ	Ansa lenticularis	Ansa lenticularis
レンズ核束；H2野	Fasciculus lenticularis	Lenticular fasciculus
視床下核束	Fasciculus subthalamicus	Subthalamic fasciculus
視床束；H1野	Fasciculus thalamicus	Thalamic fasciculus
内包	Capsula interna	Internal capsule
尾状核レンズ核灰白間橋；内包横断灰白間橋	Pontes grisei caudatolenticulares	Caudolenticular grey bridges; Transcapsular grey bridges
前脚；内包前脚	Crus anterius	Anterior limb
前視床放線	Radiatio thalami anterior	Anterior thalamic radiation
前頭橋線維	Tractus frontopontinus	Frontopontine fibres
膝；内包膝	Genu capsulae internae	Genu of internal capsule
皮質核線維	Fibrae corticonucleares	Corticonuclear fibres
後脚；内包後脚	Crus posterius	Posterior limb

中心視床放線	Radiatio thalami centralis	Central thalamic radiation
皮質網様体線維	Fibrae corticoreticulares	Corticoreticular fibres
皮質赤核線維	Fibrae corticorubrales	Corticorubral fibres
皮質脊髄線維	Fibrae corticospinales	Corticospinal fibres
皮質視床線維	Fibrae corticothalamici	Corticothalamic fibres
頭頂橋線維	Fibrae parietopontinae	Parietopontine fibres
視床頭頂線維	Fibrae thalamoparietales	Thalamoparietal fibres
レンズ核後部	Pars retrolentiformis	Retrolentiform limb; Retrolenticular limb
後頭橋線維	Fibrae occipitopontinae	Occipitopontine fibres
後頭視蓋線維	Fibrae occipitotectales	Occipitotectal fibres
視放線	Radiatio optica; Fibrae geniculocalcarinae	Optic radiation; Geniculocalcarine fibres
後視床放線	Radiatio thalamica posterior	Posterior thalamic radiation
レンズ核下部	Pars sublentiformis	Sublentiform limb; Sublenticular limb
聴放線	Radiatio acustica; Fibrae geniculotemporales	Acoustic radiation; Geniculotemporal fibres
皮質視蓋線維	Fibrae corticotectales	Corticotectal fibres
視放線	Radiatio optica	Optic radiation
側頭橋線維	Fibrae temporopontinae	Temporopontine fibres
皮質視床線維	Fibrae corticothalamicae	Corticothalamic fibres
放線冠	Corona radiata	Corona radiata
外包	Capsula externa	External capsule
最外包	Capsula extrema	Extreme capsule
前交連	Commissura anterior	Anterior commissure
前部	Pars anterior	Anterior part
後部	Pars posterior	Posterior part
終脳内の連合線維	Fibrae associationis telencephali	Association fibres of telencephalon
弓状線維；大脳弓状線維	Fibrae arcuatae cerebri	Arcuate fibres
帯状束	Cingulum	Cingulum
下縦束	Fasciculus longitudinalis inferior	Inferior longitudinal fasciculus
上縦束	Fasciculus longitudinalis superior; Fasciculus arcuatus	Superior longitudinal fasciculus; Arcuate fasciculus
長連合線維	Fibrae associationis longae	Long association fibres
短連合線維	Fibrae associationis breves	Short association fibres
鈎状束	Fasciculus uncinatus	Uncinate fasciculus
下後頭前頭束	Fasciculus occipitofrontalis inferior	Inferior occipitofrontal fasciculus
上後頭前頭束；梁下束	Fasciculus occipitofrontalis superior; Fasciculus subcallosus	Superior occipitofrontal fasciculus; Subcallosal fasciculus
垂直後頭束	Fasciculi occipitales verticales	Vertical occipital fasciculi

神経系　中枢神経系

外側線維	Fibrae laterales	Lateral fibres
尾側線維	Fibrae caudales	Caudal fibres
水平後頭束	Fasciculi occipitales horizontales	Transverse occipital fasciculi
楔部線維	Fibrae cuneatae	Cuneus fibres
舌状回線維	Fibrae linguales	Lingual fibres
終脳交連線維[群]	Fibrae commissurales telencephali	Commissural fibres of telencephalon
脳梁線維	Fibrae corporis callosi	Corpus callosum fibres
海馬交連	Commissura hippocampi	Hippocampal commissure
前交連	Commissura anterior	Anterior commissure
化学的性質で特徴づけられる細胞群	**Aggregationes cellularum chemergicarum**	**Chemically-defined cell groups**
アミン作動性細胞群	Cellulae aminergicae	Aminergic cells
延髄ノルアドレナリン作動性細胞群[A1, A2]	Cellulae noradrenergicae medullae oblongatae [A1, A2]	Noradrenergic cells in medulla; Norepinephric cells in medulla [A1, A2]
外側毛帯核ノルアドレナリン作動性細胞群[A7]	Cellurae noradrenergicae nuclei lemnisci lateralis [A7]	Noradrenergic cells in nucleus of lateral lemniscus; Norepinephric cells in nucleus of lateral lemniscus [A7]
青斑核ノルアドレナリン作動性細胞群[A6]	Cellulae noradrenergicae loci caerulei [A6]	Noradrenergic cells in locus caeruleus; Norepinephric cells in locus caeruleus [A6]
橋後外側部ノルアドレナリン作動性細胞群[A5]	Cellulae noradrenergicae caudalis lateralis [A5]	Noradrenergic cells in caudolateral pons; Norepinephric cells in caudolateral pons [A5]
網様体アミン作動性細胞群[A8]	Cellulae aminergicae formationis reticularis; Nucleus retrobulbaris [A8]	Aminergic cells in reticular formation; Retrobulbar nucleus [A8]
ドーパミン作動性細胞群	Cellulae dopaminergicae	Dopaminergic cells
ノルアドレナリン作動性細胞群	Cellulae noradrenergicae	Noradrenergic cells; Norepinephric cells
黒質緻密部アミン作動性細胞群[A9]	Cellulae aminergicae partis compactae substantiae nigrae [A9]	Aminergic cells in compact part of substantia nigra [A9]
ドーパミン作動性細胞群	Cellulae dopaminergicae	Dopaminergic cells
ノルアドレナリン作動性細胞群	Cellulae noradrenergicae	Noradrenergic cells; Norepinephric cells
腹側被蓋野アミン作動性細胞群[A10]	Cellulae aminergicae areae tegmentalis ventralis [A10]	Aminergic cells in ventral tegmental area [A10]

ドーパミン作動性細胞群	Cellulae dopaminergicae	Dopaminergic cells
ノルアドレナリン作動性細胞群	Cellulae noradrenergicae	Noradrenergic cells; Norepinephric cells
視床下部後部ドーパミン作動性細胞群[A11]	Cellulae dopaminergicae areae hypothalamicae posterioris [A11]	Dopaminergic cells in posterior hypothalamus [A11]
弓状核ドーパミン作動性細胞群[A12]	Cellulae dopaminergicae nuclei arcuati [A12]	Dopaminergic cells in arcuate nucleus [A12]
不確帯ドーパミン作動性細胞群[A13]	Cellulae dopaminergicae zonae incertae [A13]	Dopaminergic cells in zona incerta [A13]
視床下部内側部・前部ドーパミン作動性細胞群[A14]	Cellulae dopaminergicae zonae medialis et areae anterioris hypothalamicae [A14]	Dopaminergic cells in medial zone and anterior area of hypothalamus [A14]
嗅球ドーパミン作動性細胞群[A15]	Cellulae dopaminergicae bulbi olfactorii [A15]	Dopaminergic cells in olfactory bulb [A15]
淡蒼縫線核セロトニン作動性細胞群[B1]	Cellulae serotoninergicae nuclei raphes pallidi [B1]	Serotoninergic cells in pallidal raphe nucleus [B1]
不確縫線核セロトニン作動性細胞群[B2]	Cellulae serotoninergicae nuclei raphes obscuri [B2]	Serotoninergic cells in obscurus raphe nucleus [B2]
大縫線核セロトニン作動性細胞群[B3]	Cellulae serotoninergicae nuclei raphes magni [B3]	Serotoninergic cells in magnus raphe nucleus [B3]
前庭神経内側核・前位核隣接セロトニン作動性細胞群[B4]	Cellulae serotoninergicae vicinae nuclei vestibularis medialis et nuclei prepositi [B4]	Serotoninergic cells adjacent to medial vestibular nucleus and prepositus nucleus [B4]
橋縫線核セロトニン作動性細胞群[B5]	Cellulae serotoninergicae nuclei raphes pontis [B5]	Serotoninergic cells in pontine raphe nucleus [B5]
正中縫線核セロトニン作動性細胞群[B6]	Cellulae serotoninergicae nuclei raphes mediani [B6]	Serotoninergic cells in median raphe nucleus [B6]
背側縫線核セロトニン作動性細胞群[B7]	Cellulae serotoninergicae nuclei raphes dorsalis [B7]	Serotoninergic cells in dorsal raphe nucleus [B7]
最後野・前網様核アドレナリン作動性細胞群[C1, C2]	Cellulae adrenergicae areae postremae et nuclei reticularis anterioris [C1, C2]	Adrenergic cells in area postrema and anterior reticular nucleus; Epinephric cells in area postrema and anterior reticular nucleus [C1, C2]
コリン作動性細胞群; アセチルコリン作動性細胞群	Cellulae cholinergicae	Cholinergic cells
内側中隔核コリン作動性細胞群[Ch1]	Cellulae cholinergicae nuclei septi medialis [Ch1]	Cholinergic cells of medial septal nuclei [Ch1]
淡蒼球・側坐核・対角回コリン作動性細胞群[Ch2]	Cellulae cholinergicae globi pallidi, nuclei accumbentis et gyri diagonalis [Ch2]	Cholinergic cells of globus pallidus, accumbens nucleus and diagonal gyrus [Ch2]

神経系　中枢神経系

淡蒼球・側坐核・対角帯コリン作動性細胞群[Ch3]	Cellulae cholinergicae globi pallidi, nuclei accumbentis et striae diagonalis [Ch3]	Cholinergic cells of globus pallidus, accumbens nucleus and diagonal band [Ch3]
無名質・基底核・扁桃体・嗅結節コリン作動性細胞群[Ch4]	Cellulae cholinergicae substantiae innominatae, nuclei basalis, corporis amygdaloidei et tuberculi olfactorii [Ch4]	Cholinergic cells of substantia innominata, basal nucleus, amygdaloid body and olfactory tubercle [Ch4]
背側被蓋野コリン作動性細胞群[Ch5, Ch6, Ch8]	Cellulae cholinergicae areae tegmentalis dorsalis [Ch5, Ch6, Ch8]	Cholinergic cells of dorsal tegmental area [Ch5, Ch6, Ch8]
視床上部コリン作動性細胞群[Ch7]	Cellulae cholinergicae epithalamicae [Ch7]	Cholinergic cells of epithalamus [Ch7]

末梢神経系

Pars peripherica; Systema nervosum periphericum
Peripheral nervous system

一般用語	Nomina generalia	General terms
神経節	Ganglion	Ganglion
神経節被膜	Capsula ganglii	Capsule of ganglion
神経節支質	Stroma ganglii	Stroma of ganglion
脳脊髄神経節；感覚性脳脊髄神経節	Ganglion craniospinale sensorium	Craniospinal sensory ganglion
脊髄神経節；感覚性脊髄神経節	Ganglion sensorium nervi spinalis	Spinal ganglion; Dorsal root ganglion
脳神経の感覚性神経節	Ganglion sensorium nervi cranialis	Cranial sensory ganglion
自律神経節	Ganglion autonomicum	Autonomic ganglion
節前線維；節前神経線維	Neurofibrae preganglionicae	Preganglionic nerve fibres
節後線維；節後神経線維	Neurofibrae postganglionicae	Postganglionic nerve fibres
交感神経節	Ganglion sympathicum	Sympathetic ganglion
副交感神経節	Ganglion parasympathicum	Parasympathetic ganglion
神経	Nervus	Nerve
神経内膜	Endoneurium	Endoneurium
神経周膜	Perineurium	Perineurium
神経上膜；神経外膜	Epineurium	Epineurium
求心性神経線維；求心性線維	Neurofibrae afferentes	Afferent nerve fibres
遠心性神経線維；遠心性線維	Neurofibrae efferentes	Efferent nerve fibres
体性神経線維；体性線維	Neurofibrae somaticae	Somatic nerve fibres

自律性神経線維；自律性線維	Neurofibrae autonomicae	Autonomic nerve fibres
運動神経	N. motorius	Motor nerve
感覚神経	N. sensorius	Sensory nerve
混合神経	N. mixtus	Mixed nerve
皮神経	N. cutaneus	Cutaneous nerve
皮枝	R. cutaneus	Cutaneous branch
関節神経	Nn. articulares	Articular nerves
関節枝	R. articularis	Articular branch
筋神経	N. muscularis	Muscular nerve
筋枝	R. muscularis	Muscular branch
脊髄神経	N. spinalis	Spinal nerve
根糸	Fila radicularia	Rootlets
前根	Radix anterior; Radix motoria	Anterior root; Motor root; Ventral root
後根	Radix posterior; Radix sensoria	Posterior root; Sensory root; Dorsal root
脊髄神経節	Ganglion spinale	Spinal ganglion
脊髄神経幹	Truncus nervi spinalis	Trunk of spinal nerve
硬膜枝；反回枝	R. meningeus; R. recurrens	Meningeal branch; Recurrent branch
交通枝	R. communicans	Ramus communicans
前枝	R. anterior	Anterior ramus
後枝	R. posterior	Posterior ramus
馬尾	Cauda equina	Cauda equina
脊髄神経叢	Plexus nervorum spinalium	Spinal nerve plexus
脳神経	N. cranialis	Cranial nerve
自律神経	N. autonomicus	Autonomic nerve
自律神経枝	R. autonomicus	Autonomic branch
自律神経叢	Plexus autonomicus	Autonomic plexus
内臓神経叢	Plexus visceralis	Visceral plexus
血管神経叢	Plexus vascularis	Vascular plexus
動脈周囲神経叢	Plexus periarterialis	Periarterial plexus
脈管の神経	Nn. vasorum	Vascular nerves

神経系　末梢神経系

脳神経	**Nn. craniales**	**Cranial nerves**
終神経[脳神経0]	**N. terminalis [0]**	**Terminal nerve [0]**
終神経節	Ganglion terminale	Terminal ganglion
嗅神経[脳神経Ⅰ]	**N. olfactorius [I]**	**Olfactory nerve [I]**
嗅神経糸	Fila olfactoria	Olfactory nerves
視神経[脳神経Ⅱ]	**N. opticus [II]**	**Optic nerve [II]**
動眼神経[脳神経Ⅲ]	**N. oculomotorius [III]**	**Oculomotor nerve [III]**
上枝	R. superior	Superior branch
下枝	R. inferior	Inferior branch

毛様体神経節への枝；毛様体神経節副交感根	Ramus ad ganglion ciliare; Radix parasympathica ganglii ciliaris; Radix oculomotoria ganglii ciliaris	Branch to ciliary ganglion; Parasympathetic root of ciliary ganglion; Oculomotor root of ciliary ganglion
滑車神経[脳神経 IV]	N. trochlearis [IV]	**Trochlear nerve [IV]**
三叉神経[脳神経 V]	N. trigeminus [V]	**Trigeminal nerve [V]**
感覚根	Radix sensoria	Sensory root
三叉神経節；半月神経節	Ganglion trigeminale	Trigeminal ganglion
運動根	Radix motoria	Motor root
眼神経[三叉神経第1枝]	N. ophthalmicus [Va; V_1]	Ophthalmic nerve; Ophthalmic division [Va; V_1]
テント枝	R. meningeus recurrens; R. tentorius	Tentorial nerve
涙腺神経	N. lacrimalis	Lacrimal nerve
頬骨神経との交通枝	R. communicans cum nervo zygomatico	Communicating branch with zygomatic nerve
前頭神経	N. frontalis	Frontal nerve
眼窩上神経	N. supraorbitalis	Supra-orbital nerve
外側枝	R. lateralis	Lateral branch
内側枝	R. medialis	Medial branch
滑車上神経	N. supratrochlearis	Supratrochlear nerve
鼻毛様体神経	N. nasociliaris	Nasociliary nerve
毛様体神経節との交通枝；毛様体神経節の感覚根；毛様体神経節の鼻毛様体根	R. communicans cum ganglio ciliari; Radix sensoria ganglii ciliaris; Radix nasociliaris ganglii ciliaris	Communicating branch with ciliary ganglion; Sensory root of ciliary ganglion; Nasociliary root of ciliary ganglion
長毛様体神経	Nn. ciliares longi	Long ciliary nerves
後篩骨神経	N. ethmoidalis posterior	Posterior ethmoidal nerve
前硬膜枝	R. meningeus anterior	Anterior meningeal branch
前篩骨神経	N. ethmoidalis anterior	Anterior ethmoidal nerve
内鼻枝	Rr. nasales interni	Internal nasal branches
外側鼻枝	Rr. nasales laterales	Lateral nasal branches
内側鼻枝	Rr. nasales mediales	Medial nasal branches
外鼻枝	R. nasalis externus	External nasal nerve
滑車下神経	N. infratrochlearis	Infratrochlear nerve
眼瞼枝	Rr. palpebrales	Palpebral branches
上顎神経[三叉神経第2枝]	N. maxillaris [Vb; V_2]	Maxillary nerve; Maxillary division [Vb; V_2]
硬膜枝	R. meningeus	Meningeal branch
翼口蓋神経節への神経節枝；翼口蓋神経節の感覚根	Rr. ganglionares ad ganglion pterygopalatinum; Radix sensoria ganglii pterygopalatini	Ganglionic branches to pterygopalatine ganglion; Sensory root of pterygopalatine ganglion
眼窩枝	Rr. orbitales	Orbital branches

外側上後鼻枝	Rr. nasales posteriores superiores laterales	Posterior superior lateral nasal branches
内側上後鼻枝	Rr. nasales posteriores superiores mediales	Posterior superior medial nasal branches
鼻口蓋神経	N. nasopalatinus	Nasopalatine nerve
咽頭枝	N. pharyngeus	Pharyngeal nerve
大口蓋神経	N. palatinus major	Greater palatine nerve
下後鼻枝	Rr. nasales posteriores inferiores	Posterior inferior nasal nerves
小口蓋神経	Nn. palatini minores	Lesser palatine nerves
扁桃枝	Rr. tonsillares	Tonsillar branches
上歯槽神経	Nn. alveolares superiores	Superior alveolar nerves
後上歯槽枝	Rr. alveolares superiores posteriores	Posterior superior alveolar branches
中上歯槽枝	R. alveolaris superior medius	Middle superior alveolar branch
前上歯槽枝	Rr. alveolares superiores anteriores	Anterior superior alveolar branches
上歯神経叢	Plexus dentalis superior	Superior dental plexus
上歯枝	Rr. dentales superiores	Superior dental branches
上歯肉枝	Rr. gingivales superiores	Superior gingival branches
頬骨神経	N. zygomaticus	Zygomatic nerve
頬骨側頭枝	R. zygomaticotemporalis	Zygomaticotemporal branch
頬骨顔面枝	R. zygomaticofacialis	Zygomaticofacial branch
眼窩下神経	N. infraorbitalis	Infra-orbital nerve
下眼瞼枝	Rr. palpebrales inferiores	Inferior palpebral branches
外鼻枝	Rr. nasales externi	External nasal branches
内鼻枝	Rr. nasales interni	Internal nasal branches
上唇枝	Rr. labiales superiores	Superior labial branches
下顎神経[三叉神経第3枝]	N. mandibularis [Vc; V$_3$]	Mandibular nerve; Mandibular division [Vc; V$_3$]
硬膜枝；下顎神経の硬膜枝	R. meningeus; N. spinosus	Meningeal branch; Nervus spinosus
内側翼突筋神経	N. pterygoideus medialis	Nerve to medial pterygoid
耳神経節への神経節枝；耳神経節の感覚根	Rr. ganglionares ad ganglion oticum; Radix sensoria ganglii otici	Branches to otic ganglion; Sensory root of otic ganglion
口蓋帆張筋神経	N. musculi tensoris veli palatini	Nerve to tensor veli palatini
鼓膜張筋神経	N. musculi tensoris tympani	Nerve to tensor tympani
咬筋神経	N. massetericus	Masseteric nerve
深側頭神経	Nn. temporales profundi	Deep temporal nerves
外側翼突筋神経	N. pterygoideus lateralis	Nerve to lateral pterygoid
頬神経	N. buccalis	Buccal nerve
耳介側頭神経	N. auriculotemporalis	Auriculotemporal nerve

神経系　末梢神経系

外耳道神経	N. meatus acustici externi	Nerve to external acoustic meatus
鼓膜枝	Rr. membranae tympani	Branches to tympanic membrane
耳下腺枝	Rr. parotidei	Parotid branches
顔面神経との交通枝	Rr. communicantes cum nervo faciale	Communicating branches with facial nerve
前耳介神経	Nn. auriculares anteriores	Anterior auricular nerves
浅側頭枝	Rr. temporales superficiales	Superficial temporal branches
舌神経	N. lingualis	Lingual nerve
口峡枝	Rr. isthmi faucium	Branches to isthmus of fauces
舌下神経との交通枝	Rr. communicantes cum nervo hypoglosso	Communicating branches with hypoglossal nerve
鼓索神経	Chorda tympani	Chorda tympani
舌下部神経	N. sublingualis	Sublingual nerve
舌枝	Rr. linguales	Lingual branches
顎下神経節への神経節枝；顎下神経節感覚根	Rr. ganglionares ad ganglion submandibulare; Radix sensoria ganglii submandibularis	Ganglionic branches to submandibular ganglion; Sensory root of submandibular ganglion
舌下神経節への神経節枝；舌下神経節感覚根	Rr. ganglionares ad ganglion sublinguale; Radix sensoria ganglii sublingualis	Ganglionic branches to sublingual ganglion; Sensory root of sublingual ganglion
下歯槽神経	N. alveolaris inferior	Inferior alveolar nerve
顎舌骨筋神経	N. mylohyoideus	Nerve to mylohyoid
下歯神経叢	Plexus dentalis inferior	Inferior dental plexus
下歯枝	Rr. dentales inferiores	Inferior dental branches
下歯肉枝	Rr. gingivales inferiores	Inferior gingival branches
オトガイ神経	N. mentalis	Mental nerve
オトガイ枝	Rr. mentales	Mental branches
下唇枝	Rr. labiales	Labial branches
歯肉枝	Rr. gingivales	Gingival branches
外転神経[脳神経 VI]	**N. abducens [VI]**	**Abducent nerve; Abducens nerve [VI]**
顔面神経[脳神経 VII]	**N. facialis [VII]**	**Facial nerve [VII]**
顔面神経膝	Geniculum	Geniculum
膝神経節	Ganglion geniculi; Ganglion geniculatum	Geniculate ganglion
アブミ骨筋神経	N. stapedius	Nerve to stapedius
後耳介神経	N. auricularis posterior	Posterior auricular nerve
後頭枝	R. occipitalis	Occipital branch
耳介枝	R. auricularis	Auricular branch
二腹筋枝	R. digastricus	Digastric branch
茎突舌骨筋枝	R. stylohyoideus	Stylohyoid branch

舌咽神経との交通枝	R. communicans cum nervo glossopharyngeo	Communicating branch with glossopharyngeal nerve
耳下腺神経叢	Plexus intraparotideus	Parotid plexus
側頭枝	Rr. temporales	Temporal branches
頬骨枝	Rr. zygomatici	Zygomatic branches
頬筋枝	Rr. buccales	Buccal branches
†舌枝	R. lingualis	Lingual branch
下顎縁枝	R. marginalis mandibularis	Marginal mandibular branch
頸枝	R. colli; R. cervicalis	Cervical branch
中間神経	N. intermedius	Intermediate nerve
膝神経節	Ganglion geniculi; Ganglion geniculatum	Geniculate ganglion
大錐体神経；翼口蓋神経節の副交感神経根	N. petrosus major; Radix parasympathica ganglii pterygopalatini; Radix intermedia ganglii pterygopalatini	Greater petrosal nerve; Parasympathetic root of pterygopalatine ganglion
鼓索神経	Chorda tympani; Radix parasympathica ganglii submandibularis	Chorda tympani; Parasympathetic root of submandibular ganglion
鼓室神経叢との交通枝	R. communicans cum plexus tympanico	Communicating branch with tympanic plexus
迷走神経との交通枝	R. communicans cum nervo vago	Communicating branch with vagus nerve
内耳神経；前庭蝸牛神経[脳神経 VIII]	**N. vestibulocochlearis [VIII]**	**Vestibulocochlear nerve [VIII]**
前庭神経	N. vestibularis	Vestibular nerve
前庭神経節	Ganglion vestibulare	Vestibular ganglion
蝸牛交通枝	R. communicans cochlearis	Cochlear communicating branch
上部	Pars superior	Superior part
卵形嚢膨大部神経	N. utriculoampullaris	Utriculo-ampullary nerve
卵形嚢神経	N. utricularis	Utricular nerve
前膨大部神経	N. ampullaris anterior	Anterior ampullary nerve
外側膨大部神経	N. ampullaris lateralis	Lateral ampullary nerve
下部	Pars inferior	Inferior part
後膨大部神経	N. ampullaris posterior	Posterior ampullary nerve
球形嚢神経	N. saccularis	Saccular nerve
蝸牛神経	N. cochlearis	Cochlear nerve
蝸牛神経節；ラセン神経節	Ganglion cochleare; Ganglion spirale cochleae	Cochlear ganglion; Spiral ganglion
舌咽神経[脳神経 IX]	**N. glossopharyngeus [IX]**	**Glossopharyngeal nerve [IX]**
上神経節	Ganglion superius	Superior ganglion
下神経節 (注56)	Ganglion inferius	Inferior ganglion
鼓室神経	N. tympanicus	Tympanic nerve

鼓室膨大；鼓室神経節	Intumescentia tympanica; Ganglion tympanicum	Tympanic enlargement; Tympanic ganglion
鼓室神経叢	Plexus tympanicus	Tympanic plexus
耳管枝	R. tubarius	Tubal branch
頸鼓神経	Nn. caroticotympanici	Caroticotympanic nerves
迷走神経耳介枝との交通枝	R. communicans cum ramo auriculare nervi vagi	Communicating branch with auricular branch of vagus nerve
咽頭枝	Rr. pharyngei	Pharyngeal branches
茎突咽頭筋枝	R. musculi stylopharyngei	Stylopharyngeal branch
頸動脈洞枝	R. sinus carotici	Carotid branch
扁桃枝	Rr. tonsillares	Tonsillar branches
舌枝	Rr. linguales	Lingual branches
小錐体神経；耳神経節の副交感神経根	N. petrosus minor; Radix parasympathica ganglii otici	Lesser petrosal nerve; Parasympathetic root of otic ganglion
硬膜枝との交通枝；下顎神経の硬膜枝との交通枝	R. communicans cum ramo meningeo	Communicating branch with meningeal branch
耳介側頭神経との交通枝	R. communicans cum nervo auriculotemporali	Communicating branch with auriculotemporal nerve
鼓索神経との交通枝	R. communicans cum chorda tympani	Communicating branch with chorda tympani
迷走神経[脳神経 X]	**N. vagus [X]**	**Vagus nerve [X]**
上神経節 (注57)	Ganglion superius	Superior ganglion
硬膜枝	R. meningeus	Meningeal branch
耳介枝	R. auricularis	Auricular branch
下神経節 (注58)	Ganglion inferius	Inferior ganglion
舌咽神経との交通枝	R. communicans cum nervo glossopharyngeo	Communicating branch with glossopharyngeal nerve
咽頭枝	R. pharygeus	Pharyngeal branch
咽頭神経叢	Plexus pharyngeus	Pharyngeal plexus
上喉頭神経	N. laryngeus superior	Superior laryngeal nerve
外枝	R. externus	External branch
内枝	R. internus	Internal branch
反回神経（下喉頭神経）との交通枝	R. communicans cum nervo laryngeo recurrente	Communicating branch with recurrent laryngeal nerve
上頸心臓枝	Rr. cardiaci cervicales superiores	Superior cervical cardiac branches
下頸心臓枝	Rr. cardiaci cervicales inferiores	Inferior cervical cardiac branches
反回神経	N. laryngeus recurrens	Recurrent laryngeal nerve
気管枝	Rr. tracheales	Tracheal branches
食道枝	Rr. oesophagei	Oesophageal branches

上喉頭神経(内枝)との交通枝	R. communicans cum ramo laryngeo interno	Communicating branch with internal branch of superior laryngeal nerve
下喉頭神経	N. laryngeus inferior	Inferior laryngeal nerve
咽頭枝	Rr. pharyngei	Pharyngeal branches
胸心臓枝	Rr. cardiaci thoracici	Thoracic cardiac branches
気管支枝	Rr. bronchiales	Bronchial branches
肺神経叢	Plexus pulmonalis	Pulmonary plexus
食道神経叢	Plexus oesophageus	Oesophageal plexus
前迷走神経幹	Truncus vagalis anterior	Anterior vagal trunk
前胃枝	Rr. gastrici anteriores	Anterior gastric branches
前小弯神経	N. curvaturae minoris anterior	Anterior nerve of lesser curvature
肝枝	Rr. hepatici	Hepatic branches
幽門枝	R. pyloricus	Pyloric branch
後迷走神経幹	Truncus vagalis posterior	Posterior vagal trunk
後胃枝	Rr. gastrici posterioes	Posterior gastric branches
後小弯神経	N. curvaturae minoris posterior	Posterior nerve of lesser curvature
腹腔枝	Rr. coeliaci	Coeliac branches
腎枝	Rr. renales	Renal branches
副神経[脳神経 XI]	**N. accessorius [XI]**	**Accessory nerve [XI]**
延髄根	Radix cranialis; Pars vagalis	Cranial root; Vagal part
脊髄根	Radix spinalis; Pars spinalis	Spinal root; Spinal part
副神経幹 (注59)	Truncus nervi accessorii	Trunk of accessory nerve
内枝	R. internus	Internal branch
外枝	R. externus	External branch
筋枝	Rr. musculares	Muscular branches
舌下神経[脳神経 XII]	**N. hypoglossus [XII]**	**Hypoglossal nerve [XII]**
舌筋枝	Rr. linguales	Lingual branches
脊髄神経	**Nn. spinales**	**Spinal nerves**
頸神経[C1-C8]	**Nn. cervicales [C1-C8]**	**Cervical nerves [C1-C8]**
後枝	Rr. posteriores; Rr. dorsales	Posterior rami; Dorsal rami
内側枝	R. medialis	Medial branch
外側枝	R. lateralis	Lateral branch
後皮枝	R. cutaneus posterior	Posterior cutaneous branch
後頭下神経	N. suboccipitalis	Suboccipital nerve
大後頭神経	N. occipitalis major	Greater occipital nerve
第三後頭神経	N. occipitalis tertius	Third occipital nerve
後頸神経叢	Plexus cervicalis posterior	Posterior cervical plexus
前枝	Rr. anteriores; Rr. ventrales	Anterior rami; Ventral rami
頸神経叢	**Plexus cervicalis**	**Cervical plexus**
頸神経ワナ (注60)	Ansa cervicalis	Ansa cervicalis
上根	Radix superior	Superior root; Superior limb

神経系　末梢神経系

下根	Radix inferior	Inferior root; Inferior limb
甲状舌骨筋枝	R. thyrohyoideus	Thyrohyoid branch
小後頭神経	N. occipitalis minor	Lesser occipital nerve
大耳介神経	N. auricularis magnus	Great auricular nerve
後枝	R. posterior	Posterior branch
前枝	R. anterior	Anterior branch
頸横神経	N. transversus colli; N. transversus cervicalis	Transverse cervical nerve
上枝	Rr. superiores	Superior branches
下枝	Rr. inferiores	Inferior branches
鎖骨上神経	Nn. supraclaviculares	Supraclavicular nerves
内側鎖骨上神経	Nn. supraclaviculares mediales	Medial supraclavicular nerves
中間鎖骨上神経	Nn. supraclaviculares intermedii	Intermediate supraclavicular nerves
外側鎖骨上神経	Nn. supraclaviculares laterales	Lateral supraclavicular nerves
横隔神経	N. phrenicus	Phrenic nerve
心膜枝	R. pericardiacus	Pericardial branch
横隔腹枝	Rr. phrenicoabdominales	Phrenico-abdominal branches
†副横隔神経	Nn. phrenici accessorii	Accessory phrenic nerves
腕神経叢	**Plexus brachialis**	**Brachial plexus**
根	Radices	Roots
神経幹	Trunci	Trunks
上神経幹	Truncus superior	Superior trunk; Upper trunk
中神経幹	Truncus medius	Middle trunk
下神経幹	Truncus inferior	Inferior trunk; Lower trunk
前部；前枝	Divisiones anteriores	Anterior divisions
後部；後枝	Divisiones posteriores	Posterior divisions
神経束	Fasciculi	Cords
鎖骨上部	**Pars supraclavicularis**	**Supraclavicular part**
肩甲背神経	N. dorsalis scapulae	Dorsal scapular nerve
長胸神経	N. thoracicus longus	Long thoracic nerve
鎖骨下筋神経	N. subclavius	Subclavian nerve
肩甲上神経	N. suprascapularis	Suprascapular nerve
肩甲下神経	Nn. subscapulares	Subscapular nerves
胸背神経	N. thoracodorsalis	Thoracodorsal nerve
内側胸筋神経	N. pectoralis medialis	Medial pectoral nerve
外側胸筋神経	N. pectoralis lateralis	Lateral pectoral nerve
筋枝	Rr. musculares	Muscular branches
鎖骨下部	**Pars infraclavicularis**	**Infraclavicular part**
外側神経束	Fasciculus lateralis	Lateral cord
内側神経束	Fasciculus medialis	Medial cord
後神経束	Fasciculus posterior	Posterior cord
筋皮神経	N. musculocutaneus	Musculocutaneous nerve
筋枝	Rr. musculares	Muscular branches

外側前腕皮神経	N. cutaneus antebrachii lateralis	Lateral cutaneous nerve of forearm; Lateral antebrachial cutaneous nerve
内側上腕皮神経	N. cutaneus brachii medialis	Medial cutaneous nerve of arm; Medial brachial cutaneous nerve
内側前腕皮神経	N. cutaneus antebrachii medialis	Medial cutaneous nerve of forearm; Medial antebrachial cutaneous nerve
前枝	R. anterior	Anterior branch
後枝	R. posterior	Posterior branch
正中神経	N. medianus	Median nerve
内側根；正中神経内側根	Radix medialis nervi mediani	Medial root of median nerve
外側根；正中神経外側根	Radix lateralis nervi mediani	Lateral root of median nerve
前骨間神経；前前腕骨間神経	N. interosseus antebrachii anterior	Anterior interosseous nerve
筋枝	Rr. musculares	Muscular branches
掌枝	R. palmaris	Palmar branch
尺骨神経との交通枝	R. communicans cum nervo ulnari	Communicating branch with ulnar nerve
総掌側指神経	Nn. digitales palmares communes	Common palmar digital nerves
固有掌側指神経	Nn. digitales palmares proprii	Proper palmar digital nerves
尺骨神経	N. ulnaris	Ulnar nerve
筋枝；尺骨神経の筋枝	Rr. musculares	Muscular branches
手背枝	R. dorsalis	Dorsal branch
背側指神経	Nn. digitales dorsales	Dorsal digital nerves
掌枝	R. palmaris	Palmar branch
浅枝	R. superficialis	Superficial branch
総掌側指神経	Nn. digitales palmares communes	Common palmar digital nerves
固有掌側指神経	Nn. digitales palmares proprii	Proper palmar digital nerves
深枝	R. profundus	Deep branch
橈骨神経	N. radialis	Radial nerve
後上腕皮神経	N. cutaneus brachii posterior	Posterior cutaneous nerve of arm; Posterior brachial cutaneous nerve
下外側上腕皮神経	N. cutaneus brachii lateralis inferior	Inferior lateral cutaneous nerve of arm; Inferior lateral brachial cutaneous nerve
後前腕皮神経	N. cutaneus antebrachii posterior	Posterior cutaneous nerve of forearm; Posterior antebrachial cutaneous nerve
筋枝	Rr. musculares	Muscular branches
深枝	R. profundus	Deep branch

後骨間神経；後前腕骨間神経	N. interosseus antebrachii posterior	Posterior interosseous nerve
浅枝	R. superficialis	Superficial branch
尺骨神経との交通枝	R. communicans ulnaris	Communicating branch with ulnar nerve
背側指神経	Nn. digitales dorsales	Dorsal digital branches
腋窩神経	N. axillaris	Axillary nerve
筋枝	Rr. musculares	Muscular branches
上外側上腕皮神経	N. cutaneus brachii lateralis superior	Superior lateral cutaneous nerve of arm; Superior lateral branchial cutaneous nerve
胸神経 [T1-T12]	**Nn. thoracici [T1-T12]**	**Thoracic nerves [T1-T12]**
後枝	Rr. posteriores; Rr. dorsales	Posterior rami; Dorsal rami
内側皮枝	R. medialis	Medial branch
外側皮枝	R. lateralis	Lateral branch
後皮枝	R. cutaneus posterior	Posterior cutaneous branch; Posterior cutaneous nerve
前枝；肋間神経	Nn. intercostales; Rr. anteriores; Rr. ventrales	Intercostal nerves; Anterior rami; Ventral rami
筋枝	Rr. musculares	Muscular branches
側副枝	R. collateralis	Collateral branch
胸外側皮枝	R. cutaneus lateralis pectoralis	Lateral pectoral cutaneous branch
外側乳腺枝	Rr. mammarii laterales	Lateral mammary branches
腹外側皮枝	R. cutaneus lateralis abdominalis	Lateral abdominal cutaneous branch
肋間上腕神経	Nn. intercostobrachiales	Intercostobrachial nerves
胸前皮枝	R. cutaneus anterior pectoralis	Anterior pectoral cutaneous branch
内側乳腺枝	Rr. mammarii mediales	Medial mammary branches
腹前皮枝	R. cutaneus anterior abdominalis	Anterior abdominal cutaneous branch
肋下神経	N. subcostalis	Subcostal nerve
腰神経 [L1-L5]	**Nn. lumbales [L1-L5]**	**Lumbar nerves [L1-L5]**
後枝	Rr. posteriores; Rr. dorsales	Posterior rami; Dorsal rami
内側枝	R. medialis	Medial branch
外側枝	R. lateralis	Lateral branch
後皮枝	R. cutaneus posterior	Posterior cutaneous branch; Posterior cutaneous nerve
上殿皮神経	Nn. clunium superiores	Superior clunial nerves
後神経叢	Plexus posterior	Posterior plexus
前枝	Rr. anteriores; Rr. ventrales	Anterior rami; Ventral rami
仙骨神経・尾骨神経 [S1-S5, Co]	**Nn. sacrales et n. coccygeus [S1-S5, Co]**	**Sacral nerves and coccygeal nerve [S1-S5, Co]**
後枝	Rr. posteriores; Rr. dorsales	Posterior rami; Dorsal rami

内側枝	R. medialis	Medial branch
外側枝	R. lateralis	Lateral branch
後皮枝	R. cutaneus posterior	Posterior cutaneous branch; Posterior cutaneous nerve
中殿皮神経	Nn. clunium medii	Medial clunial nerves
前枝	Rr. anteriores; Rr. ventrales	Anterior rami; Ventral rami
腰仙骨神経叢	**Plexus lumbosacralis**	**Lumbosacral plexus**
腰神経叢	**Plexus lumbalis**	**Lumbar plexus**
腸骨下腹神経	N. iliohypogastricus; N. iliopubicus	Iliohypogastric nerve; Iliopubic nerve
外側皮枝	R. cutaneus lateralis	Lateral cutaneous branch
前皮枝	R. cutaneus anterior	Anterior cutaneous branch
腸骨鼡径神経	N. ilioinguinalis	Ilio-inguinal nerve
前陰唇神経	Nn. labiales anteriores	Anterior labial nerves
前陰嚢神経	Nn. scrotales anteriores	Anterior scrotal nerves
陰部大腿神経	N. genitofemoralis	Genitofemoral nerve
陰部枝	R. genitalis	Genital branch
大腿枝	R. femoralis	Femoral branch
外側大腿皮神経	N. cutaneus femoris lateralis	Lateral cutaneous nerve of thigh; Lateral femoral cutaneous nerve
閉鎖神経	N. obturatorius	Obturator nerve
前枝	R. anterior	Anterior branch
皮枝	R. cutaneus	Cutaneous branch
筋枝	Rr. musculares	Muscular branches
後枝	R. posterior	Posterior branch
筋枝	Rr. musculares	Muscular branches
関節枝	R. articularis	Articular branch
副閉鎖神経	N. obturatorius accessorius	Accessory obturator nerve
大腿神経	N. femoralis	Femoral nerve
筋枝	Rr. musculares	Muscular branches
前皮枝	Rr. cutanei anteriores	Anterior cutaneous branches
伏在神経	N. saphenus	Saphenous nerve
膝蓋下枝	R. infrapatellaris	Infrapatellar branch
内側下腿皮枝	Rr. cutanei cruris mediales	Medial cutaneous nerve of leg; Medial crural cutaneous nerve
腰仙骨神経幹	Truncus lumbosacralis	Lumbosacral trunk
仙骨神経叢	**Plexus sacralis**	**Sacral plexus**
内閉鎖筋神経	N. musculi obturatorii interni	Nerve to obturator internus
梨状筋神経	N. musculi piriformis	Nerve to piriformis
大腿方形筋神経	N. musculi quadrati femoris	Nerve to quadratus femoris
上殿神経	N. gluteus superior	Superior gluteal nerve
下殿神経	N. gluteus inferior	Inferior gluteal nerve

神経系　末梢神経系

後大腿皮神経	N. cutaneus femoris posterior	Posterior cutaneous nerve of thigh; Posterior femoral cutaneous nerve
下殿皮神経	Nn. clunium inferiores	Inferior clunial nerves
会陰枝	Rr. perineales	Perineal branches
貫通皮神経	N. cutaneus perforans	Perforating cutaneous nerve
陰部神経	N. pudendus	Pudendal nerve
下肛門神経；下直腸神経	Nn. anales inferiores; Nn. rectales inferiores	Inferior anal nerves; Inferior rectal nerves
会陰神経	Nn. perineales	Perineal nerves
後陰唇神経	Nn. labiales posteriores	Posterior labial nerves
後陰嚢神経	Nn. scrotales posteriores	Posterior scrotal nerves
筋枝	Rr. musculares	Muscular branches
陰核背神経	N. dorsalis clitoridis	Dorsal nerve of clitoris
陰茎背神経	N. dorsalis penis	Dorsal nerve of penis
尾骨神経	N. coccygeus	Coccygeal nerve
尾骨神経叢	Plexus coccygeus	Coccygeal plexus
肛門尾骨神経；肛尾神経	N. anococcygeus	Anococcygeal nerve
坐骨神経	**N. ischiadicus**	**Sciatic nerve**
総腓骨神経	N. fibularis communis; N. peroneus communis	Common fibular nerve; Common peroneal nerve
外側腓腹皮神経	N. cutaneus surae lateralis	Lateral sural cutaneous nerve
腓側交通枝；腓腹交通枝	R. communicans fibularis; R. communicans peroneus	Sural communicating branch
浅腓骨神経	N. fibularis superficialis; N. peroneus superficialis	Superficial fibular nerve; Superficial peroneal nerve
筋枝	Rr. musculares	Muscular branches
内側足背皮神経	N. cutaneus dorsalis medialis	Medial dorsal cutaneous nerve
中間足背皮神経	N. cutaneus dorsalis intermedius	Intermediate dorsal cutaneous nerve
足背趾(指)神経	Nn. digitales dorsales pedis	Dorsal digital nerves of foot
深腓骨神経	N. fibularis profundus; N. peroneus profundus	Deep fibular nerve; Deep peroneal nerve
筋枝	Rr. musculares	Muscular branches
背側趾(指)神経	Nn. digitales dorsales	Dorsal digital nerves of foot
脛骨神経	N. tibialis	Tibial nerve
筋枝	Rr. musculares	Muscular branches
下腿骨間神経	N. interosseus cruris	Interosseous nerve of leg; Crural interosseous nerve
内側腓腹皮神経	N. cutaneus surae medialis	Medial sural cutaneous nerve
腓腹神経	N. suralis	Sural nerve
外側足背皮神経	N. cutaneus dorsalis lateralis	Lateral dorsal cutaneous nerve
外側踵骨枝	Rr. calcanei laterales	Lateral calcaneal branches
内側踵骨枝	Rr. calcanei mediales	Medial calcaneal branches
内側足底神経	N. plantaris medialis	Medial plantar nerve

総底側趾(指)神経	Nn. digitales plantares communes	Common plantar digital nerves
固有底側趾(指)神経	Nn. digitales plantares proprii	Proper plantar digital nerves
外側足底神経	N. plantaris lateralis	Lateral plantar nerve
浅枝	R. superficialis	Superficial branch
総底側趾(指)神経	Nn. digitales plantares communes	Common plantar digital nerves
固有底側趾(指)神経	Nn. digitales plantares proprii	Proper plantar digital nerves
深枝	R. profundus	Deep branch
自律神経系	**Divisio autonomica; Pars autonomica systematis nervosi peripherici**	**Autonomic division; Autonomic part of peripheral nervous system**
交感神経	**Pars sympathica**	**Sympathetic part**
交感神経幹	Turncus sympathicus	Sympathetic trunk
幹神経節；交感神経幹神経節	Ganglion trunci sympathici	Ganglion of sympathetic trunk
節間枝	Rr. interganglionares	Interganglionic branches
交通枝	Rr. communicantes	Rami communicantes
灰白交通枝	R. communicans griseus	Grey ramus communicans
白交通枝	R. communicans albus	White ramus communicans
中間神経節	Ganglia intermedia	Intermediate ganglia
上頸神経節	Ganglion cervicale superius	Superior cervical ganglion
頸静脈神経	N. jugularis	Jugular nerve
内頸動脈神経	N. caroticus internus	Internal carotid nerve
松果体神経	N. pinealis	Pineal nerve
外頸動脈神経	Nn. carotici externi	External carotid nerves
喉頭咽頭枝	Rr. laryngopharyngei	Laryngopharyngeal branches
上頸心臓神経	N. cardiacus cervicalis superior	Superior cervical cardiac nerve
中頸神経節	Ganglion cervicale medium	Middle cervical ganglion
椎骨動脈神経節	Ganglion vertebrale	Vertebral ganglion
中頸心臓神経	N. cardiacus cervicalis medius	Middle cervical cardiac nerve
†下頸神経節	Ganglion cervicale inferioris	Inferior cervical ganglion
頸胸神経節；星状神経節	Ganglion cervicothoracicum; Ganglion stellatum	Cervicothoracic ganglion; Stellate ganglion
鎖骨下ワナ	Ansa subclavia	Ansa subclavia
下頸心臓神経	N. cardiacus cervicalis inferior	Inferior cervical cardiac nerve
椎骨動脈神経	N. vertebralis	Vertebral nerve
胸神経節	Ganglia thoracica	Thoracic ganglia
胸心臓神経	Rr. cardiaci thoracici	Thoracic cardiac branches
胸肺枝	Rr. pulmonales thoracici	Thoracic pulmonary branches
食道枝	Rr. oesophageales	Oesophageal branches
大内臓神経	N. splanchnicus major	Greater splanchnic nerve

神経系　末梢神経系

内臓神経神経節	Ganglion thoracicum splanchnicum	Thoracic splanchnic ganglion
小内臓神経	N. splanchnicus minor	Lesser splanchnic nerve
腎枝	R. renalis	Renal branch
最下内臓神経	N. splanchnicus imus	Least splanchnic nerve; Lowest splanchnic nerve
腰神経節	Ganglia lumbalia	Lumbar ganglia
腰内臓神経	Nn. splanchnici lumbales	Lumbar splanchnic nerves
仙骨神経節	Ganglia sacralia	Sacral ganglia
仙骨内臓神経	Nn. splanchnici sacrales	Sacral splanchnic nerves
不対神経節	Ganglion impar	Ganglion impar
交感神経傍神経節	Paraganglia sympathica	Sympathetic paraganglia
副交感神経	**Pars parasympathica**	**Parasympathetic part**
頭部	**Pars cranialis**	**Cranial part**
毛様体神経節	Ganglion ciliare	Ciliary ganglion
副交感神経根；動眼神経根：毛様体神経節への動眼神経根	Radix parasympathica; Radix oculomotoria; R. n. oculomotorii ad ganglion ciliare	Parasympathetic root; Oculomotor root; Branch of oculomotor nerve to ciliary ganglion
交感神経根	Radix sympathica	Sympathetic root
感覚根；鼻毛様体神経根：鼻毛様体神経と毛様体神経節との交通枝	Radix sensoria; Radix nasociliaris; R. communicans n. nasociliaris cum ganglio ciliare	Sensory root; Nasociliary root; Communicating branch of nasociliary nerve with ciliary ganglion
短毛様体神経	Nn. ciliares breves	Short ciliary nerves
翼口蓋神経節	Ganglion pterygopalatinum	Pterygopalatine ganglion
翼突管神経；顔面神経根	N. canalis pterygoidei	Nerve of pterygoid canal
副交感神経根；大錐体神経	Radix parasympathica; Radix intermedia; N. petrosus major	Parasympathetic root; Greater petrosal nerve
交感神経根；深錐体神経	Radix sympathica; N. petrosus profundus	Sympathetic root; Deep petrosal nerve
翼口蓋神経節の感覚根；上顎神経の神経節枝	Radix sensoria ganglii pterygopalatini; Rr. ganglionares n. maxillaris	Sensory root; Ganglionic branches of maxillary nerve
顎下神経節	Ganglion submandibulare	Submandibular ganglion
副交感神経根；鼓索神経	Radix parasympathica; Chorda tympani	Parasympathetic root; Chorda tympani
交感神経根	Radix sympathica	Sympathetic root
感覚根：下顎神経の神経節枝	Radix sensoria; Rr. ganglionares n. mandibularis	Sensory root; Ganglionic branches of mandibular nerve
舌下神経節	Ganglion sublinguale	Sublingual ganglion
副交感神経根；鼓索神経	Radix parasympathica; Chorda tympani	Parasympathetic root; Chorda tympani
交感神経根	Radix sympathica	Sympathetic root

感覚根；下顎神経の神経節枝	Radix sensoria; Rr. ganglionares n. mandibularis	Sensory root; Ganglionic branches of mandibular nerve
耳神経節	Ganglion oticum	Otic ganglion
副交感神経根；小錐体神経	Radix parasympathica; N. petrosus minor	Parasympathetic root; Lesser petrosal nerve
交感神経根	Radix sympathica	Sympathetic root
感覚根；下顎神経の神経節枝	Radix sensoria; Rr. ganglionares n. mandibularis	Sensory root; Ganglionic branches of mandibular nerve
骨盤部	**Pars pelvica**	**Pelvic part**
骨盤神経節	Ganglia pelvica	Pelvic ganglia
副交感神経根；骨盤内臓神経	Radix parasympathica; Nn. splanchnici pelvici	Parasympathetic root; Pelvic splanchnic nerves
交感神経根	Radix sympathica	Sympathetic root
感覚根	Radix sensoria	Sensory root
内臓神経叢と内臓神経節；末梢自律神経叢と末梢自律神経節	**Plexus viscerales et ganglia visceralia**	**Peripheral autonomic plexuses and ganglia**
頭頸部	**Pars craniocervicalis**	**Craniocervical part**
総頸動脈神経叢	Plexus caroticus communis	Common carotid plexus
内頸動脈神経叢	Plexus caroticus internus	Internal carotid plexus
毛様体神経節の交感神経根	Radix sympathica ganglii ciliaris	Sympathetic root of ciliary ganglion
翼口蓋神経節の交感神経根；深錐体神経	Radix sympathica ganglii pterygopalatini; N. petrosus profundus	Sympathetic root of pterygopalatine ganglion; Deep petrosal nerve
顎下神経節の交感神経根	Radix sympathica ganglii submandibularis	Sympathetic root of submandibular ganglion
舌下神経節の交感神経根	Radix sympathica ganglii sublingualis	Sympathetic root of sublingual ganglion
耳神経節の交感神経根	Radix sympathica ganglii otici	Sympathetic root of otic ganglion
頸鼓神経	Nn. caroticotympanici	Caroticotympanic nerves
海綿静脈洞神経叢	Plexus cavernosus	Cavenous plexus
外頸動脈神経叢	Plexus caroticus externus	External carotid plexus
鎖骨下動脈神経叢	Plexus subclavius	Subclavian plexus
上腕自律神経叢	Plexus autonomicus brachialis	Brachial autonomic plexus
椎骨動脈神経叢	Plexus vertebralis	Vertebral plexus
胸部	**Pars thoracica**	**Thoracic part**
胸大動脈神経叢	Plexus aorticus thoracicus	Thoracic aortic plexus
心臓神経叢	Plexus cardiacus	Cardiac plexus
心臓神経節	Ganglia cardiaca	Cardiac ganglia
食道神経叢	Plexus oesophageus	Oesophageal plexus
肺神経叢	Plexus pulmonalis	Pulmonary plexus

神経系　末梢神経系

肺枝	Rr. pulmonales	Pulmonary branches
腹部	**Pars abdominalis**	**Abdominal part**
腹大動脈神経叢	Plexus aorticus abdominalis	Abdominal aortic plexus
横隔神経節	Ganglia phrenica	Phrenic ganglia
腹腔神経叢	Plexus coeliacus	Coeliac plexus
肝神経叢	Plexus hepaticus	Hepatic plexus
脾神経叢	Plexus splenicus; Plexus lienalis	Splenic plexus
胃神経叢	Plexus gastrici	Gastric plexuses
膵神経叢	Plexus pancreaticus	Pancreatic plexus
副腎神経叢	Plexus suprarenalis	Suprarenal plexus
腹腔神経節	Ganglia coeliaca	Coeliac ganglia
大動脈腎動脈神経節	Ganglia aorticorenalia	Aorticorenal ganglia
上腸間膜動脈神経叢	Plexus mesentericus superior	Superior mesenteric plexus
上腸間膜動脈神経節	Ganglion mesentericum superius	Superior mesenteric ganglion
腸間膜動脈間神経叢	Plexus intermesentericus	Intermesenteric plexus
腎神経叢	Plexus renalis	Renal plexus
腎神経節	Ganglia renalia	Renal ganglia
尿管神経叢	Plexus uretericus	Ureteric plexus
卵巣動脈神経叢	Plexus ovaricus	Ovarian plexus
精巣動脈神経叢	Plexus testicularis	Testicular plexus
下腸間膜動脈神経叢	Plexus mesentericus inferior	Inferior mesenteric plexus
下腸間膜動脈神経節	Ganglion mesentericum inferius	Inferior mesenteric ganglion
上直腸動脈神経叢	Plexus rectalis superior	Superior rectal plexus
腸管神経叢	Plexus entericus	Enteric plexus
漿膜下神経叢	Plexus subserosus	Subserous plexus
筋層間神経叢	Plexus myentericus	Myenteric plexus
粘膜下神経叢	Plexus submucosus	Submucous plexus
腸骨動脈神経叢	Plexus iliacus	Iliac plexus
大腿動脈神経叢	Plexus femoralis	Femoral plexus
骨盤部	**Pars pelvica**	**Pelvic part**
上下腹神経叢；仙骨前神経 (注61)	Plexus hypogastricus superior; N. presacralis	Superior hypogastric plexus; Presacral nerve
下腹神経 (注61)	N. hypogastricus	Hypogastric nerve
下下腹神経叢；骨盤神経叢 (注61)	Plexus hypogastricus inferior; Plexus pelvicus	Inferior hypogastric plexus; Pelvic plexus
中直腸動脈神経叢	Plexus rectalis medius	Middle rectal plexus
下直腸動脈神経叢	Plexus rectalis inferior	Inferior rectal plexus
上肛門神経	Nn. anales superiores	Superior anal nerves
子宮腟神経叢	Plexus uterovaginalis	Uterovaginal plexus
腟神経	Nn. vaginales	Vaginal nerves
前立腺神経叢	Plexus prostaticus	Prostatic plexus

精管神経叢	Plexus deferentialis	Deferential plexus; Plexus of ductus deferens
膀胱神経叢	Plexus vesicalis	Vesical plexus
陰核海綿体神経	Nn. cavernosi clitoridis	Cavernous nerves of clitoris
陰茎海綿体神経	Nn. cavernosi penis	Cavernous nerves of penis

神経系の注

中枢神経系の注

注1 腰膨大(Intumescentia lumbalis, Lumbar enlargement)と呼ばれることが多いので日本語に併記した．
注2 交感神経の起始核である中間外側核が側角を形成するのに対して，脊髄副交感神経の起始核である仙髄副交感神経核は側角を形成しない．交感神経起始核を上中間外側核と呼び，仙髄副交感神経核を下中間外側核と呼ぶこともある．
注3 Clarke 核．
注4 Lissauer 路．
注5 小脳脚は，索状体と同義で使用されることが多い．索状体と傍索状体をまとめて下小脳脚として扱うこともある．
注6 灰白結節(Tuberculum cinereum)と呼ぶことが多いので日本語に併記した．
注7 尾側亜核(Subnucleus caudalis, Caudal subnucleus)と呼ぶことが多い．
注8 (TA)では亜核 Subnucleus とされているが，混乱を避けるために層および部を用いて表記した．
注9 中間亜核(Subnucleus interpolaris, Interpolar subnucleus)と呼ぶことが多い．
注10 中小脳脚は，橋腕 Brachium pontis と同義．
注11 上小脳脚は，結合腕 Brachium conjunctivum と同義．
注12 Bechterew 核．
注13 Rasmussen 束．
注14 [狭義の]大脳脚に相当すると考えられる．
注15 後終止核(Nucleus terminalis posterior, Posterior terminal nucleus)，背側終止核(Nucleus terminalis dorsalis, Dorsal terminal nucleus)とも呼ばれる．
注16 外側終止核(Nucleus terminalis lateralis, Lateral terminal nucleus)とも呼ばれる．
注17 内側終止核(Nucleus terminalis medialis, Medial terminal nucleus)とも呼ばれる．
注18 ドーパミン性．A10 グループに属する．
注19 Meynert 束．
注20 AD と略記する．腹側前核にあわせて背側前核と表記したが，前背側核とも呼ばれる．
注21 AM と略記する．腹側前核にあわせて内側前核と表記したが，前内側核とも呼ばれる．
注22 AV と略記する．前腹側核(Nucleus ventralis anterior, Anterior ventral nucleus)との重複を避けて，腹側前核と表記した．
注23 LD と略記する．ラテン語では Nucleus lateralis dorsalis と表記することがある．
注24 LP と略記する．
注25 IL と略記する．
注26 CL と略記する．
注27 CM と略記する．略号では正中心核と混同しないように注意が必要．
注28 CeM と略記する．CM と略記することもあるが，内側中心核と混同しやすくなるので注意が必要．
注29 PC と略記する．
注30 Pf と略記する．
注31 MD ないし DM と略記する．
注32 内側腹側核は，結合核 Nucleus reuniens と同義．
注33 VPL と略記する．
注34 VPM と略記する．
注35 VPMpc と略記する．
注36 VM と略記する．
注37 Nucleus basalis (nuclei) ventralis medialis の意．
注38 Nuclei principalis (nuclei) ventralis medialis の意．
注39 正中下核(Nucleus submedius, Submedian nucleus)と思われるが(TA)にしたがった．

注 40	VPI と略記する.
注 41	VL と略記する.
注 42	VA と略記する.
注 43	Vim と略記する.
注 44	VPL と略記する.
注 45	後外側腹側核小細胞部 VPLpc のことだと考えられる.
注 46	LGd と略記する.
注 47	LGv と略記する.
注 48	MG と略記する.
注 49	Vicq d'Azyr 束.
注 50	Gennari 線条, Vicq d'Azyr 線条.
注 51	網状分子層 Stratum lacunosum moleculare とも呼ばれる.
注 52	Broca 対角帯.
注 53	Calleja の島.
注 54	大脳基底核は Basal ganglia と呼ばれることが多い.
注 55	線条体は通常，尾状核と被殻を意味するが，側坐核と嗅結節を含むこともある．また，側坐核と嗅結節をまとめて腹側線条体と呼び，尾状核と被殻を背側線条体ないし新線状体と呼んで区別を明らかにすることもある.

末梢神経系の注

注 56	錐体神経節；岩様神経節 Ganglion petrosum とも呼ばれる.
注 57	頸静脈神経節 Ganglion jugulare とも呼ばれる.
注 58	節状神経節 Ganglion nodosum とも呼ばれる.
注 59	副神経幹の内枝は迷走神経に加わり，外枝は僧帽筋と胸鎖乳突筋に向かう.
注 60	(BNA) と (JNA) では舌下神経ワナ Ansa hypoglossi と呼ばれたが，(PNA) から頸神経ワナ Ansa cervicalis となった．ワナの要素は第 1〜第 3 頸神経に由来する.
注 61	上下腹神経叢は，下腹神経叢の上部にあたり，単一の構造として正中部に見られる．下下腹神経叢は下腹神経叢の下部にあたり，左右に分かれた一対の構造をなす．下腹神経は，両者を結ぶ索状ないし網状の神経線維からなる.

感覚器
Organa sensuum
Sense organs

視覚器	**Organum visus**	**Visual organ**
眼および関連する構造	Oculus et structurae pertinentes	Eye and related structures

視神経	**Nervus opticus**	**Optic nerve**
眼球内部	Pars intraocularis	Intra-ocular part
篩板前部	Pars prelaminaris	Prelaminar part
篩板内部	Pars intralaminaris	Intralaminar part
篩板後部	Pars postlaminaris	Postlaminar part
眼窩部	Pars orbitalis	Orbital part
管内部；視神経管部	Pars canalis	Part in canal
頭蓋内部	Pars intracranialis	Intracranial part
視神経外鞘	Vagina externa	Outer sheath
視神経内鞘	Vagina interna	Inner sheath
鞘間隙	Spatium intervaginale subarachnoidale; Spatium leptomeningeum	Subarachnoid space; Leptomeningeal space

眼球	**Bulbus oculi**	**Eyeball**
前極	Polus anterior	Anterior pole
後極	Polus posterior	Posterior pole
赤道	Equator	Equator
経線	Meridiani	Meridians
外眼球軸	Axis bulbi externus	External axis of eyeball
内眼球軸	Axis bulbi internus	Internal axis of eyeball
視軸	Axis opticus	Optic axis
眼球前区	Segmentum anterius	Anterior segment
眼球後区	Segmentum posterius	Posterior segment
眼胞	Vesicula optica	Optic vesicle
眼杯	Cupula optica	Optic cup
眼球線維膜；眼球外膜	**Tunica fibrosa bulbi**	**Fibrous layer of eyeball**
強膜	Sclera	Sclera
強膜溝	Sulcus sclerae	Sulcus sclerae
小柱網；櫛状靱帯	Reticulum trabeculare; Lig. pectinatum anguli iridocornealis	Trabecular tissue; Pectinate ligament
角膜強膜部	Pars corneoscleralis	Corneoscleral part
虹彩部；ブドウ膜部	Pars uvealis	Uveal part
強膜輪；強膜距	Anulus sclerae; Calcar sclerae	Scleral spur
強膜静脈洞 [注1]	Sinus venosus sclerae	Scleral venous sinus
強膜上板	Lamina episcleralis	Episcleral layer
強膜固有質	Substantia propria sclerae	Substantia propria

強膜褐色板	Lamina fusca sclerae	Suprachoroid lamina
強膜篩板	Lamina cribrosa sclerae	Lamina cribrosa of sclera
角膜	Cornea	Cornea
結膜輪	Anulus conjunctivae	Conjunctival ring
角膜縁	Limbus corneae	Corneoscleral junction; Corneal limbus
角膜頂	Vertex corneae	Corneal vertex
前面	Facies anterior	Anterior surface
後面	Facies posterior	Posterior surface
角膜上皮；前角膜上皮	Epithelium anterius	Corneal epithelium
前境界板 (注2)	Lamina limitans anterior	Anterior limiting lamina
角膜固有質	Substantia propria	Substantia propria
後境界板 (注3)	Lamina limitans posterior	Posterior limiting lamina
角膜内皮；後角膜上皮	Epithelium posterius	Endothelium of anterior chamber

眼球血管膜；ブドウ膜；眼球中膜	**Tunica vasculosa bulbi**	**Vascular layer of eyeball**
脈絡膜	Choroidea	Choroid
脈絡上板	Lamina suprachoroidea	Suprachoroid lamina
脈絡外隙	Spatium perichoroideum	Perichoroidal space
血管板	Lamina vasculosa	Vascular lamina
脈絡毛細管板	Lamina choroidocapillaris	Capillary lamina
基底膜	Lamina basalis	Basal lamina
脈絡膜血管	Vasa sanguinea choroideae	Choroid blood vessels
毛様体	Corpus ciliare	Ciliary body
毛様体冠	Corona ciliaris	Corona ciliaris
毛様体突起	Processus ciliares	Ciliary processes
毛様体ヒダ	Plicae ciliares	Ciliary plicae
毛様体輪	Orbiculus ciliaris	Orbiculus ciliaris; Ciliary ring
毛様体筋 (注4)	M. ciliaris	Ciliary muscle
経線状線維	Fibrae meridionales	Meridional fibres
縦走線維	Fibrae longitudinales	Longitudinal fibres
放線状線維	Fibrae radiales	Radial fibres
輪状線維	Fibrae circulares	Circular fibres
基底板	Lamina basalis	Basal lamina
虹彩	Iris	Iris
瞳孔縁	Margo pupillaris	Pupillary margin
毛様体縁	Margo ciliaris	Ciliary margin
前面	Facies anterior	Anterior surface
後面	Facies posterior	Posterior surface
大虹彩輪	Anulus iridis major	Outer border of iris
小虹彩輪	Anulus iridis minor	Inner border of iris
虹彩ヒダ	Plicae iridis	Folds of iris
瞳孔	Pupilla	Pupil
虹彩支質	Stroma iridis	Stroma of iris

瞳孔括約筋	M. sphincter pupillae	Sphincter pupillae
瞳孔散大筋	M. dilatator pupillae	Dilator pupillae
[虹彩]色素上皮	Epithelium pigmentosum	Pigmented epithelium
虹彩角膜角櫛状靱帯	Lig. pectinatum anguli iridocornealis	Pectinate ligament of iridocorneal angle
虹彩角膜角隙	Spatia anguli iridocornealis	Spaces of iridocorneal angle
大虹彩動脈輪	Circulus arteriosus iridis major	Major circulus arteriosus of iris
小虹彩動脈輪	Circulus arteriosus iridis minor	Minor circulus arteriosus of iris
†瞳孔膜	Membrana pupillaris	Pupillary membrane
眼球内膜	**Tunica interna bulbi**	**Inner layer of eyeball**
網膜	Retina	Retina
網膜盲部	Pars caeca retinae	Nonvisual retina
網膜虹彩部	Pars iridica retinae	Iridial part of retina
網膜毛様体部	Pars ciliaris retinae	Ciliary part of retina
鋸状縁	Ora serrata	Ora serrata
網膜視部	Pars optica retinae	Optic part of retina
視神経円板；視神経乳頭	Discus nervi optici	Optic disc
円板陥凹；乳頭陥凹	Excavatio disci	Depression of optic disc; Physiological cup
黄斑	Macula lutea	Macula
中心窩	Fovea centralis	Fovea centralis
中心小窩	Foveola	Foveola
色素[上皮]層	Stratum pigmentosum	Pigmented layer
虹彩色素上皮層	Stratum pigmentosum iridis	Pigmented layer of iris
毛様体色素上皮層	Stratum pigmentosum corporis ciliaris	Pigemented layer of ciliary body
網膜色素上皮層	Stratum pigmentosum retinae	Pigmented layer of retina
神経層	Stratum nervosum	Neural layer
視細胞層	Stratum segmentorum externorum et internorum	Layer of inner and outer segments
外境界層；外境界膜	Stratum limitans externum	Outer limiting layer
外顆粒層	Stratum nucleare externum	Outer nuclear layer
外網状層	Stratum plexiforme externum	Outer plexiform layer
双極細胞層；内顆粒層	Stratum nucleare internum	Inner nuclear layer
内網状層	Stratum plexiforme internum	Inner plexiform layer
視神経細胞層；神経節細胞層	Stratum ganglionicum	Ganglionic layer
神経線維層	Stratum neurofibrarum	Layer of nerve fibres
内境界層；内境界膜	Stratum limitans internum	Inner limiting layer
網膜血管	Vasa sanguinea retinae	Retinal blood vessels
網膜中心動脈	A. centralis retinae	Central retinal artery

視神経血管輪	Circulus vasculosus nervi optici	Vascular circle of optic nerve
上外側動脈	Arteriola temporalis retinae superior	Superior temporal retinal arteriole
下外側動脈	Arteriola temporalis retinae inferior	Inferior temporal retinal arteriole
上内側動脈	Arteriola nasalis retinae superior	Superior nasal retinal arteriole
下内側動脈	Arteriola nasalis retinae inferior	Inferior nasal retinal arteriole
上黄斑動脈	Arteriola macularis superior	Superior macular arteriole
下黄斑動脈	Arteriola macularis inferior	Inferior macular arteriole
網膜内側動脈	Arteriola medialis retinae	Medial retinal arteriole
中黄斑動脈	Arteriola macularis media	Middle macular arteriole
網膜中心静脈	V. centralis retinae	Central retinal vein
上外側静脈	Venula temporalis retinae superior	Superior temporal retinal venule
下外側静脈	Venula temporalis retinae inferior	Inferior temporal retinal venule
上内側静脈	Venula nasalis retinae superior	Superior nasal retinal venule
下内側静脈	Venula nasalis retinae inferior	Inferior nasal retinal venule
上黄斑静脈	Venula macularis superior	Superior macular venule
下黄斑静脈	Venula macularis inferior	Inferior macular venule
網膜内側静脈	Venula medialis retinae	Medial retinal venule
中黄斑静脈	Venula macularis media	Middle macular venule
眼房	**Camerae bulbi**	**Chambers of eyeball**
眼房水	Humor aquosus	Aqueous humor
前眼房	Camera anterior	Anterior chamber
虹彩角膜角	Angulus iridocornealis	Iridocorneal angle
後眼房	Camera posterior	Posterior chamber
硝子体眼房	Camera postrema; Camera vitrea	Postremal chamber; Vitreous chamber
小帯後隙	Spatium retrozonulare	Retrozonular space
硝子体	Corpus vitreum	Vitreous body
†硝子体動脈	A. hyaloidea	Hyaloid artery
硝子体管	Canalis hyaloideus	Hyaloid canal
硝子体窩	Fossa hyaloidea	Hyaloid fossa
硝子体膜	Membrana vitrea	Vitreous membrane
硝子体支質	Stroma vitreum	Vitreous stroma
硝子体液	Humor vitreus	Vitreous humor
水晶体	**Lens**	**Lens**
水晶体質	Substantia lentis	Lens substance
水晶体皮質	Cortex lentis	Cortex of lens
水晶体核	Nucleus lentis	Nucleus of lens
水晶体線維	Fibrae lentis	Lens fibres

感覚器

241

水晶体上皮	Epithelium lentis	Lens epithelium
水晶体包；水晶体被膜	Capsula lentis	Capsule of lens
前極	Polus anterior	Anterior pole
後極	Polus posterior	Posterior pole
前面	Facies anterior	Anterior surface
後面	Facies posterior	Posterior surface
水晶体軸	Axis	Axis
水晶体赤道	Equator	Equator
水晶体放線	Radii	Radii
毛様体小帯	Zonula ciliaris	Ciliary zonule
小帯線維	Fibrae zonulares	Zonular fibres
小帯隙	Spatia zonularia	Zonular spaces

副眼器 — **Structurae oculi accessoriae** — **Accessory visual structures**

外眼筋；眼筋 — **Mm. externi bulbi oculi** — **Extra-ocular muscles; Extrinsic muscles of eyeball**

眼窩筋	M. orbitalis	Orbitalis; Orbital muscle
上直筋	M. rectus superior	Superior rectus
下直筋	M. rectus inferior	Inferior rectus
内側直筋	M. rectus medialis	Medial rectus
外側直筋	M. rectus lateralis	Lateral rectus
外側直筋制動靭帯	Lacertus musculi recti lateralis	Check ligament of lateral rectus muscle
総腱輪	Anulus tendineus communis	Common tendinous ring; Common anular tendon
上斜筋	M. obliquus superior	Superior oblique
滑車	Trochlea	Trochlea
上斜筋腱鞘	Vagina tendinis musculi obliqui superioris	Tendinous sheath of superior oblique
下斜筋	M. obliquus inferior	Inferior oblique
上眼瞼挙筋	M. levator palpebrae superioris	Levator palpebrae superioris
浅板	Lamina superficialis	Superficial layer
深板	Lamina profunda	Deep layer

眼窩筋膜 — **Fasciae orbitales** — **Orbital fasciae**

眼窩骨膜	Periorbita	Periorbita
眼窩隔膜	Septum orbitale	Orbital septum
眼筋筋膜	Fasciae musculares	Muscular fascia
眼球鞘	Vagina bulbi	Fascial sheath of eyeball
眼球提靭帯	Lig. suspensorium bulbi	Suspensory ligament of eyeball
強膜外隙	Spatium episclerale	Episcleral space
眼窩脂肪体	Corpus adiposum orbitae	Retrobulbar fat; Orbital fat body

眉 — **Supercilium** — **Eyebrow**

眼瞼；まぶた — **Palpebrae** — **Eyelids**

| 上眼瞼 | Palpebra superior | Superior eyelid; Upper eyelid |

下眼瞼	Palpebra inferior	Inferior eyelid; Lower eyelid
眼瞼前面	Facies anterior palpebrae	Anterior surface of eyelid
瞼鼻ヒダ	Plica palpebronasalis	Palpebronasal fold; Medial canthic fold
眼瞼後面	Facies posterior palpebrae	Posterior surface of eyelid
眼瞼裂	Rima palpebrarum	Palpebral fissure
外側眼瞼交連	Commissura lateralis palpebrarum	Lateral palpebral commissure
内側眼瞼交連	Commissura medialis palpebrarum	Medial palpebral commissure
外眼角；めじり	Angulus oculi lateralis	Lateral angle of eye
内眼角；めがしら	Angulus oculi medialis	Medial angle of eye
前眼瞼縁	Limbus anterior palpebrae	Anterior palpebral margin
後眼瞼縁	Limbus posterior palpebrae	Posterior palpebral margin
睫毛；まつげ	Cilia	Eyelash
上瞼板	Tarsus superior	Superior tarsus
下瞼板	Tarsus inferior	Inferior tarsus
内側眼瞼靱帯	Lig. palpebrale mediale	Medial palpebral ligament
外側眼瞼縫線	Raphe palpebralis lateralis	Lateral palpebral raphe
外側眼瞼靱帯	Lig. palpebrale laterale	Lateral palpebral ligament
瞼板腺	Glandulae tarsales	Tarsal glands
睫毛腺	Glandulae ciliares	Ciliary glands
脂腺	Glandulae sebaceae	Sebaceous glands
上瞼板筋	M. tarsalis superior	Superior tarsal muscle
下瞼板筋	M. tarsalis inferior	Inferior tarsal muscle
結膜	**Tunica conjunctiva**	**Conjunctiva**
結膜半月ヒダ	Plica semilunaris	Plica semilunaris
涙丘	Caruncula lacrimalis	Lacrimal caruncle
眼球結膜	Tunica conjunctiva bulbi	Bulbar conjunctiva
眼瞼結膜	Tunica conjunctiva palpebrarum	Palpebral conjunctiva
上結膜円蓋	Fornix conjunctivae superior	Superior conjunctival fornix
下結膜円蓋	Fornix conjunctivae inferior	Inferior conjunctival fornix
結膜嚢	Saccus conjunctivalis	Conjunctival sac
結膜腺	Glandulae conjunctivales	Conjunctival glands
涙器	**Apparatus lacrimalis**	**Lacrimal apparatus**
涙腺	Glandula lacrimalis	Lacrimal gland
眼窩部	Pars orbitalis	Orbital part
眼瞼部	Pars palpebralis	Palpebral part
排出管	Ductuli excretorii	Excretory ducts
†副涙腺	Glandulae lacrimales accessoriae	Accessory lacrimal glands
涙河	Rivus lacrimalis	Lacrimal pathway
涙湖	Lacus lacrimalis	Lacus lacrimalis; Lacrimal lake
涙乳頭	Papilla lacrimalis	Lacrimal papilla

涙点	Punctum lacrimale	Lacrimal punctum
涙小管	Canaliculus lacrimalis	Lacrimal canaliculus
涙小管膨大	Ampulla canaliculi lacrimalis	Ampulla of lacrimal canaliculus
涙囊	Saccus lacrimalis	Lacrimal sac
涙囊円蓋	Fornix sacci lacrimalis	Fornix of lacrimal sac
鼻涙管	Ductus nasolacrimalis	Nasolacrimal duct
鼻涙管ヒダ	Plica lacrimalis	Lacrimal fold

平衡聴覚器　Organum vestibulocochleare　Vestibulocochlear organ

耳	Auris	Ear
内耳	**Auris interna**	**Internal ear**
内リンパ隙	Spatium endolymphaticum	Endolymphatic space
内リンパ	Endolympha	Endolymph
外リンパ隙	Spatium perilymphaticum	Perilymphatic space
外リンパ	Perilympha	Perilymph
膜迷路	**Labyrinthus membranaceus**	**Membranous labyrinth**
前庭迷路	**Labyrinthus vestibularis**	**Vestibular labyrinth**
半規管	Ductus semicirculares	Semicircular ducts
前半規管	Ductus semicircularis anterior	Anterior semicircular duct
後半規管	Ductus semicircularis posterior	Posterior semicircular duct
外側半規管	Ductus semicircularis lateralis	Lateral semicircular duct
半規管固有膜	Membrana propria ductus semicircularis	Proper membrane of semicircular duct
半規管基底膜	Membrana basalis ductus semicircularis	Basal membrane of semicircular duct
半規管上皮	Epithelium ductus semicircularis	Epithelium of semicircular duct
[膜]膨大部	Ampullae membranaceae	Membranous ampullae
前[膜]膨大部	Ampulla membranacea anterior	Anterior membranous ampulla
後[膜]膨大部	Ampulla membranacea posterior	Posterior membranous ampulla
外側[膜]膨大部	Ampulla membranacea lateralis	Lateral membranous ampulla
膨大部溝	Sulcus ampullaris	Ampullary groove
膨大部稜	Crista ampullaris	Ampullary crest
感覚上皮	Neuroepithelium	Neuroepithelium
[膨大部]頂	Cupula ampullaris	Ampullary cupula
半規管脚	Crura membranacea	Membranous limbs of semicircular ducts
単脚	Crus membranaceum simplex	Simple membranous limb
膨大部脚	Crura membranacea ampullaria	Ampullary membranous limbs
総脚	Crus membranaceum commune	Common membranous limb
内リンパ管 (注5)	Ductus endolymphaticus	Endolymphatic duct
前庭水管 (注6)	Aqueductus vestibuli	Vestibular aqueduct

内リンパ嚢	Saccus endolymphaticus	Endolymphatic sac
連嚢管	Ductus utriculosaccularis	Utriculosaccular duct
卵形嚢管	Ductus utricularis	Utricular duct
球形嚢管	Ductus saccularis	Saccular duct
卵形嚢	Utriculus	Utricle
球形嚢	Sacculus	Saccule
平衡斑	Maculae	Maculae
卵形嚢斑	Macula utriculi	Macula of utricle
球形嚢斑	Macula sacculi	Macula of saccule
平衡砂膜	Membrana statoconiorum	Otolithic membrane
平衡砂	Statoconium	Otolith
平衡斑条	Striola	Striola
感覚上皮	Neuroepithelium	Neuroepithelium
結合管	Ductus reuniens	Ductus reuniens
蝸牛迷路	**Labyrinthus cochlearis**	**Cochlear labyrinth**
前庭階	Scala vestibuli	Scala vestibuli
鼓室階	Scala tympani	Scala tympani
蝸牛管	Ductus cochlearis	Cochlear duct
頂盲端	Caecum cupulare	Cupular caecum
前庭盲端	Caecum vestibulare	Vestibular caecum
鼓室階壁；ラセン膜	Paries tympanicus; Membrana spiralis	Tympanic surface; Spiral membrane
基底稜	Crista basilaris; Crista spiralis	Spiral crest; Basal crest
ラセン血管	Vas spirale	Vas spirale
基底板	Lamina basilaris	Basal lamina
ラセン器 (注7)	Organum spirale	Spiral organ
神経孔	Foramina nervosa	Foramina nervosa
ラセン板縁	Limbus spiralis	Spiral limbus
前庭唇	Labium limbi vestibulare	Vestibular lip
鼓室唇	Labium limbi tympanicum	Tympanic lip
聴歯	Dentes acustici	Acoustic teeth
蓋膜	Membrana tectoria	Tectorial membrane
内ラセン溝	Sulcus spiralis internus	Inner spiral sulcus
外ラセン溝	Sulcus spiralis externus	Outer spiral sulcus
網状膜	Membrana reticularis	Reticular membrane
前庭階壁；前庭膜 (注8)	Paries vestibularis; Membrana vestibularis	Vestibular surface; Vestibular membrane
外壁	Paries externus	External surface
ラセン靱帯	Lig. spirale	Spiral ligament
ラセン隆起	Prominentia spiralis	Spiral prominence
隆起血管	Vas prominens	Vas prominens
血管条	Stria vascularis	Stria vascularis
ラセン神経節	Ganglion spirale cochleae	Spiral ganglion
外リンパ管 (注9)	Ductus perilymphaticus	Perilymphatic duct
蝸牛水管 (注6)	Aqueductus cochleae	Cochlear aqueduct

感覚器

内耳血管	Vasa sanguinea auris internae	Vessels of internal ear
迷路動脈	A. labyrinthi	Labyrinthine arteries
前前庭動脈；前庭動脈	A. vestibularis anterior; A. vestibuli	Anterior vestibular artery
総蝸牛動脈	A. cochlearis communis	Common cochlear artery
前庭蝸牛動脈	A. vestibulocochlearis	Vestibulocochlear artery
後前庭枝	R. vestibularis posterior	Posterior vestibular branch
蝸牛枝	R. cochlearis	Cochlear branch
固有蝸牛動脈	A. cochlearis propria	Proper cochlear artery
蝸牛軸ラセン動脈	A. spiralis modioli	Spiral modiolar artery
迷路静脈	Vv. labyrinthi	Labyrinthine veins
前庭水管静脈	V. aqueductus vestibuli	Vein of vestibular aqueduct
半規管静脈	Vv. ductuum semicircularium	Veins of semicircular ducts
蝸牛水管静脈	V. aqueductus cochleae	Vein of cochlear aqueduct
総蝸牛軸静脈	V. modioli communis	Common modiolar vein
前庭階静脈	V. scalae vestibuli	Vein of scala vestibuli
鼓室階静脈	V. scalae tympani	Vein of scala tympani
前庭蝸牛静脈	V. vestibulocochlearis	Vestibulocochlear vein
前前庭静脈	V. vestibularis anterior	Anterior vestibular vein
後前庭静脈	V. vestibularis posterior	Posterior vestibular vein
蝸牛窓静脈	V. fenestrae cochleae	Vein of cochlear window
骨迷路	**Labyrinthus osseus**	**Bony labyrinth**
前庭	**Vestibulum**	**Vestibule**
球形嚢陥凹	Recessus sphericus; Recessus saccularis	Spherical recess; Saccular recess
卵形嚢陥凹	Recessus ellipticus; Recessus utricularis	Elliptical recess; Utricular recess
前庭稜	Crista vestibuli	Vestibular crest
前庭錐体	Pyramis vestibuli	Pyramid of vestibule
蝸牛陥凹	Recessus cochlearis	Cochlear recess
篩状斑	Maculae cribrosae	Maculae cribrosae
上篩状斑	Macula cribrosa superior	Macula cribrosa superior
中篩状斑	Macula cribrosa media	Macula cribrosa media
下篩状斑	Macula cribrosa inferior	Macula cribrosa inferior
骨半規管	Canales semicirculares	Semicircular canals
前骨半規管	Canalis semicircularis anterior	Anterior semicircular canal
後骨半規管	Canalis semicircularis posterior	Posterior semicircular canal
外側骨半規管	Canalis semicircularis lateralis	Lateral semicircular canal
骨膨大部	Ampullae osseae	Bony ampullae
前骨膨大部	Ampulla ossea anterior	Anterior bony ampulla
後骨膨大部	Ampulla ossea posterior	Posterior bony ampulla
外側骨膨大部	Ampulla ossea lateralis	Lateral bony ampulla
骨半規管脚	Crura ossea	Bony limbs
骨総脚	Crus osseum commune	Common bony limb

骨単脚	Crus osseum simplex	Simple bony limb
骨膨大部脚	Crura ossea ampullaria	Ampullary bony limbs
前庭小管 (注6)	Canaliculus vestibuli	Vestibular canaliculus
前庭小管内口	Apertura interna canaliculi vestibuli	Internal opening of vestibular canaliculus
前庭小管外口	Apertura externa canaliculi vestibuli	External opening of vestibular canaliculus
蝸牛	**Cochlea**	**Cochlea**
蝸牛頂	Cupula cochleae	Cochlear cupula
蝸牛底	Basis cochleae	Base of cochlea
蝸牛ラセン管	Canalis spiralis cochleae	Spiral canal of cochlea
蝸牛軸	Modiolus cochleae	Modiolus
蝸牛軸底	Basis modioli	Base of modiolus
蝸牛軸板	Lamina modioli	Lamina of modiolus
蝸牛軸ラセン管	Canalis spiralis modioli	Spiral canal of modiolus
蝸牛軸縦管	Canales longitudinales modioli	Longitudinal canals of modiolus
骨ラセン板	Lamina spiralis ossea	Osseous spiral lamina
前庭板	Lamella vestibularis	Vestibular lamella
鼓室板	Lamella tympanica	Tympanic lamella
ラセン板鈎	Hamulus laminae spiralis	Hamulus of spiral lamina
第二ラセン板	Lamina spiralis secundaria	Secondary spiral lamina
蝸牛孔	Helicotrema	Helicotrema
蝸牛小管 (注6)	Canaliculus cochleae	Cochlear canaliculus
蝸牛小管内口	Apertura interna canaliculi cochleae	Internal opening of cochlear canaliculus
蝸牛小管外口	Apertura externa canaliculi cochleae	External opening of cochlear canaliculus
内耳道	**Meatus acusticus internus**	**Internal acoustic meatus**
内耳孔	Porus acusticus internus	Internal acoustic opening
内耳道底	Fundus meatus acustici interni	Fundus of internal acoustic meatus
横稜	Crista transversa	Transverse crest
顔面神経野	Area nervi facialis	Facial area
蝸牛野	Area cochlearis; Area cochleae	Cochlear area
ラセン孔列	Tractus spiralis foraminosus	Tractus spiralis foraminosus
上前庭野	Area vestibularis superior	Superior vestibular area
下前庭野	Area vestibularis inferior	Inferior vestibular area
単孔	Foramen singulare	Foramen singulare
中耳	**Auris media**	**Middle ear**
鼓室	**Cavitas tympani**	**Tympanic cavity**
室蓋壁	Paries tegmentalis	Tegmental wall; Tegmental roof
鼓室上陥凹	Recessus epitympanicus	Epitympanic recess
頂部	Pars cupularis	Cupular part

感覚器

頸静脈壁	Paries jugularis	Jugular wall; Floor
茎突隆起	Prominentia styloidea	Styloid prominence
迷路壁	Paries labyrinthicus	Labyrinthine wall; Medial wall
前庭窓	Fenestra vestibuli	Oval window
前庭窓小窩	Fossula fenestrae vestibuli	Fossa of oval window
岬角	Promontorium	Promontory
岬角溝	Sulcus promontorii	Groove of promontory
岬角支脚	Subiculum promontorii	Subiculum of promontory
鼓室洞	Sinus tympani	Sinus tympani
蝸牛窓	Fenestra cochleae	Round window
蝸牛窓稜	Crista fenestrae cochleae	Crest of round window
第二鼓膜	Membrana tympanica secundaria	Secondary tympanic membrane
蝸牛窓小窩	Fossula fenestrae cochleae	Fossa of round window
サジ状突起	Processus cochleariformis	Processus cochleariformis
乳突壁；後壁	Paries mastoideus	Mastoid wall; Posterior wall
乳突洞口	Aditus ad antrum mastoideum	Aditus to mastoid antrum
外側半規管隆起	Prominentia canalis semicircularis lateralis	Prominence of lateral semicircular canal
顔面神経管隆起	Prominentia canalis facialis	Prominence of facial canal
錐体隆起	Eminentia pyramidalis	Pyramidal eminence
キヌタ骨窩	Fossa incudis	Fossa for incus
後洞	Sinus posterior	Posterior sinus
鼓索小管鼓室口	Apertura tympanica canaliculi chordae tympani	Tympanic aperture of canaliculus for chorda tympani
乳突洞	Antrum mastoideum	Mastoid antrum
乳突蜂巣	Cellulae mastoideae	Mastoid cells
鼓室蜂巣	Cellulae tympanicae	Tympanic cells
頸動脈壁	Paries caroticus	Carotid wall
鼓膜壁	Paries membranaceus	Membranous wall; Lateral wall
鼓膜	**Membrana tympanica**	**Tympanic membrane**
弛緩部	Pars flaccida	Pars flaccida
緊張部	Pars tensa	Pars tensa
前ツチ骨ヒダ	Plica mallearis anterior	Anterior malleolar fold
後ツチ骨ヒダ	Plica mallearis posterior	Posterior malleolar fold
ツチ骨隆起	Prominentia mallearis	Malleolar prominence
ツチ骨条	Stria mallearis	Malleolar stria
鼓膜臍	Umbo membranae tympanicae	Umbo of tympanic membrane
線維軟骨輪	Anulus fibrocartilagineus	Fibrocartilaginous ring
耳小骨	**Ossicula auditus; Ossicula auditoria**	**Auditory ossicles**
アブミ骨	Stapes	Stapes
アブミ骨頭	Caput stapedis	Head of stapes
前脚	Crus anterius	Anterior limb

後脚	Crus posterius	Posterior limb
アブミ骨底	Basis stapedis	Base of stapes; Footplate
キヌタ骨	Incus	Incus
キヌタ骨体	Corpus incudis	Body of incus
長脚	Crus longum	Long limb
豆状突起	Processus lenticularis	Lenticular process
短脚	Crus breve	Short limb
ツチ骨	Malleus	Malleus
ツチ骨柄	Manubrium mallei	Handle of malleus
ツチ骨頭	Caput mallei	Head of malleus
ツチ骨頸	Collum mallei	Neck of malleus
外側突起	Processus lateralis	Lateral process
前突起	Processus anterior	Anterior process
耳小骨関節	**Articulationes ossiculorum auditus; Articulationes ossiculorum auditoriorum**	**Articulations of auditory ossicles**
キヌタ-ツチ関節	Articulatio incudomallearis	Incudomallear joint
キヌタ-アブミ関節	Articulatio incudostapedialis	Incudostapedial joint
鼓室アブミ骨結合	Syndesmosis tympanostapedialis	Tympanostapedial syndesmosis
耳小骨靱帯	**Ligg. ossiculorum auditus; Ligg. ossiculorum auditoriorum**	**Ligaments of auditory ossicles**
前ツチ骨靱帯	Lig. mallei anterius	Anterior ligament of malleus
上ツチ骨靱帯	Lig. mallei superius	Superior ligament of malleus
外側ツチ骨靱帯	Lig. mallei laterale	Lateral ligament of malleus
上キヌタ骨靱帯	Lig. incudis superius	Superior ligament of incus
後キヌタ骨靱帯	Lig. incudis posterius	Posterior ligament of incus
アブミ骨膜	Membrana stapedialis	Stapedial membrane
アブミ骨輪状靱帯	Lig. anulare stapediale	Anular ligament of stapes
耳小骨筋	**Mm. ossiculorum auditus; Mm. ossiculorum auditoriorum**	**Muscles of auditory ossicles**
鼓膜張筋	M. tensor tympani	Tensor tympani
アブミ骨筋	M. stapedius	Stapedius
鼓室粘膜	**Tunica mucosa cavitatis tympanicae**	**Mucosa of tympanic cavity**
後ツチ骨ヒダ	Plica mallearis posterior	Posterior fold of malleus
前ツチ骨ヒダ	Plica mallearis anterior	Anterior fold of malleus
鼓索ヒダ	Plica chordae tympani	Fold of chorda tympani
鼓膜陥凹	Recessus membranae tympanicae	Recesses of tympanic membrane
前鼓膜陥凹	Recessus anterior	Anterior recess
上鼓膜陥凹	Recessus superior	Superior recess
後鼓膜陥凹	Recessus posterior	Posterior recess
キヌタ骨ヒダ	Plica incudialis	Fold of incus

感覚器

アブミ骨ヒダ	Plica stapedialis	Fold of stapes
耳管	**Tuba auditiva; Tuba auditoria**	**Pharyngotympanic tube; Auditory tube**
耳管鼓室口	Ostium tympanicum tubae auditivae; Ostium tympanicum tubae auditoriae	Tympanic opening
耳管骨部	Pars ossea	Bony part
耳管峡	Isthmus tubae auditivae; Isthmus tubae auditoriae	Isthmus
耳管蜂巣	Cellulae pneumaticae	Tubal air cells
耳管軟骨部	Pars cartilaginea	Cartilaginous part
耳管軟骨	Cartilago tubae auditivae; Cartilago tubae auditoriae	Cartilage of auditory tube
内側板	Lamina medialis	Medial lamina
外側板	Lamina lateralis	Lateral lamina
膜性板	Lamina membranacea	Membranous lamina
粘膜	Tunica mucosa	Mucosa; Mucous membrane
耳管腺	Glandulae tubariae	Tubal glands
耳管咽頭口	Ostium pharyngeum tubae auditivae; Ostium pharyngeum tubae auditoriae	Pharyngeal opening
外耳	**Auris externa**	**External ear**
外耳道	**Meatus acusticus externus**	**External acoustic meatus**
外耳孔	Porus acusticus externus	External acoustic pore; External acoustic aperture
鼓膜切痕	Incisura tympanica	Tympanic notch
軟骨性外耳道	Meatus acusticus externus cartilagineus	Cartilaginous external acoustic meatus
外耳道軟骨	Cartilago meatus acustici	Cartilage of acoustic meatus
外耳道軟骨切痕	Incisura cartilaginis meatus acustici	Notch in cartilage of acoustic meatus
耳珠板	Lamina tragi	Tragal lamina
耳介	**Auricula**	**Auricle; Pinna**
耳垂	Lobulus auriculae	Lobule of auricle; Lobe of ear
耳輪	Helix	Helix
耳輪脚	Crus helicis	Crus of helix
耳輪棘	Spina helicis	Spine of helix
耳輪尾	Cauda helicis	Tail of helix
対輪	Antihelix	Antihelix
三角窩	Fossa triangularis	Triangular fossa
対輪脚	Crura antihelicis	Crura of antihelix
舟状窩	Scapha	Scapha
耳甲介	Concha auriculae	Concha of auricle
耳甲介舟	Cymba conchae	Cymba conchae
耳甲介腔	Cavitas conchae	Cavity of concha

対珠	Antitragus	Antitragus
耳珠	Tragus	Tragus
前切痕	Incisura anterior	Anterior notch
珠間切痕	Incisura intertragica	Intertragic incisure; Intertragic notch
†耳介結節	Tuberculum auriculare	Auricular tubercle
†耳介尖	Apex auriculae	Apex of auricle; Tip of ear
後耳介溝	Sulcus posterior auriculae	Posterior auricular groove
†珠上結節	Tuberculum supratragicum	Supratragic tubercle
耳介軟骨	Cartilago auriculae	Auricular cartilage
耳軟骨峡	Isthmus cartilaginis auricularis	Isthmus of cartilaginous auricle
分界切痕	Incisura terminalis auricularis	Terminal notch of auricle
対珠耳輪裂	Fissura antitragohelicina	Fissura antitragohelicina
耳輪脚溝	Sulcus cruris helicis	Groove of crus of helix
対輪窩	Fossa antihelica	Fossa antihelica; Antihelical fossa
甲介隆起	Eminentia conchae	Eminentia conchae
舟状窩隆起	Eminentia scaphae	Eminentia scaphae
三角窩隆起	Eminentia fossae triangularis	Eminentia fossae triangularis
耳介靱帯	**Ligg. auricularia**	**Ligaments of auricle**
前耳介靱帯	Lig. auriculare anterius	Anterior ligament of auricle
上耳介靱帯	Lig. auriculare superius	Superior ligament of auricle
後耳介靱帯	Lig. auriculare posterius	Posterior ligament of auricle
耳介筋	**Mm. auriculares**	**Auricular muscles**
大耳輪筋	M. helicis major	Helicis major
小耳輪筋	M. helicis minor	Helicis minor
耳珠筋	M. tragicus	Tragicus
耳介錐体筋	M. pyramidalis auriculae	Pyramidal muscle of auricle
対珠筋	M. antitragicus	Antitragicus
耳介横筋	M. transversus auriculae	Transverse muscle of auricle
耳介斜筋	M. obliquus auriculae	Oblique muscle of auricle
†分界切痕筋	M. incisurae terminalis	Muscle of terminal notch
嗅覚器	**Organum olfactorium; Organum olfactus**	**Olfactory organ**
鼻粘膜嗅部	Pars olfactoria tunicae mucosae nasi	Olfactory part of nasal mucosa; Olfactory area
嗅腺	Glandulae olfactoriae	Olfactory glands
味覚器	**Organum gustatorium; Organum gustus**	**Gustatory organ**
味蕾	Caliculus gustatorius; Gemma gustatoria	Taste bud
味孔	Porus gustatorius	Taste pore

外皮	Integumentum commune	Integument
皮膚	Cutis	Skin
皮膚小溝	Sulci cutis	Skin sulci
皮膚小稜	Cristae cutis	Dermal ridges; Papillary ridge
皮膚支帯	Retinacula cutis	Skin ligaments
触覚小球	Toruli tactiles	Tactile elevations
†尾骨窩	Foveola coccygea	Coccygeal foveola
尾骨支帯	Retinaculum caudale	Retinaculum caudale
割線	Lineae distractiones	Tension lines; Cleavage lines
表皮	Epidermis	Epidermis
角質層	Stratum corneum	Cornified layer
淡明層	Stratum lucidum	Clear layer
顆粒層	Stratum granulosum	Granular layer
有棘層	Stratum spinosum	Spinous layer; Prickle cell layer
基底層；円柱層	Stratum basale; Stratum cylindricum	Basal layer
真皮	Dermis; Corium	Dermis; Corium
乳頭層	Stratum papillare	Papillary layer
乳頭；真皮乳頭	Papillae	Papillae
網状層	Stratum reticulare	Reticular layer
皮下組織	Tela subcutanea; Hypodermis	Subcutaneous tissue
脂肪層	Panniculus adiposus	Fatty layer
疎性結合組織	Textus connectivus laxus	Loose connective tissue
毛	Pili	Hairs
生毛	Lanugo	Downy hair; Primary hair
頭毛	Capilli	Hairs of head
眉毛	Supercilia	Eyebrows
睫毛	Cilia	Eyelashes
須毛	Barba	Beard
耳毛	Tragi	Hairs of tragus
鼻毛	Vibrissae	Hairs of vestibule of nose
腋毛	Hirci	Axillary hairs
陰毛	Pubes	Pubic hairs
毛包	Folliculus pili	Hair follicle
毛乳頭	Papilla pili	Hair papilla
毛幹	Scapus pili	Hair shaft
毛根	Radix pili	Hair root
毛球	Bulbus pili	Hair bulb
立毛筋	M. arrector pili	Arrector muscle of hairs
毛流	Flumina pilorum	Hair streams
毛渦	Vortices pilorum	Hair whorls
毛十字	Cruces pilorum	Hair crosses
爪	Unguis	Nail
爪床(ソウショウ)	Matrix unguis	Nail matrix

爪床小稜	Cristae matricis unguis	Ridges of nail matrix
爪床小溝	Sulcus matricis unguis	Nail groove
爪洞	Sinus unguis	Nail sinus
爪郭	Vallum unguis	Nail wall
爪体	Corpus unguis	Body of nail
爪根	Radix unguis	Root of nail; Nail root
半月	Lunula	Lunule
潜入縁	Margo occultus	Hidden border
外側縁	Margo lateralis	Lateral border
自由縁	Margo liber	Free border
痕跡爪皮	Perionyx	Perionyx
上爪皮	Eponychium	Eponychium
下爪皮	Hyponychium	Hyponychium
爪角質層	Stratum corneum unguis	Cornified layer
爪胚芽層	Stratum germinativum unguis	Germinative layer
爪支帯	Retinacula unguis	Retinacula unguis
皮膚腺	**Glandulae cutis**	**Skin glands**
汗腺	Glandula sudorifera	Sweat gland
肛門周囲腺	Glandula circumanalis	Circumanal gland
耳道腺	Glandula ceruminosa	Ceruminous gland
脂腺	Glandula sebacea	Sebaceous gland
乳房；ちぶさ	**Mamma**	**Breast**
乳頭；ちくび	Papilla mammaria	Nipple
乳房体	Corpus mammae	Body of breast
乳房間溝	Sulcus intermammarius	Intermammary cleft
乳腺	**Glandula mammaria**	**Mammary gland**
外側突起；腋窩突起	Processus axillaris; Processus lateralis	Axillary process; Axillary tail
乳腺葉	Lobi glandulae mammariae	Lobes of mammary gland
乳腺小葉	Lobuli glandulae mammariae	Lobules of mammary gland
乳管	Ductus lactiferi	Lactiferous duct
乳管洞	Sinus lactiferi	Lactiferous sinus
乳輪	Areola mammae	Areola
乳輪腺	Glandulae areolares	Areolar glands
†副乳；副乳房	Mamma accessoria	Accessory breast
乳輪結節	Tubercula areolae	Areolar tubercles
乳房提靱帯	Ligg. suspensoria mammaria; Retinaculum cutis mammae	Suspensory ligaments of breast; Suspensory retinaculum of breast

感覚器の注

- **注1** Schlemm 管.
- **注2** Bowman 膜.
- **注3** Descemet 膜.
- **注4** 毛様体筋の筋線維は，(BNA)で経線状線維 Fibrae meridionales と輪状線維 Fibrae circulares に分けられ，(NA4)で縦走線維 Fibrae longitudinales と放線状線維 Fibrae radiales が加えられた．縦走線維と経線状線維が同じ筋線維であるという意見もある．
- **注5** 内リンパ管 Ductus endolymphaticus は，内リンパを含む膜迷路の管という意味であるが，とくに前庭水管を指す．
- **注6** 前庭水管と蝸牛水管の水管 Aqueductus は，水の通路であることに注目した語である．両水管には伴行する同名の静脈がある．前庭小管と蝸牛小管の小管 Canaliculus は，骨の中の管状の間隙であることに注目した語である．両小管には外口と内口がある．
- **注7** Corti 器.
- **注8** Reissner 膜.
- **注9** 外リンパ管 Ductus perilymphaticus は，外リンパを含む骨迷路の管という意味であるが，とくに蝸牛水管を指す．

日本語索引

あ

アキレス腱　80
　— の滑液包　85
アステリオン　28
アセチルコリン作動性細
　胞群　217
アブミ骨　248
アブミ骨筋　249
アブミ骨筋神経　222
アブミ骨枝　137
アブミ骨底　249
アブミ骨頭　248
アブミ骨ヒダ　250
アブミ骨膜　249
アブミ骨輪状靱帯　249
アミン作動性細胞群
　　　　　　　216
アルファ部　186
アンモン角　212
アンモン角第1領域
　　　　　　　212
アンモン角第2領域
　　　　　　　212
アンモン角第3領域
　　　　　　　212
アンモン角第4領域
　　　　　　　212
あしくび　20
あしのうら　20
あしのこう　20
あしのゆび　20
赤［の］　8
「足-」⇒「そく-」の項
足　7, 20
　— の関節　62
　— の骨　49
頭
　— と頚の筋膜　67
　— と頚のリンパ節

　— の部位　21
圧痕　5
鞍隔膜　175
鞍関節　56
鞍結節　30
鞍背　30

い

イニオン　29
胃　96
胃圧痕　100
胃円蓋　96
胃横隔間膜　125
胃結腸間膜　125
胃枝
　—《右胃大網動脈の》
　　　　　　　148
　—《左胃大網動脈の》
　　　　　　　149
胃十二指腸動脈　148
胃小窩　96
胃小区　96
胃神経叢　234
胃膵ヒダ　125
胃腺　96
胃体　96
胃体管　96
胃底　96
胃底腺　96
胃粘膜ヒダ　96
胃脾間膜　125
胃面　171
胃リンパ小節　97
異常結節　92
一次［の］　7
一次骨化点　27
一次性リンパ性器官

　　　　　　　166
一次弯曲　39
咽頭　18, 94
咽頭円蓋　94
咽頭下垂体　94
咽頭陥凹　94
咽頭筋　70
咽頭筋層　95
咽頭腔　94
咽頭結節　29
［咽頭］口部　94
咽頭後隙　95
咽頭後リンパ節　167
咽頭枝
　—《下咽頭神経の》
　　　　　　　225
　—《下甲状腺動脈の》
　　　　　　　145
　—《下行口蓋動脈の》
　　　　　　　139
　—《上行咽頭動脈の》
　　　　　　　137
　—《舌咽神経の》　224
　—《鼻口蓋神経の》
　　　　　　　221
　—《迷走神経の》　224
　—《翼突管動脈の》
　　　　　　　138
咽頭周囲隙　95
咽頭静脈　156
咽頭静脈叢　156
咽頭食道狭窄　95
咽頭神経叢　224
咽頭腺　95
咽頭側隙　95
咽頭頭底板　95
咽頭嚢　94
［咽頭］鼻部　94
咽頭扁桃　94, 171

　　　　　　　166
咽頭縫線　95
咽頭リンパ小節　94
陰核　121
陰核海綿体　121
陰核海綿体神経　235
陰核海綿体中隔　121
陰核亀頭　121
陰核脚　121
陰核筋膜　122
陰核小帯　121
陰核深静脈　163
陰核深動脈　151
陰核体　121
陰核提靱帯　74
陰核背神経　230
陰核背動脈　151
陰核包皮　121
陰核ワナ靱帯　74
陰茎　117
陰茎海綿体　117
陰茎海綿体小柱　117
陰茎海綿体神経　235
陰茎海綿体洞　117
陰茎海綿体白膜　117
陰茎貫通動脈　151
陰茎亀頭　117
陰茎脚　117
陰茎根　117
陰茎深静脈　163
陰茎深動脈　151
陰茎体　117
陰茎中隔　117
陰茎提靱帯　74, 117
陰茎背　117
陰茎背神経　230
陰茎背動脈　151
陰茎皮下層　117
陰茎縫線　117
陰茎ワナ靱帯　74, 117
陰唇小帯　121

255

陰嚢　118	右結腸曲動脈　149	―《肝臓の》　101	S状結腸静脈　163
陰嚢中隔　118	右結腸静脈　163	―《甲状腺の》　126	S状結腸動脈　149
陰嚢部　115	右結腸動脈　149	―《前立腺の》　116	S状結腸リンパ節　169
陰嚢縫線　118	右結腸リンパ節　169	右腰リンパ節　168	S状静脈洞　157
陰部［の］　5	右後側壁枝　136	右腰リンパ本幹　165	S状洞溝
陰部枝　229	右鎖骨下リンパ本幹	右卵巣静脈　162	―《後頭骨の》　30
陰部神経　230	165	右リンパ本幹　165	―《側頭骨の》　32
陰部神経核　178	右三角間膜　125	羽状［の］　2	―《頭頂骨の》　34
陰部神経管　124	右枝	羽状筋　66	X細胞群　184
陰部大腿神経　229	―《総肝動脈の》　148	迂回槽　176	エナメル質　91
陰毛　252	―《門脈の》　162	烏口肩峰靱帯　59	会陰　122
陰門　121	右子宮縁　119	烏口鎖骨靱帯　59	―の部位　23
陰裂　121	右子宮角　119	烏口鎖骨靱帯粗面　43	会陰横靱帯　123
	右主気管支　107	烏口上腕靱帯　59	会陰曲　99
う	右上肺静脈　153	烏口突起　43	会陰筋　122
	右上葉気管支　107	烏口腕筋　76	会陰腱中心　122
うちくるぶし　20	右上肋間静脈　161	―の滑液包　82	会陰枝　230
うなじ　22	右心耳　133	上　16	会陰神経　230
うわくちびる　17,89	右心室　132,133	後　16	会陰体　122
うわまぶた　17	右心室静脈　155	臼状関節　56	会陰動脈　151
右　16	右心房　132,133	内　16	会陰皮下層　123
右胃静脈　162	右心房静脈　155	「腕-」⇒「わん-」の項	会陰皮下嚢　123
右胃大網静脈　162	右腎上体静脈　162	腕　2	会陰縫線　122
右胃大網動脈　148	右精巣静脈　162	腕［の］　2	会陰膜　123
右胃大網リンパ節　169	右線維三角　132	項　17	永久歯　92
右胃動脈　148	右線維輪　132	運動　56	栄養［の］　7
右胃リンパ節　169	右中葉気管支　108	運動［の］　6	栄養管　27
右陰核海綿体　122	右内側区　101	運動根　220	栄養孔　27
右縁　131	右内側後区域　101	運動神経　219	栄養静脈　130
右縁枝　136	右内側前区域　101		栄養動脈　130
右下肺静脈　154	右肺　109	**え**	鋭縁枝　136
右下葉気管支　108	右肺面　131		鋭角縁枝　136
右外側区　101	―，下葉　109	A1区　141	液　5,6
右外側後区域　101	―，上葉　109	A2区　141	腋窩　18,22
右外側前区域　101	―，中葉　109	F細胞群　185	腋窩筋膜　78
右肝管　102	右肺動脈　135	H0野　203	腋窩静脈　160
右肝静脈　162	右半月弁	H1野　214	腋窩神経　228
右肝部　101	―《大動脈弁の》　134	H2野　203,214	腋窩線　21
右冠状動脈　136	―《肺動脈弁の》　133	H,H1,H2野核［群］	腋窩提靱帯　78
右気管支縦隔リンパ本幹	右板《甲状軟骨の》　105	203	腋窩動脈　145
165	右尾状葉胆管　102	L細胞群　190	腋窩突起《乳腺の》　253
右脚	右部《肝臓の》　100	M1区　141	腋窩部　22
―《横隔膜の》　72	右副腎静脈　162	M2区　141,142	腋窩リンパ［管］叢
―《心臓の》　132	右辺縁静脈　155	S状［の］　9	165,167
右胸管　165	右房室口　133	S状結腸　99	腋窩リンパ節　167
右頸リンパ本幹　165	右房室弁　133	S状結腸間陥凹　125	腋毛　252
右結腸曲　98	右門裂　101	S状結腸間膜　124	円［の］　8,10
	右葉		円回内筋　77

円蓋 4
円錐 3
円錐[の] 3
円錐枝
— 《右冠状動脈の》 136
— 《左冠状動脈の》 136
円錐靱帯 59
円錐靱帯結節 43
円錐乳頭 93
円柱層 252
円板 3
円板陥凹 240
延髄 181
— の皮質核線維 182
延髄橋溝 186
延髄根 225
延髄静脈 159
延髄錐体 181
延髄ノルアドレナリン作動性細胞群[A1, A2] 216
延髄縫線 183
延髄盲孔 181
延髄網様体脊髄線維 183
延髄網様体脊髄路 179
遠位 16
遠位横足弓 20
遠位外側線条体枝 141
遠位内側線条体動脈 141
遠位部 118
— 《下垂体の》 127
— 《前立腺の》 116
遠位リンパ節 171
遠心頬側咬頭 91
遠心口蓋側咬頭 91
遠心咬頭 91
遠心根 92
遠心小窩 92
遠心性神経線維 218
遠心性線維 218
遠心舌側咬頭 91
遠心面 91
縁 5,6
縁[の] 6

縁結節 37
縁溝 208, 209
縁枝 208, 209
縁上回 207
縁洞 157
縁部 《口輪筋の》 68

お

オトガイ(頤) 17
オトガイ横筋 68
オトガイ(頤)下三角 22
オトガイ下静脈 156
オトガイ下動脈 137
オトガイ下リンパ節 166
オトガイ筋 68
オトガイ結節 38
オトガイ孔 38
オトガイ枝 222
オトガイ神経 222
オトガイ(頤)唇溝 17, 21
オトガイ舌筋 93
オトガイ舌骨筋 69
オトガイ動脈 138
オトガイ(頤)部 21
オピスチオン 28
オリーブ 181
オリーブ蝸牛束 188
オリーブ核蝸牛束 188
オリーブ核外套 182
オリーブ核小脳路 182
オリーブ核脊髄線維 179
オリーブ外套 182
オリーブ後溝 181
オリーブ後野 181
オリーブ小脳路 182
オリーブ小包 182
オリーブ脊髄線維 179
オリーブ前溝 181
おやしらず 92
おやゆび(第一指) 19
黄[の] 6
黄色[の] 6

黄色骨髄 27
黄色靱帯 53
黄体 119
黄斑 240
横 16
横延髄静脈 159
横隔下陥凹 126
横隔胸膜 111
横隔胸膜筋膜 110
横隔結腸間膜 125
横隔縦隔洞 111
横隔食道膜 72
横隔神経 226
横隔神経核 178
横隔神経節 234
横隔脾間膜 125
横隔脾ヒダ 125
横隔腹枝 226
横隔膜 72
横隔膜狭窄 96
横隔膜筋膜 73
横隔膜部 111
横隔膜腹腔動脈部 98
横隔面 21
— 《肝臓の》 100
— 《心臓の》 131
— 《肺の》 109
— 《脾臓の》 171
横橋静脈 159
横橋線維 187
横筋筋膜 74
横径 47
横口蓋ヒダ 90
横口蓋縫合 54
横行結腸 98
横行結腸間膜 124
横部
— 《十二指腸の》 97
— 《僧帽筋の》 70
横後頭溝 207
横枝 152
横小管 121
横静脈洞 157
横舌筋 93
横線 40
横束
— 《手掌腱膜の》 78
— 《足底腱膜の》 82

横足弓 20
横足根関節 62
横側頭回 207
横側頭溝 208
横断面 21
横頭 80
— 《母指(趾)内転筋の》 77
横洞溝 30
横突起 39
横突間筋 71
横突間靱帯 53
横突棘筋 71
横突孔 39
横突部 142
横突肋骨窩 40
横披裂筋 106
横部
— 《腸骨大腿靱帯の》 61
— 《鼻筋の》 67
— 《門脈の》 162
横膀胱ヒダ 126
横稜 91, 247
男[の] 6
女[の] 4

か

かたさき 18
下 16
下咽頭収縮筋 95
下縁
— 《肝臓の》 100
— 《膵臓の》 103
— 《大脳の》 206
— 《肺の》 109
— 《脾臓の》 171
下オトガイ棘 38
下オリーブ核群 184
下オリーブ核門 184
下オリーブ複合体 184
下黄斑静脈 241
下黄斑動脈 241
下横隔静脈 161
下横隔動脈 147
下横隔リンパ節 168

下下垂体動脈　139
下下腹神経叢　234
下窩　192
下回盲陥凹　126
下外側縁　206
下外側小葉　116
下外側静脈　241
下外側上腕皮神経　227
下外側動脈　241
下外側面　116
下角
　—《肩甲骨の》　42
　—《甲状軟骨の》　105
　—《側脳室の》　211
　—《伏在裂孔の》　81
下角輪状筋　106
下角輪状靱帯　105
下顎縁枝　223
下顎窩　34
下顎角　38
下顎管　38
下顎頭　38
下顎結合　38
下顎孔　38
下顎後静脈　156
下顎骨　38
下顎枝　38
下顎小舌　38
下顎神経
　—［三叉神経第3枝］
　　　221
　—の硬膜枝　221
　—の硬膜枝との交通枝
　　　224
　—の神経節枝
　　　232,233
下顎切痕　38
下顎体　38
下顎底　38
下顎頭　38
下顎リンパ節　166
下顎隆起　38
下括約筋　102
下滑膜　57
下陥凹　125
下関節突起　39
下関節面　40
　—《脛骨の》　49

　—《椎骨の》　39
下眼窩裂　28
下眼瞼　17,243
下眼[瞼]溝　21
下眼瞼枝　221
下眼瞼静脈　156
下眼瞼動脈弓　140
下眼静脈　160
下気管気管支リンパ節
　　　168
下脚　81
下丘　192,195
下丘核　195
下丘交連　196
下丘腕　192,196,203
下橋網様核　191
下区《腎臓の》　112
下区動脈　149
下頸心臓枝　224
下頸心臓神経　231
下頸神経節　231
下結膜円蓋　243
下肩甲横靱帯　59
下瞼板　243
下瞼板筋　243
下鼓室動脈　137
下甲状結節　105
下甲状切痕　105
下甲状腺静脈　155
下甲状腺動脈　145
下行［の］　3
下行結腸　99
下行結腸間膜　124
下行肩甲動脈　145
下行口蓋動脈　139
下行枝
　—《外側大腿回旋動脈
　　の》　152
　—《頸横動脈の》　145
　—《後頭動脈の》　137
　—《内側大腿回旋動脈
　　の》　151
　—《肺動脈の》　135
下行膝動脈　152
下行大動脈　147
下行部
　—《十二指腸の》　97
　—《僧帽筋の》　70

下肛門神経　230
下後鋸筋　70
下後小葉　116
下後腸骨棘　46
下後頭前頭束　215
下後鼻枝　221
下後腹側核　202
下行部《腸骨大腿靱帯の》
　　　61
下喉頭神経　225
下喉頭静脈　155
下喉頭動脈　145
下項線　30
下骨盤隔膜筋膜
　　　75,123
下根《頸神経叢の》　226
下矢状静脈洞　157
下枝
　—《頸横神経の》　226
　—《上殿動脈の》　150
　—《動眼神経の》　219
下肢　19
　—の滑液包　84
　—の筋　78
　—の腱鞘　85
　—の静脈　163
　—の深静脈　164
　—の靱帯結合　53
　—の浅静脈　164
　—の動脈　151
　—の部位　23
　—のリンパ節　170
下肢骨　45
下肢帯　19,45
　—の連結　61
下視床脚　203
下視床線条静脈　158
下視床枕核　201
下視床放線　203
下歯枝　222
下歯神経叢　222
下歯槽神経　222
下歯槽動脈　138
下歯肉枝　222
下歯列弓　92
下篩状斑　246
下斜筋　242
下尺側側副動脈　146

下終末枝　142
下十二指腸陥凹　125
下十二指腸曲　97
下十二指腸ヒダ　125
下縦隔　111
下縦舌筋　93
下縦束　215
下小脳脚
　　　181,182,199
下小脳半球静脈　159
下上皮小体　127
下伸筋支帯《足の》　81
下神経幹　226
下神経節
　—《舌咽神経の》　223
　—《迷走神経の》　224
下唇　17,89
　—《盲腸の》　98
下唇下制筋　68
下唇枝　222
下唇小帯　90
下唇静脈　156
下唇動脈　137
下深リンパ節　167
下腎杯　113
下垂体　127
下垂体窩　30
下垂体後葉　200,206
下垂体門脈　158
下膵十二指腸動脈　149
下膵十二指腸リンパ節
　　　169
下膵動脈　148
下膵リンパ節　169
下錐体静脈洞　157
下錐体洞溝　29,33
下髄帆　191
下制筋　3
下精巣上体間膜　115
下舌《左肺の》　109
下舌区(S5)　110
下舌枝(B5)《左上葉気管
　支の》　108
下舌枝(V5)《左肺静脈
　の》　154
下舌動脈(A5)　135
下浅鼠径リンパ節　170
下線状核　195

かぜんくじ~かいちょう　索引（日本語）

下前区《腎臓の》　112
下前区動脈　149
下前腸骨棘　46
下前庭野　247
下前頭回　207
下前頭溝　207
下双子筋　79
下爪皮　253
下側頭回　208, 209
下側頭溝　208, 209
下側頭線　34
下唾液核　185
下腿　20
— の外側区画　79
— の屈筋区画　79
— の後区画　79
— の伸筋区画　78
— の前区画　78
— の腓骨筋区画　79
下腿筋膜　81
下腿骨間神経　230
下腿骨間膜　53, 62
下腿三頭筋　80
下腿部　24
下大静脈　161
下大静脈口　133
下大静脈弁　133
下大静脈弁腱　132
下大脳静脈　158
下端
— 《腎臓の》　112
— 《精巣の》　114
下恥骨靭帯　55
下虫部静脈　159
下腸間膜静脈　163
下腸間膜動脈　149
下腸間膜動脈神経節
　　　　　　234
下腸間膜動脈神経叢
　　　　　　234
下腸間膜動脈リンパ節
　　　　　　169
下腸間膜リンパ節　169
下直筋　242
下直腸静脈　163
下直腸神経　230
下直腸動脈　151
下直腸動脈神経叢　234

下直腸尿道筋　99, 118
下椎切痕　39
下殿筋線　46
下殿静脈　163
下殿神経　229
下殿動脈　150
下殿皮神経　230
下殿リンパ節　170
下頭　68
下頭斜筋　69
下頭頂小葉　207
下橈尺関節　60
下内側縁　206
下内側静脈　241
下内側動脈　241
下尿生殖隔膜筋膜　123
下脳室静脈　158
下肺底静脈(V9, 10)
— 《右肺の》　154
— 《左肺の》　154
下半月小葉　198
下皮質枝　142
下腓骨筋支帯　82
下鼻甲介　36, 104
下鼻道　28, 104
下部
— 《小脳前葉の》　197
— 《前庭神経の》　223
下副甲状腺　127
下副腎動脈　149
下腹　69
下腹神経　234
下腹部　22
下腹壁静脈　163
下腹壁動脈　151
下腹壁リンパ節　168
下吻合静脈　158
下壁《眼窩の》　28
下膀胱動脈　150
下脈絡叢静脈　158
下迷細管　115
下面
— 《心臓の》　131
— 《舌の》　92
下軛突起　39
下葉《肺の》　109
下葉動脈
— 《右肺の》　135

— 《左肺の》　135
下肋骨窩　40
下肋部　22
化学的性質で特徴づけら
　れる細胞群　216
可動関節　53
仮肋[8-12]　41
渦　11
渦状[の]　11
渦静脈　159
窩　2, 4
窩間靭帯　74
蝸牛　247
蝸牛陥凹　246
蝸牛管　245
蝸牛孔　247
蝸牛交通枝　223
蝸牛枝　246
蝸牛軸　247
蝸牛軸縦管　247
蝸牛軸底　247
蝸牛軸板　247
蝸牛軸ラセン管　247
蝸牛軸ラセン動脈　246
蝸牛小管　33, 247
蝸牛小管外口　33, 247
蝸牛小管内口　247
蝸牛神経　223
蝸牛神経核　185, 190
蝸牛神経後核　185
蝸牛神経節　223
蝸牛神経前核　185
蝸牛神経背側核　185
蝸牛神経腹側核　185
蝸牛水管　245
蝸牛水管静脈　156, 246
蝸牛窓　248
蝸牛窓小窩　248
蝸牛窓静脈　246
蝸牛窓稜　248
蝸牛頂　247
蝸牛底　247
蝸牛迷路　245
蝸牛野　247
蝸牛ラセン管　247
顆　3, 26
顆状[の]　3
顆窩　30

顆間窩　48
顆間線　48
顆間隆起　48
顆管　30
顆上突起　43
顆状関節　56
顆導出静脈　157
顆粒　5
顆粒細胞層　204
顆粒層
— 《海馬の》　212
— 《小脳の》　199
— 《皮膚の》　252
鵞足　80
鵞足包　84
介在核　185
灰白[の]　2, 5
灰白結節　182
灰白交通枝　231
灰白質　174
— 《延髄の》　183
— 《橋底部の》　187
— 《橋被蓋の》　189
— 《脊髄の》　177
— 《中脳被蓋の》　194
灰白層　210
灰白柱　177
灰白ヒモ　191
灰白翼　191
灰白隆起　200
灰白隆起枝　140
灰白隆起動脈　144
回　5
回外　9
回外筋　9, 67, 77
回外筋稜　45
回結腸静脈　162
回結腸唇　98
回結腸動脈　149
回結腸リンパ節　169
回旋[の]　2
回旋橋枝　143
回旋筋　8, 66, 71
回旋枝《左冠状動脈の》
　　　　　　136
回腸　98
回腸憩室　98
回腸口　98

回腸口小帯　98
回腸枝　149
回腸終末部　98
回腸静脈　162
回腸動脈　149
回腸乳頭　98
回内　57
回内筋　8, 66
回内筋粗面　44
回盲唇　98
回盲乳頭　98
回盲ヒダ　126
怪網　130
海馬　211
　— の層構造　212
海馬交連　210, 216
海馬溝　209
海馬采　209, 212
海馬采歯状回溝　209
海馬支脚　212
海馬枝　140
海馬指　211
海馬足　211
海馬台　212
海馬台前野　212
海馬台傍野　211
海馬白板　212
海馬傍回　209
海綿［の］　9
海綿質　26
海綿状［の］　2
海綿静脈洞　157
海綿静脈洞枝　139
海綿静脈洞神経叢　233
海綿静脈洞部　139
海綿層　121, 122
海綿体静脈　117
海綿体部　118
海綿部　139
開存部《臍動脈の》　150
階　8
解剖学的直径《骨盤の》
　　　　　　　　　47
解剖学的内子宮口　120
解剖頸　43
塊　6
外陰部静脈　164

外陰部動脈　151
外果　20, 49
外果窩　49
外果関節面　49
外果後部　24
外果溝　49
外果枝　153
外果動脈網　152
外果皮下包　85
外果面　49
外顆粒層
　—《眼球内膜の》　240
　—《大脳皮質の》［第Ⅱ
　　層］　211
外顆粒層線条　211
外核　195
外眼角　243
外眼球軸　238
外眼筋　67, 242
外境界層　240
外境界膜　240
外頸静脈　157
外頸動脈　137
外頸動脈神経　231
外頸動脈神経叢　233
外結合線　47
外口蓋静脈　156
外肛門括約筋
　　　　75, 100, 122
外肛門括約筋浅部付着
　　　　　　　　　75
外後頭隆起　30
外後頭稜　30
外子宮口　120
外枝
　—《上咽頭神経の》
　　　　　　　　224
　—《副神経の》　225
外耳　250
外耳孔　33, 250
外耳道　33, 250
外耳道神経　222
外耳道軟骨　250
外耳道軟骨切痕　250
外終糸　176
外縦筋層　114
外唇《腸骨の》　46
外錐体層［第Ⅲ層］

　　　　　　　　211
外髄板　203
外精筋膜　116
外旋　56
外層
　—《視床下部帯の》
　　　　　　　　205
　—《腎柱の》　112
外側　16
外側［腋窩］リンパ節
　　　　　　　　167
外側延髄枝　142
外側延髄網様体脊髄路
　　　　　　　　183
外側縁
　—《足の》　20
　—《眼窩の》　28
　—《肩甲骨の》　42
　—《上腕骨の》　43
　—《腎臓の》　111
　—《前腕の》　19
　—《爪の》　253
外側下右曲　99
外側下曲　99
外側下膝動脈　152
外側下腿面　20
外側顆
　—《脛骨の》　48
　—《大腿骨の》　48
外側顆間結節　48
外側顆上線　48
外側顆上稜　44
外側塊　40
外側外腸骨リンパ節
　　　　　　　　170
外側角《肩甲骨の》　42
外側核
　—《下丘核の》　195
　—《橋核の》　187
　—《小脳核の》　199
　—《上オリーブ周囲核
　　の》　189
　—《副視索核群の》
　　　　　　　　194
外側環軸関節　57
外側環椎後頭靱帯　57
外側眼窩前頭枝　142
外側眼瞼交連　243

外側眼瞼靱帯　243
外側眼瞼動脈　139
外側眼瞼縫線　243
外側脚
　—《外腹斜筋の》　73
　—《大鼻翼軟骨の》
　　　　　　　　103
外側弓状靱帯　72
外側嗅回　208
外側嗅索核　213
外側嗅条　213
外側巨細胞性傍核　186
外側巨細胞性網様体傍核
　　　　　　　　186
外側距踵靱帯　62
外側胸筋神経　226
外側胸筋部　22
外側胸静脈　160
外側胸動脈　146
外側橋静脈　159
外側曲　99
外側区《肝臓の》　101
外側区動脈　148
外側頸三角部　22
外側頸髄核　178
外側頸リンパ節　167
外側結合腕傍核　190
外側結節　50
外側楔状骨　50
外側楔束核［核］周囲核
　　　　　　　　185
外側広筋　79
外側甲状舌骨靱帯　105
外側後頭側頭回
　—《後頭葉の》　209
　—《側頭葉の》　209
外側後頭動脈　143
外側後鼻枝　139
外側後脈絡叢枝　143
外側溝　207
外側骨半規管　246
外側骨膨大部　246
外側根
　—《視索の》　200
　—《正中神経の》　227
外側鎖骨上神経　226
外側臍ヒダ　126

外側枝
— (V4)《右肺中葉静脈の》 154
—《灰白隆起動脈の》 144
—《眼窩上神経の》 220
—《頸神経の》 225
—《左肝管の》 102
—《左冠状動脈の》 136
—《仙骨・尾骨神経の》 229
—《脳底動脈の》 143
—《門脈の左枝の》 162
—《腰神経の》 228
—《肋間動脈の》 147
外側視蓋延髄路 193
外側視床枕核 201
外側膝蓋支帯 62
外側膝状体 200
外側膝状体枝 140
外側膝状体背側核 204
外側膝状体腹側核 204
外側手根側副靱帯 60
外側縦条 210
外側縦足弓 20
外側小脳延髄槽 175
外側踵骨枝 230
外側上右曲 99
外側上オリーブ核 189
外側上顆
—《上腕骨の》 44
—《大腿骨の》 48
外側上曲 99
外側上後鼻枝 221
外側上膝動脈 152
外側上小脳動脈 143
外側上筋筋間中隔 78
外側上腕面 18
外側神経束 226
外側唇《大腿骨の》 48
外側靱帯《顎関節の》 57
外側髄板 203,214
外側脊髄視床路 179
外側舌喉頭蓋ヒダ 95

外側仙骨枝 148
外側仙骨静脈 163
外側仙骨動脈 150
外側仙骨稜 41
外側仙尾靱帯 58
外側腺枝 137
外側線維 216
外側前庭神経核脊髄路 179,183
外側前庭脊髄路 179,183
外側前頭底動脈 142
外側前鼻枝 140
外側前腕皮神経 227
外側鼡径窩 126
外側総腸骨リンパ節 170
外側足縁静脈 164
外側足根動脈 152
外側足底神経 231
外側足底動脈 153
外側足背皮神経 230
外側[側脳室]房静脈 158
外側側副靱帯
—《距腿関節の》 62
—《膝関節の》 62
—《上橈尺関節の》 59
外側手綱核 201
外側帯 205
外側大静脈リンパ節 168
外側大腿回旋静脈 164
外側大腿回旋動脈 152
外側大腿筋間中隔 81
外側大腿皮神経 229
外側大腿面 19
外側大動脈リンパ節 168
外側中隔核 210,213
外側中間曲 99
外側中間左曲 99
外側中心核 201
外側中脳静脈 159
外側中葉区(S4)《右肺の》 109
外側中葉枝(B4)《右中葉

気管支の》 108
外側中葉静脈(A4) 135
外側直筋 242
外側直筋制動靱帯 242
外側直接静脈 159
外側直腸靱帯 99
外側ツチ骨靱帯 249
外側頭
—《上腕三頭筋の》 76
—《短母趾(指)屈筋の》 80
—《腓腹筋の》 80
外側頭直筋 69
外側突起
—《ツチ骨》 249
—《乳腺の》 253
—《鼻中隔軟骨の》 103
外側二頭筋溝 19, 23
外側乳腺枝
—《外側胸動脈の》 146
—《胸神経の》 228
—《肋間動脈の》 147
外側肺底区(S9)
—《右肺の》 110
—《左肺の》 110
外側肺底枝(B9)
—《右下葉気管支の》 108
—《左下葉気管支の》 108
外側肺底動脈(A9)
—《右肺の》 135
—《左肺の》 135
外側半規管 244
外側半規管隆起 248
外側半月 61
外側板
—《耳管軟骨の》 250
—《主オリーブ核の》 184
—《蝶形骨の》 31
外側皮枝
—《胸神経の》 228
—《腸骨下腹神経の》 229

—《肋間動脈の》 147
外側皮質脊髄路 179
外側腓腹皮神経 230
外側鼻枝《前篩骨神経の》 220
外側鼻軟骨 103
外側部
—《外側結合腕傍核の》 190
—《後頭骨の》 30
—《黒質の》 192
—《仙骨の》 40
—《前腕の》 76
—《側坐核の》 213
—《腟の》 120
—《内側結合腕傍核の》 190
—《背内側核の》 202
—《レンズ核の》 214
外側部[第VIIIA半球小葉] 198
外側副伏在静脈 164
外側腹側核
— の尾側部 203
— の吻側部 202
外側腹側核群 202
外側腹側後核 203
外側腹側前核 202
外側壁《眼窩の》 28
外側辺縁静脈 164
外側縫線核脊髄路 180,183
外側膀胱リンパ節 170
外側膨大部神経 223
外側[膜]膨大部 244
外側面
—《頬骨の》 37
—《脛骨の》 48
—《精巣の》 114
—《橈骨の》 44
—《腓骨の》 49
—《指の》 19
—《卵巣の》 119
外側毛帯 188,193,203
外側毛帯核 190
外側毛帯核ノルアドレナ

リン作動性細胞群
　［A7］　216
外側毛帯後核　190
外側毛帯三角　192
外側毛帯前核　190
外側毛帯中間核　190
外側毛帯背側核　190
外側毛帯腹側核　190
外側網様核　186
外側網様体脊髄路　179
外側翼突筋　68
外側翼突筋神経　221
外側リンパ節　167
外側隆起核　205
外側輪状披裂筋　106
外側裂孔　157
外側裂孔リンパ節　170
外側肋横突靱帯　58
外側肋骨枝　145
外帯　112
外腸骨静脈　163
外腸骨動脈　151
外腸骨リンパ節　170
外転　56
外転筋　1,66
外転神経［脳神経Ⅵ］
　　　　　　　　222
外転神経核　189
外套　206
外頭蓋底　28,29
外尿道括約筋
　　　　118,122,123
外尿道口　118,122
外板《頭蓋の》　27
外皮　252
外被核　195
外鼻　103
外鼻孔　104
外鼻枝
　―《眼窩下神経の》
　　　　　　　　221
　―《前篩骨神経の》
　　　　　　　　220
外鼻静脈　156
外腹斜筋　73
外閉鎖筋　80
外壁《蝸牛管の》　245
外包　215

外膜　89
　―《食道の》　96
　―《腎盤の》　113
　―《精管の》　116
　―《精嚢の》　116
　―《尿管の》　113
　―《脈管学の》　131
外面
　―《前頭骨の》　34
　―《頭頂骨の》　34
外網状層　240
外ラセン溝　245
外リンパ　244
外リンパ管　245
外リンパ隙　244
外肋間筋　72
外肋間膜　58,72
蓋　9
蓋［の］　9
蓋板　174,192,195
蓋膜
　―《蝸牛管の》　245
　―《外側環軸関節の》
　　　　　　　　57
「顔-」⇒「がん-」の項
顔　17
踵　20
角　1
角［の］　1
角　3
角質［の］　3
角回　207
角回枝　142
角質層　252
角切痕　96
角膜　3,239
角膜縁　239
角膜強膜部　238
角膜固有質　239
角膜上皮　239
角膜頂　239
角膜内皮　239
核　7
核周部　174
殻領域　183,184
郭　10
有郭［の］　10
隔膜　3

隔膜［の］　3
隔膜部《男の尿道の》
　　　　　　　　118
額　17,27
顎咽頭部　95
顎下三角　22
顎下神経節　232
　―の交感神経根　233
　―への神経節枝　222
顎下神経節感覚根　222
顎下腺　90
顎下腺窩　38
顎下腺管　90
顎下リンパ節　166
顎関節　57
顎関節静脈　156
顎静脈　156
顎舌骨筋　69
顎舌骨筋枝　138
顎舌骨筋神経　222
顎舌骨筋神経溝　38
顎舌骨筋線　38
顎動脈　138
顎二腹筋　69
「肩-」⇒「けん-」の項
括約筋　9,67
括約筋間溝　100
割線　252
滑液　9,56
滑液［の］　9
滑液鞘　56,67,82
滑液包　56,67
滑車　10,242
滑車［の］　10
滑車下神経　220
滑車窩　35
滑車棘　35
滑車上神経　220
滑車上静脈　156
滑車上動脈　140
滑車神経［脳神経Ⅳ］
　　　　　　　　220
滑車神経核　194
滑車神経交叉　196
滑車切痕　44
滑膜　56
滑膜［の］　9
滑膜絨毛　56

滑膜性の連結　55
滑膜層　82
滑膜ヒダ　56
褐色［の］　4
鎌　4
鎌状［の］　4
鎌状縁　81
鎌状間膜　125
鎌状突起　61
汗腺　253
肝胃間膜　125
肝円索　100,162
肝円索切痕　100
肝円索裂　100
肝横隔間膜　124
肝下陥凹　126
肝鎌状間膜　125
[肝]冠状間膜　125
肝間膜　125
肝区域：葉，部，区域
　　　　　　　　101
肝結腸間膜　125
肝後部　101
肝枝　225
肝十二指腸間膜　125
肝小葉　102
肝静脈　162
肝食道間膜　125
肝神経叢　234
肝腎陥凹　126
肝腎間膜　125
肝膵ヒダ　125
肝臓　100
肝門　100
肝門脈　162
肝葉　101
肝リンパ節　169
冠　3
冠状　16
冠状［の］　3
冠状間膜　125
冠状溝　132
冠状静脈口　133
冠状静脈洞　154
冠状静脈弁　133
冠状縫合　54
冠状面　21
陥凹　4,8

貫通[の] 7
貫通枝
—《後骨間動脈の》 147
—《深掌静脈弓の》 146
—《底側中足動脈の》 153
—《内胸動脈の》 144
—《腓骨動脈の》 153
貫通静脈 165
貫通動脈 152
貫通皮神経 230
間質核 194
間質核脊髄路 179,183,189
間質部 194
間脳 181,199
間膜[の] 6
間膜縁 119
間膜ヒモ 99
寛骨 46
寛骨臼 46
寛骨臼縁 46
寛骨臼横靱帯 61
寛骨臼窩 46
寛骨臼枝
—《内側大腿回旋動脈の》 151
—《閉鎖動脈の》 150
寛骨臼上溝 46
寛骨臼切痕 46
寛骨部 18,23
幹 10
幹神経節 231
感覚 8
感覚[の] 8
感覚器 238
感覚根 220,232,233
感覚上皮 244,245
感覚神経 219
感覚性脊髄神経根 218
感覚性脳脊髄神経節 218
管 2,4,10
管[の] 10
管腔 16
管内部《視神経の》 238

関節 1,5
—《狭義の》 55
関節[の] 1,5
関節円板 56
—《下橈尺関節の》 60
—《顎関節の》 57
—《胸鎖関節の》 59
—《肩鎖関節の》 59
関節下結節 43
関節窩 56
—《肩甲骨の》 42
—《橈骨の》 44
関節陥凹 56
関節環状面
—《尺骨の》 45
—《橈骨の》 44
関節筋 66
関節腔 56
関節血管網 130
関節結節 34
関節枝 219
—《下行膝動脈の》 152
—《閉鎖神経の》 229
関節上結節 42
関節上腕靱帯 59
関節神経 219
関節唇 56
—《肩関節の》 59
—《股関節の》 61
関節頭 56
関節突起 38
関節内胸肋靱帯 58
関節内肋骨頭靱帯 58
関節軟骨 56
関節半月 56
関節包 56
関節[包]外靱帯 56
関節包靱帯 56
関節[包]内靱帯 56
関節面 27,56
—《下顎窩の》 34
—《膝蓋骨の》 48
—《披裂軟骨の》 105
環状面 2

環椎[C1] 40
環椎横靱帯 57
環椎後頭関節 57
環椎十字靱帯 57
環椎部 142
含気[の] 7
含気骨 26
岩様部枝 138
岩様部
—《側頭骨の》 32
—《内頚動脈の》 139
眼 17
眼窩 27
眼窩縁 28
眼窩下縁 28
眼窩下管 36
眼窩下筋 68
眼窩下孔 36
眼窩下溝 36
眼窩下神経 221
眼窩下動脈 138
眼窩下部 21
眼窩下縫合 36
眼窩回 208
眼窩隔膜 242
眼窩筋 242
眼窩筋膜 242
眼窩口 28
眼窩溝 208
眼窩骨膜 242
眼窩枝
—《中硬膜動脈の》 138
—《翼口蓋神経節の》 220
眼窩脂肪体 242
眼窩上縁 28,34
眼窩上孔 34
眼窩上神経 220
眼窩上静脈 156
眼窩上切痕 34
眼窩上動脈 139
眼窩静脈 158,159
眼窩突起 37
眼窩板 35
眼窩部 21
—《眼輪筋の》 68
—《視神経の》 238

—《前頭骨の》 35
—《前頭葉の》 207
—《涙腺の》 243
眼窩面
—《頬骨の》 37
—《上顎骨の》 36
—《前頭骨の》 35
—《蝶形骨の》 31
眼窩隆起 37
眼角筋 68
眼角静脈 156
眼角動脈 137
眼球 17,238
眼球外部
—《網膜中心静脈の》 160
—《網膜中心動脈の》 139
眼球外膜 238
眼球血管膜 239
眼球結膜 243
眼球後区 238
眼球鞘 242
眼球線維膜 238
眼球前区 238
眼球中膜 239
眼球提靱帯 242
眼球内部
—《視神経の》 238
—《網膜中心静脈の》 160
—《網膜中心動脈の》 139
眼球内膜 240
眼球脈絡膜静脈 159
眼筋 67,242
眼筋筋膜 242
眼瞼 242
眼瞼下溝 21
眼瞼結膜 243
眼瞼後面 243
眼瞼枝 220
眼瞼静脈 160
眼瞼前面 243
眼瞼部
—《眼輪筋の》 68
—《涙腺の》 243
眼瞼裂 17,243

263

眼神経[三叉神経第1枝] 220
眼動脈 139
眼杯 238
眼房 241
眼房水 241
眼胞 238
眼輪筋 68
顔面横静脈 156
顔面横動脈 138
顔面筋 67
顔面静脈 156
顔面神経
— [脳神経Ⅶ] 222
— との交通枝《耳介側頭神経の》 222
顔面神経核 189
顔面神経核後核 184
顔面神経管 32
顔面神経管膝 32
顔面神経管隆起 248
顔面神経丘 191
顔面神経根 232
顔面神経膝 188,222
顔面神経野 247
顔面頭蓋 29
顔面動脈 137
顔面リンパ節 166
門 182,192

き

キヌタ-アブミ関節 249
キヌタ-ツチ関節 249
キヌタ骨 249
キヌタ骨窩 248
キヌタ骨体 249
キヌタ骨ヒダ 249
気管 18,107
気管カリナ 107
気管気管支リンパ節 168
気管筋 107
気管支 107
気管支枝
— 《内胸動脈の》 144

— 《迷走神経の》 225
気管支樹 107
気管支静脈
— 《奇静脈の》 161
— 《上大静脈の》 155
気管支心膜間膜 131
気管支腺 109
気管支動脈 147
気管枝
— 《下甲状腺動脈の》 145
— 《内胸動脈の》 144
— 《反回神経の》 224
気管静脈 155
気管食道筋 96
気管腺 107
気管前葉 69
気管前リンパ節 167
気管大動脈狭窄 96
気管軟骨 107
気管分岐部 107
気管傍リンパ節 167,168
気管竜骨 107
奇静脈 161
奇静脈弓 161
奇静脈弓リンパ節 168
起始 7,66
起始核 174
起立筋 4
黄色[の] 6
基靱帯 120
基節骨
— 《足の》 51
— 《手の》 45
基底核 213
基底質 213
基底層 252
基底内側腹側核 202
基底板
— 《蝸牛管の》 245
— 《毛様体の》 239
基底膜 239
基底稜 245
基板 175
亀頭冠 117
亀頭頸 117
亀頭中隔 117

器 1,7
器官固有の筋膜 73,74
器管 7
偽腱索 132
疑核 185
疑核後核 185
脚 3,7
脚[の] 3,7
脚核 187
脚間窩 192
脚間核 194
脚間静脈 159
脚間線維 73
脚間槽 175
脚間裂 198
脚橋被蓋核 195,196
脚周囲核 187,195
脚束 213
脚底 192
脚内核 204
脚傍核 196
脚ワナ 203,213
弓 1
弓下窩 33
弓状[の] 1
弓状縁 81
弓状核
— 《延髄の》 185
— 《視床下部の》 205
弓状核ドーパミン作動性細胞群[A12] 217
弓状膝窩靱帯 62
弓状静脈 113
弓状線
— 《腸骨の》 46
— 《腹直筋の》 73
弓状線維 215
弓状動脈
— 《腎臓の》 112
— 《足背動脈の》 152
弓状隆起 32
弓状稜 105
丘 2,6
旧小脳 196
旧皮質 211
臼結節 92
臼後窩 38
臼後三角 38

臼歯腺 90
臼状関節 56
臼傍結節 92
臼傍咬頭 92
求心性神経線維 218
求心性線維 218
球 2,5,181
球海綿体筋 124
球(臼状)関節 56
球形嚢 245
球形嚢陥凹 246
球形嚢管 245
球形嚢神経 223
球形嚢斑 245
球状[の] 2,5,9
球状核 199
嗅回静脈 158
嗅覚器 251
嗅脚 213
嗅球 213
嗅球ドーパミン作動性細胞群[A15] 217
嗅結節 213
嗅溝
— 《前頭葉の》 208
— 《鼻腔の》 104
嗅索 213
嗅三角 213
嗅条 213
嗅神経[脳神経Ⅰ] 219
嗅神経糸 219
嗅腺 104,251
嗅島 213
嗅脳溝 209
嗅部 104
嗅傍回 208
嗅傍溝 208
嗅傍野 208
巨細胞性網様核 186
挙筋 5
挙筋[の] 5
挙筋隆起 94
挙睾筋 73
挙睾筋動脈 151
距骨 49
距骨下関節 62
距骨外側突起 49
距骨滑車 49

距骨頭　49	胸骨結合　55	胸半棘筋　71	頬骨眼窩動脈　138
距骨後突起　50	胸骨剣結合　55	胸部	頬骨顔面孔　37
距骨溝　50	胸骨甲状筋　69	―《気管の》　107	頬骨顔面枝　221
距骨体　49	胸骨枝　144	―《胸管の》　165	頬骨弓　28
距骨頭　49	胸骨上隙　69	―《食道の》　95	頬骨枝　223
距舟靱帯　63	胸骨心膜靱帯　131	―《脊髄の》　233	頬骨上顎縫合　36,54
距踵舟関節　62	胸骨舌骨筋　69	―《腸肋筋の》　70	頬骨神経　221
距腿関節　62	胸骨線　21	―の筋　72	―との交通枝　220
鋸状[の]　9	胸骨前部　22	―の壁側筋膜　72	頬骨側頭孔　37
鋸状縁　240	胸骨体　42	―のリンパ節　168	頬骨側頭枝　221
鋸状縫合　54	胸骨端　43	胸部狭窄　96	頬骨突起
峡　5	胸骨部　72	胸部後弯　39	―《上顎骨の》　37
峡部《前立腺の》	胸骨柄　41	胸腹壁静脈　160	―《前頭骨の》　35
116	胸骨柄結合　55	胸膜　111	―《側頭骨の》　33
挟合　54	胸骨傍線　21	胸膜腔　111	頬骨部　22
胸　18	胸骨傍リンパ節　168	胸膜上膜　110	頬脂肪体　89
胸横筋　72	胸骨膜　58	胸膜食道筋　96	頬小帯　89
胸横突間筋　71	胸鎖関節　59	胸膜頂　111	頬神経　221
胸回旋筋　71	胸鎖乳突筋　69	胸膜洞　111	頬腺　90
胸外側皮枝　228	胸鎖乳突筋枝	胸腰筋膜　72	頬側咬頭　91
胸郭　18,41,42	―《後頭動脈の》　137	胸肋関節　58	頬側根　92
―の関節　58	―《上甲状腺動脈の》	胸肋三角　73	頬側面　91
―の靱帯結合　58	137	胸肋部　72	頬動脈　138
―の軟骨結合　58	胸鎖乳突筋静脈　156	胸肋面　131	頬部　21
―の連結　58	胸鎖乳突筋部　22	強膜　238	頬リンパ節　166
胸郭下口　42	胸最長筋　71	強膜外隙　242	橋　181,186
胸郭上口　42	胸上骨　42	強膜褐色板　239	―と小脳　181
胸管　165	胸心臓枝　225	強膜距　238	―の皮質核線維　187
胸管弓　165	胸心臓神経　231	強膜固有質　238	橋延髄核　185
胸棘間筋　71	胸神経[T1-T12]　228	強膜溝　238	橋核　187
胸棘筋　71	胸神経枝　231	強膜篩板　239	橋後外側部ノルアドレナ
胸筋間リンパ節　167	胸髄　177	強膜上静脈　160	リン作動性細胞群
胸筋筋膜　72	胸髄核　178	強膜上動脈　139	［A5］　216
胸筋枝	胸髄節［第1-第12胸髄	強膜上板　238	橋枝　143
―《胸肩峰動脈の》	節］　177	強膜静脈　159	橋小脳　196
145	胸腺　166	強膜静脈洞　159,238	橋小脳三角　186
―《鎖骨下静脈の》	胸腺枝　144	強膜輪　238	橋小脳線維　187
160	胸腺静脈　155	境界［の］　5	橋小脳槽　176
胸筋部　22	胸前皮枝　228	境界核　202	橋静脈　159
胸筋リンパ節　167	胸多裂筋　71	境界溝　174,192	橋中脳静脈　159
胸腔　18,42,110	胸大動脈　147	頬咽頭筋膜　68,95	橋聴覚交連　188
胸肩峰静脈　160	胸大動脈神経叢　233	頬咽頭部　95	橋底部　187
胸肩峰動脈　145	胸椎[T1-T12]　40,42	頬筋　68	橋背側部　187
胸骨　41	胸内筋膜　72,110	頬筋枝　223	橋被蓋　187
胸骨下角　42	胸背静脈　160	頬筋リンパ節　166	橋被蓋網様核　187,191
胸骨角　42	胸背神経　226	頬骨　37	橋縫線　187
胸骨関節面　43	胸背動脈　146	頬骨縁　31	橋縫線核　191
胸骨筋　72	胸肺枝　231	頬骨眼窩孔　37	

橋縫線核セロトニン作動
　性細胞群[B5]　217
橋網様体脊髄路　179
曲　4
曲[の]　3
曲精細管　115
曲尿細管　112
極　7
棘　9
棘[の]　9
棘横突筋　70
棘下窩　42
棘下筋　76
　─の腱下包　82
棘下筋膜　76
棘間筋　71
棘間径　47
棘間靱帯　53
棘間平面　21
棘筋　71
棘孔　31
棘上窩　42
棘上筋　76
棘上筋膜　76
棘上靱帯　53
棘状[の]　9
棘突起　39
棘突起[の]　9
近位　16
近位横足弓　20
近位外側線条体枝　141
近位内側線条体動脈
　　　　　　　　141
近位部　118
　─《前立腺の》　116
近位リンパ節　170
近心頬側咬頭　91
近心頬側根　92
近心口蓋側咬頭　91
近心根　92
近心小窩　92
近心舌側咬頭　91
近心舌側根　92
近心面　91
筋　6,66,76,79
　─の筋膜　67
　─の固有筋膜　67
筋[の]　6

筋横隔静脈　155
筋横隔動脈　145
筋下滑液包　82
筋滑車　67
筋間中隔　70
筋三角　22
筋枝
　─《会陰神経の》　230
　─《腋窩神経の》　228
　─《外側胸筋神経の》
　　　　　　　　226
　─《眼動脈の》　139
　─《筋神経の》　219
　─《筋皮神経の》　226
　─《脛神経の》　230
　─《後前腕皮神経の》
　　　　　　　　227
　─《尺骨神経の》　227
　─《深腓骨神経の》
　　　　　　　　230
　─《浅腓骨神経の》
　　　　　　　　230
　─《前骨間神経の》
　　　　　　　　227
　─《大腿神経の》　229
　─《椎骨動脈の》　142
　─《副神経の》　225
　─《閉鎖神経の》　229
　─《肋間神経の》
　　　　　　　　228
筋耳管管　32
筋耳管管中隔　32
筋質　116
筋周膜　66
筋上膜　66
筋神経　219
筋性部　132
筋層　89
　─《胃の》　97
　─《気管支の》　109
　─《結腸の》　99
　─《子宮の》　120
　─《女性の尿道の》
　　　　　　　　122
　─《小腸の》　97
　─《食道の》　96
　─《腎盤の》　113
　─《精管の》　116

　─《精嚢の》　116
　─《前立腺部の》　118
　─《大腸の》　98
　─《胆嚢の》　102
　─《腟の》　121
　─《直腸の》　99
　─《尿管の》　113
　─《尿道海綿体の》
　　　　　　　　118
　─《膀胱の》　113
　─《卵管の》　119
筋層間神経叢　234
筋頭　66
筋突起
　─《下顎骨の》　38
　─《披裂軟骨の》　105
筋内膜　66
筋皮神経　226
筋尾　66
筋腹　66
筋膜　4,67,78,81
筋膜下滑液包　82
筋裂孔　81
緊張部《鼓膜の》　248

く

クモ膜　175
　─と軟膜　175
クモ膜下腔　175
クモ膜下槽　175
クモ膜顆粒　175
クモ膜顆粒小窩　27
クモ膜小柱　175
グナチオン　27
グリア　174
くすりゆび(第四指)
　　　　　　　　　19
くちびる　89
区　1,8
区[の]　1,8
区域　8
区域[の]　8
区域 I　101
区域 II　101
区域 III　101
区域 IV　101

区域 V　101
区域 VI　101
区域 VII　101
区域 VIII　101
区域気管支枝　109
区域内気管支枝　109
区画　67,76,78
区間枝　154
　─《右肺静脈の》　153
　─《左肺静脈の》　154
区内枝　154
　─《右肺静脈の》　153
　─《左肺静脈の》　154
空腸　98
空腸静脈　162
空腸動脈　149
腔　2
楔　3
楔状[の]　3
「ロ-」⇒「こう-」の項
口　1,7,17,89
口[の]　7
屈曲　56
屈筋　4,66
屈筋支帯
　─《足の》　81
　─《手の》　78
屈筋側　17
屈側　17
頸　2
黒[の]　6

け

毛　252
外科頸　43
系　9
径　3
茎状[の]　9
茎状突起
　─《尺骨の》　45
　─《側頭骨の》　33
　─《中手骨の》　45
　─《橈骨の》　44
茎状突起鞘　33
茎突咽頭筋　95
茎突咽頭筋枝　224

けいとつか〜けんし

茎突下顎靱帯 57	頸鼓動脈 139	頸動脈壁 248	結腸間膜リンパ節 169
茎突上稜 44	頸最長筋 71	頸内側後横突間筋 71	結腸枝 149
茎突舌筋 93	頸枝 223	頸半棘筋 71	結腸半月ヒダ 99
茎突舌骨筋 69	頸静脈窩 33	頸板状筋 70	結腸ヒモ 99
茎突舌骨筋枝 222	頸静脈下球 156	頸部	結腸辺縁弓 149
茎突舌骨靱帯 53	頸静脈弓 157	—《気管の》 107	結腸辺縁動脈 149
茎突隆起 248	頸静脈結節 30	—《胸管の》 165	結腸傍溝 126
茎乳突孔 33	頸静脈肩甲舌骨筋リンパ節 167	—《食道の》 95	結腸傍リンパ節 169
茎乳突静脈 157	頸静脈孔 28	—《椎骨動脈の》 142	結腸膨起 99
茎乳突動脈 137	頸静脈孔内突起 30	—《内頸動脈の》 139	結腸面 171
係蹄状小葉[第VIIA半球小葉] 198	頸静脈小体 156	— の筋 69	結膜 243
係蹄状小葉第一脚[第VIIA半球小葉] 198	頸静脈上球 156	頸部前弯 39	結膜静脈 160
係蹄状小葉第二脚[第VIIA半球小葉] 198	頸静脈神経 231	頸膨大 176	結膜腺 243
係蹄正中傍裂 198	頸静脈切痕	頸肋 41	結膜嚢 243
経線 6,238	—《後頭骨の》 30	頸肋骨 41	結膜半月ヒダ 243
経線[の] 6	—《側頭骨の》 33	鶏冠 35	結膜輪 239
経線状線維 239	頸静脈突起 30	鶏冠翼 35	楔 3
脛骨 48	頸静脈二腹筋リンパ節 167	隙 9	楔間関節 63
脛骨栄養動脈 152	頸静脈壁 248	血 5,8	楔舟関節 63
脛骨神経 230	頸神経[C1-C8] 225	血[の] 8	楔状[の] 3
脛骨粗面 48	頸神経叢 225	血液 5,8,131	楔状下核
脛骨粗面皮下包 84	頸神経ワナ 225	血液[の] 8	—《外被核の》 195
脛骨体 48	頸髄 177	血管 130	—《網様核の》 196
脛舟部 62	頸髄[第1-第8頸髄節] 177	血管周囲線維鞘 102	楔状核
脛踵部 62	頸切痕 42	血管条 245	—《外被核の》 195
脛側 17	頸前横突間筋 70	血管神経叢 219	—《網様核の》 196
脛側足根腱鞘 85	頸多裂筋 71	血管叢 130	楔状結節
脛腓関節 62	頸長筋 69	血管束 112	—《楔状結節の》 106
脛腓靱帯結合 53,62	頸腸肋筋 71	血管板 239	—《後頭口の》 106
憩室 3	頸椎[C1-C7] 39	血管膜 115	楔状束
頸 2,17,178	頸動脈管 32	血管輪 130	—《延髄の》 182
— の滑液包 82	頸動脈管外口 32	血管裂孔 81	—《脊髄の》 180
— の部位 22	頸動脈管静脈叢 158	結合 3,9	楔状束核 184
頸[の] 2	頸動脈管内口 32	結合[の] 9	楔状束核小脳線維 183
頸横静脈 157	頸動脈結節《第六頸椎の》 39	結合核 202	楔状束脊髄線維 180
頸横神経 226	頸動脈溝 31	結合管 245	楔状束結節 182
頸横動脈 145	頸動脈鼓室枝 139	結合腱 73	楔状束脊髄線維 180
頸回旋筋 71	頸動脈サイホン 139	結合線 3	楔状軟骨 106
頸外側後横突間筋 70	頸動脈三角 22	結合腕下核 195	楔前部 209
頸胸神経節 231	頸動脈鞘 70	結合腕傍核 190	楔前部枝 141
頸棘間筋 71	頸動脈小体 136	結合腕傍核下核 190	楔部 209
頸棘筋 71	頸動脈洞 137,139	節 6,10,26	楔部線維 216
頸筋膜 69	頸動脈洞枝 224	結節間腱鞘 83	楔立方関節 63
頸鼓小管 32	頸動脈分岐部 137	結節間溝 43	月状[の] 6
頸鼓神経 224,233		結節間平面 21	月状溝 207
		結腸 98	月状骨 45
		結腸圧痕 100	月状面 46
		結腸間膜 124	犬歯 92

267

犬歯窩　36,92
犬歯筋　68
犬歯溝　92
肩関節　59
肩甲下窩　42
肩甲下筋　76
　― の腱下包　82
肩甲下枝　145
肩甲下神経　226
肩甲下静脈　160
肩甲下動脈　146
肩甲下部　23
肩甲下リンパ節　167
肩甲回旋静脈　160
肩甲回旋動脈　146
肩甲挙筋　70
肩甲棘　42
肩甲棘部　76
肩甲頸　43
肩甲骨　42
肩甲鎖骨三角　22
肩甲上静脈　157
肩甲上神経　226
肩甲上動脈　145
肩甲切痕　42
肩甲舌骨筋　69
肩甲線　21
肩甲背静脈　160
肩甲背神経　226
肩甲背動脈　145
肩甲部　23
肩鎖関節　59
肩鎖靱帯　59
肩峰　18,42
肩峰下包　82
肩峰角　42
肩峰関節面　43
肩峰枝
　― 《胸肩峰動脈の》
　　　　　　　　145
　― 《肩甲上動脈の》
　　　　　　　　145
肩峰端　43
肩峰動脈網　145
肩峰皮下包　82
肩峰部　76
剣状突起　42
腱　9,67

― のヒモ　83,86
腱[の]　9
腱下滑液包　82
腱画　67,73
腱間結合　77
腱間膜　82
腱弓　67
腱交叉　78
腱索　132
腱周膜　67
腱鞘　82
　― と滑液包　82
腱中心　73
腱膜　1,67
腱膜[の]　1
腱裂孔　80
瞼縁束　68
瞼板腺　243
瞼鼻ヒダ　243
限　5
原始[の]　7
原始小脳　196
原始皮質　211
原始卵胞　119
原小脳　196
原皮質　211

こ

コリン作動性細胞群
　　　　　　　　217
コンマ束　180
ゴニオン　28
こばな　17
こめかみ　17
こゆび（第五指）　19
古小脳　196
古線条体　214
古皮質　211
呼吸[の]　8
呼吸細気管支　110
呼吸部　104
固有[の]　8
固有胃腺　96
固有蝸牛動脈　246
固有海馬　212
固有核　178

固有肝動脈　148
固有口腔　89
固有掌側指神経　227
固有掌側指動脈　147
固有底側趾(指)動脈
　　　　　　　　153
固有底側趾(指)神経
　― 《外側足底神経の》
　　　　　　　　231
　― 《内側足底神経の》
　　　　　　　　231
固有背筋　70
固有卵巣索　119
股関節　61
孤束　182
孤束核　184
孤束核脊髄路　180
孤束間質核　184
孤束交連傍核　185
孤束膠様核　184
孤束中間核　184
孤束内側核　185
孤束傍核　184
孤立[の]　9
孤立リンパ小節
　― 《小腸の》　97
　― 《大腸の》　98
　― 《リンパ節の》　166
鼓索小管鼓室口　248
鼓索神経
　　　　222,223,232
　― との交通枝　224
鼓索神経小管　32
鼓索ヒダ　249
鼓室　33,247
鼓室アブミ骨結合　249
鼓室階　245
鼓室階静脈　246
鼓室階壁　245
鼓室蓋　32
鼓室上陥凹　247
鼓室静脈　157
鼓室神経　223
鼓室神経小管　33
鼓室神経節　224
鼓室神経叢　224
　― との交通枝《鼓索神
　　経の》　223

鼓室唇　245
鼓室洞　248
鼓室乳突裂　33
鼓室粘膜　249
鼓室板　247
鼓室部　33
鼓室蜂巣　248
鼓室膨大　224
鼓室輪　33
鼓室鱗裂　33
鼓膜　248
鼓膜陥凹　249
鼓膜溝　33
鼓膜臍　248
鼓膜枝　222
鼓膜切痕　33,250
鼓膜張筋　249
鼓膜張筋神経　221
鼓膜張筋半管　32
鼓膜壁　248
口　1,7,17,89
口[の]　7
口蓋　89
口蓋咽頭括約筋　94
口蓋咽頭弓　93
口蓋咽頭筋　94,95
口蓋咽頭稜　94
口蓋棘　37
口蓋筋　94
口蓋腱膜　94
口蓋溝　37
口蓋骨　37
口蓋骨鞘突管　29
口蓋骨鞘突溝　31
口蓋篩骨縫合　54
口蓋上顎縫合　54
口蓋垂　93
口蓋垂筋　94
口蓋舌筋　93,94
口蓋舌弓　93
口蓋腺　90
口蓋側咬頭　91
口蓋側根　92
口蓋突起　37
口蓋帆　90,93
口蓋帆挙筋　94
口蓋帆張筋　94
　― の滑液包　82

口蓋帆張筋神経 221	甲状舌骨筋枝 226	交連前脳弓線維 210	咬頭 90
口蓋扁桃 93,171	甲状舌骨膜 105	肛尾神経 230	咬頭尖 90
口蓋縫線 90	甲状腺 126	肛門 100	後胃枝 225
口蓋面	甲状腺挙筋 69	肛門移行帯 100	後胃動脈 149
—《口蓋骨の》 37	甲状腺峡部 126	肛門会陰曲 99	後陰唇交連 121
—《歯の》 91	甲状腺支質 127	肛門会陰筋 99,118	後陰唇枝 151
口蓋隆起 29	甲状腺実質 127	肛門管 100	後陰唇神経 230
口蓋稜 37	甲状腺小葉 127	肛門挙筋 75,122	後陰唇静脈 163
口角 89	甲状腺提靱帯 69	肛門挙筋腱弓 75,122	後陰嚢枝 151
口角下制筋 68	甲状腺リンパ節 167	肛門三角 23,122	後陰嚢神経 230
口角挙筋 68	甲状腺濾胞 127	肛門櫛 100	後陰嚢静脈 163
口角筋軸 68	甲状軟骨 105	肛門周囲腺 253	後腋窩線 21
口峡 17,93	甲状披裂筋 106	肛門柱 100	後腋窩ヒダ 18
口峡峡部 93	甲状副腺 127	肛門直腸会陰筋 99	後腋窩リンパ節 167
口峡枝 222	交会 3	肛門直腸結合 99	後延髄枝 142
口腔 17,89	交感［の］ 9	肛門直腸線 100	後縁
口腔腺 90	交感神経 231	肛門直腸リンパ節 170	—《尺骨の》 45
口腔前庭 89	交感神経幹 231	肛門洞 100	—《精巣の》 115
口腔粘膜 90	交感神経幹神経節 231	肛門皮膚線 100	—《橈骨の》 44
口腔傍器官 89	交感神経根 232,233	肛門尾骨神経 230	—《腓骨の》 49
口唇 89	交感神経節 218	肛門尾骨靱帯 75,123	後横側頭回 208
口唇腺 90	交感神経傍神経節 232	肛門部 23,122	後下行枝 136
口唇面 91	交叉 2,3,174	肛門弁 100	後下小脳動脈 142
口部 21	交叉［の］ 2	岬角 8	後下腿筋間中隔 81
—《咽頭の》 94	交叉後野 205	—《仙骨の》 40	後下腿部 24
口輪筋 68	交叉溝 30	—《中耳の》 248	後下腿面 20
口裂 17,89	交叉槽 175	岬角溝 248	後顆間区 48
孔 4,7	交通後部 141,143	岬角支脚 248	後灰白交連 180
孔［の］ 4	交通枝	岬角リンパ節 170	後海綿間静脈洞 157
孔内突起 30	—《自律神経系の》	虹彩 239	後外弓状線維 183
—《頸静脈の》 30,33	231	虹彩角膜角 241	後外側核
広［の］ 5,10	—《神経系の》 219	虹彩角膜角隙 240	177,187,201
広筋内転筋間中隔 81	—《腓骨動脈の》 153	虹彩角膜角櫛状靱帯	後外側孤束核 185
広頸筋 69	交通前部	240	後外側溝 177,181
広背筋 70	—《後大脳動脈の》	虹彩支質 239	後［外］脊髄静脈 161
—の腱下包 82	143	［虹彩］色素上皮 240	後外側中心動脈 143
甲介 3	—《前大脳動脈の》	虹彩色素上皮層 240	後外側被蓋核 194
甲介［の］ 3	141	虹彩ヒダ 239	後外側腹側核 202,203
甲介隆起 251	交連 2,174	虹彩部 238	後外側裂 198
甲状咽頭部 95	交連［の］ 2	咬筋 68	後外側路 180
甲状関節面 105	交連下器官 201	咬筋筋膜 68	後外椎骨静脈叢 161
甲状頸動脈 145	交連核 184	咬筋神経 221	後角球 211
甲状孔 105	交連後線維 210	咬筋粗面 38	後角頸 178
甲状喉頭蓋筋 106	交連後脳弓線維 210	咬筋動脈 138	後角
甲状喉頭蓋靱帯 106	交連尖 134	咬合窩 91	—《脊髄の》 177,178
甲状喉頭蓋部 106	交連線維 174	咬合面 91	—《側脳室の》 211
甲状舌管 93	交連前線維 210	咬合面曲線 92	後角尖 178
甲状舌骨筋 69	交連前中隔核 210	咬合裂 91	後角底 178

後角頭　178
後角膜上皮　239
後核
　—《橋核の》　187
　—《視床後核群の》
　　　　　　　　202
　—《動眼神経副核の》
　　　　　　　　194
　—《副視索核群の》
　　　　　　　　194
後関節面　40
後環椎後頭膜　57
後眼瞼縁　243
後眼房　241
後キヌタ骨靱帯　249
後脚
　—《アブミ骨の》　249
　—《内包の》　214
後弓《環椎の》　40
後巨細胞性傍核　186
後巨細胞性網様体傍核
　　　　　　　　186
後距骨関節面　50
後距踵靱帯　63
後距腿部　24
後距腓靱帯　62
後胸鎖靱帯　59
後境界板　239
後極
　—《眼球の》　238
　—《水晶体の》　242
後区
　—《肝臓の》　101
　—《腎臓の》　112
後区域　101
後区動脈
　—《固有肝動脈の》
　　　　　　　　148
　—《腎動脈の》　149
後脛距部　62
後脛骨筋　80
　—の腱鞘　85
後脛骨静脈　165
後脛骨動脈　152
後脛骨反回動脈　152
後脛骨リンパ節　171
後脛腓靱帯　53
後頭三角　22

後頸神経叢　225
後頸部　22
後結節　39
　—《環椎の》　40
後結膜動脈　140
後孤束核　185
後鼓室動脈　137
後鼓膜陥凹　249
後交通動脈　143, 144
後交連　200, 201
後交連核　194
後後外側核　177
後後頭内軟骨結合　55
後硬膜動脈　137
後骨間静脈　160
後骨間神経　228
後骨間動脈　147
後骨半規管　246
後骨膨大部　246
後根　219
後根動脈　147
後索　180
後索固有束　180
後三叉神経核視床路
　　　　　　　　188
後四角小葉［第Ⅵ半球小
　　葉］　198
後枝
　—《外側溝の》　207
　—《胸神経の》　228
　—《頸神経の》　225
　—《後内側中心動脈の》
　　　　　　　　144
　—《尺側反回動脈の》
　　　　　　　　146
　—《腎動脈の》　149
　—《脊髄神経の》　219
　—《仙骨・尾骨神経の》
　　　　　　　　228
　—《総肝管の》　102
　—《大耳介神経の》
　　　　　　　　226
　—《内側前腕皮神経の》
　　　　　　　　227
　—《閉鎖神経の》　229
　—《閉鎖動脈の》　150
　—《門脈の》　162
　—《腰神経の》　228

　—《腕神経叢の》　226
後視蓋前域核　201
後視床脚　203
後視床放線　203, 215
後篩骨孔　28
後篩骨神経　220
後篩骨洞　105
後篩骨動脈　140
後篩骨蜂巣　35
後耳介筋　68
後耳介溝　251
後耳介静脈　157
後耳介神経　222
後耳介靱帯　251
後耳介動脈　137
後室間溝　132
後室間枝　136
後室傍核　202
後膝部　24
後斜角筋　69
後手根部　23
後皺柱　121
後十字靱帯　62
後縦隔　111
後縦隔リンパ節　168
後縦靱帯　55
後縦束
　　　　182, 187, 193, 206
後小脳延髄槽　175
後小弯神経　225
後床突起　31
後踵骨関節面　50
後上歯槽枝　221
後上歯槽動脈　138
後上膵十二指腸静脈
　　　　　　　　162
後上膵十二指腸動脈
　　　　　　148, 149
後上葉区(S2)《右肺の》
　　　　　　　　109
後上葉枝(B2)　108
後上葉静脈(V2)　153
後上葉動脈(A2)　135
後上腕回旋静脈　160
後上腕回旋動脈　146
後上腕皮神経　227
後上腕部　23
後上腕面　18

後神経叢　228
後神経束　226
後唇《子宮の》　120
後深側頭動脈　138
後膵動脈　148
後正中延髄静脈　159
後正中溝
　—《延髄の》　182
　—《脊髄の》　177
後正中線　21
後正中中隔　177
後正中傍核　184
後脊髄小脳路　179, 183
後脊髄静脈　161
後脊髄動脈　142
後舌腺　90
後仙骨孔　41
後仙腸靱帯　61
後尖
　—《右心室の》　133
　—《左心室の》　134
後腺枝　137
後前庭枝　246
後前庭静脈　246
後前腕骨間神経　228
後前腕皮神経　227
後前腕部　23
後前腕面　19
後束　94
後側頭枝
　—《後大脳動脈の》
　　　　　　　　144
　—《中大脳動脈の》
　　　　　　　　142
後側頭泉門　29
後側頭板間静脈　157
後大腿皮神経　230
後大腿部　23
後大腿面　19
後大脳動脈　143, 144
後端《脾臓の》　171
後中位核　199
後中間溝　177
後中心枝　147
後中心傍回　209
後肘部　23
後肘面　19
後柱《脊髄の》　178

後ツチ骨ヒダ　248,249
後殿筋線　46
後透明中隔静脈　158
後頭　17,27
後頭縁
　—《側頭骨の》　32
　—《頭頂骨の》　34
後頭下筋　69
後頭下静脈叢　155
後頭下神経　225
後頭顆　30
後頭蓋窩　29
後頭角
　—《側脳室の》　211
　—《頭頂骨の》　34
後頭角球　211
後頭橋線維　192,215
後頭極　207
後頭筋　67
後頭骨　29
後頭枝
　—《後耳介神経の》
　　　　　　　　222
　—《後耳介動脈の》
　　　　　　　　137
　—《後頭動脈の》　137
後頭視蓋線維　215
後頭静脈　155,158
後頭静脈洞　157
後頭線条　211
後頭前切痕　207
後頭前筋　67
後頭側　16
後頭側頭溝　209
後頭側頭枝　144
後頭頂動脈　142
後洞溝　30
後頭動脈　137
後頭動脈溝　32
後頭導出静脈　157
後頭内軟骨結合　55
後頭乳突縫合　54
後頭板間静脈　157
後頭部　21
後頭平面　30
後頭葉　207,209
後頭葉橋線維　192
後頭リンパ節　166

後頭鱗　30
後洞　248
後突起　103
後内側核
　　　　　178,187,189
後内側前頭枝　141
後内側中心動脈
　　　　　　　143,144
後内側腹側核　202
後内側部　195
後内椎骨静脈叢　161
後乳頭筋　133,134
後脳　181
後脳室周囲核　205
後脳梁静脈　159
後背外側核　177
後肺底区(S10)
　—《右肺の》　110
　—《左肺の》　110
後肺底枝(B10)
　—《右下葉気管支の》
　　　　　　　　108
　—《左下葉気管支の》
　　　　　　　　108
後肺底動脈(A10)
　—《右肺の》　135
　—《左肺の》　135
後白交連　180
後半規管　244
後半月大腿靱帯　61
後半月弁　134
後ヒダ柱　121
後皮枝
　—《胸神経の》　228
　—《頸神経の》　225
　—《仙骨・尾骨神経の》
　　　　　　　　229
　—《腰神経の》　228
後被蓋枝　190
後被蓋交叉　194
後腓骨頭靱帯　62
後鼻棘　37
後鼻孔　28,104
後部
　—《蝸牛神経核の》
　　　　　　　　185
　—《外側結合腕傍核の》
　　　　　　　　190

—《肝臓の》　100
—《小脳前葉の》　197
—《舌の》　92
—《前交連の》　210
—《腟の》　120
—《放線冠の》　215
—《腰外側横突間筋の》
　　　　　　　　70
—《腕神経叢の》　226
後副オリーブ核　184
後腹　69
後閉鎖結節　47
後壁
—《胃の》　96
—《腟の》　120
—《中耳の》　248
後縫線核　191,195
後膨大部神経　223
後[膜]膨大部　244
後迷走神経幹　225
後面
—《角膜の》　239
—《脛骨の》　48
—《虹彩の》　239
—《子宮の》　119
—《尺骨の》　44
—《上腕骨の》　43
—《腎臓の》　111
—《水晶体の》　242
—《膵臓の》　103
—《仙骨の》　40
—《前立腺の》　116
—《橈骨の》　44
—《披裂軟骨の》　106
—《腓骨の》　49
—《副腎の》　127
後面観　29
後盲腸動脈　149
後有孔質　192
後葉
—《下垂体の》　127
—《胸腰筋膜の》　71
—《腹直筋の》　72
後輪状披裂筋　106
後輪状披裂靱帯　106
後涙嚢稜　36
黄[の]　6
黄色[の]　6

鉤　5,10,209
鉤枝　140
鉤状[の]　10
鉤状束　215
鉤状突起
—《頸椎の》　39
—《骨口蓋の》　29
—《篩骨の》　35
—《尺骨の》　44
—《膵臓の》　103
鉤静脈　158
鉤動脈　141
鉤突窩　44
喉頭　18,105
喉頭咽頭枝　231
喉頭蓋　106
喉頭蓋茎　106
喉頭蓋結節　106
喉頭蓋谷　94
喉頭蓋軟骨　106
喉頭筋　70,106
喉頭腔　106
喉頭口　106
喉頭室　107
喉頭小嚢　107
喉頭腺　107
喉頭前庭　107
喉頭前リンパ節　167
喉頭弾性膜　107
喉頭軟骨と関節　105
喉頭部《咽頭の》　95
喉頭リンパ小節　107
喉頭隆起　18,105
喉頭隆起皮下包　82
硬[の]　4
硬口蓋　89
硬膜　175
硬膜下腔　175
硬膜枝
—《下顎神経の》　221
—《後頭神経の》　137
—《上顎神経の》　220
—《脊髄神経の》　219
—《椎骨動脈の》　142
—《内頸動脈の》　139
—《迷走神経の》　224
—との交通枝　224
硬膜上腔　175

硬膜静脈　156
硬膜静脈洞　157
硬膜部　176
項　17
項横筋　70
項筋膜　70
項靱帯　53
項部　22
溝　9,26
溝縁束　179
溝後部　92
溝前部　92
睾丸　114
膠様［の］　5
膠様質
　—《延髄の》　184
　—《脊髄の》　178
谷　10
黒［の］　6
黒質　192
黒質枝　140
黒質緻密部アミン作動性
　細胞群［A9］　216
黒質傍核　195
黒色［の］　6
腰　18
骨　7,9
　—の連結　53
骨［の］　7
骨化中心　27
骨格　9
骨格筋　66
骨間縁
　—《脛骨の》　49
　—《尺骨の》　44
　—《橈骨の》　44
　—《腓骨の》　49
骨間距踵靱帯　63
骨間楔間靱帯　63
骨間楔中足靱帯　64
骨間楔立方靱帯　63
骨間手根間靱帯　60
骨間仙腸靱帯　61
骨間足根靱帯　63
骨間中手靱帯　60
骨間中足靱帯　64
骨間肘包　83
骨間膜　53

骨幹　3,26
骨幹端　26
骨結合　9,27,53
骨口蓋　29
骨髄　166
骨総脚　246
骨単脚　247
骨端　4,26
骨端線　27
骨端軟骨　26,53
骨端板　26
骨頭間静脈　164
骨突起　1,26
骨内膜　26
骨半規管　246
骨半規管脚　246
骨盤　18,47
　—のリンパ節　170
骨盤-臓側リンパ節
　　　　　　　170
骨盤-壁側リンパ節
　　　　　　　170
骨盤下口　47
骨盤隔膜　75,122
骨盤筋膜腱弓　74
骨盤腔　18,47,124
骨盤傾斜　47
骨盤軸　47
骨盤上口　47
骨盤神経節　233
骨盤神経叢　234
骨盤側壁三角　126
骨盤内筋膜　74
骨盤内臓神経　233
骨盤部　234
　—《神経系の》　233
　—《精管の》　115
　—《尿管の》　113
　—の筋膜　74
骨鼻中隔　28
骨　26,104
骨膨大部　246
骨膨大部脚　247
骨膜　26
骨迷路　246
骨ラセン板　247
根　8,226
根［の］　8

根間中隔
　—《下顎骨の》　38
　—《上顎骨の》　37
根管　91
根糸
　—《脊髄神経の》　219
　—《椎骨動脈の》　142
根尖　91
根尖孔　91
混合神経　219
痕跡　10
痕跡精管　121
痕跡爪皮　253

さ

サジ状突起　248
左胃静脈　162
左胃大網静脈　163
左胃大網動脈　148
左胃大網リンパ節　169
左胃動脈　148
左胃リンパ節　169
左陰核海綿体　122
左縁枝　136
左下肺静脈　154
左下葉気管支　108
左外側区　101
左外側後区域　101
左外側前区域　101
左肝管　102
左肝静脈　162
左肝部　101
左冠状動脈　136
左気管支縦隔リンパ本幹
　　　　　　　165
左脚　132
　—《横隔膜の》　72
左頸リンパ本幹　165
左結腸曲　99
左結腸静脈　163
左結腸動脈　149
左結腸リンパ節　169
左臍静脈　162
左鎖骨下リンパ本幹
　　　　　　　165
左三角間膜　125

左子宮縁　119
左子宮角　119
左枝
　—《固有肝動脈の》
　　　　　　　148
　—《門脈の》　162
左主気管支　107
左上肺静脈　154
左上葉気管支　108
左上肋間静脈　155,161
左心耳　134
左心室　132,134
左心室後枝　136
左心室後静脈　154
左心室静脈　155
左心房　132,134
左心房後静脈　154
左心房静脈　155
左腎上体静脈　162
左精巣静脈　162
左線維三角　132
左線維輪　132
左大静脈靱帯　155
左大静脈ヒダ　155
左内側区《肝臓の》　101
左内側区域《肝臓の》
　　　　　　　101
左肺　109
　—.下葉　110
　—.上葉　110
左肺動脈　135
左肺面　131
左半月弁
　—《右心室の》　133
　—《左心室の》　134
左板《甲状軟骨の》
　　　　　　　105
左尾状葉胆管　102
左副腎静脈　162
左房室口　134
左房室弁　134
左葉
　—《肝臓の》　101
　—《甲状腺の》　126
　—《前立腺の》　116
左腰リンパ節　168
左腰リンパ本幹　165
左卵巣静脈　162

鎖胸三角　22	細小静脈孔　133	三角筋胸筋三角　22	山頂前裂　197
鎖骨　43	細小心静脈　155	三角筋胸筋リンパ節	山頂内裂　197
鎖骨下窩　22	細小心臓静脈　155	167	山腹[第VI小葉]
鎖骨下筋　72	細静脈　10,130	三角筋枝	197
鎖骨下筋溝　43	細動脈　1,130	―《腋窩動脈の》　145	山腹後裂　198
鎖骨下筋神経　226	細胞巣領域　183,184	―《上腕動脈の》　146	山腹前裂　197
鎖骨下静脈　160	最下甲状腺動脈　136	三角筋粗面　42,44	散大筋　3,67
鎖骨下静脈溝　41	最下内臓神経　232	三角筋部　23	
鎖骨下動脈　142,144	最下腰動脈　148	三角筋膜　78	
鎖骨下動脈溝　41	最外包　215	三角形筋　66	し
鎖骨下動脈神経叢　233	最後野　185,191	三角骨	
鎖骨下部　226	最後野・前網様核アドレ	―《手根骨の》　45	CA1領域　212
鎖骨下ワナ　231	ナリン作動性細胞群	―《足根骨の》　50	CA2領域　212
鎖骨間靱帯　59	[C1, C2]　217	三角靱帯　62	CA3領域　212
鎖骨関節面　42	最小[の]　6	三角ヒダ　94	CA4領域　212
鎖骨胸筋筋膜　72	最小斜角筋　69	三角部	シナプス　174
鎖骨枝　145	最上胸動脈　145	―《前頭葉の》　207	したくちびる　17,89
鎖骨上神経　226	最上項線　30	―《前立腺の》　116	したまぶた　17
鎖骨上部　226	最上鼻甲介　35,104	三角稜　91	しり　18
鎖骨上リンパ節　167	最上肋間静脈　155	三叉神経[脳神経Ⅴ]	子宮　119
鎖骨切痕　41	最上肋間動脈　145	220	子宮円索　120
鎖骨体　43	最大[の]　6	三叉神経圧痕　32	子宮円索動脈　151
鎖骨中線　21	最長筋　71	三叉神経運動核　189	子宮縁　119
鎖骨部	最内肋間筋　72	三叉神経下部　186	子宮外膜　120
―《三角筋の》　76	載距突起　50	三叉神経核後核　184	子宮角　119
―《大胸筋の》　72	臍　18	三叉神経核視床路　188	子宮間膜　126
坐骨　46	臍筋膜　74	三叉神経腔　175	子宮峡部　119
坐骨海綿体筋　123	臍静脈部　162	三叉神経結節　182	子宮筋層　120
坐骨棘　46	臍帯　120	三叉神経枝　139	子宮腔　119
坐骨結節　46	臍動脈　150	三叉神経主感覚核　189	子宮頸　120
坐骨肛門窩　124	臍動脈索　150	三叉神経周囲核　185	子宮頸横靱帯　120
坐骨肛門窩脂肪体　124	臍部　22	三叉神経脊髄路	子宮頸管　120
坐骨枝　46	臍傍静脈　162	180,182,188	子宮頸腺　120
坐骨神経　230	臍輪　73	三叉神経脊髄路核	子宮頸傍組織　120
坐骨神経伴行動脈　150	臍裂　101	184,189	子宮広間膜　126
坐骨体　46	索　2,4	三叉神経節　220	子宮静脈　163
坐骨大腿靱帯　61	索状体　181,182,199	三叉神経節枝　139	子宮静脈叢　163
坐骨恥骨枝　46	索状体辺縁核　185	三叉神経中脳路	子宮仙骨靱帯　120
坐骨直腸窩　124	索状傍体　182,199	188,193	子宮腺　120
坐骨直腸窩脂肪体　124	三角　10	三叉神経中脳路核	子宮体　119
坐骨尾骨筋　75	三角[の]　3,10	189,194	子宮端　119
采　4	三角窩	三叉神経毛帯	子宮腟神経叢　234
采歯状回溝　209	―《耳介の》　250	188,193,203	子宮底　119
采状[の]　4	―《披裂軟骨の》　106	三尖弁　133	子宮動脈　150
采状ヒダ　92	三角窩隆起　251	三頭[の]　10	子宮内膜　120
細[の]　9	三角核　210	三頭筋　66	子宮部
細管　10	三角筋　76	山頂[第Ⅳ・Ⅴ小葉]	―《胎盤の》　120
細気管支　110	三角筋下包　82	197	―《卵管の》　119

子宮傍組織　120
子宮傍リンパ節　170
支質　9,89
支帯　8
四角［の］　8
四角膜　107
四丘体間静脈　159
四丘体槽　176
四丘体動脈　143
四丘体板　192,195
四頭［の］　8
四頭筋　66
矢状　16
矢状縁　34
矢状縫合　54
矢状面　21
糸　4
糸球　5
糸球状［の］　5
糸球体　112
糸球体包　112
［糸球体］輸出細動脈
　　　　　　　　113
［糸球体］輸入細動脈
　　　　　　　　113
糸状［の］　4
糸状乳頭　93
弛緩部《鼓膜の》　248
刺激伝導系　132
枝　8
指　3,19
指［の］　3,19
指圧痕　27
指屈筋の総腱鞘　83
指骨　45
指伸筋　77
指節滑車　45
指節筋　45
［指節骨］体　45
［指節骨］底　45
［指節骨］頭　45
脂腺
　—《眼瞼の》　243
　—《皮膚の》　253
脂肪組織層　74
脂肪層　252
脂肪被膜　112

視蓋延髄路
　　　179,182,187,194
視蓋オリーブ核線維　193
　　　　　　　　187,194
視蓋オリーブ線維
　　　　　　　　187,194
視蓋橋線維　187
視蓋橋路　189,193
視蓋脊髄路
　　　179,182,187,194
視蓋前域　201
視蓋前域オリーブ核
　　　　　　　　　201
視蓋前域オリーブ核線維
　　　　　　　　187,194
視蓋前域オリーブ線維
　　　　　　　　187,194
視蓋前域核群　201
視蓋前域核後核　201
視蓋前域視索核　201
視蓋前域前核　201
視蓋前野　201
視蓋網様体線維　187
視覚器　238
視交叉　200
視交叉枝　140,144
視交叉上核　204
視交叉上動脈　144
視交叉溝　175
視細胞層　240
視索　200
視索核　201
視索枝　140
視索上核　204
視索上核下垂体線維
　　　　　　　　　206
視索上核下垂体路　206
視索上核動脈　141
視索上陥凹　200
視索前域　200,205
視索前域外側核　204
視索前域正中核　204
視索前域内側核　204
視索前野　200,205
視軸　238
視床　199,201
　—の灰白質　201
　—の白質　203
視床下核　203

視床下核束　214
視床下溝　200
視床下束　203
視床下部　200,204
　—の白質　206
視床下部下垂体路　206
視床下部外側野　205
視床下部核枝　140
視床下部後域　205
視床下部後核　205
視床下部後部ドーパミン
作動性細胞群［A11］
　　　　　　　　　217
視床下部後野　205
視床下部枝　144
視床下部室傍核　204
視床下部脊髄線維
　　　　　180,183,193
視床下部脊髄路　189
視床下部前核　204
視床下部前野　204
視床下部帯　205
視床下部中間域　205
視床下部中間野　205
視床下部内側部・前部
ドーパミン作動性細胞群
［A14］　217
視床下部脳室周囲核
　　　　　　　　　205
視床下部背側域　204
視床下部背側核　205
視床下部背側野　204
視床下部背内側核
　　　　　　204,205
視床下部腹内側核　205
視床灰白隆起動脈　144
視床核枝　140,144
視床貫通動脈　143
視床間橋　199
視床後核　202
視床後核群　202
視床後部　200,204
視床室傍核　202
視床室傍核群　202
視床膝状体動脈　143
視床上部　199,200

視床上部コリン作動性細
　胞群［Ch7］　218
視床髄条　200
視床髄板内核　201
視床正中核群　202
視床前核　201
視床前核群　201
視床前結節　199
視床束　203,214
視床枕　199
視床枕下部　201
視床枕外側部　201
視床枕核　201
視床枕核群　201
視床枕内側部　201
視床頭頂線維　215
視床内線維　203
視床内側核　201
視床内側核群　201
視床背側核　201
視床背側核群　201
視床ヒモ　200
視床腹側核群　202
視床網様核　202
視神経［脳神経II］
　　　　　　　219,238
視神経円板　240
視神経外鞘　238
視神経管　31
視神経管部　238
視神経血管輪　241
視神経交叉　200
視神経交叉溝　30
視神経細胞層　240
視神経層　196
視神経内鞘　238
視神経乳頭　240
視放線　203,215
趾　3
趾(指)　20
　—の外側面　20
　—の滑液鞘　86
　—の腱鞘　85
　—の線維鞘　85
　—の底側面　20
　—の内側面　20
　—の背側面　20
趾［の］　3

趾(指)骨 51	歯状線 100	篩状筋膜 81	耳管 250	
趾(指)節滑車 51	歯髄 91	篩状斑 246	耳管咽頭筋 95	
趾(指)節間関節 64	歯髄腔 91	篩状野 112	耳管咽頭口 94,250	
趾(指)節骨 51	歯尖靱帯 57	篩板 35	耳管咽頭ヒダ 94	
趾(指)節骨体 51	歯槽 92	篩板孔 35	耳管峡 250	
趾(指)節骨底 51	—《下顎骨の》 38	篩板後部 238	耳管鼓室口 250	
趾(指)節骨頭 51	—《上顎骨の》 37	篩板前部 238	耳管口蓋ヒダ 94	
歯 3,90	歯槽管 36	篩板内部 238	耳管溝 31	
歯[の] 3	歯槽弓	示指 19	耳管骨部 250	
歯冠 90	—《下顎骨の》 38	示指伸筋 77	耳管枝 224	
歯冠腔 91	—《上顎骨の》 37	示指橈側動脈 146	耳管腺 250	
歯冠結節 90	歯槽孔 36	耳 17,244	耳管軟骨 250	
歯冠歯髄 91	歯槽骨 55	耳下腺 90	耳管軟骨部 250	
歯冠髄 91	歯槽突起 37	耳下腺管 90	耳管半管 32	
歯冠尖頭 90	歯槽部 38	耳下腺筋膜 68	耳管扁桃 94,171	
歯間乳頭 90	歯槽隆起	耳下腺咬筋部 21	耳管蜂巣 250	
歯頚 91	—《下顎骨の》 38	耳下腺枝	耳管隆起 94	
歯隙 92	—《上顎骨の》 37	—《下顎神経の》 222	耳甲介 250	
歯根 91	歯帯 91	—《顔面静脈の》 156	耳甲介腔 250	
歯根管 91	歯突起 40	—《後耳介動脈の》	耳甲介舟 250	
歯根歯髄 91	歯突起窩 40	138	耳珠 251	
歯根髄 91	歯突起尖 40	—《浅側頭静脈の》	耳珠筋 251	
歯根尖 91	歯肉 54,55,90	138	耳珠板 250	
歯根尖孔 91	歯肉縁 90	耳下腺神経叢 223	耳小骨 39,248	
歯根膜 54,92	歯肉溝 90	耳下腺静脈 156	耳小骨関節 249	
—《狭義の》 55	歯肉枝 222	耳下腺乳頭 90	耳小骨筋 67,249	
歯枝	歯肉乳頭 90	耳介 17,250	耳小骨靱帯 249	
—《下歯槽動脈の》	歯乳頭 91	耳介横筋 251	耳状面	
138	篩骨 35	耳介下リンパ節 166	—《仙骨の》 40	
—《後上歯槽動脈の》	篩骨孔	耳介枝 251	—《腸骨の》 46	
138	—《篩骨の》 35	耳介結節 251	耳神経節 233	
—《前上歯槽動脈の》	—《前頭骨の》 35	耳介後リンパ節 166	—の感覚根 221	
138	篩骨鋤骨縫合 54	耳介枝	—の交感神経根 233	
歯歯槽関節 54	篩骨上顎縫合 54	—《後耳介神経の》	—の副交感神経根	
歯周枝	篩骨静脈 159	222	224	
—《下歯槽動脈の》	篩骨神経溝 36	—《後耳介動脈の》	—への神経節枝 221	
138	篩骨切痕 35	137	耳垂 250	
—《後上歯槽動脈の》	篩骨洞 104	—《後頭動脈の》 137	耳道腺 253	
138	篩骨突起 36	—《迷走神経の》 224	耳軟骨峡 251	
—《前上歯槽動脈の》	篩骨胞 35,104	耳介斜筋 251	耳毛 252	
138	篩骨蜂巣 35,104	耳介靱帯 251	耳輪 250	
歯周組織 54	篩骨迷路 35	耳介錐体筋 251	耳輪脚 250	
歯状[の] 3	篩骨稜	耳介尖 251	耳輪脚溝 251	
歯状回 209,212	—《口蓋骨の》 37	耳介前リンパ節 166	耳輪棘 250	
—の層構造 212	—《上顎骨の》 36	耳介側頭神経 221	耳輪尾 250	
歯状核 199	篩骨涙骨縫合 54	—との交通枝 224	自由[の] 5	
歯状核門 199	篩骨漏斗 35,104	耳介軟骨 251	自由縁	
歯状靱帯 176	篩状[の] 3	耳介部 21	—《爪の》 253	

一《卵巣の》 119
自由下肢 47
　— の連結 61
自由上肢 43
　— の連結 59
自由ヒモ 99
自律[の] 1
自律神経 219
自律神経核 194
自律神経枝 219
自律神経節 218
自律神経叢 219
自律性神経線維 219
自律性線維 219
茸状[の] 4
茸状乳頭 93
色素含有性結合腕傍核　195
色素[上皮]層 240
軸 1
軸[の] 1
軸骨格 27
軸椎[C2] 40
軸方 16
室 10
室[の] 10
室蓋壁 247
室間孔 200,210
室周線維 203,206
室上稜 133
室靱帯 107
室頂 191
室頂核 199
室頂核脊髄路 179
室傍核 204
室傍核下垂体線維 206
室傍核下垂体路 206
質 9
膝 5,20,214
膝横靱帯 62
膝窩 20,24
膝窩筋 80
膝窩筋下陥凹 84
膝窩筋溝 48
膝窩静脈 165
膝窩動脈 152
膝窩面 48
膝窩リンパ節 171

膝蓋 20
膝蓋下滑膜ヒダ 62
膝蓋下枝 229
膝蓋下脂肪体 62
膝蓋下皮下包 84
膝蓋骨 48
膝蓋骨尖 48
膝蓋骨底 48
膝蓋上包 84
膝蓋靱帯 62
膝蓋前筋膜下包 84
膝蓋前腱下包 84
膝蓋前皮下包 84
膝蓋動脈網 152
膝蓋面 48
膝関節 61
膝関節筋 79
膝関節動脈網 152
膝十字靱帯 62
膝上核 202
膝状[の] 5
膝状体間小葉 204
膝状体間葉 204
膝状体上核 202
膝状体前核 204
膝静脈 165
膝神経節 222,223
膝部 24
櫛 7
櫛状[の] 7
櫛状筋 133,134
櫛状靱帯 238
実質 7,89,116
下 16
舌 17,92
　— の下面 92
車軸[の] 10
車軸関節 56
射精管 116
斜[の] 7
斜径 47
斜索 53,60
斜膝窩靱帯 62
斜線
　—《下顎骨の》 38
　—《甲状軟骨の》 105
斜線維 97
斜台 29

斜台枝 139
斜頭 77,80
斜披裂筋 106
斜部 106
斜稜 91
斜裂 109
尺骨神経 227
　— との交通枝《正中神経の》 227
　— との交通枝《橈骨神経の》 228
　— の筋枝 227
尺骨 44
尺骨栄養動脈 146
尺骨静脈 160
尺骨切痕 44
尺骨粗面 44
尺骨体 44
尺骨頭
　—《円回内筋の》 77
　—《尺骨の》 45
　—《尺側手根屈筋の》 77
　—《尺側手根伸筋の》 77
尺骨動脈 146
尺側 17
尺側縁 19
尺側手根屈筋 77
尺側手根伸筋 77
　— の腱鞘 83
尺側神経溝 44
尺側正中皮静脈 160
尺側反回動脈 146
尺側皮静脈 160
手 19
手根 19
手根間関節 60
手根管 60
手根関節 60
手根関節面 44
手根腱鞘 83
手根溝 45
手根骨 45
手根中央関節 60
手根中手関節 60
手根部 23
手掌 19

手掌腱膜 78
手掌部 23
手背 19
手背筋膜 78
手背枝 227
手背静脈網 160
手背部 23
手部 23
主[の] 7
主オリーブ核 184
主内側腹側核 202
主部 203
主門裂 101
珠間切痕 251
珠上結節 251
須毛 252
種子[の] 9
種子骨 26,45,51
種子軟骨 106
収縮筋 3
舟 6,8
舟状[の] 6,8
舟状窩
　—《耳介の》 250
　—《蝶形骨の》 31
舟状窩弁 118
舟状窩隆起 251
舟状骨
　—《足の》 50
　—《手の》 45
舟状骨関節面 49
舟状骨結節 45
舟状骨粗面 50
周辺部 213
終止 10
終止[の] 10
終止核 174
終糸 176
終室 176
終神経[脳神経0] 219
終神経節 219
終脳 181,206
　— 内の連合線維 215
終脳交連線維[群] 216
終板 200,210
終板血管器官 205,210
終板槽 176
終板傍回 208

終板脈管器官　205, 210	縦隔[の]　6	小角軟骨　106	小心静脈　155
終末　10	縦隔胸膜　111	小鉗子　210	小心臓静脈　155
終末[の]　10	縦隔枝	小管　2, 4	小腎杯　113
終末細気管支　110	―《胸大動脈の》　147	小丘　2, 106	小錐体神経　224, 233
終末部	―《内胸動脈の》　144	小臼歯　92	小錐体神経管裂孔　32
―《後大脳動脈の》	縦隔静脈	小胸筋　72	小錐体神経溝　32
143	―《奇静脈の》　161	小頬骨筋　68	小節　6, 198
―《中大脳動脈の》	―《上大静脈の》　155	小結節　43	小舌　6
142	縦隔部　109	小結節稜　43	小舌[の]　6
集合[の]　1	縦隔面　109	小鼓室棘　33	小舌下腺管　90
集合胆管　102	縦橋線維　187	小口蓋管　37	小舌後裂　197
集合リンパ小節	縦筋層　118, 122	小口蓋孔　37	小泉門　29
97, 98, 166	―《胃の》　97	小口蓋神経　221	小前庭腺　121
十字[の]　3	―《結腸の》　99	小口蓋動脈　139	小唾液腺　90
十字頭蓋　34	―《小腸の》　97	小虹彩動脈輪　240	小体　3
十字部	―《大腸の》　98	小虹彩輪　239	小帯　4, 11
―《指の線維鞘の》　83	―《直腸の》　99	小後頭神経　226	小帯回　209
―《趾(指)の線維鞘の》	―《尿道の》　118	小後頭直筋　69	小帯隙　242
86	縦走線維　239	小骨　7	小帯後隙　241
十字隆起　30	縦束　57	小骨盤　47	小帯線維　242
十二指腸　97	縦足弓　20	小鎖骨上窩　22	小柱　10
十二指腸圧痕　100	処女膜　120	小坐骨孔　61	小柱網　238
十二指腸球部　97	処女膜痕　120	小坐骨切痕　46	小腸　97
十二指腸空腸曲　97	女性	小細胞性後腹側核　203	小腸傍リンパ節　169
十二指腸空腸ヒダ　125	― の外陰部　121	小細胞性網様核　186	小転子　47
十二指腸結腸間膜ヒダ	― の外生殖器　121	小細胞層　204	小殿筋　79
125	― の内生殖器　118	小細胞部	― の転子包　84
十二指腸後陥凹　125	― の尿道　122	―《外側網様核の》	小頭　2
十二指腸後動脈　148	女性生殖器　114	186	小動脈　1, 130
十二指腸枝　148	女性尿道　114	―《後内側腹側核の》	小内臓神経　232
十二指腸上動脈　148	鋤骨　36	202	小内転筋　80
十二指腸腺　98	鋤骨楔状部　36	―《赤核の》　195	小脳　181, 196
十二指腸縦ヒダ　98	鋤骨後鼻孔稜　36	―《前庭神経外側核の》	小脳延髄槽静脈　159
十二指腸提筋　97	鋤骨溝　36	190	小脳オリーブ核線維
十二指腸被蓋部　97	鋤骨鞘突管　29	―《背内側核の》　202	189, 193
十二指腸傍陥凹　125	鋤骨鞘突溝　31	小細胞部層　204	小脳オリーブ線維　193
十二指腸傍ヒダ　125	鋤骨吻管　29	小指　19	小脳窩　30
充満時内尿道口	鋤骨翼　36	小指外転筋　77	小脳回　196
117, 122	鋤鼻器　104	小指球　19	小脳外側核　199
柔膜　175	鋤鼻軟骨　104	小指伸筋　77	小脳核　199
絨毛　10	小[の]　6, 7, 9	― の腱鞘　83	小脳活樹　199
絨毛様ヒダ　96	小陰唇　121	小指対立筋　78	小脳鎌　175
縦隔　6, 111	小円筋　76	小趾(指)　20	小脳脚　199
― の下部　111	小窩　4	小趾(指)外転筋　80	小脳交連　199
― の後部　111	小角　38	小趾(指)対立筋　80	小脳後葉　197
― の上部　111	小角咽頭部　95	小耳輪筋　251	小脳鉤状束　199
― の前部　111	小角結節　106	小十二指腸乳頭　98	小脳溝　196
― の中部　111	小角舌筋　93	小静脈　10, 130	小脳谷　196

小脳小舌　197	—《正中神経の》　227	—《子宮の》　120	上オトガイ棘　38
小脳静脈　159	掌側　17	—《小腸の》　97	上オリーブ核　189
小脳前葉　197	掌側骨間筋　78	—《食道の》　96	上オリーブ核蝸牛束
小脳体　197	掌側指静脈　160	—《大腸の》　98	188
小脳中心小葉　197	掌側尺骨手根靱帯　60	—《胆嚢の》　102	上オリーブ周囲核　189
小脳中心前静脈　159	掌側手根間靱帯　60	—《腹膜の》　124	上オリーブ複合体　189
小脳虫部[第I-X 小葉]	掌側手根腱鞘　83	—《膀胱の》　113	上黄斑静脈　241
197	掌側手根枝	—《卵管の》　119	上黄斑動脈　241
小脳テント　175	—《尺骨動脈の》　147	漿膜下層	上横隔静脈　161
小脳内側核　199	—《橈骨動脈の》　146	—《心膜の》　131	上横隔動脈　147
小脳白質　199	掌側手根中手靱帯　60	—《精巣の》　115	上横隔リンパ節　168
小脳半球[第II-X 半球小	掌側靱帯　61	漿膜外筋膜　67	上下垂体動脈　139
葉]　197	掌側中手静脈　161	漿膜性心膜　131	上下腹神経叢　234
小脳皮質　199	掌側中手靱帯　60	漿膜層　131	上-下葉区(S6)　110
小脳扁桃　198	掌側中手動脈　146	鞘　10	上-下葉枝(B6)《気管支
小脳扁桃枝　142	掌側橈骨手根靱帯　60	鞘[の]　10	の》　108
小脳裂　196	掌面《指の》　19	鞘間隙　238	上-下葉静脈(V6)　154
小鼻翼軟骨　103	硝子体　241	鞘状突起　31	上-下葉動脈(A6)　135
小伏在静脈　164	硝子体液　241	鞘状突起痕跡　116	上窩　192
小胞　4	硝子体窩　241	踵　20	上顎　4, 26
小網　124	硝子体管　241	踵骨　50	上回盲陥凹　125
小網隆起	硝子体眼房　241	踵骨結節　50	上外側上腕皮神経　228
—《肝臓の》　100	硝子体支質　241	踵骨腱　80	上外側静脈　241
—《膵臓の》　103	硝子体動脈　241	— の滑液包　85	上外側浅鼡径リンパ節
小葉　6, 89	硝子体膜　241	踵骨溝　50	170
—《胸腺の》　166	睫毛　243, 252	踵骨枝　153	上外側動脈　241
—《肺の》　110	睫毛腺　243	踵骨動脈網　153	上角
小葉[の]　6	漿[の]　9	踵骨突起　51	—《筋学の》　81
小葉間静脈	漿液[の]　9	踵骨皮下包　85	—《肩甲骨の》　42
—《肝臓の》　102	漿膜　89	踵骨隆起　50	—《甲上軟骨の》　105
—《腎臓の》　113	—《胃の》　97	踵骨隆起外側突起　50	上顎間縫合　54
小葉間胆管　102	—《肝臓の》　101	踵骨隆起内側突起　50	上顎結節　36
小葉間動脈	—《胸膜の》　111	踵舟靱帯　63	上顎骨　36
—《肝臓の》　102	—《子宮の》　120	踵腓靱帯　62	上顎神経
—《腎臓の》　112	—《小腸の》　97	踵部　24	—[三叉神経第2枝]
小腰筋　79	—《食道の》　96	踵立方関節　63	220
小翼　31	—《精巣の》　115	踵立方靱帯　63	— の神経節枝　232
小菱形筋　70	—《大腸の》　98	上　16	上顎体　36
小菱形骨　45	—《胆嚢の》　102	上衣　174	上顎洞　36, 104
小弯　96	—《脾臓の》　171	上胃部　22	上顎洞裂孔　36
松果体　127, 199	—《腹膜の》　124	上咽頭収縮筋　95	上顎突起　36
松果体陥凹　200	—《膀胱の》　113	上[腋窩]リンパ節　167	上顎面
松果体上陥凹　200	—《卵管の》　119	上縁	—《口蓋骨の》　37
松果体神経　231	漿膜下神経叢　234	—《肩甲骨の》　42	—《蝶形骨の》　31
消散部　196	漿膜下組織　89	—《膵臓の》　103	上括約筋　102
笑筋　68	—《胃の》　97	—《大脳の》　206	上滑膜　57
掌枝	—《肝臓の》　101	—《脾臓の》　171	上陥凹　125
—《尺骨神経の》　227	—《胸膜の》　111	—《副腎の》　127	上関節突起　39, 40

上関節面
— 《脛骨の》 48
— 《椎骨の》 39, 40
上眼窩裂 28, 31
上眼瞼 17, 242
上眼瞼挙筋 242
上眼[瞼]溝 21
上眼瞼静脈 156
上眼瞼動脈弓 140
上眼静脈 159
上キヌタ骨靱帯 249
上気管気管支リンパ節 168
上脚 81
上丘 192, 196
上丘交連 196
上丘腕 192, 196, 203
上胸動脈 145
上橋網様核 191
上区 112
上区動脈 149
上頸心臓枝 224
上頸心臓神経 231
上頸神経節 231
上結膜円蓋 243
上肩甲横靱帯 59
上瞼板 243
上瞼板筋 243
上鼓室動脈 138
上鼓膜陥凹 249
上甲状結節 105
上甲状切痕 105
上甲状腺静脈 156
上甲状腺動脈 137
上行[の] 1
上行咽頭動脈 137
上行頸動脈 145
上行枝
— 《右肺動脈の》 135
— 《下腸間膜動脈の》 149
— 《外側大腿回旋動脈の》 152
— 《頸横動脈の》 145
— 《左肺動脈の》 135

— 《深腸骨回旋動脈の》 151
— 《大脳外側溝の》 207
— 《内側大腿回旋動脈の》 151
上行層 212
上行大動脈 136
上行部
— 《十二指腸の》 97
— 《僧帽筋の》 70
上行腰静脈 161
上肛門神経 234
上後鋸筋 70
上後腸骨棘 46
上後頭前頭束 215
上後裂 198
上喉頭静脈 156
上喉頭神経 224
— (内枝)との交通枝 225
上喉頭神経ヒダ 95
上喉頭動脈 137
上項線 30
上骨盤隔膜筋膜 75, 123
上根 225
上矢状静脈洞 157
上矢状洞溝
— 《前頭骨の》 35
— 《頭蓋骨の》 27
— 《頭頂骨の》 34
上枝
— 《頸横神経の》 226
— 《上殿動脈の》 150
— 《動眼神経の》 219
上肢 18
— の滑液包 82
— の筋 76
— の腱鞘 83
— の静脈 160
— の深静脈 160
— の靱帯結合 53
— の浅静脈 160
— の動脈 145
— の部位 23
— のリンパ節 167
上肢骨 42

上肢帯 18, 42
— の関節 59
— の靱帯結合 59
— の連結 59
上視床脚 203
上視床線条体静脈 158
上歯枝 221
上歯神経叢 221
上歯槽神経 221
上歯肉枝 221
上歯列弓 92
上篩状斑 246
上耳介筋 68
上耳介靱帯 251
上斜筋 242
上斜筋腱鞘 242
上尺側側副動脈 146
上終末枝 142
上十二指腸陥凹 125
上十二指腸曲 97
上十二指腸ヒダ 125
上縦隔 111
上縦舌筋 93
上縦束 215
上小脳脚 186, 192, 193, 199, 203
上小脳脚交叉 193
上小脳動脈 143
上小脳半球静脈 159
上昇層 212
上上皮小体 127
上伸筋支帯《足の》 81
上神経幹 226
上神経節
— 《舌咽神経の》 223
— 《迷走神経の》 224
上唇 17, 89, 98
上唇挙筋 68
上唇結節 89
上唇枝 221
上唇小帯 90
上唇静脈 156
上唇動脈 137
上唇鼻翼挙筋 68
上深リンパ節 167
上腎上体動脈 147
上腎杯 113

上膵十二指腸リンパ節 169
上膵リンパ節 169
上錐体静脈洞 157
上錐体洞溝 32
上髄帆 186, 191
上髄帆小帯 186, 191, 192
上精巣上体間膜 115
上舌区(S4)《左肺の》 110
上舌枝(B4)《気管支の》 108
上舌枝(V4)《肺静脈の》 154
上舌動脈(A4) 135
上線状核 195
上前区 112
上前区動脈 149
上前腸骨棘 46
上前庭野 247
上前頭回 207
上前頭溝 207
上双子筋 79
上爪皮 253
上側頭回 207
上側頭溝 208
上側頭線 34
上唾液核 189
上大静脈 155
上大静脈口 133
上大脳静脈 158
上端
— 《腎臓の》 112
— 《精巣の》 114
上恥骨靱帯 55
上中心核 191
上虫部静脈 159
上虫部動脈 143
上腸間膜静脈 162
上腸間膜動脈 149
上腸間膜動脈神経節 234
上腸間膜動脈神経叢 234
上腸間膜動脈リンパ節 169
上腸間膜リンパ節 169

上直筋　242
上直腸静脈　163
上直腸動脈　149
上直腸動脈神経叢　234
上直腸尿道筋　99
上直腸リンパ節　170
上ツチ骨靱帯　249
上椎切痕　39
上殿静脈　163
上殿神経　229
上殿動脈　150
上殿皮神経　228
上殿リンパ節　170
上頭　68
上頭斜筋　69
上頭頂小葉　207
上橈尺関節　59
上内側縁　206
上内側小葉　116
上内側静脈　241
上内側浅鼡径リンパ節　170
上内側動脈　241
上尿生殖隔膜筋膜　123
上肺底静脈（V8，9）　154
上半月小葉　198
上皮　4
上皮質枝　142
上皮小体　127
上腓骨筋支帯　81
上鼻甲介　35，104
上鼻道　28，104
上部
　—《肝臓の》　100
　—《十二指腸の》　97
　—《小脳の》　197
　—《前庭神経の》　223
上副甲状腺　127
上副腎動脈　147
上腹　69
上腹壁静脈　155
上腹壁動脈　145
上吻合静脈　158
上壁　28
上膀胱動脈　150
上脈絡叢静脈　158
上迷細管　115
上面　49

上面観　27
上葉　109
上葉動脈　135
上肋横突靱帯　58
上肋骨窩　40
上腕　18
　— の屈筋区画　76
　— の後区画　76
　— の伸筋区画　76
　— の前区画　76
上腕筋　76
上腕筋膜　78
上腕骨　43
上腕骨栄養動脈　146
上腕骨顆　44
上腕骨滑車　44
［上腕骨］滑車上リンパ節
　　　　　　　　　　167
上腕骨小頭　44
上腕骨体　43
上腕骨頭　43
上腕三頭筋　76
　— の腱下包　83
上腕自律神経叢　233
上腕尺骨頭　77
上腕静脈　160
上腕深動脈　146
上腕頭
　—《円回内筋の》　77
　—《尺側手根屈筋の》
　　　　　　　　　　77
　—《尺側手根伸筋の》
　　　　　　　　　　77
上腕動脈　146
上腕二頭筋　76
上腕二頭筋腱膜　76
上腕部　23
上腕リンパ節　167
条　9，174
条［の］　9
静脈　10，130，153
静脈［の］　10
静脈間隆起　133
静脈管　162
静脈管索　100，162
静脈管索裂　100
静脈孔　31
静脈溝　27

静脈叢　130
静脈洞　130
静脈洞交会　157
静脈弁　130
静脈網　130
食道　18，95
食道圧痕　100
食道枝
　—《下甲状腺動脈の》
　　　　　　　　　　145
　—《胸心臓神経の》
　　　　　　　　　　231
　—《左胃動脈の》　148
　—《反回神経の》　224
食道静脈　155，161
食道神経叢　225，233
食道腺　96
食道動脈　147
食道傍リンパ節　168
食道裂孔　72
触覚小球　252
心圧痕　100，109
心渦　132
心外膜　131
心筋層　132
心耳　132
心室　132
心室中隔　132
心室中隔枝　136
心切痕《左肺の》　109
心尖　131
心尖切痕　131
心臓　131
　— の静脈　154
心臓刺激伝導系　132
心臓神経節　233
心臓神経叢　233
心底　131
心内膜　132
心内膜下枝　132
心房　132
心房枝　136
心房中隔　132
心膜　131
心膜横隔静脈　155
心膜横隔動脈　144
心膜横洞　131
心膜外側リンパ節　168

心膜腔　111，131
心膜枝
　—《横隔神経の》　226
　—《胸大動脈の》　147
心膜斜洞　131
心膜静脈　155，161
心膜前リンパ節　168
心脈管系　130
伸筋　4，66
伸筋腱溝　44
伸筋支帯《手の》　78
伸筋側　17
伸側　17
伸展　57
神経　6，218
　— の脈管　131
神経［の］　6
神経下垂体
　　　　　127，200，206
神経外膜　218
神経核　174
神経幹　226
神経系　174
神経孔　245
神経膠細胞　174
神経細胞　174
神経細胞形質　174
神経索　174
神経周膜　218
神経上膜　218
神経接合部　174
神経節　4，218
神経節［の］　4
神経節細胞層　240
神経節支質　218
神経節被膜　218
神経線維　174
神経線維層　240
神経層　240
神経束　174，226
神経内膜　218
神経部　200
神経葉　127
神経路　174
唇　5
唇［の］　5
唇交連　89
唇部　68

真結合線　47
真皮　252
真皮乳頭　252
真肋[1-7]　41
深　16
深陰核背静脈　163
深陰茎筋膜　117
深陰茎背静脈　163
深会陰横筋　123
深会陰隙　123
深横中手靱帯　61
深横中足靱帯　64
深灰白層　196
深外陰部動脈　151
深顔面静脈　156
深筋膜　67
深頸静脈　155
深頸動脈　145
深後仙尾靱帯　58
深枝
　―《外側足底神経の》
　　　　　　　　231
　―《頸横動脈の》　145
　―《尺骨神経の》　227
　―《上殿動脈の》　150
　―《大腿深動脈の》
　　　　　　　　151
　―《橈骨神経の》　227
　―《内側足底動脈の》
　　　　　　　　153
深指屈筋　77
深耳下腺リンパ節　166
深耳介動脈　138
深膝窩リンパ節　171
深膝蓋下包　84
深掌枝　147
深掌静脈弓　161
深掌動脈弓　146
深静脈　130
深錐体神経　232,233
深前頸リンパ節　167
深鼠径リンパ節　170
深鼠径輪　73
深足底動脈　152
深足底動脈弓　153
深側頭静脈　156
深側頭神経　221
深大脳静脈　158

深中大脳静脈　158
深腸骨回旋静脈　163
深腸骨回旋動脈　151
深頭
　―《上腕三頭筋の》
　　　　　　　　77
　―《短母指屈筋の》
　　　　　　　　77
深白層　196
深板　242
深被覆筋膜　74
深腓骨神経　230
深部
　―《下肢の筋の》　79
　―《外肛門括約筋の》
　　　　　　75,100,123
　―《眼輪筋の》　68
　―《咬筋の》　68
　―《耳下腺の》　90
　―《上肢の筋の》　76
深膀胱三角筋　114
深葉
　―《胸葉筋膜の》　72
　―《側頭筋膜の》　68
深リンパ管　165
深リンパ節　168
新小脳　196
新線条体　214
新皮質　211
人中　17,89
靱帯　5,56
靱帯結合　9,53
靱帯頭蓋　29
腎圧痕　100
腎盂　113
腎区域　112
腎糸球体　112
腎枝
　―《小内臓神経の》
　　　　　　　　232
　―《迷走神経の》　225
腎小体　112,127
腎上体動脈　149
腎静脈　162
腎神経節　234
腎神経叢　234
腎錐体　112
[腎]髄質　112

腎臓　111
　―の静脈　113
　―の動脈　112
腎柱　112
腎洞　111
腎動脈　149
腎内静脈　162
腎乳頭　112
腎杯　113
腎盤　113
[腎]皮質　112
腎被膜　112
腎傍脂肪体　112
腎面
　―《脾臓の》　171
　―《副腎の》　127
腎門　111
腎葉　112
腎稜　112
塵細胞層　204

す

すね　20
豆状骨　45
頭蓋　17,27
頭蓋骨　29
頭蓋底　29
頭蓋内部　142,238
水管　1
水晶体　241
水晶体核　241
水晶体軸　242
水晶体質　241
水晶体上皮　242
水晶体赤道　242
水晶体線維　241
水晶体皮質　241
水晶体被膜　242
水晶体包　242
水晶体放線　242
水道　1
水平　16
水平脚　213
水平後頭束　216
水平板　37

水平部
　―《十二指腸の》　97
　―《僧帽筋の》　70
　―《中大脳動脈の》
　　　　　　　　141
水平面　21
水平裂　198
　―《右肺の》　109
垂　1,10
垂[の]　1
垂直　16
垂直[の]　7
垂直脚　213
垂直後頭束　215
垂直舌筋　93
垂直板
　―《口蓋骨の》　37
　―《篩骨の》　35
膵管　103
膵管括約筋　103
膵頸　103
膵結腸間膜　125
膵枝
　―《後上膵十二指腸動
　　脈の》　148
　―《前上膵十二指腸動
　　脈の》　148
　―《脾動脈の》　148
膵十二指腸静脈　162
膵十二指腸リンパ節
　　　　　　　　169
膵静脈　162,163
膵神経叢　234
膵切痕　103
膵臓　103
膵体　103
膵島　103,127
膵頭　103
膵脾間膜　125
膵尾　103
膵尾動脈　148
膵リンパ節　169
錐体　8
錐体[の]　8
錐体下面　33
錐体筋　73
錐体鼓室裂　33
錐体孔　31

錐体交叉　181,182
錐体後縁　33
錐体後頭軟骨結合　55
錐体後頭裂　29
錐体後面　32
錐体後裂　198
錐体細胞層　212
錐体小窩　33
錐体上縁　32
錐体静脈　159
錐体尖　32
錐体前面　32
錐体前裂　198
錐体底　112
錐体突起　37
錐体乳突部　32
錐体部　139
錐体葉　127
錐体隆起　248
錐体鱗裂　33
錐体路　182,192
髄　6,8
髄［の］　6,8
髄核　55
髄腔　27
髄室　91
髄質　6
　—《胸腺の》　166
　—《神経系の》　174
　—《副腎の》　128
　—《リンパ節の》　166
髄質［の］　6
髄節動脈
　—《椎骨動脈の》　142
　—《腰動脈の》　147
　—《肋間動脈の》　148
髄脳　181
髄板内核　201
髄板傍部　202
髄放線　112
髄膜　175
皺　8
皺筋　3
皺柱　121
皺眉筋　68

せ

Z細胞群　184
セメント質　55,92
せなか　18
正円孔　31
正中　16
正中延髄枝　142
正中核　187
正中環軸関節　57
正中弓状靱帯　72
正中径　47
正中口蓋縫合　54
正中甲状舌骨靱帯　105
正中交連動脈　144
正中溝　191
正中臍索　113
正中臍ヒダ　126
正中神経　227
正中神経外側根　227
正中神経内側根　227
正中神経伴行動脈　147
正中舌喉頭蓋ヒダ　94
正中仙骨静脈　163
正中仙骨動脈　148
正中仙骨稜　41
正中中心核　201
正中動脈　147
正中縫線核　191
正中縫線核セロトニン作
　動性細胞群［B6］　217
正中傍核　187
正中傍小葉［第VIIB半球
　小葉］　198
正中傍網様核　191
正中面　21
正中隆起　200
正中輪状甲状靱帯　105
生殖［の］　5
生毛　252
声［の］　11
声帯筋　106
声帯靱帯　107
声帯突起　105
声帯ヒダ　107
声門　107
声門下腔　107
声門裂　107

青斑　191
青斑下核　190
青斑核　190
青斑核脊髄路　180
青斑核ノルアドレナリン
　作動性細胞群［A6］
　　216
星状［の］　9
星状細静脈　113
星状神経節　231
精管　115
精管神経叢　235
精管動脈　150
精管膨大部　115
精丘　118
精索　116
　—の被膜　116
精索部　115
精巣　114
精巣間膜　115
精巣挙筋　73,116
精巣挙筋動脈　151
精巣挙筋膜　116
精巣実質　115
精巣縦隔　115
精巣小葉　115
精巣鞘膜　115
精巣上体　115
　—の体　115
　—の頭　115
　—の尾　115
精巣上体管　115
精巣上体枝　150
精巣上体小葉円錐　115
精巣上体垂　115
精巣上体洞　115
精巣垂　115
精巣中隔　115
精巣動脈　149
精巣動脈神経叢　234
精巣傍体　115
精巣網　115
精巣輸出管　115
精嚢　116
精嚢腺　116
赤核　195
赤核延髄路　183
赤核オリーブ核線維

　　188,193
赤核オリーブ核路
　　183,193
赤核オリーブ線維　193
赤核オリーブ路
　　183,193
赤核核路　193
赤核橋路　189
赤核後部　193
赤核枝　140
赤核脊髄路　179,183,
　189,193
赤色［の］　8
赤色骨髄　27
赤体　119
赤道　4,238
赤脾髄　171
脊髄　176
脊髄［の］　9
脊髄円錐　176
脊髄延髄線維　183,188
脊髄オリーブ核線維
　　183,188
脊髄オリーブ核路
　　180,182
脊髄オリーブ路
　　180,182
脊髄クモ膜　176
脊髄頸髄路　180
脊髄楔状束核線維　180
脊髄楔状束線維　180
脊髄硬膜　175
脊髄根　225
脊髄索　177
脊髄枝
　—《外側仙骨動脈の》
　　　150
　—《上行頸動脈の》
　　　145
　—《第二肋間動脈の》
　　　145
　—《第三-十一肋間動脈
　　の》　147
　—《第四-十一肋間静脈
　　の》　161
　—《腸腰動脈の》　150
　—《椎骨動脈の》　142
　—《腰動脈の》　147

―《肋下動脈の》 147
脊髄視蓋線維
　　　　183, 188, 193
脊髄視蓋路 179
脊髄視床下部線維
　　　　183, 188, 193
脊髄視床線維
　　　　183, 188, 193
脊髄終糸 176
脊髄小脳 196
脊髄上核 186
脊髄神経 219, 225
脊髄神経幹 219
脊髄神経溝 40
脊髄神経節 218, 219
脊髄神経叢 219
脊髄節 177
脊髄前庭神経核路
　　　　180, 183
脊髄前庭路 180, 183
脊髄第Ⅰ層 178
脊髄第Ⅱ層 178
脊髄第Ⅲ・第Ⅳ層
　　　　178
脊髄第Ⅴ層 178
脊髄第Ⅵ層 178
脊髄第Ⅶ層 178
脊髄第Ⅶ-第Ⅸ層
　　　　177
脊髄第Ⅹ層 180
脊髄中心灰白質の構造
　　　　180
脊髄中脳中心灰白質線維
　　　　188, 193
脊髄中脳水道周囲灰白質
　線維　183, 188, 193
脊髄中脳線維
　　　　183, 188, 193
脊髄軟膜 176
脊髄薄束核線維 180
脊髄薄束線維 180
脊髄毛帯
　―《延髄の》 183
　―《橋の》 188
　―《視床の》 203
　―《中脳の》 193
脊髄網様体 178
脊髄網様体線維

　　　　183, 188, 193
脊髄網様体路 180
脊柱 18, 39
　―の関節 57
　―の静脈 161
　―の靱帯結合 53
　―の軟骨結合 55
脊柱管 18, 39
脊柱起立筋 70
脊柱起立筋腱膜 70
脊柱起立筋腰部の外側部
　　　　70
脊柱起立筋腰部の内側部
　　　　71
脊柱部 22
脊椎前リンパ節 168
切痕 5, 26
切歯 92
切歯窩 29
切歯管
　―《上顎骨の》
　　　　37, 104
　―《鼻腔底の》 29
切歯孔 29, 37
切歯骨 37
切歯乳頭 90
切歯縫合 37
接触域 91
接線神経線維 211
接線線維 211
切縁 91
切縁結節 92
節 6
節間枝 231
節後神経線維 218
節後線維 218
節前神経線維 218
節前線維 218
舌 17, 92
舌咽神経
　―［脳神経Ⅸ］ 223
　―との交通枝《顔面神
　　経の》 223
　―との交通枝《迷走神
　　経の》 224
舌咽頭部 95
舌縁 92
舌下小丘 90

舌下静脈 156
舌下神経
　―［脳神経Ⅻ］ 225
　―との交通枝 222
舌下神経下核 185
舌下神経核 184
舌下神経管 30
舌下神経管静脈叢 157
舌下神経三角 191
舌下神経周囲核 185
舌下神経節 232
　―の交感神経根 233
　―への神経節枝 222
舌下神経感覚根 222
舌下神経束間核 186
舌下神経伴行静脈 156
舌下腺 90
舌下腺窩 38
舌下動脈 137
舌下ヒダ 90
舌下部神経 222
舌顔面動脈幹 137
舌筋 67, 93
舌筋枝 225
舌腱膜 93
舌骨 38
舌骨下筋 69
舌骨下枝 137
舌骨下包 82, 105
舌骨下リンパ節 167
舌骨後包 82, 105
舌骨喉頭蓋靱帯 106
舌骨上筋 69
舌骨上枝 137
舌骨舌筋 93
舌根 92
舌枝
　―《顔面神経の》 223
　―《舌咽神経の》 224
　―《舌下部神経の》
　　　　222
舌小帯 93
舌小胞 93
舌状回 209
舌状回線維 216
舌静脈 156
舌神経 222
舌深静脈 156

舌深動脈 137
舌正中溝 93
舌尖 92
舌腺 90
舌側咬頭 91
舌体 92
舌中隔 93
舌動脈 137
舌乳頭 93
舌粘膜 93
舌背 92
舌背枝 137
舌背静脈 156
舌扁桃 93, 171
舌面 91
舌盲孔 93
舌リンパ節 166
仙棘靱帯 61
仙結節靱帯 61
仙骨 40, 46
仙骨角 41
仙骨管 41
仙骨曲 99
仙骨静脈叢 163
仙骨神経・尾骨神経
　［S1-S5, Co］ 228
仙骨神経節 232
仙骨神経叢 229
仙骨尖 41
仙骨前筋膜 75
仙骨前神経 234
仙骨粗面 40
仙骨底 40
仙骨内臓神経 232
仙骨盤面 46
仙骨部 23
仙骨部後弯 39
仙骨翼 40
仙骨リンパ節 170
仙骨裂孔 41
仙髄 177
仙髄節［第1-第5仙髄
　節］ 177
仙髄副交感核 178
仙髄副交感神経核 178
仙腸関節 61
仙椎［1-5］ 40, 46
仙尾関節 57

尖　1, 3, 132, 178
尖[の]　1, 3
尖側　16
尖頭　90
浅　16
浅陰核背静脈　164
浅陰茎筋膜　117
浅陰茎背静脈　164
浅会陰横筋　123
浅会陰筋膜　124
浅会陰隙　123
浅横中手靱帯　78
浅横中足靱帯　82
浅灰白層　196
浅外陰部動脈　151
浅筋膜　67
浅頸動脈　145
浅後仙尾靱帯　58
浅枝
　─《外側足底神経の》
　　　　　　　　　231
　─《頸横動脈の》　145
　─《尺骨神経の》　227
　─《上殿動脈の》　150
　─《大腿深動脈の》
　　　　　　　　　151
　─《橈骨神経の》　228
　─《内側足底動脈の》
　　　　　　　　　153
浅指屈筋　77
浅耳下腺リンパ節　166
浅膝窩リンパ節　171
浅掌枝　146
浅掌静脈弓　161
浅掌動脈弓　147
浅上腕動脈　146
浅静脈　130
浅前頸リンパ節　167
浅鼠径リンパ節　170
浅鼠径輪　73
浅足底動脈弓　153
浅側頭枝　222
浅側頭静脈　156
浅側頭動脈　138
浅大脳静脈　158
浅中大脳静脈　158
浅腸骨回旋静脈　164
浅腸骨回旋動脈　151

浅頭　77
浅板　242
浅被覆筋膜　74
浅腓骨神経　230
浅部
　─《下肢の筋の》　79
　─《外肛門括約筋の》
　　　　　75, 100, 122
　─《咬筋の》　68
　─《耳下腺の》　90
　─《上肢の筋の》　76
浅腹壁静脈　164
浅腹壁動脈　151
浅膀胱三角筋　114
浅葉
　─《胸腰筋膜の》　72
　─《頸筋膜の》　69
　─《側頭筋膜の》　68
浅リンパ管　165
浅リンパ節　167
栓状核　199
腺　5, 89
腺[の]　5
腺下垂体　127
腺枝
　─《下甲状腺動脈の》
　　　　　　　　　145
　─《顔面動脈の》　137
腺内リンパ節　166
潜入縁　253
線　6, 26
線維　4, 174
線維[の]　4
線維筋軟骨層　109
線維鞘　82, 102
線維性腱膜　76
線維性心膜　131
線維性の連結　53
線維層　82
線維軟骨結合　9, 55
線維軟骨結合[の]　9
線維軟骨輪　248
線維被膜　112, 127
線維付着　101
線維膜
　─《肝臓の》　101
　─《関節学の》　56
　─《脾臓の》　171

線維輪　55
線維輪端　39
線条　9, 92, 174
線条[の]　9
線条体　214
　─《広義の》　214
前位核　185
前胃枝　225
前陰唇交連　121
前陰唇枝　151
前陰唇神経　229
前陰唇静脈　164
前陰嚢枝　151
前陰嚢神経　229
前陰嚢静脈　164
前右心室静脈　155
前腋窩線　21
前腋窩ヒダ　18
前腋窩リンパ節　167
前縁
　─《脛骨の》　49
　─《尺骨の》　45
　─《膵臓の》　103
　─《精巣の》　115
　─《橈骨の》　44
　─《肺の》　109
　─《腓骨の》　49
前横側頭回　207
前下行枝　136
前下小脳動脈　143
前下膵十二指腸動脈
　　　　　　　　　149
前下腿筋間中隔　81
前下腿部　24
前下面　20
前下面《膵臓の》　103
前下裂　198
前顆間区　48
前灰白交連　180
前海馬台　212
前海綿間静脈洞　157
前外果動脈　152
前外弓状線維　181, 182
前[外]脊髄静脈　161
前外側延髄枝　159
前外側核　177, 189
前外側橋静脈　159

前外側系　183
前外側孤束核　185
前外側溝　177, 181
前外側視床線条体動脈
　　　　　　　　　141
前外側中心動脈　141
前外側面
　─《上腕骨の》　43
　─《披裂軟骨の》　105
前外側路
　　　　183, 188, 193
前外椎骨静脈叢　161
前角　177
　─《脊髄の》　177
　─《側脳室の》　210
前角膜上皮　239
前核　177, 187
前関節面　40
前環椎後頭靱帯　57
前環椎後頭膜　57
前眼瞼縁　243
前眼房　241
前脚
　─《アブミ骨の》　248
　─《内包の》　214
前弓　40
前嗅核　213
前巨細胞性網様核　186
前距骨関節面　50
前距腿部　24
前距腓靱帯　62
前鋸筋　72
前鋸筋粗面　41
前胸鎖靱帯　59
前境界板　239
前橋網様体脊髄路　188
前極
　─《眼球の》　238
　─《水晶体の》　242
前区　101
前区動脈　148
前脛距部　62
前脛骨筋　80
　─の腱下包　85
　─の腱鞘　85
前脛骨静脈　165
前脛骨動脈　152
前脛骨反回動脈　152

前脛骨リンパ節　171
前脛腓靱帯　53
前頭三角　22
前頸静脈　157
前頸部　22
前頸リンパ節　166
前結節
　—《環椎の》　40
　—《頸椎の》　39
　—《視床の》　199
前結膜動脈　139
前弧束核　185
前鼓室動脈　138
前鼓膜陥凹　249
前交通動脈　141,144
前交連
　　　200,210,215,216
前後頭蓋内軟骨結合　55
前喉頭蓋脂肪体　106
前硬膜枝　220
前硬膜動脈　140
前骨間静脈　160
前骨間神経　227
前骨間動脈　146
前骨半規管　246
前骨膨大部　246
前根　219
前根動脈　147
前索　179
前索固有束　179
前三叉神経核視床路
　　　　　　　　188
前四角小葉[第Ⅳ・Ⅴ半
　　球小葉]　197
前枝
　—《外側溝の》　207
　—《胸神経の》　228
　—《頸神経の》　225
　—《後内側中心動脈の》
　　　　　　　　144
　—《尺骨動脈の》　146
　—《腎動脈の》　149
　—《脊髄神経の》　219
　—《仙骨・尾骨神経の》
　　　　　　　　229
　—《総肝管の》　102
　—《大耳介神経の》
　　　　　　　　226

　—《内側前腕皮神経の》
　　　　　　　　227
　—《閉鎖神経の》　229
　—《閉鎖動脈の》　150
　—《門脈の》　162
　—《腰神経の》　228
　—《腕神経叢の》　226
前視蓋前域核　201
前視交叉溝　30
前視索野動脈　141
前視床下部間質核　204
前視床脚　203
前視床枕核　201
前視床放線　203,214
前篩骨孔　28
前篩骨神経　220
前篩骨洞　104
前篩骨動脈　140
前耳介筋　68
前耳介枝　138
前耳介静脈　156
前耳介神経　222
前耳介靱帯　251
前室間溝　132
前室間枝　136
前室間静脈　154
前室傍核　202
前膝部　24
前斜角筋　69
前斜角筋結節　41
前手根部　23
前皺柱　121
前十字靱帯　62
前縦隔　111
前縦隔リンパ節　168
前縦靱帯　55
前小弯神経　225
前床突起　31
前障　213
前踵骨関節面　50
前上歯槽枝　221
前上歯槽動脈　138
前上膵十二指腸動脈
　　　　　　　　148
前上面《膵臓の》　103
前上葉区(S3)
　—《右肺の》　109
　—《左肺の》　110

前上葉枝(B3)
　—《右肺の》　108
　—《左肺の》　108
前上葉静脈(V3)
　—《右肺の》　153
　—《左肺の》　154
前上葉動脈(A3)
　—《右肺の》　135
　—《左肺の》　135
前上腕回旋静脈　160
前上腕回旋動脈　146
前上腕部　23
前上腕面　18
前心静脈　155
前心臓静脈　155
前唇　120
前深側頭動脈　138
前膵動脈　148
前正中延髄静脈　159
前正中橋静脈　159
前正中線　21
前正中裂　176,181
前脊髄視床路　179
前脊髄小脳路
　　　　　179,183,188
前脊髄静脈　161
前脊髄動脈　142
前切痕　251
前舌腺　90
前仙骨孔　40
前仙腸靱帯　61
前仙尾靱帯　58
前尖
　—《右心室の》　133
　—《左心室の》　134
前腺枝　137
前前庭静脈　246
前前庭動脈　246
前前腕骨間神経　227
前前腕部　23
前前腕面　19
前層枝　147
前足根腱鞘　85
前束　94
前・側胸部　22
前側頭枝　142,143
前側頭泉門　29
前側頭動脈　141

前側頭板間静脈　157
前大腿部　23
前大腿面　19
前大脳静脈　158
前大脳動脈　141,144
前端　171
前中位核　199
前中心傍回　208
前肘部　23
前肘面　19
前柱　177
前ツチ骨靱帯　249
前ツチ骨ヒダ　248,249
前椎骨静脈　155
前庭　10,246
前庭[の]　10
前庭蝸牛静脈　246
前庭蝸牛神経[脳神経
　　Ⅷ]　223
前庭蝸牛動脈　246
前庭階　245
前庭階静脈　246
前庭階壁　245
前庭球　121
前庭球交連部　121
前庭球中間部　121
前庭小管　33,247
前庭小管外口　33,247
前庭小管内口　247
前庭小脳　196
前庭神経　223
前庭神経下核　185
　—の大細胞部　185
前庭神経核　185,190
前庭神経外側核　190
前庭神経上核　190
前庭神経節　223
前庭神経内側核
　　　　　　185,190
前庭神経内側核・前位核
　　隣接セロトニン作動性
　　細胞群[B4]　217
前庭神経野　191
前庭唇　245
前庭靱帯　107
前庭水管　244
前庭水管静脈　246

前庭錐体　246
前庭窓　248
前庭窓小窩　248
前庭動脈　246
前庭板　247
前庭ヒダ《喉頭の》　107
前庭膜　245
前庭迷路　244
前庭面　91
前庭盲端　245
前庭稜　246
前庭裂《喉頭の》　107
前殿筋線　46
前透明中隔静脈　158
前頭　16,17,27
前頭縁
　―《蝶形骨の》　31
　―《頭頂骨の》　34
前頭蓋窩　29
前頭角
　―《側脳室の》　210
　―《頭頂骨の》　34
前頭頬骨縫合　54
前頭橋線維　192,214
前頭極　207
前頭極動脈　141
前頭筋　67
前頭結節　34
前頭孔　34
前頭骨　34
前頭枝
　―《中硬膜動脈の》
　　　　　　　138
　―《中側頭動脈の》
　　　　　　　138
前頭篩骨縫合　54
前頭上顎縫合　54
前頭静脈　158
前頭神経　220
前頭切痕　34
前頭前動脈　142
前頭前野静脈　158
前頭側　16
前頭頂動脈　142
前頭直筋　69
前頭洞　35,104
前頭洞口　35
前頭洞中隔　35

前頭突起　36,37
前頭板間静脈　157
前頭鼻骨縫合　54
前頭部　21
前頭弁蓋　207
前頭縫合　54
前頭縫合遺残　34
前頭面　21
前頭葉　207,208
前頭葉橋線維　192
前頭稜　35
前頭鱗　34
前頭涙骨縫合　54
前突起　249
前内果動脈　152
前内側核
　　　177,179,194,201
前内側視床線条体動脈
　　　　　　　141
前内側小葉　116
前内側前頭枝　141
前内側大腿筋間中隔
　　　　　　　81
前内側中心動脈
　　　　　　141,144
前内側面　43
前内椎骨静脈叢　161
前乳頭筋　133,134
前脳　181,199
前脳基底部　212
　―《狭義の》　213
前背側核　201
前肺底区(S8)
　―《右肺の》　110
　―《左肺の》　110
前肺底枝(B8)
　―《右肺の》　108
　―《左肺の》　108
前肺底静脈(V8)《右肺の》　154
前肺底動脈(A8)
　―《右肺の》　135
　―《左肺の》　135
前白交連　180
前半規管　244
前半月大腿靱帯　61
前半月弁　133
前ヒダ柱　121

前皮枝
　―《大腿神経の》　229
　―《腸骨下腹神経の》
　　　　　　　229
前皮質脊髄路　179
前被蓋核　190,195
前被蓋交叉　194
前腓骨頭靱帯　62
前鼻棘　36
前部
　―《蝸牛神経核の》
　　　　　　　185
　―《外側結合腕傍核の》
　　　　　　　190
　―《肝臓の》　100
　―《小脳前葉の》　197
　―《舌の》　92
　―《前交連の》　210
　―《腟の》　120
　―《放線冠の》　215
　―《腰外側横突間筋の》
　　　　　　　70
　―《腕神経叢の》　226
前腹　69
前腹側核　203
前閉鎖結節　47
前壁
　―《胃の》　96
　―《腟の》　120
前扁桃野　212
前縫線核脊髄路
　　　　　　179,183
前房　1
前膨大部神経　223
前[膜]膨大部　244
前脈絡叢動脈　140
前迷走神経幹　225
前面
　―《角膜の》　239
　―《脛骨の》　48
　―《虹彩の》　239
　―《子宮の》　119
　―《尺骨の》　44
　―《上顎骨の》　36
　―《心臓の》　131
　―《腎臓の》　111
　―《水晶体の》　242
　―《仙骨の》　40

　―《前立腺の》　116
　―《橈骨の》　44
　―《副腎の》　127
前面観　27
前毛様体静脈　159
前毛様体動脈　139
前盲腸動脈　149
前網様体脊髄路　183
前有孔質　213
前有孔質枝　140
前有孔質動脈　141
前葉
　―《下垂体の》　127
　―《胸腰筋膜の》　72
　―《腹直筋の》　73
前リンパ節　167
前立腺　116
前立腺管　116
前立腺挙筋　75,122
前立腺筋膜　123
前立腺枝
　―《下膀胱動脈の》
　　　　　　　150
　―《中直腸動脈の》
　　　　　　　150
前立腺小室　118
前立腺静脈叢　163
前立腺神経叢　234
前立腺尖　116
前立腺前部　118
前立腺底　116
前立腺洞　118
前立腺被膜　116
前立腺部　118
前涙嚢稜　36
前肋間枝　145
前肋間静脈　155
前腕　19
　―の屈筋区画　76
　―の後区画　76
　―の伸筋区画　76
　―の前区画　76
前腕筋膜　78
前腕骨間膜　53,60
前腕正中皮静脈　160
前腕部　23

そ

ゾウゲ質 91
そとくるぶし 20
咀嚼筋 68
鼠径 18
鼠径鎌 73
鼠径管 73
鼠径三角 126
鼠径枝 151
鼠径靱帯 73
鼠径靱帯後隙 124
鼠径部 22, 115
鼠径リンパ節 170
粗線 48
粗面 10, 26
組織 9
組織学的内子宮口 120
疎性結合組織 74, 252
双顆関節 56
双極細胞層 240
爪 252
爪角質層 253
爪郭 253
爪根 253
爪支帯 253
爪床 252
爪床小溝 253
爪床小稜 253
爪体 253
爪洞 253
爪胚芽層 253
窓 4
棕状[の] 7
棕状ヒダ 120
僧帽筋 70
　─ の腱下包 82
僧帽筋[の] 10
僧帽弁 134
層 9, 10, 174
層板 5
総[の] 2
総蝸牛軸静脈 246
総蝸牛動脈 246
総肝管 102
総肝動脈 148
総脚 244
総頸動脈 136

総頸動脈神経叢 233
総腱輪 242
総骨間動脈 146
総指伸筋 77
[総]指伸筋・示指伸筋の
　腱鞘 83
総掌側神経 227
総掌側指動脈 147
総胆管 102
総胆管括約筋 102
総腸骨静脈 163
総腸骨動脈 150
総腸骨リンパ節 170
総底側[指]神経 231
総底側[指]動脈 153
総肺底静脈
　─《右肺の》 154
　─《左肺の》 154
総腓骨神経 230
総鼻道 28, 104
槽 2, 131
槽間中隔 37, 38
叢 7
象牙質 91
臓側胸膜 111
臓側筋膜 67
臓側骨盤筋膜 74, 123
臓側板
　─《心膜の》 131
　─《精巣の》 115
臓側腹膜 124
臓側面
　─《肝臓の》 100
　─《脾臓の》 171
束 4
束間域 112
束間核 195
束間束 180
束傍核 201
足 7, 20
足根 20
足根骨 49
足根部 24
足底 20
足底筋 80
足底腱膜 82
足底静脈弓 164
足底静脈網 164

足底部 24
足底方形筋 80
足背 20
足背筋膜 82
足背趾[指]神経 230
足背静脈弓 164
足背静脈網 164
足背動脈 152
足背部 24
足部 24
側角 177, 178
側坐核 213
側索
　─《延髄の》 181
　─《脊髄の》 179
側索核 186
側索固有束 179
側索後核 178
側索後部 180
側頭 17
側頭下窩 28
側頭下面
　─《上顎骨の》 36
　─《蝶形骨の》 31
側頭下稜 31
側頭窩 28
側頭角 211
側頭頬骨縫合 54
側頭橋線維 192, 215
側頭極 207
側頭極動脈 141
側頭筋 68
側頭筋膜 68
側頭後頭枝 142
側頭骨 32
側頭枝 223
側頭静脈 158
側頭錐体鱗部静脈洞
　　　　　157
側頭線 35
側頭頭頂筋 67
側頭突起 37
側頭部 21
側頭平面 208
側頭弁蓋 207
側頭面
　─《頬骨の》 37
　─《前頭骨の》 34

　─《側頭骨の》 33
　─《蝶形骨の》 31
側頭葉 207, 209
側頭葉橋線維 192
側頭稜 38
側脳室 210
側脳室静脈 158
側脳室脈絡叢 176, 211
側脳室脈絡叢枝 140
側副[の] 2
側副血管 130
側副溝 208, 209
側副三角 211
側副枝
　─《胸神経の》 228
　─《胸大動脈の》 147
側副靱帯
　─《足の趾[指]節間関
　　節の》 64
　─《中手指節関節の》
　　　　　61
　─《中足趾[指]節関節
　　の》 64
　─《手の指節間関節の》
　　　　　61
側副隆起 211
側腹 18
側腹部 22
側面観 28
側弯 39
足根靱帯 63
足根中足関節 63
足根洞 50
外 16

た

手綱 199
手綱脚間核路 201
手綱脚間路 201
手綱交連 200
手綱溝 199
手綱三角 199
太[の] 3
多羽状筋 66
多形細胞層[第Ⅵ層]
　　　　　211

多形層　211, 212
多裂[の]　6
多裂筋　71
楕円[の]　4
楕円窩　106
楕円関節　56
体　3
体幹　18
— の筋膜　67
体鉤　39
体肢　18
— の筋膜　67
体性神経線維　218
体性線維　218
対角径　47
対角枝　136
対角帯　213
対角帯核　213
対向　57
対珠　251
対珠筋　251
対珠耳輪裂　251
対立　57
対立[の]　7
対立筋　67
対輪　250
対輪窩　251
対輪脚　250
胎児部　120
胎盤　120
帯　2, 11
帯状[の]　11
帯状回　209
帯状回峡　209
帯状回枝　141
帯状溝　208, 209
帯状層　184, 196
帯状束　215
大[の]　3, 6
大陰唇　121
大円筋　76
— の腱下包　82
大角　38
大角咽頭筋　95
大角舌筋　93
大鉗子　210
大臼歯　92
大胸筋　72

大頬骨筋　68
大結節　43
大結節稜　43
大鼓室棘　33
大口蓋管　29
大口蓋孔　29
大口蓋溝　36, 37
大口蓋神経　221
大口蓋動脈　139
大孔　29
大虹彩動脈輪　240
大虹彩輪　239
大後頭孔　29
大後頭神経　225
大後頭直筋　69
大骨盤　47
大鎖骨上窩　22
大坐骨孔　61
大坐骨切痕　46
大細胞性内側核　204
大細胞層　184, 204
大細胞部　184, 186
—《視床後部の》　204
—《赤核の》　195
—《前腹側核の》　203
—《背内側核の》　202
大細胞部層　204
大耳介神経　226
大耳輪筋　251
大十二指腸乳頭　98
大静脈孔　73
大静脈後リンパ節　168
大静脈溝　100
大静脈前リンパ節　168
大静脈洞　133
大心静脈　154
大心臓静脈　154
大腎杯　113
大膵動脈　148
大錐体神経　223, 232
大錐体神経管裂孔　32
大錐体神経溝　32
大舌下腺管　90
大泉門　29
大前庭腺　121
大槽　175
大唾液腺　90
大腿　19

— の屈筋区画　78
— の後区画　78
— の伸筋区画　78
— の前区画　78
— の内側区画　78
— の内転筋区画　78
大腿管　81
大腿筋膜　81
大腿筋膜張筋　79
大腿骨　47
大腿骨栄養動脈　152
大腿骨頸　47
大腿骨体　48
大腿骨頭　47
大腿骨頭窩　47
大腿骨頭靱帯　61
大腿三角　23, 81
大腿四頭筋　79
大腿枝　229
大腿静脈　164
大腿神経　229
大腿深静脈　164
大腿深動脈　151
大腿直筋　79
大腿動脈　151
大腿動脈神経叢　234
大腿二頭筋　80
— の下腱下包　84
— の上滑液包　84
大腿部　23
大腿方形筋　79
大腿方形筋神経　229
大腿輪　81
大腿輪中隔　81
大大脳静脈　158
大大脳静脈槽　176
大腸　98
大転子　47
大転子間径　47
大殿筋　79
— の坐骨包　84
— の転子包　84
大殿リンパ節　170
大動脈　136
大動脈下行部　147
大動脈下リンパ節　170
大動脈弓　136
大動脈球　136

大動脈峡部　136
大動脈胸部　147
大動脈口　134
大動脈後リンパ節　168
大動脈小体　136
大動脈上行部　136
大動脈腎動脈神経節　234
大動脈前庭　134
大動脈前リンパ節　168
大動脈大静脈間リンパ節　168
大動脈洞　136
大動脈腹部　147
大動脈分岐部　150
大動脈弁　134
大動脈傍体　136
大動脈裂孔　72
大内臓神経　231
大内転筋　79
大脳　206
— の表面の静脈　158
大脳横裂　206
大脳窩　30
大脳回　206
大脳外側窩　206
大脳外側窩槽　175
大脳鎌　175
大脳基底核と関連構造　214
大脳基底部　212
大脳脚
—《狭義の》　192
—《広義の》　192
大脳脚枝　140, 143
大脳脚静脈　158
大脳脚底　192
大脳弓状線維　215
大脳溝　206
大脳縦裂　206
大脳上外側面　207
大脳動脈輪　144
大脳半球　206
— の内側面と下面　208
大脳皮質　206, 211
大脳部　139
大脳面

一《側頭骨の》 34	第二ラセン板 247	胆膵管膨大部 102	― の滑液包 83
一《蝶形骨の》 31	第二裂 198	[胆膵管]膨大部括約筋	短内転筋 79
大脳葉 206	第二肋間動脈 145	102	短腓骨筋 80
大鼻翼軟骨 103	第二肋骨 41	胆嚢 102	短母指外転筋 77
大伏在静脈 164	第三[の] 10	胆嚢窩 100	短母指屈筋 77
大縫線核 186,191	[第三-第十一]肋間動脈	胆嚢肝三角 126	短母指伸筋 77
大縫線核セロトニン作動	147	胆嚢管 102	短母趾(指)屈筋 80
性細胞群[B3] 217	第三後頭神経 225	胆嚢頚 102	短母趾(指)伸筋 80
大網 125	第三趾(指) 20	胆嚢静脈 162	短毛様体神経 232
大網枝 148,149	第三大臼歯 92	胆嚢体 102	短連合線維 215
大網ヒモ 99	第三中手骨 45	胆嚢底 102	短肋骨挙筋 72
大腰筋 79	第三転子 48	胆嚢動脈 148	端 4
大翼 31	第三脳室 200	胆嚢リンパ節 169	男性
大菱形筋 70	第三脳室脈絡叢 176	胆嚢漏斗 102	― の外生殖器 117
大菱形骨 45	第三脳室脈絡叢枝 140	淡蒼球 214	― の内生殖器 114
大菱形骨結節 45	第三脳室脈絡組織 176	淡蒼球外節 214	― の尿道 117
大弯 96	第三腓骨筋 80	淡蒼球枝 140	男性生殖器 114
台形[の] 10	第四[の] 8	淡蒼球内節 214	男性尿道 114
台形体 188	第四趾(指) 20	淡蒼球・側坐核・対角回	断面 8
台形体外側核 189	第四脳室 191	コリン作動性細胞群	弾性[の] 4
台形体核 189	第四脳室蓋 191	[Ch2] 217	弾性円錐 107
台形体核群 189	第四脳室外側陥凹 191	淡蒼球・側坐核・対角帯	
台形体前核 189	第四脳室外側陥凹静脈	コリン作動性細胞群	
台形体内側核 189	159	[Ch3] 218	ち
台形体腹核 189	第四脳室外側口 191	淡蒼縫線核 186	
第Ⅰ小葉 197	第四脳室髄条 188,191	淡蒼縫線核セロトニン作	ちくび 18,253
第Ⅰ層 196	第四脳室正中口 191	動性細胞群[B1] 217	ちぶさ 18,253
第Ⅱ層 196	第四脳室底 191	淡明[の] 6	恥丘 18,121
第Ⅲ層 196	第四脳室ヒモ 191	淡明層 252	恥丘枝 163
第Ⅳ層 196	第四脳室脈絡叢 176	短[の] 2	恥丘静脈 163
第Ⅴ層 196	第四脳室脈絡叢枝 142	短胃静脈 163	恥骨 46
第Ⅵ層 196	第四脳室脈絡組織 176	短胃動脈 149	恥骨会陰筋 75
第Ⅶ層 196	[第四-第十一]肋間静脈	短回旋動脈 143	恥骨下角 47
第Ⅹ脊髄野 180	161	短脚 249	恥骨下枝 47
第一[の] 7	第五[の] 8	短趾 26	恥骨間円板 55
第一胸椎鈎 40	第五趾(指) 20	短後毛様体動脈 139	恥骨弓 47
第一頸椎 40	第五中足骨外転筋 80	短趾(指)屈筋 80	恥骨弓靱帯 55
第一趾(指) 20	第五中足骨粗面 51	短趾(指)伸筋 80	恥骨筋 79
第一中足骨粗面 51	第七頸椎 40	短小指屈筋 78	恥骨筋線 48
第一裂 197	脱落膜 120	短小趾(指)屈筋 80	恥骨頸靱帯 120
第一肋間動脈 145	縦 16	短掌筋 77	恥骨結節 46
第一肋骨 41	単[の] 9	短中心動脈 141	恥骨結合 55,61
第一肋骨の軟骨結合	単関節 55	短頭	恥骨結合面 46
58	単脚 244	― 《上腕二頭筋の》	恥骨肛門筋 75
第二[の] 8	単孔 247	76	恥骨後隙 124
第二頸椎 40	単小葉[第Ⅵ半球小葉と	― 《大腿二頭筋の》	恥骨枝
第二鼓膜 248	第Ⅵ小葉] 197	80	― 《下腹壁動脈の》
第二趾(指) 20	胆管粘膜腺 102	短橈側手根伸筋 77	151

―《閉鎖動脈の》 150	腟部 120	170	中床突起 30
恥骨櫛 47	腟傍リンパ節 170	中間足背皮神経 230	中踵骨関節面 50
恥骨櫛靱帯 73	中 16	中間帯 178	中上歯槽枝 221
恥骨上枝 47	中位核脊髄路 179	中間柱 178	中心 2, 16
恥骨前立腺外側靱帯 75	中咽頭収縮筋 95	中間腸間膜リンパ節 169	中心[の] 2
恥骨前立腺筋 75, 116	中腋窩線 21	中間聴条 188	中心[腋窩]リンパ節 167
恥骨前立腺靱帯 75, 123	中黄斑静脈 241	中間内側核 178	中心窩 240
恥骨前立腺内側靱帯 75	中黄斑動脈 241	中間内側前頭枝 141	中心灰白質 195
恥骨体 46	中隔 8	中間白層 196	中心核 178, 195
恥骨大腿靱帯 61	中隔[の] 8	中間皮質 211	中心管 177, 180
恥骨腔筋 75, 122	中隔縁束 180	中間被覆筋膜 74	中心交連前核 194
恥骨直腸筋 75, 122	中隔縁柱 134	中間部	中心後回 207
恥骨尾骨筋 75, 122	中隔海馬采核 210, 213	―《延髄の》 184	中心後溝 207
恥骨尾骨筋腱 75	中隔核と関連構造 210	―《下垂体の》 127	中心後溝動脈 142
恥骨部 22	中隔鎌 134	中間腹側核 203	中心後裂 197
恥骨膀胱外側靱帯 75	中隔後鼻枝 139	中間網様核 186	中心溝 207, 208
恥骨膀胱筋 75, 114	中隔三角核 214	中間腰リンパ節 168	中心溝動脈 142
恥骨膀胱靱帯 75	中隔尖 133	中間リンパ節 171	中心膠様質 177
恥骨膀胱内側靱帯 75	中隔前鼻枝 140	中間裂孔リンパ節 170	中心骨 45
恥骨稜 47	中隔乳頭筋 133	中距骨関節面 50	中心視床放線 203, 215
智歯 92	中隔部 213	中頸心臓神経 231	中心周囲核 196
緻密[の] 3	中隔野 213	中頸神経節 231	中心小窩 240
緻密質 26	中肝静脈 162	中結腸静脈 163	中心小葉[第Ⅱ・Ⅲ小葉] 197
緻密部	中間 6, 16	中結腸動脈 149	中心小葉前裂 197
―《外被核の》 195	中間[の] 6	中結腸リンパ節 169	中心小葉翼[第Ⅱ・Ⅲ半球小葉] 197
―《黒質の》 192	中間亜核 184	中甲状腺静脈 156	中心上腸間膜リンパ節 169
―《網様核の》 196	中間灰白層 196	中硬膜静脈 156	中心静脈
腟 120	中間外側核 178	中硬膜動脈 138	―《肝小葉の》 102
―の尿道隆起 121	中間外腸骨リンパ節 170	―との吻合枝《涙腺動脈の》 139	―《心臓の》 155
腟円蓋 120	中間頸部中隔 176	中硬膜動脈溝 34	―《副腎の》 127
腟奇静脈 150	中間楔状骨 50	中指 19	中心正中核 201
腟口 121	中間腱 67	中篩骨洞 105	中心前回 207
腟枝	中間広筋 79	中篩骨蜂巣 35	中心前溝 207
―《子宮動脈の》 150	中間鎖骨上神経 226	中篩状斑 246	中心前溝動脈 142
―《中直腸動脈の》 150	中間枝 148	中耳 247	中心臓静脈 155
腟上部 120	中間質 199	中膝動脈 152	中心被蓋路 188, 193
腟静脈叢 163	中間質外側核 178	中斜角筋 69	中心部
腟神経 234	中間質外側部 178	中手 19	―《楔状束核の》 184
腟前庭 121	中間質中心部 178	中手間関節 60	―《側坐核の》 213
腟前庭窩 121	中間質内側核 178	中手骨[1-5] 45	―《側脳室の》 210
腟前庭球静脈 163	中間心房枝 136	中手骨間隙 60	―《薄束核の》 183
腟前庭球動脈 151	中間神経 223	中手骨頭間静脈 160	中心傍核 201
腟動脈 150	中間神経節 231	中手指節関節 61	中心傍溝 208
腟粘膜ヒダ 121	中間仙骨稜 41	中手部 23	
	中間線 46	中縦隔 111	
	中間線状核 195	中小脳脚 186, 199	
	中間総腸骨リンパ節		

ちゅうしん〜ちょうけい

中心傍小葉　208, 209
中心傍小葉枝　141
中心網様核　186
中神経幹　226
中腎上体動脈　149
中腎杯　113
中枢　2
中枢[の]　2
中節骨　45
　─《手の》　51
中前頭回《足の》　207
中足　20
中足間関節　64
中足骨[1-5]　51
中足骨間隙　64
中足趾(指)節関節　64
中足部　24
中側頭回　208
中側頭枝　142
中側頭静脈　156
中側頭動脈　138
中側頭動脈溝　33
中側副動脈　146
中大脳動脈　141, 144
中直腸静脈　163
中直腸動脈　150
中直腸動脈神経叢　234
中殿筋　79
　─の転子包　84
中殿皮神経　229
中頭蓋窩　29
中脳　181, 192
　─の皮質核線維　193
中脳外側溝　192
中脳蓋　195
中脳水道　195
中脳水道口　195, 200
中脳水道周囲灰白質
　　　　　　　195
中脳動脈　143
中脳被蓋　192, 193
中鼻甲介　35, 104
中鼻道　28, 104
中鼻道前房　104
中副腎動脈　149
中膜　131
中葉
　─《右肺の》　109

─《胸腰筋膜の》　72
─《前立腺の》　116
中葉静脈　153
中葉動脈　135
虫垂　98
虫垂間膜　124
虫垂口　98
虫垂集合リンパ小節
　　　　　　　166
虫垂静脈　163
虫垂動脈　149
虫垂リンパ節　169
虫部小節[第X小葉]
　　　　　　　198
虫部垂[第IX小葉]
　　　　　　　198
虫部錐体[第VIII小葉]
　　　　　　　198
虫部葉[第VIIA小葉]
　　　　　　　198
虫部隆起[第VIIB小葉]
　　　　　　　198
虫様筋
　─《足の》　81
　─《手の》　78
肘　19
肘窩　23
肘関節　59
肘関節筋　77
肘関節動脈網　146
肘筋　77
肘正中皮静脈　160
肘頭　44
肘頭窩　44
肘頭腱内包　83
肘頭皮下包　82
肘部　23
肘リンパ節　167
柱　2, 10, 174
長[の]　6
長脚　249
長胸神経　226
長後毛様体動脈　139
長骨　26
長趾(指)屈筋　80
　─の腱鞘　85
長趾(指)伸筋　80
　─の腱鞘　85

長掌筋　77
長足底靱帯　63
長中心動脈　141
長・短橈側手根伸筋の腱
　鞘　83
長頭
　─《上腕三頭筋の》
　　　　　　　　76
　─《上腕二頭筋の》
　　　　　　　　76
　─《大腿二頭筋の》
　　　　　　　　80
長橈側手根伸筋　77
長内転筋　79
長腓骨筋　80
　─の足底腱鞘　85
長腓骨筋腱溝　50, 51
長母指外転筋　77
長母指外転筋・短母指伸
　筋の腱鞘　83
長母指屈筋　77
　─の腱鞘　83
長母指伸筋　77
　─の腱鞘　83
長母趾(指)屈筋　80
長母趾(指)屈筋腱溝　50
　─の腱鞘　85
長母趾(指)伸筋　80
　─の腱鞘　85
長毛様体神経　220
長連合線維　215
長肋骨挙筋　72
張筋　9
頂　3, 10
頂部　247
頂盲端　245
鳥距　211
鳥距溝　209
鳥距枝　144
腸間膜　124
腸間膜根　124
腸間膜動脈間神経叢
　　　　　　　234
腸管神経叢　234
腸脛靱帯　81
腸骨　46
腸骨下腹神経　229
腸骨窩　46

腸骨筋　79
　─の腱下包　84
腸骨筋筋膜　74
腸骨筋膜　81
腸骨結節　46
腸骨枝　150
腸骨鼠径神経　229
腸骨粗面　46
腸骨体　46
腸骨大腿靱帯　61
腸骨恥骨靱帯　74
腸骨動脈間リンパ節
　　　　　　　170
腸骨動脈神経叢　234
腸骨尾骨筋　75, 122
腸骨尾骨筋縫線　75
腸骨翼　46
腸骨稜　46
腸絨毛　97
腸腺　97, 98
腸恥筋膜弓　74, 81
腸恥包　84
腸恥隆起　47
腸腰筋　79
腸腰筋筋膜　74
腸腰静脈　163
腸腰靱帯　57
腸腰動脈　150
腸リンパ本幹　165
腸肋筋　70
蝶下顎靱帯　57
蝶頬骨縫合　54
蝶形骨　30
蝶形骨縁　30, 33, 35
蝶形骨角　34
蝶形骨棘　31
蝶形骨甲介　31
蝶形骨小舌　31
蝶形[骨]頭頂静脈洞
　　　　　　　157
蝶形骨洞　31, 104
蝶形骨洞口　31
蝶形骨洞中隔　31
蝶形骨突起　37
蝶形骨部　141
蝶形骨吻　31
蝶形骨隆起　30
蝶形骨稜　31

索引（日本語）

291

蝶形突起 103	直部 106	テント切痕 175	殿筋面 46
蝶口蓋孔 28	直筋 66	テント底枝 139	殿溝 18,20
蝶口蓋切痕 37	直径 47	てくび 19	殿部 18,23
蝶口蓋動脈 139		てのこう 19	殿裂 18
蝶後頭軟骨結合 55		てのひら 19	
蝶篩陥凹 28,104	つ	「手-」⇒「しゅ-」の項	
蝶篩骨軟骨結合 55		手 19	と
蝶篩骨縫合 54	ツチ骨 249	― の関節 60	
蝶上顎縫合 54	ツチ骨頭 249	― の指節間関節 61	トルコ鞍 30
蝶錐体軟骨結合 55	ツチ骨条 248	― の骨 45	ドーパミン作動性細胞群
蝶錐体裂 28	ツチ骨頭 249	底 2,4	216,217
蝶前頭縫合 54	ツチ骨柄 249	― 《脊髄の》 178	投射線維 174
蝶番関節 56	ツチ骨隆起 248	― 《中手骨の》 45	豆鈎靱帯 60
蝶頭頂縫合 54	椎間円板 55	― 《中足骨の》 51	豆状骨 45
蝶鱗縫合 54	椎間関節 57	底[の] 2	豆状骨関節 60
聴歯 245	椎間結合 55	底側 16,17	豆状突起 249
聴診三角 23	椎間孔 39,40	底側楔間靱帯 63	豆中手靱帯 60
聴放線 203,215	椎間静脈 161	底側楔舟靱帯 63	島 5,208
直[の] 8	椎間面 39	底側楔立方靱帯 63	島回 208
直回 208	椎弓 39	底側骨間筋 81	島限 208
直細静脈 113	椎弓根 39	底側趾(指)静脈 164	島静脈 158
直細動脈 113	椎弓板 39	底側踵舟靱帯 63	島短回 208
直静脈洞 157	椎孔 39	底側踵舟靱帯関節面	島中心溝 208
直精細管 115	椎骨 39	49	島長回 208
直線縫合 54	椎骨縦隔洞 111	底側踵立方靱帯 63	島動脈 141
直腸 99	椎骨静脈 155	底側靱帯 64	島部 141
直腸会陰筋 99	椎骨前部 142	底側足根靱帯 63	島葉 208
直腸子宮窩 126	椎骨動脈 142,144	底側足根中足靱帯 64	島輪状溝 208
直腸子宮筋 120	椎骨動脈管 40	底側中足静脈 165	透明[の] 7
直腸子宮靱帯 120	椎骨動脈溝 40	底側中足靱帯 64	透明中隔 210
直腸子宮ヒダ 126	椎骨動脈神経 231	底側中足動脈 153	透明中隔腔 210
直腸静脈叢 163	椎骨動脈神経節 231	底側二分踵舟靱帯関節面	透明中隔板 210
直腸仙骨筋膜 75	椎骨動脈神経叢 233	49	等皮質 211
直腸前立腺筋膜	椎骨部 109	底側立方舟靱帯 63	― の層構造 211
74,123	椎骨傍線 21	底板 175	頭 2,17
直腸腔筋 114	椎前部 70	底部 29	― 《脊髄の》 178
直腸腔筋膜 74,123	椎体 39	底面観 28	― 《中手骨の》 45
直腸腔中隔 74,123	椎体鈎 39	釘植 54	― 《中足骨の》 51
直腸尾骨筋 99	椎体静脈 161	停止 66	頭蓋 17,27
直腸傍陥凹 126	爪 252	提[の] 9	― の関節 57
直腸傍リンパ節 170	蔓状[の] 7	点 8	― の靱帯結合 53
直腸膀胱窩 126	蔓状静脈叢 162	転子 10	― の軟骨結合 55
直腸膀胱筋 75,99,114		転子窩 47	― の縫合 54
直腸膀胱中隔 74,123		転子間線 48	頭蓋冠 27
直腸膨大部 99	て	転子間稜 48	頭蓋腔 17,27
直腸横ヒダ 99		殿筋腱膜 79	頭蓋骨 29
直頭 79	テント縁枝 139	殿筋粗面 48	頭蓋骨膜 27
直尿細管 112	テント枝 220	殿筋の筋間包 84	頭蓋泉門 29

とうがいて〜ないそくが

索引（日本語）

頭蓋底　29
頭蓋内部　142,238
頭蓋表筋　67
頭棘筋　71
頭頸部　233
頭最長筋　71
頭側　16
頭長筋　69
頭頂　17,27
頭頂縁
　—《前頭骨の》　35
　—《側頭骨の》　33
　—《蝶形骨の》　31
頭頂下溝　209
頭頂間溝　207
頭頂間骨　30
頭頂橋線維　192,215
頭頂結節　34
頭頂孔　34
頭頂後頭溝　207,209
頭頂後頭溝枝　141
頭頂後頭枝　144
頭頂骨　34
頭頂枝
　—《浅側頭動脈の》
　　　　　　　　138
　—《中硬膜動脈の》
　　　　　　　　138
　—《内側後頭動脈の》
　　　　　　　　144
頭頂静脈　158
頭頂切痕　33
頭頂導出静脈　157
頭頂内溝　207
頭頂乳突縫合　54
頭頂部　21
頭頂弁蓋　207
頭頂葉　207,209
頭頂葉橋線維　192
頭半棘筋　71
頭板状筋　70
頭部　232
　—の筋　67
頭毛　252
橈骨　44
橈骨栄養動脈　146
橈骨窩　44
橈骨頸　44

橈骨手根関節　60
橈骨静脈　160
橈骨神経　227
橈骨神経溝　43
橈骨切痕　44
橈骨粗面　44
橈骨体　44
橈骨頭　44,77
橈骨動脈　146
橈骨輪状靱帯　59
橈尺靱帯結合　53
橈側　17
橈側縁　19
橈側手根屈筋　77
　—の腱鞘　83
橈側手根伸筋の腱鞘　83
橈側正中皮静脈　160
橈側側副動脈　146
橈側反回動脈　146
橈側皮静脈　160
洞　1,2,9
洞房結節　132
洞房結節枝　136
洞様血管　130
動眼神経[脳神経III]
　　　　　　　　219
動眼神経核　194
動眼神経溝　192
動眼神経根　232
動眼神経枝　144
動眼神経副核　194
動静脈吻合　130
動脈　1,130,134
動脈[の]　1
動脈円錐　133
動脈円錐腱　132
動脈管　135
動脈管索　135
動脈管索リンパ節　168
動脈溝　27,34
動脈周囲神経叢　219
動脈網　130
動脈輪　130
道　6
道上棘　34
道上小窩　34
導出[の]　4
導出静脈　130,157

瞳孔　239
瞳孔縁　239
瞳孔括約筋　240
瞳孔散大筋　240
瞳孔膜　240
突起　1,7,26
鈍縁枝　136
鈍角縁枝　136

な

ナジオン　27
なかゆび（第三指）　19
内　16
内陰部静脈　163
内陰部動脈　151
内果　20,49
内果関節面　49
内果後部　24
内果溝　49
内果枝　153
内果動脈網　152
内果皮下包　85
内果面　49
内顆粒層　240
内顆粒層[第IV層]
　　　　　　　　211
内顆粒層線条　211
内眼角　243
内眼球軸　238
内基底核　178
内弓状線維　182
内胸静脈　155
内胸動脈　144
内境界層　240
内境界膜　240
内頸静脈　156
内頸動脈　139
内頸動脈神経　231
内頸動脈神経叢　233
内肛門括約筋　100
内後頭隆起　30
内後頭稜　30
内後腹側核　203
内子宮口　120
内枝
　—《副神経の》　225

　—《迷走神経の》　224
内耳　244
内耳血管　246
内耳孔　32,247
内耳神経　223
内耳道　33,247
内耳道枝　143
内耳道底　247
内終糸　176
内縦筋層　114
内唇　46
内錐体層[第V層]　211
内錐体層線条　211
内髄板　203
内精筋膜　116
内脊髄静脈　161
内旋　56
内層
　—《視床下部の》　205
　—《腎臓の》　112
内臓[の]　9,11
内臓神経神経節　232
内臓神経叢　219
　—と内臓神経節　233
内側　16
内側延髄枝　142
内側縁
　—《足の》　20
　—《眼窩の》　28
　—《肩甲骨の》　42
　—《上腕骨の》　43
　—《腎臓の》　111
　—《前腕の》　19
　—《大脳半球の》　206
　—《腓骨の》　49
　—《副腎の》　127
内側下核　202
内側下膝動脈　152
内側下腿皮枝　229
内側下腿面　20
内側顆
　—《膝蓋骨の》　48
　—《大腿骨の》　48
内側顆間結節　48
内側顆上線　48
内側顆上稜　43
内側外腸骨リンパ節
　　　　　　　　170

293

内側核 229
　—《小脳核の》 199
　—《上オリーブ周囲核の》 189
　—《副視索核群の》 194
内側眼窩前頭枝 141
内側眼瞼交連 243
内側眼瞼靱帯 243
内側眼瞼動脈 140
内側脚
　—《外腹斜筋の》 73
　—《大鼻翼軟骨の》 103
内側弓状靱帯 72
内側嗅回 208
内側嗅条 213
内側距踵靱帯 62
内側胸筋神経 226
内側区《肝臓の》 101
内側区動脈 148
内側頭髄核 178
内側結節 50
内側結合腕傍核 190
内側楔状骨 50
内側楔状束核周囲核 185
内側楔状束周囲核 185
内側広筋 79
内側後頭側頭回 209
内側後頭動脈 144
内側後脈絡叢枝 143
内側根
　—《視索の》 200
　—《正中神経の》 227
内側鎖骨上神経 226
内側臍ヒダ 126
内側枝
　—(V5)《右肺中葉静脈の》 154
　—《灰白隆起動脈の》 144
　—《眼窩上神経の》 220
　—《頸神経の》 225
　—《左肝管の》 102
　—《膵静脈部の》 162
　—《仙骨・尾骨神経の》

　—《脳底動脈の》 143
　—《腰神経の》 228
内側視床枕核 201
内側膝蓋支帯 62
内側膝状体 200
内側膝状体核 204
内側膝状体大細胞性内側核 204
内側膝状体背側核 204
内側膝状体腹側核 204
内側手根側副靱帯 60
内側縦条 210
内側縦束
　—《延髄の》 182
　—《橋の》 187
　—《中脳の》 193
内側縦束間質核 190
内側縦足弓 20
内側踵骨枝 230
内側上オリーブ核 189
内側上顆
　—《上腕骨の》 44
　—《大腿骨の》 48
内側上後鼻枝 221
内側上膝動脈 152
内側上腕筋間中隔 78
内側上腕皮神経 227
内側上腕面 18
内側神経束 226
内側唇 48
内側靱帯
　—《顎関節の》 57
　—《距腿関節の》 62
内側髄板 203,214
内側前 201
内側前庭神経核脊髄路 179
内側前庭脊髄路 179
内側前頭回 208
内側前頭底動脈 141
内側前脳束 206
内側前腕皮神経 227
内側鼠径窩 126
内側総腸骨リンパ節 170
内側足縁静脈 164
内側足底神経 230

内側足底動脈 153
内側足背皮神経 230
内側[側脳室]房静脈 158
内側側副靱帯
　—《膝関節の》 62
　—《上橈尺関節の》 59
内側足根動脈 152
内側手綱核 201
内側帯 205
内側大腿回旋静脈 164
内側大腿回旋動脈 151
内側大腿筋間中隔 81
内側大腿面 19
内側中隔核 210,213
内側中隔核コリン作動性細胞群[Ch1] 217
内側中間側頭枝 143
内側中心核 201
内側中葉区(S5)《右肺の》 109
内側中葉枝(B5)《右中葉気管支の》 108
内側中葉動脈(A5) 135
内側直筋 242
内側頭
　—《上腕三頭筋の》 77
　—《短母趾(指)屈筋の》 80
　—《腓骨筋の》 80
内側二頭筋溝 19,23
内側乳腺枝
　—《外側胸動脈の》 145
　—《肋間動脈の》 228
内側肺底区(S7)
　—《右肺の》 110
　—《左肺の》 110
内側肺底枝(B7)
　—《右下葉気管支の》 108
　—《左下葉気管支の》 108
内側肺底動脈(A7)
　—《右肺の》 135
　—《左肺の》 135

内側半月 62
内側板
　—《耳管軟骨の》 250
　—《蝶形骨の》 31
内側皮枝
　—《胸神経の》 228
　—《肋間動脈の》 147
内側腓腹皮神経 230
内側鼻枝 220
内側部
　—《外側結合腕傍核の》 190
　—《側坐核の》 213
　—《内側結合腕傍核の》 190
　—《背内側核の》 202
　—《レンズ核の》 214
内側副オリーブ核 184
内側伏在静脈 164
内側腹側核 202
内側腹側核群 202
内側腹側核群基底核 202
内側腹側核群主核 202
内側壁《眼窩の》 28
内側辺縁静脈 164
内側面
　—《脛骨の》 48
　—《尺骨の》 44
　—《精巣の》 115
　—《肺の》 109
　—《披裂軟骨の》 106
　—《腓骨の》 49
　—《指の》 19
　—《卵巣の》 118
内側毛帯 182,187,193,203
内側毛帯交叉 182
内側網様核 186
内側網様体脊髄路 179
内側野核 203
内側翼突筋 68
内側翼突筋神経 221
内側隆起 191
内側稜 49
内側裂孔リンパ節 170
内帯 112
内大脳静脈 158

ないちょう～ねんえきの

内腸骨静脈　163
内腸骨動脈　150
内腸骨リンパ節　170
内転　56
内転筋　1,66
内転筋管　81
内転筋結節　48
内転筋腱下孔　81
内頭蓋底　29
内尿道括約筋　118,122
内尿道口
　　　114,117,122
内板　27
内鼻枝
　―《眼窩下神経の》
　　　　　　　221
　―《前篩骨神経の》
　　　　　　　220
内腹斜筋　73
内腹側核　202
内分泌腺　126
内閉鎖筋　79
　―の腱下包　84
　―の坐骨包　84
内閉鎖筋神経　229
内包　214
内包横断灰白間橋　214
内包後脚　214
内包後脚枝　140
内包後レンズ核枝　140
内包枝　140
内包膝　214
内包前脚　214
内膜　131
内面
　―《前頭骨の》　35
　―《頭頂骨の》　34
内網状層　240
内ラセン溝　245
内リンパ　244
内リンパ管　244
内リンパ隙　244
内リンパ嚢　245
内肋間筋　72
内肋間膜　58,72
長いヒモ　84
軟[の]　6
軟口蓋　90,93

　―と口峡の筋　67
軟骨　2
軟骨[の]　2
軟骨間関節　58
軟骨間部　107
軟骨結合　9,55
軟骨性の連結　55
軟骨性外耳道　250
軟骨頭蓋　29
軟骨部　26,104
軟骨膜　26
軟膜　176
　―《広義の》　175
軟膜終糸　176
軟膜部　176

に

ニューロン　174
にのうで　18
二丘傍核　194
二次[の]　8
二次骨化点　27
二次性リンパ性器官
　　　　　　　166
二次内臓灰白質　178
二次弯曲　39
二頭[の]　2
二頭筋　66
二頭筋橈骨包　83
二腹[の]　3
二腹筋　66
二腹筋窩　38
二腹筋枝　222
二腹小葉［第VIII 半球小葉］　198
二腹小葉前裂　198
二腹小葉内側部　198
二腹小葉内裂　198
二分　2
二分[の]　2
二分靱帯　63
肉柱　132,134
肉様筋　118
肉様膜　118
乳管　253
乳管洞　253

乳歯　92
乳腺　253
乳腺小葉　253
乳腺傍リンパ節　168
乳腺葉　253
乳頭　18,252,253
乳頭[の]　6,7
乳頭陥凹　240
乳頭筋　132
乳頭孔　112
乳頭視床束　203,206
乳頭線　21
乳頭層　252
乳頭体　200
乳頭体外側核　205
乳頭体視床束　203,206
乳頭体上核　205
乳頭体動脈　144
乳頭体内側核　205
乳頭体被蓋束　206
乳頭突起
　―《肝臓の》　101
　―《腰椎の》　40
乳頭被蓋束　206
乳突縁　30
乳突角　34
乳突孔　32
乳突枝
　―《後耳介動脈の》
　　　　　　　137
　―《後頭動脈の》　137
乳突小管　33
乳突上稜　33
乳突切痕　32
乳突洞　248
乳突洞口　248
乳突導出静脈　157
乳突壁　248
乳突蜂巣　248
乳突傍突起　30
乳突リンパ節　166
乳ビ槽　165
乳房　18,253
乳房下部　22
乳房間溝　253
乳房部　253
乳房提靱帯　253
乳房部　22

乳様突起　32
乳様突起部　21
乳輪　253
乳輪結節　253
乳輪静脈叢　160
乳輪腺　253
尿管　113
尿管間ヒダ　114
尿管口　114
尿管枝
　―《臍動脈の》　150
　―《腎動脈の》　149
　―《精巣動脈の》　149
　―《卵巣動脈の》　150
尿管神経叢　234
尿細管　112
尿生殖[の]　10
尿生殖隔膜　123
尿生殖三角　23,123
尿生殖腹膜　126
尿生殖部　23,123
尿生殖裂孔　75
尿道圧迫筋　123
尿道凹窩　118,122
尿道海綿体　117
尿道海綿体小柱　117
尿道海綿体洞　117
尿道海綿体白膜　117
尿道球　117
尿道球静脈　163
尿道球腺　116
尿道球腺管　116
尿道球動脈　151
尿道舟状窩　118
尿道腺　118,122
尿道腟括約筋　123
尿道動脈　151
尿道傍管　118,122
尿道面　117
尿道稜　118,122
尿膜管　113
人中　17,89

ね

粘[の]　6
粘液[の]　6

粘膜　89
　—《胃の》　96
　—《咽頭の》　95
　—《咽頭腔の》　107
　—《気管の》　107
　—《気管支の》　109
　—《子宮の》　120
　—《耳管の》　250
　—《小腸の》　97
　—《食道の》　96
　—《腎盤の》　113
　—《精管の》　116
　—《精嚢の》　116
　—《前立腺部の》　118
　—《大腸の》　98
　—《胆嚢の》　102
　—《腟の》　121
　—《尿管の》　113
　—《尿道の》　119,122
　—《膀胱の》　114
　—《卵管の》　119
粘膜下神経叢　234
粘膜下組織　89
　—《胃の》　97
　—《咽頭の》　95
　—《気管支の》　109
　—《小腸の》　97
　—《食道の》　96
　—《大腸の》　98
　—《膀胱の》　114
粘膜筋板　89
　—《胃の》　96
　—《小腸の》　97
　—《食道の》　96
　—《大腸の》　98
粘膜固有層　89
　—《胃の》　96
　—《小腸の》　97
　—《食道の》　96
　—《大腸の》　98
粘膜上皮　89
粘膜ヒダ　102

の

ノルアドレナリン作動性
　細胞群　216,217

脳　181
　— の静脈　158
　— の動脈　140
脳幹　181
脳幹静脈　159
脳弓　206,210
脳弓下器官
　　　　200,210,214
脳弓脚　210
脳弓交連　210
脳弓周囲核　205
脳弓柱　200,210
脳弓体　210
脳弓ヒモ　210
脳クモ膜　175
脳硬膜　175
脳室　174
脳室周囲域　205
脳室周囲核　205
脳室周囲視索前域核
　　　　204
脳室周囲帯　205
脳神経　219
　— の感覚性神経節
　　　　218
脳神経核　174
脳脊髄液　175
脳脊髄神経節　218
脳底溝　186
脳底静脈　158
脳底静脈叢　157
脳底動脈　143
脳頭蓋　29
脳軟膜　176
脳梁　209
脳梁縁動脈　141
脳梁灰白層　210
脳梁幹　209
脳梁溝　208
脳梁膝　209
脳梁周囲核　176
脳梁周囲動脈　141
脳梁槽　176
脳梁線維　216
脳梁中動脈　144
脳梁吻　209
脳梁放線　210
脳梁膨大　210

囊　2,8,10
囊［の］　2
囊状［の］　8,10
囊状型　113
囊状陥凹　59,60

は

バジオン　28
はなさき　17
はなすじ　17
はなみぞ　17
破裂孔　29
歯　3,90
歯［の］　3
馬尾　219
杯　2
背　3,18
　— の部位　22
背外側核
　　　　177,187,201
背外側孤束核　185
背外側被蓋核　194
背外側部　204
背外側路　180
背核　178
背枝
　—《第二肋間動脈の》
　　　　145
　—《第三-第十一肋間動
　　脈の》　147
　—《第四-第十一肋間静
　　脈の》　161
　—《腰動脈の》　147
　—《肋下動脈の》　147
背側　16
背側［の］　3
背側延髄静脈　159
背側灰白交連　180
背側外側核　201
背側結節　44
背側孤束核　178,194,205
背側楔間靱帯　63
背側楔舟靱帯　63
背側楔立方靱帯　63
背側肩甲静脈　160
背側孤束核　185

背側骨間筋
　—《足の》　81
　—《手の》　78
背側三叉神経視床路
　　　　188
背側指静脈《手の》　160
背側指神経　227,228
背側指動脈　146
背側視交叉上交連　206
背側視床　199
背側趾（指）静脈　164
背側趾（指）神経　230
背側趾（指）動脈　152
背側尺骨手根靱帯　60
背側手根間靱帯　60
背側手根腱鞘　83
背側手根枝
　—《尺骨動脈の》　147
　—《橈骨動脈の》　146
背側手根動脈網　146
背側手根中手靱帯　60
背側縦束
　—《延髄の》　182
　—《橋の》　187
　—《視床下部の》　206
　—《中脳の》　193
背側踵立方靱帯　63
背側正中傍核　184
背側脊髄小脳路
　　　　179,183
背側線条体　214
背側前核　201
背側足根靱帯　63
背側足根中足靱帯　64
背側淡蒼球　214
背側中隔核　210,213
背側中手静脈　160
背側中手靱帯　60
背側中手動脈　146
背側中足静脈　164
背側中足靱帯　64
背側中足動脈　152
背側聴条　188
背側橈骨手根靱帯　60
背側内側核　202
背側乳頭体前核　205
背側脳梁枝　144

背側白交連 180	肺尖動脈(A1) 135	反回[の] 8	伴行[の] 2	
背側板 184	肺底 109	反回硬膜枝 139	伴行静脈 130	
背側被蓋核 190	肺底動脈 135	反回骨間動脈 147	板 5,174	
背側被蓋交叉 194	肺動脈 134	反回枝 219	板間管 27	
背側被蓋野コリン作動性	肺動脈幹 134	反回神経 224	板間枝 140	
細胞群[Ch5, Ch6,	肺動脈口 133	―《上喉頭神経の》と	板間静脈 157	
Ch8] 218	肺動脈洞 134	の交通枝 224	板間層 27	
背側部 186,190,194	肺動脈分岐部 135	反屈[の] 8	板状筋 70	
―[第III小葉] 197	肺動脈弁 133	反屈束 201	盤 7	
―[第III半球小葉]	肺内血管 109	反転[の] 8	盤[の] 7	
197	肺内リンパ節 168	反転靱帯 73		
―[第V小葉] 197	肺胞 110	反転頭 79		
―[第V半球小葉]	肺胞管 110	半羽状筋 66	**ひ**	
197	肺胞嚢 110	半関節 53		
背側副オリーブ核 184	肺面 131	半奇静脈 161	P1区 143	
背側縫線核 191,195	肺門 109	半規管 244	P2区 143	
背側縫線核セロトニン作	胚芽[の] 5	半規管基底膜 244	P3区 143	
動性細胞群[B7] 217	排出[の] 4	半規管脚 244	P4区 144	
背側傍片葉[第VIIIB半	排出管	半規管固有膜 244	ヒダ 7	
球小葉] 198	―《精嚢の》 116	半規管上皮 244	ヒダ柱 121	
背側面 42	―《涙腺の》 243	半規管静脈 246	ヒダと陥凹 125	
背側野核 203	排尿筋 114	半球 5	ヒモ 9,11	
背側立方舟靱帯 63	排尿時内尿道口	半棘筋 71	ヒモ傍核 202	
背内側核 178,187,	118,122	半月 6,253	ヒラメ筋 80	
189,202,204,205	白[の] 1	半月[の] 8	―[の]腱弓 81	
背内側部 195,204	白交通枝 231	半月核 205	ヒラメ筋線 48	
背部の筋 70	白質 174,177,179,	半月小葉 198	ひかがみ 24	
背面《指の》 19	182,187,193	半月神経節 220	ひざがしら 20	
肺 109	白質板 199	半月線 18,73	ひとさしゆび(第二指)	
肺間膜 111	白線 73	半月束 180	19	
肺胸膜 111	白線補束 73	半月ヒダ 94	皮[の] 3	
肺区域 109	白体 119	半月弁結節	皮下滑液包 82	
肺溝 42	白脾髄 171	―《大動脈弁の》 134	皮下組織 252	
肺根 109	白膜 115,119	―《肺動脈弁の》 133	皮下転子包 84	
肺枝 234	薄[の] 5	半月弁交連	皮下部 75,100,122	
肺静脈 153	薄筋 80	―《大動脈弁の》 134	皮筋 66	
肺静脈口 134	薄月状裂 198	―《肺動脈弁の》 133	皮枝	
肺神経叢 225,233	薄小葉 198	半月弁半月	―《皮神経の》 219	
肺舌静脈 154	薄束	―《大動脈弁の》 134	―《閉鎖神経の》 229	
肺舌動脈 135	―《延髄の》 182	―《肺動脈弁の》 133	皮質 3	
肺尖 109	―《脊髄の》 180	半月裂孔 35,104	―《胸腺の》 166	
肺尖区(S1) 109	薄束核	半腱様筋 80	―《骨格系の》 26	
肺尖後区(S1+2) 110	薄束核脊髄線維 180	半膜様筋 80	―《神経系の》 174	
肺尖後枝(B1+2) 108	薄束結節 182	―の滑液包 85	―《副腎の》 127	
肺尖後静脈(V1+2)	薄束脊髄線維 180	帆 10	―《リンパ節の》 166	
154	麦粒軟骨 105	帆小帯 186	皮質[の] 3	
肺尖枝(B1) 107	鼻 17,103	斑 6	皮質核線維	
肺尖静脈(V1) 153		斑[の] 6	―《延髄の》 182	

―《橋の》 187
―《大脳脚の》 192
―《内包の》 214
皮質橋線維 187,192
皮質視蓋線維 215
皮質視床線維 215
皮質赤核線維 215
皮質脊髄線維
　　182,187,192,215
皮質中脳線維 194
皮質部
　―《後大脳動脈の》
　　　　　　　143
　―《中大脳動脈の》
　　　　　　　142
皮質迷路 112
皮質網様体線維
　　182,187,192,215
皮静脈 130
皮神経 219
皮膚 252
皮膚《の》 3
皮膚支帯 252
皮膚小溝 252
皮膚小稜 252
皮膚腺 253
披裂間切痕 106
披裂間ヒダ 107
披裂関節面 105
披裂喉頭蓋筋 106
披裂喉頭蓋ヒダ 106
披裂喉頭蓋部 106
披裂軟骨 105
披裂軟骨尖 106
披裂軟骨底 105
非重層部 114
被蓋 9
被蓋《の》 9
被蓋交叉 194
被殻 214
被覆筋膜 67
被膜 2,166,171
被膜《の》 2
被膜枝 113,149
被膜静脈 162
脾陥凹 125
脾結腸間膜 125
脾枝 149

脾静脈 163
脾神経叢 234
脾腎ヒダ 125
脾髄 171
脾前間膜 125
脾臓 171
脾柱 171
脾洞 171
脾動脈 148
脾門 171
脾リンパ小節 171
脾リンパ節 169
腓骨 49
腓骨栄養動脈 153
腓骨回旋枝 152
腓骨関節面 48
腓骨筋の総腱鞘 85
腓骨筋滑車 50
腓骨頸 49
腓骨静脈 165
腓骨切痕 49
腓骨体 49
腓骨頭 49
腓骨頭関節面 49
腓骨頭尖 49
腓骨動脈 153
腓骨リンパ節 171
腓側 17
腓側交通枝 230
腓側足根腱鞘 85
腓腹 20
腓腹筋 80
　― の外側腱下包 84
　― の内側腱下包 84
腓腹交通枝 230
腓腹静脈 165
腓腹神経 230
腓腹動脈 152
腓腹部 24
尾 2
尾骨 41
尾骨窩 23,252
尾骨角 41
尾骨筋 75,122
尾骨支帯 252
尾骨小体 148
尾骨神経 230
尾骨神経叢 230

尾骨靱帯 176
尾状《の》 2
尾状核 214
尾状核静脈 158
尾状核体 214
尾状核頭 214
尾状核尾 214
尾状核尾枝 140,144
尾状核レンズ核灰白間橋
　　　　　　　214
尾状突起 101
尾状葉 101
尾状葉枝 162
尾状葉動脈 148
尾髄 177
尾髄節[第1-第3尾髄
　節] 177
尾側 16
尾側亜核 184
尾側橋網様核 191
尾側線維 216
尾側線状核 195
尾側部 184
尾椎 41
尾部 184
眉 17,242
眉弓 34
眉毛下制筋 68
鼻 17,103
鼻咽道 28,104
鼻外側枝 137
鼻棘 35
鼻筋 67
鼻腔 28,104
鼻腔面
　―《口蓋骨の》 37
　―《上顎骨の》 36
鼻限 104
鼻口蓋神経 221
鼻甲介海綿叢 104
鼻甲介稜 36,37
鼻骨 36
鼻骨縁 35
鼻骨間縫合 54
鼻骨孔 36
鼻骨上顎縫合 54
鼻根 103
鼻根筋 67

鼻唇溝 17,22
鼻唇リンパ節 166
鼻切痕 36
鼻尖 17,103
鼻腺 104
鼻前庭 104
鼻前頭静脈 159
鼻中隔 26,104
鼻中隔下制筋 68
鼻中隔可動部 104
鼻中隔枝 137
鼻中隔軟骨 103
鼻堤 104
鼻軟骨 103
鼻粘膜 104
鼻粘膜嗅部 251
鼻背 17,103
鼻背動脈 140
鼻部 21
　―《前頭骨の》 35
鼻毛 252
鼻毛様体神経 220
　― と毛様体神経節との
　　交通枝 232
鼻毛様体神経根 232
鼻翼 17,103
鼻翼部 68
鼻稜 37
鼻涙管 28,244
鼻涙管開口部 104
鼻涙管口 28
鼻涙管ヒダ 244
「膝-」⇒「しつ-」の項
膝 5,20,214
「肘-」⇒「ちゅう-」の項
肘 19
斐 7
額 17
「左-」⇒「さ-」の項
左 16
左胃リンパ節 169
左冠状動脈 136
左気管支縦隔リンパ本幹
　　　　　　　165
左頸リンパ本幹 165
左結腸リンパ節 169
左鎖骨下リンパ本幹
　　　　　　　165

左辺縁静脈　154
左腰リンパ節　168
左腰リンパ本幹　165
左卵巣静脈　162
筆毛動脈　171
表皮　252
描円　56

ふ

ブドウ膜　239
ブドウ膜部　238
ブレグマ　27
プテリオン　28
プルキンエ細胞層　199
ふくらはぎ　20
不確帯　203
不確帯周囲野核群　203
不確帯ドーパミン作動性
　細胞群[A13]　217
不縫線核　186
不縫線核セロトニン作
　動性細胞群[B2]　217
不規則骨　26
不対[の]　5
不対甲状腺静脈叢　155
不対神経節　232
不等皮質　211
不動関節　53
付属肢骨格　42
付着　66
付着[の]　1
付着歯周組織　55
付着板　210
浮遊肋[11-12]　41
部　7,8
伏在枝　152
伏在神経　229
伏在裂孔　81
副[の]　1
副横隔神経　226
副眼器　242
副楔状束核　184
副楔状束核小脳線維
　　　　　　　　183
副楔状束前核　184
副甲状腺　127

副交感[の]　7
副交感神経　232
副交感神経根　232,233
副交感神経節　218
副咬頭　90
副硬膜枝　138
副睾丸　115
副根　92
副視索核　194
副視索核群　194
副耳下腺　90
副小葉　166
副上皮小体　127
副神経[脳神経XI]　225
副神経核　178
副神経幹　225
副神経リンパ節　167
副腎　127
副腎圧痕　100
副腎上体　128
副腎神経叢　234
副膵　103
副膵管　103
副髄板　214
副椎骨静脈　155
副橈側皮静脈　160
副突起　40
副乳　253
副乳房　253
副半奇静脈　161
副脾　171
副鼻腔　104
副鼻軟骨　103
副伏在静脈　164
副副甲状腺　127
副副腎　128
副閉鎖静脈　163
副閉鎖神経　229
副閉鎖動脈　151
副涙腺　243
復位　57
腹　10,18
　― の部位　22
腹・骨盤腔　18
腹横筋　73
腹外側核　177,189

腹外側孤束核　185
腹外側皮枝　228
腹腔　18,124
　― と骨盤腔　124
腹腔枝　225
腹腔神経節　234
腹腔神経叢　234
腹腔動脈　148
腹腔動脈十二指腸部
　　　　　　　　　98
腹腔リンパ節　169
腹前皮枝　228
腹側　16
腹側灰白交連　180
腹側核　187,204
腹側基底核群　202
腹側橋網様体脊髄路
　　　　　　　　188
腹側孤束核　185
腹側三叉神経視床路
　　　　　　　　188
腹側視交叉上交連　206
腹側視床　200,203
腹側主核　204
腹側脊髄小脳路
　　　　　179,183,188
腹側線条体　213,214
腹側前核　201
腹側淡蒼球　213,214
腹側聴条　188
腹側乳頭体前核　205
腹側脳室周囲核　204
腹側白交連　180
腹側板　184
腹側被蓋核　190,195
腹側被蓋交叉　194
腹側被蓋野アミン作動性
　細胞群[A10]　216
腹側部
　―《延髄の》　186
　―《橋の》　190
　―《中脳の》　194
　―[第Ⅱ小葉]　197
　―[第Ⅱ半球小葉]
　　　　　　　　197
　―[第Ⅳ小葉]　197
　―[第Ⅳ半球小葉]
　　　　　　　　197

腹側傍片葉[第Ⅸ半球小
　葉]　198
腹側網様体脊髄路　183
腹側野核　203
腹大動脈　147
腹大動脈神経叢　234
腹直筋　73
腹直筋鞘　73
腹内側核
　　　　　177,194,205
腹内側部　204
腹皮下静脈　155
腹部
　―《胸管の》　165
　―《食道の》　96
　―《大胸筋の》　72
　―《内臓神経叢の》
　　　　　　　　234
　―《尿管の》　113
　― の筋　73
　― の筋膜　73
　― の臓側筋膜　73
　― の皮下組織　74
　― の被覆筋膜　74
　― の壁側筋膜　74
　― のリンパ節　168
腹膜　124
腹膜外筋膜　74,124
腹膜外隙　124
腹膜外靱帯　73,74
腹膜腔　124
腹膜後隙　124
腹膜垂　99
複　3
複関節　56
複合[の]　3
蓋　9
蓋[の]　9
縁　5
吻　8
吻合　1
吻合[の]　1
吻合血管　130
吻合心房枝　136
吻側　16
吻側[の]　8
吻側亜核　189
吻側橋網様核　191

索引（日本語）

吻側線状核　195
吻側部　183,184
吻背側亜核　184
噴門　96
噴門口　96
噴門切痕　96
噴門腺　96
噴門リンパ輪　169
分界［の］　10
分界溝
　—《右心房の》　133
　—《舌乳頭の》　93
分界条　210
分界条床核　213
分界条線維　206
分界静脈　158
分界切痕　251
分界切痕筋　251
分界線　47
分界稜　133
分岐　2
分岐［の］　2
分子［の］　6
分子層
　—《歯状回の》　212
　—《小脳の》　199
　—［第Ⅰ層］　211
　—と網状層　212
分子層線条　211
分枝型　113
分離索　191

へ

平衡砂　245
平衡砂膜　245
平衡聴覚器　244
平衡斑　245
平衡斑条　245
平面［の］　7
平面関節　56
柄　6
閉鎖管　61
閉鎖筋膜　74,123
閉鎖孔　46
閉鎖溝　47
閉鎖静脈　163

閉鎖神経　229
閉鎖動脈　150
　—との吻合枝《下腹壁
　　動脈の》　151
閉鎖膜　61
閉鎖リンパ節　170
閉鎖稜　47
閉塞部　150
壁　7
壁側［の］　7
壁側胸膜　111
壁側筋膜　67
壁側骨盤筋膜　74,123
壁側板
　—《心膜の》　131
　—《精巣の》　115
壁側腹膜　124
壁内部　122
　—《尿管の》　113
　—《尿道の》　118
壁板　210
片葉［第Ⅹ半球小葉］
　　　　　　　198
片葉脚　198
片葉小節葉　197,198
辺縁　16
辺縁核　178
辺縁洞溝　30
辺縁部　184,208
辺縁葉　209
辺縁隆線　91
扁桃　10,171
扁桃［の］　10
扁桃陰窩
　　　　93,94,171,172
扁桃窩　94
扁桃枝
　—《顔面動脈の》　137
　—《上顎神経の》　221
　—《舌咽神経の》　224
扁桃周囲皮質　213
扁桃小窩
　—《咽頭扁桃の》
　　　　　　94,171
　—《口蓋扁桃の》
　　　　　　93,171
扁桃上窩　94
扁桃体　212

扁桃体海馬野　212
扁桃体外側核　213
扁桃体外側基底核　212
扁桃体間質核　213
扁桃体嗅皮質移行野
　　　　　　　212
扁桃体枝　140
扁桃体周囲皮質　213
扁桃体前障野　212
扁桃体中心核　212
扁桃体内側核　213
扁桃体内側基底核　212
扁桃体皮質核　212
扁桃体レンズ核下部
　　　　　　　213
扁桃内裂　94
扁桃被膜　93,171
扁桃裂　94
扁平筋　66
扁平骨　26
弁　10,132
弁蓋　7
弁蓋部　207
弁上稜　134,136

ほ

ほほ　89
保護歯周組織　54
母指　19
　—の手根中手関節
　　　　　　　60
母指球　19
母指主動脈　146
母指対立筋　77
母指内転筋　77
母趾(指)　20
母趾(指)外転筋　80
母趾(指)内転筋　80
方形［の］　8
方形回内筋　77
方形筋　66
方形結節　48
方形靱帯　59
方形部　101
方形葉　101
包　2

包［の］　2
包皮　117
包皮小体　117
包皮腺　117
放線　8
放線冠　215
放線貫通動脈　113
放線状［の］　8
放線状胸肋靱帯　58
放線状手根靱帯　60
放線状線維　239
放線状層　212
放線状肋骨頭靱帯　58
放線層　212
胞　1,2,10
胞［の］　1,10
胞状［の］　10
胞状垂　121
胞状卵胞　119
蜂巣　2
縫工筋　79
　—の腱下包　84
縫合　9,54
縫合骨　27
縫線　8
縫線核　185,186,189,
　　　　191,195
縫線核群　185,186,
　　　　189,191,195
房　1,2,211
房室結節　132
房室結節三角　132
房室結節枝　136
房室枝　136
房室束　132
房室中隔　132
紡錘状［の］　4
紡錘状筋　66
傍海馬台　211
傍結腸動脈　149
傍索状体　182,199
傍正中橋枝　143
傍正中面　21
傍尿道腺組織部　116
帽状腱膜　67
膀胱　113
膀胱外側靱帯　75
膀胱頸　113

ぼうこうけ～もうのうこ

膀胱頸部 114
膀胱後リンパ節 170
膀胱三角 114
膀胱三角筋 114
膀胱子宮窩 126
膀胱上窩 126
膀胱静脈 163
膀胱静脈叢 163
膀胱神経叢 235
膀胱垂 113
膀胱尖 113
膀胱前立腺筋 114,116
膀胱前リンパ節 170
膀胱体 113
膀胱底 113
膀胱傍陥凹 126
膀胱傍リンパ節 170
膨大 1,5
膨大[の] 1
膨大[部] 1,5,97
膨大部[の] 1
膨大部括約筋 102
膨大部脚 244
膨大部憩室 115
膨大部溝 244
[膨大部]頂 244
膨大部稜 244
頬 17,89

ま

まえうで 19
まつげ 243
まぶた 242
前 16
膜 6,10
膜[の] 6
膜間部 107
膜状層 123
膜性板 250
膜性部 132
膜性壁 107
膜部 26,104
膜迷路 244
[膜]膨大部 244
膜様層 74
末梢 16

末梢[の] 7
末梢自律神経叢と末梢自
　律神経節 233
末節骨
　—《足の》 51
　—《手の》 45
末節骨粗面
　—《足の》 51
　—《手の》 45
眉 17,242

み

ミズオチ 18
味覚器 251
味孔 251
味蕾 251
眉間 34
「右-」⇒「う-」の項
右 16
右胃リンパ節 169
右冠状動脈 136
右気管支縦隔リンパ本幹 165
右胸管 165
右頸リンパ本幹 165
右結腸リンパ節 169
右鎖骨下リンパ本幹 165
右腰リンパ節 168
右腰リンパ本幹 165
右卵巣静脈 162
右リンパ本幹 165
短いヒモ 84
耳 17,246
脈管 10
　— の神経 219
　— の脈管 131
脈管[の] 10
脈絡外隙 239
脈絡糸球 176,211
脈絡上板 239
脈絡組織 191,200
脈絡叢 191,200,211
脈絡ヒモ 211
脈絡膜 239
脈絡膜血管 239

脈絡毛細管板 239
脈絡裂 211

む

無漿膜野 100
無名質 213
無名質・基底核・扁桃体・
　嗅結節コリン作動性細
　胞群[Ch4] 218
胸 18

め

めがしら 243
めじり 243
迷[の] 1
迷管 115
迷走神経[脳神経 X] 224
　— との交通枝 223
迷走神経交連核 185
迷走神経三角 191
迷走神経耳介枝との交通
　枝 224
迷走神経背側核 184
迷路 5
迷路[の] 5
迷路静脈 157,246
迷路動脈 143,246
迷路壁 248
面 4

も

もものつけね 18
毛渦 252
毛幹 252
毛球 252
毛根 252
毛細管 130
毛細血管 130
毛細リンパ管 130,165
毛細リンパ管網 165
毛十字 252

毛帯 5,174
毛帯上核 190
毛帯層 196
毛帯内核 185
毛帯傍核 191
毛乳頭 252
毛包 252
毛様束 68
毛様体 239
毛様体縁 239
毛様体冠 239
毛様体筋 239
毛様体色素上皮層 240
毛様体小帯 242
毛様体静脈 159
毛様体神経節 232
　— との交通枝《鼻毛様
　　体神経の》 220
　— の感覚根 220
　— の交感神経根 233
　— の鼻毛様体根 220
　— への枝《動眼神経の》 220
　— への動眼神経根 232
毛様体神経節副交感根 220
毛様体突起 239
毛様体ヒダ 239
毛様体輪 239
毛流 252
盲[の] 2
盲結腸前筋膜 98
盲孔 35
盲端 2
盲端[の] 2
盲腸 98
盲腸血管ヒダ 126
盲腸後陥凹 126
盲腸後リンパ節 169
盲腸前リンパ節 169
盲腸ヒダ 126
網 8
網状層 252
網状膜 245
網嚢 125
網嚢孔 125

網嚢孔リンパ節　169
網嚢前庭　125
網膜　240
網膜血管　240
網膜虹彩部　240
網膜視床下部路　206
網膜視部　240
網膜色素上皮層　240
網膜中心静脈　159, 241
網膜中心動脈　139, 240
網膜内側静脈　241
網膜内側動脈　241
網膜毛様体部　240
網膜盲部　240
網様［の］　8
網様核
　　186, 191, 196, 202
網様核群　186, 191
網様体　174, 189, 195
網様体アミン作動性細胞
　群［A8］　216
網様体脊髄線維　179
網様部　193
門　5, 7, 127, 166
門静脈　162
門脈　162

や

野　1
薬指　19

ゆ

輸出［の］　4
輸出リンパ管　166
輸入［の］　1
輸入リンパ管　166
有郭乳頭　93
有棘層　252
有孔［の］　7
有鈎骨　45
有鈎骨鈎　45
有頭骨　45
幽門　96
幽門下リンパ節　169

幽門括約筋　97
幽門管　96
幽門口　96
幽門後リンパ節　169
幽門枝　225
幽門上リンパ節　169
幽門腺　96
幽門前静脈　162
幽門洞　96
幽門部　96
幽門平面　21
幽門リンパ節　169
指　3, 19
　― の滑液鞘　83
　― の線維鞘　83
指［の］　3

よ

葉　4, 6, 89
　―《胸腺の》　166
　―《甲状腺の》　126
葉下枝　153
葉間溝　207, 208
葉間静脈　113
葉間動脈　112
葉間面　109
葉気管支と区域気管支
　　107
葉状［の］　4, 6
葉状乳頭　93
腰　18
腰回旋筋　71
腰外側横突間筋　70
腰棘間筋　71
腰筋筋膜　74
腰三角　23, 73
腰枝　150
腰静脈　161
腰神経［L1-L5］　228
腰神経節　232
腰神経叢　229
腰髄　177
腰髄節［第1-第5腰髄
　節］　177
腰仙関節　57
腰仙骨神経幹　229

腰仙骨神経叢　229
腰仙膨大　176
腰多裂筋　71
腰腸肋筋　70
腰椎［L1-L5］　40
腰椎槽　176
腰椎部　72
腰動脈　147
腰内臓神経　232
腰内側横突間筋　71
腰部　23
　―《胸最長筋の》　71
　―《腰腸肋筋の》　70
腰部前弯　39
腰方形筋　73
腰方形筋筋膜　72
腰膨大　176
腰肋　41
腰肋三角　73
腰肋靱帯　58
翼　1
翼棘靱帯　53
翼棘突起　31
翼口蓋窩　28
翼口蓋神経節　232
　― の感覚根　220, 232
　― の交感神経根　233
　― の副交感神経根　223
　― への神経節枝　220
翼上顎裂　28
翼状［の］　1
翼状靱帯　57
翼状突起　31
翼状ヒダ　62
翼突咽頭筋　95
翼突下顎縫線　95
翼突窩　31
翼突管　31
翼突管神経　232
翼突管静脈　156
翼突管動脈　138, 139
翼突筋窩　38
翼突筋枝　138
翼突筋静脈叢　156
翼突筋粗面　38
翼突鈎　31
翼突鈎溝　31
翼突硬膜動脈　138

翼突切痕　31
翼板　175
翼部　68
横　16

ら

ラセン　5, 9
ラセン［の］　5, 9
ラセン器　245
ラセン血管　245
ラセン孔列　247
ラセン枝　150
ラセン神経節　223, 245
ラセン靱帯　245
ラセン動脈　117
ラセン板縁　245
ラセン板鈎　247
ラセンヒダ　102
ラセン膜　245
ラセン隆起　245
ラムダ　29
ラムダ縁　30
ラムダ状［の］　5
ラムダ状縫合　54
ラムダ縫合　54
卵円［の］　7
卵円窩　133
卵円窩縁　133
卵円孔　31, 133
卵円孔静脈叢　157
卵円孔弁　134
卵管　119
卵管間膜　126
卵管峡部　119
卵管子宮口　119
卵管枝　150
卵管端　119
卵管ヒダ　119
卵管腹腔口　119
卵管膨大部　119
卵管漏斗　119
卵形嚢　245
卵形嚢管　245
卵形嚢陥凹　246
卵形嚢神経　223

卵形嚢斑　245
卵形嚢膨大部神経　223
卵巣　118
卵巣陥凹　126
卵巣間膜　126
卵巣采　119
卵巣支質　119
卵巣枝　150
卵巣上体　121
卵巣上体管　121
卵巣髄質　119
卵巣提索　119,126
卵巣提靱帯　119,126
卵巣動脈　150
卵巣動脈神経叢　234
卵巣皮質　119
卵巣傍体　121
卵巣門　118

り

リンパ　6,131
リンパ[の]　6
リンパ管　130,165
リンパ[管]叢　130,165
リンパ管弁　130
リンパ小節　
　　　　　93,131,171
リンパ性咽頭輪　171
リンパ節　6,131,166
リンパ叢　130
リンパ本幹　165
　— とリンパ管　165
梨状[の]　7
梨状陥凹　95
梨状筋　79
　— の滑液包　84
梨状筋筋膜　74
梨状筋神経　229
梨状口　28
立方[の]　3
立方骨　50
立方骨関節面　50
立方骨粗面　51
立筋　1
立毛筋　252
隆起　4,5,7,8,10,26

隆起[の]　7,10
隆起血管　245
隆起乳頭体核　205
隆起部　127
隆椎[C7]　40
菱形[の]　8,10
菱形窩　191
菱形核　202
菱形靱帯　59
菱形靱帯線　43
菱脳　181
梁下束　215
梁下野　208
梁柱　10,166
稜　3,26
稜間径　47
稜上平面　21
領域リンパ節　165,166
輪　1,2,7
輪[の]　2,7
輪オリーブ核線維　189
輪筋　66
輪筋層　114,118,122
　—《胃の》　97
　—《結腸の》　99
　—《小腸の》　97
　—《大腸の》　98
　—《直腸の》　99
輪状咽頭靱帯　106
輪状咽頭部　95
輪状気管靱帯　105
輪状甲状関節　105
輪状甲状関節包　105
輪状甲状筋　106
輪状甲状枝　137
輪状食道腱束　96
輪状靱帯　107
輪状声帯膜　107
輪状線維　239
輪状軟骨　105
輪状軟骨弓　105
輪状軟骨板　105
輪状ヒダ　97
輪状披裂関節　106
輪状披裂関節包　106
輪状部《線維鞘の》　
　　　　　　　83,85
輪帯　61

隣接面　91
臨床歯冠　91
臨床歯根　91
鱗　9
鱗[の]　9
鱗縁　31,34
鱗状縫合　54
鱗乳突縫合　54
鱗部　33

る

涙河　243
涙器　243
涙丘　243
涙湖　243
涙骨　36
涙骨縁　36
涙骨甲介縫合　54
涙骨鈎　36
涙骨上顎縫合　54
涙骨突起　36
涙小管　244
涙小管膨大　244
涙腺　243
涙腺窩　35
涙腺核　189
涙腺静脈　159
涙腺神経　220
涙腺動脈　139
　— との吻合枝《中硬膜
　　動脈の》　138
涙腺分泌核　189
涙点　244
涙乳頭　243
涙嚢　244
涙嚢円蓋　244
涙嚢窩　28
涙嚢溝　28,36
涙嚢切痕　36
涙嚢部　68
類洞　130

れ

レンズ核　214
レンズ核下拡大扁桃体
　　　　　　　213
レンズ核下部　215
レンズ核後部　215
レンズ核束　203,214
レンズ核ワナ　203,214
レンズ核ワナ核　204
裂孔　5
裂孔[の]　5
裂孔靱帯　73
裂　4,8
連結　5,53
連合線維　174
連嚢管　245

ろ

ロート　5
路　10
漏斗　5,127,200
漏斗核　205
漏斗陥凹　200
肋横突関節　58
肋横突孔　58
肋横突靱帯　58
肋胸軟骨結合　58
肋硬骨　41
肋鎖靱帯　59
肋鎖靱帯圧痕　43
肋椎関節　58
肋軟骨　41
肋下筋　72
肋下静脈　161
肋下神経　228
肋下動脈　147
肋間隙　42
肋間上腕神経　228
肋間神経　228
肋間リンパ節　168
肋頚動脈　145
肋剣靱帯　58
肋骨[1-12]　41
肋骨横隔洞　111
肋骨下平面　21

肋骨角　41
肋骨弓　42
肋骨挙筋　72
肋骨胸膜　111
肋骨頸　41
肋骨頸稜　41
肋骨結節　41
肋骨結節関節面　41
肋骨溝　41
肋骨縦隔洞　111
肋骨切痕　42

肋骨体　41
肋骨頭　41
肋骨頭関節　58
肋骨頭関節面　41
肋骨突起　39
肋骨部
　—《横隔膜の》　72
　—《胸膜の》　111
肋骨面
　—《肩甲骨の》　42
　—《肺の》　109

肋骨稜　41
肋骨肋軟骨連結　58

わ

Y細胞群　185
ワナ　1
ワナ［の］　4
わきのした　22
わきばら　18

弯曲　3
腕　2
腕［の］　2
腕尺関節　59
腕神経叢　226
腕頭静脈　155
腕頭動脈　136
腕頭リンパ節　168
腕橈関節　59
腕橈骨筋　77

ラテン語-日本語索引

A

Abdomen 腹 18
Abductio 外転 56
Abductor (-oris) 外転筋 1
Aberrans 迷[の] 1
Accessorius 副[の] 1
Acetabulum 寛骨臼 46
Acromion
— かたさき 18
— 肩峰 18, 42
Adductio 内転 56
Adductor (-ris) 内転筋 1
Adenohypophysis 腺下垂体；前葉《下垂体の》 127
Adhesio interthalamica 視床間橋；中間質 199
Aditus (-us) 口 1
Aditus
— ad antrum mastoideum 乳突洞口 248
— laryngis 喉頭口 106
— orbitalis 眼窩口 28
Adminiculum lineae albae 白線補束 73
Afferens 輸入[の] 1
Affixus 付着[の] 1
Agger nasi 鼻堤 104
Aggregationes cellularum chemergicarum 化学的性質で特徴づけられる細胞群 216
Aggregatus 集合[の] 1
Ala (-ae) 翼 1
Ala
— cristae galli 鶏冠翼 35
— lobuli centralis 中心小葉翼《第Ⅱ・Ⅲ半球小葉》 197
— major 大翼 31

— minor 小翼 31
— nasi
—— こばな 17
—— 鼻翼 17, 103
— ossis
—— ilii 腸骨翼 46
—— sacri 仙骨翼 40
—— vomeris 鋤骨翼 36
Alaris 翼状[の] 1
Albicans 白[の] 1
Albugineus 白[の] 1
Albus 白[の] 1
Allocortex 不等皮質 211
Alveolaris 胞[の] 1
Alveolus (-i) 胞 1
Alveolus/i
— dentalis/es
—— 歯槽 92
—— 歯槽《下顎骨の》 38
—— 歯槽《上顎骨の》 37
—— 歯槽骨 55
— pulmonis 肺胞 110
Alveus hippocampi 海馬白板 212
Amiculum olivare オリーブ核外套；オリーブ外套；オリーブ小包 182
Amphiarthrosis 半関節 53
Ampulla (-ae) 膨大；膨大部 1
Ampulla/e 膨大[部] 97
— biliaropancreatica 胆膵管膨大部 102
— canaliculi lacrimalis 涙小管膨大 244
— ductus deferentis 精管膨大部 115
— hepatopancreatica 胆膵管膨大部 102
— membranacea/e [膜]膨

大部 244
—— anterior 前[膜]膨大部 244
—— lateralis 外側[膜]膨大部 244
—— posterior 後[膜]膨大部 244
— ossea/e 骨膨大部 246
—— anterior 前骨膨大部 246
—— lateralis 外側骨膨大部 246
—— posterior 後骨膨大部 246
— recti 直腸膨大部 99
— tubae uterinae 卵管膨大部 119
Ampullaris 膨大[の]；膨大部[の] 1
Anastomosis (-is) 吻合 1
Anastomosis
— arteriolovenularis 動静脈吻合 130
— arteriovenosa 動静脈吻合 130
Anastomoticus 吻合[の] 1
Angularis 角[の] 1
Angulus (-i) 角 1
Angulus
— acromii 肩峰角 42
— costae 肋骨角 41
— frontalis 前頭角《頭頂骨の》 34
— inferior 下角《肩甲骨の》 42
— infrasternalis 胸骨下角 42
— iridocornealis 虹彩角膜角 241
— lateralis 外側角《肩甲骨

の》42
— mandibulae 下顎角 38
— mastoideus 乳突角 34
— occipitalis 後頭角《頭頂骨の》34
— oculi
—— lateralis 外眼角；めじり 243
—— medialis 内眼角；めがしら 243
— oris 口角 89
— pontocerebellaris 橋小脳三角 186
— sphenoidalis 蝶形骨角 34
— sterni 胸骨角 42
— subpubicus 恥骨下角 47
— superior 上角《肩甲骨の》42
Ansa (-ae) ワナ 1
Ansa
— cervicalis 頸神経ワナ 225
— lenticularis レンズ核ワナ 203, 214
— peduncularis 脚ワナ 203, 213
— subclavia 鎖骨下ワナ 231
Antebrachium 前腕；まえうで 19
Anterior 前 16
Antihelix 対輪 250
Antitragus 対珠 251
Antrum (-i) 洞 1
— mastoideum 乳突洞 248
— pyloricum 幽門洞 96
Anularis 輪［の］1
Anulus (-i) 輪 1
Anulus
— conjunctivae 結膜輪 239
— femoralis 大腿輪 81
— fibrocartilagineus 線維軟骨輪 248
— fibrosum
—— dextrum 右線維輪 132

—— sinistrum 左線維輪 132
— fibrosus 線維輪 55
— inguinalis
—— profundus 深鼠径輪 73
—— superficialis 浅鼠径輪 73
— iridis
—— major 大虹彩輪 239
—— minor 小虹彩輪 239
— lymphaticus cardiae 噴門リンパ輪 169
— lymphoideus pharyngis リンパ性咽頭輪 171
— sclerae 強膜輪；強膜距 238
— tendineus communis 総腱輪 242
— tympanicus 鼓室輪 33
— umbilicalis 臍輪 73
Anus 肛門 100
Aorta 大動脈 136
— abdominalis 腹大動脈；大動脈腹部 147
— ascendens 上行大動脈；大動脈上行部 136
— descendens 下行大動脈；大動脈下行部 147
— thoracica 胸大動脈；大動脈胸部 147
Apertura (-ae) 口 1
Apertura
— aqueductus
—— cerebri 中脳水道口 195, 200
—— mesencephali 中脳水道口 195, 200
— ductus nasolacrimalis 鼻涙管開口部 104
— externa
—— canaliculi
——— cochleae 蝸牛小管外口 33, 247
——— vestibuli 前庭小管外口 33, 247
—— canalis carotici 頸動脈管外口 32

— interna
—— canaliculi
——— cochleae 蝸牛小管内口 247
——— vestibuli 前庭小管内口 247
—— canalis carotici 頸動脈管内口 32
— lateralis 第四脳室外側口 191
— mediana 第四脳室正中口 191
— nasalis posterior 後鼻孔 28
— pelvis
—— inferior 骨盤下口 47
—— superior 骨盤上口 47
— piriformis 梨状口 28
— sinus
—— frontalis 前頭洞口 35
—— sphenoidalis 蝶形骨洞口 31
— thoracis
—— inferior 胸郭下口 42
—— superior 胸郭上口 42
— tympanica canaliculi chordae tympani 鼓索小管鼓室口 248
Apex (-icis) 尖 1
Apex 尖；後角尖 178
— auriculae 耳介尖 251
— capitis fibulae 腓骨頭尖 49
— cartilaginis arytenoideae［披裂軟骨］尖 106
— cordis 心尖 131
— cuspidis 咬頭尖 90
— dentis 歯突起尖 40
— linguae 舌尖 92
— nasi
—— はなさき 17
—— 鼻尖 17, 103
— ossis
—— sacralis 仙骨尖 41
—— sacri 仙骨尖 41
—— partis petrosae 錐体尖 32
— patellae 膝蓋骨尖 48

— prostatae ［前立腺］尖 116
— pulmonis 肺尖 109
— radicis dentis 歯根尖；根尖 91
— vesicae 膀胱尖 113
Apicalis
— 尖［の］ 1
— 尖側 16
Aponeurosis (-is) 腱膜 1
Aponeurosis 腱膜 67
— bicipitalis 上腕二頭筋腱膜；線維性腱膜 76
— epicranialis 帽状腱膜 67
— glutea 殿筋腱膜 79
— linguae 舌腱膜 93
— m. erectoris spinae 脊柱起立筋腱膜 70
— musculi bicipitis brachii 上腕二頭筋腱膜；線維性腱膜 76
— palatina 口蓋腱膜 94
— palmaris 手掌腱膜 78
— plantaris 足底腱膜 82
Aponeuroticus 腱膜［の］ 1
Apophysis (-is) 突起；骨突起 1
Apophysis 骨突起 26
Apparatus (-us) 器 1
Apparatus lacrimalis 涙器 243
Appendix (-icis) 垂 1
Appendix/ces
— adiposae coli 腹膜垂 99
— epididymidis 精巣上体垂 115
— epiploicae 腹膜垂 99
— fibrosa hepatis 線維付着 101
— omentales 腹膜垂 99
— testis 精巣垂 115
— vermiformis 虫垂 98
— vesiculosae 胞状垂 121
Appendicularis 垂［の］ 1
Aqueductus (-us) 水管；水道 1
— cerebri 中脳水道 195
— cochleae 蝸牛水管 245

— mesencephali 中脳水道 195
— vestibuli 前庭水管 244
Arachnoidea mater クモ膜 175
— cranialis 脳クモ膜 175
— encephali 脳クモ膜 175
— et pia mater 柔膜；広義の軟膜；クモ膜と軟膜 175
— spinalis 脊髄クモ膜 176
Arbor
— bronchialis 気管支樹 107
— vitae 小脳活樹 199
Archicerebellum 原小脳；原始小脳 196
Archicortex 原皮質；原始皮質 211
Arcuatus 弓状［の］ 1
Arcus (-us) 弓 1
Arcus
— alveolaris
—— 歯槽弓《下顎骨の》 38
—— 歯槽弓《上顎骨の》 37
— anterior atlantis 前弓 40
— aortae 大動脈弓 136
— cartilaginis cricoideae ［輪状軟骨］弓 105
— costalis 肋骨弓 42
— dentalis
—— inferior 下歯列弓 92
—— mandibularis 下歯列弓 92
—— maxillaris 上歯列弓 92
—— superior 上歯列弓 92
— ductus thoracici 胸管弓 165
— iliopectineus 腸恥筋膜弓 74, 81
— inguinalis 鼡径靱帯 73
— marginalis coli 結腸辺縁動脈；傍結腸動脈；結腸辺縁弓 149
— palatoglossus 口蓋舌弓 93
— palatopharyngeus 口蓋

咽頭弓 93
— palmaris
—— profundus 深掌動脈弓 146
—— superficialis 浅掌動脈弓 147
— palpebralis
—— inferior 下眼瞼動脈弓 140
—— superior 上眼瞼動脈弓 140
— pedis
—— longitudinalis 縦足弓 20
—— transversus 横足弓 20
——— distalis 遠位横足弓 20
——— proximalis 近位横足弓 20
— plantaris
—— profundus 深足底動脈弓 153
—— superficialis 浅足底動脈弓 153
— posterior atlantis 後弓《環椎の》 40
— pubicus 恥骨弓 47
— superciliaris 眉弓 34
— tendineus 腱弓 67
—— fasciae pelvis 骨盤筋膜腱弓 74
—— musculi
——— levatoris ani 肛門挙筋腱弓 75, 122
——— solei ヒラメ筋［の］腱弓 81
— venae azygos 奇静脈弓 161
— venosus
—— dorsalis pedis 足背静脈弓 164
—— jugularis 頸静脈弓 157
—— palmaris
——— profundus 深掌静脈弓 161
——— superficialis 浅掌静

Arcus

脈弓 161
―― plantaris 足底静脈弓 164
― vertebrae 椎弓 39
― zygomaticus 頬骨弓 28
Area（-ae） 野；区 1
Area/e
― amygdaloclaustralis 扁桃体前障野 212
― amygdalohippocampalis 扁桃体海馬野 212
― amygdaloidea anterior 前扁桃野 212
― cochleae 蝸牛野 247
― cochlearis 蝸牛野 247
― contingens 接触域 91
― cribrosa 篩状野 112
― gastricae 胃小区 96
― hypothalamica
―― dorsalis 視床下部背側野；視床下部背側域 205
―― intermedia 視床下部中間野；視床下部中間域 204
―― lateralis 視床下部外側野 205
―― posterior 視床下部後野；視床下部後域 205
―― rostralis 視床下部前野 204
― intercondylaris
―― anterior 前顆間区 48
―― posterior 後顆間区 48
― nervi facialis 顔面神経野 247
― nuda 無漿膜野 100
― paraolfactoria 嗅傍野 208
― postrema 最後野 185, 191
― preoptica 視索前域；視索前野 200, 205
― pretectalis 視蓋前域；視蓋前野 201
― retrochiasmatica 交叉後野 205
― retroolivaris オリーブ後野 181
― septalis 中隔部；中隔野 213
― spinalis X 第X脊髄野；脊髄第X層 180
― subcallosa 梁下野 208
― transitionis amygdalopiriformis 扁桃体嗅皮質移行野 212
― trapezoidea 三角部《前立腺の》 116
― vestibularis 前庭神経野 191
―― inferior 下前庭野 247
―― superior 上前庭野 247
Areola mammae 乳輪 253
Arrector（-oris） 立筋 1
Arteria（-ae） 動脈 1
Arteria/e 130, 134
― alveolares superiores anteriores 前上歯槽動脈 138
― alveolaris
―― inferior 下歯槽動脈 138
―― superior posterior 後上歯槽動脈 138
― angularis 眼角動脈 137
― appendicularis 虫垂動脈 149
― arcuata 弓状動脈《足背動脈の》 152
― arcuatae 弓状動脈《腎臓の》 112
― ascendens 上行枝《下腸間膜動脈の》 149
― auricularis
―― posterior 後耳介動脈 137
―― profunda 深耳介動脈 138
― axillaris 腋窩動脈 145
― azygos vaginae 腟奇動脈 150
― basilaris 脳底動脈 143
― brachialis 上腕動脈 146
―― superficialis 浅上腕動脈 146
― buccalis 頬動脈 138
― bulbi
―― penis 尿道球動脈 151
―― vestibuli 腟前庭球動脈 151
― caecalis
―― anterior 前盲腸動脈 149
―― posterior 後盲腸動脈 149
― callosa mediana 脳梁中動脈 144
― callosomarginalis 脳梁縁動脈 141
― canalis pterygoidei 翼突管動脈 138, 139
― caroticotympanicae 頸動脈鼓室枝；頸鼓動脈 139
― carotis
―― communis 総頸動脈 136
―― externa 外頸動脈 137
―― interna 内頸動脈 139
― caudae pancreatis 膵尾動脈 148
― centrales
―― anterolaterales 前外側中心動脈；前外側視床線条体動脈 141
―― anteromediales ――― 前内側視床線条体動脈 141
――― 前内側中心動脈 141, 144
―――― brevi 短中心動脈 141
―――― longi 長中心動脈 141
―― posterolaterales 後外側中心動脈 143
―― posteromediales 後内側中心動脈 143, 144
― centralis retinae 網膜中心動脈 139, 240
― cerebri
―― anterior 前大脳動脈

Arteria/e

―― media　中大脳動脈　141,144
―― posterior　後大脳動脈　141,144
― cervicalis　143,144
―― ascendens　上行頸動脈　145
―― profunda　深頸動脈　145
― choroidea anterior　前脈絡叢動脈　140
― ciliares
―― anteriores　前毛様体動脈　139
―― posteriores
――― breves　短後毛様体動脈　139
――― longae　長後毛様体動脈　139
―― circumferentiales breves　短回旋動脈　143
― circumflexa
―― femoris
――― lateralis　外側大腿回旋動脈　152
――― medialis　内側大腿回旋動脈　151
―― humeri
――― anterior　前上腕回旋動脈　146
――― posterior　後上腕回旋動脈　146
―― ilium
――― profunda　深腸骨回旋動脈　151
――― superficialis　浅腸骨回旋動脈　151
―― scapulae　肩甲回旋動脈　146
― cochlearis
―― communis　総蝸牛動脈　246
―― propria　固有蝸牛動脈　246
― colica
―― dextra　右結腸動脈　149

―― media　中結腸動脈　149
―― sinistra　左結腸動脈　149
― collateralis
―― media　中側副動脈　146
―― radialis　橈側側副動脈　146
―― ulnaris
――― inferior　下尺側側副動脈　146
――― superior　上尺側側副動脈　146
― collicularis　四丘体動脈　143
― comitans nervi
―― ischiadici　坐骨神経伴行動脈　150
―― mediani　正中動脈；正中神経伴行動脈　147
― commissuralis mediana　正中交連動脈　144
― communicans
―― anterior　前交通動脈　141,144
―― posterior　後交通動脈　143,144
― conjunctivales
―― anteriores　前結膜動脈　139
―― posteriores　後結膜動脈　140
― coronaria
―― dextra　右冠状動脈　136
―― sinistra　左冠状動脈　136
― corticales radiatae　小葉間動脈《腎臓の》　112
― cremasterica　精巣挙筋動脈；挙睾筋動脈　151
― cystica　胆嚢動脈　148
― descendens genus　下行膝動脈　152
― digitales
―― dorsales
――― 背側指動脈　146

――― 背側趾(指)動脈　152
―― palmares
――― communes　総掌側指動脈　147
――― propriae　固有掌側指動脈　147
―― plantares
――― communes　総底側趾(指)動脈　153
――― propriae　固有底側趾(指)動脈　153
― dorsalis
―― clitoridis　陰核背動脈　151
―― nasi　鼻背動脈　140
―― pedis　足背動脈　152
―― penis　陰茎背動脈　151
―― scapulae
――― 下行肩甲動脈　145
――― 肩甲背動脈　145
――― 深枝《頸横動脈の》　145
― ductus deferentis　精管動脈　150
― encephali　脳の動脈　140
― epigastrica
―― inferior　下腹壁動脈　151
―― superficialis　浅腹壁動脈　151
―― superior　上腹壁動脈　145
― episclerales　強膜上動脈　139
― ethmoidalis
―― anterior　前篩骨動脈　140
―― posterior　後篩骨動脈　140
― facialis　顔面動脈　137
― femoralis　大腿動脈　151
― fibularis　腓骨動脈　153
― flexurae dextrae　右結腸曲動脈　149
― frontobasalis
―― lateralis　外側前頭底動脈；外側眼窩前頭枝　142

索引（ラテン語－日本語）

309

Arteria/e

- — medialis　内側前頭底動脈；内側眼窩前頭枝　141
- gastrica
- — dextra　右胃動脈　148
- — posterior　後胃動脈　149
- — sinistra　左胃動脈　148
- gastricae breves　短胃動脈　149
- gastroduodenalis　胃十二指腸動脈　148
- gastroomentalis
- — dextra　右胃大網動脈　148
- — sinistra　左胃大網動脈　148
- glutea
- — inferior　下殿動脈　150
- — superior　上殿動脈　150
- helicinae　ラセン動脈　117
- hepatica
- — communis　総肝動脈　148
- — propria　固有肝動脈　148
- hyaloidea　硝子体動脈　241
- hypophysialis
- — inferior　下下垂体動脈　139
- — superior　上下垂体動脈　139
- ileales　回腸動脈　149
- ileocolica　回結腸動脈　149
- iliaca
- — communis　総腸骨動脈　150
- — externa　外腸骨動脈　151
- — interna　内腸骨動脈　150
- iliolumbalis　腸腰動脈　150
- inferior
- — anterior cerebelli　前下小脳動脈　143
- — lateralis genus　外側下膝動脈　152
- — medialis genus　内側下膝動脈　152
- — posterior cerebelli　後下小脳動脈　142
- infraorbitalis　眼窩下動脈　138
- insulares　島動脈　141
- intercostales posteriores［第三-第十一］肋間動脈　147
- intercostalis
- — posterior
- — — prima　第一肋間動脈　145
- — — secunda　第二肋間動脈　145
- — suprema　最上肋間動脈　145
- interlobares　葉間動脈　112
- interlobulares
- — 小葉間動脈《肝臓の》　102
- — 小葉間動脈《腎臓の》　112
- interossea
- — anterior　前骨間動脈　146
- — communis　総骨間動脈　146
- — posterior　後骨間動脈　147
- — recurrens　反回骨間動脈　147
- intrarenales　腎臓の動脈　112
- jejunales　空腸動脈　149
- juxtacolica　結腸辺縁動脈；傍結腸動脈；結腸辺縁弓　149
- labialis
- — inferior　下唇動脈　137
- — superior　上唇動脈　137
- labyrinthi
- — — 内耳道枝　143
- — 迷路動脈　143, 246
- lacrimalis　涙腺動脈　139
- laryngea
- — inferior　下喉頭動脈　145
- — superior　上喉頭動脈　137
- lienalis　脾動脈　148
- ligamenti teretis uteri　子宮円索動脈　151
- lingualis　舌動脈　137
- lingularis　肺舌動脈　135
- — inferior　下舌動脈(A5)　135
- — superior　上舌動脈(A4)　135
- lobares
- — inferiores
- — — 下葉動脈《左肺の》　135
- — — 下葉動脈《右肺の》　135
- — superiores
- — — 上葉動脈《左肺の》　135
- — — 上葉動脈《右肺の》　135
- lobaris media　中葉動脈　135
- lobi caudati　尾状葉動脈　148
- lumbales　腰動脈　147
- — imae　最下腰動脈　148
- malleolaris anterior
- — lateralis　前外果動脈　152
- — medialis　前内果動脈　152
- mammillares　乳頭体動脈　144
- marginalis coli　結腸辺縁動脈；傍結腸動脈；結腸辺縁弓　149
- masseterica　咬筋動脈　138
- maxillaris　顎動脈　138
- media genus　中膝動脈　152

— medullaris segmentalis
—— 髄節動脈《椎骨動脈の》 142
—— 髄節動脈《腰動脈の》 148
—— 髄節動脈《肋間動脈の》 147
— membri
—— inferioris 下肢の動脈 151
—— superioris 上肢の動脈 145
— meningea
—— media 中硬膜動脈 138
—— posterior 後硬膜動脈 137
— mesencephalicae 中脳動脈 143
— mesenterica
—— inferior 下腸間膜動脈 149
—— superior 上腸間膜動脈 149
— metacarpales
—— dorsales 背側中手動脈 146
—— palmares 掌側中手動脈 146
— metatarsales
—— dorsales 背側中足動脈 152
—— plantares 底側中足動脈 153
— musculares 筋枝《眼動脈の》 139
— musculophrenica 筋横隔動脈 145
— nasales posteriores laterales 外側後鼻枝 139
— nutricia/nutriens 栄養動脈 130
—— fibulae 腓骨栄養動脈 153
—— radii 橈骨栄養動脈 146
—— tibiae 脛骨栄養動脈 152

—— ulnae 尺骨栄養動脈 146
— nutriciae/nutrientes
—— femoris 大腿骨栄養動脈 152
—— humeri 上腕骨栄養動脈 146
— obturatoria 閉鎖動脈 150
—— accessoria 副閉鎖動脈 151
— occipitalis 後頭動脈 137
—— lateralis 外側後頭動脈；P3区 143
—— medialis 内側後頭動脈；P4区 144
— ophthalmica 眼動脈 139
— orbitofrontalis
—— lateralis 外側前頭底動脈；外側眼窩前頭枝 142
—— medialis 内側前頭底動脈；内側眼窩前頭枝 141
— ovarica 卵巣動脈 150
— palatina/e
—— ascendens 上行口蓋動脈 137
—— descendens 下行口蓋動脈 139
—— major 大口蓋動脈 139
—— minores 小口蓋動脈 139
— palpebrales
—— laterales 外側眼瞼動脈 139
—— mediales 内側眼瞼動脈 140
— pancreatica
—— dorsalis 後膵動脈 148
—— inferior 下膵動脈 148
—— magna 大膵動脈 148
— pancreaticoduodenalis
—— inferior 下膵十二指腸動脈 149

—— superior
——— anterior 前上膵十二指腸動脈 148
——— posterior 後上膵十二指腸動脈 148
— parietalis
—— anterior 前頭頂動脈 142
—— posterior 後頭頂動脈 142
— perforantes 貫通動脈 152
—— anteriores 前有孔質動脈 141
—— penis 陰茎貫通動脈 151
—— radiatae 放線貫通動脈 113
— pericallosa 脳梁周囲動脈 141
— pericardiacophrenica 心膜横隔動脈 144
— perinealis 会陰動脈 151
— peronea 腓骨動脈 153
— pharyngea ascendens 上行咽頭動脈 137
— phrenica inferior 下横隔動脈 147
— phrenicae superiores 上横隔動脈 147
— plantaris
—— lateralis 外側足底動脈 153
—— medialis 内側足底動脈 153
—— profunda 深足底動脈 152
— polaris
—— frontalis 前頭極動脈 141
—— temporalis 側頭極動脈 141
— pontis 橋枝 143
— poplitea 膝窩動脈 152
— prefrontalis 前頭前動脈 142
— preopticae 前視索野動脈 141

Arteria/e

― prepancreatica 前膵動脈 148
― princeps pollicis 母指主動脈 146
― profunda
―― brachii 上腕深動脈 146
―― clitoridis 陰核深動脈 151
―― femoris 大腿深動脈 151
―― linguae 舌深動脈 137
―― penis 陰茎深動脈 151
―― pterygomeningea 翼突硬膜動脈 138
― pudenda
―― externa
――― profunda 深外陰部動脈 151
――― superficialis 浅外陰部動脈 151
―― interna 内陰部動脈 151
― pudendae externae 外陰部動脈 151
― pulmonalis
―― dextra 右肺動脈 135
―― sinistra 左肺動脈 135
― quadrigeminalis 四丘体動脈 143
― radialis 橈骨動脈 146
―― indicis 示指橈側動脈 146
― radicularis
―― anterior 前根動脈 147
―― posterior 後根動脈 147
― rectalis
―― inferior 下直腸動脈 151
―― media 中直腸動脈 150
―― superior 上直腸動脈 149
― recurrens
―― radialis 橈側反回動脈 146
―― tibialis

――― antetior 前脛骨反回動脈 152
――― posterior 後脛骨反回動脈 152
―― ulnaris 尺側反回動脈 146
― renalis 腎動脈 149
― retroduodenales 十二指腸後動脈 148
― sacrales laterales 外側仙骨動脈 150
― sacralis mediana 正中仙骨動脈 148
― segmentalis
―― anterior
――― 前上葉動脈(A3)《右肺の》 135
――― 前上葉動脈(A3)《左肺の》 135
―― apicalis
――― 肺尖動脈(A1)《右肺の》 135
――― 肺尖動脈(A1)《左肺の》 135
―― basalis
――― anterior
―――― 前肺底動脈(A8)《右肺の》 135
―――― 前肺底動脈(A8)《左肺の》 135
――― lateralis
―――― 外側肺底動脈(A9)《右肺の》 135
―――― 外側肺底動脈(A9)《左肺の》 135
――― medialis
―――― 内側肺底動脈(A7)《右肺の》 135
―――― 内側肺底動脈(A7)《左肺の》 135
――― posterior
―――― 後肺底動脈(A10)《右肺の》 135
―――― 後肺底動脈(A10)《左肺の》 135
―― lateralis 外側中葉動脈(A4) 135
―― medialis 内側中葉動脈

(A5) 135
―― posterior
――― 後上葉動脈(A2)《右肺の》 135
――― 後上葉動脈(A2)《左肺の》 135
―― superior
――― 上‐下葉動脈(A6)《右肺の》 135
――― 上‐下葉動脈(A6)《左肺の》 135
― segmenti
―― anterioris 前区動脈 148
――― inferioris 下前区動脈 149
――― superioris 上前区動脈 149
―― inferioris 下区動脈 149
―― lateralis 外側区動脈 148
―― medialis 内側区動脈 148
―― posterioris
――― 後区動脈《固有肝動脈の》 148
――― 後区動脈《腎動脈の》 149
―― superioris 上区動脈 149
― sigmoideae S状結腸動脈 149
― sphenopalatina 蝶口蓋動脈 139
― spinalis
―― anterior 前脊髄動脈 142
―― posterior 後脊髄動脈 142
― spiralis modioli 蝸牛軸ラセン動脈 246
― splenica 脾動脈 148
― striata medialis distalis 遠位内側線条体動脈 141
― striatae mediales proximales 近位内側線条体動脈 141

Arteriola/e

— stylomastoidea 茎乳突孔動脈 137
— subclavia 鎖骨下動脈 142, 144
— subcostalis 肋下動脈 147
— sublingualis 舌下動脈 137
— submentalis オトガイ下動脈 137
— subscapularis 肩甲下動脈 146
— sulci
— — centralis 中心溝動脈 142
— — postcentralis 中心後溝動脈 142
— — precentralis 中心前溝動脈 142
— superior
— — cerebelli 上小脳動脈 143
— — lateralis genus 外側上膝動脈 152
— — medialis genus 内側上膝動脈 152
— suprachiasmatica 視交叉上動脈 144
— supraduodenalis 十二指腸上動脈 148
— supraoptica 視索上核動脈 141
— supraorbitalis 眼窩上動脈 139
— suprarenales superiores 上副腎動脈；上腎上体動脈 147
— suprarenalis
— — inferior 下副腎動脈；腎上体動脈 149
— — media 中副腎動脈；中腎上体動脈 149
— suprascapularis 肩甲上動脈 145
— supratrochlearis 滑車上動脈 140
— surales 腓腹動脈 152
— tarsales mediales 内側足根動脈 152
— trasalis lateralis 外側足根動脈 152
— temporalis
— — anterior 前側頭動脈 141
— — media 中側頭動脈 138
— — profunda
— — — anterior 前深側頭動脈 138
— — — posterior 後深側頭動脈 138
— — superficialis 浅側頭動脈 138
— testicularis 精巣動脈 149
— thalami perforans 視床貫通動脈 143
— thalamogeniculata 視床膝状体動脈 143
— thalamostriatae
— — anterolaterales 前外側中心動脈；前外側視床線条体動脈 141
— — anteromediales 前内側中心動脈；前内側視床線条体動脈 141
— thalamotuberalis 視床灰白隆起動脈 144
— thoracica
— — interna 内胸動脈 144
— — lateralis 外側胸動脈 146
— — superior 最上胸動脈；上胸動脈 145
— thoracoacromialis 胸肩峰動脈 145
— thoracodorsalis 胸背動脈 146
— thyroidea
— — ima 最下甲状腺動脈 136
— — inferior 下甲状腺動脈 145
— — superior 上甲状腺動脈 137
— tibialis
— — anterior 前脛骨動脈 152
— — posterior 後脛骨動脈 152
— transversa
— — cervicis 頸横動脈 145
— — colli 頸横動脈 145
— — faciei 顔面横動脈 138
— tuberis cinerei 灰白隆起動脈 144
— tympanica
— — anterior 前鼓室動脈 138
— — inferior 下鼓室動脈 137
— — posterior 後鼓室動脈 137
— — superior 上鼓室動脈 138
— ulnaris 尺骨動脈 146
— umbilicalis 臍動脈 150
— uncalis 鈎動脈 141
— urethralis 尿道動脈 151
— uterina 子宮動脈 150
— vaginalis 膣動脈 150
— vermis superior 上虫部脈 143
— vertebralis 椎骨動脈 142, 144
— vesicales superiores 上膀胱動脈 150
— vesicalis inferior 下膀胱動脈 150
— vestibularis anterior 前前庭動脈；前庭動脈 246
— vestibuli 前前庭動脈；前庭動脈 246
— vestibulocochlearis 前庭蝸牛動脈 246
— zygomaticoorbitalis 頬骨眼窩動脈 138

Arteriola (-ae) 細動脈；小動脈 1

Arteriola/e 小動脈；細動脈 130
— glomerularis
— — afferens ［糸球体］輸入

細動脈　113
── efferens　［糸球体］輸出細動脈　113
── macularis
── ── inferior　下黄斑動脈　241
── ── media　中黄斑動脈　241
── ── superior　上黄斑動脈　241
── medialis retinae　網膜内側動脈　241
── nasalis retinae
── ── inferior　下内側動脈　241
── ── superior　上内側動脈　241
── rectae　直細動脈　113
── temporalis retinae
── ── inferior　下外側動脈　241
── ── superior　上外側動脈　241
Arteriosus　動脈［の］　1
Articularis　関節［の］　1
Articulatio (-onis)　関節　1
Articulatio/nes　滑膜性の連結；［狭義の］関節　55
── acromioclavicularis　肩鎖関節　59
── atlantoaxialis
── ── lateralis　外側環軸関節　57
── ── mediana　正中環軸関節　57
── atlantooccipitalis　環椎後頭関節　57
── bicondylaris　双顆関節　56
── calcaneocuboidea　踵立方関節　63
── capitis costae　肋骨頭関節　58
── carpi　手根関節　60
── carpometacarpales　手根中手関節　60
── carpometacarpalis pollicis　母指の手根中手関節　60
── cinguli
── ── membri superioris　上肢帯の関節　59
── ── pectoralis　上肢帯の関節　59
── columnae vertebralis　脊柱の関節　57
── composita　複関節　56
── costochondrales　肋骨肋軟骨連結　58
── costotransversaria　肋横突関節　58
── costovertebrales　肋椎関節　58
── cotylica　臼状関節　56
── coxae　股関節　61
── coxofemoralis　股関節　61
── cranii　頭蓋の関節　57
── cricoarytenoidea　輪状披裂関節　106
── cricothyroidea　輪状甲状関節　105
── cubiti　肘関節　59
── cuneocuboidea　楔立方関節　63
── cuneonavicularis　楔舟関節　63
── ellipsoidea　楕円関節；顆状関節　56
── genus　膝関節　61
── glenohumeralis　肩関節　59
── humeri　肩関節　59
── humeroradialis　腕橈関節　59
── humeroulnaris　腕尺関節　59
── incudomallearis　キヌタ‐ツチ関節　249
── incudostapedialis　キヌタ‐アブミ関節　249
── intercarpales　手根間関節　60
── interchondrales　軟骨間関節　58
── intercuneiformes　楔間関節　63
── intermetacarpales　中手間関節　60
── intermetatarsales　中足間関節　64
── interphalangeae
── ── manus　手の指節間関節　61
── ── pedis　趾（指）節間関節　64
── lumbosacralis　腰仙関節　57
── manus　手の関節　60
── mediocarpalis　手根中央関節　60
── metacarpophalangeae　中手指節関節　61
── metatarsophalangeae　中足趾（指）節関節　64
── ossiculorum auditoriorum　耳小骨関節　249
── ossiculorum auditus　耳小骨関節　249
── ossis pisiformis　豆状骨関節　60
── pedis　足の関節　62
── plana　平面関節　56
── radiocarpalis　橈骨手根関節　60
── radioulnaris
── ── distalis　下橈尺関節　60
── ── proximalis　上橈尺関節　59
── sacrococcygea　仙尾関節　57
── sacroiliaca　仙腸関節　61
── sellaris　鞍関節　56
── simplex　単関節　55
── spheroidea　球関節　56
── spheroidea (cotylica)　球（臼状）関節　56
── sternoclavicularis　胸鎖関節　59
── sternocostales　胸肋関節　58
── subtalaris　距骨下関節

― talocalcanea　距骨下関節
　　62
― talocalcaneonavicularis
　距踵舟関節　62
― talocruralis　距腿関節
　　62
― tarsi transversa　横足根関節　62
― tarsometatarsales　足根中足関節　63
― temporomandibularis　顎関節　57
― thoracis　胸郭の関節　58
― tibiofibularis　脛腓関節
　　62
― trochoidea　車軸関節　56
― zygapophysiales　椎間関節　57
Ascendens　上行[の]　1
Asterion　アステリオン　28
Atlas [C I]　環椎[C1]；第一頸椎　40
Atrium (-i)　房；前房　1
Atrium　房　211
― cordis dextrum/sinistrum [右・左]心房　132
― dextrum　右心房　133
― meatus medii　中鼻道前房　104
― sinistrum　左心房　134
Auricula　耳介　17, 250
― atrii　心耳　132
― dextra　右心耳　133
― sinistra　左心耳　134
Auris　耳　17, 244
― externa　外耳　250
― interna　内耳　244
― media　中耳　247
Autonomicus　自律[の]　1
Axialis
― 軸[の]　1
― 軸方　16
Axilla　腋窩　18
Axis (-is)　軸　1
Axis
― 水晶体軸　242
― [C II]　軸椎[C2]；第二頸椎

椎　40
― bulbi
―― externus　外眼球軸
　　238
―― internus　内眼球軸
　　238
― opticus　視軸　238
― pelvis　骨盤軸　47

B

Barba　須毛　252
Basalis
― 底[の]　2
― 底側　16
Basilaris
― 底[の]　2
― 底側　16
Basion　バジオン　28
Basis (-eos)　底　2
Basis　底；後角底《脊髄の》
　　178
― cartilaginis arytenoideae [披裂軟骨]底　105
― cochleae　蝸牛底　247
― cordis　心底　131
― cranii　頭蓋底　29
―― externa　外頭蓋底　29
―― interna　内頭蓋底　29
― mandibulae　下顎底　38
― modioli　蝸牛軸底　247
― ossis
―― metacarpi　底《中手骨の》　45
―― metatarsi　底《中足骨の》　51
―― sacri　仙骨底　40
― patellae　膝蓋骨底　48
― pedunculi　大脳脚底；脚底　192
― phalangis
―― [指節骨]底　45
―― [趾(指)節骨]底　51
― prostatae　[前立腺]底　116
― pulmonis　肺底　109
― pyramidis　錐体底　112

― stapedis　アブミ骨底　249
Biceps　二頭[の]　2
Bifurcatio (-onis)　分岐；二分　2
Bifurcatio
― aortae　大動脈分岐部　150
― carotidis　頸動脈分岐部　137
― tracheae　気管分岐部　107
― trunci pulmonalis　肺動脈分岐部　135
Bifurcatus　分岐[の]；二分[の]　2
Bipennatus　羽状[の]　2
Brachialis　腕[の]　2
Brachium (-i)　腕　2
Brachium　上腕；にのうで　18
― colliculi
―― inferioris　下丘腕　192, 196, 203
―― superioris　上丘腕　192, 196, 203
Bregma　ブレグマ　27
Brevis　短[の]　2
Bronchi　気管支　107
Bronchioli　細気管支　110
― respiratorii　呼吸細気管支　110
― terminales　終末細気管支　110
Bronchus/i
― cardiacus
―― [B VII]　内側肺底枝(B7)《右下葉気管支の》　108
―― [B VII]　内側肺底枝(B7)《左下葉気管支の》　108
― intrasegmentales　区域内気管枝　109
― lingularis
―― inferior [B V]　下舌枝(B5)《左上葉気管支の》　108
―― superior [B IV]　上舌枝(B4)《気管支の》　108
― lobares
―― et segmentales　葉気管

支と区域気管支　107
—— inferior
——— dexter　右下葉気管支
108
——— sinister　左下葉気管支　108
—— medius　右中葉気管支
108
—— superior
——— dexter　右上葉気管支
107
——— sinister　左上葉気管支　108
— principalis
—— dexter　右主気管支
107
—— sinister　左主気管支
107
— segmentalis
—— anterior［B III］
——— 前上葉枝(B3)《右肺の》
108
——— 前上葉枝(B3)《左肺の》
108
—— apicalis［B I］　肺尖枝（B1）　107
—— apicoposterior［B I+II］　肺尖後枝(B1+2)　108
—— basalis
——— anterior［B VIII］
———— 前肺底枝(B8)《右肺の》　108
———— 前肺底枝(B8)《左肺の》　108
——— lateralis［B IX］
———— 外側肺底枝(B9)《右下葉気管支の》　108
———— 外側肺底枝(B9)《左下葉気管支の》　108
——— medialis
———— 内側肺底枝(B7)《右下葉気管支の》　108
———— 内側肺底枝(B7)《左下葉気管支の》　108
——— posterior［B X］
———— 後肺底枝(B10)《右下葉気管支の》　108
———— 後肺底枝(B10)《左

下葉気管支の》　108
—— lateralis［B IV］　外側中葉枝(B4)《右中葉気管支の》
108
—— medialis［B V］　内側中葉枝(B5)《右中葉気管支の》
108
—— posterior［B II］　後上葉枝(B2)　108
—— superior［B VI］　上-下葉枝(B6)《気管支の》　108
Bucca
— 頬　17, 89
— ほほ　89
Bulboideus　球状［の］　2
Bulbus（-i）　球　2
Bulbus
— 髄脳；延髄；球　181
— 膨大［部］　97
— aortae　大動脈球　136
— cornus posterioris　後角球；後頭角球　211
— duodeni　［十二指腸］球部
97
— inferior venae jugularis　頸静脈下球　156
— oculi　眼球　17, 238
— olfactorius　嗅球　213
— penis　尿道球　117
— pili　毛球　252
— superior venae jugularis　頸静脈上球　156
— vestibuli　前庭球　121
Bulla（-ae）　胞　2
Bulla ethmoidalis　篩骨胞
35, 104
Bursa（-ae）　包；嚢　2
Bursa/e
— anserina　鵞足包　84
— bicipitoradialis　二頭筋橈骨包　83
— colli　頸の滑液包　82
— cubitalis interossea　骨間肘包　83
— iliopectinea　腸恥包
84
— infrahyoidea　舌骨下包
82, 105

— infrapatellaris profunda　深膝蓋下包　84
— intermusculares musculorum gluteorum　殿筋の筋間包　84
— intratendinea olecrani　肘頭腱内包　83
— ischiadica musculi
—— glutei maximi　大殿筋の坐骨包　84
—— obturatorii interni　内閉鎖筋の坐骨包　84
— membri
—— inferioris　下肢の滑液包
84
—— superioris　上肢の滑液包　82
— musculi
—— bicipitis femoris superior　大腿二頭筋の上滑液包　84
—— coracobrachialis　烏口腕筋の滑液包　82
—— extensoris carpi radialis brevis　短橈側手根伸筋の滑液包　83
—— piriformis　梨状筋の滑液包　84
—— semimembranosi　半膜様筋の滑液包　85
—— tensoris veli palatini　口蓋帆張筋の滑液包　82
— omentalis　網嚢　125
— pharyngealis　咽頭嚢
94
— retrohyoidea　舌骨後包
82, 105
— subacromialis　肩峰下包
82
— subcutanea　皮下滑液包
82
—— acromialis　肩峰皮下包
82
—— calcanea　踵骨皮下包
85
—— infrapatellaris　膝蓋下皮下包　84

―― malleoli
――― lateralis 外果皮下包 85
――― medialis 内果皮下包 85
―― olecrani 肘頭皮下包 82
―― prepatellaris 膝蓋前皮下包 84
―― prominentiae laryngeae 喉頭隆起皮下包 82
―― trochanterica 皮下転子包 84
―― tuberositatis tibiae 脛骨粗面皮下包 84
― subdeltoidea 三角筋下包 82
― subfascialis 筋膜下滑液包 82
―― prepatellaris 膝蓋前筋膜下包 84
―― submuscularis 筋下滑液包 82
― subtendinea 腱下滑液包 82
―― iliaca 腸骨筋の腱下包 84
―― musculi
――― bicipitis femoris inferior 大腿二頭筋の下腱下包 84
――― gastrocnemii
―――― lateralis 腓腹筋の外側腱下包 84
―――― medialis 腓腹筋の内側腱下包 84
――― infraspinati 棘下筋の腱下包 82
――― latissimi dorsi 広背筋の腱下包 82
――― obturatorii interni 内閉鎖筋の腱下包 84
――― subscapularis 肩甲下筋の腱下包 82
――― teretis majoris 大円筋の腱下包 82
――― tibialis anterioris 前脛骨筋の腱下包 85
――― trapezii 僧帽筋の腱下包 82
――― tricipitis brachii 上腕三頭筋の腱下包 83
―― prepatellaris 膝蓋前腱下包 84
― subtendineae musculi sartorii 縫工筋の腱下包 84
― suprapatellaris 膝蓋上包 84
― synovialis 滑液包 56,67
― tendinis calcanei 踵骨腱の滑液包; アキレス腱の滑液包 85
― trochanterica/e musculi glutei
―― maximi 大殿筋の転子包 84
―― medii 中殿筋の転子包 84
―― minimi 小殿筋の転子包 84

C

CA1 アンモン角第1領域; CA1領域 212
CA2 アンモン角第2領域; CA2領域 212
CA3 アンモン角第3領域; CA3領域 212
CA4 アンモン角第4領域; CA4領域 212
Caecalis 盲端[の] 2
Caecum (-i) 盲端 2
Caecum 盲腸 98
― cupulare 頂盲端 245
― vestibulare 前庭盲端 245
Caecus 盲[の] 2
Calcaneus 踵骨 50
Calcar
― avis 鳥距 211
― sclerae 強膜輪; 強膜距 238

Caliculus gustatorius 味蕾 251
Calvaria 頭蓋冠 27
Calx 踵 20
Calyx (-ycis) 杯 2
Calyx/ces
― inferior 下腎杯 113
― medius 中腎杯 113
― renales 腎杯 113
―― majores 大腎杯 113
―― minores 小腎杯 113
― superior 上腎杯 113
Camera (-ae) 房 2
Camera/e
― anterior 前眼房 241
― bulbi 眼房 241
― posterior 後眼房 241
― postrema 硝子体眼房 241
― vitrea 硝子体眼房 241
Canaliculus (-i) 小管 2
Canaliculus/i
― caroticotympanici 頸鼓小管 32
― chordae tympani 鼓索神経小管 32
― cochleae 蝸牛小管 33,247
― lacrimalis 涙小管 244
― mastoideus 乳突小管 33
― tympanicus 鼓室神経小管 33
― vestibuli 前庭小管 33,247
Canalis (-is) 管 2
Canalis/es
― adductorius 内転筋管 81
― alveolares 歯槽管 36
― analis 肛門管 100
― arteriae vertebralis 椎骨動脈管 40
― caroticus 頸動脈管 32
― carpi 手根管 60
― centralis 中心管 177,180
― cervicis uteri 子宮頸管 120

— condylaris　顆管　30
— diploici　板間管　27
— femoralis　大腿管　81
— gastricus　胃体管　96
— hyaloideus　硝子体管　241
— incisivi
—— 切歯管《上顎骨の》　37
—— 切歯管《鼻腔底の》　29
— infraorbitalis　眼窩下管　36
— inguinalis　鼠径管　73
— longitudinales modioli　蝸牛軸縦管　247
— mandibulae　下顎管　38
— musculotubarius　筋耳管　32
— nasolacrimalis　鼻涙管　28
— nervi
—— facialis　顔面神経管　32
—— hypoglossi　舌下神経管　30
— nutricius/nutriens　栄養管　27
— obturatorius　閉鎖管　61
— opticus　視神経管　31
— palatini minores　小口蓋管　37
— palatinus major　大口蓋管　29
— palatovaginalis　口蓋骨鞘突管　29
— pterygoideus　翼突管　31
— pudendalis　陰部神経管　124
— pyloricus　幽門管　96
— radicis dentis　歯根管；根管　91
— sacralis　仙骨管　41
— semicirculares　骨半規管　246
— semicirculares
—— anterior　前骨半規管　246
—— lateralis　外側骨半規管　246
—— posterior　後骨半規管　246
— spiralis
—— cochleae　蝸牛ラセン管　247
—— modioli　蝸牛軸ラセン管　247
— vertebralis　脊柱管　18,39
— vomerorostralis　鋤骨吻管　29
— vomerovaginalis　鋤骨鞘突管　29
Capilli　頭毛　252
Capitulum (-i)　小頭　2
Capitulum humeri　上腕骨小頭　44
Capsula (-ae)　包；被膜；嚢　2
Capsula
— 線維膜；被膜《脾臓の》　171
— 被膜　166
— adiposa　脂肪被膜　112
— articularis　関節包　56
—— cricoarytenoidea　輪状披裂関節包　106
—— cricothyroidea　輪状甲状関節包　105
— externa　外包　215
— extrema　最外包　215
— fibrosa
—— 線維被膜　112,127
—— perivascularis　[血管周囲]線維鞘　102
— funiculi spermatici　精索の被膜　116
— ganglii　神経節被膜　218
— glomeruli　糸球体包　112
— interna　内包　214
— lentis　水晶体包；水晶体被膜　242
— prostatica　前立腺被膜　116
— tonsillaris　扁桃被膜　93,171
Capsularis　包[の]；被膜[の]；嚢[の]　2
Caput (-itis)　頭　2

Caput
— 筋頭　66
— 頭　17
— 尾状核頭　214
— articulare　関節頭　56
— breve
—— 短頭《上腕二頭筋の》　76
—— 短頭《大腿二頭筋の》　80
— cornus posterioris [medullae spinalis]　頭；後角頭《脊髄の》　178
— costae　肋骨頭　41
— epididymidis　[精巣上体]頭　115
— femoris　大腿骨頭　47
— fibulae　腓骨頭　49
— humerale
—— 上腕頭《円回内筋の》　77
—— 上腕頭《尺側手根屈筋の》　77
—— 上腕頭《尺側手根伸筋の》　77
— humeri　上腕骨頭　43
— humeroulnare　上腕尺骨頭　77
— inferius　下頭　68
— laterale
—— 外側頭《上腕三頭筋の》　76
—— 外側頭《短母趾(指)屈筋の》　80
—— 外側頭《腓腹筋の》　80
— longum
—— 長頭《上腕三頭筋の》　76
—— 長頭《上腕二頭筋の》　76
—— 長頭《大腿二頭筋の》　80
— mallei　ツチ骨頭　249
— mandibulae　下顎頭　38
— mediale
—— 内側頭《短母趾(指)屈筋の》　80
—— 内側頭《腓腹筋の》　80
—— 内側頭；深頭《上腕三頭筋の》　77
— obliquum　斜頭　77,80
— ossis
—— metacarpi　頭《中手骨の》　45

Cavitas

―― metatarsi 頭《中足骨の》 51
― pancreatis 膵頭 103
― phalangis
―― [指節骨]頭 45
―― [趾(指)節骨]頭 51
― profundum
―― 深頭《短母指屈筋の》 77
―― 内側頭；深頭《上腕三頭筋の》 77
― radiale 橈骨頭 77
― radii 橈骨頭 44
― rectum 直頭 79
― reflexum 反転頭 79
― stapedis アブミ骨頭 248
― superficiale 浅頭 77
― superius 上頭 68
― tali 距骨頭 49
― transversum
―― 横頭 80
―― 横頭《母指(趾)内転筋の》 77
― ulnae 尺骨頭《尺骨の》 45
― ulnare
―― 尺骨頭《円回内筋の》 77
―― 尺骨頭《尺側手根屈筋の》 77
―― 尺骨頭《尺側手根伸筋の》 77

Cardia 噴門 96
Carina
― tracheae 気管竜骨；気管カリナ 107
― urethralis vaginae 腟の尿道隆起 121
Carpus 手根；てくび 19
Cartilago (-inis) 軟骨 2
Cartilago/inges
― alares minores 小鼻翼軟骨 103
― alaris major 大鼻翼軟骨 103
― articularis 関節軟骨 56
― arytenoidea 披裂軟骨 105
― auriculae 耳介軟骨 251
― corniculata 小角軟骨 106
― costalis 肋軟骨 41
― cricoidea 輪状軟骨 105
― cuneiformis 楔状軟骨 106
― epiglottica 喉頭蓋軟骨 106
― epiphysialis 骨端軟骨 26.53
― et articulationes laryngis 喉頭軟骨と関節 105
― meatus acustici 外耳道軟骨 250
― nasi 鼻軟骨 103
―― accessoriae 副鼻軟骨 103
―― lateralis 外側鼻軟骨 103
― septi nasi 鼻中隔軟骨 103
― sesamoidea 種子軟骨 106
― thyroidea 甲状軟骨 105
― tracheales 気管軟骨 107
― triticea 麦粒軟骨 105
― tubae
―― auditivae 耳管軟骨 250
―― auditoriae 耳管軟骨 250
― vomeronasalis 鋤鼻軟骨 104
Cartilagineus 軟骨[の] 2
Caruncula (-ae) 丘；小丘 2
Caruncula/e
― hymenales 処女膜痕 120
― lacrimalis 涙丘 243
― sublingualis 舌下小丘 90
Cauda (-ae) 尾 2
Cauda 筋尾 66
― 尾状核尾 214
― epididymidis [精巣上体]尾 115
― equina 馬尾 219

― helicis 耳輪尾 250
― pancreatis 膵尾 103
Caudalis 尾側 16
Caudatus 尾状[の] 2
Cavea thoracis 胸郭 42
Caverna (-ae) 洞 2
Caverna/e
― corporis spongiosi 尿道海綿体洞 117
― corporum cavernosorum 陰茎海綿体洞 117
Cavernosus 海綿状[の] 2
Cavitas (-atis) 窩／腔 2
Cavitas
― abdominalis 腹腔 124
― abdominis 腹腔 18,124
― abdominis et pelvis 腹・骨盤腔 18,124
― articularis 関節腔 56
― conchae 鼻甲介腔 250
― coronae 歯冠腔；髄室 91
― cranii 頭蓋腔 17,27
― dentis 歯髄腔 91
― glenoidalis 関節窩《肩甲骨の》 42
― infraglottica 声門下腔 107
― laryngis 喉頭腔 106
― medullaris 髄腔 27
― nasalis ossea 鼻腔 28
― nasi 鼻腔 104
― orbitalis 眼窩 27
― oris 口腔 17,89
―― propria 固有口腔 89
― pelvina 骨盤腔 124
― pelvis 骨盤腔 18,47,124
― pericardiaca 心膜腔 111,131
― peritonealis 腹膜腔 124
― pharyngis 咽頭腔 94
― pleuralis 胸膜腔 111
― pulparis 歯髄腔 91
― thoracica 胸腔 110
― thoracis 胸腔 18,42,110
― tympani 鼓室 33,247

Cavitas

── uteri 子宮腔 119
Cavum 透明中隔腔 210
── trigeminale 三叉神経腔 175
Cellula (-ae) 蜂巣 2
Cellula/e
── adrenergicae areae postremae et nuclei reticularis anterioris [C1, C2] 最後野・内網様核アドレナリン作動性細胞群[C1, C2] 217
── aminergicae アミン作動性細胞群 216
── ── areae tegmentalis ventralis [A10] 腹側被蓋野アミン作動性細胞群[A10] 216
── ── formationis reticularis 網様体アミン作動性細胞群 [A8] 216
── ── partis compactae substantiae nigrae [A9] 黒質緻密部アミン作動性細胞群 [A9] 216
── cholinergicae コリン作動性細胞群；アセチルコリン作動性細胞群 217
── ── areae tegmentalis dorsalis [Ch5, Ch6, Ch8] 背側被蓋野コリン作動性細胞群 [Ch5, Ch6, Ch8] 218
── ── epithalamicae [Ch7] 視床上部コリン作動性細胞群 [Ch7] 218
── ── globi pallidi, nuclei accumbentis et
── ── ── gyri diagonalis [Ch2] 淡蒼球・側坐核・対角回コリン作動性細胞群[Ch2] 217
── ── ── striae diagonalis [Ch3] 淡蒼球・側坐核・対角帯コリン作動性細胞群[Ch3] 218
── ── nuclei septi medialis [Ch1] 内側中隔核コリン作動性細胞群[Ch1] 217

── ── substantiae innominatae, nuclei basalis, corporis amygdaloidei et tuberculi olfactorii [Ch4] 無名質・基底核・扁桃体・嗅結節コリン作動性細胞群[Ch4] 218
── dopaminergicae ドーパミン作動性細胞群 216,217
── ── areae hypothalamicae posterioris [A11] 視床下部後部ドーパミン作動性細胞群 [A11] 217
── ── bulbi olfactorii [A15] 嗅球ドーパミン作動性細胞群 [A15] 217
── ── nuclei arcuati [A12] 弓状核ドーパミン作動性細胞群 [A12] 217
── ── zonae
── ── ── incertae [A13] 不確帯ドーパミン作動性細胞群 [A13] 217
── ── ── medialis et areae anterioris hypothalamicae [A14] 視床下部内側部・前部ドーパミン作動性細胞群 [A14] 217
── ethmoidales 篩骨洞；篩骨蜂巣 104
── ── anteriores
── ── ── 篩骨蜂巣 35
── ── ── 前篩骨洞 104
── ── mediae
── ── ── 中篩骨洞 105
── ── ── 中篩骨蜂巣 35
── ── posteriores
── ── ── 後篩骨洞 105
── ── ── 後篩骨蜂巣 35
── mastoideae 乳突蜂巣 248
── noradrenergicae ノルアドレナリン作動性細胞群 216,217
── ── caudalis lateralis [A5] 橋後外側部ノルアドレナリン作動性細胞群[A5] 216

── ── loci caerulei [A6] 青斑核ノルアドレナリン作動性細胞群[A6] 216
── ── medullae oblongatae [A1, A2] 延髄ノルアドレナリン作動性細胞群[A1, A2] 216
── ── nuclei lemnisci lateralis [A7] 外側毛帯核ノルアドレナリン作動性細胞群 [A7] 216
── pneumaticae 耳管蜂巣 250
── serotoninergicae
── ── nuclei raphes
── ── ── dorsalis [B7] 背側縫線核セロトニン作動性細胞群 [B7] 217
── ── ── magni [B3] 大縫線核セロトニン作動性細胞群 [B3] 217
── ── ── mediani [B6] 正中縫線核セロトニン作動性細胞群 [B6] 217
── ── ── obscuri [B2] 不確縫線核セロトニン作動性細胞群 [B2] 217
── ── ── pallidi [B1] 淡蒼縫線核セロトニン作動性細胞群 [B1] 217
── ── ── pontis [B5] 橋縫線核セロトニン作動性細胞群 [B5] 217
── ── ── vicinae nuclei vestibularis medialis et nuclei prepositi [B4] 前庭神経内側核・前位核隣接セロトニン作動性細胞群[B4] 217
── tympanicae 鼓室蜂巣 248
Cementum セメント質 55,92
Centralis
── 中心 16
── 中心[の]；中枢[の] 2
Centrum (-i) 中心；中枢 2
Centrum

— ossificationis 骨化中心 27
— perinei 会陰腱中心；会陰体 122
— tendineum 腱中心 73
Cerebellum 小脳 181, 196
Cerebrum 終脳；大脳 206
Cervicalis 頚[の] 2
Cervix (-icis) 頚 2
Cervix
— 頚 17, 178
— 後角頚 178
— dentis 歯頚 91
— uteri 子宮頚 120
— vesicae 膀胱頚 113
Chiasma (-atis) 交叉 2
Chiasma
— opticum 視神経交叉；視交叉 200
— tendinum 腱交叉 78
Chiasmaticus 交叉[の] 2
Choana/e 後鼻孔 28, 104
Chondrocranium 軟骨頭蓋 29
Chorda (-ae) 索 2
Chorda/e
— a. umbilicalis 臍動脈索 150
— obliqua 斜索 53, 60
— tendineae 腱索 132
— — falsae 偽腱索 132
— — spuriae 偽腱索 132
— tympani 鼓索神経 222, 223, 232
— — 副交感神経根 232
Choroidea 脈絡膜 239
Cilia
— 睫毛 243, 252
— まつげ 243
Cinereus 灰白[の] 2
Cingulum (-i) 帯 2
Cingulum
— 歯帯 91
— 帯状束 215
— membri
— — inferioris 下肢帯 19, 45
— — superioris 上肢帯

18, 42
— pectorale 上肢帯 18, 42
— pelvicum 下肢帯 19, 45
Circularis 輪[の] 2
Circulus (-i) 輪 2
Circulus
— arteriosus 動脈輪 130
— — cerebri 大脳動脈輪 144
— — iridis
— — — major 大虹彩動脈輪 240
— — — minor 小虹彩動脈輪 240
— vasculosus 血管輪 130
— — nervi optici 視神経血管輪 241
Circumductio 描円 56
Circumferentia (-ae) 環状面 2
Circumferentia
— articularis
— — 関節環状面《尺骨の》 45
— — 関節環状面《橈骨の》 44
Circumflexus 回旋[の] 2
Cisterna (-ae) 槽 2, 131
Cisterna/e
— ambiens 迂回槽 176
— cerebellomedullaris
— — lateralis 外側小脳延髄槽 175
— — posterior 後小脳延髄槽；大槽 175
— chiasmatica 交叉槽；視交叉槽 175
— chyli 乳ビ槽 165
— fossae lateralis cerebri 大脳外側窩槽 175
— interpeduncularis 脚間槽 175
— laminae terminalis 終板槽 176
— lumbalis 腰椎槽 176
— magna 後小脳延髄槽；大槽 175
— pericallosa 脳梁周囲槽；脳梁槽 176
— pontocerebellaris 橋小脳

槽 176
— quadrigeminalis 四丘体槽；大大脳静脈槽 176
— subarachnoideae クモ膜下槽 175
— venae magnae cerebri 四丘体槽；大大脳静脈槽 176
Claustrum 前障 213
Clavicula 鎖骨 43
Clitoris 陰核 121
Clivus 斜台 29
Clunes 殿部；しり 18
Coccyx [Vertebrae coccygeae I-IV] 尾骨；尾椎[1-4] 41
Cochlea 蝸牛 247
Collateralis 側副[の] 2
Colliculus (-i) 丘；小丘 2
Colliculus 小丘 106
— facialis 顔面神経丘 191
— inferior 下丘 192, 195
— seminalis 精丘 118
— superior 上丘 192, 196
Collum (-i) 頚 2
Collum 頚 17
— anatomicum 解剖頚 43
— chirurgicum 外科頚 43
— costae 肋骨頚 41
— femoris 大腿骨頚 47
— fibulae 腓骨頚 49
— glandis 亀頭頚 117
— mallei ツチ骨頚 249
— mandibulae 下顎頚 38
— pancreatis 膵頚 103
— radii 橈骨頚 44
— scapulae 肩甲頚 43
— tali 距骨頚 49
— vesicae 膀胱頚 113
— — biliaris 胆嚢頚 102
— — felleae 胆嚢頚 102
Colon 結腸 98
— ascendens 上行結腸 98
— descendens 下行結腸 99
— sigmoideum S状結腸 99
— transversum 横行結腸 98

Columna

Columna (-ae) 柱 2
Columna/e
— 柱 174
— 脳弓柱 210
— anales 肛門柱 100
— anterior 前柱 177
— fornicis 脳弓柱 200
— griseae 灰白柱 177
— intermedia 中間柱；中間帯 178
— posterior 後柱《脊髄の》 178
— renales 腎柱 112
— rugarum 皺柱；ヒダ柱 121
— — anterior 前皺柱；前ヒダ柱 121
— — posterior 後皺柱；後ヒダ柱 121
— vertebralis 脊柱 18, 39
Comitans 伴行[の] 2
Commissura (-ae) 交連 2
Commissura/e
— 交連 174
— 脳弓交連；海馬交連 210
— alba
— — anterior 前白交連；腹側白交連 180
— — posterior 後白交連；背側白交連 180
— anterior 前交連 200, 210, 215, 216
— bulborum 前庭球中間部；前庭球交連部 121
— cerebelli 小脳交連 199
— cochlearis pontis 橋聴覚交連 188
— colliculi
— — inferioris 下丘交連 196
— — superioris 上丘交連 196
— epithalamica 後交連 200, 201
— grisea
— — anterior 前灰白交連；腹側灰白交連 180
— — posterior 後灰白交連；背側灰白交連 180
— — habenularum 手綱交連 200
— hippocampi 海馬交連 216
— labiorum 唇交連 89
— — anterior 前陰唇交連 121
— — posterior 後陰唇交連 121
— lateralis palpebrarum 外側眼瞼交連 243
— medialis palpebrarum 内側眼瞼交連 243
— posterior 後交連 200, 201
— prostatae 峡部《前立腺の》 116
— supraoptica
— — dorsalis 背側視交叉上交連 206
— — ventralis 腹側視交叉上交連 206
— valvularum semilunarium
— — 半月弁交連《大動脈弁の》 134
— — 半月弁交連《肺動脈弁の》 133
Commissuralis 交連[の] 2
Communis 総[の] 2
Compactus 緻密[の] 3
Compartimentum/a
— 区画 67, 76, 78
— antebrachii
— — anterius 前腕の前区画；前腕の屈筋区画 76
— — extensorum 前腕の後区画；前腕の伸筋区画 76
— — flexorum 前腕の前区画；前腕の屈筋区画 76
— — posterius 前腕の後区画；前腕の伸筋区画 76
— brachii
— — anterius 上腕の前区画；上腕の屈筋区画 76
— — extensorum 上腕の後区画；上腕の伸筋区画 76
— — flexorum 上腕の前区画；上腕の屈筋区画 76
— — posterius 上腕の後区画；上腕の伸筋区画 76
— cruris
— — anterius 下腿の前区画；下腿の伸筋区画 78
— — extensorum 下腿の前区画；下腿の伸筋区画 78
— — fibularium 下腿の外側区画；下腿の腓骨筋区画 79
— — flexorum 下腿の後区画；下腿の屈筋区画 79
— — laterale 下腿の外側区画；下腿の腓骨筋区画 79
— — peroneorum 下腿の外側区画；下腿の腓骨筋区画 79
— — posterius 下腿の後区画；下腿の屈筋区画 79
— femoris
— — adductorum 大腿の内側区画；大腿の内転筋区画 78
— — anterius 大腿の前区画；大腿の伸筋区画 78
— — extensorum 大腿の前区画；大腿の伸筋区画 78
— — flexorum 大腿の後区画；大腿の屈筋区画 78
— — mediale 大腿の内側区画；大腿の内転筋区画 78
— — posterius 大腿の後区画；大腿の屈筋区画 78
— superficiale perinei 浅会陰隙 123
Complexus
— olivaris inferior 下オリーブ複合体；下オリーブ核群 184
— stimulans cordis 刺激伝導系；心臓刺激伝導系 132
Compositus 複[の]；複合[の] 3
Concha (-ae) 甲介 3
Concha
— auriculae 耳甲介 250
— nasalis/nasi
— — inferior 下鼻甲介

―― media 中鼻甲介 36,104
―― superior 上鼻甲介 35,104
―― suprema 最上鼻甲介 35,104
―― sphenoidalis 蝶形骨甲介 31
Conchalis 甲介［の］ 3
Condylaris 顆状［の］ 3
Condylus (-i) 顆 3
Condylus 顆 26
―― humeri 上腕骨顆 44
―― lateralis
―――― 外側顆《脛骨の》 48
―――― 外側顆《大腿骨の》 48
―― mandibulae 下顎頭 38
―― medialis
―――― 内側顆《膝蓋骨の》 48
―――― 内側顆《大腿骨の》 48
―― occipitalis 後頭顆 30
Confluens (-entis) 交会 3
Confluens sinuum 静脈洞交会 157
Conjugata (-ae) 結合線 3
Conjugata 真結合線 47
―― anatomica 解剖学的直径《骨盤の》 47
―― diagonalis 対角径 47
―― externa 外結合線 47
―― mediana 正中径 47
―― recta 直径 47
―― vera 真結合線 47
Connexus (-us) 結合 3
Connexus intertendinei 腱間結合 77
Conoideus 円錐［の］ 3
Constrictio
―― bronchoaortica 胸部狭窄；気管大動脈狭窄 96
―― diaphragmatica 横隔膜狭窄 96
―― partis thoracicae 胸部狭窄；気管大動脈狭窄 96
―― pharyngooesophagealis 咽頭食道狭窄 95
―― phrenica 横隔膜狭窄 96

Constrictor (-oris) 収縮筋 3
Contortus 曲［の］ 3
Conus (-i) 円錐 3
Conus/i
―― arteriosus 動脈円錐 133
―― elasticus 弾性円錐；輪状声帯膜 107
―― epididymidis 精巣上体小葉円錐 115
―― medullaris 脊髄円錐 176
Convolutus 曲［の］ 3
Cor 心臓 131
Corium 真皮 252
Cornea (-ae) 角膜 3
Cornea 角膜 239
Corneus 角質［の］ 3
Cornu (-us) 角 3
Cornu
―― ammonis アンモン角；固有海馬 212
―― anterius
―――― 前角 177
―――― 前角《脊髄の》 177
―――― 前角；前頭角《側脳室の》 210
―― coccygeum 尾骨角 41
―― frontale 前角；前頭角《側脳室の》 210
―― inferius
―――― 下角《甲状軟骨の》 105
―――― 下角；下脚《伏在裂孔の》 81
―――― 下角；側頭角《側脳室の》 211
―― laterale 側角 177,178
―― majus 大角 38
―― minus 小角 38
―― occipitale 後角；後頭角《側脳室の》 211
―― posterius
―――― 後角 178
―――― 後角《脊髄の》 177
―――― 後角；後頭角《側脳室の》 211
―― sacrale 仙骨角 41

―― superius
―――― 上角《甲上軟骨の》 105
―――― 上角；上脚 81
―― temporale 下角；側頭角《側脳室の》 211
―― uteri ［右・左］子宮角 119
Corona (-ae) 冠 3
Corona
―― ciliaris 毛様体冠 239
―― clinica 臨床歯冠 91
―― dentis 歯冠 90
―― glandis 亀頭冠 117
―― radiata 放線冠 215
Coronalis 冠状 16
Coronarius 冠状［の］ 3
Corpus (-oris) 体 3,30
Corpus/ora
―― 体 30
―― 脳弓体 210
―― 尾状核体 214
―― adiposum
―――― buccae 頬脂肪体 89
―――― fossae
―――――― ischioanalis 坐骨肛門窩脂肪体；坐骨直腸窩脂肪体 124
―――――― ischiorectalis 坐骨肛門窩脂肪体；坐骨直腸窩脂肪体 124
―――― infrapatellare 膝蓋下脂肪体 62
―――― orbitae 眼窩脂肪体 242
―――― pararenale 腎傍脂肪体 112
―――― preepiglotticum 前喉頭蓋脂肪体 106
―― albicans 白体 119
―― amygdaloideum 扁桃体 212
―― anococcygeum 肛門尾骨靱帯 75,123
―― callosum 脳梁 209
―― cavernosum
―――― clitoridis ［右・左］陰核海綿体 121
―――― penis 陰茎海綿体 117
―― cerebelli 小脳体 197

Corpus/ora

― ciliare 毛様体 239
― claviculae 鎖骨体 43
― clitoridis 陰核体 121
― costae 肋骨体 41
― epididymidis ［精巣上体］体 115
― femoris 大腿骨体 48
― fibulae 腓骨体 49
― gastricum 胃体 96
― geniculatum
―― laterale 外側膝状体 200
―― mediale 内側膝状体 200
― humeri 上腕骨体 43
― incudis キヌタ骨体 249
― juxtarestiforme 傍索状体：索状傍索 182.199
― linguae 舌体 92
― luteum 黄体 119
― mammae 乳房体 253
― mammillare 乳頭体 200
― mandibulae 下顎骨体 38
― maxillae 上顎体 36
― medullare cerebelli 小脳白質 199
― ossis
―― hyoidei 体 38
―― ilii 腸骨体 46
―― ischii 坐骨体 46
―― metacarpi 体 45
―― metatarsi 体 51
―― pubis 恥骨体 46
― pancreatis 膵体 103
― paraaortica 大動脈傍体：大動脈小体 136
― penis 陰茎体 117
― perineale 会陰腱中心；会陰体 122
― phalangis
―― ［指節骨］体 45
―― ［趾（指）節骨］体 51
― pineale 松果体 127
― radii 橈骨体 44
― restiforme 索状体 181.182.199
― rubrum 赤体 119
― spongiosum penis 尿道海綿体 117
― sterni 胸骨体 42
― striatum 線条体《広義の》 214
―― ventrale 腹側線条体 213.214
― tali 距骨体 49
― tibiae 脛骨体 48
― trapezoideum 台形体 188
― ulnae 尺骨体 44
― unguis 爪体 253
― uteri 子宮体 119
― vertebrae 椎体 39
― vesicae 膀胱体 113
―― biliaris 胆嚢体 102
―― felleae 胆嚢体 102
― vitreum 硝子体 241
Corpuscula renis 腎小体 112
Corpusculum (-i) 小体 3
Corrugator (-oris) 皺筋 3
Cortex (-icis) 皮質 3
Cortex
― 皮質《神経系の》 174
― 皮質《副腎の》 127
― 皮質《リンパ節の》 166
― cerebelli 小脳皮質 199
― cerebri 大脳皮質 211
― lentis 水晶体皮質 241
― ovarii 卵巣皮質 119
― periamygdaloideus 扁桃体周囲皮質；扁桃周囲皮質 213
― renalis ［腎］皮質 112
― thymi 皮質《胸腺の》 166
Corticalis 皮質［の］ 3
Costa/e 肋硬骨 41
― ［I-XII］ 肋骨［1-12］ 41
― cervicalis 頚肋；頚肋骨 41
― colli 頚肋；頚肋骨 41
― fluctuantes ［XI-XII］ 浮遊肋［11-12］ 41
― lumbalis 腰肋 41
― prima [I] 第一肋骨 41
― secunda [II] 第二肋骨 41
― spuriae ［VIII-XII］ 仮肋 [8-12] 41
― verae ［I-VII］ 真肋[1-7] 41
Coxa 寛骨部 18
Cranialis 頭側 16
Cranium 頭蓋 17,27
Crassus 太［の］；大［の］ 3
Crena
― analis 殿裂 18
― ani 殿裂 18
― interglutealis 殿裂 18
Cribrosus 篩状［の］ 3
Crista (-ae) 稜 3
Crista/e 稜 26
― ampullaris 膨大部稜 244
― arcuata 弓状稜 105
― basilaris 基底稜 245
― capitis costae 肋骨頭稜 41
― choanalis vomeris 鋤骨後鼻孔稜 36
― colli costae 肋骨頚稜 41
― conchalis 鼻甲介稜 36,37
― costae 肋骨稜 41
― cutis 皮膚小稜 252
― ethmoidalis
―― 篩骨稜《口蓋骨の》 37
―― 篩骨稜《上顎骨の》 36
― fenestrae cochleae 蝸牛窓稜 248
― frontalis 前頭稜 35
― galli 鶏冠 35
― iliaca 腸骨稜 46
― infratemporalis 側頭下稜 31
― intertrochanterica 転子間稜 48
― lacrimalis
―― anterior 前涙嚢稜 36
―― posterior 後涙嚢稜 36
― marginalis 辺縁隆線 91
― matricis unguis 爪床小稜 253

── medialis 内側稜 49
── musculi supinatoris 回外筋稜 45
── nasalis 鼻稜 37
── obliqua 斜稜 91
── obturatoria 閉鎖稜 47
── occipitalis
　── externa 外後頭稜 30
　── interna 内後頭稜 30
── palatina 口蓋稜 37
── palatopharyngea 口蓋咽頭稜 94
── pubica 恥骨稜 47
── renalis 腎稜 112
── sacralis
　── lateralis 外側仙骨稜 41
　── medialis 中間仙骨稜 41
　── mediana 正中仙骨稜 41
── sphenoidalis 蝶形骨稜 31
── spiralis 基底稜 245
── supracondylaris
　── lateralis 外側顆上稜 44
　── medialis 内側顆上稜 43
── supraepicondylaris
　── lateralis 外側顆上稜 44
　── medialis 内側顆上稜 43
── supramastoidea 乳突上稜 33
── suprastyloidea 茎突上稜 44
── supravalvularis 弁上稜 134,136
── supraventricularis 室上稜 133
── temporalis 側頭稜 38
── terminalis 分界稜 133
── transversa 横稜 247
── transversalis 横稜 91
── triangularis 三角稜 91
── tuberculi

── majoris 大結節稜 43
── minoris 小結節稜 43
── urethralis 尿道稜 118,122
── vestibuli 前庭稜 246
Cruces pilorum 毛十字 252
Cruciatus 十字[の] 3
Cruralis 脚[の] 3
Crus (-uris) 脚 3
Crus/ra
── 下腿；すね 20
── 脳弓脚 210
── anterius
　── 前脚《アブミ骨の》 248
　── 前脚；内包前脚《内包の》 214
── antihelicis 対輪脚 250
── breve 短脚 249
── cerebri ［狭義の］大脳脚 192
── clitoridis 陰核脚 121
── dextrum
　── 右脚《横隔膜の》 72
　── 右脚《心臓の》 132
── helicis 耳輪脚 250
── horizontale 水平脚 213
── inferius 下角；下脚《伏在裂孔の》 81
── laterale
　── 外側脚《外腹斜筋の》 73
　── 外側脚《大鼻翼軟骨の》 103
── longum 長脚 249
── mediale
　── 内側脚《外腹斜筋の》 73
　── 内側脚《大鼻翼軟骨の》 103
── membranacea 半規管脚 244
　── ampullaria 膨大部脚 244
── membranaceum
　── commune 総脚 244
　── simplex 単脚 244
　── ossea 骨半規管脚 246
　── ampullaria 骨膨大部脚 247

── osseum
　── commune 骨総脚 246
　── simplex 骨単脚 247
── penis 陰茎脚 117
── posterius
　── 後脚《アブミ骨の》 249
　── 後脚；内包後脚《内包の》 214
── primum lobuli ansiformis [H VII A] 上半月小葉；係蹄状小葉第一脚［第VIIA 半球小葉］198
── secundum lobuli ansiformis [H VII A] 下半月小葉；係蹄状小葉第二脚［第VIIA 半球小葉］198
── sinistrum
　── 左脚《横隔膜の》 72
　── 左脚《心臓の》 132
── superius 上角；上脚 81
── verticale 垂直脚 213
Cryptae tonsillares 扁桃陰窩 93,94,171
Cubitus 肘 19
Cuboideus 立方[の] 3
Culmen [IV et V] 山頂［第IV・V小葉］197
Cuneatus 楔状[の] 3
Cuneiformis 楔状[の] 3
Cuneus (-i) 楔 3
Cuneus 楔部 209
Cupula (-ae) 頂 3
Cupula
── ampullaris ［膨大部］頂 244
── cochleae 蝸牛頂 247
── optica 眼杯 238
── pleurae 胸膜頂 111
Curvatura (-ae) 弯曲 3
Curvatura/e
── major 大弯 96
── minor 小弯 96
── primaria 一次弯曲 39
── secundariae 二次弯曲 39
Curvea occlusalis 咬合面曲線 92

Cuspidalis

Cuspidalis 尖[の] 3
Cuspis (-idis) 尖 3
Cuspis/des 尖 132
— accessoria 副咬頭 90
— anterior
—— 前尖《右心室の》 133
—— 前尖《左心室の》 134
— buccalis 頬側咬頭 91
— commissurales 交連尖 134
— dentis 歯冠尖頭；尖頭 90
— distalis 遠心咬頭 91
— distobuccalis 遠心頬側咬頭 91
— distolingualis 遠心舌側咬頭 91
— distopalatinalis 遠心口蓋側咬頭 91
— lingualis 舌側咬頭 91
— mesiobuccalis 近心頬側咬頭 91
— mesiolingualis 近心舌側咬頭 91
— mesiopalatinalis 近心口蓋側咬頭 91
— palatinalis 口蓋側咬頭 91
— paramolaris 臼傍咬頭；臼傍結節 92
— posterior
—— 後尖《右心室の》 133
—— 後尖《左心室の》 134
— septalis 中隔尖 133
Cutaneus 皮[の]；皮膚[の] 3
Cutis 皮膚 252
Cymba conchae 耳甲介舟 250

D

Decidua 脱落膜 120
Declive [VI] 山腹[第 VI 小葉] 197
Decussatio (-onis) 交叉 3
Decussatio/nes 交叉 174
— fibrarum nervorum trochlearium 滑車神経交叉 196, 220
— lemnisci medialis 内側毛帯交叉 182
— pedunculorum cerebellarium superiorum 上小脳脚交叉 193
— pyramidum 錐体交叉 181, 182
— tegmentales 被蓋交叉 194
—— anterior 腹側被蓋交叉；前被蓋交叉 194
—— posterior 背側被蓋交叉；後被蓋交叉 194
Deltoideus 三角[の] 3
Dens (-tis) 歯 3
Dens/tes 歯 90
— acustici 聴歯 245
— axis 歯突起 40
— caninus 犬歯 92
— decidui 乳歯 92
— incisivus 切歯 92
— molaris 大臼歯 92
—— tertius 智歯；おやしらず；第三大臼歯 92
— permanentes 永久歯 92
— premolaris 小臼歯 92
— serotinus 智歯；おやしらず；第三大臼歯 92
Dentalis 歯[の]；歯状[の] 3
Dentatus 歯[の]；歯状[の] 3
Dentinum ゾウゲ質；象牙質 91
Depressor (-oris) 下制筋 3
Dermis 真皮 252
Descendens 下行[の] 3
Desmocranium 靱帯頭蓋 29
Desmodontium [狭義の]歯根膜 55
Dexter 右 16
Diameter (-tri) 径 3
Diameter
— obliqua 斜径 47
— transversa 横径 47
Diaphragma (-atis) 隔膜 3

Diaphragma 横隔膜 72
— pelvis 骨盤隔膜 75, 122
— sellae 鞍隔膜 175
— urogenitale 尿生殖隔膜 123
Diaphragmaticus 隔膜[の] 3
Diaphysis (-is) 骨幹 3
Diaphysis 骨幹 26
Diarthrosis
— 可動関節 53
— 滑膜性の連結；[狭義の]関節 55
Diastema 歯隙 92
Diencephalon 間脳 181, 199
Digastricus 二腹[の] 3
Digitalis 指[の]；趾[の] 3
Digitationes hippocampi 海馬指 211
Digitus (-i) 指；趾 3
Digitus/i
— anularis 薬指；くすりゆび（第四指） 19
— manus 指 19
— medius 中指；なかゆび（第三指） 19
— minimus
—— 小指；こゆび（第五指） 19
—— 小趾(指)；第五趾(指) 20
— pedis 趾(指)；あしのゆび 20
— primus [I]
—— 母指；おやゆび（第一指） 19
—— 母趾(指)；第一趾(指) 20
— quartus [IV]
—— 第四趾(指) 20
—— 薬指；くすりゆび（第四指） 19
— quintus [V]
—— 小指；こゆび（第五指） 19
—— 小趾(指)；第五趾(指) 20
— secundus [II]

Ductus

―― 示指；ひとさしゆび（第二指） 19
―― 第二趾(指) 20
― tertius [III]
―― 第三趾(指) 20
―― 中指；なかゆび（第三指） 19
Dilatator (-oris) 散大筋 3
Diploe 板間層 27
Discus (-i) 円板 3
Discus
― articularis
―― 関節円板 56
―― 関節円板《下橈尺関節の》 60
―― 関節円板《顎関節の》 57
―― 関節円板《胸鎖関節の》 59
―― 関節円板《肩鎖関節の》 59
― interpubicus 恥骨間円板 55
― intervertebralis 椎間円板 55
― nervi optici 視神経円板；視神経乳頭 240
Distalis 遠位 16
Distantia
― intercristalis 稜間径 47
― interspinosa 棘間径 47
― intertrochanterica 大転子間径 47
Diverticulum (-i) 憩室 3
Diverticulum/a
― ampullae 膨大部憩室 115
― ilei 回腸憩室 98
Divisio/nes
― anteriores 前部；前枝 226
― autonomica 自律神経系 231
― lateralis
―― dextra 右外側区 101
―― m. erectoris spinae lumborum 腰部；脊柱起立筋腰部の外側部《腰腸肋筋の》 70

―― sinistra 左外側区 101
― medialis
―― dextra 右内側区 101
―― m. erectoris spinae lumborum 腰部；脊柱起立筋腰部の内側部 71
― posteriores 後部；後枝 226
―― sinistra 左内側区《肝臓の》 101
Dorsalis 背側 16
Dorsalis 背側[の] 3
Dorsum (-i) 背 3
Dorsum 背；せなか 18
― linguae 舌背 92
― manus 手背；てのこう 19
― nasi
―― はなすじ 17
―― 鼻背 17, 103
― pedis
―― 足背；あしのこう 20
―― 足背部 24
― penis 陰茎背 117
― sellae 鞍背 30
Ductulus (-i) 小管 4
Ductulus/i
― aberrans/tes 迷管 115
―― inferior 下迷細管 115
―― superior 上迷細管 115
― alveolares 肺胞管 110
― efferentes testis 精巣輸出管 115
― excretorii 排出管《涙腺の》 243
― prostatici 前立腺管 116
― transversi 横小管 121
Ductus (-us) 管 4
Ductus
― arteriosus 動脈管 135
― biliaris 総胆管 102
― bilfferi 集合胆管 102
―― interlobulares 小葉間胆管 102
― choledochus 総胆管 102
― cochlearis 蝸牛管 245

― cysticus 胆嚢管 102
― deferens 精管 115
― vestigialis 痕跡精管 121
― ejaculatorius 射精管 116
― endolymphaticus 内リンパ管 244
― epididymidis 精巣上体管 115
― excretorius 排出管《精嚢の》 116
― glandulae bulbourethralis 尿道球腺管 116
― hepaticus
―― communis 総肝管 102
―― dexter 右肝管 102
―― sinister 左肝管 102
― incisivus 切歯管 104
― lactiferi 乳管 253
― lobi caudati
―― dexter 右尾状葉胆管 102
―― sinister 左尾状葉胆管 102
― longitudinalis 卵巣上体管 121
― lymphatici リンパ管 165
― lymphaticus dexter 右リンパ本幹；右胸管 165
― nasolacrimalis 鼻涙管 244
― pancreaticus 膵管 103
―― accessorius 副膵管 103
― paraurethrales 尿道傍管 118, 122
― parotideus 耳下腺管 90
― reuniens 結合管 245
― saccularis 球形嚢管 245
― semicirculares 半規管 244
―― anterior 前半規管 244

索引（ラテン語―日本語）

327

—— lateralis 外側半規管 244
—— posterior 後半規管 244
— sublinguales minores 小舌下腺管 90
— sublingualis major 大舌下腺管 90
— submandibularis 顎下腺管 90
— thoracicus 胸管 165
—— dexter 右リンパ本幹；右胸管 165
— thyroglossalis 甲状舌管 93
— utricularis 卵形嚢管 245
— utriculosaccularis 連嚢管 245
— venosus 静脈管 162
Duodenum 十二指腸 97
Dura mater 硬膜 175
— cranialis 脳硬膜 175
— encephali 脳硬膜 175
— spinalis 脊髄硬膜 175
Durus 硬[の] 4

E

Efferens 輸出[の] 4
Elasticus 弾性[の] 4
Ellipsoideus 楕円[の] 4
Eminentia (-ae) 隆起 4
Eminentia 隆起 26
— arcuata 弓状隆起 32
— collateralis 側副隆起 211
— conchae 甲介隆起 251
— cruciformis 十字隆起 30
— fossae triangularis 三角窩隆起 251
— frontalis 前頭結節 34
— hypothenaris 小指球 19
— iliopubica 腸恥隆起 47
— intercondylaris 顆間隆起 48
— maxillae 上顎結節 36

— medialis 内側隆起 191
— mediana 正中隆起 200
— parietalis 頭頂結節 34
— pyramidalis 錐体隆起 248
— scaphae 舟状窩隆起 251
— thenaris 母指球 19
Emissarius 導出[の] 4
Enamelum エナメル質 91
Enarthrosis
— 球関節 56
— 球(臼状)関節 56
Encephalon 脳 181
Endocardium 心内膜 132
Endolympha 内リンパ 244
Endometrium 粘膜；子宮内膜《子宮の》 120
Endomysium 筋内膜 66
Endoneurium 神経内膜 218
Endorotatio 内旋 56
Endosteum 骨内膜 26
Ependyma 上衣 174
Epicardium 臓側板；心外膜《心膜の》 131
Epicondylus (-i) 上顆 4
Epicondylus 上顆 26
— lateralis
—— 外側上顆《上腕骨の》 44
—— 外側上顆《大腿骨の》 48
— medialis
—— 内側上顆《上腕骨の》 44
—— 内側上顆《大腿骨の》 48
Epidermis 表皮 252
Epididymis 精巣上体；副睾丸 115
Epigastrium 上胃部 22
Epiglottis 喉頭蓋 106
Epimysium 筋上膜 66
Epineurium 神経上膜；神経外膜 218
Epiphysis (-is) 骨端 4
Epiphysis 骨端 26
— anularis 線維輪端 39
Epithalamus 視床上部 199, 200
Epithelium (-i) 上皮 4
Epithelium
— anterius 角膜上皮；前角膜上皮 239
— ductus semicircularis 半規管上皮 244
— lentis 水晶体上皮 242
— mucosae 粘膜上皮 89
— pigmentosum ［虹彩］色素上皮 240
— posterius 角膜内皮；後角膜上皮 239
Eponychium 上爪皮 253
Epoophoron 卵巣上体 121
Equator (-oris) 赤道 4
Equator
— 水晶体赤道 242
— 赤道 238
Erector (-oris) 起立筋 4
Excavatio (-onis) 陥凹；窩 4
Excavatio
— disci 円板陥凹；乳頭陥凹 240
— rectouterina 直腸子宮窩 126
— rectovesicalis 直腸膀胱窩 126
— vesicouterina 膀胱子宮窩 126
Excretorius 排出[の] 4
Exorotatio 外旋 56
Extensio 伸展 57
Extensor (-oris) 伸筋 4
Extensor 伸筋側；伸側 17
Externus 外 16
Extremitas (-atis) 端 4
Extremitas
— acromialis 肩峰端 43
— anterior 前端 171
— inferior
—— 下端《腎臓の》 112
—— 下端《精巣の》 114
— posterior 後端《脾臓の》 171
— sternalis 胸骨端 43
— superior
—— 上端《腎臓の》 112
—— 上端《精巣の》 114
— tubaria 卵管端 119
— uterina 子宮端 119

Facies

Facies（-ei） 面 4
Facies 顔 17
— antebrachialis
—— anterior 前前腕面 19
—— posterior 後前腕面 19
— anterior
—— 胸肋面；前面《心臓の》 131
—— 前面《角膜の》 239
—— 前面《脛骨の》 48
—— 前面《虹彩の》 239
—— 前面《子宮の》 119
—— 前面《尺骨の》 44
—— 前面《上顎骨の》 36
—— 前面《腎臓の》 111
—— 前面《水晶体の》 242
—— 前面《前立腺の》 116
—— 前面《橈骨の》 44
—— 前面《副腎の》 127
—— 肋骨面《肩甲骨の》 42
—— palpebrae 眼瞼前面 243
—— partis petrosae 錐体前面 32
— anteroinferior 前下面《膵臓の》 103
— anterolateralis
—— 前外側面《上腕骨の》 43
—— 前外側面《披裂軟骨の》 105
— anteromedialis 前内側面 43
— anterosuperior 前上面《膵臓の》 103
— approximalis 隣接面 91
— articularis
—— 関節面 27, 56
—— 関節面《下顎窩の》 34
—— 関節面《膝蓋骨の》 48
—— 関節面《披裂軟骨の》 105
—— acromialis 肩峰関節面 42, 43
—— anterior 前関節面 40
—— arytenoidea 披裂関節面 105
—— calcanea
——— anterior 前踵骨関節面 50
——— media 中踵骨関節面 50
——— posterior 後踵骨関節面 50
—— capitis
——— costae 肋骨頭関節面 41
——— fibulae 腓骨頭関節面 49
—— carpalis 手根関節面 44
—— clavicularis 鎖骨関節面 42
—— cuboidea 立方骨関節面 50
—— fibularis 腓骨関節面 48
—— inferior
——— 下関節面 40
——— 下関節面《脛骨の》 49
——— 下関節面《椎骨の》 39
—— ligamenti calcaneonavicularis plantaris 底側踵舟靱帯関節面 49
—— malleoli
——— lateralis 外果関節面 49
——— medialis 内果関節面 49
—— navicularis 舟状骨関節面 49
—— partis calcaneonavicularis ligamenti bifurcati 底側二分踵舟靱帯関節面 49
—— posterior 後関節面 40
—— sternalis 胸骨関節面 43
—— superior
——— 上関節面 40
——— 上関節面《頸骨の》 48
——— 上関節面《椎骨の》 39
—— talaris
——— anterior 前距骨関節面 50
——— media 中距骨関節面 50
——— posterior 後距骨関節面 50
—— thyroidea 甲状関節面 105
—— tuberculi costae 肋骨結節関節面 41
— auricularis
—— 耳状面《仙骨の》 40
—— 耳状面《腸骨の》 46
— brachialis
—— anterior 前上腕面 18
—— lateralis 外側上腕面 18
—— medialis 内側上腕面 18
—— posterior 後上腕面 18
— buccalis 頬側面 91
— cerebralis
—— 大脳面《側頭骨の》 34
—— 大脳面《蝶形骨の》 31
— colica 結腸面 171
— costalis
—— 肋骨面《肩甲骨の》 42
—— 肋骨面《肺の》 109
— cruralis
—— anterior 前下腿面 20
—— fibularis 外側下腿面 20
—— lateralis 外側下腿面 20
—— medialis 内側下腿面 20
—— posterior 後下腿面 20
—— tibialis 内側下腿面 20
— cubitalis
—— anterior 前肘面 19

Facies

- ── posterior 後肘面 19
- ── diaphragmatica
- ── 横隔面《肝臓の》100
- ── 横隔面《肺の》109
- ── 横隔面《脾臓の》171
- ── 横隔面；下面《心臓の》 131
- ── digitales
- ── laterales ［趾(指)の]外側面 20
- ── mediales ［趾(指)の]内側面 20
- ── distalis 遠心面 91
- ── dorsales digitorum
- ── ［趾(指)の]背側面 20
- ── 背面《指の》19
- ── dorsalis 後面《仙骨の》 40
- ── externa
- ── 外面《前頭骨の》34
- ── 外面《頭頂骨の》34
- ── femoralis
- ── anterior 前大腿面 19
- ── lateralis 外側大腿面 19
- ── medialis 内側大腿面 19
- ── posterior 後大腿面 19
- ── gastrica 胃面 171
- ── glutea 殿筋面 46
- ── inferior
- ── 横隔面；下面《心臓の》 131
- ── linguae ［舌の]下面 92
- ── partis petrosae 錐体下面 33
- ── inferolateralis 下外側面 116
- ── infratemporalis
- ── 側頭下面《上顎骨の》 36
- ── 側頭下面《蝶形骨の》 31
- ── interlobaris 葉間面 109
- ── interna
- ── 内面《前頭骨の》35
- ── 内面《頭頂骨の》34
- ── intervertebralis 椎間面 39
- ── intestinalis 後面《子宮の》 119
- ── labialis 口唇面 91
- ── laterales digitorum 外側面《指の》19
- ── lateralis
- ── 外側面《頬骨の》37
- ── 外側面《脛骨の》48
- ── 外側面《精巣の》114
- ── 外側面《橈骨の》44
- ── 外側面《腓骨の》49
- ── 外側面《卵巣の》119
- ── lingualis 舌面 91
- ── lunata 月状面 46
- ── malleolaris
- ── lateralis 外果面 49
- ── medialis 内果面 49
- ── maxillaris
- ── 上顎面《口蓋骨の》37
- ── 上顎面《蝶形骨の》31
- ── mediales digitorum 内側面《指の》19
- ── medialis
- ── 内側面《脛骨の》48
- ── 内側面《精巣の》115
- ── 内側面《尺骨の》44
- ── 内側面《披裂軟骨の》 106
- ── 内側面《腓骨の》49
- ── 内側面《卵巣の》117
- ── et inferior hemispherii cerebri 大脳半球の内側面と下面 208
- ── mediastinalis 縦隔面；内側面《肺の》109
- ── mesialis 近心面 91
- ── nasalis
- ── 鼻腔面《口蓋骨の》37
- ── 鼻腔面《上顎骨の》36
- ── occlusalis 咬合面 91
- ── orbitalis
- ── 眼窩面《頬骨の》37
- ── 眼窩面《上顎骨の》36
- ── 眼窩面《前頭骨の》35
- ── 眼窩面《蝶形骨の》31
- ── palatina 口蓋面《口蓋骨の》37
- ── palatinalis 口蓋面《歯の》91
- ── palmares digitorum 掌面《指の》19
- ── patellaris 膝蓋面 48
- ── pelvica 前面《仙骨の》40
- ── plantares digitorum ［趾(指)の]底側面 20
- ── poplitea 膝窩面 48
- ── posterior
- ── 後面《角膜の》239
- ── 後面《脛骨の》48
- ── 後面《虹彩の》239
- ── 後面《子宮の》119
- ── 後面《尺骨の》44
- ── 後面《上腕骨の》43
- ── 後面《腎臓の》111
- ── 後面《水晶体の》242
- ── 後面《膵臓の》103
- ── 後面《前立腺の》116
- ── 後面《橈骨の》44
- ── 後面《披裂軟骨の》 106
- ── 後面《腓骨の》49
- ── 後面《副腎の》127
- ── 背側面 42
- ── palpebrae 眼瞼後面 243
- ── partis petrosae 錐体後面 32
- ── pulmonalis dextra/sinistra ［右・左]肺面 131
- ── radiales digitorum 外側面《指の》19
- ── renalis
- ── 腎面《脾臓の》171
- ── 腎面《副腎の》127
- ── sacropelvica 仙骨盤面 46
- ── sternocostalis 胸肋面；前面《心臓の》131
- ── superior 上面 49

― superolateralis hemispherii cerebri 大脳上外側面 207
― symphysialis 恥骨結合面 46
― temporalis
―― 側頭面《頬骨の》 37
―― 側頭面《前頭骨の》 34
―― 側頭面《側頭骨の》 33
―― 側頭面《蝶形骨の》 31
― ulnares digitorum 内側面《指の》 19
― urethralis 尿道面 117
― vesicalis 前面《子宮の》 119
― vestibularis 前庭面 91
― visceralis
―― 臓側面《肝臓の》 100
―― 臓側面《脾臓の》 171
Falciformis 鎌状［の］ 4
Falx (-cis) 鎌 4
Falx
― cerebelli 小脳鎌 175
― cerebri 大脳鎌 175
― inguinalis 鼠径鎌；結合腱 73
Fascia (-ae) 筋膜 4
Fascia/e 筋膜 67, 78, 81
― abdominis 腹部の筋膜 73
―― parietalis 腹部の壁側筋膜 74
―― visceralis 腹部の臓側筋膜 73
― antebrachii 前腕筋膜 78
― axillaris 腋窩筋膜 78
― brachii 上腕筋膜 78
― buccopharyngea 頬咽頭筋膜 68
― buccopharyngealis 頬咽頭筋膜 95
― capitis et colli 頭と頸の筋膜 67
― cervicalis 頸筋膜 69
― clavipectoralis 鎖骨胸筋筋膜 72
― clitoridis 陰核筋膜 122

― colli 頸筋膜 69
― cremasterica 精巣挙筋膜 116
― cribrosa 篩状筋膜 81
― cruris 下腿筋膜 81
― deltoidea 三角筋膜 78
― diaphragmatica 横隔膜筋膜 73
― diaphragmatis urogenitalis
―― inferior 会陰膜；下尿生殖隔膜筋膜 123
―― superior 上尿生殖隔膜筋膜 123
― dorsalis
―― manus 手背筋膜 78
―― pedis 足背筋膜 82
― endoabdominalis 腹部の壁側筋膜 74
― endopelvina
―― 骨盤内筋膜 74
―― 壁側骨盤筋膜 74, 123
― endothoracica
―― 胸内筋膜 72, 110
―― 胸部の壁側筋膜 72
― extraperitonealis 腹膜外筋膜 73, 74, 124
― extraserosalis 漿膜外筋膜 67
― iliaca
―― 腸骨筋膜 81
―― 腸腰筋筋膜 74
― iliopsoas 腸腰筋筋膜 74
― inferior diaphragmatis pelvis 下骨盤隔膜筋膜 75, 123
― infraspinata 棘下筋膜 76
― investiens/tes
―― 被覆筋膜 67
―― abdominis 腹部の被覆筋膜 74
―― intermediae 中間被覆筋膜 74
―― perinei superficialis 浅会陰筋膜 124
―― profunda 深被覆筋膜 74

―― superficialis 浅被覆筋膜 74
― lata 大腿筋膜 81
― masseterica 咬筋筋膜 68
― membrorum 体肢の筋膜 67
― musculares 眼筋筋膜 242
― musculi
―― piriformis 梨状筋筋膜 74
―― quadrati lumborum 前葉；深葉；腰方形筋筋膜《胸腰筋膜の》 72
― musculorum 筋の筋膜 67
― nuchae 項筋膜 70
― obturatoria 閉鎖筋膜 74, 123
― orbitales 眼窩筋膜 242
― parietalis 壁側筋膜 67
―― thoracis
――― 胸内筋膜 72, 110
――― 胸部の壁側筋膜 72
― parotidea 耳下腺筋膜 68
― pectoralis 胸筋筋膜 72
― pelvica 骨盤部の筋膜 74, 123
― pelvis 骨盤部の筋膜 74, 123
―― parietalis 壁側骨盤筋膜；骨盤内筋膜 74
―― parietalis 壁側骨盤筋膜 123
―― visceralis 臓側骨盤筋膜 74, 123
― penis 浅陰茎筋膜 117
―― profunda 深陰茎筋膜 117
― perinei 浅会陰筋膜 124
― pharyngobasilaris 咽頭底板 95
― phrenicopleuralis 横隔胸膜筋膜 110
― precaecocolica 盲結腸前筋膜 98

― presacralis 仙骨前筋膜 75
― profunda 深筋膜 67
― propria
―― musculi 筋の固有筋膜 67
―― organi
――― extraperitoneali 器官固有の筋膜 73, 74
――― intraperitoneali 器官固有の筋膜 73, 74
― prostatae 前立腺筋膜 123
― rectoprostatica 直腸前立腺筋膜；直腸膀胱中隔 74, 123
― rectosacralis 直腸仙骨筋膜 75
― rectovaginalis 直腸腟筋膜；直腸腟中隔 74, 123
― renalis 腎被膜 112
― spermatica
―― externa 外精筋膜 116
―― interna 内精筋膜 116
― superficialis 浅筋膜 67
― superior diaphragmatis pelvis 上骨盤隔膜筋膜 75, 123
― supraspinata 棘上筋膜 76
― temporalis 側頭筋膜 68
― thoracolumbalis 胸腰筋膜 72
― transversalis 横筋膜 74
― trunci 体幹の筋膜 67
― umbilicalis 臍筋膜 74
― visceralis 臓側筋膜 67
Fasciculus (-i) 束 4
Fasciculus/i 神経束 174, 226
― anterior 前束 94
― arcuatus 上縦束 215
― atrioventricularis 房室束 132
― ciliaris 瞼縁束；毛様束 68
― cuneatus
―― 楔状束 182
―― 楔状束《延髄の》 182
―― 楔状束《脊髄の》 180
― gracilis
―― 薄束 182
―― 薄束《延髄の》 182
―― 薄束《脊髄の》 180
― interfascicularis 束間束；半月束；コンマ束 180
― lateralis 外側神経束 226
― lenticularis レンズ核束；H2野 203, 214
― longitudinalis/es 縦束 57
―― dorsalis
――― 後縦束；背側縦束《延髄の》 182
――― 後縦束；背側縦束《橋の》 187
――― 後縦束；背側縦束《視床下部の》 206
――― 後縦束；背側縦束《中脳の》 193
―― inferior 下縦束 215
―― medialis
――― 内側縦束《延髄の》 182
――― 内側縦束《橋の》 187
――― 内側縦束《中脳の》 193
―― posterior
――― 後縦束；背側縦束《延髄の》 182
――― 後縦束；背側縦束《橋の》 187
――― 後縦束；背側縦束《視床下部の》 206
――― 後縦束；背側縦束《中脳の》 193
―― superior 上縦束 215
― mammillotegmentalis 乳頭被蓋束；乳頭体被蓋束 206
― mammillothalamicus 乳頭視床束；乳頭体視床束 203, 206
― medialis 内側神経束 226
―― telencephali 内側前脳束 206
― occipitales
―― horizontales 水平後頭束 216
―― verticales 垂直後頭束 215
― occipitofrontalis
―― inferior 下後頭前頭束 215
―― superior 上後頭前頭束；梁下束 215
― peduncularis 脚束 213
― posterior
―― 後神経束 226
―― 後束；口蓋咽頭括約筋 94
― proprius
―― anterior 前索固有束 179
―― lateralis 側索固有束 179
―― posterior 後索固有束 180
― retroflexus 手綱脚間核路；手綱脚間路；反屈束 201
― semilunaris 束間束；半月束；コンマ束 180
― septomarginalis 中隔縁束 180
― subcallosus 上後頭前頭束；梁下束 215
― subthalamicus
―― 視床下核束 214
―― 視床下束 203
― sulcomarginalis 溝縁束 179
― thalamicus
―― 視床束；H0野 203
―― 視床束；H1野 214
― transversi
―― 横束《手掌腱膜の》 78
―― 横束《足底腱膜の》 82
― uncinatus 鉤状束 215
―― cerebelli 小脳鉤状束 199
― vasculares 血管束 112
Fastigium 室頂 191

Fauces　口峡　17, 93
Femininus　女[の]　4
Femur
── 大腿　19
── 大腿骨　47
Fenestra (-ae)　窓　4
Fenestra
── cochleae　蝸牛窓　248
── vestibuli　前庭窓　248
Fibra (-ae)　線維　4
Fibra/e　線維；神経線維　174
── anuloolivares　輪オリーブ核線維　189
── arcuatae
────cerebri　弓状線維；大脳弓状線維　215
────externae
────── anteriores　前外弓状線維　181, 182
────── posteriores　後外弓状線維　183
──── internae　内弓状線維　182
── associationis　連合線維　174
──── breves　短連合線維　215
──── longae　長連合線維　215
──── telencephali　終脳内の連合線維　215
── caudales　尾側線維　216
── cerebelloolivares
──── 小脳オリーブ[核]線維　189
──── 小脳オリーブ線維　193
── circulares　輪状線維　239
── commissurales telencephali　終脳交連線維[群]　216
── commissuralis　交連線維　174
── corporis callosi　脳梁線維　216
── corticomesencephalicae　皮質中脳線維　194
── corticonucleares
──── 皮質核線維《大脳脚の》
────　皮質核線維《内包の》　214
──── bulbi　延髄の皮質核線維；皮質核線維《延髄の》　182
──── mesencephali　中脳の皮質核線維　193
──── pontis　橋の皮質核線維；皮質核線維《橋の》　187
── corticopontinae　皮質橋線維　187, 192
── corticoreticulares　皮質網様体線維　182, 187, 192, 215
── corticorubrales　皮質赤核線維　215
── corticospinales　皮質脊髄線維　182, 187, 192, 215
── corticotectales　皮質視蓋線維　215
── corticothalamicae　皮質視床線維　215
── corticothalamici　皮質視床線維　215
── cuneatae　楔部線維　216
── cuneocerebellares　副楔状束核小脳線維；楔状束核小脳線維　183
── cuneospinales　楔状束核脊髄線維；楔状束脊髄線維　180
── frontopontinae　前頭橋線維；前頭葉橋線維　192
── geniculocalcarinae　視放線　215
── geniculotemporales　聴放線　215
── gracilispinales　薄束核脊髄線維；薄束脊髄線維　180
── hypothalamospinales　視床下部脊髄線維　180, 183, 193
── intercrurales　脚間線維　73
── intrathalamicae　視床内線維　203
── laterales　外側線維　216
── lentis　水晶体線維　241
── linguales　舌状回線維　216
── longitudinales　縦走線維　239
── medulloreticulospinales　延髄網様体脊髄線維　183
── meridionales　経線状線維　239
── obliquae　斜線維　97
── occipitopontinae　後頭橋線維　192, 215
── occipitotectales　後頭視蓋線維　215
── olivospinales　オリーブ核脊髄線維；オリーブ脊髄線維　179
── paraventriculohypophysiales　室傍核下垂体線維　206
── parietopontinae
────頭頂橋線維　215
────頭頂[葉]橋線維　192
── periventriculares　室周線維　203, 206
── pontis
──── longitudinales　縦橋線維　187
──── transversae　横橋線維　187
── pontocerebellares　橋小脳線維　187
── postcommissurales　交連後線維；交連後脳弓線維　210
── precommissurales　交連前線維；交連前脳弓線維　210
── pretectoolivares　視蓋前域オリーブ核線維；視蓋前域オリーブ線維　187, 194
── projectionis　投射線維　174
── radiales　放線状線維　239
── reticulospinales　網様体脊髄線維　179
── rubroolivares
──── 赤核オリーブ[核]線維　188
──── 赤核オリーブ線維　193
── spinobulbares　脊髄延髄

線維　183,188
— spinocuneatae　脊髄楔状束核線維；脊髄楔状束線維　180
— spinograciles　脊髄薄束核線維；脊髄薄束線維　180
— spinohypothalamicae　脊髄視床下部線維　183,188,193
— spinomesencephalicae　脊髄中脳線維　183,188,193
— spinoolivares　脊髄オリーブ核線維　183,188
— spinoperiaqueductales
— — 脊髄中脳水道周囲灰白質線維　183,188,193
— — 脊髄中脳中心灰白質線維　188,193
— spinoreticulares　脊髄網様体線維　183,188,193
— spinotectales　脊髄視蓋線維　183,188,193
— spinothalamicae　脊髄視床線維　183,188,193
— striae terminalis　分界条線維　206
— supraoptico-hypophysiales　視索上核下垂体線維　206
— tectoolivares　視蓋オリーブ核線維；視蓋オリーブ線維　187,194
— tectopontinae　視蓋橋線維　187
— tectoreticulares　視蓋網様体線維　187
— temporopontinae
— — 側頭橋線維　215
— — 側頭[葉]橋線維　192
— thalamoparietales　視床頭頂線維　215
— zonulares　小帯線維　242
Fibrocartilago interpubica　恥骨間円板　55
Fibrosus　線維[の]　4
Fibula　腓骨　49
Fibularis　腓側　17

Filum (-i)　糸　4
Filum/a
— olfactoria　嗅神経糸　219
— radicularia　根糸《脊髄神経の》　219
— terminale　終糸　176
Filiformis　糸状[の]　4
Fimbria (-ae)　采　4
Fimbria/e
— hippocampi　海馬采　209,212
— ovarica　卵巣采　119
— tubae uterinae　卵管采　119
Fimbriatus　采状[の]　4
Fissura (-ae)　裂　4
Fissura/e
— ansoparamedianis　薄月状裂；係蹄正中傍裂　198
— anterior inferior　二腹小葉内裂；前下裂　198
— antitragohelicina　対珠耳輪裂　251
— cerebelli　小脳裂；小脳溝　196
— choroidea　脈絡裂　211
— horizontalis　水平裂；脚間裂　198
— — pulmonis dextri　水平裂《右肺の》　109
— intercruralis　水平裂；脚間裂　198
— intrabiventralis　二腹小葉内裂；前下裂　198
— intraculminalis　山頂内裂　197
— intratonsillaris　扁桃裂；扁桃内裂　94
— ligamenti
— — teretis　肝円索裂　100
— — venosi　静脈管索裂　100
— longitudinalis cerebri　大脳縦裂　206
— lunogracilis　薄月状裂；係蹄正中傍裂　198
— mediana anterior　前正裂　176,181

— obliqua　斜裂　109
— occlusalis　咬合裂　91
— orbitalis
— — inferior　下眼窩裂　28
— — superior　上眼窩裂　28,31
— petrooccipitalis　錐体後頭裂　29
— petrosquamosa　錐体鱗裂　33
— petrotympanica　錐体鼓室裂　33
— portalis
— — dextra　右門裂　101
— — principalis　主門裂　101
— postcentralis　山頂前裂；中心後裂　197
— postclivalis　上後裂；山腹後裂　198
— posterior superior　上後裂；山腹後裂　198
— posterolateralis　後外側裂　198
— postlingualis　中心小葉前裂；小舌後裂　197
— postpyramidalis　第二裂；錐体後裂　198
— prebiventralis　二腹小葉前裂；錐体前裂　198
— precentralis　中心小葉前裂；小舌後裂　197
— preclivalis　第一裂；山腹前裂　197
— preculminalis　山頂前裂；中心後裂　197
— prepyramidalis　二腹小葉前裂；錐体前裂　198
— prima　第一裂；山腹前裂　197
— pterygomaxillaris　翼上顎裂　28
— secunda　第二裂；錐体後裂　198
— sphenopetrosa　蝶錐体裂　28
— tonsillaris　扁桃裂；扁桃内裂　94

Foramen/ina

— transversa cerebri 大脳横裂 206
— tympanomastoidea 鼓室乳突裂 33
— tympanosquamosa 鼓室鱗裂 33
— umbilicalis 臍裂 101
Flavus 黄［の］；黄色［の］ 6
Flexio 屈曲 56
Flexor (-oris) 屈筋 4
Flexor 屈筋側；屈側 17
Flexura (-ae) 曲 4
Flexura/e
— anorectalis 肛門会陰曲；会陰曲 99
— coli
— — 右結腸曲 98
— — 左結腸曲 99
— duodeni
— — inferior 下十二指腸曲 97
— — superior 上十二指腸曲 97
— duodenojejunalis 十二指腸空腸曲 97
— inferior lateralis 外側下右曲；外側下曲 99
— inferodextra lateralis 外側下右曲；外側下曲 99
— intermedia lateralis 外側中間左曲；外側中間曲 99
— intermediosinistra lateralis 外側中間左曲；外側中間曲 99
— lateralis 外側曲 99
— perinealis 肛門会陰曲；会陰曲 99
— sacralis 仙骨曲 99
— superior lateralis 外側上右曲；外側上曲 99
— superodextra lateralis 外側上右曲；外側上曲 99
Flocculus ［H X］ 片葉［第 X 半球小葉］ 198
Flumina pilorum 毛流 252
Foliatus 葉状［の］ 4
Folium (-i) 葉 4

Folium/a
— cerebelli 小脳回 196
— intergeniculatum 膝状体間葉；膝状体間小葉 204
— vermis ［VII A］ 虫部葉［第 VIIA 小葉］ 198
Folliculus (-i) 小胞 4
Folliculus/i
— ［甲状腺］濾胞 127
— linguales 舌小胞 93
— lymphatici aggregati 集合リンパ小節 97
— ovarici
— — primarii 原始卵胞 119
— — vesiculosi 胞状卵胞 119
— pili 毛包 252
Fonticulus/i
— anterior 大泉門 29
— anterolateralis 前側頭泉門 29
— cranii 頭蓋泉門 29
— mastoideus 後側頭泉門 29
— posterior 小泉門 29
— posterolateralis 後側頭泉門 29
— sphenoidalis 前側頭泉門 29
Foramen (-inis) 孔 4
Foramen/ina
— alveolaria 歯槽孔 36
— apicis dentis 歯根尖孔；根尖孔 91
— caecum 盲孔 35
— — linguae 舌盲孔 93
— — medullae oblongatae 延髄盲孔 181
— costotransversarium 肋横突孔 58
— cribrosa 篩板孔 35
— epiploicum 網嚢孔 125
— ethmoidale
— — anterius 前篩骨孔 28
— — posterius 後篩骨孔 28
— ethmoidalia

— — 篩骨孔《篩骨の》 35
— — 篩骨孔《前頭骨の》 35
— incisiva 切歯孔 29, 37
— infraorbitale 眼窩下孔 36
— interventriculare 室間孔 200, 210
— intervertebrale 椎間孔 39
— intervertebralia 椎間孔 40
— ischiadicum
— — majus 大坐骨孔 61
— — minus 小坐骨孔 61
— jugulare 頸静脈孔 28
— lacerum 破裂孔 29
— magnum 大後頭孔；大孔 29
— mandibulae 下顎孔 38
— mastoideum 乳突孔 32
— mentale オトガイ孔 38
— nasalia 鼻骨孔 36
— nervosa 神経孔 245
— nutricium 栄養孔 27
— obturatum 閉鎖孔 46
— omentale 網嚢孔 125
— ovale 卵円孔 31
— — cordis 卵円孔 133
— palatina minora
— — 鈎状突起《骨口蓋の》 29
— — 小口蓋孔 37
— palatinum majus 大口蓋孔 29
— papillaria 乳頭孔 114
— parietale 頭頂孔 34
— petrosum 錐体孔 31
— rotundum 正円孔 31
— sacralia
— — anteriora 前仙骨孔 40
— — posteriora 後仙骨孔 41
— singulare 単孔 247
— sphenopalatinum 蝶口蓋孔 28
— spinosum 棘孔 31
— stylomastoideum 茎乳突孔 33

索引（ラテン語 - 日本語）

335

Foramen/ina

— thyroideum 甲状孔 105
— transversarium 横突孔 39
— venae cavae 大静脈孔 73
— venarum minimarum 細小静脈孔 133
— venosum 静脈孔 31
— vertebrale 椎孔 39
— zygomaticofaciale 頬骨顔面孔 37
— zygomaticoorbitale 頬骨眼窩孔 37
— zygomaticotemporale 頬骨側頭孔 37

Foraminosus 孔[の] 4
Forceps
— frontalis 小鉗子 210
— major 大鉗子 210
— minor 小鉗子 210
— occipitalis 大鉗子 210
Formatio reticularis 網様体 174, 189, 195
— spinalis 脊髄網様体 178
Fornix (-icis) 円蓋 4
Fornix 脳弓 206, 210
— conjunctivae
— — inferior 下結膜円蓋 243
— — superior 上結膜円蓋 243
— gastricus 胃円蓋 96
— pharyngis 咽頭円蓋 94
— sacci lacrimalis 涙嚢円蓋 244
— vaginae 腟円蓋 120
Fossa (-ae) 窩 4
Fossa 窩 26
— acetabuli 寛骨臼窩 46
— antihelica 対輪窩 251
— articularis 関節窩 56
— axillaris 腋窩；わきのした 22
— canina 犬歯窩 36, 92
— cerebellaris 小脳窩 30
— cerebralis 大脳窩 30
— condylaris 顆窩 30
— coronoidea 鈎突窩 44

— cranii
— — anterior 前頭蓋窩 29
— — media 中頭蓋窩 29
— — posterior 後頭蓋窩 29
— cubitalis 肘窩 23
— digastrica 二腹筋窩 38
— epigastrica
— — ミズオチ 18
— — 上胃部 22
— glandulae lacrimalis 涙腺窩 35
— hyaloidea 硝子体窩 241
— hypophysialis 下垂体窩 30
— iliaca 腸骨窩 46
— incisiva 切歯窩 29
— incudis キヌタ骨窩 248
— infraclavicularis 鎖骨下窩 22
— infraspinata 棘下窩 42
— infratemporalis 側頭下窩 28
— inguinalis
— — lateralis 外側鼠径窩 126
— — medialis 内側鼠径窩 126
— intercondylaris 顆間窩 48
— interpeduncularis 脚間窩 192
— ischioanalis 坐骨肛門窩；坐骨直腸窩 124
— ischiorectalis 坐骨肛門窩；坐骨直腸窩 124
— jugularis 頸静脈窩 33
— lateralis cerebri 大脳外側窩 206
— malleoli lateralis 外果窩 49
— mandibularis 下顎窩 34
— navicularis urethrae 尿道舟状窩 118
— occlusalis 咬合窩 91
— olecrani 肘頭窩 44
— ovalis 卵円窩 133
— ovarica 卵巣陥凹 126

— pararectalis 直腸傍陥凹 126
— paravesicalis 膀胱傍陥凹 126
— poplitea 膝窩；ひかがみ 24
— pterygoidea 翼突窩 31
— pterygopalatina 翼口蓋窩 28
— radialis 橈骨窩 44
— retromolaris 臼後窩 38
— rhomboidea 菱形窩；第四脳室底 191
— sacci lacrimalis 涙嚢窩 28
— scaphoidea 舟状窩《蝶形骨の》 31
— subarcuata 弓下窩 33
— subscapularis 肩甲下窩 42
— supraclavicularis
— — major 肩甲鎖骨三角；大鎖骨上窩 22
— — minor 小鎖骨上窩 22
— supraspinata 棘上窩 42
— supratonsillaris 扁桃上窩 94
— supravesicalis 膀胱上窩 126
— temporalis 側頭窩 28
— tonsillaris 扁桃窩 94
— triangularis 三角窩《耳介の》 250
— trochanterica 転子窩 47
— vesicae
— — biliaris 胆嚢窩 100
— — felleae 胆嚢窩 100
— vestibuli vaginae 腟前庭窩 121
Fossula (-ae) 小窩 4
Fossula/e
— fenestrae
— — cochleae 蝸牛窓小窩 248
— — vestibuli 前庭窓小窩 248
— petrosa 錐体小窩 33

— tonsillares
—— 扁桃小窩《咽頭扁桃の》 94, 171
—— 扁桃小窩《口蓋扁桃の》 93, 171
Fovea (-ae) 窩 4
Fovea
— articularis 関節窩《橈骨の》 44
— capitis femoris 大腿骨頭窩 47
— centralis 中心窩 240
— costalis
—— inferior 下肋骨窩 40
—— processus transversi 横突肋骨窩 40
—— superior 上肋骨窩 40
— dentis 歯突起窩 40
— distalis 遠心小窩 92
— inferior 下窩 192
— mesialis 近心小窩 92
— oblonga 楕円窩 106
— pterygoidea 翼突筋窩 38
— sublingualis 舌下腺窩 38
— submandibularis 顎下腺窩 38
— superior 上窩 192
— triangularis 三角窩《披裂軟骨の》 106
— trochlearis 滑車窩 35
Foveola (-ae) 小窩 4
Foveola/e 中心小窩 240
— coccygea 尾骨窩 23, 252
— gastricae 胃小窩 96
— granulares クモ膜顆粒小窩 27
— suprameatalis 道上小窩 34
— suprameatica 道上小窩 34
Frenulum 小帯 4
— buccae 頬小帯 89
— clitoridis 陰核小帯 121
— labii
—— inferioris 下唇小帯 90

—— superioris 上唇小帯 90
— labiorum pudendi 陰唇小帯 121
— linguae 舌小帯 93
— ostii ilealis 回盲弁小帯；回腸口小帯 98
— preputii 包皮小体 117
— veli 帆小帯；上髄帆小帯 186
—— medullaris superioris 上髄帆小帯 191, 192
Frons 額 17, 27
Frontalis
— 前頭 16
— 前頭側 16
Fundiformis ワナ［の］ 4
Fundus (-i) 底 4
Fundus
— gastricus 胃底 96
— meatus acustici interni 内耳道底 247
— uteri 子宮底 119
— vesicae 膀胱底 113
—— biliaris 胆嚢底 102
—— felleae 胆嚢底 102
Fungiformis 茸状［の］ 4
Funiculus (-i) 索 4
Funiculus/i 神経索 174
— anterior 前索 179
— lateralis
—— 側索《延髄の》 181
—— 側索《脊髄の》 179
— medullae spinalis 脊髄索 177
— posterior 後索 180
— separans 分離索 191
— spermaticus 精索 116
— umbilicalis 臍帯 120
Fuscus 褐色［の］ 4
Fusiformis 紡錘状［の］ 4

G

Galea aponeurotica 帽状腱膜 67

Ganglion (-i) 神経節 4
Ganglion/ia 神経節 218
— aorticorenalia 大動脈腎動脈神経節 234
— autonomicum 自律神経節 218
— cardiaca 心臓神経節 233
— cervicale
—— inferioris 下頸神経節 231
—— medium 中頸神経節 231
—— superius 上頸神経節 231
— cervicothoracicum 頸胸神経節；星状神経節 231
— ciliare 毛様体神経節 232
— cochleare 蝸牛神経節；ラセン神経節 223
— coeliaca 腹腔神経節 234
— craniospinale sensorium 脳脊髄神経節；感覚性脳脊髄神経節 218
— geniculatum 膝神経節 222, 223
— geniculi 膝神経節 222, 223
— impar 不対神経節 232
— inferius
—— 下神経節《舌咽神経の》 223
—— 下神経節《迷走神経の》 224
— intermedia 中間神経節 231
— lumbalia 腰神経節 232
— mesentericum
—— inferius 下腸間膜動脈神経節 234
—— superius 上腸間膜動脈神経節 234
— oticum 耳神経節 233
— parasympathicum 副交感神経節 218
— pelvica 骨盤神経節 233

Ganglion/ia

- phrenica　横隔神経節 234
- pterygopalatinum　翼口蓋神経節 232
- renalia　腎神経節 234
- sacralia　仙骨神経節 232
- sensorium nervi
- — cranialis　脳神経の感覚性神経節 218
- — spinalis　脊髄神経節；感覚性脊髄神経節 218
- spinale　脊髄神経節 219
- spirale cochleae
- — ラセン神経節 223, 245
- — 蝸牛神経節 223
- stellatum　頸胸神経節；星状神経節 231
- sublinguale　舌下神経節 232
- submandibulare　顎下神経節 232
- superius
- — 上神経節《舌咽神経の》 223
- — 上神経節《迷走神経の》 224
- sympathicum　交感神経節 218
- terminale　終神経節 219
- thoracica　胸神経節 231
- thoracicum splanchnicum　内臓神経節 232
- trigeminale　三叉神経節；半月神経節 220
- trunci sympathici　幹神経節；交感神経幹神経節 231
- tympanicum　鼓室膨大；鼓室神経節 224
- vertebrale　椎骨動脈神経節 231
- vestibulare　前庭神経節 223

Ganglionaris　神経節[の] 4
Gaster　胃 96
Gelatinosus　膠様[の] 5
Gemma gustatoria　味蕾 251

Geniculatus　膝状[の] 5
Geniculum (-i)　膝 5
Geniculum　顔面神経節 222
- canalis nervi facialis　顔面神経管膝 32
Genitalis　陰部[の]；生殖[の] 5
Genu (-us)　膝 5
Genu
- 脳梁膝 209
- 膝 20
- capsulae internae　膝；内包膝 214
- nervi facialis　顔面神経膝 188

Germinativus　胚芽[の] 5
Gingiva　歯肉 55, 90
Ginglymus　蝶番関節 56
Glabella　眉間 34
Glandula (-ae)　腺 5
Glandula/e　腺 89
- areolares　乳輪腺 253
- bronchiales　気管支腺 109
- buccales　頰腺 90
- bulbourethralis　尿道球腺 116
- cardiacae　噴門腺 96
- ceruminosa　耳道腺 253
- cervicales　子宮頸腺 120
- ciliares　睫毛腺 243
- circumanalis　肛門周囲腺 253
- conjunctivales　結膜腺 243
- cutis　皮膚腺 253
- ductus
- — biliaris　胆管粘膜腺 102
- — choledochi　胆管粘膜腺 102
- duodenales　十二指腸腺 98
- endocrinae　内分泌腺 126
- gastricae　胃腺 96
- — propriae　固有胃腺；胃底腺 96

- intestinales　腸腺 97, 98
- labiales　口唇腺 90
- lacrimales accessoriae　副涙腺 243
- lacrimalis　涙腺 243
- laryngeales　喉頭腺 107
- linguales　舌腺 90
- lingualis apicalis　前舌腺 90
- mammaria　乳腺 253
- molares　臼歯腺 90
- nasales　鼻腺 104
- oesophageae　食道腺 96
- olfactoriae　嗅腺 104, 251
- oris　口腔腺 90
- palatinae　口蓋腺 90
- parathyroidea/e　上皮小体；副甲状腺 127
- — accessoriae　副上皮小体；副副甲状腺 127
- — inferior　下上皮小体；下副甲状腺 127
- — superior　上上皮小体；上副甲状腺 127
- parotidea　耳下腺 90
- — accessoria　副耳下腺 90
- pharyngeales　咽頭腺 95
- pinealis　松果体 127, 199
- pituitaria　下垂体 127
- preputiale　包皮腺 117
- pyloricis　幽門腺 96
- radicis linguae　後舌腺 90
- salivariae
- — majores　大唾液腺 90
- — minores　小唾液腺 90
- sebacea　脂腺《皮膚の》 253
- sebaceae　脂腺《眼瞼の》 243
- seminalis　精嚢；精嚢腺 116
- sublingualis　舌下腺 90
- submandibularis　顎下腺 90

— sudorifera 汗腺 253
— suprarenalis/es 副腎；腎上体 127
—— accessoriae 副副腎；副腎上体 127
— tarsales 瞼板腺 243
— thyroideae/e 甲状腺 126
—— accessoriae 甲状副腺 127
— tracheales 気管腺 107
— tubariae 耳管腺 250
— urethrales 尿道腺 118, 122
— uterinae 子宮腺 120
— vesiculosa 精嚢；精嚢腺 116
— vestibulares minores 小前庭腺 121
— vestibularis major 大前庭腺 121
Glandularis 腺[の] 5
Glans
— clitoridis 陰核亀頭 121
— penis 陰茎亀頭 117
Glenoidalis 関節[の] 5
Globosus 球状[の] 5
Globus (-i) 球 5
Globus pallidus
— lateralis 淡蒼球外節 214
— medialis 淡蒼球内節 214
Glomeruli [腎]糸球体 112
Glomerulus (-i) 糸球 5
Glomiformis 糸球状[の] 5
Glomus (-eris) 糸球 5
Glomus/era
— aortica 大動脈傍体；大動脈小体 136
— caroticum 頸動脈小体 136
— choroideum 脈絡糸球 176, 211
— coccygeum 尾骨小体 148
— jugulare 頸静脈小体 156
Glottis 声門 107
Gnathion グナチオン 27
Gomphosis 歯歯槽関節；釘植 54
Gonion ゴニオン 28
Gracilis 薄[の] 5
Granulatio (-onis) 顆粒 5
Granulationes arachnoideae クモ膜顆粒 175
Griseus 灰白[の] 5
Gyrus (-i) 回 5
Gyrus/i
— angularis 角回 207
— breves insulae 島短回 208
— cerebri 大脳回 206
— cinguli 帯状回 209
— dentatus 歯状回 209, 212
— fasciolaris 小帯回 209
— frontalis
—— inferior 下前頭回 207
—— medialis 内側前頭回 208
—— medius 中前頭回《足の》 207
—— superior 上前頭回 207
— insulae 島回 208
— lingualis 舌状回 209
— longus insulae 島長回 208
— occipitotemporalis
—— lateralis
——— 外側後頭側頭回《後頭葉の》 209
——— 外側後頭側頭回《側頭葉の》 209
—— medialis 内側後頭側頭回 209
— olfactorius
—— lateralis 外側嗅回 208
—— medialis 内側嗅回 208
— orbitales 眼窩回 208
— paracentralis
—— anterior 前中心傍回 208
—— posterior 後中心傍回 209
— parahippocampalis 海馬傍回 209
— paraolfactorii 嗅傍回 208
— paraterminalis 終板傍回 208
— postcentralis 中心後回 207
— precentralis 中心前回 207
— rectus 直回 208
— supramarginalis 縁上回 207
— temporalis/es
—— inferior 下側頭回 208, 209
—— medius 中側頭回 208
—— superior 上側頭回 207
—— transversi 横側頭回 207
—— transversus
——— anterior 前横側頭回 207
——— posterior 後横側頭回 208

H

Habenula 手綱 199
Haema (-atis) 血；血液 5
Haema 血液 131
Hallux 母趾(指)；第一趾(指) 20
Hamulus (-i) 鈎 5
Hamulus
— lacrimalis 涙骨鈎 36
— laminae spiralis ラセン板鈎 247
— ossis hamati 有鈎骨鈎 45
— pterygoideus 翼突鈎 31
Haustra coli 結腸膨起 99
Helicinus ラセン[の] 5
Helicotrema 蝸牛孔 247
Helix (-icis) ラセン 5
Helix 耳輪 250
Hemispherium (-i) 半球 5

索引（ラテン語－日本語）

Hemispherium

Hemispherium
— cerebelli [H II - H X] 小脳半球［第 II-X 半球小葉］ 197
— cerebri 大脳半球 206
Hepar 肝臓 100
Hiatus (-us) 裂孔 5
Hiatus
— adductorius 内転筋腱裂孔；腱裂孔 81
— aorticus 大動脈裂孔 72
— canalis nervi petrosi
—— majoris 大錐体神経管裂孔 32
—— minoris 小錐体神経管裂孔 32
— maxillaris 上顎洞裂孔 36
— oesophageus 食道裂孔 72
— sacralis 仙骨裂孔 41
— saphenus 伏在裂孔 81
— semilunaris 半月裂孔 35, 104
— urogenitalis 尿生殖裂孔 75
Hilum (-i) 門 5
Hilum 門 127, 166
— lienale 脾門 171
— nuclei
—— dentati 歯状核門 199
—— olivaris inferioris 下オリーブ核門 184
— ovarii 卵巣門 118
— pulmonis 肺門 109
— renale 腎門 111
— splenicum 脾門 171
Hippocampus 海馬 211
— proprius アンモン角；固有海馬 212
Hirci 腋毛 252
Horizontalis 水平 16
Humerus 上腕骨 43
Humor (-oris) 液 5
Humor
— aquosus 眼房水 241
— vitreus 硝子体液 241
Hymen 処女膜 120
Hypochondrium 下肋部 22
Hypodermis 皮下組織 252
Hypogastrium 恥骨部；下腹部 22
Hyponychium 下爪皮 253
Hypophysis 下垂体 127
— pharyngealis 咽頭下垂体 94
Hypothalamus 視床下部 200, 204
Hypothenar 小指球 19

I

Ileum 回腸 98
Ilium 腸骨 46
Impar 不対［の］ 5
Impressio (-onis) 圧痕 5
Impressio/nes
— cardiaca 心圧痕 100, 109
— colica 結腸圧痕 100
— digitatae 指圧痕 27
— duodenalis 十二指腸圧痕 100
— gastrica 胃圧痕 100
— gyrorum 指圧痕 27
— ligamenti costoclavicularis 肋鎖靱帯圧痕 43
— oesophageale 食道圧痕 100
— renalis 腎圧痕 100
— suprarenalis 副腎圧痕 100
— trigeminalis 三叉神経圧痕 32
Incisura (-ae) 切痕 5
Incisura/e 切痕 26
— acetabuli 寛骨臼切痕 46
— angularis 角切痕 96
— anterior 前切痕 251
— apicis cordis 心尖切痕 131
— cardiaca pulmonis sinistri 心切痕《左肺の》 109
— cardialis 噴門切痕 96
— cartilaginis meatus acustici 外耳道軟骨切痕 250
— clavicularis 鎖骨切痕 41
— costales 肋骨切痕 42
— ethmoidalis 篩骨切痕 35
— fibularis 腓骨切痕 49
— frontalis/foramen frontale 前頭切痕；前頭孔 34
— interarytenoidea 披裂間切痕 106
— intertragica 珠間切痕 251
— ischiadica
—— major 大坐骨切痕 46
—— minor 小坐骨切痕 46
— jugularis
—— 頸静脈切痕 33
—— 頸静脈切痕《後頭骨の》 30
—— 頸静脈切痕《側頭骨の》 33
—— 頸切痕 42
— lacrimalis 涙嚢切痕 36
— ligamenti teretis 肝円索切痕 100
— mandibulae 下顎切痕 38
— mastoidea 乳突切痕 32
— nasalis 鼻切痕 36
— pancreatis 膵切痕 103
— parietalis 頭頂切痕 33
— preoccipitalis 後頭前切痕 207
— pterygoidea 翼突切痕 31
— radialis 橈骨切痕 44
— scapulae 肩甲切痕 42
— sphenopalatina 蝶口蓋切痕 37
— supraorbitalis/foramen supraorbitale 眼窩上切痕；眼窩上孔 34
— tentorii テント切痕 175
— terminalis auricularis 分

Labium/a

界切痕　251
— thyroidea
—— inferior　下甲状切痕
　　　　　　　　　　105
—— superior　上甲状切痕
　　　　　　　　　　105
— trochlearis　滑車切痕　44
— tympanica　鼓膜切痕
　　　　　　　　　33,250
— ulnaris　尺骨切痕　44
— vertabralis
—— inferior　下椎切痕　39
—— superior　上椎切痕　39
Inclinatio pelvis　骨盤傾斜
　　　　　　　　　　　47
Incus　キヌタ骨　249
Index　示指；ひとさしゆび（第二指）　19
Indusium griseum　灰白層；脳梁灰白層　210
Inferior　下　16
Infundibulum (-i)　漏斗；ロート　5
Infundibulum　漏斗
　　　　　　　　　127,200
— ethmoidale　篩骨漏斗
　　　　　　　　　　35,104
— tubae uterinae　卵管漏斗
　　　　　　　　　　　119
— vesicae
—— biliaris　胆嚢漏斗　102
—— felleae　胆嚢漏斗　102
Inguen
— もものつけね　18
— 鼠径　18
— 鼠径部　22
Inion　イニオン　29
Insertio　付着　66
— partis superficialis musculi sphincteris ani externi　外肛門括約筋浅部付着　75
Insula (-ae)　島　5
Insula/e　島；島葉　208
— olfactoriae　嗅島　213
— pancreaticae　膵島
　　　　　　　　　103,127
Integumentum commune　外皮　252
Intermedius　中間　16
Internus　内　16
Intersectio/nes tendinea/e　腱画　67,73
Intestinum
— crassum　大腸　98
— tenue　小腸　97
Intumescentia (-ae)　膨大；膨大部　5
Intumescentia
— cervicalis　頸膨大　176
— lumbosacralis　腰仙膨大；腰膨大　176
— tympanica　鼓室膨大；鼓室神経節　224
Iris　虹彩　239
Ischium　坐骨　46
Isocortex　等皮質　211
Isthmus (-i)　峡　5
Isthmus
— aortae　大動脈峡部　136
— cartilaginis auricularis　耳軟骨峡　251
— faucium　口峡部　93
— glandulae thyroideae　甲状腺峡部　126
— gyri cinguli　帯状回峡　209
— prostatae　峡部《前立腺の》　116
— tubae
—— auditivae　耳管峡　250
—— auditoriae　耳管峡　250
—— uterinae　卵管峡部　119
— uteri　子宮峡部　119

J

Jejunum　空腸　98
Jugum (-i)　隆起　5
Jugum/a
— alveolaria
—— 歯槽隆起《下顎骨の》　38
—— 歯槽隆起《上顎骨の》　37

— cerebralia　指圧痕　27
— sphenoidale　蝶形骨隆起　30
Junctio anorectalis　肛門直腸結合　99
Junctura (-ae)　連結　5
Junctura/e　連結　53
— cartilaginea　軟骨性の連結　55
— cinguli
—— pectorias　上肢帯の連結　59
—— pelvici　下肢帯の連結　61
— fibrosa　線維性の連結　53
— membri
—— inferioris liberi　自由下肢の連結　61
—— superioris liberi　自由上肢の連結　59
— ossea　骨結合　53
— ossium　骨の連結　53
— synovialis　滑膜性の連結；[狭義の]関節　55
— thoracis　胸郭の連結　58

K

Kyphosis
— sacralis　仙骨部後弯　39
— thoracica　胸部後弯　39

L

Labialis　唇[の]　5
Labium (-i)　唇　5
Labium/a
— anterius　前唇　120
— externum　外唇《腸骨の》　46
— inferius　下唇；したくちびる　17,89
— internum　内唇　46
— laterale
—— 外側唇《大腿骨の》　48
—— 大結節稜　43

Labium/a

- limbi
  - ― tympanicum　鼓室唇　245
  - ― vestibulare　前庭唇　245
- majus pudendi　大陰唇　121
- mediale
  - ― 小結節稜　43
  - ― 内側唇　48
- minus pudendi　小陰唇　121
- oris　口唇；くちびる　89
- posterius　後唇《子宮の》　120
- superius　上唇；うわくちびる　17,89

Labrum (-i)　唇　5

Labrum
- acetabuli　関節唇《股関節の》　61
- articulare　関節唇　56
- glenoidale　関節唇《肩関節の》　59
- ileocaecale　回盲唇；下唇《盲腸の》　98
- ileocolicum　回結腸唇；上唇　98
- inferius　回盲唇；下唇《盲腸の》　98
- superius　回結腸唇；上唇　98

Labyrinthicus　迷路[の]　5

Labyrinthus (-i)　迷路　5

Labyrinthus
- cochlearis　蝸牛迷路　245
- corticis　皮質迷路　112
- ethmoidalis　篩骨迷路　35
- membranaceus　膜迷路　244
- osseus　骨迷路　246
- vestibularis　前庭迷路　244

Lacertus
- fibrosus　上腕二頭筋腱膜；線維性腱膜　76

- musculi recti lateralis　外側直筋制動靱帯　242

Lacuna (-ae)　裂孔　5

Lacuna/e
- laterales　外側裂孔　157
- musculorum　筋裂孔　81
- urethrales　尿道凹窩　118,122
- vasorum　血管裂孔　81

Lacunaris　裂孔[の]　5

Lacus lacrimalis　涙湖　243

Lambda　ラムダ　29

Lambdoideus　ラムダ状[の]　5

Lamella (-ae)　板；層板　5

Lamella
- anterior　腹側板　184
- lateralis　外側板《主オリーブ核の》　184
- posterior　背側板　184
- tympanica　鼓室板　247
- vestibularis　前庭板　247

Lamina (-ae)　板；層板　5

Lamina/e
- ― 透明中隔板　210
- ― 板；層　174
- I　帯状層；第 I 層　196
- II　浅灰白層；第 II 層　196
- III　視神経層；第 III 層　196
- IV　中間灰白層；第 IV 層　196
- V　中間白層；毛帯層；第 V 層　196
- VI　深灰白層；第 VI 層　196
- VII　深白層；第 VII 層　196
- affixa　付着板　210
- alaris　翼板　175
- albae　白質板　199
- anterior
  - ― 前葉《腹直筋の》　73
  - ― 前葉；深葉；腰方形筋筋膜《胸腰筋膜の》　72
- arcus vertebrae　椎弓板　39
- basalis

- ― ― 基底板《毛様体の》　239
- ― ― 基底膜　239
- ― 基板　175
- basilaris　基底板《蝸牛管の》　245
- cartilaginis cricoideae [輪状軟骨]板　105
- choroidocapillaris　脈絡毛細管板　239
- cribrosa　篩板　35
  - ― sclerae　強膜篩板　239
- dextra/sinistra　右板・左板《甲状軟骨の》　105
- dorsalis　蓋板　174
- epiphysialis　骨端板　26
- episcleralis　強膜上板　238
- externa　外板《頭蓋の》　27
- fusca sclerae　強膜褐色板　239
- granularis
  - ― externa [Lamina II] 外顆粒層［第 II 層］　211
  - ― interna [Lamina IV] 内顆粒層［第 IV 層］　211
- horizontalis　水平板　37
- interna　内板　27
- lateralis
  - ― ― 外側板《耳管軟骨の》　250
  - ― ― 外側板《蝶形骨の》　31
- limitans
  - ― anterior　前境界板　239
  - ― posterior　後境界板　239
- media　中葉《胸腰筋膜の》　72
- medialis
  - ― ― 内側板《耳管軟骨の》　250
  - ― ― 内側板《蝶形骨の》　31
- medullaris
  - ― accessoria　副髄板　214
  - ― externa　外側髄板　214
  - ― interna　内側髄板　214

―― lateralis
――― 外髄板 203
――― 外[側]髄板 214
―― medialis
――― 内髄板 203
――― 内[側]髄板 214
― membranacea 膜性板 250
― modioli 蝸牛軸板 247
― molecularis [Lamina I] 分子層[第Ⅰ層] 211
― multiformis [Lamina Ⅵ] 多形層；多形細胞層[第Ⅵ層] 211
― muscularis mucosae
―― 粘膜筋板 89
―― 粘膜筋板《胃の》 96
―― 粘膜筋板《小腸の》 97
―― 粘膜筋板《食道の》 96
―― 粘膜筋板《大腸の》 98
― orbitalis 眼窩板 35
― parietalis
―― 壁側板《心膜の》 131
―― 壁側板《精巣の》 115
― perpendicularis
―― 垂直板《口蓋骨の》 37
―― 垂直板《篩骨の》 35
― posterior
―― 後葉《腹直筋の》 73
―― 後葉；浅葉《胸腰筋膜の》 72
― pretrachealis 気管前葉 69
― prevertebralis 椎前葉 70
― profunda
―― 深板 242
―― 深葉《側頭筋膜の》 68
―― 前葉；深葉；腰方形筋筋膜《胸腰筋膜の》 72
― propria mucosae
―― 粘膜固有層 89
―― 粘膜固有層《胃の》 96
―― 粘膜固有層《小腸の》 97
―― 粘膜固有層《食道の》 96
―― 粘膜固有層《大腸の》 98
― pyramidalis
―― externa [Lamina Ⅲ] 外錐体層[第Ⅲ層] 211
―― interna [Lamina Ⅴ] 内錐体層[第Ⅴ層] 211
― quadrigemina 蓋板；四丘体板 192,195
― spinalis/es
―― Ⅰ 辺縁核；脊髄第Ⅰ層 178
―― Ⅱ 膠様質；脊髄第Ⅱ層《脊髄の》 178
―― Ⅲ et Ⅳ 固有核；脊髄第Ⅲ・第Ⅳ層 178
―― Ⅴ 脊髄第Ⅴ層 178
―― Ⅵ 脊髄第Ⅵ層 178
―― Ⅶ 脊髄第Ⅶ層 178
―― Ⅶ-Ⅸ 脊髄第Ⅶ-第Ⅸ層 177
―― Ⅹ 第Ⅹ脊髄野；脊髄第Ⅹ層 180
― spiralis
―― ossea 骨ラセン板 247
―― secundaria 第二ラセン板 247
― superficialis
―― 後葉；浅葉《胸腰筋膜の》 72
―― 浅板 242
―― 浅葉《頸筋膜の》 69
―― 浅葉《側頭筋膜の》 68
― suprachoroidea 脈絡上板 239
― tecti 蓋板；四丘体板 192,195
― terminalis 終板 200,210
― tragi 耳珠板 250
― vasculosa 血管板 239
― ventralis 底板 175
― visceralis
―― 臓側板《精巣の》 115
―― 臓側板；心外膜《心膜の》 131
Lanugo 生毛 252
Larynx 喉頭 18,105
Lateralis 外側 16
Latus
― 広[の] 5
― 側腹：わきばら 18
― 側腹部 22
Lemniscus (-i) 毛帯 5
Lemniscus 毛帯 174
― lateralis 外側毛帯 188,193,203
― medialis 内側毛帯 182,187,193,203
― spinalis
―― 脊髄毛帯《視床の》 203
―― 脊髄毛帯；前外側路《橋の》 188
―― 脊髄毛帯；前外側路《中脳の》 193
―― 脊髄毛帯；前外側路；前外側系《延髄の》 183
― trigeminalis
―― 三叉神経核視床路 188
―― 三叉神経毛帯 188,193,203
Lens 水晶体 241
Leptomeninx 柔膜；広義の軟膜；クモ膜と軟膜 175
Levator (-oris) 挙筋 5
Levatorius 挙筋[の] 5
Liber 自由[の] 5
Lien 脾臓 171
Ligamentum (-i) 靱帯 5
Ligamentum/a 靱帯 56
― acromioclaviculare 肩鎖靱帯 59
― alaria 翼状靱帯 57
― anococcygeum 肛門尾骨靱帯 75,123
― anulare
―― radii 橈骨輪状靱帯 59
―― stapediale アブミ骨輪状靱帯 249
― anularia 輪状靱帯 107
― apicis dentis 歯尖靱帯 57
― arcuatum
―― laterale 外側弓状靱帯 72
―― mediale 内側弓状靱帯 72
―― medianum 正中弓状靱帯 72

Ligamentum/a

- —— pubis 恥骨弓靱帯 55
- — arteriosum 動脈管索 135
- — atlantooccipitale
- —— anterius 前環椎後頭靱帯 57
- —— laterale 外側環椎後頭靱帯 57
- — auriculare/aria 耳介靱帯 251
- —— anterius 前耳介靱帯 251
- —— posterius 後耳介靱帯 251
- —— superius 上耳介靱帯 251
- — bifurcatum 二分靱帯 63
- — calcaneocuboideum 踵立方靱帯 63
- —— dorsale 背側踵立方靱帯 63
- —— plantare 底側踵立方靱帯 63
- — calcaneofibulare 踵腓靱帯 62
- — calcaneonaviculare 踵舟靱帯 63
- —— plantare 底側踵舟靱帯 63
- — capitis
- —— costae
- ——— intraarticulare 関節内肋骨頭靱帯 58
- ——— radiatum 放線状肋骨頭靱帯 58
- —— femoris 大腿骨頭靱帯 61
- —— fibulae
- ——— anterius 前腓骨頭靱帯 62
- ——— posterius 後腓骨頭靱帯 62
- — capsularia 関節包靱帯 56
- — cardinale 基靱帯；子宮頸横靱帯 120
- — carpi radiatum 放線状手根靱帯 60
- —— carpometacarpalia
- ——— dorsalia 背側手根中手靱帯 60
- ——— palmaria 掌側手根中手靱帯 60
- — ceratocricoideum 下角輪状靱帯 105
- — collaterale
- —— carpi
- ——— radiale 外側手根側副靱帯 60
- ——— ulnare 内側手根側副靱帯 60
- —— fibulare 外側側副靱帯《膝関節の》 62
- —— laterale 外側側副靱帯《距腿関節の》 62
- —— mediale 内側靱帯；三角靱帯《距腿関節の》 62
- —— radiale 外側側副靱帯《上橈尺関節の》 59
- —— tibiale 内側側副靱帯《膝関節の》 62
- —— ulnare 内側側副靱帯《上橈尺関節の》 59
- — collateralia
- —— 側副靱帯《足の趾（指）節間関節の》 64
- —— 側副靱帯《中手指節関節の》 61
- —— 側副靱帯《中足趾（指）節関節の》 64
- —— 側副靱帯《手の指節間関節の》 61
- — conoideum 円錐靱帯 59
- — coracoacromiale 烏口肩峰靱帯 59
- — coracoclaviculare 烏口鎖骨靱帯 59
- — coracohumerale 烏口上腕靱帯 59
- — coronarium ［肝］冠状間膜 125
- — costoclaviculare 肋鎖靱帯 59
- — costotransversarium 肋横突靱帯 58
- —— laterale 外側肋横突靱帯 58
- —— superius 上肋横突靱帯 58
- — costoxiphoidea 肋剣靱帯 58
- — cricoarytenoideum 後輪状披裂靱帯 106
- — cricopharyngeum 輪状咽頭靱帯 106
- — cricothyroideum medianum 正中輪状甲状靱帯 105
- — cricotracheale 輪状気管靱帯 105
- — cruciata genus 膝十字靱帯 62
- — cruciatum
- —— anterius 前十字靱帯 62
- —— posterius 後十字靱帯 62
- — cruciforme atlantis 環椎十字靱帯 57
- — cuboideonaviculare
- —— dorsale 背側立方舟靱帯 63
- —— plantare 底側立方舟靱帯 63
- — cuneocuboideum
- —— dorsale 背側楔立方靱帯 63
- —— interosseum 骨間楔立方靱帯 63
- —— plantare 底側楔立方靱帯 63
- — cuneometatarsalia interossea 骨間楔中足靱帯 64
- — cuneonavicularia
- —— dorsalia 背側楔舟靱帯 63
- —— plantaria 底側楔舟靱帯 63
- — deltoideum 内側靱帯；三角靱帯《距腿関節の》 62
- — denticulatum 歯状靱帯 176
- — epididymidis

Ligamentum/a

- —— inferius 下精巣上体間膜 115
- —— superius 上精巣上体間膜 115
- — extracapsularia 関節[包]外靱帯 56
- — extraperitoneale 腹膜外靱帯 74
- — falciforme [肝]鎌状間膜 125
- — flava 黄色靱帯 53
- — fundiforme
- —— clitoridis 陰核ワナ靱帯 74,122
- —— penis 陰茎ワナ靱帯 74,117
- — gastrocolicum 胃結腸間膜 125
- — gastrolienale 胃脾間膜 125
- — gastrophrenicum 胃横隔間膜 125
- — gastrosplenicum 胃脾間膜 125
- — glenohumeralia 関節上腕靱帯 59
- — hepatis 肝間膜 125
- — hepatocolicum 肝結腸間膜 125
- — hepatoduodenale 肝十二指腸間膜 125
- — hepatoesophageale 肝食道間膜 125
- — hepatogastricum 肝胃間膜 125
- — hepatophrenicum 肝横隔間膜 124
- — hepatorenale 肝腎間膜 125
- — hyoepiglotticum 舌骨喉頭蓋靱帯 106
- — iliofemorale 腸骨大腿靱帯 61
- — iliolumbale 腸腰靱帯 57
- — incudis
- —— posterius 後キヌタ骨靱帯 249
- —— superius 上キヌタ骨靱帯 249
- — inguinale 鼠径靱帯 73
- — intercarpalia
- —— dorsalia 背側手根間靱帯 60
- —— interossea 骨間手根間靱帯 60
- —— palmaria 掌側手根間靱帯 60
- — interclaviculare 鎖骨間靱帯 59
- — intercuneiformia
- —— dorsalia 背側楔間靱帯 63
- —— interossea 骨間楔間靱帯 63
- —— plantaria 底側楔間靱帯 63
- — interfoveolare 窩間靱帯 74
- — interspinalia 棘間靱帯 53
- — intertransversaria 横突間靱帯 53
- — intracapsularia 関節[包]内靱帯 56
- — ischiofemorale 坐骨大腿靱帯 61
- — lacunare 裂孔靱帯 73
- — laterale 外側靱帯《顎関節の》 57
- —— puboprostaticum 恥骨前立腺靱帯；恥骨前立腺外側靱帯 75
- —— pubovesicale 恥骨膀胱外側靱帯 75
- —— vesicale 膀胱外側靱帯 75
- — latum uteri 子宮広間膜 126
- — lienorenale 脾腎ヒダ；横隔脾ヒダ 125
- — longitudinale
- —— anterius 前縦靱帯 55
- —— posterius 後縦靱帯 55
- — lumbocostale 腰肋靱帯 58
- — mallei
- —— anterius 前ツチ骨靱帯 249
- —— laterale 外側ツチ骨靱帯 249
- —— superius 上ツチ骨靱帯 249
- — mediale 内側靱帯《顎関節の》 57
- —— puboprostaticum 恥骨膀胱靱帯；恥骨前立腺内側靱帯 75
- —— pubovesicale 恥骨膀胱内側靱帯 75
- — meniscofemorale
- —— anterius 前半月大腿靱帯 61
- —— posterius 後半月大腿靱帯 61
- — metacarpale transversum
- —— profundum 深横中手靱帯 61
- —— superficiale 浅横中手靱帯 78
- — metacarpalia
- —— dorsalia 背側中手靱帯 60
- —— interossea 骨間中手靱帯 60
- —— palmaria 掌側中手靱帯 60
- — metatarsale transversum
- —— profundum 深横中足靱帯 64
- —— superficiale 浅横中足靱帯 82
- — metatarsalia
- —— dorsalia 背側中足靱帯 64
- —— interossea 骨間中足靱帯 64
- —— plantaria 底側中足靱帯 64
- — nuchae 項靱帯 53
- — ossiculorum
- —— auditoriorum 耳小骨靱帯 249

索引（ラテン語 - 日本語）

Ligamentum/a

—— auditus 耳小骨靱帯 249
— ovarii proprium 固有卵巣索 119
— palmaria 掌側靱帯 61
— palpebrale
—— laterale 外側眼瞼靱帯 243
—— mediale 内側眼瞼靱帯 243
— pancreaticocolicum 膵結腸間膜 125
— pancreaticosplenicum 膵脾間膜 125
— patellae 膝蓋靱帯 62
— pectinatum anguli iridocornealis
—— 虹彩角膜角櫛状靱帯 240
—— 小柱網；櫛状靱帯 238
— pectineum 恥骨櫛靱帯 73
— periodontale 歯根膜 92
— phrenicocolicum 横隔結腸間膜 125
— phrenicooesophagealis 横隔食道膜 72
— phrenicosplenicum 横隔脾間膜 125
— pisohamatum 豆鈎靱帯 60
— pisometacarpale 豆中手靱帯 60
— plantare longum 長足底靱帯 63
— plantaria 底側靱帯 64
— popliteum
—— arcuatum 弓状膝窩靱帯 62
—— obliquum 斜膝窩靱帯 62
— pterygospinale 翼棘靱帯 53
— pubicum
—— inferius 下恥骨靱帯 55
—— superius 上恥骨靱帯 55

— pubocervicale 恥骨頸靱帯 120
— pubofemorale 恥骨大腿靱帯 61
— puboprostaticum 恥骨前立腺靱帯；恥骨前立腺外側靱帯 75
— puboprostaticus 恥骨前立腺靱帯 123
— pubovesicale 恥骨膀胱靱帯；恥骨前立腺内側靱帯 75
— pulmonale 肺間膜 111
— quadratum 方形靱帯 59
— radiocarpale
—— dorsale 背側橈骨手根靱帯 60
—— palmare 掌側橈骨手根靱帯 60
— recti laterale 外側直腸靱帯 99
— rectouterinum 直腸子宮靱帯；子宮仙骨靱帯 120
— reflexum 反転靱帯 73
— sacrococcygeum
—— anterius 前仙尾靱帯 58
—— dorsale
——— profundum 深後仙尾靱帯 58
——— superficiale 浅後仙尾靱帯 58
—— laterale 外側仙尾靱帯 58
—— posterius
——— profundum 深後仙尾靱帯 58
——— superficiale 浅後仙尾靱帯 58
—— ventrale 前仙尾靱帯 58
— sacroiliacum
—— anterius 前仙腸靱帯 61
—— interosseum 骨間仙腸靱帯 61
—— posterius 後仙腸靱帯 61
— sacrospinale 仙棘靱帯 61

— sacrotuberale 仙結節靱帯 61
— sphenomandibulare 蝶下顎靱帯 57
— spirale ラセン靱帯 245
— splenocolicum 脾結腸間膜 125
— splenorenale 脾腎ヒダ；横隔脾ヒダ 125
— sternoclaviculare
—— anterius 前胸鎖靱帯 59
—— posterius 後胸鎖靱帯 59
— sternocostale intraarticulare 関節内胸肋靱帯 58
— sternocostalia radiata 放線状胸肋靱帯 58
— sternopericardiaca 胸心膜靱帯 131
— stylohyoideum 茎突舌骨靱帯 53
— stylomandibulare 茎突下顎靱帯 57
— supraspinale 棘上靱帯 53
— suspensoria mammaria 乳房提靱帯 253
— suspensorium
—— axillae 腋窩提靱帯 78
—— bulbi 眼球提靱帯 242
—— clitoridis 陰核提靱帯 74,122
—— duodeni 十二指腸提筋 97
—— glandulae thyroideae 甲状腺提靱帯 69
—— ovarii 卵巣提靱帯；卵巣提索 119,126
—— penis 陰茎提靱帯 74,117
— talocalcaneum
—— interosseum 骨間距踵靱帯 63
—— laterale 外側距踵靱帯 62
—— mediale 内側距踵靱帯 62

―― posterius 後距踵靱帯 63
― talofibulare
―― anterius 前距腓靱帯 62
―― posterius 後距腓靱帯 62
― talonaviculare 距舟円靱帯 63
― tarsi 足根靱帯 63
―― dorsalia 背側足根靱帯 63
―― interossea 骨間足根靱帯 63
―― plantaria 底側足根靱帯 63
― tarsometatarsalia
―― dorsalia 背側足根中足靱帯 64
―― plantaria 底側足根中足靱帯 64
― teres
―― hepatis 肝円索 100, 162
―― uteri 子宮円索 120
― thyroepiglotticum 甲状喉頭蓋靱帯 106
― thyrohyoideum
―― laterale 外側甲状舌骨靱帯 105
―― medianum 正中甲状舌骨靱帯 105
― tibiofibulare
―― anterius 前脛腓靱帯 53
―― posterius 後脛腓靱帯 53
― trachealia 輪状靱帯 107
― transversum
―― acetabuli 寛骨臼横靱帯 61
―― atlantis 環椎横靱帯 57
―― cervicis 基靱帯；子宮頸横靱帯 120
―― genus 膝横靱帯 62
―― perinei 会陰横靱帯 123

―― scapulae
――― inferius 下肩甲横靱帯 59
――― superius 上肩甲横靱帯 59
―― trapezoideum 菱形靱帯 59
― triangulare
―― dextrum 右三角間膜 125
―― sinistrum 左三角間膜 125
― ulnocarpale
―― dorsale 背側尺骨手根靱帯 60
―― palmare 掌側尺骨手根靱帯 60
― umbilicale medianum 正中臍索 113
― uteroovaricum 固有卵巣索 119
― venae cavae sinistrae 左大静脈靱帯 155
― venosum 静脈管索 100, 162
― vestibulare 前庭靱帯；室靱帯 107
― vocale 声帯靱帯 107
Limbus (-i) 縁 5
Limbus
― acetabuli 寛骨臼縁 46
― anterior palpebrae 前眼瞼縁 243
― corneae 角膜縁 239
― fossae ovalis 卵円窩縁 133
― posterior palpebrae 後眼瞼縁 243
― sphenoidalis 蝶形骨縁 30
― spiralis ラセン板縁 245
Limen (-inis) 限 5
Limen
― insulae 島限 208
― nasi 鼻限 104
Limitans 境界[の] 5
Linea (-ae) 線 6
Linea/e 線 26

― alba 白線 73
― anocutanea 肛門皮膚線 100
― anorectalis 肛門直腸線 100
― arcuata
―― 弓状線《腸骨の》 46
―― 弓状線《腹直筋の》 73
― aspera 粗線 48
― axillaris
―― anterior 前腋窩線 21
―― media 中腋窩線；腋窩線 21
―― posterior 後腋窩線 21
― distractiones 割線 252
― epiphysialis 骨端線 27
― glutea
―― anterior 前殿筋線 46
―― inferior 下殿筋線 46
―― posterior 後殿筋線 46
― intercondylaris 顆間線 48
― intermedia 中間線 46
― intertrochanterica 転子間線 48
― mammillaris 乳頭線 21
― mediana
―― anterior 前正中線 21
―― posterior 後正中線 21
― medioclavicularis 鎖骨中線 21
― musculi solei ヒラメ筋線 48
― mylohyoidea 顎舌骨筋線 38
― nuchalis
―― inferior 下項線 30
―― superior 上項線 30
―― suprema 最上項線 30
― obliqua
―― 斜線《下顎骨の》 38
―― 斜線《甲状軟骨の》 105
― parasternalis 胸骨傍線 21

索引（ラテン語―日本語）

347

— paravertebralis 椎骨傍線 21
— pectinata 櫛状線；歯状線 100
— pectinea 恥骨筋線 48
— scapularis 肩甲線 21
— semilunaris 半月線 18，73
— sternalis 胸骨線 21
— supracondylaris
—— lateralis 外側顆上線 48
—— medialis 内側顆上線 48
— temporalis 側頭線 35
—— inferior 下側頭線 34
—— superior 上側頭線 34
— terminalis 分界線 47
— transversae 横線 40
— trapezoidea 菱形靱帯線 43

Lingua 舌 17，92
Lingula (-ae) 小舌 6
Lingula
— cerebelli [I] 小脳小舌；第Ⅰ小葉 197
— mandibulae 下顎小舌 38
— pulmonis sinistri 小舌《左肺の》 109
— sphenoidalis 蝶形骨小舌 31

Lingularis 小舌［の］ 6
Liquor (-oris) 液 6
Liquor cerebrospinalis 脳脊髄液 175
Lobaris 葉状［の］ 6
Lobularis 小葉［の］ 6
Lobulus (-i) 小葉 6
Lobulus/i
— ［甲状腺］小葉 127
— 小葉 89
— 小葉《肺の》 110
— ansiformis [H VII A] 半月小葉；係蹄状小葉［第 VIIA 半球小葉］ 198
— anteromedialis 前内側小葉 116

— auriculae 耳垂 250
— biventer [H VIII] 二腹小葉［第 VIII 半球小葉］ 198
— centralis [II et III] 小脳中心小葉；中心小葉［第Ⅱ・Ⅲ小葉］ 197
— epididymidis 精巣上体小葉円錐 115
— glandulae mammariae 乳腺小葉 253
— gracilis 薄小葉；正中傍小葉［第 VIIB 半球小葉］ 198
— hepatis 肝小葉 102
— inferolateralis 下外側小葉 116
— inferoposterior 下後小葉 116
— paracentralis 中心傍小葉 208，209
— paraflocculalis dorsalis [H VIII B] 二腹小葉内側部；背側傍片葉［第 VIIIB 半球小葉］ 198
— paramedianus [H VII B] 薄小葉；正中傍小葉［第 VIIB 半球小葉］ 198
— parietalis
—— inferior 下頭頂小葉 207
—— superior 上頭頂小葉 207
— quadrangularis
—— anterior [H IV et H V] 前四角小葉［第Ⅳ・Ⅴ半球小葉］ 197
—— posterior [H VI] 後四角小葉［第Ⅵ半球小葉］ 198
— semilunares 半月小葉；係蹄状小葉［第 VIIA 半球小葉］ 198
— semilunaris
—— inferior 下半月小葉；係蹄状小葉第二脚［第 VIIA 半球小葉］ 198
—— superior 上半月小葉；係蹄状小葉第一脚［第 VIIA 半球小葉］ 198
— simplex [H VI et VI] 単

小葉［第Ⅵ半球小葉と第Ⅵ葉］ 197
— superomedialis 上内側小葉 116
— testis 精巣小葉 115
— thymi/ci 小葉《胸腺の》 166
—— accessorii 副小葉 166

Lobus (-i) 葉 6
Lobus/i
— 葉 89
— 葉《胸腺の》 166
— ［右・左］葉《甲状腺の》 126
— anterior 腺下垂体；前葉《下垂体の》 127
— caudatus
—— 肝後部；尾状葉 101
—— 後区域；尾状葉；区域Ⅰ 101
—— 尾状葉 101
— cerebelli
—— anterior 小脳前葉 197
—— posterior 小脳後葉 197
— cerebri 大脳葉 206
— flocculonodularis 片葉小節葉 197，198
— frontalis 前頭葉 207，208
— glandulae mammariae 乳腺葉 253
— hepatis 肝葉 101
—— dexter 右葉《肝臓の》 101
—— sinister 左葉《肝臓の》 101
— inferior 下葉《肺の》 109
— insularis 島；島葉 208
— limbicus 辺縁葉 209
— medius 中葉《前立腺の》 116
—— pulmonis dextri 中葉《右肺の》 109
— nervosus 神経葉 127
— occipitalis 後頭葉 207，209

— parietalis 頭頂葉 207,209
— posterior 神経下垂体；後葉《下垂体の》 127
— prostatae dexter et sinister 右・左葉《前立腺の》 116
— pyramidalis 錐体葉 127
— quadratus 方形葉 101
— renales 腎葉 112
— superior 上葉 109
— temporalis 側頭葉 207,209
Locus caeruleus 青斑 191
Longitudinalis 縦 16
Longus 長[の] 6
Lordosis
— cervicis 頸部前弯 39
— colli 頸部前弯 39
— lumbalis 腰部前弯 39
Lucidus 淡明[の] 6
Lumbus 腰 18
Luminalis 管腔 16
Lunatus 月状[の] 6
Lunula (-ae) 半月 6,253
Lunula/e
—— 半月弁半月《大動脈弁の》 134
—— 半月弁半月《肺動脈弁の》 133
Luteus 黄[の]；黄色[の] 6
Lympha (-ae) リンパ 6,131
Lymphaticus リンパ[の] 6
Lymphonodus (-i) リンパ節 6
Lymphonodus リンパ節 131,166

M

Macula (-ae) 斑 6
Macula/e
— cribrosa/e
—— 平衡斑 245
—— 篩状斑 246
—— inferior 下篩状斑 246
—— media 中篩状斑 246
—— superior 上篩状斑 246
— lutea 黄斑 240
— sacculi 球形嚢斑 245
— utriculi 卵形嚢斑 245
Macularis 斑[の] 6
Magnus 大[の] 6
Major 大[の] 6
Malleolus
— lateralis
—— そとくるぶし 20
—— 外果 20,49
— medialis
—— うちくるぶし 20
—— 内果 20,49
Malleus ツチ骨 249
Mamma 乳房；ちぶさ 18,253
— accessoria 副乳；副乳房 253
Mammillae 切縁結節 92
Mammillaris 乳頭[の] 6
Mandibula 下顎骨 38
Manubrium (-i) 柄 6
Manubrium
— mallei ツチ骨柄 249
— sterni 胸骨柄 41
Manus 手 19
Marginalis 縁[の] 6
Margo (-inis) 縁 6
Margo
— acetabuli 寛骨臼縁 46
— anterior
—— 前縁《脛骨の》 49
—— 前縁《尺骨の》 45
—— 前縁《膵臓の》 103
—— 前縁《精巣の》 115
—— 前縁《橈骨の》 44
—— 前縁《肺の》 109
—— 前縁《腓骨の》 49
— arcuatus 鎌状縁；弓状縁 81
— ciliaris 毛様体縁 239
— dexter 右縁 131
— falciformis 鎌状縁；弓状縁 81
— fibularis pedis 外側縁《足の》 20
— frontalis
—— 前頭縁《蝶形骨の》 31
—— 前頭縁《頭頂骨の》 34
— gingivalis 歯肉縁 90
— incisalis 切縁 91
— inferior
—— 下縁《肝臓の》 100
—— 下縁《膵臓の》 103
—— 下縁《肺の》 109
—— 下縁《脾臓の》 171
— inferolateralis 下縁；下外側縁《大脳の》 206
— inferomedialis 内側縁；下内側縁《大脳半球の》 206
— infraorbitalis 眼窩下縁 28,36
— interosseus
—— 骨間縁《脛骨の》 49
—— 骨間縁《尺骨の》 44
—— 骨間縁《橈骨の》 44
—— 骨間縁《腓骨の》 49
— lacrimalis 涙骨縁 36
— lambdoideus ラムダ縁 30
— lateralis
—— 外側縁《眼窩の》 28
—— 外側縁《肩甲骨の》 42
—— 外側縁《上腕骨の》 43
—— 外側縁《腎臓の》 111
—— 外側縁《爪の》 253
—— 橈側縁；外側縁《前腕の》 19
—— pedis 外側縁《足の》 20
— liber
—— 自由縁《爪の》 253
—— 自由縁《卵巣の》 119
— linguae 舌縁 92
— mastoideus 乳突縁 30
— medialis
—— 尺側縁；内側縁《前腕の》 19
—— 内側縁《眼窩の》 28
—— 内側縁《肩甲骨の》 42
—— 内側縁《上腕骨の》 43
—— 内側縁《腎臓の》 111

Margo

―― 内側縁《腓骨の》 49
―― 内側縁《副腎の》 127
―― pedis 内側縁《足の》 20
― mesovaricus 間膜縁 119
― nasalis 鼻骨縁 35
― occipitalis
―― 後頭縁《側頭骨の》 32
―― 後頭縁《頭頂骨の》 34
― occultus 潜入縁 253
― orbitalis 眼窩縁 28
― parietalis
―― 頭頂縁《前頭骨の》 35
―― 頭頂縁《側頭骨の》 33
―― 頭頂縁《蝶形骨の》 31
― posterior
―― 後縁《尺骨の》 45
―― 後縁《精巣の》 115
―― 後縁《橈骨の》 44
―― 後縁《腓骨の》 49
―― partis petrosae 錐体後縁 33
― pupillaris 瞳孔縁 239
― radialis 橈側縁; 外側縁《前腕の》 19
― sagittalis 矢状縁 34
― sphenoidalis 蝶形骨縁 33, 35
― squamosus 鱗縁 31, 34
― superior
―― 上縁《肩甲骨の》 42
―― 上縁《膵臓の》 103
―― 上縁《脾臓の》 171
―― 上縁《副腎の》 127
―― 上縁; 上内側縁《大脳の》 206
―― partis petrosae 錐体上縁 32
― supraorbitalis 眼窩上縁 28, 34
― tibialis pedis 内側縁《足の》 20
― ulnaris 尺側縁; 内側縁《前腕の》 19
― uteri ［右・左］子宮縁 119
― zygomaticus 頬骨縁 31
Masculinus 男［の］ 6

Massa (-ae) 塊 6
Massa lateralis atlantis 外側塊 40
Matrix unguis 爪床 252
Maxilla 上顎骨 36
Maximus 最大［の］ 6
Meatus (-us) 道 6
Meatus
― acusticus
―― externus 外耳道 33, 250
――― cartilagineus 軟骨性外耳道 250
―― internus 内耳道 33, 247
― nasi
―― communis 総鼻道 28, 104
―― inferior 下鼻道 28, 104
―― medius 中鼻道 28, 104
―― superior 上鼻道 28, 104
― nasopharyngeus 鼻咽道 28, 104
Medialis 内側 16
Medianus 正中 16
Mediastinalis 縦隔［の］ 6
Mediastinum (-i) 縦隔 6
Mediastinum 縦隔 111
― anterius 縦隔の前部; 前縦隔 111
― inferius 縦隔の下部; 下縦隔 111
― medium 縦隔の中部; 中縦隔 111
― posterius 縦隔の後部; 後縦隔 111
― superius 縦隔の上部; 上縦隔 111
― testis 精巣縦隔 115
Medius 中 16
Medulla (-ae) 髄; 髄質 6
Medulla
― 髄質 174
― 髄質《副腎の》 127
― 髄質《リンパ節の》 166

― oblongata 髄脳; 延髄; 球 181
― ossium 骨髄 166
―― flava 黄色骨髄 27
―― rubra 赤色骨髄 27
― ovarii 卵巣髄質 119
― renalis ［腎］髄質 112
― spinalis 脊髄 176
― thymi 髄質《胸腺の》 166
Medullaris 髄［の］; 髄質［の］ 6
Membra 体肢 18
Membrana (-ae) 膜 6
Membrana
― atlantooccipitalis
―― anterior 前環椎後頭膜 57
―― posterior 後環椎後頭膜 57
― basalis ductus semicircularis 半規管基底膜 244
― bronchopericardiaca 気管支心膜間膜 131
― fibroelastica laryngis 喉頭弾性膜 107
― fibrosa 線維膜 56
― intercostalis
―― externa 外肋間膜 58, 72
―― interna 内肋間膜 58, 72
― interossea 骨間膜 53
―― antebrachii 前腕骨間膜 53, 60
―― cruris 下腿骨間膜 53, 62
― obturatoria 閉鎖膜 61
― perinei 会陰膜; 下尿生殖隔膜筋膜 123
― propria ductus semicircularis 半規管固有膜 244
― pupillaris 瞳孔膜 240
― quadrangularis 四角膜 107
― reticularis 網状膜 245
― spiralis 鼓室階壁; ラセン

膜 245
— stapedialis アブミ骨膜 249
— statoconiorum 平衡砂膜 245
— sterni 胸骨膜 58
— suprapleuralis 胸膜上膜 110
— synovialis 滑膜 56
—— inferior 下滑膜 57
—— superior 上滑膜 57
— tectoria
—— 蓋膜《蝸牛管の》 245
—— 蓋膜《外側環軸関節の》 57
— thyrohyoidea 甲状舌骨膜 105
— tympanica 鼓膜 248
—— secundaria 第二鼓膜 248
— vestibularis 前庭階壁；前庭膜 245
— vitrae 硝子体膜 241
Membranaceus 膜[の] 6
Membrum
— inferius 下肢 19
— superius 上肢 18
Meninges 髄膜 175
Meniscus (-i) 半月 6
Meniscus
— articularis 関節半月 56
— lateralis 外側半月 61
— medialis 内側半月 62
Mentum オトガイ；頤 17
Meridianus (-i) 経線 6
Meridiani 経線 238
Meridionalis 経線[の] 6
Mesencephalon 中脳 181, 192
Mesenterium 腸間膜 124
Meso- 中間[の]；間膜[の] 6
Mesoappendix 虫垂間膜 124
Mesocolon 結腸間膜 124
— ascendens 上行結腸間膜 124
— descendens 下行結腸間膜 124

— sigmoideum S状結腸間膜 124
— transversum 横行結腸間膜 124
Mesocortex 中間皮質 211
Mesometrium 子宮間膜 126
Mesorchium 精巣間膜 115
Mesosalpinx 卵管間膜 126
Mesotendineum 腱間膜 82
Mesovarium 卵巣間膜 126
Metacarpus 中手 19
Metaphysis 骨幹端 26
Metatarsus 中足 20
Metathalamus 視床後部 200, 204
Metencephalon 後脳；橋と小脳 181
Minimus 最小[の] 6
Minor 小[の] 6
Modiolus
— anguli oris 口角筋軸 68
— cochleae 蝸牛軸 247
Molecularis 分子[の] 6
Mollis 軟[の] 6
Mons (-tis) 丘 6
Mons pubis 恥丘 18, 121
Motorius 運動[の] 6
Motus 運動 56
Mucosus 粘[の]；粘液[の] 6
Multifidus 多裂[の] 6
Muscularis 筋[の] 6
Musculus (-i) 筋 6, 66, 76, 79
Musculus/i
— abdominis 腹部の筋 73
— abductor 外転筋 66
—— digiti minimi
——— 小指外転筋 77
——— 小趾(指)外転筋 80
—— hallucis 母趾(指)外転筋 80
—— metatarsi quinti 第五中足骨外転筋 80
—— pollicis
——— brevis 短母指外転筋 77
——— longus 長母指外転筋

筋 77
— adductor 内転筋 66
—— brevis 短内転筋 79
—— hallucis 母趾(指)内転筋 80
—— longus 長内転筋 79
—— magnus 大内転筋 79
—— minimus 小内転筋 80
—— pollicis 母指内転筋 77
— anconeus 肘筋 77
— anoperinealis 肛門会陰筋；下直腸尿道筋 99, 118
— anorectoperineales 肛門直腸会陰筋 99
— antitragicus 対珠筋 251
— arrector pili 立毛筋 252
— articularis 関節筋 66
—— cubiti 肘関節筋 77
—— genus 膝関節筋 79
— aryepiglotticus 披裂喉頭蓋筋 106
— arytenoideus
—— obliquus 斜披裂筋 106
—— transversus 横披裂筋 106
— auriculares 耳介筋 251
— auricularis
—— anterior 前耳介筋 68
—— superior 上耳介筋 68
— biceps 二頭筋 66
—— brachii 上腕二頭筋 76
—— femoris 大腿二頭筋 80
— bipennatus 羽状筋 66
— biventer 二腹筋 66
— brachialis 上腕筋 76
— brachioradialis 腕橈骨筋 77
— bronchooesophageus 気管食道筋 96
— buccinator 頬筋 68
— bulbospongiosus 球海綿体筋 124
— capitis 頭部の筋 67

Musculus/i

— ceratocricoideus 下角輪状筋 106
— ceratoglossus 大角舌筋 93
— cervicis 頸部の筋 69
— chondroglossus 小角舌筋 93
— ciliaris 毛様体筋 239
— coccygeus
—— 坐骨尾骨筋 75
—— 尾骨筋 75, 122
— colli 頸部の筋 69
— compressor urethrae 尿道圧迫筋 123
— constrictor pharyngis
—— inferior 下咽頭収縮筋 95
—— medius 中咽頭収縮筋 95
—— superior 上咽頭収縮筋 95
— coracobrachialis 烏口腕筋 76
— corrugator supercilii 皺眉筋 68
— cremaster
—— 挙睾筋 73
—— 精巣挙筋 73, 116
— cricoarytenoideus
—— lateralis 外側輪状披裂筋 106
—— posterior 後輪状披裂筋 106
— cricopharyngeus 輪状咽頭部 95
— cricothyroideus 輪状甲状筋 106
— cutaneus 皮筋 66
— dartos 肉様筋 118
— deltoideus 三角筋 76
— depressor
—— anguli oris 口角下制筋 68
—— labii inferioris 下唇下制筋 68
—— septi nasi 鼻中隔下制筋 68

—— supercilii 眉毛下制筋 68
— detrusor vesicae 排尿筋 114
— digastricus 顎二腹筋 69
— dilatator 散大筋 67
—— pupillae 瞳孔散大筋 240
— dorsi 背部の筋 70
—— proprii 固有背筋 70
— epicranius 頭蓋表筋 67
— erector spinae 脊柱起立筋 70
— extensor 伸筋 66
—— carpi
——— radialis
———— brevis 短橈側手根伸筋 77
———— longus 長橈側手根伸筋 77
——— ulnaris 尺側手根伸筋 77
—— digiti minimi 小指伸筋 77
—— digitorum 総指伸筋; 指伸筋 77
——— brevis 短趾(指)伸筋 80
——— longus 長趾(指)伸筋 80
—— hallucis
——— brevis 短母趾(指)伸筋 80
——— longus 長母趾(指)伸筋 80
—— indicis 示指伸筋 77
—— pollicis
——— brevis 短母指伸筋 77
——— longus 長母指伸筋 77
— externi bulbi oculi 外眼筋; 眼筋 67, 242
— faciei 顔面筋 67
— fibularis
—— brevis 短腓骨筋 80
—— longus 長腓骨筋 80
—— tertius 第三腓骨筋 80

— flexor 屈筋 66
—— accessorius 足底方形筋 80
—— carpi
——— radialis 橈側手根屈筋 77
——— ulnaris 尺側手根屈筋 77
—— digiti minimi brevis 短小指屈筋 78
—— 短小趾(指)屈筋 80
—— digitorum
——— brevis 短趾(指)屈筋 80
——— longus 長趾(指)屈筋 80
——— profundus 深指屈筋 77
——— superficialis 浅指屈筋 77
—— hallucis
——— brevis 短母趾(指)屈筋 80
——— longus 長母趾(指)屈筋 80
—— pollicis
——— brevis 短母指屈筋 77
——— longus 長母指屈筋 77
— fusiformis 紡錘状筋 66
— gastrocnemius 腓腹筋 80
— gemellus
—— inferior 下双子筋 79
—— superior 上双子筋 79
— genioglossus オトガイ舌筋 93
— geniohyoideus オトガイ舌骨筋 69
— gluteus
—— maximus 大殿筋 79
—— medius 中殿筋 79
—— minimus 小殿筋 79
— gracilis 薄筋 80
— helicis
—— major 大耳輪筋 251
—— minor 小耳輪筋 251

― hyoglossus 舌骨舌筋 93
― iliacus 腸骨筋 79
― iliococcygeus 腸骨尾骨筋 75, 122
― iliocostalis 腸肋筋 70
―― cervicis 頸腸肋筋 71
―― colli 頸腸肋筋 71
―― lumborum 腰腸肋筋 70
― iliopsoas 腸腰筋 79
― incisurae terminalis 分界切痕筋 251
― infrahyoidei 舌骨下筋 69
― infraspinatus 棘下筋 76
― intercostales
―― externi 外肋間筋 72
―― interni 内肋間筋 72
―― intimi 最内肋間筋 72
― interossei
―― dorsales
――― 背側骨間筋《足の》 81
――― 背側骨間筋《手の》 78
―― palmares 掌側骨間筋 78
―― plantares 底側骨間筋 81
― interspinales 棘間筋 71
―― cervicis 頸棘間筋 71
―― colli 頸棘間筋 71
―― lumborum 腰棘間筋 71
―― thoracis 胸棘間筋 71
― intertransversarii 横突間筋 71
―― anteriores
――― cervicis 頸前横突間筋 70
――― colli 頸前横突間筋 70
―― laterales lumborum 腰外側横突間筋 70
―― mediales lumborum 腰内側横突間筋 71

―― posteriores
――― laterales
―――― cervicis 頸外側後横突間筋 70
―――― colli 頸外側後横突間筋 70
――― mediales
―――― cervicis 頸内側後横突間筋 71
―――― colli 頸内側後横突間筋 71
―― thoracis 胸横突間筋 71
― ischiocavernosus 坐骨海綿体筋 123
― ischiococcygeus
―― 坐骨尾骨筋 75
―― 尾骨筋 75, 122
― laryngis 喉頭筋 70, 106
― latissimus dorsi 広背筋 70
― levator/es
―― anguli oris 口角挙筋; 犬歯筋 68
―― ani 肛門挙筋 75, 122
―― costarum 肋骨挙筋 72
――― breves 短肋骨挙筋 72
――― longi 長肋骨挙筋 72
―― glandulae thyroideae 甲状腺挙筋 69
―― labii superioris 上唇挙筋; 眼窩下筋 68
――― alaeque nasi 上唇鼻翼挙筋; 眼角筋 68
―― palpebrae superioris 上眼瞼挙筋 242
―― prostatae 前立腺挙筋 75, 122
―― prostatae 恥骨前立腺筋 75
―― scapulae 肩甲挙筋 70
―― veli palatini 口蓋帆挙筋 94
― linguae 舌筋 67, 93

― longissimus 最長筋 71
―― capitis 頭最長筋 71
―― cervicis 頸最長筋 71
―― colli 頸最長筋 71
―― thoracis 胸最長筋 71
― longitudinalis
―― inferior 下縦舌筋 93
―― superior 上縦舌筋 93
― longus
―― capitis 頭長筋 69
―― cervicis 頸長筋 69
―― colli 頸長筋 69
― lumbricales
―― 虫様筋《足の》 81
―― 虫様筋《手の》 78
― masseter 咬筋 68
― masticatorii 咀嚼筋 68
― membri
―― inferioris 下肢の筋 78
―― superioris 上肢の筋 76
― mentalis オトガイ筋 68
― multifidus/i 多裂筋 71
―― cervicis 頸多裂筋 71
―― colli 頸多裂筋 71
―― lumborum 腰多裂筋 71
―― thoracis 胸多裂筋 71
― multipennatus 多羽状筋 66
― mylohyoideus 顎舌骨筋 69
― nasalis 鼻筋 67
― obliquus
―― auriculae 耳介斜筋 251
―― capitis
――― inferior 下頭斜筋 69
――― superior 上頭斜筋 69
―― externus abdominis 外腹斜筋 73
――― inferior 下斜筋 242
―― internus abdominis 内腹斜筋 73
――― superior 上斜筋 242

Musculus/i

- obturatorius
- —— externus 外閉鎖筋 80
- —— internus 内閉鎖筋 79
- occipitofrontalis 後頭前頭筋 67
- omohyoideus 肩甲舌骨筋 69
- opponens 対立筋 67
- —— digiti minimi
- —— —— 小指対立筋 78
- —— —— 小趾(指)対立筋 80
- —— pollicis 母指対立筋 77
- orbicularis 輪筋 66
- —— oculi 眼輪筋 68
- —— oris 口輪筋 68
- orbitalis 眼窩筋 242
- ossiculorum
- —— auditoriorum 耳小骨筋 249
- —— auditus 耳小骨筋 67,249
- palati mollis et faucium
- —— 軟口蓋と口峡の筋 67
- —— 口蓋筋 94
- palatoglossus 口蓋舌筋 93,94
- palatopharyngeus 口蓋咽頭筋 94,95
- palmaris
- —— brevis 短掌筋 77
- —— longus 長掌筋 77
- papillaris/es 乳頭筋 132
- —— anterior 前乳頭筋 133,134
- —— posterior 後乳頭筋 133,134
- —— septalis 中隔乳頭筋 133
- pectinati 櫛状筋 133,134
- pectineus 恥骨筋 79
- pectoralis
- —— major 大胸筋 72
- —— minor 小胸筋 72
- pennatus 羽状筋 66
- perinei 会陰筋 122
- peroneus
- —— brevis 短腓骨筋 80
- —— longus 長腓骨筋 80
- —— tertius 第三腓骨筋 80
- pharyngis
- —— 咽頭筋 70
- —— 咽頭筋層 95
- piriformis 梨状筋 79
- plantaris 足底筋 80
- planus 扁平筋 66
- pleurooesophageus 胸膜食道筋 96
- popliteus 膝窩筋 80
- procerus 鼻根筋 67
- pronator 回内筋 66
- —— quadratus 方形回内筋 77
- —— teres 円回内筋 77
- psoas
- —— major 大腰筋 79
- —— minor 小腰筋 79
- pterygoideus
- —— lateralis 外側翼突筋 68
- —— medialis 内側翼突筋 68
- puboanalis 恥骨肛門筋 75
- pubococcygeus 恥骨尾筋 75,122
- puboperinealis 恥骨会陰筋 75
- puboprostaticus
- —— 前立腺挙筋 75,122
- —— 恥骨前立腺筋 75,116
- puborectalis 恥骨直腸筋 75,122
- pubovaginalis 恥骨腟筋 75,122
- pubovesicalis 恥骨膀胱筋 75,114
- pyramidalis 錐体筋 73
- —— auriculae 耳介錐体筋 251
- quadratus 方形筋 66
- —— femoris 大腿方形筋 79
- —— lumborum 腰方形筋 73
- —— plantae 足底方形筋 80
- quadriceps 四頭筋 66
- —— femoris 大腿四頭筋 79
- rectococcygeus 直腸尾骨筋 99
- rectoperinealis 直腸会陰筋；上直腸尿道筋 99
- rectourethralis/es 肛門直腸会陰筋 99
- —— inferior 肛門会陰筋；下直腸尿道筋 99,118
- —— superior 直腸会陰筋；上直腸尿道筋 99
- rectouterinus 直腸子宮筋 120
- rectovesicalis 直腸膀胱筋 75,99,114
- rectus 直筋 66
- —— abdominis 腹直筋 73
- —— capitis
- —— —— anterior 前頭直筋 69
- —— —— lateralis 外側頭直筋 69
- —— —— posterior
- —— —— —— major 大後頭直筋 69
- —— —— —— minor 小後頭直筋 69
- —— femoris 大腿直筋 79
- —— inferior 下直筋 242
- —— lateralis 外側直筋 242
- —— medialis 内側直筋 242
- —— superior 上直筋 242
- rhomboideus
- —— major 大菱形筋 70
- —— minor 小菱形筋 70
- risorius 笑筋 68
- rotator/es 回旋筋 66,71
- —— cervicis 頸回旋筋 71
- —— colli 頸回旋筋 71
- —— lumborum 腰回旋筋 71
- —— thoracis 胸回旋筋 71

Musculus/i

- salpingopharyngeus　耳管咽頭筋　95
- sartorius　縫工筋　79
- scalenus
- ―― anterior　前斜角筋　69
- ―― medius　中斜角筋　69
- ―― minimus　最小斜角筋　69
- ―― posterior　後斜角筋　69
- semimembranosus　半膜様筋　80
- semipennatus　半羽状筋　66
- semispinalis　半棘筋　71
- ―― capitis　頭半棘筋　71
- ―― cervicis　頸半棘筋　71
- ―― colli　頸半棘筋　71
- ―― thoracis　胸半棘筋　71
- semitendinosus　半腱様筋　80
- serratus
- ―― anterior　前鋸筋　72
- ―― posterior
- ――― inferior　下後鋸筋　70
- ――― superior　上後鋸筋　70
- skeleti　骨格筋　66
- soleus　ヒラメ筋　80
- sphincter　括約筋　67
- ―― ampullae　[胆膵管]膨大部括約筋　102
- ―― ani
- ――― externus　外肛門括約筋　75, 100, 122
- ――― internus　内肛門括約筋　100
- ―― ductus
- ――― biliaris　総胆管括約筋　102
- ――― choledochi　総胆管括約筋　102
- ――― pancreatici　膵管括約筋　103
- ―― inferior　下括約筋　102
- ―― palatopharyngeus　後束；口蓋咽頭括約筋　94

- ―― pupillae　瞳孔括約筋　240
- ―― pyloricus　幽門括約筋　97
- ―― superior　上括約筋　102
- ―― supracollicularis　内尿道括約筋　118
- ―― urethrae
- ――― externus　外尿道括約筋　118, 122, 123
- ――― internus　内尿道括約筋　118
- ―― urethrovaginalis　尿道腟括約筋　123
- spinalis　棘筋　71
- ―― capitis　頭棘筋　71
- ―― cervicis　頸棘筋　71
- ―― colli　頸棘筋　71
- ―― thoracis　胸棘筋　71
- spinotransversales　棘横突筋　70
- splenius　板状筋　70
- ―― capitis　頭板状筋　70
- ―― cervicis　頸板状筋　70
- ―― colli　頸板状筋　70
- stapedius　アブミ骨筋　249
- sternalis　胸骨筋　72
- sternocleidomastoideus　胸鎖乳突筋　69
- sternohyoideus　胸骨舌筋　69
- sternothyroideus　胸骨甲状筋　69
- styloglossus　茎突舌筋　93
- stylohyoideus　茎突舌筋　69
- stylopharyngeus　茎突咽頭筋　95
- subclavius　鎖骨下筋　72
- subcostales　肋下筋　72
- suboccipitales　後頭下筋　69
- subscapularis　肩甲下筋　76
- supinator　回外筋　67, 77

- suprahyoidei　舌骨上筋　69
- supraspinatus　棘上筋　76
- suspensorius duodeni　十二指腸提筋　97
- tarsalis
- ―― inferior　下瞼板筋　243
- ―― superior　上瞼板筋　243
- temporalis　側頭筋　68
- temporoparietalis　側頭頭頂筋　67
- tensor
- ―― fasciae latae　大腿筋膜張筋　79
- ―― tympani　鼓膜張筋　249
- ―― veli palatini　口蓋帆張筋　94
- teres
- ―― major　大円筋　76
- ―― minor　小円筋　76
- ―― thoracis　胸部の筋　72
- thyroepiglotticus　甲状喉頭蓋筋　106
- thyroarytenoideus　甲状披裂筋　106
- thyrohyoideus　甲状舌骨筋　69
- thyropharyngeus　甲状咽頭部　95
- tibialis
- ―― anterior　前脛骨筋　80
- ―― posterior　後脛骨筋　80
- trachealis　気管筋　107
- tragicus　耳珠筋　251
- transversospinales　横突棘筋　71
- transversus
- ―― abdominis　腹横筋　73
- ―― auriculae　耳介横筋　251
- ―― linguae　横舌筋　93
- ―― menti　オトガイ横筋　68

索引（ラテン語－日本語）

355

―― nuchae 項横筋 70
―― perinei
――― profundus 深会陰横筋 123
――― superficialis 浅会陰横筋 123
―― thoracis 胸横筋 72
― trapezius 僧帽筋 70
― triangularis 三角形筋 66
― triceps 三頭筋 66
―― brachii 上腕三頭筋 76
―― surae 下腿三頭筋 80
― trigoni vesicae 膀胱三角筋 114
―― profundus 深膀胱三角筋 114
―― superficialis 浅膀胱三角筋 114
― unipennatus 半羽状筋 66
― uvulae 口蓋垂筋 94
― vastus
―― intermedius 中間広筋 79
―― lateralis 外側広筋 79
―― medialis 内側広筋 79
― verticalis linguae 垂直舌筋 93
― vesicoprostaticus 膀胱前立腺筋 114, 116
― vesicovaginalis 直腸腟筋 114
― vocalis 声帯筋 106
― zygomaticus
―― major 大頬骨筋 68
―― minor 小頬骨筋 68
Myelencephalon 髄脳；延髄；球 181
Myocardium 心筋層 132
Myometrium 筋層；子宮筋層《子宮の》120

N

Nares 外鼻孔 104
Nasion ナジオン 27
Nasus 鼻 17, 103
― externus 外鼻 103
Nates 殿部；しり 18
Navicularis 舟状［の］6
Neocerebellum 新小脳 196
Neocortex 新皮質 211
Nephros 腎臓 111
Nervosus 神経［の］6
Nervus (-i) 神経 6
Nervus/i 神経 218
― abducens [VI] 外転神経［脳神経 VI］222
― accessorius [XI] 副神経［脳神経 XI］225
― alveolares superiores 上歯槽神経 221
― alveolaris inferior 下歯槽神経 222
― ampullaris
―― anterior 前膨大部神経 223
―― lateralis 外側膨大部神経 223
―― posterior 後膨大部神経 223
― anales
―― inferiores 下肛門神経；下直腸神経 230
―― superiores 上肛門神経 234
― anococcygeus 肛門尾骨神経；肛尾神経 230
― articulares 関節神経 219
― auricularis/es
―― anteriores 前耳介神経 222
―― magnus 大耳介神経 226
―― posterior 後耳介神経 222
― auriculotemporalis 耳介側頭神経 221
― autonomicus 自律神経 219

― axillaris 腋窩神経 228
― buccalis 頬神経 221
― canalis pterygoidei 翼突管神経；顔面神経根 232
― cardiacus cervicalis
―― inferior 下頸心臓神経 231
―― medius 中頸心臓神経 231
―― superior 上頸心臓神経 231
― carotici externi 外頸動脈神経 231
― caroticotympanici 頸鼓神経 224, 233
― caroticus internus 内頸動脈神経 231
― cavernosi
―― clitoridis 陰核海綿体神経 235
―― penis 陰茎海綿体神経 235
― cervicales [C1-C8] 頸神経[C1-C8] 225
― ciliares
―― breves 短毛様体神経 232
―― longi 長毛様体神経 220
― clunium
―― inferiores 下殿皮神経 230
―― medii 中殿皮神経 229
―― superiores 上殿皮神経 228
― coccygeus 尾骨神経 230
― cochlearis 蝸牛神経 223
― craniales 脳神経 219
― cranialis 脳神経 219
― curvaturae minoris
―― anterior 前小弯神経 225
―― posterior 後小弯神経 225
― cutaneus 皮神経 219
―― antebrachii

――― lateralis 外側前腕皮神経 227
――― medialis 内側前腕皮神経 227
――― posterior 後前腕皮神経 227
―― brachii
――― lateralis
―――― inferior 下外側上腕皮神経 227
―――― superior 上外側上腕皮神経 228
――― medialis 内側上腕皮神経 227
――― posterior 後上腕皮神経 227
―― dorsalis
――― intermedius 中間足背皮神経 230
――― lateralis 外側足背皮神経 230
――― medialis 内側足背皮神経 230
―― femoris
――― lateralis 外側大腿皮神経 229
――― posterior 後大腿皮神経 230
―― perforans 貫通皮神経 230
―― surae
――― lateralis 外側腓腹皮神経 230
――― medialis 内側腓腹皮神経 230
― digitales
―― dorsales
――― 背側指神経 227, 228
――― 背側趾(指)神経 230
―― pedis 足背趾(指)神経 230
―― palmares
――― communes 総掌側指神経 227
――― proprii 固有掌側指神経 227
―― plantares
――― communes 総底側

趾(指)神経 231
――― proprii
―――― 固有底側趾(指)神経《外側足底神経の》 231
―――― 固有底側趾(指)神経《内側足底神経の》 231
― dorsalis
―― clitoridis 陰核背神経 230
―― penis 陰茎背神経 230
―― scapulae 肩甲背神経 226
― ethmoidalis
―― anterior 前篩骨神経 220
―― posterior 後篩骨神経 220
― facialis [VII] 顔面神経[脳神経VII] 222
― femoralis 大腿神経 229
― fibularis
―― communis 総腓骨神経 230
―― profundus 深腓骨神経 230
―― superficialis 浅腓骨神経 230
― frontalis 前頭神経 220
― genitofemoralis 陰部大腿神経 229
― glossopharyngeus [IX] 舌咽神経[脳神経IX] 223
― gluteus
―― inferior 下殿神経 229
―― superior 上殿神経 229
― hypogastricus 下腹神経 234
― hypoglossus [XII] 舌下神経[脳神経XII] 225
― iliohypogastricus 腸骨下腹神経 229
― ilioinguinalis 腸骨鼠径神経 229
― iliopubicus 腸骨下腹神経 229
― infraorbitalis 眼窩下神経 221

― infratrochlearis 滑車下神経 220
― intercostales 前枝；肋間神経《胸神経の》 228
― intercostobrachiales 肋間上腕神経 228
― intermedius 中間神経 223
― interosseus
―― antebrachii
――― anterior 前骨間神経；前前腕骨間神経 227
――― posterior 後骨間神経；後前腕骨間神経 228
―― cruris 下腿骨間神経 230
― ischiadicus 坐骨神経 230
― jugularis 頸静脈神経 231
― labiales
―― anteriores 前陰唇神経 229
―― posteriores 後陰唇神経 230
― lacrimalis 涙腺神経 220
― laryngeus
―― inferior 下喉頭神経 225
―― recurrens 反回神経 224
―― superior 上喉頭神経 224
― lingualis 舌神経 222
― lumbales [L1-L5] 腰神経[L1-L5] 228
― mandibularis [Vc; V₃] 下顎神経[三叉神経第3枝] 221
― massetericus 咬筋神経 221
― maxillaris [Vb; V₂] 上顎神経[三叉神経第2枝] 220
― meatus acustici externi 外耳道神経 222
― medianus 正中神経 227
― mentalis オトガイ神経 222

— mixtus　混合神経　219
— motorius　運動神経　219
— muscularis　筋神経　219
— musculi
—— obturatorii interni　内閉鎖筋神経　229
—— piriformis　梨状筋神経　229
—— quadrati femoris　大腿方形筋神経　229
—— tensoris
——— tympani　鼓膜張筋神経　221
——— veli palatini　口蓋帆張筋神経　221
— musculocutaneus　筋皮神経　226
— mylohyoideus　顎舌骨筋神経　222
— nasociliaris　鼻毛様体神経　220
— nasopalatinus　鼻口蓋神経　221
— obturatorius　閉鎖神経　229
—— accessorius　副閉鎖神経　229
— occipitalis
—— major　大後頭神経　225
—— minor　小後頭神経　226
—— tertius　第三後頭神経　225
— oculomotorius [III]　動眼神経[脳神経III]　219
— olfactorius [I]　嗅神経[脳神経I]　219
— ophthalmicus [Va; V₁]　眼神経[三叉神経第1枝]　220
— opticus　視神経　238
—— [II]　視神経[脳神経II]　219
— palatini minores　小口蓋神経　221
— palatinus major　大口蓋神経　221

— pectoralis
—— lateralis　外側胸筋神経　226
—— medialis　内側胸筋神経　226
— perineales　会陰神経　230
— peroneus
—— communis　総腓骨神経　230
—— profundus　深腓骨神経　230
—— superficialis　浅腓骨神経　230
— petrosus
—— major
——— 大錐体神経；翼口蓋神経節の副交感神経根　223
——— 副交感神経根；大錐体神経　232
—— minor
——— 小錐体神経；耳神経節の副交感神経根　224
——— 副交感神経根；小錐体神経　233
—— profundus
——— 交感神経根；深錐体神経　232
——— 翼口蓋神経節の交感神経根；深錐体神経　233
—— pharyngeus　咽頭枝《鼻口蓋神経の》　221
— phrenici accessorii　副横隔神経　226
— phrenicus　横隔神経　226
— pinealis　松果体神経　231
— plantaris
—— lateralis　外側足底神経　231
—— medialis　内側足底神経　230
— presacralis　上下腹神経叢；仙骨前神経　234
— pterygoideus
—— lateralis　外側翼突筋神経　221
—— medialis　内側翼突筋神経　221

— pudendus　陰部神経　230
— radialis　橈骨神経　227
— rectales inferiores　下肛門神経；下直腸神経　230
— saccularis　球形囊神経　223
— sacrales et nervus coccygeus [S1–S5, Co]　仙骨神経・尾骨神経[S1–S5, Co]　228
— saphenus　伏在神経　229
— scrotales
—— anteriores　前陰囊神経　229
—— posteriores　後陰囊神経　230
— sensorius　感覚神経　219
— spinales　脊髄神経　225
— spinalis　脊髄神経　219
— spinosus　硬膜枝；下顎神経の硬膜枝《下顎神経の》　221
— splanchnici
—— lumbales　腰内臓神経　232
—— pelvici　副交感神経根；骨盤内臓神経　233
—— sacrales　仙骨内臓神経　232
— splanchnicus
—— imus　最下内臓神経　232
—— major　大内臓神経　231
—— minor　小内臓神経　232
— stapedius　アブミ骨筋神経　222
— subclavius　鎖骨下筋神経　226
— subcostalis　肋下神経　228
— sublingualis　舌下部神経　222
— suboccipitalis　後頭下神経　225
— subscapulares　肩甲下神経　226

— supraclaviculares 鎖骨上神経 226
—— intermedii 中間鎖骨上神経 226
—— laterales 外側鎖骨上神経 226
—— mediales 内側鎖骨上神経 226
— supraorbitalis 眼窩上神経 220
— suprascapularis 肩甲上神経 226
— supratrochlearis 滑車上神経 220
— suralis 腓腹神経 230
— temporales profundi 深側頭神経 221
— terminalis [0] 終神経[脳神経0] 219
— thoracici [T1-T12] 胸神経[T1-T12] 228
— thoracicus longus 長胸神経 226
— thoracodorsalis 胸背神経 226
— tibialis 脛骨神経 230
— transversus
—— cervicalis 頸横神経 226
—— colli 頸横神経 226
— trigeminus [V] 三叉神経[脳神経V] 220
— trochlearis [IV] 滑車神経[脳神経IV] 220
— tympanicus 鼓室神経 223
— ulnaris 尺骨神経 227
— utricularis 卵形嚢神経 223
— utriculoampullaris 卵形嚢膨大部神経 223
— vaginales 腟神経 234
— vagus [X] 迷走神経[脳神経X] 224
— vasorum 脈管の神経 219
— vertebralis 椎骨動脈神経 231

— vestibularis 前庭神経 223
— vestibulocochlearis [VIII] 内耳神経；前庭蝸牛神経[脳神経VIII] 223
— zygomaticus 頬骨神経 221
Neurocranium 脳頭蓋 29
Neuroepithelium 感覚上皮 244, 245
Neurofibra/e 神経線維 174
— afferentes 求心性神経線維；求心性線維 218
— autonomicae 自律性神経線維；自律性線維 219
— efferentes 遠心性神経線維；遠心性線維 218
— postganglionicae 節後線維；節後神経線維 218
— preganglionicae 節前線維；節前神経線維 218
— somaticae 体性神経線維；体性線維 218
— tangentiales 接線線維；接線神経線維 211
Neuroglia グリア；神経膠細胞 174
Neurohypophysis
— 神経下垂体；下垂体後葉 200, 206
— 神経下垂体；後葉《下垂体の》 127
Neuron ニューロン；神経細胞 174
Niger 黒[の]；黒色[の] 6
Nodulus (-i) 小節 6
Nodulus/i
— [X] 小節；虫部小節[第X小葉] 198
— lymphatici
—— laryngei 喉頭リンパ小節 107
—— gastrici 胃リンパ小節 97
— lymphoidei リンパ小節 93, 171, 172
—— aggregati 集合リンパ小節 97, 98, 166

——— appendicis vermiformis 虫垂集合リンパ小節 166
—— lienales 脾リンパ小節 171
—— pharyngeales 咽頭リンパ小節 94
—— solitarii
——— 孤立リンパ小節《小腸の》 97
——— 孤立リンパ小節《大腸の》 98
——— 孤立リンパ小節《リンパ節の》 166
—— splenici 脾リンパ小節 171
— lymphoideus リンパ小節 131
— valvularum semilunarium
—— 半月弁結節《大動脈弁の》 134
—— 半月弁結節《肺動脈弁の》 133
Nodus (-i) 節；結節 6
Nodus/i
— accessorii 副神経リンパ節 167
— anorectales 直腸傍リンパ節；肛門直腸リンパ節 170
— anterior 前リンパ節 167
— anteriores
—— 胸筋リンパ節；前[腋窩]リンパ節 167
—— 前リンパ節 167
— aortici laterales 外側大動脈リンパ節 168
— apicales 上[腋窩]リンパ節 167
— appendiculares 虫垂リンパ節 169
— arcus venae azygos 奇静脈弓リンパ節 168
— atrioventricularis 房室結節 132
— brachiales 上腕リンパ節 167

Nodus/i

— brachiocephalici　腕頭リンパ節　168
— bronchopulmonales　気管支肺リンパ節　168
— buccinatorius　頬リンパ節　166
— cavales laterales　外側大静脈リンパ節　168
— centrales　中心［腋窩］リンパ節　167
— cervicales
— — anteriores　前頸リンパ節　166
— — laterales　外側頸リンパ節　167
— coeliaci　腹腔リンパ節　169
— colici
— — dextri　右結腸リンパ節　169
— — medii　中結腸リンパ節　169
— — sinistri　左結腸リンパ節　169
— colli
— — anteriores　前頸リンパ節　166
— — laterales　外側頸リンパ節　167
— cubitales　肘リンパ節　167
— cysticus　胆嚢リンパ節　169
— deltopectorales　三角筋胸筋リンパ節　167
— distalis　遠位リンパ節　171
— epigastrici inferiores　下腹壁リンパ節　168
— faciales　顔面リンパ節　166
— fibularis　腓骨リンパ節　171
— foraminalis　網嚢孔リンパ節　169
— gastrici
— — dextri　右胃リンパ節　169
— — sinistri　左胃リンパ節　169
— gastroomentales
— — dextri　右胃大網リンパ節　169
— — sinistri　左胃大網リンパ節　169
— gluteales　大殿リンパ節　170
— hepatici　肝リンパ節　169
— humerales　上腕リンパ節；外側［腋窩］リンパ節　167
— ileocolici　回結腸リンパ節　169
— iliaci
— — communes　総腸骨リンパ節　170
— — externi　外腸骨リンパ節　170
— — interni　内腸骨リンパ節　170
— inferiores
— — 下膵十二指腸リンパ節　169
— — 下膵リンパ節　169
— — 下浅鼠径リンパ節　170
— — 下殿リンパ節　170
— infraauriculares　耳介下リンパ節　166
— infraclaviculares　三角筋胸筋リンパ節　167
— infrahyoidei　舌骨下リンパ節　167
— inguinales
— — profundi　深鼠径リンパ節　170
— — superficiales　浅鼠径リンパ節　170
— intercostales　肋間リンパ節　168
— interiliaci　腸骨動脈間リンパ節　170
— intermedii
— — 中間外腸骨リンパ節　170
— — 中間総腸骨リンパ節　170
— — 中間腸間膜リンパ節　169
— intermedius　中間リンパ節　171
— interpectorales　胸筋間リンパ節　167
— intraglandulares　腺内リンパ節　166
— intrapulmonales　肺内リンパ節　168
— jugulares anteriores　浅前頸リンパ節　167
— jugulodigastricus　頸静脈二腹筋リンパ節　167
— juguloomohyoideus　頸静脈肩甲舌骨筋リンパ節　167
— juxtaintestinales　小腸傍リンパ節　169
— juxtaoesophageales　食道傍リンパ節　168
— lacunaris
— — intermedius　中間裂孔リンパ節　170
— — lateralis　外側裂孔リンパ節　170
— — medialis　内側裂孔リンパ節　170
— laterales
— — 外側外腸骨リンパ節　170
— — 外側総腸骨リンパ節　170
— — 上腕リンパ節；外側［腋窩］リンパ節　167
— lateralis　外側リンパ節　167
— lienales　脾リンパ節　169
— ligamenti arteriosi　動脈管索リンパ節　168
— linguales　舌リンパ節　166
— lumbales
— — dextri　右腰リンパ節　168
— — intermedii　中間腰リンパ節；大動脈大静脈間リンパ節　168
— — sinistri　左腰リンパ節　168

— lymphaticus　リンパ節　131, 166
— lymphoidei
—— abdominis　腹部のリンパ節　168
—— axillares　腋窩リンパ節　167
—— capitis et colli　頭と頸のリンパ節　166
—— inguinales　鼠径リンパ節　170
—— membri
——— inferioris　下肢のリンパ節　170
——— superioris　上肢のリンパ節　167
—— parietales
——— 骨盤－壁側リンパ節　170
——— 腹－壁側リンパ節　168
—— pelvis　骨盤のリンパ節　170
—— regionales　領域リンパ節　165, 166
—— thoracis　胸部のリンパ節　168
—— viscerales
——— 骨盤－臓側リンパ節　170
——— 腹－臓側リンパ節　169
— lymphoideus　リンパ節　131, 166
— mastoidei　乳突リンパ節；耳介後リンパ節　166
— malaris　頬筋リンパ節　166
— mandibularis　下顎リンパ節　166
— mediales
—— 内側外腸骨リンパ節　170
—— 内側総腸骨リンパ節　170
— mediastinales
—— anteriores　前縦隔リンパ節　168
—— posteriores　後縦隔リンパ節　168
— mesentrici
—— inferiores　下腸間膜動脈リンパ節；下腸間膜リンパ節　169
—— superiores　上腸間膜動脈リンパ節；上腸間膜リンパ節　169
— mesocolici　結腸間膜リンパ節　169
— nasolabialis　鼻唇リンパ節　166
— obturatorii　閉鎖リンパ節　170
— occipitales　後頭リンパ節　166
— pancreatici　膵リンパ節　169
— pancreaticoduodenales　膵十二指腸リンパ節　169
— paracolici　結腸傍リンパ節　169
— paramammarii　乳腺傍リンパ節　168
— pararectales　直腸傍リンパ節；肛門直腸リンパ節　170
— parasternales　胸骨傍リンパ節　168
— paratracheales　気管傍リンパ節　167, 168
— parauterini　子宮傍リンパ節　170
— paravaginales　腟傍リンパ節　170
— paravesicales　膀胱傍リンパ節　170
— parotidei
—— profundi　深耳下腺リンパ節　166
—— superficiales　浅耳下腺リンパ節　166
— pectorales　胸筋リンパ節；前[腋窩]リンパ節　167
— pericardiaci laterales　心膜外側リンパ節　168
— phrenici
—— inferiores　下横隔リンパ節　168
—— superiores　上横隔リンパ節　168
— poplitei　膝窩リンパ節　171
— postaortici　大動脈後リンパ節　168
— postcavales　大静脈後リンパ節　168
— posteriores　肩甲下リンパ節；後[腋窩]リンパ節　167
— postvesicales　膀胱後リンパ節　170
— preaortici　大動脈前リンパ節　168
— preauriculares　耳介前リンパ節　166
— precaecales　盲腸前リンパ節　169
— precavales　大静脈前リンパ節　168
— prelaryngei　喉頭前リンパ節　167
— prepericardiaci　心膜前リンパ節　168
— pretracheales　気管前リンパ節　167
— prevertebrales　脊椎前リンパ節　168
— prevesicales　膀胱前リンパ節　170
— profundi
—— 深リンパ節　168
—— 深膝窩リンパ節　171
—— 深前頸リンパ節　167
—— inferiores　下深リンパ節　167
—— superiores　上深リンパ節　167
— promontorii　岬角リンパ節　170
— proximalis　近位リンパ節　170
— pylorici　幽門リンパ節　169
— rectales superiores　上直腸リンパ節　170
— retroaortici　大動脈後リンパ節

パ節　168
－ retrocaecales　盲腸後リンパ節　169
－ retrocavales　大静脈後リンパ節　168
－ retropharyngeales　咽頭後リンパ節　167
－ retropylorici　幽門後リンパ節　169
－ retrovesicales　膀胱後リンパ節　170
－ sacrales　仙骨リンパ節　170
－ sigmoidei　S状結腸リンパ節　169
－ sinuatrialis　洞房結節　132
－ splenici　脾リンパ節　169
－ subaortici　大動脈下リンパ節　170
－ submandibulares　顎下リンパ節　166
－ submentales　オトガイ下リンパ節　166
－ subpylorici　幽門下リンパ節　169
－ subscapulares　肩甲下リンパ節；後［腋窩］リンパ節　167
－ superficiales
－－ 浅リンパ節　167
－－ 浅膝窩リンパ節　171
－－ 浅前頸リンパ節　167
－ superiores
－－ 上膵リンパ節　169
－－ 上膵十二指腸リンパ節　169
－－ 上殿リンパ節　169
－－ centrales　中心上腸間膜リンパ節；上腸間膜リンパ節　169
－ superolaterales　上外側浅鼠径リンパ節　170
－ superomediales　上内側浅鼠径リンパ節　170
－ supraclaviculares　鎖骨上リンパ節　167
－ suprapyloricus　幽門上リ

ンパ節　169
－ supratrochleares　［上腕骨］滑車上リンパ節　167
－ tibialis
－－ anterior　前脛骨リンパ節　171
－－ posterior　後脛骨リンパ節　171
－ thyroidei　甲状腺リンパ節　167
－ tracheobronchiales　気管気管支リンパ節　168
－－ inferiores　下気管気管支リンパ節　168
－－ superiores　上気管気管支リンパ節　168
－ vesicales laterales　外側膀胱リンパ節　170
Norma
－ basalis　底面観；外頭蓋底　28
－ facialis　前面観　27
－ frontalis　前面観　27
－ inferior　底面観；外頭蓋底　28
－ lateralis　側面観　28
－ occipitalis　後面観　29
－ superior　上面観　27
－ verticalis　上面観　27
Nucha　項　17
Nucleus（-i）　核　7
Nucleus/i　神経核　174
－ accessorii
－－ nervi oculomotorii　動眼神経副核　194
－－ tractus optici　副視索核群；副視索核　194
－ accumbens　側坐核　213
－ ambiguus　疑核　185
－ amygdalae
－－ basalis
－－－ lateralis　扁桃体外側基底核　212
－－－ medialis　扁桃体内側基底核　212
－－ centralis　扁桃体中心核　212
－－ corticalis　扁桃体皮質

核　212
－－ interstitialis　扁桃体間質核　213
－－ lateralis　扁桃体外側核　213
－－ medialis　扁桃体内側核　213
－ ansae lenticularis　レンズ核ワナ核　204
－ anterior/es
－－ 前核　177, 187
－－ 腹側核　187
－－ corporis trapezoidei　台形体前核；台形体腹側核　189
－－ hypothalami　視床下部前核　204
－－ lemnisci lateralis　外側毛帯前核；外側毛帯腹側核　190
－－ thalami　視床前核群；視床前核　201
－－ ventrolateralis　外側腹側核の吻側部；外側腹側前核　202
－ anterodorsalis　背側前核；前背側核　201
－ anterolateralis　前外側核；腹外側核　177, 189
－ anteromedialis
－－ 前内側核；腹内側核　177, 194
－－ 内側前核；前内側核　201
－ anteroventralis　腹側前核　201
－ arcuatus
－－ 弓状核《延髄の》　185
－－ 弓状核；半月核；漏斗核《視床下部の》　205
－ autonomici　自律神経核　194
－ basales et structurae pertinentes　大脳基底核と関連構造　213
－ basalis　基底核　213
－－ ventralis medialis　基底内側腹側核；内側腹側核群基底核　202

― basilaris internus　内基底核　178
― caeruleus　青斑核　190
― campi
―― dorsalis [H1]　背側野核; H1 野核　203
―― medialis [H]　内側野核; H 野核　203
―― perizonalis [H, H1, H2]　不確帯周囲野核群; H, H1,H2 野核[群]　203
―― ventralis [H2]　腹側野核; H2 野核　203
― caudatus　尾状核　214
― centralis　中心核　178, 195
―― lateralis　外側中心核　201
―― medialis　内側中心核　201
―― centromedianus　正中心核; 中心正中核　201
― cerebelli　小脳核　199
― cervicalis
―― lateralis　外側頸髄核　178
―― medialis　内側頸髄核　178
― cochleares　蝸牛神経核　185, 190
― cochlearis
―― anterior　蝸牛神経前核; 蝸牛神経腹側核　185
―― posterior　蝸牛神経後核; 蝸牛神経背側核　185
― colliculi inferioris　下丘核　195
― commissurae posterioris　後交連核　194
― commissuralis　交連核　184
―― nervi vagi　迷走神経交連核　185
―― rhomboidalis　菱形核　202
― corporis
―― geniculati medialis　内側膝状体核　204

―― trapezoidei　台形体核群; 台形体核　189
― cuneatus　楔状束核　184
―― accessorius　副楔状束核　184
― cuneiformis
―― 楔状核《外被核の》　195
―― 楔状核《網様核の》　196
― dentatus　歯状核; 小脳外側核; 外側核《小脳核の》　199
― dorsales thalami　視床背側核群; 視床背側核　201
― dorsalis
―― 胸髄核; 背核; 背側核　178
―― 背側核; 後核《動眼神経副核の》　194
―― 背側核; 内側膝状体背側核　204
―― corporis geniculati lateralis　外側膝状体背側核　204
―― hypothalami　背側核; 視床下部背側核　205
―― lateralis　背外側核; 背側外側核　201
―― nervi vagi　迷走神経背側核　184
―― dorsomedialis　背内側核; 視床下部背内側核　204, 205
―― emboliformis　栓状核; 中位核　199
―― endolemniscalis　毛帯核　185
―― endopeduncularis　脚内核　
―― externus　外核; 外側核《下丘核の》　195
―― fastigii　室頂核; 小脳内側核; 内側核《小脳核の》　199
―― gelatinosus solitarius　孤束膠様核　184
―― gigantocellularis　巨細胞性網様核　186
――― anterior　前巨細胞性網様核　186
―― globosus　球状核; 後中位核　199

― gracilis　薄束核　183
― habenularis
―― lateralis　外側手綱核　201
―― medialis　内側手綱核　201
― infundibularis　弓状核; 半月核; 漏斗核《視床下部の》　205
― intercalatus　介在核　185
― interfascicularis　束間核　195
――― nervi hypoglossi　舌下神経束間核　186
― intermediolateralis　中間外側核; 中間質外側核　178
― intermediomedialis　中間内側核; 中間質内側核　178
― intermedius
――― lemnisci lateralis　外側毛帯中間核　190
――― solitarius　孤束中間核　184
― interpeduncularis　脚間核　194
― interpositus
――― anterior　栓状核; 前中位核　199
――― posterior　球状核; 後中位核　199
― interstitiales
――― fasciculi longitudinalis medialis　内側縦束間質核　190
――― hypothalami anteriores　前視床下部間質核　204
― interstitialis　間質核　194
――― solitarius　孤束間質核　184
― intralaminares thalami　視床髄板内核; 髄板内核　201
― lacrimalis　涙腺核; 涙腺分泌核　189
― laterales　外側核《上オリーブ周囲核の》　189
― lateralis

索引（ラテン語－日本語）

Nucleus/i

363

―― 外核：外側核《下丘核の》
195
―― 外側核《橋核の》187
―― 外側核《副視索核群の》
194
―― cerebelli 歯状核：小脳外側核：外側核《小脳核の》
199
―― corporis trapezoidei 台形体外側核 189
―― posterior 後外側核
201
― lemnisci lateralis 外側毛帯核 190
― lentiformis レンズ核
214
― lentis 水晶体核 241
― limitans 境界核 202
― linearis
―― inferioris 下線状核
195
―― intermedius 尾側線状核：中間線状核 195
―― superior 吻側線状核；上線状核 195
― mammillaris
―― lateralis 乳頭体外側核
205
―― medialis 乳頭体内側核
205
― marginalis 辺縁核；脊髄第I層 178
―― corporis restiformis 索状体辺縁核：Y細胞群 185
― mediales 内側核《上オリーブ周囲核の》 189
―― thalami 視床内側核群；視床内側核 201
― medialis 内側核《副視索核群の》194
―― anterior 前内側核
179
―― cerebelli 室頂核：小脳内側核：内側核《小脳核の》199
―― corporis trapezoidei 台形体内側核 189
―― magnocellularis 大細胞性内側核；内側膝状体大細胞性内側核 204
―― solitarius 孤束内側核
185
― mediani thalami 視床正中核群 202
― medianus 正中核 187
― mediodorsalis 背内側核；背側内側核 202
― medioventralis 内側腹側核：内腹側核 202
― mesencephalicus nervi trigemini 三叉神経中脳路核
189, 194
― motorius nervi trigemini 三叉神経運動核 189
― nervi
―― abducentis 外転神経核
189
―― accessorii 副神経核
178
―― cranialis 脳神経核
174
―― facialis 顔面神経核
189
―― hypoglossi 舌下神経核
184
―― oculomotorii 動眼神経核 194
―― phrenici 横隔神経核
178
―― pudendi 陰部神経核
178
―― trochlearis 滑車神経核
194
― olfactorius anterior 前嗅核 213
― olivares inferiores 下オリーブ複合体：下オリーブ核群
184
― olivaris
―― accessorius
――― medialis 内側副オリーブ核 184
――― posterior 後副オリーブ核：背側副オリーブ核
184
―― principalis 主オリーブ核 184
―― superior 上オリーブ核：上オリーブ複合体 189
――― lateralis 外側上オリーブ核 189
――― medialis 内側上オリーブ核 189
― originis 起始核 174
― parabigeminalis 二丘傍核
194
― parabrachiales 結合腕傍核 190
― parabrachialis
―― lateralis 外側結合腕傍核 190
―― medialis 内側結合腕傍核 190
― paracentralis 中心傍核
201
― paracommissuralis solitarius 孤束交連傍核
185
― parafascicularis 束傍核
201
― paragigantocellularis
―― lateralis 外側巨細胞性傍核：外側巨細胞性網様体傍核
186
―― posterior 後巨細胞性傍核：後巨細胞性網様体傍核
186
― paralemniscalis 毛帯傍核
191
― paramedianus 正中傍核
187
―― posterior 後正中傍核；背側正中傍核 184
― paranigralis 黒質傍核
195
― parapeduncularis 脚傍核
196
― parasolitarius 孤束傍核
184
― parasympathici sacrales 仙髄副交感神経核；仙髄副交感核 178
― parataenialis ヒモ傍核
202

― paraventriculares thalami 視床室傍核群；視床室傍核 202
― paraventricularis
―― anterior 前室傍核 202
―― hypothalami 室傍核；視床下部室傍核 204
―― posterior 後室傍核 202
― peduncularis 脚核；脚周囲核 187
― pericentralis 中心周囲核 196
― pericuneatus
―― lateralis 外側楔状束周囲核；外側楔状束核周囲核 185
―― medialis 内側楔状束周囲核；内側楔状束核周囲核 185
― perifornicalis 脳弓周囲核 205
― perihypoglossales 舌下神経周囲核 185
― periolivares 上オリーブ周囲核 189
― peripeduncularis 脚周囲核 195
― peritrigeminalis 三叉神経周囲核 185
― periventricularis 脳室周囲核；視床下部脳室周囲核 205
―― posterior 後脳室周囲核 205
―― ventralis 腹側脳室周囲核 204
― pigmentosus parabrachialis 色素含有性結合腕傍核 195
― pontis 橋核 187
― pontobulbaris 橋延髄核 185
― posterior
―― 後核《橋核の》 187
―― 後核；視床後核《視床後核群の》 202
―― 後核；背側核《副視索核群の》 194
―― funiculi lateralis 側索後核 178
―― hypothalami 視床下部後核 205
―― lateralis 後外側核；背外側核 187
―― lemnisci lateralis 外側毛帯後核；外側毛帯背側核 190
―― medialis 後内側核；背内側核 187
―― nervi vagi 迷走神経背側核 184
―― ventrolateralis 外側腹核の尾側部；外側腹後核 203
― posteriores thalami 視床後核群 202
― posterolateralis 後外側核；背外側核 177
― posteromedialis 後内側核；背内側核 178, 189
― precommissuralis centralis 中心交連前核 194
― precuneatus accessorius 副楔状束前核；X 細胞群 184
― pregeniculatus 外側膝状体腹側核；膝状体前核 204
― premammillaris
―― dorsalis 背側乳頭体前核 205
―― ventralis 腹側乳頭体前核 205
― preopticus
―― lateralis 視索前域外側核 204
―― medialis 視索前域内側核 204
―― medianus 視索前域正中核 204
―― periventricularis 脳室周囲視索前域核 204
― prepositus 前位核 185
― pretectales 視蓋前域核群 201
― pretectalis
―― anterior 視蓋前域前核；前視蓋前域核 201
―― olivaris 視蓋前域オリーブ核 201
―― posterior 視蓋前域後核；後視蓋前域核 201
― principalis
―― nervi trigemini 三叉神経主感覚核 189
―― ventralis medialis 主内側腹側核；内側腹側核群主核 202
― proprius 固有核；脊髄第 III・第 IV 層 178
― pulposus 髄核 55
― pulvinares 視床枕核；視床枕核群 201
― pulvinaris
―― anterior 前視床枕核 201
―― inferior 下視床枕核；視床枕下部 201
―― lateralis 外側視床枕核；視床枕外側部 201
―― medialis 内側視床枕核；視床枕内側部 201
― raphes 縫線核；縫線核群 185, 186, 189, 191, 195
―― magnus 大縫線核 186, 191
―― medianus 正中縫線核；上中心核 191
―― obscurus 不確縫線核 186
―― pallidus 淡蒼縫線核 186
―― pontis 橋縫線核 191
―― posterior 後縫線核；背側縫線核 191, 195
― reticulares
―― 網様核 186, 191, 196
―― 網様核群 186, 191
― reticularis
―― centralis 中心網様核 186
―― intermedius 中間網様核 186

Nucleus/i

- ―― lateralis 外側網様核；側索核 186
- ―― medialis 内側網様核 186
- ―― paramedianus 正中傍網様核 191
- ―― parvocellularis 小細胞性網様核 186
- ―― pontis
- ――― caudalis 尾側橋網様核；下橋網様核 191
- ――― rostralis 吻側橋網様核；上橋網様核 191
- ―― tegmenti pontis 橋被蓋網様核 187,191
- ―― thalami 視床網様核；網様核 202
- ― retroambiguus 疑核後核 185
- ― retrobulbaris [A8] 網様体アミン作動性細胞群[A8] 216
- ― retrofacialis 顔面神経核後核 184
- ― retroposterolateralis 後後外側核；後背外側核 177
- ― retrotrigeminalis 三叉神経核後核 184
- ― reuniens 結合核 202
- ― ruber 赤核 195
- ― saguli 外被核 195
- ― salivatorius
- ―― inferior 下唾液核 185
- ―― superior 上唾液核 189
- ― semilunaris 弓状核；半月核；漏斗核《視床下部の》 205
- ― septales et structurae pertinentes 中隔核と関連構造 210
- ― septalis
- ―― dorsalis 背側中隔核 210,213
- ―― lateralis 外側中隔核 210,213
- ―― medialis 内側中隔核 210,213
- ―― precommissuralis 交連前中隔核 210
- ― septofimbrialis 中隔海馬采核 210,213
- ― solitarius
- ―― anterior 前孤束核；腹側孤束核 185
- ―― anterolateralis 前外側孤束核；腹外側孤束核 185
- ―― posterior 後孤束核；背側孤束核 185
- ―― posterolateralis 後外側孤束核；背外側孤束核 185
- ― spinalis nervi trigemini 三叉神経脊髄路核 184,189
- ― striae
- ―― diagonalis 対角帯核 213
- ―― terminalis 分界条床核 213
- ― subbrachialis 結合腕下核 195
- ― subcaeruleus 青斑下核 190
- ― subcuneiformis
- ―― 楔状下核《外被核の》 195
- ―― 楔状下核《網様核の》 196
- ― subhypoglossalis 舌下神経下核 185
- ― submedialis 内側下核 202
- ― subparabrachialis 結合腕傍核下核 190
- ― subthalamicus 視床下核 203
- ― suprachiasmaticus 視交叉上核 204
- ― suprageniculatus 膝状体上核；膝上核 202
- ― supralemniscalis 毛帯上核 190
- ― supramammillaris 乳頭体上核 205
- ― supraopticus 視索上核 204
- ― supraspinalis 脊髄上核 186
- ― tegmentales anteriores 前被蓋核；腹側被蓋核 195
- ― tegmentalis
- ―― anterior 前被蓋核；腹側被蓋核 190
- ―― pedunculopontinus 脚橋被蓋核 195,196
- ―― posterior 後被蓋核；背側被蓋核 190
- ―― posterolateralis 後外側被蓋核；背外側被蓋核 194
- ― terminationis 終止核 174
- ― thoracicus posterior 胸髄核；背核；背側核 178
- ― tractus
- ―― olfactorii lateralis 外側嗅索核 213
- ―― optici 視索核；視蓋前域視索核 201
- ―― solitarii 孤束核 184
- ― triangularis 三角核 210
- ― septi 中隔三角核 214
- ― tuberales laterales 外側隆起核 205
- ― tuberomammillaris 隆起乳頭体核 205
- ― ventrales
- ―― laterales 外側腹側核群 202
- ―― mediales 内側腹側核群 202
- ―― thalami 視床腹側核群 202
- ― ventralis 腹側核；内側膝状体腹側核；腹側主核 204
- ―― anterior 前腹側核 202
- ―― corporis geniculati lateralis 外側膝状体腹側核；膝状体前核 204
- ―― intermedius 中間腹側核 203
- ―― posterior
- ――― inferior 下後腹側核 202
- ――― internus 内後腹側核 203

—— posterolateralis　後外側腹側核　202, 203
—— posteromedialis　後内側腹側核　202
— ventrobasales　腹側基底核群　202
— ventromedialis hypothalami　腹内側核；視床下部腹内側核　205
— ventroposterior parvocellularis　小細胞性後腹側核　203
— vestibulares　前庭神経核　185, 190
— vestibularis
—— inferior　前庭神経下核　185
—— lateralis　前庭神経外側核　190
—— medialis　前庭神経内側核　185, 190
—— superior　前庭神経上核　190
— viscerales　自律神経核　194
Nutricius　栄養[の]　7

O

Obex　閂　182, 192
Obliquus　斜[の]　7
Occipitalis　後頭側　16
Occiput　後頭　17, 27
Oculus　眼　17
— et structurae pertinentes　眼および関連する構造　238
Oesophagus　食道　18, 95
Olecranon　肘頭　44
Oliva　オリーブ　181
Omentum
— majus　大網　125
— minus　小網　124
Operculum (-i)　弁蓋　7
Operculum
— frontale　前頭弁蓋　207
— parietale　頭頂弁蓋　207
— temporale　側頭弁蓋　207

Opisthion　オピスチオン　28
Opponens　対立[の]　7
Oppositio　対立；対向　57
Ora serrata　鋸状縁　240
Oralis　口[の]　7
Orbicularis　輪[の]　7
Orbiculus (-i)　輪　7
Orbiculus ciliaris　毛様体輪　239
Orbita　眼窩　27
Orchis　精巣；睾丸　114
Organum/a
— genitalia
—— feminina
——— externa　女性の外生殖器　121
——— interna　女性の内生殖器　118
—— masculina
——— externa　男性の外生殖器　117
——— interna　男性の内生殖器　114
— gustatorium　味覚器　251
— gustus　味覚器　251
— juxtaorale　口腔傍器官　89
— lymphoidea
—— primaria　一次性リンパ性器官　166
—— secundaria　二次性リンパ性器官　166
— olfactorium　嗅覚器　251
— olfactus　嗅覚器　251
— sensuum　感覚器　238
— spirale　ラセン器　245
— subcommissurale　交連下器官　201
— subfornicale　脳弓下器官　200, 210, 214
— vasculosum laminae terminalis　終板血管器官；終板脈管器官　205, 210
— vestibulocochleare　平衡聴覚器　244
— visus　視覚器　238
— vomeronasale　鋤鼻器　104

Organum (-i)　器官；器　7
Origo (-inis)　起始　7
Os (Oris)　口　7
Os　口　17, 89
Os (Ossis)　骨　7
Os/sa
— breve　短骨　26
— capitatum　有頭骨　45
— carpalia　手根骨　45
— carpi　手根骨　45
— centrale　中心骨　45
— coccygis　尾骨；尾椎[1-4]　41
— coxae　寛骨　46
— cranii　頭蓋骨　29
— cuboideum　立方骨　50
— cuneiforme
—— intermedium　中間楔状骨　50
—— laterale　外側楔状骨　50
—— mediale　内側楔状骨　50
— digitorum
—— 指骨；指節骨　45
—— 趾(指)骨；趾(指)節骨　51
— ethmoidale　篩骨　35
— femoris　大腿骨　47
— frontale　前頭骨　34
— hamatum　有鈎骨　45
— hyoideum　舌骨　38
— ilium　腸骨　46
— incisivum　切歯骨　37
— interparietale　頭頂間骨　30
— irregulare　不規則骨　26
— ischii　坐骨　46
— lacrimale　涙骨　36
— longum　長骨　26
— lunatum　月状骨　45
— manus　手の骨　45
— membri
—— inferioris　下肢骨　45
—— superioris　上肢骨　42
— metacarpale tertium [III]　第三中手骨　45

— metacarpalia [I-V] 中手骨[1-5] 45
— metacarpi 中手骨[1-5] 45
—— tertium 第三中手骨 45
— metatarsalia [I-V] 中足骨[1-5] 51
— metatarsi 中足骨[1-5] 51
— nasale 鼻骨 36
— naviculare 舟状骨《足の》 50
— occipitale 後頭骨 29
— palatinum 口蓋骨 37
— parietale 頭頂骨 34
— pedis 足の骨 49
— pisiforme 豆状骨 45
— planum 扁平骨 26
— pneumaticum 含気骨 26
— pubis 恥骨 46
— sacrum [Vertebrae sacrales I-V] 仙骨；仙椎 [1-5] 40,46
— scaphoideum 舟状骨《手の》 45
— sesamoidea 種子骨 45,51
— sesamoideum 種子骨 26
— sphenoidale 蝶形骨 30
— suprasternalia 胸上骨 42
— suturale 縫合骨 27
— tarsalia 足根骨 49
— tarsi 足根骨 49
— temporale 側頭骨 32
— trapezium 大菱形骨 45
— trapezoideum 小菱形骨 45
— trigonum 三角骨《足根骨の》 50
— triquetrum 三角骨《手根骨の》 45
— zygomaticum 頬骨 37
Osseus 骨[の] 7

Ossicula
— auditoria 耳小骨 39,248
— auditus 耳小骨 39,248
Ossiculum (-i) 小骨 7
Ostium (-i) 口 7
Ostium/a
— abdominale tubae uterinae 卵管腹腔口 119
— anatomicum uteri internum 解剖学的内子宮口 120
— aortae 大動脈口 134
— appendicis vermiformis 虫垂口 98
— atrioventriculare
—— dextrum 右房室口 133
—— sinistrum 左房室口 134
— canalis nasolacrimalis 鼻涙管口 28
— cardiacum 噴門口 96
— histologicum uteri internum 組織学的内子宮口 120
— ileale 回腸口 98
— pharyngeum tubae auditivae 耳管咽頭口 94,250
— pharyngeum tubae auditoriae 耳管咽頭口 94,250
— pyloricum 幽門口 96
— sinus coronarii 冠状静脈口 133
— trunci pulmonalis 肺動脈口 133
— tympanicum tubae auditivae 耳管鼓室口 250
— tympanicum tubae auditoriae 耳管鼓室口 250
— ureteris 尿管口 114
— urethrae
—— externum 外尿道口 118,122
—— internum 内尿道口 114,117,122
——— accipiens 充満時内尿道口 117,122
——— evacuans 排尿時内尿道口 118,122
— uteri 外子宮口 120
— internum 内子宮口 120
— uterinum tubae uterinae 卵管子宮口 119
— vaginae 腟口 121
— venae cavae
—— inferioris 下大静脈口 133
—— superioris 上大静脈口 133
— venarum pulmonalium 肺静脈口 134
Ovalis 卵円[の] 7
Ovarium 卵巣 118

P

Pachymeninx 硬膜 175
Palatum 口蓋 89
— durum 硬口蓋 89
— molle 軟口蓋；口蓋帆 90,93
— osseum 骨口蓋 29
Paleocerebellum 古小脳；旧小脳 196
Paleocortex 旧皮質；古皮質 211
Pallidum 淡蒼球；古線条体 214
— dorsale 背側淡蒼球 214
— ventrale 腹側淡蒼球 213,214
Pallium
— 外套 206
— 大脳皮質 206
Palma
— 手掌；てのひら 19
— 手掌部 23
Palmaris 掌側 17
Palmatus 棕状[の] 7

Palpebra/e　眼瞼；まぶた
　　　　　　　　　　242
― inferior
― ―　したまぶた　17
― ―　下眼瞼　17,243
― superior
― ―　うわまぶた　17
― ―　上眼瞼　17,242
Pampiniformis　蔓状[の]　7
Pancreas　膵臓　103
― accessorium　副膵　103
Panniculus adiposus
― 脂肪組織層　74
― 脂肪層　252
Papilla/e　乳頭；真皮乳頭
　　　　　　　　　　252
― conicae　円錐乳頭　93
― dentis　歯乳頭　91
― ductus parotidei　耳下腺乳頭　90
― duodeni
― ―　major　大十二指腸乳頭　98
― ―　minor　小十二指腸乳頭　98
― filiformes　糸状乳頭　93
― foliatae　葉状乳頭　93
― fungiformes　茸状乳頭　93
― gingivalis　歯肉乳頭；歯間乳頭　90
― ilealis　回盲乳頭；回腸乳頭　98
― incisiva　切歯乳頭　90
― interdentalis　歯肉乳頭；歯間乳頭　90
― lacrimalis　涙乳頭　243
― linguales　舌乳頭　93
― mammaria　乳頭；ちくび　18,253
― pili　毛乳頭　252
― renalis　腎乳頭　112
― vallatae　有郭乳頭　93
Papillaris　乳頭[の]　7
Paracervix　子宮頸傍組織　120
Paradidymis　精巣傍体　115
Paraflocculus ventralis [H

Ⅸ]　小脳扁桃；腹側傍片葉[第Ⅸ半球小葉]　198
Paraganglia sympathica　交感神経傍神経節　232
Parametrium　子宮傍組織　120
Parasubiculum　海馬台傍野；傍海馬台　211
Parasympathicus　副交感[の]　7
Parenchyma (-atis)　実質　7
Parenchyma
― [甲状腺]実質　127
― 実質　89,116
― testis　精巣実質　115
Paries (-etis)　壁　7
Paries
― anterior
― ―　前壁《胃の》　96
― ―　前壁《腟の》　120
― caroticus　頸動脈壁　248
― externus　外壁《蝸牛管の》　245
― inferior　下壁《眼窩の》　28
― jugularis　頸静脈壁　248
― labyrinthicus　迷路壁　248
― lateralis　外側壁《眼窩の》　28
― mastoideus　乳突壁；後壁《中耳の》　248
― medialis　内側壁《眼窩の》　28
― membranaceus
― ―　鼓膜壁　248
― ―　膜性壁　107
― posterior
― ―　後壁《胃の》　96
― ―　後壁《腟の》　120
― superior　上壁　28
― tegmentalis　室蓋壁　247
― tympanicus　鼓室階壁；ラセン膜　245
― vestibularis　前庭階壁；前庭膜　245
Parietalis　壁側[の]　7
Paroophoron　卵巣傍体　121

Pars (-tis)　部　7
Pars/tes
― abdominalis
― ―　腹部《胸管の》　165
― ―　腹部《食道の》　96
― ―　腹部《大胸筋の》　72
― ―　腹部《内臓神経叢の》　234
― ―　腹部《尿管の》　113
― ― aortae　腹大動脈；大動脈腹部　147
― acromialis　肩峰部　76
― alaris　鼻翼部；翼部　68
― alpha　アルファ部　186
― alveolaris　歯槽部　38
― anterior
― ―　溝前部；前部《舌の》　92
― ―　前部《蝸牛神経核の》　185
― ―　前部《肝臓の》　100
― ―　前部《前交連の》　210
― ―　前部《腟の》　120
― ―　前部《放線冠の》　215
― ―　前部；腹側部《外側結合腕傍核の，橋の》　190
― ―　前部；腹側部[第Ⅱ小葉]《小脳前葉の》　197
― ―　前部；腹側部[第Ⅳ小葉]　197
― ―　前部；腹側部[第Ⅳ半球小葉]　197
― anularis vaginae fibrosae
― ―　輪状部《指の線維鞘の》　83
― ―　輪状部《趾(指の)線維鞘の》　85
― aryepiglottica　披裂喉頭蓋部　106
― ascendens
― ―　上行部《十二指腸の》　97
― ―　上行部《僧帽筋の》　70
― ― aortae　上行大動脈；大動脈上行部　136
― atlantica　環椎部　142
― autonomica systematis nervosi peripherici　自律神経系　231
― basalis　肺底動脈　135

Pars/tes

―― telencephali 前脳基底部；大脳基底部 212
― basilaris 底部 29
―― pontis 橋底部 187
―― buccopharyngea 頬咽頭部 95
― caeca retinae 網膜盲部 240
―― canalis 管内部：視神経管部《視神経の》 238
― cardiaca 噴門 96
― cartilaginea
―― 耳管軟骨部 250
―― 軟骨部 26, 104
― caudalis 尾側亜核；尾部；尾側部 184
― cavernosa 海綿部；海綿静脈洞部 139
― centralis
―― 中心部《側脳室の》 210
―― 中心部：細胞巣領域《楔状束核の》 184
―― 中心部：細胞巣領域《薄束核の》 183
― ceratopharyngea 大角咽頭部 95
― cerebralis 大脳部 139
― cervicalis
―― 横突部：頸部《椎骨動脈の》 142
―― 頸髄：頸髄節［第1-第8頸髄節］ 177
―― 頸部《気管の》 107
―― 頸部《胸管の》 165
―― 頸部《食道の》 95
―― 頸部《内頸動脈の》 139
― cervicis vesicae 膀胱頸部 114
― chondropharyngea 小角咽頭部 95
― ciliaris retinae 網膜毛様体部 240
― clavicularis
―― 鎖骨部《三角筋の》 76
―― 鎖骨部《大胸筋の》 72
― coccygea 尾髄；尾髄節［第1-第3尾髄節］ 177
― coeliacoduodenalis 腹腔動脈十二指腸部 98
― colli
―― 頸部《気管の》 107
―― 頸部《胸管の》 165
―― 頸部《食道の》 95
―― vesicae 膀胱頸部 114
― compacta
―― 緻密部《外被核の》 195
―― 緻密部《黒質の》 192
―― 緻密部《網様核の》 196
― convoluta 曲尿細管 112
― copularis lobuli paramediani [H VIII A] 外側部［第 VIII A 半球小葉］ 198
― corneoscleralis 角膜強膜部 238
― corticalis 終末部；皮質部；M2 区《中大脳動脈の》 142
― costalis 肋骨部《胸膜の》 111
―― diaphragmatis 肋骨部《横隔膜の》 72
― cranialis 頭部 232
― craniocervicalis 頭頸部 233
― cricopharyngea 輪状咽頭部 95
― cruciformis vaginae fibrosae
―― 十字部《指の線維鞘の》 83
―― 十字部《趾（指の）線維鞘の》 86
― cuneiformis vomeris 鋤骨楔状部 36
― cupularis 頂部 247
― descendens
―― 下行部《十二指腸の》 97
―― 下行部《僧帽筋の》 70
―― 下行部《腸骨大腿靱帯の》 61
―― aortae 下行大動脈；大動脈下行部 147
― dextra 右部《肝臓の》 100
― diaphragmatica 横隔膜部 111
― dissipata 消散部 195, 196
― distalis
―― 遠位部 118
―― 遠位部《下垂体の》 127
―― 遠位部《前立腺の》 116
― dorsalis/es
―― 後部《腰外側横突間筋の》 70
―― 背側部 186, 194
―― [III] 後部：背側部［第 III 小葉］《小脳前葉の》 197
―― [V] 後部：背側部［第 V 小葉］ 197
―― [H III] 上部；背側部［第 III 半球小葉］《小脳の》 197
―― [H V] 後部；背側部［第 V 半球小葉］ 197
― dorsolateralis 背外側部 204
― dorsomedialis
―― 後内側部 195, 204
―― 背内側部 204
― duralis 硬膜部；尾骨靱帯；外終糸 176
― extraocularis
―― 眼球外部《網膜中心静脈の》 160
―― 眼球外部《網膜中心動脈の》 139
― fetalis 胎児部 120
― flaccida 弛緩部《鼓膜の》 248
― funicularis 精索部 115
― gastrocnemialis 浅部《下肢の筋の》 79
― glossopharyngea 舌咽頭部 95
― hepatis
―― dextra 右肝部 101
―― sinistra 左肝部 101
― horizontalis
―― 水平部；横行部《十二指腸の》 97
―― 蝶形骨部；水平部；M1 区《中大脳動脈の》 141
― iliaca 腸骨筋筋膜 74
― inferior

―― 下舌枝(V5)《左肺静脈の》 154
―― 下部《前庭神経の》 223
―― 下部；腹側部[第Ⅱ半球小葉]《小脳前葉の》 197
―― 水平部；横行部《十二指腸の》 97
― infraclavicularis 鎖骨下部 226
― infralobaris 葉下枝 153
― inguinalis 鼡径部 115
― insularis 島部；M2区 141
― intercartilaginea 軟骨間部 107
― intermedia 中間部《下垂体の》 127
― intermembranacea 膜間部 107
― interpolaris 中間亜核；中間部《延髄の》 184
― intersegmentalis
―― 区間枝《右肺静脈の》 153
―― 区間枝《左肺静脈の》 154
― interstitialis 間質部 194
― intracranialis 頭蓋内部 142, 238
― intralaminaris 篩板内部 238
― intralobaris (intersegmentalis) 区間枝 153
― intramuralis
―― 壁内部 122
―― 壁内部《尿管の》 113
―― 壁内部；前立腺前部《尿道の》 118
― intraocularis
―― 眼球内部《視神経の》 238
―― 眼球内部《網膜中心静脈の》 160
―― 眼球内部《網膜中心動脈の》 139
― intrasegmentalis

―― 区内枝《右肺静脈の》 153
―― 区内枝《左肺静脈の》 154
― iridica retinae 網膜虹彩部 240
― labialis 唇部 68
― lacrimalis 深部；涙嚢部《眼輪筋の》 68
― laryngea pharyngis 喉頭部《咽頭の》 95
― lateralis
―― 外側枝(V4)《右肺中葉静脈の》 154
―― 外側縦足弓 20
―― 外側部《外側結合腕傍核の》 190
―― 外側部《後頭骨の》 30
―― 外側部《黒質の》 192
―― 外側部《仙骨の》 40
―― 外側部《前腕の》 76
―― 外側部《腟の》 120
―― 外側部《内側結合腕傍核の》 190
―― 外側部《レンズ核の》 214
―― 外側部；中心部《側坐核の》 213
― lobuli biventralis 外側部[第ⅧA半球小葉] 198
― libera membri
―― inferioris 自由下肢 47
―― superioris 自由上肢 43
― lumbalis
―― 腰髄；腰髄節[第1-第5腰髄節] 177
―― 腰部；脊柱起立筋腰部の外側部《腰腸肋筋の》 70
―― 腰部；脊柱起立筋腰部の内側部《胸最長筋の》 71
―― diaphragmatis 腰椎部 72
― magnocellularis
―― 大細胞部 186
―― 大細胞部《視床後部の》 204

―― 大細胞部《赤核の》 195
―― 大細胞部《前腹側核の》 203
―― medialis 大細胞部；内側部《背内側核の》 202
―― nuclei vestibularis inferioris 前庭神経下核の大細胞部；F細胞群 185
― marginalis 縁部《口輪筋の》 68
― medialis
―― 内側枝(V5)《右肺中葉静脈の》 154
―― 内側縦足弓 20
―― 内側部《外側結合腕傍核の》 190
―― 内側部《内側結合腕傍核の》 190
―― 内側部《レンズ核の》 214
―― 内側部；周辺部《側坐核の》 213
―― lobuli biventralis 二腹小葉内側部；背側傍片葉[第ⅧB半球小葉] 198
― mediastinalis 縦隔部 109
― membranacea
―― 隔膜部《男の尿道の》 118
―― 鼻中隔 26
―― 膜性部 132
―― 膜部 26, 104
― mobilis septi nasi 鼻中隔可動部 104
― muscularis 筋性部 132
― mylopharyngea 顎咽頭部 95
― nasalis 鼻部《前頭骨の》 35
―― pharyngis [咽頭]鼻部 94
― nervosa
―― 神経部 200
―― 神経葉 127
― nonstratificata 非重層部 114
― obliqua 斜部 106

- occlusa 閉塞部 150
- olfactoria 嗅部 104
-- tunicae mucosae nasi 鼻粘膜嗅部 251
- opercularis 弁蓋部; 前頭弁蓋 207
- optica retinae 網膜視部 240
- oralis pharyngis 口部《咽頭の》 94
- orbitalis
-- 眼窩部《眼輪筋の》 68
-- 眼窩部《視神経の》 238
-- 眼窩部《前頭骨の》 35
-- 眼窩部《前頭葉の》 207
-- 眼窩部《涙腺の》 243
- ossea
-- 骨部 26,104
-- 耳管骨部 250
- palpebralis
-- 眼瞼部《眼輪筋の》 68
-- 眼瞼部《涙腺の》 243
- paralaminaris 髄板傍部 202
- parasympathica 副交感神経 232
- parvocellularis
-- 小細胞部《外側網様核の》 186
-- 小細胞部《後内側腹側核の》 202
-- 小細胞部《赤核の》 195
-- 小細胞部: L細胞群《前庭神経外側核の》 190
-- lateralis 小細胞部: 外側部《背内側核の》 202
- patens 開存部《臍動脈の》 150
- pelvica
-- 骨盤部 234
-- 骨盤部《神経系の》 233
-- 骨盤部《精管の》 115
-- 骨盤部《尿管の》 113
- peripherica 末梢神経系 218
- petrosa
-- 岩様部; 錐体乳突部《側頭骨の》 32

-- 岩様部; 錐体部《内頸動脈の》 139
- phrenicocoeliaca 横隔膜腹腔動脈部 98
- pialis 軟膜部; 軟膜終糸; 内終糸 176
- postcommunicalis
-- 交通後部: A2区 141
-- 交通後部: P2区 143
- posterior
-- 後部《蝸牛神経核の》 185
-- 後部《肝臓の》 100
-- 後部《前交連の》 210
-- 後部《腟の》 120
-- 後部《放線冠の》 215
-- 後部: 背側部《外側結合腕傍核の》 190
-- 後部: 背側部[第III小葉]《小脳前葉の》 197
-- 後部: 背側部[第V小葉] 197
-- 後部: 背側部[第V半球小葉] 197
-- 溝後部; 後部《舌の》 92
-- funiculi lateralis 側索後部 180
-- hepatis 肝後部; 尾状葉 101
- posteromedialis 後内側部; 背内側部 195
- postlaminaris 篩板後部 238
- postsulcalis 溝後部; 後部《舌の》 92
- precommunicalis
-- 交通前部; A1区《前大脳動脈の》 141
-- 交通前部; P1区《後大脳動脈の》 143
- prelaminaris 篩板前部 238
- preprostatica 壁内部; 前立腺前部《尿道の》 118
- presulcalis 溝前部; 前部《舌の》 92
- prevertebralis 椎骨前部 142

- principalis 主部 203
- profunda
-- 深部 100,123
-- 深部《下肢の筋の》 79
-- 深部《外肛門括約筋の》 75
-- 深部《咬筋の》 68
-- 深部《耳下腺の》 90
-- 深部《上肢の筋の》 76
-- 深部; 涙嚢部《眼輪筋の》 68
- prostatica 前立腺部 118
- proximalis
-- 近位部《前立腺の》 116
-- 近位部《尿道の》 118
- psoatica 腰筋筋膜 74
- pterygopharyngea 翼突咽頭部 95
- pylorica 幽門部 96
- quadrata 方形部 101
- radialis 外側部《前腕の》 76
- recta
-- 直尿細管 112
-- 直部 106
- respiratoria 呼吸部 104
- reticularis 網様部 193
- retrolentiformis レンズ核後部 215
- retrorubralis 赤核後部 193
- rostralis
-- 吻側部; 殻領域 183,184
- sacralis 仙髄; 仙髄節[第1-第5仙髄節] 177
- scrotalis 陰嚢部 115
- sphenoidalis 蝶形骨部; 水平部; M1区《中大脳動脈の》 141
- spinalis
-- 肩甲棘部 76
-- 脊髄根 225
-- fili terminalis 脊髄終糸 176
- spongiosa 海綿体部 118
- squamosa 鱗部 33
- sternalis diaphragmatis

胸骨部　72
— sternocostalis　胸肋部　72
— subcutanea　皮下部　75,100,122
— sublenticularis amygdalae　レンズ核下拡大扁桃体；扁桃体レンズ核下部　213
— sublentiformis　レンズ核下部　215
— subtrigeminalis　三叉神経下部　186
— superficialis
— — 浅部《下肢の筋の》　79
— — 浅部《外肛門括約筋の》　75,100,122
— — 浅部《咬筋の》　68
— — 浅部《耳下腺の》　90
— — 浅部《上肢の筋の》　76
— superior
— — 上舌枝(V4)《肺静脈の》　154
— — 上部《肝臓の》　100
— — 上部《十二指腸の》　97
— — 上部《前庭神経の》　223
— — 上部；背側部［第 III 半球小葉］《小脳の》　197
— supraclavicularis　鎖骨上部　226
— sympathica　交感神経　231
— tecta duodeni　十二指腸被蓋部　97
— tensa　緊張部《鼓膜の》　248
— terminalis
— — 回腸終末部　98
— — 終末部；皮質部；M2 区《中大脳動脈の》　142
— thoracica
— — 胸髄；胸髄節［第 1-第 12 胸髄節］　177
— — 胸部《気管の》　107
— — 胸部《胸管の》　165
— — 胸部《食道の》　95
— — 胸部《脊髄の》　233
— — 胸部《腸肋筋の》　70

— — aortae　胸大動脈；大動脈胸部　147
— — thyroepiglottica　甲状喉頭蓋部　106
— — thyropharyngea　甲状咽頭部　95
— — tibiocalcanea　脛踵部　62
— — tibionavicularis　脛舟部　62
— — tibiotalaris
— — — anterior　前脛距部　62
— — — posterior　後脛距部　62
— transversa
— — 横部《腸骨大腿靭帯の》　61
— — 横部《鼻筋の》　67
— — 横部《門脈の》　162
— — 水平部；横行部《僧帽筋の》　70
— transversaria　横突部；頸部《椎骨動脈の》　142
— triangularis　三角部《前頭葉の》　207
— tuberalis　隆起部　127
— tympanica　鼓室部　33
— umbilicalis　臍静脈部　162
— uterina
— — 子宮部《胎盤の》　120
— — 子宮部《卵管の》　119
— uvealis　虹彩部；ブドウ膜部　238
— vagalis　延髄根　225
— ventralis/es　前部《腰外側横突間筋の》　70
— — 腹側部《延髄》　186
— — 腹側部《中脳の》　194
— — [II]　前部；腹側部［第 II 小葉］《小脳前葉の》　197
— — [IV]　前部；腹側部［第 IV 小葉］　197
— — [H II]　下部；腹側部［第 II 半球小葉］《小脳前葉の》　197
— — [H IV]　前部；腹側部［第 IV 半球小葉］　197

— ventromedialis　腹内側部　204
— vertebralis　椎骨部　109
Parvus　小［の］　7
Patella
— 膝蓋；ひざがしら　20
— 膝蓋骨　48
Pecten (-inis)　櫛　7
Pecten
— analis　肛門櫛　100
— ossis pubis　恥骨櫛　47
Pectinatus　櫛状［の］　7
Pectus　胸　18
Pediculus arcus vertebrae　椎弓根　39
Peduncularis　脚［の］　7
Pedunculus (-i)　脚　7
Pedunculus/i
— cerebellares　小脳脚　199
— cerebellaris
— — inferior　下小脳脚　181,182,199
— — medius　中小脳脚　186,199
— — superior　上小脳脚　186,192,193,199,203
— cerebri　［広義の］大脳脚　192
— flocculi　片葉脚　198
— olfactorius　嗅脚　213
Pellucidus　透明［の］　7
Pelvicus　盤［の］　7
Pelvis (-is)　盤　7
Pelvis　骨盤　18,47
— major　大骨盤　47
— minor　小骨盤　47
— renalis　腎盤；腎盂　113
Penicilli　筆毛動脈　171
Penis　陰茎　117
Perforans　貫通［の］　7
Perforatus　有孔［の］　7
Pericardium　心嚢　131
— fibrosum　線維性心膜　131
— serosum　漿膜性心膜　131
Perichondrium　軟骨膜　26

Pericranium 頭蓋骨膜 27
Perikaryon 核周部；神経細胞形質 174
Perilympha 外リンパ 244
Perimetrium 漿膜；子宮外膜《子宮の》 120
Perimysium 筋周膜 66
Perineum 会陰 122
Perineurium 神経周膜 218
Periodontium
— 歯根膜 92
— 歯周組織；歯根膜 54
— insertionis 付着歯周組織 55
— protectionis 保護歯組織；歯肉 54
Perionyx 痕跡爪皮 253
Periorbita 眼窩骨膜 242
Periosteum 骨膜 26
— externum cranii 頭蓋骨膜 27
Peripheralis 辺縁；末梢 16
Periphericus
— 辺縁；末梢 16
— 末梢[の] 7
Peritendineum 腱周膜 67
Peritoneum 腹膜 124
— parietale 壁側腹膜 124
— urogenitale 尿生殖腹膜 126
— viscerale 臓側腹膜 124
Peronealis 腓側 17
Perpendicularis 垂直[の] 7
Pes (Pedis) 足 7
Pes 足 20
— anserinus 鵞足 80
— hippocampi 海馬足 211
Petiolus epiglottidis 喉頭蓋茎 106
Phalanx/ges
— 指骨；指節骨 45
— 趾(指)骨；趾(指)節骨 51
— distalis
—— 末節骨《足の》 51
—— 末節骨《手の》 45
— media
—— 中節骨《足の》 51
—— 中節骨《手の》 45

— proximalis
—— 基節骨《足の》 51
—— 基節骨《手の》 45
Pharynx 咽頭 18,94
Philtrum
— はなみぞ 17
— 人中 17,89
Pia mater 軟膜 176
— cranialis 脳軟膜 176
— encephali 脳軟膜 176
— spinalis 脊髄軟膜 176
Pili 毛 252
Piriformis 梨状[の] 7
Placenta 胎盤 120
Planum/a
— coronalia 前頭面；冠状面 21
— frontalia 前頭面；冠状面 21
— horizontalia 水平面 21
— interspinale 棘間平面 21
— intertuberculare 結節間平面 21
— medianum 正中面 21
— occipitale 後頭平面 30
— paramediana 傍正中面 21
— sagittalia 矢状面 21
— subcostale 肋骨下平面 21
— supracristale 稜上平面 21
— temporale 側頭平面 208
— transpyloricum 幽門平面 21
— transversalia 横断面 21
Planta
— 足底；あしのうら 20
— 足底部 24
Plantaris 底側 17
Planus 平面[の] 7
Platysma 広頸筋 69
Pleura 胸膜 111
— costalis 肋骨胸膜 111
— diaphragmatica 横隔胸膜 111

— mediastinalis 縦隔胸膜 111
— parietalis 壁側胸膜 111
— pulmonalis 臓側胸膜；肺胸膜 111
— visceralis 臓側胸膜；肺胸膜 111
Plexus (-us) 叢 7
Plexus
— aorticus
—— abdominalis 腹大動脈神経叢 234
—— thoracicus 胸大動脈神経叢 233
— autonomicus 自律神経叢 219
—— brachialis 上腕自律神経叢 233
— basilaris 脳底静脈叢 157
— brachialis 腕神経叢 226
— cardiacus 心臓神経叢 233
— caroticus
—— communis 総頸動脈神経叢 233
—— externus 外頸動脈神経叢 233
—— internus 内頸動脈神経叢 233
— cavernosus 海綿静脈洞神経叢 233
—— conchae 鼻甲介海綿叢 104
— cervicalis 頸神経叢 225
—— posterior 後頸神経叢 225
— choroideus
—— 側脳室脈絡叢 211
—— 脈絡叢 191,200,211
—— ventriculi
——— lateralis 側脳室脈絡叢 176
——— quarti 第四脳室脈絡叢 176
——— tertii 第三脳室脈絡叢 176

Plexus

- coccygeus　尾骨神経叢 230
- coeliacus　腹腔神経叢 234
- deferentialis　精管神経叢 235
- dentalis
- ―― inferior　下歯神経叢 222
- ―― superior　上歯神経叢 221
- entericus　腸管神経叢 234
- femoralis　大腿動脈神経叢 234
- gastrici　胃神経叢 234
- hepaticus　肝神経叢 234
- hypogastricus
- ―― inferior　下下腹神経叢；骨盤神経叢 234
- ―― superior　上下腹神経叢；仙骨前神経 234
- iliacus　腸骨動脈神経叢 234
- intermesentericus　腸間膜動脈間神経叢 234
- intraparotideus　耳下腺神経叢 223
- lienalis　脾神経叢 234
- lumbalis　腰神経叢 229
- lumbosacralis　腰仙骨神経叢 229
- lymphaticus　リンパ[管]叢 130, 165
- ―― axillaris　腋窩リンパ[管]叢 165, 167
- mesentericus
- ―― inferior　下腸間膜動脈神経叢 234
- ―― superior　上腸間膜動脈神経叢 234
- myentericus　筋層間神経叢 234
- nervorum spinalium　脊髄神経叢 219
- oesophageus　食道神経叢 225, 233
- ovaricus　卵巣動脈神経叢 234
- pampiniformis　蔓状静脈叢 162
- pancreaticus　膵神経叢 234
- pelvicus　下下腹神経叢；骨盤神経叢 234
- periarterialis　動脈周囲神経叢 219
- pharyngeus
- ―― 咽頭静脈叢 156
- ―― 咽頭神経叢 224
- posterior　後神経叢 228
- prostaticus　前立腺神経叢 234
- pterygoideus　翼突筋静脈叢 156
- pulmonalis　肺神経叢 225, 233
- rectalis
- ―― inferior　下直腸動脈神経叢 234
- ―― medius　中直腸動脈神経叢 234
- ―― superior　上直腸動脈神経叢 234
- renalis　腎神経叢 234
- sacralis　仙骨神経叢 229
- splenicus　脾神経叢 234
- subclavius　鎖骨下動脈神経叢 233
- submucosus　粘膜下神経叢 234
- subserosus　漿膜下神経叢 234
- suprarenalis　副腎神経叢 234
- testicularis　精巣動脈神経叢 234
- thyroideus impar　不対甲状腺静脈叢 155
- tympanicus　鼓室神経叢 224
- uretericus　尿管神経叢 234
- uterovaginalis　子宮腟神経叢 234
- vascularis　血管神経叢 219
- vasculosus　血管叢 130
- venosus　静脈叢 130
- ―― areolaris　乳輪静脈叢 160
- ―― canalis nervi hypoglossi　舌下神経管静脈叢 157
- ―― caroticus internus　頸動脈管静脈叢 158
- ―― foraminis ovalis　卵円孔静脈叢 157
- ―― prostaticus　前立腺静脈叢 163
- ―― rectalis　直腸静脈叢 163
- ―― sacralis　仙骨静脈叢 163
- ―― suboccipitalis　後頭下静脈叢 155
- ―― uterinus　子宮静脈叢 163
- ―― vaginalis　腟静脈叢 163
- ―― vertebralis
- ――― externus
- ―――― anterior　前外椎骨静脈叢 161
- ―――― posterior　後外椎骨静脈叢 161
- ――― internus
- ―――― anterior　前内椎骨静脈叢 161
- ―――― posterior　後内椎骨静脈叢 161
- ―― vesicalis　膀胱静脈叢 163
- vertebralis　椎骨動脈神経叢 233
- vesicalis　膀胱神経叢 235
- viscerales et ganglia visceralia　内臓神経叢と内臓神経節；末梢自律神経叢と末梢自律神経節 233
- visceralis　内臓神経叢 219

Plica

Plica（-ae） ヒダ；襞　7
Plica/e
— alares　翼状ヒダ　62
— anterior faucium　口蓋舌弓　93
— aryepiglottica　披裂喉頭蓋ヒダ　106
— axillaris
—— anterior　前腋窩ヒダ　18
—— posterior　後腋窩ヒダ　18
— caecales　盲腸ヒダ　126
— caecalis vascularis　盲腸血管ヒダ　126
— chordae tympani　鼓索ヒダ　249
— ciliares　毛様体ヒダ　239
— circulares　輪状ヒダ　97
— duodenalis
—— inferior　下十二指腸ヒダ；十二指腸結腸間膜ヒダ　125
—— superior　上十二指腸ヒダ；十二指腸空腸ヒダ　125
— duodenojejunalis　上十二指腸ヒダ；十二指腸空腸ヒダ　125
— duodenomesocolica　下十二指腸ヒダ；十二指腸結腸間膜ヒダ　125
— epigastrica　外側臍ヒダ　126
— fimbriata　采状ヒダ　92
— gastricae　胃粘膜ヒダ　96
— gastropancreatica　胃膵ヒダ　125
— glossoepiglottica
—— lateralis　外側舌喉頭蓋ヒダ　95
—— mediana　正中舌喉頭蓋ヒダ　94
— hepatopancreatica　肝膵ヒダ　125
— ileocaecalis　回盲ヒダ　126
— incudialis　キヌタ骨ヒダ　249
— interarytenoidea　披裂間ヒダ　107
— interureterica　尿管間ヒダ　114
— iridis　虹彩ヒダ　239
— lacrimalis　鼻涙管ヒダ　244
— longitudinalis duodeni　十二指腸縦ヒダ　98
— mallearis
—— anterior　前ツチ骨ヒダ　248,249
—— posterior　後ツチ骨ヒダ　248,249
— muscosae　粘膜ヒダ　102
— nervi laryngei superioris　上喉頭神経ヒダ　95
— palatinae transversae　横口蓋ヒダ　90
— palmatae　棕状ヒダ　120
— palpebronasalis　瞼鼻ヒダ　243
— paraduodenalis　十二指腸傍ヒダ　125
— posterior faucium　口蓋咽頭弓　93
— presplenica　脾前間膜　125
— rectouterina　直腸子宮ヒダ　126
— salpingopalatina　耳管口蓋ヒダ　94
— salpingopharyngea　耳管咽頭ヒダ　94
— semilunares coli　結腸半月ヒダ　99
— semilunaris
—— 結膜半月ヒダ　243
—— 半月ヒダ　94
— spiralis　ラセンヒダ　102
— stapedialis　アブミ骨ヒダ　250
— sublingualis　舌下ヒダ　90
— synoviales　滑膜ヒダ　56
— synovialis infrapatellaris　膝蓋下滑膜ヒダ　62
— transversae recti　直腸横ヒダ　99
— triangularis　三角ヒダ　94
— tubariae　卵管ヒダ　119
— umbilicalis
—— lateralis　外側臍ヒダ　126
—— medialis　内側臍ヒダ　126
—— mediana　正中臍ヒダ　126
— venae cavae sinistrae　左大静脈ヒダ　155
— vesicalis transversa　横膀胱ヒダ　126
— vestibularis　前庭ヒダ《喉頭の》　107
— villosae　絨毛様ヒダ　96
— vocalis　声帯ヒダ　107
Pneumaticus　含気[の]　7
Pollex　母指；おやゆび（第一指）　19
Polus（-i）　極　7
Polus
— anterior
—— 前極《眼球の》　238
—— 前極《水晶体の》　242
— frontalis　前頭極　207
— inferior
—— 下端《腎臓の》　112
—— 下端《精巣の》　114
— occipitalis　後頭極　207
— posterior
—— 後極《眼球の》　238
—— 後極《水晶体の》　242
— superior
—— 上端《腎臓の》　112
—— 上端《精巣の》　115
— temporalis　側頭極　207
Pons　橋　181,186
Pons/tes
— et cerebellum　後脳；橋と小脳　181
— grisei caudatolenticulares　尾状核レンズ核灰白間橋；内包横断灰白間橋　214
Pontocerebellum　橋小脳　196

Poples 膝窩 20
Porta (-ae) 門 7
Porta hepatis 肝門 100
Portio (-onis) 部 7
Portio
— supravaginalis cervicis 腟上部 120
— vaginalis cervicis 腟部 120
Porus (-i) 孔 7
Porus
— acusticus
—— externus 外耳孔 33,250
—— internus 内耳孔 32,247
— gustatorius 味孔 251
Posterior 後 16
Precuneus 楔前部 209
Premaxilla 切歯骨 37
Preputium
— clitoridis 陰核包皮 121
— penis 包皮 117
Presubiculum 海馬台前野；前海馬台 212
Primarium 一次骨化点 27
Primarius 一次[の]；原始[の] 7
Primus 第一[の] 7
Princeps 主[の] 7
Principalis 主[の] 7
Processus (-us) 突起 7
Processus 突起 26
— accessorius 副突起 40
— alveolaris 歯槽突起 37
— anterior 前突起 249
— articularis
—— inferior 下関節突起；下軛突起 39
—— superior 上関節突起 39,40
— axillaris 外側突起；腋窩突起《乳腺の》253
— calcaneus 踵骨突起 51
— caudatus 尾状突起 101
— ciliares 毛様体突起 239
— clinoideus
—— anterior 前床突起 31
—— medius 中床突起 30
—— posterior 後床突起 31
— cochleariformis サジ状突起 248
— condylaris 関節突起 38
— coracoideus 烏口突起 43
— coronoideus
—— 筋突起《下顎骨の》38
—— 鈎状突起《尺骨の》44
— costalis 肋骨突起 39
— costiformis 肋骨突起 39
— ethmoidalis 篩骨突起 36
— falciformis 鎌状突起 61
— frontalis 前頭突起 36,37
— intrajugularis
—— 頸静脈孔内突起；孔内突起 30
—— 孔内突起《頸静脈の》33
— jugularis 頸静脈突起 30
— lacrimalis 涙骨突起 36
— lateralis
—— 外側突起《ツチ骨の》249
—— 外側突起《鼻中隔軟骨の》103
—— 外側突起；腋窩突起《乳腺の》253
—— tali 距骨外側突起 49
—— tuberis calcanei 踵骨隆起外側突起 50
— lenticularis 豆状突起 249
— mammillaris 乳頭突起《腰椎の》40
— mastoideus 乳様突起 32
— maxillaris 上顎突起 36
— medialis tuberis calcaei 踵骨隆起内側突起 50
— muscularis 筋突起《披裂軟骨の》105
— orbitalis 眼窩突起 37
— palatinus 口蓋突起 37
— papillaris 乳頭突起《肝臓の》101
— paramastoideus 乳突傍突起 30
— posterior 後突起；蝶形突起 103
—— tali 距骨後突起 50
— pterygoideus 翼状突起 31
— pterygospinosus 翼棘突起 31
— pyramidalis 錐体突起 37
— sphenoidalis
—— 後突起；蝶形突起 103
—— 蝶形骨突起 37
— spinosus 棘突起 39
— styloideus 茎状突起《側頭骨の》33
—— ossis metacarpi tertii [III] 茎状突起《中手骨の》45
—— radii 茎状突起《橈骨の》44
—— ulnae 茎状突起《尺骨の》45
— supracondylaris 顆上突起 43
— temporalis 側頭突起 37
— transversus 横突起 39
— uncinatus
—— 鈎状突起《篩骨の》35
—— 鈎状突起《膵臓の》103
—— 体鈎；鈎状突起《頸椎の》39
—— vertebrae thoracicae primae 第一胸椎鈎 40
— vaginalis 鞘状突起 31
— vocalis 声帯突起 105
— xiphoideus 剣状突起 42
— zygomaticus
—— 頬骨突起《上顎骨の》37
—— 頬骨突起《前頭骨の》35
—— 頬骨突起《側頭骨の》33
Profundus 深 16
Prominens 隆起[の] 7
Prominentia (-ae) 隆起 7
Prominentia
— canalis

―― facialis　顔面神経管隆起
　　　　　248
―― semicircularis lateralis
　外側半規管隆起　248
― laryngea　喉頭隆起
　　　　　18,105
― mallearis　ツチ骨隆起
　　　　　248
― spiralis　ラセン隆起　245
― styloidea　茎突隆起　248
Promontorium (-i)　岬角　8
Promontorium
― 岬角《仙骨の》　40
― 岬角《中耳の》　248
Pronatio　回内　57
Pronator (-oris)　回内筋　8
Proprius　固有[の]　8
Prosencephalon　前脳
　　　　　181,199
Prostata　前立腺　116
Protuberantia (-ae)　隆起　8
Protuberantia
― mentalis　オトガイ隆起
　　　　　38
― occipitalis
　―― externa　外後頭隆起
　　　　　30
　―― interna　内後頭隆起
　　　　　30
Proximalis　近位　16
Pterion　プテリオン　28
Pubes　陰毛　252
Pubis　恥骨　46
Pudendum femininum　女性
　の外陰部；陰門　121
Pulmo/nes　肺　109
― dexter　右肺　109
――, lobus inferior　右肺, 下葉　109
――, lobus medius　右肺, 中葉　109
――, lobus superior　右肺, 上葉　109
― sinister　左肺　109
――, lobus inferior　左肺, 下葉　110
――, lobus superior　左肺, 上葉　110

Pulpa (-ae)　髄　8
Pulpa
― alba　白脾髄　171
― coronalis　歯冠髄；歯冠歯髄　91
― dentis　歯髄　91
― lienalis　脾髄　171
― radicularis　歯根髄；歯根歯髄　91
― rubra　赤脾髄　171
― splenica　脾髄　171
Pulposus　髄[の]　8
Pulvinar thalami　視床枕
　　　　　199
Punctum (-i)　点　8
Punctum
― fixum　起始　66
― lacrimale　涙点　244
― mobile　停止　66
Pupilla　瞳孔　239
Putamen　被殻　214
Pylorus　幽門　96
Pyramidalis　錐体[の]　8
Pyramides renales　腎錐体
　　　　　112
Pyramis (-idis)　錐体　8
Pyramis
― [VIII]　虫部錐体[第VIII小葉]　198
― bulbi　延髄錐体　181
― medullae oblongatae　延髄錐体　181
― vestibuli　前庭錐体　246

Q

Quadrangularis　四角[の]　8
Quadratus　方形[の]　8
Quadriceps　四頭[の]　8
Quartus　第四[の]　8
Quintus　第五[の]　8

R

Radialis　橈側　17
Radiatio (-onis)　放線　8

Radiatio
― acustica　聴放線
　　　　　203,215
― anterior thalami　前視床脚；前視床放線　203
― centralis thalami　上視床脚；中心視床放線　203
― corporis callosi　脳梁放線　210
― inferior thalami　下視床脚；下視床放線　203
― optica　視放線　203,215
― posterior thalami　後視床脚；後視床放線　203
― thalami
―― anterior　前視床放線　214
―― centralis　中心視床放線　215
―― thalamica posterior　後視床放線　215
Radiatus　放線状[の]　8
Radices　根　226
Radicularis　根[の]　8
Radii　水晶体放線　242
― medullares　髄放線　112
Radius　橈骨　44
Radix (-icis)　根　8
Radix/ces
― accessoria　副根　92
― anterior　前根　219
― buccalis　頬側根　92
― clinica　臨床歯根　91
― cranialis　延髄根　225
― dentis　歯根　91
― distalis　遠心根　92
― inferior　下根《頸神経叢の》　226
― intermedia　副交感神経根；大錐体神経　232
―― ganglii pterygopalatini　大錐体神経；翼口蓋神経節の副交感神経根　223
― lateralis　外側根《視索の》　200
―― nervi mediani　外側根；正中神経外側根《正中神経の》　227

— linguae 舌根 92
— medialis 内側根《視索の》200
—— nervi mediani 内側根；正中神経内側根《正中神経の》227
— mesenterii 腸間膜根 124
— mesialis 近心根 92
— mesiobuccalis 近心頬側根 92
— mesiolingualis 近心舌側根 92
— motoria
—— 運動根 220
—— 前根 219
— nasi 鼻根 103
— nasociliaris 感覚根；鼻毛様体神経根；鼻毛様体神経と毛様体神経節との交通枝 232
—— ganglii ciliaris 毛様体神経節との交通枝；毛様体神経節の感覚根；毛様体神経節の鼻毛様体根《鼻毛様体神経の》220
— oculomotoria 副交感神経根；動眼神経根；毛様体神経節への動眼神経根 232
—— ganglii ciliaris 毛様体神経節への枝；毛様体神経節副交感根 220
— palatinalis 口蓋側根 92
— parasympathica
—— 副交感神経根；鼓索神経 232
—— 副交感神経根；骨盤内臓神経 233
—— 副交感神経根；小錐体神経 233
—— 副交感神経根；大錐体神経 232
—— 副交感神経根；動眼神経根；毛様体神経節への動眼神経根 232
—— ganglii
——— ciliaris 毛様体神経節への枝；毛様体神経節副交感根《動眼神経の》220

——— otici 小錐体神経；耳神経節の副交感神経根 224
——— pterygopalatini 大錐体神経；翼口蓋神経節の副交感神経根 223
——— submandibularis 鼓索神経 223
— penis 陰茎根 117
— pili 毛根 252
— posterior 後根 219
— pulmonis 肺根 109
— sensoria
—— 感覚根 220, 233
—— 感覚根；下顎神経の神経節枝 232, 233
—— 感覚根；鼻毛様体神経枝；鼻毛様体神経と毛様体神経節との交通枝 232
—— 後根 219
—— ganglii
——— ciliaris 毛様体神経節との交通枝；毛様体神経節の感覚根；毛様体神経節の鼻毛様体根《鼻毛様体神経の》220
——— otici 耳神経節への神経節枝；耳神経節の感覚根 221
——— pterygopalatini
———— 翼口蓋神経節の感覚根；上顎神経の神経節枝 232
———— 翼口蓋神経節への神経節枝；翼口蓋神経節の感覚根 220
——— sublingualis 舌下神経節への神経節枝；舌下神経節感覚根 222
——— submandibularis 顎下神経節への神経節枝；顎下神経節感覚根 222
— spinalis 脊髄根 225
— superior 上根 225
— sympathica
—— 交感神経根 232, 233
—— 深錐体神経 232
—— ganglii
——— ciliaris 毛様体神経節の交感神経根 233
——— otici 耳神経節の交感

神経根 233
——— pterygopalatini 翼口蓋神経節の交感神経根；深錐体神経 233
——— sublingualis 舌下神経節の交感神経根 233
——— submandibularis 顎下神経節の交感神経根 233
— unguis 爪根 253
Ramus (-i) 枝 8
Ramus/i
— accessorius 副硬膜枝 138
— acetabularis
—— 寛骨臼枝《内側大腿回旋動脈の》151
—— 寛骨臼枝《閉鎖動脈の》150
— acromialis
—— 肩峰枝《胸肩峰動脈の》145
—— 肩峰枝《肩甲上動脈の》145
— ad ganglion ciliare 毛様体神経節への枝；毛様体神経節副交感《動眼神経の》220
— alveolares superiores
—— anteriores 前上歯槽枝 221
—— posteriores 後上歯槽枝 221
— alveolaris superior medius 中上歯槽枝 221
— anastomoticus cum
—— a. lacrimali 涙腺動脈との吻合枝《中硬膜動脈の》138
—— a. meningea media 中硬膜動脈との吻合枝《涙腺動脈の》139
— anterior
—— 前下膵十二指腸動脈 149
—— 前枝《外側溝の》207
—— 前枝《尺骨動脈の》146
—— 前枝《腎動脈の》149
—— 前枝《脊髄神経の》219
—— 前枝《総肝管の》102

―― 前枝《内側前腕皮神経の》 227
―― 前枝《閉鎖神経の》 229
―― 前枝《閉鎖動脈の》 150
―― 前枝《門脈の》 162
―― 前枝《腕神経叢の》 226
―― 前上葉静脈(V3)《右肺の》 153
―― 前上葉静脈(V3)《左肺の》 154
― anteriores
―― 前枝《頸神経の》 225
―― 前枝《後内側中心動脈の》 144
―― 前枝《仙骨・尾骨神経の》 229
―― 前枝《腰神経の》 228
―― 前枝；肋間神経《胸神経の》 228
― apicalis　肺尖静脈(V1) 153
― apicoposterior　肺尖後静脈(V1+2) 154
― articulares　関節枝《下行膝動脈の》 152
― articularis
―― 関節枝 219
―― 関節枝《閉鎖神経の》 229
― ascendens
―― 上行枝《右肺動脈の》 135
―― 上行枝《外側大腿回旋脈の》 152
―― 上行枝《頸横動脈の》 145
―― 上行枝《左肺動脈の》 135
―― 上行枝《深腸骨回旋動脈の》 151
―― 上行枝《大脳外側溝の》 207
―― 上行枝《内側大腿回旋脈の》 151
― atriales　心房枝 136
― atrialis
―― anastomoticus　吻合心房枝 136

―― intermedius　中間心房枝 136
― atrioventriculares　房室枝 136
― auriculares anteriores　前耳介枝 138
― auricularis
―― 自律神経枝 219
―― 耳介枝《後耳介神経の》 222
―― 耳介枝《後耳介動脈の》 137
―― 耳介枝《後頭動脈の》 137
―― 耳介枝《迷走神経の》 224
― basalis
―― anterior　前肺底静脈(V8) 154
― tentorii　テント底枝 139
― bronchiales
―― 気管支枝《内胸動脈の》 144
―― 気管支枝《迷走神経の》 225
―― 気管支動脈 147
― segmentorum　区域気管支枝 109
― buccales　頬筋枝 223
― calcanei　踵骨枝 153
―― laterales　外側踵骨枝 230
―― mediales　内側踵骨枝 230
― calcarinus　鳥距枝 144
― capsulares　被膜枝 113
― cardiaci
―― cervicales
――― inferiores　下頸心臓枝 224
――― superiores　上頸心臓枝 224
―― thoracici
――― 胸心臓枝 225
――― 胸心臓神経 231
― carpalis
―― dorsalis

――― 背側手根枝《尺骨動脈の》 147
――― 背側手根枝《橈骨動脈の》 146
―― palmaris
――― 掌側手根枝《尺骨動脈の》 147
――― 掌側手根枝《橈骨動脈の》 146
― caudae nuclei caudati
―― 尾状核尾枝 140, 144
― cervicalis　頸枝 223
― chiasmatici　視交叉枝 140
― chiasmaticus　視交叉枝 144
― choroidei
―― posteriores
――― laterales　外側後脈絡叢枝 143
――― mediales　内側後脈絡叢枝 143
―― ventriculi
――― laterales　側脳室脈絡叢枝 140
――― tertii　第三脳室脈絡叢枝 140
― choroideus ventriculi quarti　第四脳室脈絡叢枝 142
― cingularis　帯状回枝 141
― circumflexus　回旋枝《左冠状動脈の》 136
―― fibularis　腓骨回旋枝 152
―― peronealis　腓骨回旋枝 152
― clavicularis　鎖骨枝 145
― clivalis　斜台枝 139
― cochlearis　蝸牛枝 246
― coeliaci　腹腔枝 225
― colicus　結腸枝 149
― collateralis
―― 側副枝《胸神経の》 228
―― 側副枝《胸大動脈の》 147
― colli　頸枝 223
― communicans
―― 交通枝《神経系の》 219

―― 交通枝《腓骨動脈の》 153
―― albus 白交通枝 231
―― cochlearis 蝸牛交通枝 223
―― cum
――― chorda tympani 鼓索神経との交通枝 224
――― ganglio ciliari 毛様体神経節との交通枝；毛様体神経節の感覚根；毛様体神経節の鼻毛様体根《鼻毛様体神経の》 220
――― nervo
―――― auriculotemporali 耳介側頭神経との交通枝 224
―――― glossopharyngeo 舌咽神経との交通枝《顔面神経の》 223
―――― 舌咽神経との交通枝《迷走神経の》 224
―――― laryngeo recurrente 反回神経(下喉頭神経)との交通枝《上喉頭神経の》 224
―――― ulnari 尺骨神経との交通枝《正中神経の》 227
―――― vago 迷走神経との交通枝 223
―――― zygomatico 頬骨神経との交通枝 220
――― plexus tympanico 鼓室神経叢との交通枝《鼓索神経の》 223
――― ramo
―――― auriculare nervi vagi 迷走神経耳介枝との交通枝 224
―――― laryngeo interno 上喉頭神経(内枝)との交通枝 225
―――― meningeo 硬膜枝との交通枝；下顎神経の硬膜枝との交通枝 224
――― fibularis 腓側交通枝；腓腹交通枝 230

―― griseus 灰白交通枝 231
―― n. nasociliaris cum ganglio ciliare 感覚根；鼻毛様体神経根；鼻毛様体神経と毛様体神経節との交通枝 232
―― peroneus 腓側交通枝；腓腹交通枝 230
―― ulnaris 尺骨神経との交通枝《橈骨神経の》 228
― communicantes 交通枝《自律神経系の》 231
―― cum
――― nervo
―――― faciale 顔面神経との交通枝《耳介側頭神経の》 222
―――― hypoglosso 舌下神経との交通枝 222
― coni arteriosi
―― 円錐枝《右胃状動脈の》 136
―― 円錐枝《左胃状動脈の》 136
― corporis
―― amygdaloidei 扁桃体枝 140
―― callosi dorsalis 背側脳梁枝 144
―― geniculati lateralis 外側膝状体枝 140
― corticales 終末部；皮質枝《後大脳動脈の》 143
―― inferiores 下終末枝；下皮質枝；M2区 142
―― superiores 上終末枝；上皮質枝；M2区 142
― costalis lateralis 外側肋骨枝 147
― cricothyroideus 輪状甲状枝 137
― cruris
―― cerebri 大脳脚枝 140
―― posterioris capsulae internae 内包後脚枝 140
― cutanei
―― anteriores 前皮枝《大腿神経の》 229

―― cruris mediales 内側下腿皮枝 229
― cutaneus
―― 皮枝《皮神経の》 219
―― 皮枝《閉鎖神経の》 229
―― anterior
――― 前皮枝《腸骨下腹神経の》 229
――― abdominalis 腹前皮枝 228
――― pectoralis 胸前皮枝 228
―― lateralis
――― 外側枝《肋間動脈の》 147
――― 外側皮枝《腸骨下腹神経の》 229
――― 外側皮枝《肋間動脈の》 147
――― abdominalis 腹外側皮枝 228
――― pectoralis 胸外側皮枝 228
―― medialis 内側皮枝《肋間動脈の》 147
―― posterior
――― 後皮枝《胸神経の》 228
――― 後皮枝《頸神経の》 225
――― 後皮枝《仙骨・尾骨神経の》 229
――― 後皮枝《腰神経の》 228
― deltoideus
―― 三角筋枝《腋窩動脈の》 145
―― 三角筋枝《上腕動脈の》 146
― dentales
―― 歯枝《下歯槽動脈の》 138
―― 歯枝《後上歯槽動脈の》 138
―― 歯枝《前上歯槽動脈の》 138
―― inferiores 下歯枝 222
―― superiores 上歯枝 221

— descendens
—— 右枝《総肝動脈の》 148
—— 右枝《門脈の》 162
—— 下行枝《右肺動脈の》 135
—— 下行枝《外側大腿回旋脈の》 152
—— 下行枝《頸横動脈の》 145
—— 下行枝《後頭動脈の》 137
—— 下行枝《左肺動脈の》 135
—— 下行枝《内側大腿回旋脈の》 151
— digastricus 二腹筋枝 222
— diploicus 板間枝 140
— distales laterales striati 遠位外側線条体枝 141
— dorsales
—— 後枝《胸神経の》 228
—— 後枝《頸神経の》 225
—— 後枝《仙骨・尾骨神経の》 229
—— 後枝《腰神経の》 228
—— 背枝《第二肋間動脈の》 145
—— linguae 舌背枝 137
— dorsalis
—— 手背枝 227
—— 背枝《第三-第十一肋間動脈の》 147
—— 背枝《第四-第十一肋間静脈の》 161
—— 背枝《腰動脈の》 147
—— 背枝《肋下動脈の》 147
— duodenales 十二指腸枝 148
— epididymales 精巣上体枝 150
— externus
—— 外枝《上咽頭神経の》 224
—— 外枝《副神経の》 225
— femoralis 大腿枝 229
— frontalis
—— 前頭枝《中硬膜動脈の》 138

—— 前頭枝《中側頭動脈の》 138
—— anteromedialis 前内側前頭枝 141
—— intermediomedialis 中間内側前頭枝 141
—— posteromedialis 後内側前頭枝 141
— ganglionares
—— ad ganglion
——— oticum 耳神経節への神経節枝；耳神経節の感覚根 221
——— pterygopalatinum 翼口蓋神経節への神経節枝；翼口蓋神経節の感覚根 220
——— sublinguale 舌下神経節への神経節枝；舌下神経節感覚根 222
——— submandibulare 顎下神経節への神経節枝；顎下神経節感覚根 222
—— n. mandibularis 感覚根；下顎神経の神経節枝 232.233
—— n. maxillaris 翼口蓋神経節の感覚根；上顎神経の神経節枝 232
—— trigeminales 三叉神経節枝 139
— gastrici
—— 胃枝《右胃大網動脈の》 148
—— 胃枝《左胃大網動脈の》 149
—— anteriores 前胃枝 225
—— posterioes 後胃枝 225
— genitalis 陰部枝 229
— genus capsulae internae 内包枝 140
— gingivales 歯肉枝 222
—— inferiores 下歯肉枝 222
—— superiores 上歯肉枝 221
— glandulares

—— 腺枝《下甲状腺動脈の》 145
—— 腺枝《顔面動脈の》 137
— glandularis
—— anterior 前腺枝 137
—— lateralis 外側腺枝 137
—— posterior 後腺枝 137
— globi pallidi 淡蒼球枝 140
— gyri angularis 角回枝 142
— helicini ラセン枝；腔奇動脈 150
— hepatici 肝枝 225
— hippocampi 海馬枝 140
— hypothalamicus 視床下部枝 144
— ilealis 回腸枝 149
— iliacus 腸骨枝 150
— inferior
—— 下枝《上殿動脈の》 150
—— 下枝《動眼神経の》 219
—— ossis pubis 恥骨下枝 47
— inferiores 下枝《頸横神経の》 226
— infrahyoideus 舌骨下枝 137
— infrapatellaris 膝蓋下枝 229
— inguinales 鼠径枝 151
— intercostales anteriores 前肋間枝 145
— interganglionares 節間枝 231
— intermedius 中間枝 148
— internus
—— 内枝《副神経の》 225
—— 内枝《迷走神経の》 224
— interventriculares septales 心室中隔枝 136
— interventricularis
—— anterior 前室間枝；前下行枝 136
—— posterior 後室間枝；後下行枝 136
— ischiopubicus 坐骨恥骨

枝　46
― isthmi faucium　口峡枝 222
― labiales　下唇枝　222
―― anteriores　前陰唇枝 151
―― posteriores　後陰唇枝 151
―― superiores　上唇枝 221
― laryngopharyngei　喉頭咽頭枝　231
― laterales
―― 外側枝《灰白隆起動脈の》 144
―― 外側枝《門脈の左枝の》 162
―― 外側枝；回旋橋枝　143
― lateralis
―― 外側枝《眼窩上神経の》 220
―― 外側枝《頸神経の》　225
―― 外側枝《左肝管の》　102
―― 外側枝《仙骨・尾骨神経の》 229
―― 外側枝《腰神経の》　228
―― 外側枝；外側上小脳動脈《脳底動脈の》 143
―― 外側枝；対角枝《左冠状動脈の》 136
―― 外側皮枝《胸神経の》 228
―― nasi　鼻外側枝　137
― lienales　脾枝　149
― linguales
―― 舌筋枝　225
―― 舌枝《舌咽神経の》 224
―― 舌枝《舌下部神経の》 222
― lingualis
―― 舌枝《顔面神経の》　223
―― 肺舌静脈　154
― lobi
―― caudati　尾状葉枝　162
―― medii　中葉静脈　153
― lumbalis　腰枝　150
― malleolares
―― laterales　外果枝　153

―― mediales　内果枝　153
― mammarii
―― laterales
―― 外側乳腺枝《外側胸動脈の》146
――― 外側乳腺枝《胸神経の》 228
――― 外側乳腺枝《肋間動脈の》 147
―― mediales
――― 内側乳腺枝《外側胸動脈の》 145
――― 内側乳腺枝《肋間動脈の》 228
― mandibulae　下顎枝　38
― marginalis　縁枝；縁溝；辺縁部　208, 209
―― dexter　右縁枝；鋭角縁枝；鋭縁枝　136
―― mandibularis　下顎縁枝 223
―― sinister　左縁枝；鈍角縁枝；鈍縁枝　136
―― tentorii　テント縁枝 139
― mastoidei　乳突枝《後耳介動脈の》 137
― mastoideus　乳突枝《後頭動脈の》 137
― mediales
―― 内側枝《灰白隆起動脈の》 144
―― 内側枝《膝静脈部の》 162
―― 内側枝；傍正中橋枝《脳底動脈の》 143
― medialis
―― 内側枝《眼窩上神経の》 220
―― 内側枝《頸神経の》　225
―― 内側枝《左肝管の》　102
―― 内側枝《仙骨・尾骨神経の》 229
―― 内側枝《脳底動脈の》143
―― 内側枝《腰神経の》　228
―― 内側皮枝《胸神経の》228
― mediastinales
―― 縦隔枝《胸大動脈の》147

―― 縦隔枝《内胸動脈の》144
― medullares
―― laterales　外側延髄枝 142
―― mediales　内側延髄枝 142
―― mediani　正中延髄枝 142
―― posteriores　後延髄枝 142
― membranae tympani　鼓膜枝 222
― meningei　硬膜枝《椎骨動脈の》 142
― meningeus
―― 硬膜枝《後頭動脈の》 137
―― 硬膜枝《上顎神経の》 220
―― 硬膜枝《内頸動脈の》 139
―― 硬膜枝《迷走神経の》 224
―― 硬膜枝；下顎神経の硬膜枝《下顎神経の》 221
―― 硬膜枝；反回枝《脊髄神経の》 219
―― anterior
――― 前硬膜枝　220
――― 前硬膜動脈　140
―― recurrens
――― テント枝　220
――― 反回硬膜枝　139
― mentales　オトガイ枝　222
― mentalis　オトガイ動脈 138
― musculares
―― 筋枝《会陰神経の》　230
―― 筋枝《腋窩神経の》　228
―― 筋枝《外側胸筋神経の》226
―― 筋枝《筋皮神経の》　226
―― 筋枝《脛骨神経の》　230
―― 筋枝《後前腕皮神経の》 227
―― 筋枝《尺骨神経の》　227
―― 筋枝《深腓骨神経の》230
―― 筋枝《浅腓骨神経の》230

索引（ラテン語-日本語）

383

Ramus/i

―― 筋枝《前骨間神経の》227
―― 筋枝《大腿神経の》 229
―― 筋枝《椎骨動脈の》 142
―― 筋枝《副神経の》 225
―― 筋枝《閉鎖神経の》 229
―― 筋枝《肋間神経の》 228
― muscularis 筋枝《筋神経の》 219
― musculi stylopharyngei 茎突咽頭筋枝 224
― mylohyoideus 顎舌骨筋枝 138
― n. oculomotorii ad ganglion ciliare 副交感神経根；動眼神経根；毛様体神経節への動眼神経根 232
― nasales
―― anteriores laterales 外側前鼻枝 140
―― externi 外鼻枝《眼窩下神経の》 221
―― interni
――― 内鼻枝《眼窩下神経の》 221
――― 内鼻枝《前篩骨神経の》 220
―― laterales 外側鼻枝《前篩骨神経の》 220
―― mediales 内側鼻枝 220
―― posteriores
――― inferiores 下後鼻枝 221
――― superiores
―――― laterales 外側上後鼻枝 221
―――― mediales 内側上後鼻枝 221
― nasalis externus 外鼻枝《前篩骨神経の》 220
― nervi oculomotorii 動眼神経枝 144
― nervorum 三叉神経枝 139
― nodi
―― atrioventricularis 房室結節枝 136
―― sinuatrialis 洞房結節枝 136

― nuclei rubri 赤核枝 140
― nucleorum
―― hypothalami 視床下部核枝 140
―― thalami 視床核枝 140, 144
― obturatorius 閉鎖動脈との吻合枝《下腹壁動脈の》 151
― occipitalis/es
―― 後頭枝《後耳介神経の》 222
―― 後頭枝《後耳介動脈の》 137
―― 後頭枝《後頭動脈の》 137
― occipitotemporalis 後頭側頭枝 144
― oesophageales
―― 食道枝《下甲状腺動脈の》 145
―― 食道枝《胸心臓神経の》 231
―― 食道枝《左胃動脈の》 148
―― 食道動脈 147
― oesophagei 食道枝《反回神経の》 224
― omentales 大網枝 148, 149
― orbitales 眼窩枝《翼口蓋神経節の》 220
― orbitalis 眼窩枝《中硬膜動脈の》 138
― ossis ischii 坐骨枝 46
― ovaricus 卵巣枝 150
― palmaris
―― 掌枝《尺骨神経の》 227
―― 掌枝《正中神経の》 227
―― profundus 深掌枝 147
―― superficialis 浅掌枝 146
― palpebrales 眼瞼枝 220
―― inferiores 下眼瞼枝 221
― pancreatici
―― 膵枝《後上膵十二指腸動脈の》 148

―― 膵枝《前上膵十二指腸動脈の》 148
―― 膵枝《脾動脈の》 148
― paracentrales 中心傍小葉枝 141
― parietalis
―― 頭頂枝《浅側頭動脈の》 138
―― 頭頂枝《中硬膜動脈の》 138
―― 頭頂枝《内側後頭動脈の》 144
― parietooccipitales 頭頂後頭溝枝 141
― parietooccipitalis 頭頂後頭枝 144
― parotidei
―― 耳下腺枝《下顎神経の》 222
―― 耳下腺枝《顔面静脈の》 156
― parotideus
―― 耳下腺枝《後耳介動脈の》 138
―― 耳下腺枝《浅側頭静脈の》 138
―― 貫通枝《腓骨動脈の》 153
― partis retrolentiformis capsulae internae 内包後レンズ核枝 140
― pectorales 胸筋枝《胸肩峰動脈の》 145
― pedunculares 大脳脚枝 143
― perforans 貫通枝《後骨間動脈の》 147
― perforantes
―― 貫通枝《深掌静脈弓の》 146
―― 貫通枝《底側中足動脈の》 153
―― 貫通枝《内胸動脈の》 144
― pericardiaci 心膜枝《胸大動脈の》 147
― pericardiacus 心膜枝《横

384

隔神経の》 226
— peridentales
—— 歯周枝《下歯槽動脈の》
　　　　　　　　　　138
—— 歯周枝《後上歯槽動脈の》
　　　　　　　　　　138
—— 歯周枝《前上歯槽動脈の》
　　　　　　　　　　138
— perineales　会陰枝 230
— petrosus　岩様部枝 138
— pharyngeales
—— 咽頭枝《下甲状腺動脈の》
　　　　　　　　　　145
—— 咽頭枝《上行咽頭動脈の》
　　　　　　　　　　137
— pharyngei
—— 咽頭枝《下咽頭神経の》
　　　　　　　　　　225
—— 咽頭枝《舌咽神経の》
　　　　　　　　　　224
— pharygeus
—— 咽頭枝《下行口蓋動脈の》
　　　　　　　　　　139
—— 咽頭枝《迷走神経の》
　　　　　　　　　　224
—— 咽頭枝《翼突管動脈の》
　　　　　　　　　　138
— phrenicoabdominales　横
隔腹枝 226
— porximales laterales
striati　近位外側線条体枝
　　　　　　　　　　141
— postcentralis　後中心枝
　　　　　　　　　　147
— posterior
—— 後枝《外側溝の》 207
—— 後枝《尺側反回動脈の》
　　　　　　　　　　146
—— 後枝《腎動脈の》 149
—— 後枝《脊髄神経の》 219
—— 後枝《総肝管の》 102
—— 後枝《内側前腕皮神経の》
　　　　　　　　　　227
—— 後枝《閉鎖神経の》 229
—— 後枝《閉鎖動脈の》 150
—— 後枝《門脈の》 162
—— 後枝《腕神経叢の》 226
—— 後上膵十二指腸動脈
　　　　　　　　　　149
—— 後上葉静脈(V2) 153
—— ventriculi sinistri　左心室後枝 136
— posteriores
—— 後枝《胸神経の》 228
—— 後枝《頸神経の》 225
—— 後枝《内側中心動脈の》
　　　　　　　　　　144
—— 後枝《仙骨・尾骨神経の》
　　　　　　　　　　229
—— 後枝《腰神経の》 228
— posterolateralis dexter
右後側壁枝 136
— precuneales　楔前部枝
　　　　　　　　　　141
— prelaminaris　前層枝
　　　　　　　　　　147
— profundus
—— 深枝《外側足底神経の》
　　　　　　　　　　231
—— 深枝《尺骨神経の》 227
—— 深枝《上殿動脈の》 150
—— 深枝《大腿深動脈の》
　　　　　　　　　　151
—— 深枝《橈骨神経の》 227
—— 深枝《内側足底動脈の》
　　　　　　　　　　153
—— 深枝; 肩甲背動脈; 下行肩
甲動脈《頸横動脈の》 145
— prostatici
—— 前立腺枝《下膀胱動脈の》
　　　　　　　　　　150
—— 前立腺枝《中直腸動脈の》
　　　　　　　　　　150
— pterygoidei　翼突筋枝
　　　　　　　　　　138
— pubicus
—— 恥骨枝《下腹壁動脈の》
　　　　　　　　　　151
—— 恥骨枝《閉鎖動脈の》
　　　　　　　　　　150
——（V. obturatoria
accessoria）恥丘静脈; 恥丘枝; 副閉鎖静脈 163
— pulmonales　肺枝 234
—— thoracici　胸肺枝 231
— pyloricus　幽門枝 225
— radiculares　根枝《椎骨動脈の》 142
— recurrens　硬膜枝; 反回枝
《脊髄動脈の》 219
— renales　腎枝《迷走神経の》
　　　　　　　　　　225
— renalis　腎枝《小内臓神経の》 232
— sacrales laterales　外側仙骨枝 148
— saphenus　伏在枝 152
— scrotales
—— anteriores　前陰嚢枝
　　　　　　　　　　151
—— posteriores　後陰嚢枝
　　　　　　　　　　151
— septales
—— anteriores　中隔前鼻枝
　　　　　　　　　　140
—— posteriores　中隔後鼻枝 139
— septi nasi　鼻中隔枝 137
— sinister
—— 左枝《固有肝動脈の》
　　　　　　　　　　148
—— 左枝《門脈の》 162
— sinus
—— carotici　頸動脈洞枝
　　　　　　　　　　224
—— cavernosi　海綿静脈洞枝 139
— spinales
—— 脊髄枝《外側仙骨動脈の》
　　　　　　　　　　150
—— 脊髄枝《上行頸動脈の》
　　　　　　　　　　145
—— 脊髄枝《第二肋間動脈の》
　　　　　　　　　　145
—— 脊髄枝《第三-第十一肋間動脈の》 147
—— 脊髄枝《椎骨動脈の》
　　　　　　　　　　142
— spinalis
—— 脊髄枝《第四-第十一肋間静脈の》 161
—— 脊髄枝《腸腰動脈の》
　　　　　　　　　　150
—— 脊髄枝《腰動脈の》 147

── 脊髄枝《肋下動脈の》147
— splenici 脾枝 149
— stapedius アブミ骨枝 137
— sternales 胸骨枝 144
— sternocleidomastoidei 胸鎖乳突筋枝《後頭動脈の》 137
— sternocleidomastoideus 胸鎖乳突筋枝《上甲状腺動脈の》 137
— stylohyoideus 茎突舌骨筋枝 222
— subendocardiales 心内膜下枝 132
— subscapulares 肩甲下枝 145
— substatiae
── nigrae 黒質枝 140
── perforatae anterioris 前有孔質枝 140
— superficialis
── 浅枝《外側足底神経の》 231
── 浅枝《上殿動脈の》 150
── 浅枝《尺骨神経の》 227
── 浅枝《大腿深動脈の》 151
── 浅枝《橈骨神経の》 228
── 浅枝《内側足底動脈の》 153
── 浅枝;浅頸動脈《頸横動脈の》 145
— superior
── 上-下葉静脈(V6) 154
── 上枝《上殿動脈の》 150
── 上枝《動眼神経の》 219
── ossis pubis 恥骨上枝 47
— superiores 上枝《頸横神経の》 226
— suprahyoideus 舌骨上枝 137
— temporales 側頭枝 223
── anteriores 前側頭枝 143
── intermedii ［内側］中間側頭枝 143

── medii ［内側］中間側頭枝 143
── posteriores 後側頭枝《後大脳動脈の》 144
── superficiales 浅側頭枝 222
— temporalis
── anterior 前側頭枝 142
── medius 中側頭枝 142
── posterior 後側頭枝《中大脳動脈の》 142
— temporooccipitalis 側頭後頭枝 142
— tentorius テント枝 220
— terminales 終末部；皮質部《後大脳動脈の》 143
── inferiores 下終末枝；下皮質枝；M2区 142
── superiores 上終末枝；上皮質枝；M2区 142
— thymici 胸腺枝 144
— thyrohyoideus 甲状舌骨筋枝 226
— tonsillae cerebelli 小脳扁桃枝 142
— tonsillares
── 扁桃枝《上顎神経の》 221
── 扁桃枝《舌咽神経の》 224
— tonsillaris 扁桃枝《顔面脈の》 137
— tracheales
── 気管枝《下甲状腺動脈の》 145
── 気管枝《内胸動脈の》 144
── 気管枝《反回神経の》 224
— tractus optici 視索枝 140
— transversus 横枝 152
— tubarii 卵管枝 150
— tubarius
── 耳管枝 224
── 卵管枝 150
— tuberis cinerei 灰白隆起

枝 140
— uncales 鈎枝 140
— ureterici
── 尿管枝《臍動脈の》 150
── 尿管枝《腎動脈の》 149
── 尿管枝《精巣動脈の》 149
── 尿管枝《卵巣動脈の》 150
— vaginales
── 腟枝《子宮動脈の》 150
── 腟枝《中直腸動脈の》 150
— ventrales
── 前枝《頸神経の》 225
── 前枝《仙骨・尾骨神経の》 229
── 前枝《腰神経の》 228
── 前枝；肋間神経《胸神経の》 228
— vestibularis posterior 後前庭枝 246
— zygomatici 頬骨枝 223
— zygomaticofacialis 頬骨顔面枝 221
— zygomaticotemporalis 頬骨側頭枝 221
Raphe (-es) 縫線 8
Raphe
— medullae oblongatae 延髄縫線 183
— musculi iliococcygei 腸骨尾骨筋縫線 75
— palati 口蓋縫線 90
— palpebralis lateralis 外側眼瞼縫線 243
— penis 陰茎縫線 117
— perinei ［会陰］縫線 122
— pharyngis 咽頭縫線 95
— pontis 橋縫線 187
— pterygomandibularis 翼突下顎縫線 95
— scroti 陰嚢縫線 118
Recessus (-us) 陥凹 8
Recessus
— anterior 前鼓膜陥凹 249
— articularis 関節陥凹 56
— cochlearis 蝸牛陥凹 246

— costodiaphragmaticus 肋骨横隔洞 111
— costomediastinalis 肋骨縦隔洞 111
— duodenalis
—— inferior 下十二指腸陥凹 125
—— superior 上十二指腸陥凹 126
— ellipticus 卵形囊陥凹 246
— epitympanicus 鼓室上陥凹 247
— hepatorenalis 肝腎陥凹 126
— ileocaecalis
—— inferior 下回盲陥凹 126
—— superior 上回盲陥凹 125
— inferior 下陥凹 125
— infundibuli/aris 漏斗陥凹 200
— intersigmoideus S状結腸間陥凹 125
— lateralis 第四脳室外側陥凹 191
— lienalis 脾陥凹 125
— membranae tympanicae 鼓膜陥凹 249
— paraduodenalis 十二指腸傍陥凹 125
— pharyngeus 咽頭陥凹 94
— phrenicomediastinalis 横隔縦隔洞 111
— pinealis 松果体陥凹 200
— piriformis 梨状陥凹 95
— pleurales 胸膜洞 111
— posterior 後鼓膜陥凹 249
— retrocaecalis 盲腸後陥凹 126
— retroduodenalis 十二指腸後陥凹 125
— sacciformis 囊状陥凹 59, 60

— saccularis 球形囊陥凹 246
— sphenoethmoidalis 蝶篩陥凹 28, 104
— sphericus 球形囊陥凹 246
— splenicus 脾陥凹 125
— subhepaticus 肝下陥凹 126
— subphrenicus 横隔下陥凹 126
— subpopliteus 膝窩筋下陥凹 84
— superior
—— 上陥凹 125
—— 上鼓膜陥凹 249
— supraopticus 視索上陥凹 200
— suprapinealis 松果体上陥凹 200
— utricularis 卵形囊陥凹 246
— vertebromediastinalis 椎骨縦隔洞 111
Rectum 直腸 99
Rectus 直［の］ 8
Recurrens 反回［の］ 8
Reflexus 反転［の］ 8
Regio（-onis） 部 8
Regio/nes
— I cornus ammonis アンモン角第1領域；CA1領域 212
— I hippocampi proprii アンモン角第1領域；CA1領域 212
— II cornus ammonis アンモン角第2領域；CA2領域 212
— II hippocampi proprii アンモン角第2領域；CA2領域 212
— III cornus ammonis アンモン角第3領域；CA3領域 212
— III hippocampi proprii アンモン角第3領域；CA3領域 212

— IV cornus ammonis アンモン角第4領域；CA4領域 212
— IV hippocampi proprii アンモン角第4領域；CA4領域 212
— abdominales 腹の部位 22
— analis 肛門部；肛門三角 23, 122
— antebrachialis 前腕部 23
—— anterior 前前腕部 23
—— posterior 後前腕部 23
— antebrachii
—— anterior 前前腕部 23
—— posterior 後前腕部 23
— auricularis 耳介部 21
— axillaris 腋窩部 22
— brachialis 上腕部 23
—— anterior 前上腕部 23
—— posterior 後上腕部 23
— brachii
—— anterior 前上腕部 23
—— posterior 後上腕部 23
— buccalis 頬部 21
— calcanea 踵部 24
— capitis 頭の部位 21
— carpalis 手根部 23
—— anterior 前手根部 23
—— posterior 後手根部 23
— cervicalis/es 頸の部位 22
—— anterior 前頸部；前頸三角 22
—— lateralis 外側頸三角部；後頸三角 22
—— posterior 後頸部；項部；うなじ 22
— colli posterior 後頸部；項部；うなじ 22

387

Regio/nes

— coxae 寛骨部 23
— cruris 下腿部 24
— — anterior 前下腿部 24
— — posterior 後下腿部 24
— cubitalis 肘部 23
— — anterior 前肘部 23
— — posterior 後肘部 23
— deltoidea 三角筋部 23
— dorsalis/es 背の部位 22
— — manus 手背部 23
— — pedis 足背部 24
— dorsi 背の部位 22
— epigastrica 上胃部 22
— faciales 顔の部位 21
— femoris 大腿部 23
— — anterior 前大腿部 23
— — posterior 後大腿部 23
— frontalis 前頭部 21
— genus 膝部 24
— — anterior 前膝部 24
— — posterior 後膝部 24
— gluteralis 殿部 23
— hypochondriaca 下肋部 22
— inframammaria 乳房下部 22
— infraorbitalis 眼窩下部 21
— infrascapularis 肩甲下部 23
— inguinalis 鼠径部 22
— interfascicularis 束間域 112
— lateralis 側腹部 22
— lumbalis 腰部 23
— mammaria 乳房部 22
— manus 手部 23
— mastoidea 乳様突起部 21
— membri
— — inferioris 下肢の部位 23
— — superioris 上肢の部位 23
— mentalis オトガイ部；頤部 21

— metacarpalis 中手部 23
— metatarsalis 中足部 24
— nasalis 鼻部 21
— occipitalis 後頭部 21
— oralis 口部 21
— orbitalis 眼窩部 21
— palmaris 手掌部 23
— parietalis 頭頂部 21
— parotideomasseterica 耳下腺咬筋部 21
— pectorales 胸の部位 22
— pectoralis 胸筋部 22
— — lateralis 外側胸筋部 22
— pedis 足部 24
— perinealis 会陰の部位 23
— plantaris 足底部 24
— presternalis 胸骨前部 22
— pubica 恥骨部；下腹部 22
— retromalleolaris
— — lateralis 外果後部 24
— — medialis 内果後部 24
— sacralis 仙骨部 23
— scapularis 肩甲部 23
— sternocleidomastoidea 胸鎖乳突筋部 22
— surae 腓腹部 24
— talocruralis
— — anterior 前距腿部 24
— — posterior 後距腿部 24
— tarsalis 足根部 24
— temporalis 側頭部 21
— thoracicae anteriores et laterales 前・側胸部 22
— umbilicalis 臍部 22
— urogenitalis 尿生殖部；尿生殖三角 23．123
— vertebralis 脊柱部 22
— zygomatica 頬骨部 22
Ren 腎臓 111
Repositio 復位 57
Respiratorius 呼吸［の］ 8
Rete (-is) 網 8
Rete

— acromiale 肩峰動脈網 145
— arteriosum 動脈網 130
— articulare
— — cubiti 肘関節動脈網 146
— — genus 膝関節動脈網 152
— calcaneum 踵骨動脈網 153
— carpale dorsale 背側手根動脈網 146
— lymphocapillare 毛細リンパ管網 165
— malleolare
— — laterale 外果動脈網 152
— — mediale 内果動脈網 152
— mirabile 怪網 130
— patellare 膝蓋動脈網 152
— testis 精巣網 115
— vasculosum articulare 関節血管網 130
— venosum 静脈網 130
— — dorsale
— — — manus 手背静脈網 160
— — — pedis 足背静脈網 164
— — plantare 足底静脈網 164
Reticularis 網様［の］ 8
Reticulum trabeculare 小柱網；櫛状靱帯 238
Retina 網膜 240
Retinaculum (-i) 支帯 8
Retinaculum/a
— caudale 尾骨支帯 252
— cutis 皮膚支帯 252
— — mammae 乳房提靱帯 253
— musculorum
— — extensorum 伸筋支帯《手の》 78
— — — inferius 下伸筋支帯《足の》 81

――― superius 上伸筋支帯《足の》 81
―― fibularium
――― inferius 下腓骨筋支帯 82
――― superius 上腓骨筋支帯 81
―― flexorum
――― 屈筋支帯《足の》 81
――― 屈筋支帯《手の》 78
―― peroneorum
――― inferius 下腓骨筋支帯 82
――― superius 上腓骨筋支帯 81
― patellae
―― laterale 外側膝蓋支帯 62
―― mediale 内側膝蓋支帯 62
― unguis 爪支帯 253
Retroflexus 反屈[の] 8
Rhombencephalon 菱脳 181
Rhomboideus 菱形[の] 8
Rima (-ae) 裂 8
Rima
― glottidis 声門裂 107
― oris 口裂 17,89
― palpebrarum 眼瞼裂 17,243
― pudendi 陰裂 121
― vestibuli 前庭裂《喉頭の》 107
― vocalis 声門裂 107
Rivus lacrimalis 涙河 243
Rostralis
― 吻側 16
― 吻側[の] 8
Rostrum (-i) 吻 8
Rostrum 脳梁吻 209
― sphenoidale 蝶形骨吻 31
Rotatio
― externa 外旋 56
― interna 内旋 56
― lateralis 外旋 56
― medialis 内旋 56

Rotator (-oris) 回旋筋 8
Rotundus 円[の] 8
Ruber 赤[の]；赤色[の] 8
Ruga (-ae) 皺 8
Rugae 粘膜ヒダ 102
― palatinae 横口蓋ヒダ 90
― vaginales 腟粘膜ヒダ 121

S

Sacciformis 嚢状[の] 8
Sacculus 球形嚢 245
Sacculus/i
― alveolares 肺胞嚢 110
― laryngis 喉頭小嚢 107
Saccus (-i) 嚢 8
Saccus
― conjunctivalis 結膜嚢 243
― endolymphaticus 内リンパ嚢 245
― lacrimalis 涙嚢 244
― profundus perinei 深会陰隙 123
― subcutaneus perinei 会陰皮下嚢 123
Sagittalis 矢状 16
Sagulum 外被核 195
Salpinx 卵管 119
Sanguineus 血[の]；血液[の] 8
Sanguis (-inis) 8
Sanguis 血液 8, 131
Scala (-ae) 階 8
Scala
― tympani 鼓室階 245
― vestibuli 前庭階 245
Scapha (-ae) 舟 8
Scapha 舟状窩《耳介の》 250
Scaphoideus 舟状[の] 8
Scapula 肩甲骨 42
Scapus pili 毛幹 252
Schindylesis 挟合 54
Sclera 強膜 238
Scoliosis 側弯 39
Scrotum 陰嚢 118

Sectio (-onis) 断面 8
Secundarium 二次骨化点 27
Secundarius
― 第二[の] 8
― 二次[の] 8
Secundus 第二[の] 8
Segmentalis 区[の]；区域[の] 8
Segmentatio hepatis: lobi, partes, divisiones et segmenta 肝区域：葉，部，区域 101
Segmentum (-i) 区；区域 8
Segmentum/a
― I 後区域；尾状葉；区域 I 101
― II 左外側後区域；区域 II 101
― III 左外側前区域；区域 III 101
― IV 左内側区域；区域 IV《肝臓の》 101
― V 右内側前区域；区域 V 101
― VI 右外側前区域；区域 VI 101
― VII 右外側後区域；区域 VII 101
― VIII 右内側後区域；区域 VIII 101
― A1 交通前部；A1 区《前大脳動脈の》 141
― A2 交通後部；A2 区 141
― anterius
―― 眼球前区 238
―― 前区 101
―― [S III] 前上葉区 (S3)《右肺の》 109
―― [S III] 前上葉区 (S3)《左肺の》 110
―― inferius 下前区《腎臓の》 112
―― laterale
――― dextrum 右外側前区域；区域 VI 101
――― sinistrum 左外側前区域；区域 III 101
―― mediale dextrum 右内

Segmentum/a
側前区域；区域 V　101
—— superius　上前区　112
— apicale［S I］　肺尖区(S1)　109
— apicoposterius［S I+II］　肺尖後区(S1+2)　110
— basale
—— anterius［S VIII］
——— 前肺底区(S8)《右肺の》　110
——— 前肺底区(S8)《左肺の》　110
—— laterale［S IX］
——— 外側肺底区(S9)《右肺の》　110
——— 外側肺底区(S9)《左肺の》　110
—— mediale
——— 内側肺底区(S7)《右肺の》　110
——— 内側肺底区(S7)《左肺の》　110
—— posterius［S X］
——— 後肺底区(S10)《右肺の》　110
——— 後肺底区(S10)《左肺の》　110
— bronchopulmonalia　肺区域　109
— cardiacum［S VII］
—— 内側肺底区(S7)《右肺の》　110
—— 内側肺底区(S7)《左肺の》　110
— cervicalia［1-8］　頸髄；頸髄節［第1-第8頸髄節］　177
— coccygea［1-3］　尾髄；尾髄節［第1-第3尾髄節］　177
— inferius　下区《腎臓の》　112
— laterale　外側区《肝臓の》　101
—— ［S IV］　外側中葉区(S4)《右肺の》　109
— lingulare
—— inferius［S V］　下舌区(S5)　110

—— superius［S IV］　上舌区(S4)《左肺の》　110
— lumbalia［1-5］　腰髄；腰髄節［第1-第5腰髄節］　177
— M1　蝶形骨部；水平部；M1区《中大脳動脈の》　141
— M2　下終末枝；下皮質枝；M2区　142
— M2　終末部；皮質部；M2区　142
— M2　上終末枝；上皮質枝；M2区　142
— M2　島部；M2区　141
— mediale
—— 内側《肝臓の》　101
—— ［S V］　内側中葉区(S5)《右肺の》　109
—— sinistrum　左内側区域；区域 IV《肝臓の》　101
— medullae spinalis　脊髄　177
— P1　交通前部；P1区《後大脳動脈の》　143
— P2　交通後部；P2区　143
— P3　外側後頭動脈；P3区　143
— P4　内側後頭動脈；P4区　144
— posterius
—— 眼球後区　238
—— 後区《肝臓の》　101
—— 後区《腎臓の》　112
—— 後区域；尾状葉；区域 I　101
—— ［S II］　後上葉区(S2)《右肺の》　109
—— laterale
——— dextrum　右外側後区域；区域 VII　101
——— sinistrum　左外側後区域；区域 II　101
——— mediale dextrum　右内側後区域；区域 VIII　101
—— renalia　腎区域　112
— sacralia［1-5］　仙髄；仙髄節［第1-第5仙髄節］　177
—— superius　上区　112

—— ［S VI］　上-下葉区(S6)　110
— thoracica［1-12］　胸髄；胸髄節［第一-第十二胸髄節］　177
Sella turcica　トルコ鞍　30
Semicanalis
— musculi tensoris tympani　鼓膜張筋半管　32
— tubae auditivae　耳管半管　32
Semilunaris　半月［の］　8
Sensorius　感覚［の］　8
Sensus(-us)　感覚　8
Septalis　中隔［の］　8
Septula testis　精巣中隔　115
Septulum　中隔　8
Septum(-i)　中隔　8
Septum/a
— atrioventriculare　房室中隔　132
— canalis musculotubarii　筋耳管管中隔　32
— cervicale intermedium　中間頸部中隔　176
— corporum cavernosorum　陰核海綿体中隔　121
— femorale　大腿輪中隔　81
— glandis　亀頭中隔　117
— interalveolaria　槽間中隔　37,38
— interatriale　心房中隔　132
— intermusculare　筋間中隔　70
—— brachii
——— laterale　外側上腕筋間中隔　78
——— mediale　内側上腕筋間中隔　78
—— cruris
——— anterius　前下腿筋間中隔　81
——— posterius　後下腿筋間中隔　81
—— femoris
——— laterale　外側大腿筋間中隔　81

——— mediale 内側大腿筋
間中隔 81
—— vastoadductorium 広
筋内転筋間中隔；前内側大腿筋
間中隔 81
— interradicularia 根間中隔
《上顎骨の》 37,38
— interventriculare 心室中
隔 132
— linguae 舌中隔 93
— medianum posterius 後
正中中隔 177
— nasi 鼻中隔 104
—— osseum 骨鼻中隔 28
— orbitale 眼窩隔膜 242
— pellucidum 透明中隔
210
— penis 陰茎中隔 117
— rectovaginale 直腸腟筋
膜；直腸腟中隔 74,123
— rectovesicale 直腸前立腺
筋膜；直腸膀胱中隔 74,123
— scroti 陰嚢中隔 118
— sinuum
—— frontalium 前頭洞中隔
35
—— sphenoidalium 蝶形骨
洞中隔 31
Serosus 漿[の]；漿液[の] 9
Serratus 鋸状[の] 9
Sesamoideus 種子[の] 9
Sigmoideus S状[の] 9
Simplex 単[の] 9
Sinciput 前頭 17,27
Sinister 左 16
Sinus (-us) 洞 9
Sinus
— anales 肛門洞 100
— aortae 大動脈洞 136
— caroticus 頸動脈洞
137,139
— cavernosus 海綿静脈洞
157
— coronarius 冠状静脈洞
154
— durae matris 硬膜静脈洞
157
— epididymidis 精巣上体洞

115
— frontalis 前頭洞 35,104
— intercavernosus
—— anterior 前海綿間静脈
洞 157
—— posterior 後海綿間静脈
洞 157
— lactiferi 乳管洞 253
— lienalis 脾洞 171
— marginalis 縁洞 157
— maxillaris 上顎洞
36,104
— obiliquus pericardii 心膜
斜洞 131
— occipitalis 後頭静脈洞
157
— paranasales 副鼻腔 104
— petrosquamosus 側頭錐
体鱗部静脈洞 157
— petrosus
—— inferior 下錐体静脈洞
157
—— superior 上錐体静脈洞
157
— posterior 後洞 248
— prostaticus 前立腺洞
118
— rectus 直静脈洞 157
— renalis 腎洞 111
— sagittalis
—— inferior 下矢状静脈洞
157
—— superior 上矢状静脈洞
157
— sigmoideus S状静脈洞
157
— sphenoidalis 蝶形骨洞
31,104
— sphenoparietalis 蝶形
[骨]頭頂静脈洞 157
— splenicus 脾洞 171
— tarsi 足根洞 50
— tonsillaris 扁桃窩 94
— transversus 横静脈洞
157
—— pericardii 心膜横洞
131
— trunci pulmonalis 肺動脈

洞 134
— tympani 鼓室洞 248
— unguis 爪洞 253
— venarum cavarum 大静脈
洞 133
— venosus 静脈洞 130
—— sclerae 強膜静脈洞
159,238
Siphon caroticum 頸動脈サイ
ホン 139
Skeleton (-i) 骨格；骨 9
Skeleton
— appendiculare 付属肢骨
格 42
— axiale 軸骨格 27
— thoracis 胸郭 41
Solitarius 孤立[の] 9
Spatium (-i) 隙 9
Spatium/a
— anguli iridocornealis 虹
彩角膜角隙 240
— endolymphaticum 内リ
ンパ隙 244
— epidurale 硬膜上腔 175
— episclerale 強膜外隙
242
— extradurale 硬膜上腔
175
— extraperitoneale 腹膜外
隙 124
— intercostale 肋間隙 42
— interossea
—— metacarpi 中手骨間隙
60
—— metatarsi 中足骨間隙
64
— intervaginale
subarachnoidale 鞘間隙
238
— lateropharyngeum 咽頭
側隙 95
— leptomeningeum
—— クモ膜下腔 175
—— 鞘間隙 238
— parapharyngeum 咽頭側
隙 95
— perichoroideum 脈絡外隙
239

― peridurale 硬膜上腔 175
― perilymphaticum 外リンパ隙 244
― peripharyngeum 咽頭周囲隙 95
― pharyngeum laterale 咽頭側隙 95
― profundum perinei 深会陰隙 123
― retroinguinale 鼡径靱帯後隙 124
― retroperitoneale 腹膜後隙 125
― retropharyngeum 咽頭後隙 95
― retropubicum 恥骨後隙 124
― retrozonulare 小帯後隙 241
― subarachnoideum クモ膜下腔 175
― subdurale 硬膜下腔 175
― superficiale perinei 浅会陰隙 123
― suprasternale 胸骨上隙 69
― zonularia 小帯隙 242
Spheroideus 球状[の] 9
Sphincter (-eris) 括約筋 9
Sphincter urethrae internus 内尿道括約筋 122
Spina (-ae) 棘 9
Spina/e
― geni
― ― inferior 下オトガイ棘 38
― ― superior 上オトガイ棘 38
― helicis 耳輪棘 250
― iliaca
― ― anterior
― ― ― inferior 下前腸骨棘 46
― ― ― superior 上前腸骨棘 46
― ― posterior
― ― ― inferior 下後腸骨棘 46
― ― ― superior 上後腸骨棘 46
― ischiadica 坐骨棘 46
― mentalis
― ― inferior 下オトガイ棘 38
― ― superior 上オトガイ棘 38
― nasalis 鼻棘 35
― ― anterior 前鼻棘 36
― ― posterior 後鼻棘 37
― ossis sphenoidalis 蝶形骨棘 31
― palatinae 口蓋棘 37
― scapulae 肩甲棘 42
― suprameatalis 道上隆 34
― suprameatica 道上棘 34
― trochlearis 滑車棘 35
― tympanica
― ― major 大鼓室棘 33
― ― minor 小鼓室棘 33
Spinalis 棘突起[の]；脊髄[の] 9
Spinatus 棘[の]；棘状[の] 9
Spinocerebellum 脊髄小脳 196
Spinosus 棘[の]；棘状[の] 9
Spiralis ラセン[の] 9
Splanchnicus 内臓[の] 9
Splen 脾臓 171
― accessorius 副脾 171
Splenium 脳梁膨大 210
Spongiosus 海綿[の] 9
Squama (-ae) 鱗 9
Squama
― frontalis 前頭鱗 34
― occipitalis 後頭鱗 30
Squamosus 鱗[の] 9
Stapes アブミ骨 248
Statoconium 平衡砂 245
Stellatus 星状[の] 9
Sternum 胸骨 41
Stratum (-i) 層 9

Stratum/a
― basale 基底層；円柱層 252
― circulare
― ― 輪筋層《胃の》 97
― ― 輪筋層《結腸の》 99
― ― 輪筋層《小腸の》 97
― ― 輪筋層《大腸の》 98
― ― 輪筋層《直腸の》 99
― ― 輪筋層《尿道の》 118, 122
― ― 輪筋層《膀胱の》 114
― corneum 角質層 252
― ― unguis 爪角質層 253
― cornus ammonis 海馬の層構造 212
― cylindricum 基底層；円柱層 252
― externum longitudinale 外縦筋層 114
― fibrosum
― ― 線維層 82
― ― 線維膜 56
― ganglionicum 視神経細胞層；神経節細胞層 240
― germinativum unguis 爪胚芽層 253
― granulare 顆粒層《海馬の》 212
― granulosum
― ― 顆粒層《小脳の》 199
― ― 顆粒層《皮膚の》 252
― griseum
― ― intermedium 中間灰白層；第Ⅳ層 196
― ― profundum 深灰白層；第Ⅵ層 196
― ― superficiale 浅灰白層；第Ⅱ層 196
― gyri dentati 歯状回の層構造 212
― helicoidale
― ― brevis gradus
― ― ― 輪筋層《小腸の》 97
― ― ― 輪筋層《大腸の》 98
― ― longi gradus
― ― ― 縦筋層《小腸の》 97
― ― ― 縦筋層《大腸の》 98
― hippocampi 海馬の層構造

212
— internum longitudinale
内縦筋層　114
— isocorticis　等皮質の層構造　211
— koniocellulare　顆粒細胞層；塵細胞層　204
— limitans
— — externum　外境界層；外境界膜　240
— — internum　内境界層；内境界膜　240
— longitudinale
— — 縦筋層《胃の》　97
— — 縦筋層《結腸の》　99
— — 縦筋層《小腸の》　97
— — 縦筋層《大腸の》　98
— — 縦筋層《直腸の》　99
— — 縦筋層《尿道の》　118,122
— lucidum　淡明層　252
— magnocellularia　大細胞層；大細胞部層　204
— medullare
— — intermedium　中間白層；毛帯層；第Ｖ層　196
— — profundum　深白層；第Ⅶ層　196
— membranosum
— — 膜状層　123
— — 膜様層　74
— moleculare
— — 分子層《歯状回の》　212
— — 分子層《小脳の》　199
— — et substratum lacunosum　分子層と網状層　212
— multiforme　多形層　212
— nervosum　神経層　240
— neurofibrarum　神経線維層　240
— nucleare
— — externum　外顆粒層《眼球内膜の》　240
— — internum　双極細胞層；内顆粒層　240
— opticum　視神経層；第Ⅲ層　196

— oriens　上行層；上昇層　212
— papillare　乳頭層　252
— parvocellularia　小細胞層；小細胞部層　204
— pigmentosum　色素[上皮]層　240
— — corporis ciliaris　毛様体色素上皮層　240
— — iridis　虹彩色素上皮層　240
— — retinae　網膜色素上皮層　240
— plexiforme
— — externum　外網状層　240
— — internum　内網状層　240
— purkinjense　プルキンエ細胞層　199
— pyramidale　錐体細胞層　212
— radiatum　放線層；放射層　212
— reticulare　網状層　252
— segmentorum externorum et internorum　視細胞層　240
— spinosum　有棘層　252
— synoviale
— — 滑膜　56
— — 滑膜層　82
— zonale　帯状層；第Ⅰ層　196
Stria (-ae)　線条；条　9
Stria/e　条；線条　174
— canina　犬歯溝；線条　92
— cochlearis
— — anterior　腹側聴条　188
— — intermedia　中間聴条　188
— — posterior　背側聴条　188
— diagonalis　対角帯　213
— externa　外帯　112
— interna　内帯　112
— laminae

— — granularis
— — — externae　外顆粒層線条　211
— — — internae　内顆粒層線条　211
— — — molecularis　分子層線条　211
— — — pyramidalis internae　内錐体層線条　211
— longitudinalis
— — lateralis　外側縦条　210
— — medialis　内側縦条　210
— mallearis　ツチ骨条　248
— medullares ventriculi quarti　第四脳室髄条　188,191
— medullaris thalami　視床髄条　200
— occipitalis　後頭線条　211
— olfactoria/e　嗅条　213
— — lateralis　外側嗅条　213
— — medialis　内側嗅条　213
— terminalis　分界条　210
— vascularis　血管条　245
Striatum　線条体　214
— dorsale　背側線条体；新線条体　214
— ventrale　腹側線条体　213,214
Striatus　線条[の]；条[の]　9
Striola　平衡斑条　245
Stroma (-atis)　支質　9
Stroma
— [甲状腺]支質　127
— 支質　89
— ganglii　神経節支質　218
— iridis　虹彩支質　239
— ovarii　卵巣支質　119
— vitreum　硝子体支質　241
Structurae
— centrales medullae spinalis　脊髄中心灰白質の構造　180

Structurae

— oculi accessoriae　副眼器　242
Styloideus　茎状[の]　9
Subiculum　海馬台；海馬支脚　212
　— promontorii　岬角支脚　248
Subnucleus
　— gelatinosus　膠様層；膠様質《延髄の》　184
　— magnocellularis　大細胞層；大細胞部　184
　— oralis　吻側部；吻側亜核　189
　— rostrodorsalis　吻背側亜核；Z 細胞群　184
　— zonalis　帯状層；辺縁部　184
Substantia (-ae)　質　9
Substantia
　— alba　白質　174, 177, 179, 182, 187, 193
　— — hypothalami　視床下部の白質　206
　— — thalami　視床の白質　203
　— basalis　基底質；前脳基底部《狭義の》　213
　— compacta　緻密質　26
　— corticalis　皮質《骨格系の》　26
　— gelatinosa　膠様質；脊髄第 II 層《脊髄の》　178
　— — centralis　中心膠様質　177
　— grisea
　— — 灰白質　174
　— — 灰白質《延髄の》　183
　— — 灰白質《橋底部の》　187
　— — 灰白質《橋被蓋の》　189
　— — 灰白質《脊髄の》　177
　— — 灰白質《中脳被蓋の》　194
　— — centralis　中心灰白質；中脳水道周囲灰白質　195
　— — thalami　視床の灰白質　201
　— innominata　無名質　213
— intermedia
　— — centralis　中間質中心部　178
　— — lateralis　中間質外側部　178
　— lentis　水晶体質　241
　— muscularis　筋質　116
　— nigra　黒質　192
　— perforata
　— — anterior　前有孔質　213
　— — posterior　後有孔質　192
　— — rostralis　前有孔質　213
　— propria　角膜固有質　239
　— sclerae　強膜固有質　238
　— spongiosa　海綿質　26
　— trabecularis　海綿質　26
　— visceralis secundaria　二次内臓灰白質　178
Subthalamus　腹側視床　200, 203
Sulcus (-i)　溝　9
Sulcus/i　溝　26
　— ampullaris　膨大部溝　244
　— anterolateralis　前外側溝　177, 181
　— arteriae
　— — meningeae mediae　中硬膜動脈溝　34
　— — occipitalis　後頭動脈溝　32
　— — subclaviae　鎖骨下動脈溝　41
　— — temporalis mediae　中側頭動脈溝　33
　— — vertebralis　椎骨動脈溝　40
　— arteriosi　動脈溝　27, 34
　— basilaris　脳底溝　186
　— bicipitalis
　— — lateralis　外側二頭筋溝　19, 23
　— — medialis　内側二頭筋溝　19, 23
　— — radialis　外側二頭筋溝　19, 23
　— — ulnaris　内側二頭筋溝　19, 23
　— bulbopontinus　延髄橋溝　186
　— calcanei　踵骨溝　50
　— calcarinus　鳥距溝　209
　— caninus　犬歯溝；線条　92
　— caroticus　頸動脈溝　31
　— carpi　手根溝　45
　— centralis　中心溝　207, 208
　— — insulae　島中心溝　208
　— cerebri　大脳溝　206
　— chiasmatis　視神経交叉溝；交叉溝　30
　— cinguli　帯状溝　208, 209
　— circularis insulae　島輪状溝　208
　— collateralis　側副溝　208, 209
　— coronarius　冠状溝　132
　— corporis callosi　脳梁溝　208
　— costae　肋骨溝　41
　— cruris helicis　耳輪脚溝　251
　— cutis　皮膚小溝　252
　— ethmoidalis　篩骨神経溝　36
　— fimbriodentatus　海馬采歯状回溝；采歯状回溝　209
　— frontalis
　— — inferior　下前頭溝　207
　— — superior　上前頭溝　207
　— gingivalis　歯肉溝　90
　— glutealis　殿溝　18, 20
　— habenularis　手綱溝　199
　— hamuli pterygoidei　翼突鈎溝　31
　— hippocampalis　海馬溝　209
　— hypothalamicus　視床下溝　200
　— infraorbitalis　眼窩下溝　36

— infrapalpebralis 下眼[瞼]溝；眼瞼下溝 21
— interlobares 葉間溝 207, 208
— intermammarius 乳房間溝 253
— intermedius posterior 後中間溝 177
— intersphinctericus 括約筋間溝 100
— intertubercularis 結節間溝 43
— interventricularis
—— anterior 前室間溝 132
—— posterior 後室間溝 132
— intraparietalis 頭頂内溝；頭頂間溝 207
— lacrimalis 涙嚢溝 28, 36
— lateralis 外側溝 207
— mesencephali 中脳外側溝 192
— limitans 境界溝 174, 192
— lunatus 月状溝 207
— malleolaris
—— 外果溝 49
—— 内果溝 49
— marginalis
—— 縁枝；縁溝 208, 209
—— 辺縁部 208
— matricis unguis 爪床小溝 253
— medianus 正中溝 191
—— linguae 舌正中溝 93
—— posterior
——— 後正中溝《延髄の》 182
——— 後正中溝《脊髄の》 177
— mentolabialis オトガイ[頤]唇溝 17, 21
— musculi subclavii 鎖骨下筋溝 43
— mylohyoideus 顎舌骨筋神経溝 38
— nasolabialis 鼻唇溝 17, 22

— nervi
—— oculomotorii 動眼神経溝 192
—— petrosi
——— majoris 大錐体神経溝 32
——— minoris 小錐体神経溝 32
—— radialis 橈骨神経溝 43
—— spinalis 脊髄神経溝 40
—— ulnaris 尺側神経溝 44
— obturatorius 閉鎖溝 47
— occipitalis transversus 横後頭溝 207
— occipitotemporalis 後頭側頭溝 209
— olfactorius
—— 嗅溝《前頭葉の》 208
—— 嗅溝《鼻腔の》 104
— orbitales 眼窩溝 208
— palatini 口蓋溝 37
— palatinus major 大口蓋溝 36, 37
— palatovaginalis 口蓋骨鞘突溝 31
— paracentralis 中心傍溝 208
— paracolici 結腸傍溝 126
— paraolfactorii 嗅傍溝 208
— parietooccipitalis 頭頂後頭溝 207, 209
— popliteus 膝窩筋溝 48
— postcentralis 中心後溝 207
— posterior auriculae 後耳介溝 251
— posterolateralis 後外側溝 177, 181
— precentralis 中心前溝 207
— prechiasmaticus 前視交叉溝 30
— preolivaris オリーブ前溝 181

— promontorii 岬角溝 248
— pulmonalis 肺溝 42
— retroolivaris オリーブ後溝 181
— rhinalis 嗅脳溝 209
— sclerae 強膜溝 238
— sinus
—— marginalis 辺縁洞溝 30
—— occipitalis 後頭洞溝 30
—— petrosi
——— inferioris 下錐体洞溝 29, 33
——— superioris 上錐体洞溝 32
—— sagittalis superioris
——— 上矢状洞溝《前頭骨の》 35
——— 上矢状洞溝《頭蓋骨の》 27
——— 上矢状洞溝《頭頂骨の》 34
—— sigmoidei
——— S状洞溝《後頭骨の》 30
——— S状洞溝《側頭骨の》 32
——— S状洞溝《頭頂骨の》 34
—— transversi 横洞溝 30
— spiralis
—— externus 外ラセン溝 245
—— internus 内ラセン溝 245
— subparietalis 頭頂下溝 208, 209
— supraacetabularis 寛骨臼上溝 46
— suprapalpebralis 上眼[瞼]溝 21
— tali 距骨溝 50
— temporalis
—— inferior 下側頭溝 208, 209
—— superior 上側頭溝 208

―― transversus 横側頭溝 208
― tendinis musculi
―― fibularis longi 長腓骨筋腱溝 50.51
―― flexoris hallucis longi 長母趾(指)屈筋腱溝 50
―― peronei longi 長腓骨筋腱溝 50.51
― tendinum musculorum extensorum 伸筋腱溝 44
― terminalis
―― cordis 分界溝《右心房の》 133
―― linguae 分界溝《舌乳頭の》 93
― tubae
―― auditivae 耳管溝 31
―― auditoriae 耳管溝 31
― tympanicus 鼓膜溝 33
― venae
―― cavae 大静脈溝 100
―― subclaviae 鎖骨下静脈溝 41
― vomeris 鋤骨溝 36
― vomerovaginalis 鋤骨鞘突溝 31
― venosi 静脈溝 27
Supercilia 眉毛 252
Supercilium 眉 17.242
Superficialis 浅 16
Superior 上 16
Supinatio 回外 57
Supinator (-oris) 回外筋 9
Sura 腓腹：ふくらはぎ 20
Suspensorius 提[の] 9
Sustentaculum tali 載距突起 50
Sutura (-ae) 縫合 9
Sutura/e 縫合 54
― coronalis 冠状縫合 54
― cranii 頭蓋の縫合 54
― ethmoidolacrimalis 篩骨涙骨縫合 54
― ethmoidomaxillaris 篩骨上顎縫合 54
― frontalis persistens
―― 前頭縫合 54
―― 前頭縫合遺残：十字頭蓋 34
― frontoethmoidalis 前頭篩骨縫合 54
― frontolacrimalis 前頭涙骨縫合 54
― frontomaxillaris 前頭上顎骨縫合 54
― frontonasalis 前頭鼻骨縫合 54
― frontozygomatica 前頭頬骨縫合 54
― incisiva 切歯縫合 37
― infraorbitalis 眼窩下縫合 36
― intermaxillaris 上顎間縫合 54
― internasalis 鼻骨間縫合 54
― lacrimoconchalis 涙骨甲介縫合 54
― lacrimomaxillaris 涙骨上顎縫合 54
― lambdoidea ラムダ縫合：ラムダ状縫合 54
― metopica
―― 前頭縫合 54
―― 前頭縫合遺残：十字頭蓋 34
― nasomaxillaris 鼻骨上顎縫合 54
― occipitomastoidea 後頭乳突縫合 54
― palatina
―― mediana 正中口蓋縫合 54
―― transversa 横口蓋縫合 54
― palatoethmoidalis 口蓋篩骨縫合 54
― palatomaxillaris 口蓋上顎縫合 54
― parietomastoidea 頭頂乳突縫合 54
― plana 直線縫合 54
― sagittalis 矢状縫合 54
― serrata 鋸状縫合 54
― sphenoethmoidalis 蝶篩骨縫合 54
― sphenofrontalis 蝶前頭縫合 54
― sphenomaxillaris 蝶上顎縫合 54
― sphenoparietalis 蝶頭頂縫合 54
― sphenosquamosa 蝶鱗縫合 54
― sphenovomeralis 篩骨鋤骨縫合 54
― sphenozygomatica 蝶頬骨縫合 54
― squamomastoidea 鱗乳突縫合 54
― squamosa 鱗状縫合 54
― temporozygomatica 側頭頬骨縫合 54
― zygomaticomaxillaris 頬骨上顎縫合 36.54
Sympathicus 交感[の] 9
Symphysialis 線維軟骨結合[の]：結合[の] 9
Symphysis (-is) 線維軟骨結合：結合 9
Symphysis 線維軟骨結合 55
― intervertebralis 椎間結合 55
― mandibulae 下顎結合 38
― manubriosternalis 胸骨柄結合 55
― pubica 恥骨結合 55.61
― xiphosternalis 胸骨剣結合 55
Synapsis シナプス：神経接合部 174
Synarthrosis 不動関節 53
Synchondrosis (-is) 軟骨結合 9
Synchondrosis/es 軟骨結合 55
― columnae vertebralis 脊柱の軟骨結合 55
― costae primae 第一肋骨の軟骨結合 58
― costosternalis 肋胸軟骨結合 58

- cranii 頭蓋の軟骨結合 55
- intraoccipitalis/es 後頭内軟骨結合 55
-- anterior 前後頭内軟骨結合 55
-- posterior 後後頭内軟骨結合 55
- petrooccipitalis 錐体後頭軟骨結合 55
- sphenoethmoidalis 蝶篩骨軟骨結合 55
- sphenooccipitalis 蝶後頭軟骨結合 55
- sphenopetrosa 蝶錐体軟骨結合 55
- sternales 胸骨結合 55
- thoracis 胸郭の軟骨結合 58

Syndesmosis (-is) 靱帯結合 9
Syndesmosis/es 靱帯結合 53
- cinguli
-- membri superioris 上肢帯の靱帯結合 59
-- pectoralis 上肢帯の靱帯結合 59
- columnae vertebralis 脊柱の靱帯結合 53
- cranii 頭蓋の靱帯結合 53
- dentoalveolaris 歯歯槽関節；釘植 54
- membri
-- inferioris 下肢の靱帯結合 53
-- superioris 上肢の靱帯結合 53
- radioulnaris 橈尺靱帯結合 53
- thoracis 胸郭の靱帯結合 58
- tibiofibularis 脛腓靱帯結合 53, 62
- tympanostapedialis 鼓室アブミ骨結合 249

Synostosis (-is) 骨結合 9
Synostosis 骨結合 27, 53

Synovia (-ae) 滑液 9
Synovia 滑液 56
Synovialis 滑液[の]；滑膜[の] 9

Systema (-atis) 系 9
Systema
- conducente cordis 刺激伝導系；心臓刺激伝導系 132
- genitale
-- femininum 女性生殖器 114
-- masculinum 男性生殖器 114

T

Taenia (-ae) ヒモ 9
Taenia/e
- choroidea 脈絡ヒモ 211
- cinerea 灰白ヒモ；第四脳室ヒモ 191
- coli 結腸ヒモ 99
- fornicis 脳弓ヒモ 210
- libera 自由ヒモ 99
- mesocolica 間膜ヒモ 99
- omentalis 大網ヒモ 99
- thalami 視床ヒモ 200
Talus 距骨 49
Tapetum 壁板 210
Tarsus 足根；あしくび 20
- inferior 下瞼板 243
- superior 上瞼板 243
Tectorius 蓋[の] 9
Tectum (-i) 蓋 9
Tectum mesencephali 中脳蓋 195
Tegmen (-inis) 蓋 9
Tegmen
- tympani 鼓室蓋 32
- ventriculi quarti 第四脳室蓋 191
Tegmentalis 被蓋[の] 9
Tegmentum (-i) 被蓋 9
Tegmentum
- mesencephali 中脳被蓋 192, 193
- pontis 橋被蓋；橋背側部 187

Tela (-ae) 組織 9
Tela
- choroidea 脈絡組織 191, 200
-- ventriculi
--- quarti 第四脳室脈絡組織 176
--- tertii 第三脳室脈絡組織 176
- subcutanea 皮下組織 252
-- abdominis 腹部の皮下組織 74
-- penis 陰茎皮下層 117
-- perinei 会陰皮下層 123
- submucosa
-- 粘膜下組織 89
-- 粘膜下組織《胃の》 97
-- 粘膜下組織《咽頭の》 95
-- 粘膜下組織《気管支の》 109
-- 粘膜下組織《小腸の》 97
-- 粘膜下組織《食道の》 96
-- 粘膜下組織《大腸の》 98
-- 粘膜下組織《膀胱の》 114
- subserosa
-- 漿膜下組織 89
-- 漿膜下組織《胃の》 97
-- 漿膜下組織《肝臓の》 101
-- 漿膜下組織《胸膜の》 111
-- 漿膜下組織《子宮の》 120
-- 漿膜下組織《小腸の》 97
-- 漿膜下組織《食道の》 96
-- 漿膜下層《心膜の》 131
-- 漿膜下層《精巣の》 115
-- 漿膜下組織《大腸の》 98
-- 漿膜下組織《胆嚢の》 102
-- 漿膜下組織《腹膜の》 124
-- 漿膜下組織《膀胱の》 113

Tela

―― 漿膜下組織《卵管の》 119
Telencephalon
― 終脳 181, 206
― 大脳 206
Tempora 側頭；こめかみ 17
Tendineus 腱[の] 9
Tendo (-inis) 腱 9, 67
Tendo
― calcaneus 踵骨腱；アキレス腱 80
― conjunctivus 鼡径鎌；結合腱 73
― cricooesophageus 輪状食道筋束 96
― infundibuli 動脈円錐腱 132
― intermedius 中間腱 67
― musculi pubococcygei 恥骨尾骨筋腱 75
― valvulae venae cavae inferioris 下大静脈弁腱 132
Tensor (-oris) 張筋 9
Tentorium cerebelli 小脳テント 175
Tenuis 細[の]；小[の] 9
Teres 円[の] 10
Terminalis 終止[の]；終末[の]；分界[の] 10
Terminatio (-onis) 終止；終末 10
Tertius 第三[の] 10
Testis 精巣；睾丸 114
Textus connectivus laxus 疎性結合組織 74, 252
Thalamus
― 視床 199, 201
― 背側視床 199
Thenar 母指球 19
Thorax 胸郭 18
Thymus 胸腺 166
Tibia 脛骨 48
Tibialis 脛側 17
Tonsilla (-ae) 扁桃 10
Tonsilla 扁桃 171
― cerebelli 小脳扁桃；腹側傍片葉[第 IX 半球小葉] 198

― lingualis 舌扁桃 93, 171
― palatina 口蓋扁桃 93, 171
― pharyngea 咽頭扁桃 171
― pharyngealis 咽頭扁桃 94
― tubaria 耳管扁桃 94, 171
Tonsillaris 扁桃[の] 10
Toruli tactiles 触覚小球 252
Torus (-i) 隆起 10
Torus
― levatorius 挙筋隆起 94
― mandibularis 下顎隆起 38
― palatinus 口蓋隆起 29
― tubarius 耳管隆起 94
Trabecula (-ae) 小柱；柱；梁柱 10
Trabecula/e 梁柱 166
― arachnoideae クモ膜小柱 175
― carneae 肉柱 132, 134
― corporis spongiosi 尿道海綿体小柱 117
― corporum cavernosorum 陰茎海綿体小柱 117
― septomarginalis 中隔縁柱 134
― splenicae 脾柱 171
Trachea 気管 18, 107
Tractus (-us) 路 10
Tractus 神経路 174
― anterolaterales
―― 脊髄毛帯；前外側路《橋の》 188
―― 脊髄毛帯；前外側路《中脳の》 193
―― 脊髄毛帯；前外側路；前外側系《延髄の》 183
― bulboreticulospinalis 延髄網様体脊髄路；外側網様体脊髄路 179
―― lateralis 外側延髄網様体脊髄路 183
― caeruleospinalis 青斑核

脊髄路 180
― corticospinalis
―― anterior 前皮質脊髄路 179
―― lateralis 外側皮質脊髄路 179
― fastigiospinalis 室頂核脊髄路 179
― frontopontinus 前頭橋線維 214
― habenulointerpeduncularis 手綱脚間核路；手綱脚間路；反屈束 201
― hypothalamohypophysialis 視床下部下垂体路 206
― hypothalamospinalis 視床下部脊髄路 189
― iliopubicus 腸骨恥骨靱帯 74
― iliotibialis 腸脛靱帯 81
― interpositospinalis 中位核脊髄路 179
― interstitiospinalis 間質核脊髄路 179, 183, 189
― mesencephalicus nervi trigemini 三叉神経中脳路 188, 193
― olfactorius 嗅索 213
― olivocerebellaris オリーブ核小脳路；オリーブ小脳路 182
― olivocochlearis オリーブ蝸牛束；オリーブ核蝸牛束；上オリーブ核蝸牛束 188
― opticus 視索 200
― paraventriculohypophysialis 室傍核下垂体路 206
― pontoreticulospinalis 橋網様体脊髄路；内側網様体脊髄路 179
―― anterior 前橋網様体脊髄路；腹側橋網様体脊髄路 188
― posterolateralis 後外側路；背外側路 180
― pyramidalis 錐体路

― raphespinalis 182,192
―― anterior 前縫線核脊髄路 179,183
―― lateralis 外側縫線核脊髄路 180,183
― reticulospinalis anterior 前網様体脊髄路；腹側網様体脊髄路 183
― retinohypothalamicus 網膜視床下部路 206
― rubrobulbaris 赤核延髄路 183
― rubronuclearis 赤核核路 193
― rubroolivaris 赤核オリーブ核路；赤核オリーブ路 183,193
― rubropontinus 赤核橋路 189
― rubrospinalis 赤核脊髄路 179,183,189,193
― solitariospinalis 孤束核脊髄路 180
― solitarius 孤束 182
― spinalis nervi trigemini 三叉神経脊髄路 182,188
― spinocerebellaris
―― anterior 前脊髄小脳路；腹側脊髄小脳路 179,183,188
―― posterior 後脊髄小脳路；背側脊髄小脳路 179,183
― spinocervicalis 脊髄頸髄路 180
― spinoolivaris 脊髄オリーブ核路；脊髄オリーブ路 180,182
― spinoreticularis 脊髄網様体路 180
― spinotectalis 脊髄視蓋路 179
― spinothalamicus
―― anterior 前脊髄視床路 179
―― lateralis 外側脊髄視床路 179
― spinovestibularis

―― 脊髄前庭神経核路 180,183
―― 脊髄前庭路 180,183
― spiralis foraminosus ラセン孔列 247
― supraopticohypophysialis 視索上核下垂体路 206
― tectobulbaris 視蓋延髄路 183,189,193
―― lateralis 外側視蓋延髄路 193
― tectopontinus 視蓋橋路 189,193
― tectospinalis 視蓋脊髄路 179,182,187,194
― tegmentalis centralis 中心被蓋路 188,193
― trigeminospinalis 三叉神経脊髄路 180
― trigeminothalamicus 三叉神経毛帯；三叉神経核視床路 188
―― anterior 前三叉神経核視床路；腹側三叉神経視床路 188
―― posterior 後三叉神経核視床路；背側三叉神経視床路 188
― vestibulospinalis
―― lateralis 外側前庭脊髄路；外側前庭神経核脊髄路 179,183
―― medialis 内側前庭脊髄路；内側前庭神経核脊髄路 179

Tragi 耳毛 252
Tragus 耳珠 251
Transversalis 横 16
Transversus 横 16
Trapezius 菱形[の]；僧帽筋[の] 10
Trapezoideus 菱形[の]；台形[の] 10
Triangularis 三角[の] 10
Triceps 三頭[の] 10
Trigonum (-i) 三角 10
Trigonum
― auscultationis 聴診三角 23

― caroticum 頸動脈三角 22
― cervicale
―― anterius 前頸部；前頸三角 22
―― posterius 外側頸三角部；後頸三角 22
― clavipectorale 鎖胸三角；三角筋胸筋三角 22
― collaterale 側副三角 211
― colli
―― anterius 前頸部；前頸三角 22
―― laterale 外側頸三角部；後頸三角 22
― cystohepaticum 胆嚢肝三角 126
― deltopectorale 鎖胸三角；三角筋胸筋三角 22
― femorale 大腿三角 23,81
― fibrosus
―― dexter 右線維三角 132
―― sinister 左線維三角 132
― habenulare 手綱三角 199
― inguinale 鼡径三角 126
― lemnisci lateralis 外側毛帯三角 192
― lumbale 腰三角 23,73
― lumbocostale 腰肋三角 73
― musculare 筋三角 22
― nervi
―― hypoglossi 舌下神経三角 191
―― vagi 迷走神経三角；灰白翼 191
― nodi atrioventricularis 房室結節三角 132
― olfactorium 嗅三角 213
― omoclaviculare 肩甲鎖骨三角；大鎖骨上窩 22
― omotracheale 筋三角 22

Trigonum
― parietale laterale pelvis 骨盤側壁三角 126
― retromolare 臼後三角 38
― sternocostale 胸肋三角 73
― submandibulare 顎下三角 22
― submentale オトガイ(頤)下三角 22
― vagale 迷走神経三角；灰白翼 191
― vesicae 膀胱三角 114
Trochanter (-eris) 転子 10
Trochanter
― major 大転子 47
― minor 小転子 47
― tertius 第三転子 48
Trochlea (-ae) 滑車 10
Trochlea 滑車 242
― fibularis 腓骨筋滑車 50
― humeri 上腕骨滑車 44
― muscularis 筋滑車 67
― peronealis 腓骨筋滑車 50
― phalangis
―― 指節滑車 45
―― 趾(指)節滑車 51
― tali 距骨滑車 49
Trochlearis 滑車[の] 10
Trochoideus 車軸[の] 10
Truncus (-i) 幹 10
Truncus/i
― 神経幹 226
― 体幹 18
― 脳梁幹 209
― brachiocephalicus 腕頭動脈 136
― bronchomediastinalis [右・左]気管支縦隔リンパ本幹 165
― coeliacus 腹腔動脈 148
― costocervicalis 肋頸動脈 145
― encephali 脳幹 181
― et ductus lymphatici リンパ本幹とリンパ管 165

― inferior 下神経幹 226
― intestinales 腸リンパ本幹 165
― jugularis [右・左]頸リンパ本幹 165
― linguofacialis 舌顔面動脈幹 137
― lumbalis [右・左]腰リンパ本幹 165
― lumbosacralis 腰仙骨神経幹 229
― lymphatici リンパ本幹 165
― medius 中神経幹 226
― nervi
―― accessorii 副神経幹 225
―― spinalis 脊髄神経幹 219
― pulmonalis 肺動脈幹；肺動脈 134
― subclavius [右・左]鎖骨下リンパ本幹 165
― superior 上神経幹 226
― thyrocervicalis 甲状頸動脈 145
― vagalis
―― anterior 前迷走神経幹 225
―― posterior 後迷走神経幹 225
Tuba (-ae) 管 10
Tuba
― auditiva 耳管 250
― auditoria 耳管 250
― uterina 卵管 119
Tubarius 管[の] 10
Tuber (-eris) 隆起 10
Tuber 隆起 26
― [VII B] 虫部隆起[第VIIB小葉] 198
― calcanei 踵骨隆起 50
― cinereum 灰白隆起 200
― frontale 前頭結節 34
― ischiadicum 坐骨結節 46
― maxillae 上顎結節 36
― omentale

―― 小網隆起《肝臓の》 100
―― 小網隆起《膵臓の》 103
― parietale 頭頂結節 34
Tuberalis 隆起[の] 10
Tuberculum (-i) 結節 10
Tuberculum/a
― 結節 26
― 上唇結節 89
― adductorium 内転筋結節 48
― anomale 異常結節 92
― anterius
―― 前結節《環椎の》 40
―― 前結節《頸椎の》 39
―― thalami 前結節；視床前結節《視床の》 199
― areolae 乳輪結節 253
― articulare 関節結節 34
― auriculare 耳介結節 251
― calcanei 踵骨結節 50
― caroticum 頸動脈結節《第六頸椎の》 39
― conoideum 円錐靱帯結節 43
― corniculatum 小角結節 106
― coronae dentis 咬頭；歯冠結節 90
― costae 肋骨結節 41
― cuneatum 楔状束結節 182
― cuneiforme
―― 楔状結節《楔状軟骨の》 106
―― 楔状結節《喉頭口の》 106
― deltoideum 三角筋粗面 42
― dentis 咬頭；歯冠結節 90
― dorsale 背側結節 44
― epiglotticum 喉頭蓋結節 106
― gracile 薄束結節 182
― iliacum 腸骨結節 46
― infraglenoidale 関節下結節 43
― intercondylare

― ― laterale 外側顆間結節 48
― ― mediale 内側顆間結節 48
― intervenosum 静脈間隆起 133
― jugulare 頸静脈結節 30
― laterale 外側結節 50
― majus 大結節 43
― marginale 縁結節 37
― mediale 内側結節 50
― mentale オトガイ結節 38
― minus 小結節 43
― molare 臼結節 92
― musculi scaleni anterioris 前斜角筋結節 41
― obturatorium
― ― anterius 前閉鎖結節 47
― ― posterius 後閉鎖結節 47
― olfactorium 嗅結節 213
― orbitale 眼窩隆起 37
― ossis
― ― scaphoidei 舟状骨結節 45
― ― trapezii 大菱形骨結節 45
― paramolare 臼傍咬頭；臼傍結節 92
― pharyngeum 咽頭結節 29
― posterius
― ― 後結節 39
― ― 後結節《環椎の》 40
― pubicum 恥骨結節 46
― quadratum 方形結節 48
― sellae 鞍結節 30
― supraglenoidale 関節上結節 42
― supratragicum 珠上結節 251
― thyroideum
― ― inferius 下甲状結節 105
― ― superius 上甲状結節 105

― trigeminale 三叉神経結節；灰白結節 182
Tuberositas (-atis) 粗面 10
Tuberositas 粗面 26
― deltoidea 三角筋粗面 44
― glutea 殿筋粗面 48
― iliaca 腸骨粗面 46
― ligamenti coracoclavicularis 烏口鎖骨靱帯粗面 43
― masseterica 咬筋粗面 38
― musculi serrati anterioris 前鋸筋粗面 41
― ossis
― ― cuboidei 立方骨粗面 51
― ― metatarsi
― ― ― primi [I] 第一中足骨粗面 51
― ― ― quinti [V] 第五中足骨粗面 51
― ― navicularis 舟状骨粗面 50
― ― sacri 仙骨粗面 40
― phalangis distalis
― ― 末節骨粗面《足の》 51
― ― 末節骨粗面《手の》 45
― pronatoria 回内筋粗面 44
― pterygoidea 翼突筋粗面 38
― radii 橈骨粗面 44
― tibiae 脛骨粗面 48
― ulnae 尺骨粗面 44
Tubulus (-i) 細管 10
Tubuli
― renales 尿細管 112
― seminiferi
― ― contorti 曲精細管 115
― ― recti 直精細管 115
Tunica (-ae) 膜；層 10
Tunica
― adventitia
― ― 外膜 89
― ― 外膜《食道の》 96

― ― 外膜《腎盤の》 113
― ― 外膜《精管の》 116
― ― 外膜《精嚢の》 116
― ― 外膜《尿管の》 113
― albuginea 白膜 115, 119
― ― corporis spongiosi 尿道海綿体白膜 117
― ― corporum cavernosorum 陰茎海綿体白膜 117
― conjunctiva 結膜 243
― ― bulbi 眼球結膜 243
― ― palpebrarum 眼瞼結膜 243
― dartos 肉様膜 118
― externa 外膜 131
― fibromusculocartilaginea 線維筋軟骨層 109
― fibrosa
― ― 線維膜《肝臓の》 101
― ― 線維膜；被膜《脾臓の》 171
― ― bulbi 眼球線維膜；眼球外膜 238
― interna bulbi 眼球内膜 240
― intima 内膜 131
― media 中膜 131
― mucosa
― ― 粘膜 89
― ― 粘膜《胃の》 96
― ― 粘膜《咽頭》 95
― ― 粘膜《咽頭腔の》 107
― ― 粘膜《気管の》 107
― ― 粘膜《気管支の》 109
― ― 粘膜《耳管の》 250
― ― 粘膜《小腸の》 97
― ― 粘膜《食道の》 96
― ― 粘膜《腎盤の》 113
― ― 粘膜《精管の》 116
― ― 粘膜《精嚢の》 116
― ― 粘膜《前立腺部の》 118
― ― 粘膜《大腸の》 98
― ― 粘膜《胆嚢の》 102
― ― 粘膜《腟の》 121
― ― 粘膜《尿管の》 113
― ― 粘膜《尿道の》 118, 122

Tunica

—— 粘膜《膀胱の》 114
—— 粘膜《卵管の》 119
—— 粘膜；子宮内膜《子宮の》 120
—— cavitatis tympanicae 鼓室粘膜 249
—— linguae 舌粘膜 93
—— nasi 鼻粘膜 104
—— oris 口腔粘膜 90
— muscularis
—— 筋層 89
—— 筋層《胃の》 97
—— 筋層《気管支の》 109
—— 筋層《結腸の》 99
—— 筋層《女性の尿道の》 122
—— 筋層《小腸の》 97
—— 筋層《食道の》 96
—— 筋層《腎盤の》 113
—— 筋層《精管の》 116
—— 筋層《精嚢の》 116
—— 筋層《前立腺部の》 118
—— 筋層《大腸の》 98
—— 筋層《胆嚢の》 102
—— 筋層《腟の》 121
—— 筋層《直腸の》 99
—— 筋層《尿管の》 113
—— 筋層《尿道海綿体の》 118
—— 筋層《膀胱の》 113
—— 筋層《卵管の》 119
—— 筋層；子宮筋層《子宮の》 120
—— pharyngis 咽頭筋層 95
— serosa
—— 漿膜 89
—— 漿膜《胃の》 97
—— 漿膜《肝臓の》 101
—— 漿膜《胸膜の》 111
—— 漿膜《小腸の》 97
—— 漿膜《食道の》 96
—— 漿膜《精巣の》 115
—— 漿膜《大腸の》 98
—— 漿膜《胆嚢の》 102
—— 漿膜《脾臓の》 171
—— 漿膜《腹膜の》 124
—— 漿膜《膀胱の》 113
—— 漿膜《卵管の》 120

—— 漿膜；子宮外膜《子宮の》 120
—— 漿膜層 131
— spongiosa
—— 海綿層 121. 122
— vaginalis testis 精巣鞘膜 115
— vasculosa 血管膜 115
—— bulbi 眼球血管膜；ブドウ膜；眼球中膜 239
Turncus sympathicus 交感神経幹 231
Typus
— ampullaris 嚢状型 113
— dendriticus 分枝型 113

U

Ulna 尺骨 44
Ulnaris 尺側 17
Umbilicus 臍 18. 22
Umbo membranae tympanicae 鼓膜臍 248
Uncinatus 鉤状［の］ 10
Uncus (-i) 鉤 10
Uncus 鉤 209
— corporis 体鉤；鉤状突起《頚椎の》 39
—— vertebrae thoracicae primae 第一胸椎鉤 40
— vertebralis 椎体鉤 39
Unguis 爪 252
Urachus 尿膜管 113
Ureter 尿管 113
Urethra
— feminina 女性尿道 114. 122
— masculina 男性尿道 114. 117
Urogenitalis 尿生殖［の］ 10
Uterus 子宮 119
Utriculus 卵形嚢 245
— prostaticus 前立腺小室 118
Uvula (-ae) 垂 10
Uvula
— [IX] 虫部垂［第 IX 小葉］ 198

— palatina 口蓋垂 93
— vesicae 膀胱垂 113

V

Vagina (-ae) 鞘 10
Vagina 腟 120
— bulbi 眼球鞘 242
— carotica 頚動脈鞘 70
— communis tendinum musculorum
—— fibularium 腓骨筋の総腱鞘 85
—— flexorum 指屈筋の総腱鞘 83
—— peroneorum 腓骨筋の総腱鞘 85
— externa 視神経外鞘 238
— fibrosa 線維鞘 82
— interna 視神経内鞘 238
— musculi recti abdominis 腹直筋鞘 73
— plantaris tendinis musculi
—— fibularis longi 長腓骨筋の足底腱鞘 85
—— peronei longi 長腓骨筋の足底腱鞘 85
— processus styloidei 茎状突起鞘 33
— synovialis 滑液鞘 56. 67. 82
— tendinis 腱鞘 82
—— intertubercularis 結節間腱鞘 83
—— musculi
——— extensoris
———— carpi ulnaris 尺側手根伸筋の腱鞘 83
———— digiti minimi brevis 小指伸筋の腱鞘 83
———— hallucis longi 長母趾（指）伸筋の腱鞘 85
———— pollicis longi 長母指伸筋の腱鞘 83
——— flexoris

Vas/a

―――― carpi radialis 橈側手根屈筋の腱鞘 83
―――― hallucis longi 長母趾(指)屈筋の腱鞘 85
―――― pollicis longi 長母指屈筋の腱鞘 83
――― obliqui superioris 上斜筋腱鞘 242
――― tibialis
―――― anterioris 前脛骨筋の腱鞘 85
―――― posterioris 後脛骨筋の腱鞘 85
― tendinum
―― digitorum pedis 趾(指)の腱鞘 85
―― musculi
――― extensoris digitorum longi 長趾(指)伸筋の腱鞘 85
――― flexoris digitorum longi 長趾(指)屈筋の腱鞘 85
―― musculorum
――― abductoris longi et extensoris pollicis brevis 長母指外転筋・短母指伸筋の腱鞘 83
――― extensoris digitorum et extensoris indicis [総]指伸筋・示指伸筋の腱鞘 83
――― extensorum carpi radialium 長・短橈側手根伸筋の腱鞘 83
― fibrosae
―― digitorum
――― manus 指の線維鞘 83
――― pedis 趾(指)の線維鞘 85
― synoviales digitorum
―― manus 指の滑液鞘 83
―― pedis 趾(指)の滑液鞘 86
― tendinum
―― carpales 手根腱鞘 83
――― dorsales 背側手根腱鞘 83
――― palmares 掌側手根腱鞘 83
―― membri
――― inferioris 下肢の腱鞘 85
――― superioris 上肢の腱鞘 83
―― tarsales
――― anteriores 前足根腱鞘 85
――― fibulares 腓側足根腱鞘 85
――― tibiales 脛側足根腱鞘 85
Vaginalis 鞘[の] 10
Vallatus 有郭[の] 10
Vallecula (-ae) 谷 10
Vallecula
― cerebelli 小脳谷 196
― epiglottica 喉頭蓋谷 94
Vallum (-i) 郭 10
Vallum unguis 爪郭 253
Valva (-ae) 弁 10
Valva 弁 132
― aortae 大動脈弁 134
― atrioventricularis
―― dextra 右房室弁；三尖弁 133
―― sinistra 左房室弁；僧帽弁 134
―― mitralis 左房室弁；僧帽弁 134
―― tricuspidalis 右房室弁；三尖弁 133
―― trunci pulmonalis 肺動脈弁 133
Valvula (-ae) 弁 10
Valvula 尖 132
― anales 肛門弁 100
― coronaria
―― dextra 右半月弁《大動脈弁の》 134
―― sinistra 左半月弁《左心室の》 134
― foraminis ovalis 卵円孔弁；中隔鎌 134
― fossae navicularis 舟状窩弁 118
― lymphatica リンパ管弁 130
― non coronaria 後半月弁 134
― semilunaris
―― anterior 前半月弁 133
―― dextra
――― 右半月弁《大動脈弁の》 134
――― 右半月弁《肺動脈弁の》 133
―― posterior 後半月弁 134
―― sinistra
――― 左半月弁《右心室の》 133
――― 左半月弁《左心室の》 134
― sinus coronarii 冠状静脈弁 133
― venae cavae inferioris 下大静脈弁 133
― venosa 静脈弁 130
Vas (Vasis) 脈管；管 10
Vas/a
― afferentia 輸入リンパ管 166
― anastomoticum 吻合血管 130
― capillare 毛細血管；毛細管 130
― collaterale 側副血管 130
― efferentia 輸出リンパ管 166
― lymphaticum リンパ管 130, 165
―― profundum 深リンパ管 165
―― superficiale 浅リンパ管 165
― lymphocapillare 毛細リンパ管 130, 165
― nervorum 神経の脈管 131
― prominens 隆起血管 245

索引（ラテン語-日本語）

Vas/a

- — recta 直細動脈 113
- — sanguinea
- — — auris internae 内耳血管 246
- — — choroideae 脈絡膜血管 239
- — — intrapulmonalia 肺内血管 109
- — — retinae 網膜血管 240
- — sanguineum 血管 130
- — sinusoideum 洞様血管；類洞 130
- — spirale ラセン血管 245
- — vasorum 脈管の脈管 131

Vascularis 脈管[の]；管[の] 10
Vasculosus 脈管[の]；管[の] 10
Vastus 広[の] 10
Velum (-i) 帆 10
Velum
- — medullare
- — — inferius 下髄帆 191
- — — superius 上髄帆 186,191
- — palatinum 軟口蓋；口蓋帆 90,93

Vena (-ae) 静脈 10
Vena/e 静脈 130,153
- — anastomotica
- — — inferior 下吻合静脈 158
- — — superior 上吻合静脈 158
- — angularis 眼角静脈 156
- — anterior
- — — 前上葉静脈(V3)《右肺の》 153
- — — 前上葉静脈(V3)《左肺の》 154
- — — septi pellucidi 前透明中隔静脈 158
- — anteriores cerebri 前大脳静脈 158
- — apicalis 肺尖静脈(V1) 153
- — apicoposterior 肺尖後静脈(V1+2) 154
- — appendicularis 虫垂静脈 163
- — aqueductus
- — — cochleae 蝸牛水管静脈 156,246
- — — vestibuli 前庭水管静脈 246
- — arcuatae 弓状静脈 113
- — articulares 顎関節静脈 156
- — atriales
- — — dextrae 右心房静脈 155
- — — sinistrae 左心房静脈 155
- — auricularis/es
- — — anteriores 前耳介静脈 156
- — — posterior 後耳介静脈 157
- — axillaris 腋窩静脈 160
- — azygos 奇静脈 161
- — basalis 脳底静脈 158
- — — anterior 前肺底静脈(V8) 154
- — — communis 総肺底静脈 154
- — — inferior 下肺底静脈(V9,10) 154
- — — superior 上肺底静脈(V8,9) 154
- — basilica 尺側皮静脈 160
- — antebrachii 尺側正中皮静脈 160
- — basivertebrales 椎体静脈 161
- — brachiales 上腕静脈 160
- — brachiocephalica [右・左]腕頭静脈 155
- — bronchiales
- — — 気管支静脈《奇静脈の》 161
- — — 気管支静脈《上大静脈の》 155
- — bulbi
- — — penis 尿道球静脈 163
- — — vestibuli 腟前庭球静脈 163
- — canalis pterygoidei 翼突管静脈 156
- — capsulares 被膜静脈 162
- — cardiaca
- — — magna 大心臓静脈；大心静脈 154
- — — media 中心臓静脈；中心静脈《心臓の》 155
- — — parva 小心臓静脈；小心静脈 155
- — cardiacae
- — — anteriores 前心臓静脈；前心静脈；前右心室静脈 155
- — — minimae 細小心臓静脈；細小心静脈 155
- — cava
- — — inferior 下大静脈 161
- — — superior 上大静脈 155
- — cavernosae 海綿体静脈 117
- — centralis/es
- — — 中心静脈《肝小葉の》 102
- — — 中心静脈《副腎の》 127
- — — retinae 網膜中心静脈 159,241
- — cephalica 橈側皮静脈 160
- — — accessoria 副橈側皮静脈 160
- — — antebrachii 橈側正中皮静脈 160
- — cerebelli 小脳静脈 159
- — cervicalis profunda 深頸静脈 155
- — choroidea
- — — inferior 下脈絡叢静脈 158
- — — superior 上脈絡叢静脈 158
- — ciliares 毛様体静脈 159
- — — anteriores 前毛様体静脈 159
- — circumflexa/e

── femoris
──── laterales　外側大腿回旋静脈　164
──── mediales　内側大腿回旋静脈　164
── humeri
──── anterior　前上腕回旋静脈　160
──── posterior　後上腕回旋静脈　160
── ilium
──── profunda　深腸骨回旋静脈　163
──── superficialis　浅腸骨回旋静脈　164
── scapulae　肩甲回旋静脈　160
─ cisternae cerebellomedullaris　小脳延髄槽静脈　159
─ colica
── dextra　右結腸静脈　163
── media　中結腸静脈　163
── sinistra　左結腸静脈　163
─ colli profunda　深頸静脈　155
─ columnae vertebralis　脊柱の静脈　161
─ comitans　伴行静脈　130
── nervi hypoglossi　舌下神経伴行静脈　156
─ conjunctivales　結膜静脈　160
─ cordis　心臓の静脈　154
── anteriores　前心臓静脈；前心静脈；前右心室静脈　155
── magna　大心臓静脈；大心静脈　154
── media　中心臓静脈；中心静脈《心臓の》　155
── minimae　細小心臓静脈；細小心静脈　155
── parva　小心臓静脈；小心静脈　155

─ corticales radiatae　小葉間静脈《腎臓の》　113
─ cutanea　皮静脈　130
─ cystica　胆嚢静脈　162
─ digitales
── dorsales　背側指静脈《手の》　160
── pedis　背側趾(指)静脈　164
── palmares　掌側指静脈　160
── plantares　底側趾(指)静脈　164
─ diploica/e　板間静脈　157
── frontalis　前頭板間静脈　157
── occipitalis　後頭板間脈　157
── temporalis
──── anterior　前側頭板間静脈　157
──── posterior　後側頭板間静脈　157
─ directae laterales　外側直接静脈　159
─ dorsalis/es　背枝《第四-第十一肋間静脈の》　161
── corporis callosi　後脳梁静脈　159
── linguae　舌背静脈　156
── profunda
──── clitoridis　深陰核背静脈　163
──── penis　深陰茎背静脈　163
── superficiales
──── clitoridis　浅陰核背静脈　164
──── penis　浅陰茎背静脈　164
─ ductuum semicircularium　半規管静脈　246
─ emissaria/e　導出静脈　130,157
── condylaris　顆導出静脈　157
── mastoidea　乳突導出静

脈　157
── occipitalis　後頭導出静脈　157
── parietalis　頭頂導出静脈　157
─ encephali　脳の静脈　158
─ epigastrica/e
── inferior　下腹壁静脈　163
── superficialis　浅腹壁静脈　164
── superiores　上腹壁静脈　155
─ episclerales　強膜上静脈　160
─ ethmoidales　篩骨静脈　159
─ facialis　顔面静脈　156
─ femoralis　大腿静脈　164
─ fenestrae cochleae　蝸牛窓静脈　246
─ fibulares　腓骨静脈　165
─ frontales　前頭静脈　158
─ gastrica/e
── breves　短胃静脈　163
── dextra　右胃静脈　162
── sinistra　左胃静脈　162
─ gastroepiploica
── dextra　右胃大網静脈　162
── sinistra　左胃大網静脈　163
─ gastroomentalis
── dextra　右胃大網静脈　162
── sinistra　左胃大網静脈　163
─ geniculares　膝静脈　165
─ gluteae
── inferiores　下殿静脈　163
── superiores　上殿静脈　163
─ gyri olfactorii　嗅回静脈　158
─ hemiazygos　半奇静脈　161
── accessoria　副半奇静脈　161

Vena/e

— hepatica/e　肝静脈　162
— — dextra　右肝静脈　162
— — intermedia　中肝静脈　162
— — sinistra　左肝静脈　162
— ileales　回腸静脈　162
— ileocolica　回結腸静脈　162
— iliaca
— — communis　総腸骨静脈　163
— — externa　外腸骨静脈　163
— — interna　内腸骨静脈　163
— iliolumbalis　腸腰静脈　163
— inferior vermis　下虫部静脈　159
— inferiores
— — cerebelli　下小脳半球静脈　159
— — cerebri　下大脳静脈　158
— insulares　島静脈　158
— intercapitulares
— — 骨頭間静脈　164
— — 中手骨頭間静脈　160
— intercolliculares　四丘体間静脈　159
— intercostalis/es
— — anteriores　前肋間静脈　155
— — posteriores　[第四-第十一]肋間静脈　161
— — superior
— — — dextra　右上肋間静脈　161
— — — sinistra　左上肋間静脈　155, 161
— — suprema　最上肋間静脈　155
— interlobares　葉間静脈　113
— interlobulares
— — 小葉間静脈《肝臓の》　102
— — 小葉間静脈《腎臓の》

　　　　　　　　　　113
— internae cerebri　内大脳静脈　158
— interosseae
— — anteriores　前骨間静脈　160
— — posteriores　後骨間静脈　160
— interpedunculares　脚間静脈　159
— interventricularis
— — anterior　前室間静脈　154
— — posterior　中心静脈；中心静脈《心臓の》　155
— intervertebralis　椎間静脈　161
— intrarenales
— — 腎臓の静脈　113
— — 腎内静脈　162
— jejunales　空腸静脈　162
— jugularis
— — anterior　前頸静脈　157
— — externa　外頸静脈　157
— — interna　内頸静脈　156
— labialis/es
— — anteriores　前陰唇静脈　164
— — inferiores　下唇静脈　156
— — posteriores　後陰唇静脈　163
— — superior　上唇静脈　156
— labyrinthi　迷路静脈　157, 246
— lacrimalis　涙腺静脈　159
— laryngea
— — inferior　下喉頭静脈　155
— — superior　上喉頭静脈　156
— lateralis ventriculi lateralis　外側[側脳室]房静脈　158
— lienalis　脾静脈　163
— lingualis　舌静脈　156

— lingularis　肺舌静脈　154
— lobi medii　中葉静脈　153
— lumbales　腰静脈　161
— lumbalis ascendens　上行腰静脈　161
— magna cerebri　大大脳静脈　158
— marginalis
— — dextra　右辺縁静脈　155
— — lateralis
— — — 外側足縁静脈　164
— — — 外側辺縁静脈　164
— — medialis
— — — 内側足縁静脈　164
— — — 内側辺縁静脈　164
— — sinistra　左辺縁静脈　154
— maxillares　顎静脈　156
— media
— — profunda cerebri　深中大脳静脈　158
— — superficialis cerebri　浅中大脳静脈　158
— medialis ventriculi lateralis　内側[側脳室]房静脈　158
— mediana
— — antebrachii　前腕正中皮静脈　160
— — cubiti　肘正中皮静脈　160
— mediastinales
— — 縦隔静脈《奇静脈の》　161
— — 縦隔静脈《上大静脈の》　155
— medullae
— — dorsales　背側延髄静脈　159
— — oblongatae　延髄静脈　159
— — spinalis　前・後[外]脊髄静脈　161
— — transversae　横延髄静脈　159
— medullaris
— — anterolateralis　前外側延髄静脈　159

406

Vena/e

─ ─ anteromediana　前正中延髄静脈　159
─ ─ posteromediana　後正中延髄静脈　159
─ membri
─ ─ inferioris　下肢の静脈　163
─ ─ superioris　上肢の静脈　160
─ meningeae　硬膜静脈　156
─ ─ mediae　中硬膜静脈　156
─ mesencephalica lateralis　外側中脳静脈　159
─ mesenterica
─ ─ inferior　下腸間膜静脈　163
─ ─ superior　上腸間膜静脈　162
─ metacarpales
─ ─ dorsales　背側中手静脈　160
─ ─ palmares　掌側中手静脈　161
─ metatarsales
─ ─ dorsales　背側中足静脈　164
─ ─ plantares　底側中足静脈　165
─ modioli communis　総蝸牛軸静脈　246
─ musculophrenicae　筋横隔静脈　155
─ nasales externae　外鼻静脈　156
─ nasofrontalis　鼻前頭静脈　159
─ nuclei caudati　尾状核静脈　158
─ nutricia　栄養静脈　130
─ nutriens　栄養静脈　130
─ obliqua atrii sinistri　左心房後静脈　154
─ obturatoriae　閉鎖静脈　163
─ occipitalis/es　後頭静脈　155, 158

─ oesophageales　食道静脈　155, 161
─ ophthalmica
─ ─ inferior　下眼静脈　160
─ ─ superior　上眼静脈　159
─ orbitae　眼窩静脈　158, 159
─ ovarica
─ ─ dextra　右卵巣静脈　162
─ ─ sinistra　左卵巣静脈　162
─ palatina externa　外口蓋静脈　156
─ palpebrales　眼瞼静脈　160
─ ─ inferiores　下眼瞼静脈　156
─ ─ superiores　上眼瞼静脈　156
─ pancreaticae　膵静脈　162, 163
─ pancreaticoduodenalis/es　膵十二指腸静脈　162
─ ─ superior posterior　後上膵十二指腸静脈　162
─ paraumbilicales　臍傍静脈　162
─ parietales　頭頂静脈　158
─ parotideae
─ ─ 耳下腺枝《顔面静脈の》　156
─ ─ 耳下腺枝　156
─ pectorales　胸筋枝《鎖骨下静脈の》　160
─ pedunculares　大脳脚静脈　158
─ perforantes　貫通静脈　165
─ pericardiacae　心膜静脈　155, 161
─ pericardiacophrenicae　心膜横隔静脈　155
─ peroneae　腓骨静脈　165
─ petrosa　錐体静脈　159
─ pharyngeae　咽頭静脈　156
─ phrenicae

─ ─ inferiores　下横隔静脈　161
─ ─ superiores　上横隔静脈　161
─ pontis　橋静脈　159
─ ─ anterolateralis　前外側橋静脈　159
─ ─ anteromediana　前正中橋静脈　159
─ ─ lateralis　外側橋静脈　159
─ ─ transversae　横橋静脈　159
─ pontomesencephalica　橋中脳静脈　159
─ poplitea　膝窩静脈　165
─ portae hepatis　門脈；肝門脈　162
─ portales hypophysiales　下垂体門脈　158
─ posterior　後上葉静脈（V2）　153
─ ─ corporis callosi　後脳梁静脈　159
─ ─ septi pellucidi　後透明中隔静脈　158
─ precentralis cerebelli　小脳中心前静脈　159
─ prefrontales　前頭前野静脈　158
─ prepylorica　幽門前静脈　162
─ profunda/e　深静脈　130
─ ─ cerebri　深大脳静脈　158
─ ─ clitoridis　陰核深静脈　163
─ ─ faciei　深顔面静脈　156
─ ─ femoris　大腿深静脈　164
─ ─ linguae　舌深静脈　156
─ ─ membri
─ ─ ─ inferioris　下肢の深静脈　164
─ ─ ─ superioris　上肢の深静脈　160
─ ─ penis　陰茎深静脈　163
─ ─ pubica　恥丘静脈；恥丘枝；副閉鎖静脈　163

索引（ラテン語─日本語）

407

Vena/e

— pudenda/e
—— interna 内陰部静脈 163
—— externae 外陰部静脈 164
— pulmonalis/es 肺静脈 153
—— dextra
——— inferior 右下肺静脈 154
——— superior 右上肺静脈 153
—— sinistra
——— inferior 左下肺静脈 154
——— superior 左上肺静脈 154
— radiales 橈骨静脈 160
— recessus lateralis ventriculi quarti 第四脳室外側陥凹静脈 159
— rectalis/es
—— inferiores 下直腸静脈 163
—— mediae 中直腸静脈 163
—— superior 上直腸静脈 163
— renales 腎静脈 162
— retromandibularis 下顎後静脈 156
— sacralis/es
—— laterales 外側仙骨静脈 163
—— mediana 正中仙骨静脈 163
— saphena
—— accessoria 副伏在静脈 164
——— lateralis 外側副伏在静脈 164
——— medialis 内側副伏在静脈 164
—— magna 大伏在静脈 164
—— parva 小伏在静脈 164
— scalae

—— tympani 鼓室階静脈 246
—— vestibuli 前庭階静脈 246
— scapularis dorsalis 肩甲背静脈；背側肩甲静脈 160
— sclerales 強膜静脈 159
— scrotales
—— anteriores 前陰嚢静脈 164
—— posteriores 後陰嚢静脈 163
— sigmoideae S状結腸静脈 163
— spinalis/es
—— anteriores 前脊髄静脈 161
—— internae 内脊髄静脈 161
—— posteriores 後脊髄静脈 161
— spinalis 脊髄枝《第四-第十一肋間静脈の》 161
— splenica 脾静脈 163
— stellatae 星状細静脈 113
— sternocleidomastoidea 胸鎖乳突筋静脈 156
— stylomastoidea 茎乳突孔静脈 157
— subclavia 鎖骨下静脈 160
— subcostalis 肋下静脈 161
— subcutaneae abdominis 腹皮下静脈 155
— sublingualis 舌下静脈 156
— submentalis オトガイ下静脈 156
— subscapularis 肩甲下静脈 160
— superficialis/es 浅静脈 130
—— cerebri 浅大脳静脈；大脳の表面の静脈 158
—— membri
——— inferioris 下肢の浅静脈 164
——— superioris 上肢の浅静脈 160
— superior/es
—— 上-下葉静脈(V6) 154
—— cerebelli 上小脳半球静脈 159
—— vermis 上虫部静脈 159
—— cerebri 上大脳静脈 158
— supraorbitalis 眼窩上静脈 156
— suprarenalis
—— dextra 右副腎静脈；右腎上体静脈 162
—— sinistra 左副腎静脈；左腎上体静脈 162
— suprascapularis 肩甲上静脈 157
— supratrochleares 滑車上静脈 156
— surales 腓腹静脈 165
— temporalis/es 側頭静脈 158
—— media 中側頭静脈 156
—— profundae 深側頭静脈 156
—— superificiales 浅側頭静脈 156
— terminalis 上視床線条体静脈；分界静脈 158
— testiculares
—— dextra 右精巣静脈 162
—— sinistra 左精巣静脈 162
— thalamostriata/e
—— superior 上視床線条体静脈；分界静脈 158
—— inferiores 下視床線条体静脈 158
— thoracica/e
—— internae 内胸静脈 155
—— lateralis 外側胸静脈 160

―― thoracoacromialis 胸肩峰静脈 160
―― thoracodorsalis 胸背静脈 160
―― thoracoepigastricae 胸腹壁静脈 160
―― thymicae 胸腺静脈 155
―― thyroidea
――― inferior 下甲状腺静脈 155
――― mediae 中甲状腺静脈 156
――― superior 上甲状腺静脈 156
―― tibiales
――― anteriores 前脛骨静脈 165
――― posteriores 後脛骨静脈 165
―― tracheales 気管静脈 155
―― transversa/e
――― cervicis 頸横静脈 157
――― colli 頸横静脈 157
――― faciei 顔面横静脈 156
――― trunci encephali 脳幹静脈 159
―― tympanicae 鼓室静脈 157
―― ulnares 尺骨静脈 160
―― umbilicalis 左臍静脈 162
―― uncalis 鉤静脈 158
―― uterinae 子宮静脈 163
―― ventricularis/es
――― dextrae 右心室静脈 155
――― inferior 下脳室静脈；側脳室静脈 158
――― sinistrae 左心室静脈 155
―― ventriculi
――― dextri anterior(es) 前心臓静脈；前静脈；前右心室静脈 155
――― sinistri posterior(es) 左心室後静脈 154
―― vertebralis 椎骨静脈 155
――― accessoria 副椎骨静脈 155
――― anterior 前椎骨静脈 155
―― vesicales 膀胱静脈 163
―― vestibularis
――― anterior 前前庭静脈 246
――― posterior 後前庭静脈 246
―― vestibulocochlearis 前庭蝸牛静脈 246
―― vorticosae 渦静脈；眼球絡膜静脈 159
Venosus 静脈[の] 10
Venter (-tris) 腹 10
Venter 筋腹 66
―― anterior 前腹 69
―― frontalis 前頭筋 67
―― inferior 下腹 69
―― occipitalis 後頭筋 67
―― posterior 後腹 69
―― superior 上腹 69
Ventralis 腹側 16
Ventricularis 室[の] 10
Ventriculus (-i) 室 10
Ventriculus 脳室 174
―― cordis dexter/sinister [右・左]心室 132
―― dexter 右心室 133
―― laryngis 喉頭室 107
―― lateralis 側脳室 210
―― quartus 第四脳室 191
―― sinister 左心室 134
―― terminalis 終室 176
―― tertius 第三脳室 200
Venula (-ae) 細静脈；小静脈 10
Venulale 細静脈；小静脈 130
―― macularis
――― inferior 下黄斑静脈 241
――― media 中黄斑静脈 241
――― superior 上黄斑静脈 241
―― medialis retinae 網膜内側静脈 241
―― nasalis retinae
――― inferior 下内側静脈 241
――― superior 上内側静脈 241
―― rectae 直細静脈 113
―― temporalis retinae
――― inferior 下外側静脈 241
――― superior 上外側静脈 241
Vermis cerebelli [I-X] 小脳虫部[第I-X小葉] 197
Vertebra 椎骨 39
―― cervicales [C I-C VII] 頸椎[C1-C7] 39
―― lumbales [L I-L V] 腰椎[L1-L5] 40
―― prominens [C VII] 隆椎[C7]；第七頸椎 40
―― thoracicae [T I-T XII] 胸椎[T1-T12] 40, 42
Vertex (-icis) 頂 10
Vertex 頭頂 17, 27
―― corneae 角膜頂 239
Verticalis 垂直 16
Vesica (-ae) 嚢 10
Vesica
―― biliaris 胆嚢 102
―― fellea 胆嚢 102
―― urinaria 膀胱 113
Vesicalis 嚢状[の] 10
Vesicula (-ae) 嚢；胞 10
Vesicula
―― optica 眼胞 238
―― seminalis 精嚢；精嚢腺 116
Vesiculosus 胞状[の] 10
Vestibularis 前庭[の] 10
Vestibulocerebellum 前庭小脳 196
Vestibulum (-i) 前庭 10
Vestibulum
―― 前庭 246

Vestibulum

― 網嚢前庭 125
― aortae 大動脈前庭 134
― laryngis 喉頭前庭 107
― nasi 鼻前庭 104
― oris 口腔前庭 89
― vaginae 腟前庭 121
Vestigium (-i) 痕跡 10
Vestigum processus vaginalis
　鞘状突起痕跡 116
Vibrissae 鼻毛 252
Villus (-i) 絨毛 10
Villus
― intestinales 腸絨毛 97
― synoviales 滑膜絨毛 56
Vinculum (-i) ヒモ 11
Vinculum/a
― breve 短いヒモ 84
― longum 長いヒモ 84
― tendinum 腱のヒモ
　　　　　　　　 83, 86
Visceralis 内臓[の] 11
Viscerocranium 顔面頭蓋
　　　　　　　　　29

Vocalis 声[の] 11
Vola
― 手掌；てのひら 19
― 手掌部 23
Volaris 掌側 17
Vomer 鋤骨 36
Vortex (-icis) 渦 11
Vortex/ices
― cordis 心渦 132
― pilorum 毛渦 252
Vorticosus 渦状[の] 11
Vulva 女性の外陰部；陰門
　　　　　　　　　　 121

Z

Zona (-ae) 帯 11
Zona
― externa 外層《腎柱の》
　　　　　　　　　112
― glandularum
　periurethralium 傍尿道腺組
織部 116
― hypothalamicae 視床下
部帯 205
― incerta 不確帯 203
― interna 内層《腎柱の》
　　　　　　　　　112
― lateralis 外側帯；外層《視
床下部帯の》 205
― medialis 内側帯；内層《視
床下部の》 205
― orbicularis 輪帯 61
― periventricularis 脳室周
囲帯；脳室周囲域 205
― transitionalis analis 肛門
移行帯 100
Zonalis 帯状[の] 11
Zonula (-ae) 小帯 11
Zonula ciliaris 毛様体小帯
　　　　　　　　　　 242
Zygapophysis
― inferior 下関節突起；下軛
突起 39
― superior 上関節突起 39

英語-日本語索引

A

A1 segment　交通前部；A1区《前大脳動脈の》　141
A2 segment　交通後部；A2区　141
Abdomen　腹；はら　18
Abdominal
— aorta　腹大動脈；大動脈腹部　147
— aortic plexus　腹大動脈神経叢　234
— cavity　腹腔　18,124
— fascia　腹部の筋膜　73
— lymph nodes　腹部のリンパ節　168
— ostium　卵管腹腔口　119
— part
—— 腹部《胸管の》　165
—— 腹部《食道の》　96
—— 腹部《大胸筋の》　72
—— 腹部《内臓神経叢の》　234
—— 腹部《尿管の》　113
— regions　腹の部位　22
Abdominopelvic cavity　腹腔と骨盤腔　18,124
Abducens/t nerve [VI]　外転神経［脳神経 VI］　222
Abduction　外転　56
Abductor　外転筋　1
— digiti minimi
—— 小指外転筋　77
—— 小趾(指)外転筋　80
— hallucis　母趾(指)外転筋　80
— muscle　外転筋　66
— of fifth metatarsal　第五中

足骨外転筋　80
— pollicis
—— brevis　短母指外転筋　77
—— longus　長母指外転筋　77
Aberrant　迷[の]　1
— ductules　迷管　115
Accessory　副[の]　1
— branch　副硬膜枝　138
— breast　副乳；副乳房　253
— cephalic vein　副橈側皮静脈　160
— cuneate nucleus　副楔状束核　184
— cusp　副咬頭　90
— hemi-azygos vein　副半奇静脈　161
— lacrimal glands　副涙腺　243
— medullary lamina　副髄板　214
— nasal cartilages　副鼻軟骨　103
— nerve [XI]　副神経［脳神経 XI］　225
— nodes　副神経リンパ節　167
— nuclei
—— of oculomotor nerve　動眼神経副核　194
—— of optic tract　副視索核群；副視索核　194
— obturator
—— artery　副閉鎖動脈　151
—— nerve　副閉鎖神経　229
— pancreas　副膵　103
— pancreatic duct　副膵管　103

— parathyroid glands　副上皮小体；副副甲状腺　127
— parotid gland　副耳下腺　90
— phrenic nerves　副横隔神経　226
— process　副突起　40
— root　副根　92
— saphenous vein　副伏在静脈　164
— spleen　副脾　171
— suprarenal glands　副副腎；副腎上体　127
— thymic lobules　副小葉　166
— thyroid glands　甲状副腺　127
— vertebral vein　副椎骨静脈　155
— visual structures　副眼器　242
Acetabular
— branch
—— 寛骨臼枝《内側大腿回旋動脈の》　151
—— 寛骨臼枝《閉鎖動脈の》　150
— fossa　寛骨臼窩　46
— labrum　関節唇《股関節の》　61
— margin　寛骨臼縁　46
— notch　寛骨臼切痕　46
Acetabulum　寛骨臼　46
Acoustic
— radiation　聴放線　203,215
— teeth　聴歯　245
Acromial
— anastomosis　肩峰動脈網　145

Acromial

- angle　肩峰角　42
- branch
  -- 肩峰枝《胸肩峰動脈の》145
  -- 肩峰枝《肩甲上動脈の》145
- end　肩峰端　43
- facet　肩峰関節面　43
- part　肩峰部　76

Acromioclavicular
- joint　肩鎖関節　59
- ligament　肩鎖靱帯　59

Acromion　肩峰；かたさき　18,42

Adduction　内転　56

Adductor　内転筋　1
- brevis　短内転筋　79
- canal　内転筋管　81
- compartment of thigh　大腿の内側区画；大腿の内転筋区画　78
- hallucis　母趾(指)内転筋　80
- hiatus　内転筋腱裂孔腱裂孔　81
- longus　長内転筋　79
- magnus　大内転筋　79
- minimus　小内転筋　80
- muscle　内転筋　66
- pollicis　母指内転筋　77
- tubercle　内転筋結節　48

Adenohypophysis　腺下垂体；前葉《下垂体の》127

Aditus to mastoid antrum　乳突洞口　248

Adrenal gland　副腎；腎上体　127

Adrenergic cells in area postrema and anterior reticular nucleus　最後野・前網様核アドレナリン作動性細胞群[C1, C2]　217

Adventitia
- 外膜　89
- 外膜《食道の》96
- 外膜《腎盤の》113
- 外膜《精管の》116
- 外膜《精嚢の》116

- 外膜《尿管の》113

Afferent　輸入[の]　1
- glomerular arteriole　[糸球体]輸入細動脈　113
- lymphatics　輸入リンパ管　166
- nerve fibres　求心性神経線維；求心性線維　218

Affixus　付着[の]　1

Agger nasi　鼻堤　104

Aggregated　集合[の]　1
- lymphoid
  -- follicles　集合リンパ小節　97
  -- nodules　集合リンパ小節　97,98,166

Ala
- of crista galli　鶏冠翼　35
- of ilium　腸骨翼　46
- of nose　鼻翼；こばな　17,103
- of sacrum　仙骨翼　40
- of vomer　鋤骨翼　36

Alar　翼状[の]　1
- folds　翼状ヒダ　62
- ligaments　翼状靱帯　57
- part　鼻翼部；翼部　68
- plate　翼板　175

Albugineus　白[の]　1

Allocortex　不等皮質　211

Alveolar　胞[の]　1
- arch
  -- 歯槽弓《下顎骨の》38
  -- 歯槽弓《上顎骨の》37
- canals　歯槽管　36
- ducts　肺胞管　110
- foramina　歯槽孔　36
- part　歯槽部　38
- process　歯槽突起　37
- sacs　肺胞嚢　110
- yokes
  -- 歯槽隆起《下顎骨の》38
  -- 歯槽隆起《上顎骨の》37

Alveoli　肺胞　110

Alveolus　胞　1

Alveus　海馬白板　212

Ambient cistern　迂回槽　176

Amiculum of olive　オリーブ核外套；オリーブ外套；オリーブ小包　182

Aminergic cells　アミン作動性細胞群　216
- in compact part of substantia nigra [A9]　黒質緻密部アミン作動性細胞群[A9]　216
- in reticular formation　網様体アミン作動性細胞群[A8]　216
- in ventral tegmental area [A10]　腹側被蓋野アミン作動性細胞群[A10]　216

Ammon's horn　アンモン角；固有海馬　212

Amphiarthrosis　半関節　53

Ampulla
- 膨大；膨大部　1,97
- 卵管膨大部　119
- of ductus deferens　精管膨大部　115
- of lacrimal canaliculus　涙小管膨大　244

Ampullary　膨大[の]；膨大部[の]　1
- bony limbs　骨膨大部脚　247
- crest　膨大部稜　244
- cupula　[膨大部]頂　244
- groove　膨大部溝　244
- membranous limbs　膜膨大部脚　244
- type　嚢状型　113

Amygdaloclaustral area　扁桃体前障野　212

Amygdalohippocampal area　扁桃体海馬野　212

Amygdaloid
- body　扁桃体　212
- complex　扁桃体　212

Amygdalopiriform transition area　扁桃体嗅皮質移行野　212

Anal
- canal　肛門管　100
- columns　肛門柱　100

— pecten 肛門櫛 100
— region 肛門部；肛門三角 122
— sinuses 肛門洞 100
— transitional zone 肛門移行帯 100
— triangle 肛門部；肛門三角 23, 122
— valves 肛門弁 100
Anastomosis 吻合 1
Anastomotic 吻合［の］ 1
— branch
—— with lacrimal artery 涙腺動脈との吻合枝《中硬膜動脈の》 138
—— with middle meningeal artery 中硬膜動脈との吻合枝《涙腺動脈の》 139
— vessel 吻合血管 130
Anatomical
— conjugate 解剖学的直径《骨盤の》 47
— internal os 解剖学的内子宮口 120
— neck 解剖頸 43
Anconeus 肘筋 77
Angle 角 1
— of mandible 下顎角 38
— of mouth 口角 89
— of rib 肋骨角 41
Angular 角［の］ 1
— artery 眼角動脈 137
— gyrus 角回 207
— incisure 角切痕 96
— vein 眼角静脈 156
Ankle 足根；あしくび 20
— joint 距腿関節 62
— region 足根部 24
Anococcygeal
— body 肛門尾骨靱帯 75, 123
— ligament 肛門尾骨靱帯 75, 123
— nerve 肛門尾骨神経；肛尾神経 230
Anocutaneous line 肛門皮膚線 100
Anomalous tubercle 異常結節 92
Anoperinealis 肛門会陰筋；下直腸尿道筋 99, 118
Anorectal
— flexure 肛門会陰曲；会陰曲 99
— junction 肛門直腸結合 99
— line 肛門直腸線 100
Anorectoperineal muscles 肛門直腸会陰筋 99
Ansa ワナ 1
— cervicalis 頸神経ワナ 225
— lenticularis レンズ核ワナ 203, 214
— peduncularis 脚ワナ 203
— subclavia 鎖骨下ワナ 231
Anserine bursa 鵞足包 84
Ansiform lobule ［H VII A］ 半月小葉；係蹄状小葉［第VIIA半球小葉］ 198
Ansoparamedian fissure 薄月状裂；係蹄正中傍裂 198
Antebrachial
— fascia 前腕筋膜 78
— region 前腕部 23
Anterior 前 16
— abdominal cutaneous branch 腹前皮枝 228
— acoustic stria 腹側聴条 188
— ampullary nerve 前膨大部神経 223
— amygdaloid area 前扁桃野 212
— and lateral thoracic regions 前・側胸部 22
— ankle region 前距腿部 24
— arch 前弓 40
— articular facet 前関節面 40
— atlanto-occipital
—— ligament 前環椎後頭靱帯 57

—— membrane 前環椎後頭膜 57
— auricular
—— branches 前耳介枝 138
—— nerves 前耳介神経 222
—— veins 前耳介静脈 156
— axillary
—— fold 前腋窩ヒダ 18
—— line 前腋窩線 21
— basal
—— branch
——— 前肺底静脈(V8)《右肺の》 154
——— 前肺底静脈(V8)《左肺の》 154
—— segment ［S VIII］
——— 前肺底区(S8)《右肺の》 110
——— 前肺底区(S8)《左肺の》 110
—— segmental
——— artery
———— 前肺底動脈(A8)《右肺の》 135
———— 前肺底動脈(A8)《左肺の》 135
——— bronchus ［B VIII］
———— 前肺底枝(B8)《右肺の》 108
———— 前肺底枝(B8)《左肺の》 108
—— vein
——— 前肺底静脈(V8)《右肺の》 154
——— 前肺底静脈(V8)《左肺の》 154
— belly 前腹 69
— bony ampulla 前骨膨大部 246
— border
—— 前縁《脛骨の》 49
—— 前縁《尺骨の》 45
—— 前縁《膵臓の》 103
—— 前縁《精巣の》 115
—— 前縁《橈骨の》 44
—— 前縁《肺の》 109

Anterior

―― 前縁《腓骨の》 49
― branch/es
―― 前枝《後内側中心動脈の》 144
―― 前枝《尺骨動脈の》 146
―― 前枝《腎動脈の》 149
―― 前枝《総肝管の》 102
―― 前枝《内側前腕皮神経の》 227
―― 前枝《閉鎖神経の》 229
―― 前枝《閉鎖動脈の》 150
―― 前枝《門脈の》 162
―― 前枝《腕神経叢の》 226
― 前下膵十二指腸動脈 149
― 前上葉静脈(V3)《右肺の》 153
― 前上葉静脈(V3)《左肺の》 154
― caecal artery 前盲腸動脈 149
― cardiac veins 前心臓静脈; 前心尖静脈; 前右心室静脈 155
― cerebral
―― artery 前大脳動脈 141, 144
―― veins 前大脳静脈 158
― cervical
―― intertransversarii 頸前横突間筋 70
―― nodes 前頸リンパ節 166
―― region 前頸部; 前頸三角 22
― chamber 前眼房 241
― choroidal artery 前脈絡叢動脈 140
― ciliary
―― arteries 前毛様体動脈 139
―― veins 前毛様体静脈 159
― circumflex humeral
―― artery 前上腕回旋動脈 146
―― vein 前上腕回旋静脈 160

― clinoid process 前床突起 31
― cochlear nucleus 蝸牛神経前核; 蝸牛神経腹側核 185
― column 前柱 177
― commissure
―― 前陰唇交連 121
―― 前交連 200, 210, 215, 216
― communicating artery 前交通動脈 141, 144
― compartment
―― of arm 上腕の前区画; 上腕の屈筋区画 76
―― of forearm 前腕の前区画; 前腕の屈筋区画 76
―― of leg 下腿の前区画; 下腿の伸筋区画 78
―― of thigh 大腿の前区画; 大腿の伸筋区画 78
― conjunctival arteries 前結膜動脈 139
― corticospinal tract 前皮質脊髄路 179
― cranial fossa 前頭蓋窩 29
― cruciate ligament 前十字靱帯 62
― cusp
―― 前尖《右心室の》 133
―― 前尖《左心室の》 134
― cutaneous branch
―― 前皮枝《大腿神経の》 229
―― 前皮枝《腸骨下腹神経の》 229
― deep temporal artery 前深側頭動脈 138
― divisions 前部; 前枝《腕神経叢の, 大耳介神経の》 226
― ethmoidal
―― artery 前篩骨動脈 140
―― cells
――― 前篩骨洞 104
――― 篩骨蜂巣 35
―― foramen 前篩骨孔 28
―― nerve 前篩骨神経

220
― external
―― arcuate fibres 前外弓状線維 181, 182
―― vertebral venous plexus 前外椎骨静脈叢 161
― extremity 前端 171
― facet for calcaneus 前踵骨関節面 50
― fascicle 前束 94
― fasciculus proprius 前索固有束 179
― fold of malleus 前ツチ骨ヒダ 249
― fontanelle 大泉門 29
― funiculus 前索 179
― gastric branches 前胃枝 225
― gigantocellular reticular nucleus 前巨細胞性網様核 186
― glandular branch 前腺枝 137
― gluteal line 前殿筋線 46
― grey commissure 前灰白交連; 腹側灰白交連 180
― horn
―― 前角《脊髄の》 177
―― 前角; 前頭角《側脳室の》 210
― hypothalamic
―― area 視床下部前野 204
―― nucleus 視床下部前核 204
―― region 視床下部前野 204
― inferior
―― cerebellar artery 前下小脳動脈 143
―― fissure 二腹小葉内裂; 前下裂 198
―― iliac spine 下前腸骨棘 46
―― segment 下前区《腎臓の》 112
―― segmental artery 下前

414

区動脈 149
— intercavernous sinus　前海綿間静脈洞 157
— intercondylar area　前顆間区 48
— intercostal
— — branches　前肋間枝 145
— — veins　前肋間静脈 155
— intermuscular septum of leg　前下腿筋間中隔 81
— internal vertebral venous plexus　前内椎骨静脈叢 161
— interosseous
— — artery　前骨間動脈 146
— — nerve　前骨間神経；前前腕骨間神経 227
— — veins　前骨間静脈 160
— interpositus nucleus　栓状核；前中位核 199
— interventricular
— — branch　前室間枝；前下行枝 136
— — sulcus　前室間溝 132
— — vein　前室間静脈 154
— intra-occipital synchondrosis　前後頭内軟骨結合 55
— jugular
— — nodes　浅前頸リンパ節 167
— — vein　前頸静脈 157
— labial
— — branches　前陰唇枝 151
— — nerves　前陰唇神経 229
— — veins　前陰唇静脈 164
— lacrimal crest　前涙嚢稜 36
— lateral
— — malleolar artery　前外果動脈 152
— — nasal branches　外側前鼻枝 140
— — segment　右外側前区域；区域 VI 101
— layer

— — 前葉《腹直筋の》 73
— — 前葉；深葉；腰方形筋筋膜《胸腰筋膜の》 72
— ligament
— — of auricle　前耳介靱帯 251
— — of fibular head　前腓骨頭靱帯 62
— — of malleus　前ツチ骨靱帯 249
— limb
— — 前脚《アブミ骨の》 248
— — 前脚；内包前脚《内包の》 214
— limiting lamina　前境界板 239
— lingual salivary gland　前舌腺 90
— lip　前唇 120
— lobe
— — 腺下垂体；前葉《下垂体の》 127
— — of cerebellum　小脳前葉 197
— longitudinal ligament　前縦靱帯 55
— malleolar fold　前ツチ骨ヒダ 248
— medial
— — malleolar artery　前内果動脈 152
— — nucleus
— — — 前内側核 179, 194
— — — 腹内側核 194
— — segment　右内側前区域；区域 V 101
— median
— — fissure　前正中裂 176, 181
— — line　前正中線 21
— mediastinal nodes　前縦隔リンパ節 168
— mediastinum　縦隔の前部；前縦隔 111
— membranous ampulla　前[膜]膨大部 244
— meningeal branch
— — 前硬膜枝 220

— — 前硬膜動脈 140
— meniscofemoral ligament　前半月大腿靱帯 61
— nasal spine　前鼻棘 36
— nerve of lesser curvature　前小弯神経 225
— node/s
— — 胸筋リンパ節；前腋窩リンパ節 167
— — 前リンパ節 167
— notch　前切痕 251
— nuclei of thalamus　視床前核群；視床前核 201
— nucleus
— — 前核 177, 187
— — 腹側核 187
— — of lateral lemniscus　外側毛帯前核；外側毛帯腹側核 190
— — of trapezoid body　台形体前核；台形体腹側核 189
— obturator tubercle　前閉鎖結節 47
— olfactory nucleus　前嗅核 213
— palpebral margin　前眼瞼縁 243
— papillary muscle　前乳頭筋 133, 134
— paracentral gyrus　前中心傍回 208
— paraventricular nucleus　前室傍核 202
— parietal artery　前頭頂動脈 142
— part
— — 溝前部；前部《舌の》 92
— — 前部《蝸牛神経核の》 185
— — 前部《肝臓の》 100
— — 前部《前交連の》 210
— — 前部《腟の》 120
— — 前部《放線冠の》 215
— — 前部；腹側部《外側結合腕傍核の，橋の》 190
— — 前部；腹側部[第 II 小葉]《小脳前葉の》 197
— — 前部；腹側部[第 IV 小葉] 197

Anterior

—— 前部；腹側部［第Ⅳ半球小葉］ 197
— pectoral cutaneous branch 胸前皮枝 228
— perforated substance 前有孔質 213
— perforating arteries 前有孔質動脈 141
— periventricular nucleus 腹側脳室周囲核 204
— pillar of fauces 口蓋舌弓 93
— pole
—— 前極《眼球の》 238
—— 前極《レンズの》 242
— pontoreticulospinal tract 前橋網様体脊髄路；腹側橋網様体脊髄路 188
— pretectal nucleus 視蓋前域前核；前視蓋前域核 201
— process 前突起 249
— pulvinar nucleus 前視床枕核 201
— quadrangular lobule [H Ⅳ and H Ⅴ] 前四角小葉［第Ⅳ・Ⅴ半球小葉］ 197
— radiation of thalamus 前視床脚；前視床放線 203
— radicular artery 前根動脈 147
— ramus/i
—— 前枝《外側溝の》 207
—— 前枝《頚神経の》 225
—— 前枝《脊髄神経の》 219
—— 前枝《仙骨・尾骨神経の》 229
—— 前枝《腰神経の》 228
—— 前枝；肋間神経《胸神経の》 228
— raphespinal tract 前縫線核脊髄路 179,183
— recess 前鼓膜陥凹 249
— region
—— of arm 前上腕部 23
—— of elbow 前肘部 23
—— of forearm 前前腕部 23
—— of knee 前膝部 24

—— of leg 前下腿部 23
—— of thigh 前大腿部 24
—— of wrist 前手根部 23
— reticulospinal tract 前網様体脊髄路；腹側網様体脊髄路 183
— root 前根 219
— sacral foramina 前仙骨孔 40
— sacro-iliac ligament 前仙腸靱帯 61
— sacrococcygeal ligament 前仙尾靱帯 58
— scalene 前斜角筋 69
— scrotal
—— branches 前陰嚢枝 151
—— nerves 前陰嚢神経 229
—— veins 前陰嚢静脈 164
— segment
—— 前区 101
—— 《of eyeball》眼球前区 238
—— [S Ⅲ]
—— 前上葉区(S3)《右肺の》 109
—— 前上葉区(S3)《左肺の》 110
— segmental
—— artery
——— 前区動脈 148
——— 前上葉動脈(A3)《右肺の》 135
——— 前上葉動脈(A3)《左肺の》 135
—— bronchus [B Ⅲ]
——— 前上葉枝(B3)《右肺の》 108
——— 前上葉枝(B3)《左肺の》 108
— semicircular
—— canal 前骨半規管 246
—— duct 前半規管 244
— semilunar cusp 前半月弁 133
— septal branches 中隔前鼻枝 140

— solitary nucleus 前孤束核；腹側孤束核 185
— spinal
—— artery 前脊髄動脈 142
—— veins 前脊髄静脈 161
— spinocerebellar tract 前脊髄小脳路；腹側脊髄小脳路 179,183,188
— spinothalamic tract 前脊髄視床路 179
— sternoclavicular ligament 前胸鎖靱帯 59
— subnucleus 前部；腹側部《外側結合腕傍核の，橋の》 190
— superior
—— alveolar
——— arteries 前上歯槽動脈 138
——— branches 前上歯槽枝 221
—— iliac spine 上前腸骨棘 46
—— pancreaticoduodenal artery 前上膵十二指腸動脈 148
—— segment 上前区 112
—— segmental artery 上前区動脈 149
— surface
—— 胸肋面；前面《心臓の》 131
—— 前面《角膜の》 239
—— 前面《脛骨の》 48
—— 前面《虹彩の》 239
—— 前面《子宮の》 119
—— 前面《尺骨の》 44
—— 前面《上顎骨の》 36
—— 前面《腎臓の》 111
—— 前面《水晶体の》 242
—— 前面《前立腺の》 116
—— 前面《橈骨の》 44
—— 前面《副腎の》 127
—— of arm 前上腕面 18
—— of elbow 前肘面 19
—— of eyelid 眼瞼前面 243

416

Anterior

―― of forearm　前前腕面 19
―― of leg　前下腿面 20
―― of petrous part　錐体前面 32
―― of thigh　前大腿面 19
― talar articular surface　前距骨関節面 50
― talocrural region　前距腿部 24
― talofibular ligament　前距腓靱帯 62
― tarsal tendinous sheaths　前足根腱鞘 85
― tegmental
―― decussation　腹側被蓋交叉；前被蓋交叉 194
―― nuclei　前被蓋核；腹側被蓋核 195
―― nucleus　前被蓋核；腹側被蓋核 190
― temporal
―― artery　前側頭動脈 141
―― branch/es　前側頭枝 142, 143
―― diploic vein　前側頭板間静脈 157
― thalamic
―― radiation　前視床放線 214
―― tubercle　前結節；視床前結節《視床の》 199
― tibial
―― artery　前脛骨動脈 152
―― node　前脛骨リンパ節 171
―― recurrent artery　前脛骨反回動脈 152
―― veins　前脛骨静脈 165
― tibiofibular ligament　前脛腓靱帯 53
― tibiotalar part　前脛距部 62
― transverse temporal gyrus　前横側頭回 207
― triangle　前頸部；前頸三角 22
― trigeminothalamic tract　前三叉神経核視床路；腹側三叉神経視床路 188
― tubercle
―― 前結節《環椎の》 40
―― 前結節《頸椎の》 39
― tympanic artery　前鼓室動脈 138
― vagal trunk　前迷走神経幹 225
― vaginal column　前皺柱；前ヒダ柱 121
― vein/s
―― 前上葉静脈（V3）《右肺の》 153
―― 前上葉静脈（V3）《左肺の》 154
―― of right ventricle　前心臓静脈；前心静脈；前右心室静脈 155
―― of septum pellucidum　前透明中隔静脈 158
― ventrolateral nucleus　外側腹側核の吻側部；外側腹側前核 202
― vertebral vein　前椎骨静脈 155
― vestibular
―― artery　前前庭動脈；前庭動脈 246
―― vein　前前庭静脈 246
― wall
―― 前壁《胃の》 96
―― 前壁《膣の》 120
― white commissure　前白交連；腹側白交連 180

Antero-inferior surface　前下面《膵臓の》 103

Anterodorsal nucleus　背側前核；前背側核 201

Anterolateral
― central arteries　前外側中心動脈；前外側視床線条体動脈 141
― medullary vein　前外側延髄静脈 159
― nucleus　前外側核；腹外側核 177, 189
― pontine vein　前外側橋静脈 159
― solitary nucleus　前外側孤束核；腹外側孤束核 185
― sulcus　前外側溝 177, 181
― surface
―― 前外側面《上腕骨の》 43
―― 前外側面《披裂軟骨の》 105
― system
―― 脊髄毛帯；前外側路《橋の》 188
―― 脊髄毛帯；前外側路《中脳の》 193
―― 脊髄毛帯；前外側路；前外側系《延髄の》 183
― thamostriatal arteries　前外側中心動脈；前外側視床線条体動脈 141
― tracts
―― 脊髄毛帯；前外側路《橋の》 188
―― 脊髄毛帯；前外側路《中脳の》 193
―― 脊髄毛帯；前外側路；前外側系《延髄の》 183

Anteromedial
― central arteries
―― 前内側視床線条体動脈 141
―― 前内側中心動脈 141, 144
― frontal branch　前内側前頭枝 141
― intermuscular septum　広筋内転筋間中隔；前内側大腿筋間中隔 81
― lobule　前内側小葉 116
― nucleus
―― 前内側核；腹内側核 177
―― 内側前核；前内側核 201
― surface　前内側面 43
― thalamostriate arteries　前内側中心動脈；前内側視床線条体動脈 141

Anteromedian
— medullary vein　前正中延髄静脈　159
— pontine vein　前正中橋静脈　159
Anterosuperior surface　前上面《膵臓の》　103
Anteroventral nucleus　腹側前核　201
Antihelical fossa　対輪窩　251
Antihelix　対輪　250
Antitragicus　対珠筋　251
Antitragus　対珠　251
Antrum　洞　1
Anular　輪［の］　1
— epiphysis　線維輪端　39
— ligament/s　輪状靱帯　107
— — of radius　橈骨輪状靱帯　59
— — of stapes　アブミ骨輪状靱帯　249
— part of fibrous sheath　輪状部《指の線維鞘の》　83
— — 輪状部《趾（指）の線維鞘の》　85
Anulo-olivary fibres　輪オリーブ核線維　189
Anulus fibrosus　線維輪　55
Anus　肛門　100
Aorta　大動脈　136
Aortic
— arch　大動脈弓　136
— bifurcation　大動脈分岐部　150
— bulb　大動脈球　136
— glomera　大動脈傍体；大動脈小体　136
— hiatus　大動脈裂孔　72
— isthmus　大動脈峡部　136
— orifice　大動脈口　134
— sinus　大動脈洞　136
— valve　大動脈弁　134
— vestibule　大動脈前庭　134
Aorticorenal ganglia　大動脈腎動脈神経節　234
Aperture　口　1
Apex
— 後角尖　178
— 尖　1,178
— 《of dens》　歯突起尖　40
— 《of sacrum》　仙骨尖　41
— of arytenoid cartilage［披裂軟骨］尖　106
— of auricle　耳介尖　251
— of bladder　膀胱尖　113
— of cusp　咬頭尖　90
— of head　腓骨頭尖　49
— of heart　心尖　131
— of lung　肺尖　109
— of nose　鼻尖；はなさき　17, 103
— of patella　膝蓋骨尖　48
— of petrous part　錐体尖　32
— of prostate［前立腺］尖　116
— of tongue　舌尖　92
Apical
— 尖［の］　1
— 尖側　16
— branch　肺尖静脈（V1）　153
— foramen　歯根尖孔；根尖孔　91
— ligament of dens　歯尖靱帯　57
— nodes　上［腋窩］リンパ節　167
— segment［S Ⅰ］　肺尖区（S1）　109
— segmental
— — artery　肺尖動脈（A1）　135
— — bronchus［B Ⅰ］　肺尖枝（B1）　107
— vein　肺尖静脈（V1）　153
Apicoposterior
— branch　肺尖後静脈（V1+2）　154
— segment［S Ⅰ+Ⅱ］　肺尖後区（S1+2）　110
— segmental bronchus［B Ⅰ+Ⅱ］　肺尖後枝（B1+2）　108
— vein　肺尖後静脈（V1+2）　154
Aponeurosis　腱膜　1, 67
Aponeurotic　腱膜［の］　1
Apophysis
— 骨突起　1, 26
— 突起　1
Apparatus　器　1
Appendicular　垂［の］　1
— artery　虫垂動脈　149
— nodes　虫垂リンパ節　169
— skeleton　付属肢骨格　42
— vein　虫垂静脈　163
Appendix
— 垂　1
— 虫垂　98
— of epididymis　精巣上体垂　115
— of testis　精巣垂　115
Approximal surface　隣接面　91
Aqueduct　水管；水道　1
— of midbrain　中脳水道　195
Aqueous humor　眼房水　241
Arachnoid
— granulations　クモ膜顆粒　175
— mater　クモ膜　175
— — and pia mater　柔膜；広義の軟膜；クモ膜と軟膜　175
— trabeculae　クモ膜小柱　175
Arbor vitae　小脳活樹　199
Arch　弓
— of aorta　大動脈弓　136
— of azygos vein　奇静脈弓　161
— of cricoid cartilage［輪状軟骨］弓　105
— of thoracic duct　胸管弓　165
Archicerebellum　原小脳；原始小脳　196
Archicortex　原皮質；原始皮質

Aryepiglotticus

211
Arcuate 弓状[の] 1
— arteries 弓状動脈《腎臓の》 112
— artery 弓状動脈《足背動脈の》 152
— crest 弓状稜 105
— eminence 弓状隆起 32
— fasciculus 上縦束 215
— fibres 弓状線維；大脳弓状線維 215
— line 弓状線
—— 弓状線《腸骨の》 46
—— 弓状線《腹直筋の》 73
— nucleus
—— 弓状核《延髄の》 185
—— 弓状核；半月核；漏斗核《視床下部の》 205
— popliteal ligament 弓状膝窩靱帯 62
— pubic ligament 恥骨弓靱帯 55
— veins 弓状静脈 113
Area 野；区 1
— postrema 最後野 185, 191
Areola 乳輪 253
Areolar
— glands 乳輪腺 253
— tubercles 乳輪結節 253
— venous plexus 乳輪静脈叢 160
Arm 腕
— 腕 2
— 上腕；にのうで 18
Arrector 立筋 1
— muscle of hairs 立毛筋 252
Arteriae lumbales imae 最下腰動脈 148
Arterial 動脈[の] 1
— circle 動脈輪 130
— grooves 動脈溝 27
— plexus 動脈網 130
Arteries 動脈 134
— of brain 脳の動脈 140
— of lower limb 下肢の動脈 151

— of upper limb 上肢の動脈 145
Arteriole 細動脈；小動脈 1, 130
Arteriolovenular anastomosis 動静脈吻合 130
Arteriovenous anastomosis 動静脈吻合 130
Artery 動脈 1, 130
— of bulb
—— of penis 尿道球動脈 151
—— of vestibule 腟前庭球動脈 151
— of caudate lobe 尾状葉動脈 148
— of central sulcus 中心溝動脈 142
— of postcentral sulcus 中心後溝動脈 142
— of precentral sulcus 中心前溝動脈 142
— of pterygoid canal 翼突管動脈 138
— of round ligament of uterus 子宮円索動脈 151
— of tuber cinereum 灰白隆起動脈 144
— to ductus deferens 精管動脈 150
— to sciatic nerve 坐骨神経伴行動脈 150
— to tail of pancreas 膵尾動脈 148
— to vas deferens 精管動脈 150
Articular 関節[の] 1
— branch
—— 関節枝 219
—— 関節枝《下行膝動脈の》 152
—— 関節枝《閉鎖神経の》 229
— capsule 関節包；関節嚢 56
— cartilage 関節軟骨 56
— cavity 関節腔 56
— circumference

—— 関節環状面《尺骨の》 45
—— 関節環状面《橈骨の》 44
— disc
—— 関節円板 56
—— 関節円板《下橈尺関節の》 60
—— 関節円板《顎関節の》 57
—— 関節円板《胸鎖関節の》 59
—— 関節円板《肩鎖関節の》 59
— facet
—— 外果関節面 49
—— 関節窩《橈骨の》 44
—— 内果関節面 49
—— 肋骨結節関節面 41
—— 腓骨頭関節面 49
—— of head of rib 肋骨頭関節面 41
— fossa 関節窩 56
— head 関節頭 56
— muscle 関節筋 66
—— of knee 膝関節筋 79
— nerves 関節神経 219
— recess 関節陥凹 56
— surface
—— 関節面《下顎窩の》 34
—— 関節面《関節学の》 56
—— 関節面《骨学の》 27
—— 関節面《膝蓋骨の》 48
—— 関節面《披裂軟骨の》 105
—— for cuboid 立方骨関節面 50
— tubercle 関節結節 34
— vascular plexus 関節血管網 130
— veins 顎関節静脈 156
Articularis
— cubiti 肘関節筋 77
— genus 膝関節筋 79
Articulation 関節 1
Articulations of auditory ossicles 耳小骨関節 249
Ary-epiglottic
— fold 披裂喉頭蓋ヒダ 106
— part 披裂喉頭蓋部 106
Aryepiglotticus 披裂喉頭蓋筋 106

419

Arytenoid

Arytenoid
― articular surface　披裂関節面　105
― cartilage　披裂軟骨　105
Ascending　上行[の]　1
― aorta　上行大動脈；大動脈上行部　136
― artery　上行枝《下腸間膜動脈の》　149
― branch
―― 上行枝《右肺動脈の》　135
―― 上行枝《外側大腿回旋動脈の》　152
―― 上行枝《頸横動脈の》　145
―― 上行枝《左肺動脈の》　135
―― 上行枝《深腸骨回旋動脈の》　151
―― 上行枝《内側大腿回旋動脈の》　151
― cervical artery　上行頸動脈　145
― colon　上行結腸　98
― lumbar vein　上行腰静脈　161
― mesocolon　上行結腸間膜　124
― palatine artery　上行口蓋動脈　137
― part
―― 上行部《十二指腸の》　97
―― 上行部《僧帽筋の》　70
― pharyngeal artery　上行咽頭動脈　137
― ramus　上行枝《大脳外側溝の》　207
Association
― fibre　連合線維　174
― fibres of telencephalon　終脳内の連合線維　215
Asterion　アステリオン　28
Atlantic part　環椎部　142
Atlanto-occipital joint　環椎後頭関節　57
Atlas [C I]　環椎[C1]；第一頸椎　40

Atrial
― anastomotic branch　吻合心房枝　136
― branches　心房枝　136
Atrioventricular
― branches　房室枝　136
― bundle　房室束　132
― nodal branch　房室結節枝　136
― node　房室結節　132
― septum　房室中隔　132
Atrium
― 房　1,211
― 前房　1
― of middle meatus　中鼻道前房　104
Attachment　付着　66
― of superficial external anal sphincter　外肛門括約筋浅部付着　75
Auditory
― commissure of pons　橋聴覚交連　188
― ossicles　耳小骨　39,248
― tube　耳管　252
Auricle
― 耳介　17,250
― 心耳　132
Auricular
― branch
―― 耳介枝《後耳介神経の》　222
―― 耳介枝《後耳介動脈の》　137
―― 耳介枝《後頭動脈の》　137
―― 耳介枝《迷走神経の》　224
― cartilage　耳介軟骨　251
― muscles　耳介筋　251
― region　耳介部　21
― surface
―― 耳状面《仙骨の》　40
―― 耳状面《腸骨の》　46
― tubercle　耳介結節　251
Auricularis
― anterior　前耳介筋　68
― posterior　後耳介筋　68

― superior　上耳介筋　68
Auriculotemporal nerve　耳介側頭神経　221
Auscultatory triangle　聴診三角　23
Autonomic　自律[の]　1
― branch　自律神経枝　219
― division　自律神経系　231
― ganglion　自律神経節　218
― nerve　自律神経　219
―― fibres　自律性神経線維；自律性線維　219
― nuclei　自律神経核　194
― part of peripheral nervous system　自律神経系　231
― plexus　自律神経叢　219
Axial
― 軸[の]　1
― 軸方　16
― skeleton　軸骨格　27
Axilla　腋窩　18
Axillary
― artery　腋窩動脈　145
― fascia　腋窩筋膜　78
― fossa　腋窩；わきのした　22
― hairs　腋毛　252
― lymph nodes　腋窩リンパ節　167
― lymphatic plexus　腋窩リンパ[管]叢　165,167
― nerve　腋窩神経　228
― process　外側突起；腋窩突起《乳腺の》　253
― region　腋窩部　22
― tail　外側突起；腋窩突起《乳腺の》　253
― vein　腋窩静脈　160
Axis
― 軸　1
― [C II]　軸椎[C2]；第二頸椎　40
―《of lens》水晶体軸　242
― of pelvis　骨盤軸　47
Azygos

420

— artery of vagina　膣奇動脈　150
— vein　奇静脈　161

B

Back　背　3, 18
Ball and socket joint　球(臼状)関節　56
Bare area　無漿膜野　100
Basal
— 底[の]　2
— 底側　16
— crest　基底稜　245
— forebrain　前脳基底部；大脳基底部　212
— lamina
—— 基底板《蝸牛管の》　245
—— 基底板《毛様体の》　239
—— 基底膜　239
— layer　基底層：円柱層　252
— membrane of semicircular duct　半規管基底膜　244
— nuclei and related structures　大脳基底核と関連構造　214
— nucleus　基底核　213
— part　肺底動脈　135
— plate　基板　175
— substance　基底質；前脳基底部《狭義の》　213
— vein　脳底静脈；　158
— ventral medial nucleus 基底内側腹側核；内側腹側核群基底核　202
Base
— 底　2
— 底；後角底《脊髄の》　178
— of arytenoid cartilage [披裂軟骨]底　105
— of cochlea　蝸牛底　247
— of heart　心底　131
— of lung　肺底　109
— of mandible　下顎底　38
— of metacarpal bone　底《中手骨の》　45
— of metatarsal bone　底《中足骨の》　51
— of modiolus　蝸牛軸底　247
— of patella　膝蓋骨底　48
— of peduncle　大脳脚底；脚底　192
— of phalanx
—— [指節骨]底　45
—— [趾(指)節骨]底　51
— of prostate　[前立腺]底　116
— of sacrum　仙骨底　40
— of stapes　アブミ骨底　249
Basicranium　頭蓋底　29
Basilar
— 底[の]　2
— 底側　16
— artery　脳底動脈　143
— part　底部　29
—— of pons　橋底部　187
— plexus　脳底静脈叢　157
— sulcus　脳底溝　186
Basilic vein　尺側皮静脈　160
— of forearm　尺側正中皮静脈　160
Basion　バジオン　28
Basivertebral veins　椎体静脈　161
Basolateral amygdaloid nucleus　扁桃体外側基底核　212
Basomedial amygdaloid nucleus　扁桃体内側基底核　212
Beard　須毛　252
Bed nucleus of stria terminalis　分界条床核　213
Belly
— 筋腹　66
— 腹　10
Biceps
— brachii　上腕二頭筋　76
— femoris　大腿二頭筋　80
Bicipital
— aponeurosis　上腕二頭筋腱膜；繊維性腱膜　76
— groove　結節間溝　43
Bicipitoradial bursa　二頭筋橈骨包　83
Bicondylar joint　双顆関節　56
Bifurcate　分岐[の]；二分[の]　2
— ligament　二分靱帯　63
Bifurcation　分岐；二分　2
— of pulmonary trunk　肺動脈分岐部　135
Bile
— duct　総胆管　102
— ducts　集合胆管　102
Biliaropancreatic ampulla 胆膵管膨大部　102
Bipennate　羽状[の]　2
— muscle　羽状筋　66
Biventral lobule [H VIII]　二腹小葉[第 VIII 半球小葉]　198
Bladder　嚢　10
— neck part　膀胱頸部　114
Blood　血；血液　5, 8, 131
— vessel　血管　130
Body
— 体　3, 30
— 中心部《側脳室の》　210
— 《of caudate nucleus》　尾状核体　214
— 《of corpus callosum》　脳梁幹　209
— 《of fornix》　脳弓体　210
— 《of rib》　肋骨体　41
— 《of tibia》　脛骨体　48
— of bladder　膀胱体　113
— of breast　乳房体　253
— of cerebellum　小脳体　197
— of clavicle　鎖骨体　43
— of clitoris　陰核体　121
— of epididymis　[精巣上体]体　115
— of femur　大腿骨体　48
— of fibula　腓骨体　49
— of gallbladder　胆嚢体　102
— of humerus　上腕骨体　43

421

Body

— of hyoid bone 体《舌骨の》 38
— of ilium 腸骨体 46
— of incus キヌタ骨体 249
— of ischium 坐骨体 46
— of mandible 下顎体 38
— of maxilla 上顎体 36
— of metacarpal bone 体《中手骨の》 45
— of metatarsal bone 体《中足骨の》 51
— of nail 爪体 253
— of pancreas 膵体 103
— of penis 陰茎体 117
— of phalanx
—— ［指節骨］体 45
—— ［趾（指）節骨］体 51
— of pubis 恥骨体 46
— of radius 橈骨体 44
— of sternum 胸骨体 42
— of stomach 胃体 96
— of talus 距骨体 49
— of tongue 舌体 92
— of ulna 尺骨体 44
— of uterus 子宮体 119
Bone 骨 7
— marrow 骨髄 166
— of cranium 頭蓋骨 29
— of foot 足の骨 49
— of hand 手の骨 45
— of lower limb 下肢骨 45
— of upper limb 上肢骨 42
Bony
— ampullae 骨膨大部 246
— joints 骨の連結 53
— labyrinth 骨迷路 246
— limbs 骨半規管脚 246
— nasal
—— cavity 鼻腔 28
—— septum 骨鼻中隔 28
— palate 骨口蓋 29
— part 骨部 26, 104
— 《of pharyngotympanic tube》耳管骨部 250
— union 骨結合 53
Border 縁 6
— of oval fossa 卵円窩縁 133

— of uterus ［右・左］子宮縁 119
Brachial 腕［の］2
— artery 上腕動脈 146
— autonomic plexus 上腕自律神経叢 233
— fascia 上腕筋膜 78
— nodes 上腕リンパ節 167
— plexus 腕神経叢 226
— region 上腕部 23
— veins 上腕静脈 160
Brachialis 上腕筋 76
Brachiocephalic
— nodes 腕頭リンパ節 168
— trunk 腕頭動脈 136
— vein ［右・左］腕頭静脈 155
Brachioradialis 腕橈骨筋 77
Brachium
— of inferior colliculus 下丘腕 192, 196, 203
— of superior colliculus 上丘腕 192, 196, 203
Brain 脳 181
— box 脳頭蓋 29
Brainstem 脳幹 181
Branch/es 枝 8
— of oculomotor nerve to ciliary ganglion 副交感神経根；動眼神経根；毛様体神経節への動眼神経根 232
— to amygdaloid body 扁桃体枝 140
— to angular gyrus 角回枝 142
— to anterior perforated substance 前有孔質枝 140
— to ciliary ganglion 毛様体神経節への枝；毛様体神経節副交感根《動眼神経の》 210
— to crus cerebri 大脳脚枝 140
— to globus pallidus 淡蒼球枝 140
— to hippocampus 海馬枝 140
— to hypothalamic nuclei 視床下部核枝 140

— to internal capsule
——, genu 内包枝 140
——, posterior limb 内包後脚枝 140
——, retrolentiform limb 内包後レンズ核枝 140
— to isthmus of fauces 口峡枝 222
— to lateral geniculate body 外側膝状体枝 140
— to nerves 三叉神経枝 139
— to oculomotor nerve 動眼神経枝 144
— to optic
—— chiasm(a) 視交叉枝 140
—— tract 視索枝 140
— to otic ganglion 耳神経節への神経節枝；耳神経節の感覚根 221
— to red nucleus 赤核枝 140
— to substantia nigra 黒質枝 140
— to tail of caudate nucleus 尾状核尾枝 140, 144
— to thalamic nuclei 視床核枝 140, 144
— to trigeminal ganglion 三叉神経節枝 139
— to tuber cinereum 灰白隆起枝 140
— to tympanic membrane 鼓膜枝 222
— to uncus 鈎枝 140
Branching type 分枝型 113
Breast 乳房；ちぶさ 18, 253
Bregma ブレグマ 27
Broad 広［の］5
— ligament of uterus 子宮広間膜 126
Bronchi 気管支 107
Bronchial
— branches
—— 気管支枝《内胸動脈の》 144
—— 気管支枝《迷走神経の》

225
── ── 気管支動脈 147
── glands 気管支腺 109
── tree 気管支樹 107
── veins
── ── 気管支静脈《奇静脈の》 161
── ── 気管支静脈《上大静脈の》 155
Bronchioles 細気管支 110
Broncho-aortic constriction 胸部狭窄；気管大動脈狭窄 96
Broncho-oesophageus 気管食道筋 96
Bronchomediastinal trunk [右・左]気管支縦隔リンパ本幹 165
Bronchopericardial membrane 気管支心膜間膜 131
Bronchopulmonary
── nodes 気管支肺リンパ節 168
── segments 肺区域 109
Brown 褐色[の] 4
Buccal
── artery 頬動脈 138
── branches 頬筋枝 223
── cusp 頬側咬頭 91
── fat pad 頬脂肪体 89
── glands 頬腺 90
── nerve 頬神経 221
── region 頬部 21
── root 頬側根 92
── surface 頬側面 91
Buccinator 頬筋 68
── node 頬リンパ節 166
Buccopharyngeal
── fascia 頬咽頭筋膜 68, 95
── part 頬咽頭部 95
Bulb
── 球 2, 181
── 髄脳；延髄 181
── of duodenum [十二指腸]球部 97
── of occipital horn 後角球；後頭角球 211

── of penis 尿道球 117
── of vestibule 前庭球 121
Bulbar
── conjunctiva 眼球結膜 243
── corticonuclear fibres 延髄の皮質核線維；皮質核線維《延髄の》 182
Bulbo-urethral gland 尿道球腺 116
Bulboid 球状[の] 2
Bulboreticulospinal tract 延髄網様体脊髄路；外側網様体脊髄路 179
Bulbospongiosus 球海綿体筋 124
Bulla 胞 2
Bursa/e 包；嚢 2
── of calcaneal tendon 踵骨腱の滑液包；アキレス腱の滑液包 85
── of extensor carpi radialis brevis 短橈側手根伸筋の滑液包 83
── of lower limb 下肢の滑液包 84
── of neck 頸の滑液包 82
── of piriformis 梨状筋の滑液包 84
── of tendo calcaneus 踵骨腱の滑液包；アキレス腱の滑液包 85
── of tensor veli palatini 口蓋帆張筋の滑液包 82
── of upper limb 上肢の滑液包 82
Buttocks 殿部；しり 18

C

CA1 アンモン角第1領域；CA1領域 212
CA2 アンモン角第2領域；CA2領域 212
CA3 アンモン角第3領域；CA3領域 212
CA4 アンモン角第4領域；

CA4 領域 212
Caecal 盲端[の] 2
── folds 盲腸ヒダ 126
Caecum
── 盲端 2
── 盲腸 98
Caecus 盲[の] 2
Caerulean nucleus 青斑核 190
Caeruleospinal tract 青斑核脊髄路 180
Calcaneal
── anastomosis 踵骨動脈網 153
── branches 踵骨枝 153
── process 踵骨突起 51
── sulcus 踵骨溝 50
── tendon 踵骨腱；アキレス腱 80
── tubercle 踵骨結節 50
── tuberosity 踵骨隆起 50
Calcaneocuboid
── joint 踵立方関節 63
── ligament 踵立方靱帯 63
Calcaneofibular ligament 踵腓靱帯 62
Calcaneonavicular ligament 踵舟靱帯 63
Calcaneum 踵骨 50
Calcarine
── branch 鳥距枝 144
── spur 鳥距 211
── sulcus 鳥距溝 209
Calf 腓腹；ふくらはぎ 20
Callosomarginal artery 脳梁縁動脈 141
Calvaria 頭蓋冠 27
Calyx 杯 2
Canal 管 2
── for auditory tube 耳管半管 32
── for pharyngotympanic tube 耳管半管 32
── for tensor tympani 鼓膜張筋半管 32
── for vertebral artery 椎骨動脈管 40
Canaliculus 小管 2

Canaliculus

— for chorda tympani 鼓索神経小管 32
Canine
— fossa 犬歯窩 36,92
— groove 犬歯溝；線条 92
— tooth 犬歯 92
Capillary 毛細血管；毛細管 130
— lamina 脈絡毛細管板 239
Capitate 有頭骨 45
Capitulum 小頭 2
— of humerus 上腕骨小頭 44
Capsular 包[の]；被膜[の]；嚢[の] 2
— branches 被膜枝 113,149
— ligaments 関節包靱帯 56
— veins 被膜静脈 162
Capsule
— 被膜 2,166
— 包；嚢 2
— of crico-arytenoid joint 輪状披裂関節包 106
— of cricothyroid joint 輪状甲状関節包 105
— of ganglion 神経節被膜 218
— of lens 水晶体包；水晶体被膜 242
— of prostate 前立腺被膜 116
— of spermatic cord 精索の被膜 116
Cardia 噴門 96
Cardiac
— ganglia 心臓神経節 233
— glands 噴門腺 96
— impression 心圧痕 100,109
— notch of left lung 心切痕《左肺の》 109
— plexus 心臓神経叢 233
Cardial
— notch 噴門切痕 96
— orifice 噴門口 96
— part 噴門 96

— ligament 基靱帯；子宮頚横靱帯 120
Carina of trachea 気管竜骨；気管カリナ 107
Caroticotympanic
— arteries 頚動脈鼓室枝；頚鼓動脈 139
— canaliculi 頚鼓小管 32
— nerves 頚鼓神経 224,233
Carotid
— bifurcation 頚動脈分岐部 137
— body 頚動脈小体 136
— branch 頚動脈枝 224
— canal 頚動脈管 32
— sheath 頚動脈鞘 70
— sinus 頚動脈洞 137,139
— sulcus 頚動脈溝 31
— syphon 頚動脈サイホン 139
— triangle 頚動脈三角 22
— tubercle 頚動脈結節《第六頚椎の》 39
— wall 頚動脈壁 248
Carpal
— articular surface 手根関節面 44
— bones 手根骨 45
— groove 手根溝 45
— joints 手根関節 60
— region 手根部 23
— tendinous sheaths 手根腱鞘 83
— tunnel 手根管 60
Carpometacarpal joint/s 手根中手関節 60
— of thumb 母指の手根中手関節 60
Cartilage 軟骨 2
— of acoustic meatus 外耳道軟骨 250
— of auditory tube 耳管軟骨 250
Cartilaginous 軟骨[の] 2
— external acoustic meatus 軟骨性外耳道 250
— joint 軟骨性の連結 55

— part
— — 軟骨部 26
— — 軟骨部《鼻腔の》 104
— — 《of pharyngotympanic tube》耳管軟骨部 250
Caruncle 丘；小丘 2
Carunculae hymenales 処女膜痕 120
Cauda equina 馬尾 219
Caudal 尾側 16
— fibres 尾側線維 216
— part 尾側亜核；尾部；部 184
— pontine reticular nucleus 尾側橋網様核；下橋網様核 191
Caudate 尾状[の] 2
— branches 尾状葉枝 162
— lobe
— — 肝臓後部；尾状葉 101
— — 後区域；尾状葉；区域I 101
— — 尾状葉 101
— nucleus 尾状核 214
— process 尾状突起 101
Caudolenticular grey bridges 尾状核レンズ核灰白間橋；内包横断灰白間橋 214
Caval opening 大静脈孔 73
Cave 透明中隔腔 210
Cavernous 海綿状[の] 2
— branch 海綿静脈洞枝 139
— nerves
— — of clitoris 陰核海綿体神経 235
— — of penis 陰茎海綿体神経 235
— part 海綿部；海綿静脈洞部 139
— plexus 海綿静脈洞神経叢 233
— — of conchae 鼻甲介海綿叢 104
— sinus 海綿静脈洞 157
— space/s 洞 2
— — of corpora cavernosa 陰茎海綿体洞 117

Cerebrum

—— of corpus spongiosum 尿道海綿体洞 117
— veins 海綿体静脈 117
Cavity 窩；腔 2
　— of concha 耳甲介腔 250
　— of pharynx 咽頭腔 94
Cell 蜂巣 2
— group
　—— F 前庭神経下核の大細胞部；F 細胞群 185
　—— L 小細胞部 L 細胞群《前庭神経外側核の》 190
　—— X 副楔状束前核；X 細胞群 184
　—— Y 索状体辺縁核；Y 細胞群 185
　—— Z 吻背側亜核；Z 細胞群 184
— nest region
　—— 中心部；細胞巣領域《楔状束核の》 184
　—— 中心部；細胞巣領域《薄束核の》 183
Cement/um セメント質 55,92
Central
　— 中心 16
　— 中心[の]；中枢[の] 2
　— amygdaloid nucleus 扁桃体中心核 212
　— canal 中心管 177,180
　— cord structures 脊髄中心灰白質の構造 180
　— gelatinous substance 中心膠様質 177
　— grey substance 中心灰白質；中脳水道周囲灰白質 195
　— intermediate substance 中間質中心部 178
　— lateral nucleus 外側中心核 201
　— lobule [II and III] 小脳中心小葉；中心小葉《第 II・III 小葉》 197
　— medial nucleus 内側中心核 201
　— nervous system 中枢神経系 174

— nodes 中心[腋窩]リンパ節 167
— nucleus 中心核 178,195
　— part
　—— 中心部《側脳室の》 210
　—— 中心部；細胞巣領域《楔状束核の》 184
　—— 中心部；細胞巣領域《薄束核の》 183
　— precommissural nucleus 中心交連前核 194
　— reticular nucleus 中心網様核 186
　— retinal
　—— artery 網膜中心動脈 139,240
　—— vein 網膜中心静脈 159,241
　— sulcus 中心溝 207,208
　—— of insula 島中心溝 208
　— superior mesenteric nodes 中心上腸間膜リンパ節；上腸間膜リンパ節 169
　— tegmental tract 中心被蓋路 188,193
　— tendon 腱中心 73
　— thalamic radiation
　—— 上視床脚；中心視床放線 203
　—— 中心視床放線 215
　— vein
　—— 中心静脈《肝小葉の》 102
　—— 中心静脈《副腎の》 127
Centre 中心；中枢 2
Centromedian nucleus 正中中心核；中心正中核 201
Cephalic vein 橈側皮静脈 160
　— of forearm 橈側正中皮静脈 160
Ceratocricoid 下角輪状筋 106
　— ligament 下角輪状靱帯 105
Ceratoglossus 大角舌筋 93

Ceratopharyngeal part 大角咽頭部 95
Cerebellar
　— commissure 小脳交連 199
　— cortex 小脳皮質 199
　— falx 小脳鎌 175
　— fissures 小脳裂；小脳溝 196
　— fossa 小脳窩 30
　— nuclei 小脳核 199
　— peduncles 小脳脚 199
　— tentorium 小脳テント 175
　— tonsillar branch 小脳扁桃枝 142
　— veins 小脳静脈 159
Cerebello-olivary fibres 小脳オリーブ[核]線維；小脳オリーブ線維 189,193
Cerebellopontine angle 橋小脳三角 186
Cerebellum 小脳 181,196
Cerebral
　— aqueduct 中脳水道 195
　— arterial circle 大脳動脈輪 144
　— cortex 大脳皮質 206,211
　— crus 大脳脚《狭義の》 192
　— falx 大脳鎌 175
　— fossa 大脳窩 30
　— gyri 大脳回 206
　— hemisphere 大脳半球 206
　— lobes 大脳葉 206
　— part 大脳部 139
　— peduncle 大脳脚《広義の》 192
　— sulci 大脳溝 206
　— surface
　—— 大脳面《側頭骨の》 34
　—— 大脳面《蝶形骨の》 31
　— veins 脳の静脈 158
Cerebrospinal fluid 脳脊髄液 175
Cerebrum 終脳；大脳 206

Ceruminous gland　耳道腺　253
Cervical　頸[の]　2
— branch　頸枝　223
— canal　子宮頸管　120
— enlargement　頸膨大　176
— fascia　頸筋膜　69
— glands　子宮頸腺　120
— lordosis　頸部前弯　39
— nerves [C1-C8]　頸神経 [C1-C8]　225
— part
—— 横突部；頸部《椎骨動脈の》　142
—— 頸髄；髄節［第1-第8頸髄節］　177
—— 頸部《気管の》　107
—— 頸部《胸管の》　165
—— 頸部《食道の》　95
—— 頸部《内頸動脈の》　139
— pleura　胸膜頂　111
— plexus　頸神経叢　225
— rib　頸肋；頸肋骨　41
— segments [1-8]　頸髄；髄節［第1-第8頸髄節］　177
— vertebrae [CI-C VII]　頸椎[C1-C7]　39
Cervicothoracic ganglion　頸胸神経節；星状神経節　231
Cervix　歯頸　91
— of uterus　子宮頸　120
Chamber　房　2
Chambers of eyeball　眼房　241
Check ligament of lateral rectus muscle　外側直筋制動靱帯　242
Cheek　頬；ほほ　17.89
Chemically-defined cell groups　化学的性質で特徴づけられる細胞群　216
Chiasm　交叉　2
Chiasmatic　交叉[の]　2
— branch　視交叉枝　144
— cistern　交叉槽；視交叉槽　175
— sulcus　視神経交叉溝；交叉溝　30

Chin　オトガイ；頤　17
Choana/e　後鼻孔　28.104
Cholinergic cells　コリン作動性細胞群；アセチルコリン作動性細胞群　217
— of dorsal tegmental area [Ch5, Ch6, Ch8]　背側被蓋野コリン作動性細胞群[Ch5, Ch6, Ch8]　218
— of epithalamus [Ch7]　視床上部コリン作動性細胞群 [Ch7]　218
— of globus pallidus, accumbens nucleus and diagonal band [Ch3]　淡蒼球・側坐核・対角帯コリン作動性細胞群[Ch3]　218
— of globus pallidus, accumbens nucleus and diagonal gyrus [Ch2]　淡蒼球・側坐核・対角回コリン作動性細胞群[Ch2]　217
— of medial septal nuclei [Ch1]　内側中隔核コリン作動性細胞群[Ch1]　217
— of substantia innominata, basal nucleus, amygdaloid body and olfactory tubercle [Ch4]　無名質・基底核・扁桃体・嗅結節コリン作動性細胞群[Ch4]　218
Chondrocranium　軟骨頭蓋　29
Chondroglossus　小角舌筋　93
Chondropharyngeal part　小角咽頭部　95
Chorda tympani
— 鼓索神経　222,223,232
— 副交感神経根　232
Chordae tendineae　腱索　132
Choroid　脈絡膜　239
— blood vessels　脈絡膜血管　239
— enlargement　脈絡糸球　211

— line　脈絡ヒモ　211
— membrane　脈絡組織　191,200
— plexus
—— 側脳室脈絡叢　211
—— 脈絡叢　191,200,210
—— of fourth ventricle　第四脳室脈絡叢　176
—— of lateral ventricle　側脳室脈絡叢　176
—— of third ventricle　第三脳室脈絡叢　176
Choroidal
— branch/es
—— to fourth ventricle　第四脳室脈絡叢枝　142
—— to lateral ventricle　側脳室脈絡叢枝　140
—— to third ventricle　第三脳室脈絡叢枝　140
— enlargement　脈絡糸球　176
— fissure　脈絡裂　211
Chyle cistern　乳ビ槽　165
Ciliary
— body　毛様体　239
— bundle　瞼縁束；毛様束　68
— ganglion　毛様体神経節　232
— glands　睫毛腺　243
— margin　毛様体縁　239
— muscle　毛様体筋　239
— part of retina　網膜毛様体部　240
— plicae　毛様体ヒダ　239
— processes　毛様体突起　239
— ring　毛様体輪　239
— veins　毛様体静脈　159
— zonule　毛様体小帯　242
Cingular branch　帯状回枝　141
Cingulate
— gyrus　帯状回　209
— sulcus　帯状溝　208,209
Cingulum
— 帯　2

Collicular

― 帯状束　215
―《of tooth》歯帯　91
Circle　輪　2
Circular　輪［の］　2
― fibres　輪状線維　239
― folds　輪状ヒダ　97
― layer
―― 輪筋層《胃の》　97
―― 輪筋層《結腸の》　99
―― 輪筋層《小腸の》　97
―― 輪筋層《大腸の》　98
―― 輪筋層《直腸の》　99
―― 輪筋層《尿道の》　118,122
―― 輪筋層《膀胱の》　114
― sulcus of insula　島輪状溝　208
Circumanal gland　肛門周囲腺　253
Circumduction　描円　56
Circumference　環状面　2
Circumferential pontine branches　外側枝；回旋橋枝　143
Circumflex　回旋［の］　2
― branch　回旋枝《左冠状動脈の》　136
― fibular branch　腓骨回旋枝　152
― peroneal branch　腓骨回旋枝　152
― scapular
―― artery　肩甲回旋動脈　146
―― vein　肩甲回旋静脈　160
Cistern　槽　2,131
― of great cerebral vein　四丘体槽；大大脳静脈槽　176
― of lamina terminalis　終板槽　176
― of lateral cerebral fossa　大脳外側窩槽　175
Cisterna
― ambiens　迂回槽　176
― chyli　乳ビ槽　165
― magna　後小脳延髄槽；大槽　175

Claustrum　前障　213
Clavicle　鎖骨　43
Clavicular
― branch　鎖骨枝　145
― facet　鎖骨関節面　42
― head　鎖骨部《大胸筋の》　72
― notch　鎖骨切痕　41
― part　鎖骨部《三角筋の》　76
Clavipectoral
― fascia　鎖骨胸筋筋膜　72
― triangle　鎖骨三角；三角筋胸筋三角　22
Clear　淡明［の］　6
― layer　淡明層　252
Cleavage lines　割線　252
Cleft　裂　8
Clinical
― crown　臨床歯冠　91
― root　臨床歯根　91
Clitoris　陰核　121
Clivus　斜台　29
― branches　斜台枝　139
Coat　膜；層　10
Coccygeal
― body　尾骨小体　148
― cornu　尾骨角　41
― foveola　尾骨窩　23,252
― ligament　硬膜部；尾骨靱帯；外終糸　176
― nerve　尾骨神経　230
― part　尾髄；尾髄節［第一－第三尾髄節］　177
― plexus　尾骨神経叢　230
― segments［1-3］　尾髄；尾髄節［第一－第三尾髄節］　177
Coccygeus
― 坐骨尾骨筋　75
― 尾骨筋　75,122
Coccyx［coccygeal vertebrae I-IV］　尾骨；尾椎　41
Cochlea　蝸牛　247
Cochlear
― aqueduct　外リンパ管；蝸牛水管　245
― area　蝸牛野　247
― branch　蝸牛枝　246

― canaliculus　蝸牛小管　33,247
― communicating branch　蝸牛交通枝　223
― cupula　蝸牛頂　247
― duct　蝸牛管　245
― ganglion　蝸牛神経節；ラセン神経節　223
― labyrinth　蝸牛迷路　245
― nerve　蝸牛神経　223
― nuclei　蝸牛神経核　185,190
― recess　蝸牛陥凹　246
Cochleariform process　サジ状突起　250
Coeliac
― branches　腹腔枝　225
― ganglia　腹腔神経節　234
― nodes　腹腔リンパ節　169
― plexus　腹腔神経叢　234
― trunk　腹腔動脈　148
Coeliacoduodenal part　腹腔動脈十二指腸部　98
Colic
― branch　結腸枝　149
― impression
―― 結腸圧痕　100
―― 結腸面　171
Collateral　側副［の］　2
― branch
―― 側副枝《胸神経の》　228
―― 側副枝《胸大動脈の》　147
― eminence　側副隆起　211
― ligaments
―― 側副靱帯《足の趾(指)節間関節の》　64
―― 側副靱帯《中手指節関節の》　61
―― 側副靱帯《中足趾(指)節関節の》　64
―― 側副靱帯《手の指節間関節の》　61
― sulcus　側副溝　208,209
― trigone　側副三角　211
― vessel　側副血管　130
Collicular artery　四丘体動脈　143

Colliculus

Colliculus 丘；小丘 2,106
Colon 結腸 98
Column 柱 2,174
― of fornix 脳弓柱 200,210
Comitans 伴行[の] 2
Commissural 交連[の] 2
― cusps 交連尖 134
― fibre 交連線維 174
― fibres of telencephalon 終脳交連線維[群] 216
― nucleus 交連核 184
―― of vagus nerve 迷走神経交連核 185
Commissure/s
― 交連 2,174
― 脳弓交連；海馬交連 210
― of bulbs 前庭球中間部；前庭球交連部 121
― of inferior colliculus 下丘交連 196
― of prostate 峡部《前立腺の》 116
― of superior colliculus 上丘交連 196
― of semilunar cusps
―― 半月弁交連《大動脈弁の》 134
―― 半月弁交連《肺動脈弁の》 133
Common 総[の] 2
― anular tendon 総腱輪 242
― basal vein
―― 総肺底静脈《右肺の》 154
―― 総肺底静脈《左肺の》 154
― bony limb 骨総脚 246
― carotid
―― artery 総頚動脈 136
―― plexus 総頚動脈神経叢 233
― cochlear artery 総蝸牛動脈 246
― fibular nerve 総腓骨神経 230
― iliac

― ― artery 総腸骨動脈 150
― ― nodes 総腸骨リンパ節 170
― ― vein 総腸骨静脈 163
― interosseous artery 総骨間動脈 146
― membranous limb 総膜脚 244
― modiolar vein 総蝸牛軸静脈 246
― nasal meatus 総鼻道 28,104
― palmar digital
― ― arteries 総掌側指動脈 147
― ― nerves 総掌側趾(指)神経 227
― peroneal nerve 総腓骨神経 230
― plantar digital
― ― arteries 総底側趾(指)動脈 153
― ― nerves 総底側指神経 231
― tendinous
― ― ring 総腱輪 242
― ― sheath
― ― ― of fibulares 腓骨筋の総腱鞘 85
― ― ― of peronei 腓骨筋の総腱鞘 85
Communicating branch/es 交通枝《腓骨動脈の》 153
― of nasociliary nerve with ciliary ganglion 感覚根；鼻毛様体神経根；鼻毛様体神経と毛様体神経節との交通枝 232
― with auricular branch of vagus nerve 迷走神経耳介枝との交通枝 224
― with auriculotemporal nerve 耳介側頭神経との交通枝 224
― with chorda tympani 鼓索神経との交通枝 224
― with ciliary ganglion 毛様体神経節との交通枝；毛様体

神経節の感覚根；毛様体神経節の鼻毛様体根《鼻毛様体神経の》 220
― with facial nerve 顔面神経との交通枝《耳介側頭神経の》 222
― with glossopharyngeal nerve
― ― 舌咽神経との交通枝《顔面神経の》 223
― ― 舌咽神経との交通枝《迷走神経の》 224
― with hypoglossal nerve 舌下神経との交通枝 222
― with internal branch of superior laryngeal nerve 上喉頭神経(内枝)との交通枝 225
― with meningeal branch 硬膜枝との交通枝；下顎神経の硬膜枝との交通枝 224
― with recurrent laryngeal nerve 反回神経(下喉頭神経)との交通枝《上喉頭神経の》 224
― with tympanic plexus 鼓室神経叢との交通枝《鼓索神経の》 223
― with ulnar nerve
― ― 尺骨神経との交通枝《正中神経の》 227
― ― 尺骨神経との交通枝《橈骨神経の》 228
― with vagus nerve 迷走神経との交通枝 223
― with zygomatic nerve 頬骨神経との交通枝 220
Compact 緻密[の] 3
― bone 緻密質 26
― part
― ― 緻密部《外被核の》 195
― ― 緻密部《黒質の》 192
― ― 緻密部《網様核の》 196
― subnucleus
― ― 緻密部《外被核の》 195
― ― 緻密部《網様核の》 196
Compartment/s 区画 67,76,78

Complex 複［の］；複合［の］ 3
— joint 複関節 56
Compressor urethrae 尿道圧
　迫筋 123
Concha 甲介 3
— of auricle 耳甲介 250
Conchal crest 鼻甲介稜
　　　　　　　　　　36, 37
Conchoidal 甲介［の］ 3
Conducting system of heart
　刺激伝導系；心臓伝導系
　　　　　　　　　　　132
Condylar 顆状［の］ 3
— canal 顆管 30
— emissary vein 顆導出静脈
　　　　　　　　　　　157
— fossa 顆窩 30
— joint 楕円関節；顆状関節
　　　　　　　　　　　56
— process 関節突起 38
Condyle 顆 3, 26
— of humerus 上腕骨顆 44
Confluence 交会 3
— of sinuses 静脈洞交会
　　　　　　　　　　　157
Conic papillae 円錐乳頭 93
Conical lobules of epididymis
　精巣上体小葉円錐 116
Conjoint tendon 鼡径鎌；結
　合腱 73
Conjugate 結合線 3
Conjugata 真結合線 47
Conjunctiva 結膜 243
Conjunctival
— glands 結膜腺 243
— ring 結膜輪 239
— sac 結膜嚢 243
— veins 結膜静脈 160
Connection 結合 3
Conoid 円錐［の］ 3
— ligament 円錐靱帯 59
— tubercle 円錐靱帯結節 43
Constrictor 収縮筋
Contact zone 接触域 91
Conus 円錐 3
— arteriosus 動脈円錐 133
— branch
—— 円錐枝《右胃状動脈の》

　　　　　　　　　　　136
—— 円錐枝《左胃状動脈の》
　　　　　　　　　　　136
— elasticus 弾性円錐；輪状
　声帯膜 107
— medullaris 脊髄円錐 176
Convoluted 曲［の］ 3
— part 曲尿細管 112
— seminiferous tubules 曲
　精細管 115
Coraco-acromial ligament
　烏口肩峰靱帯 59
Coracobrachial bursa 烏口腕
　筋の滑液包 82
Coracobrachialis 烏口腕筋
　　　　　　　　　　　76
Coracoclavicular ligament
　烏口鎖骨靱帯 59
Coracohumeral ligament 烏
　口上腕靱帯 59
Coracoid process 烏口突起
　　　　　　　　　　　43
Cord 索 2
— of umbilical artery 臍動
　脈索 150
Cords 神経束 226
Core region 外側部 中心部《側
　坐核の》213
Corium 真皮 252
Cornea 角膜 3, 239
Corneal
— epithelium 角膜上皮；前
　角膜上皮 239
— limbus 角膜縁 239
— vertex 角膜頂 239
Corneoscleral
— junction 角膜縁 239
— part 角膜強膜部 238
Corniculate
— cartilage 小角軟骨 106
— tubercle 小角結節 106
Cornified layer
— 角質層 252
— 爪角質層 252
Corona 冠 3
— ciliaris 毛様体冠 239
— of glans 亀頭冠 117
— radiata 放線冠 215

Coronal 冠状 16
— planes 前頭面；冠状面
　　　　　　　　　　　21
— suture 冠状縫合 54
Coronary 冠状［の］ 3
— ligament ［肝］冠状間膜
　　　　　　　　　　　125
— sinus 冠状静脈洞 154
— sulcus 冠状溝 132
Coronoid
— fossa 鈎突窩 44
— process
—— 筋突起《下顎骨の》38
—— 鈎状突起《尺骨の》44
Corpus
— albicans 白体 119
— callosum 脳梁 209
—— fibres 脳梁線維 216
— cavernosum
—— of clitoris ［右・左］陰核
　海綿体 121
—— penis 陰茎海綿体 117
— luteum 黄体 119
— rubrum 赤体 119
— spongiosum penis 尿道
　海綿体 117
— striatum 線条体《広義の》
　　　　　　　　　　　214
Corpuscle 小体 3
Corrugator 皺筋 3
— supercilii 皺眉筋 68
Cortex
— 皮質 3
— 皮質《神経系の》174
— 皮質《副腎の》127
— 皮質《リンパ節の》166
— of lens 水晶体皮質 241
— of thymus 皮質《胸腺の》
　　　　　　　　　　　166
Cortical 皮質［の］ 3
— amygdaloid nucleus 扁
　桃体皮質核 212
— bone 皮質《骨格系の》26
— branches 終末書；皮質書
　《後大脳動脈の》143
— labyrinth 皮質迷路 112
— part 終末部；皮質部；M2
　分節《中大脳動脈の》142

Cortical

— radiate
—— arteries　小葉間動脈《腎臓の》　112
—— veins　小葉間静脈《腎臓の》　113
Corticomesencephalic fibres　皮質中脳線維　194
Corticonuclear fibres
— 皮質核線維《大脳脚の》　192
— 皮質核線維《内包の》　214
Corticopontine fibres　皮質橋線維　187, 192
Corticoreticular fibres　皮質網様体線維　182, 187, 192, 215
Corticorubral fibres　皮質赤核線維　215
Corticospinal fibres　皮質脊髄線維　182, 187, 192, 215
Corticotectal fibres　皮質視蓋線維　215
Corticothalamic fibres　皮質視床線維　215
Costal
— arch　肋骨弓　42
— cartilage　肋軟骨　41
— groove　肋骨溝　41
— margin　肋骨弓　42
— notches　肋骨切痕　42
— part
—— 肋骨部《横隔膜の》　72
—— 肋骨部《胸膜の》　111
— pleura　肋骨胸膜　111
— process　肋骨突起　39
— surface
—— 肋骨面《肩甲骨の》　42
—— 肋骨面《肺の》　109
Costocervical trunk　肋頸動脈　145
Costochondral joints　肋骨肋軟骨連結　58
Costoclavicular ligament　肋鎖靱帯　59
Costodiaphragmatic recess　肋骨横隔洞　111
Costomediastinal recess　肋骨縦隔洞　111

Costosternal joint　肋胸軟骨結合　58
Costotransverse
— foramen　肋横突孔　58
— joint　肋横突関節　58
— ligament　肋横突靱帯　58
Costovertebral joints　肋椎関節　58
Costoxiphoid ligaments　肋剣靱帯　58
Cotyloid joint　臼状関節　56
Coxal bone　寛骨　46
Cranial　頭側　16
— arachnoid mater　脳クモ膜　175
— base　頭蓋底　29
— cavity　頭蓋腔　17, 27
— dura mater　脳硬膜　175
— nerve/s　脳神経　219
— part　頭部　232
— pia mater　脳軟膜　176
— root　延髄根　225
— sensory ganglion　脳神経の感覚性神経節　218
— sutures　頭蓋の縫合　54
— synchondroses　頭蓋の軟骨結合　55
— syndesmoses　頭蓋の靱帯結合　53
— synovial joints　頭蓋の関節　57
Craniocervical part　頭頸部　233
Craniospinal sensory ganglion　脳脊髄神経節；感覚性脳脊髄神経節　218
Cranium　頭蓋　17, 27
Cremaster　精巣挙筋；挙睾筋　73, 116
Cremasteric
— artery　精巣挙筋動脈；挙睾筋動脈　151
— fascia　精巣挙筋膜　116
Crest　稜　3, 26
— of body of rib　肋骨稜　41
— of greater tubercle　大結節稜　43
— of head of rib　肋骨頭稜　41

41
— of lesser tubercle　小結節稜　43
— of neck of rib　肋骨頸稜　41
— of round window　蝸牛窓稜　248
Cribriform　篩状[の]　3
— area　篩状野　112
— fascia　篩状筋膜　81
— foramina　篩板孔　35
— plate　篩板　35
Crico-arytenoid
— joint　輪状披裂関節　106
— ligament　後輪状披裂靱帯　106
Crico-oesophageal tendon　輪状食道腱束　96
Cricoid cartilage　輪状軟骨　105
Cricopharyngeal
— ligament　輪状咽頭靱帯　106
— part　輪状咽頭部　95
Cricopharyngeus　輪状咽頭部　95
Cricothyroid　輪状甲状筋　106
— branch　輪状甲状枝　137
— joint　輪状甲状関節　105
Cricotracheal ligament　輪状気管靱帯　105
Cricovocal membrane　弾性円錐；輪状声帯膜　107
Crista
— galli　鶏冠　35
— terminalis　分界稜　133
Crown
— 冠　3
— 《of tooth》歯冠　90
— pulp　歯冠髄；歯冠歯髄　91
Cruciate　十字[の]　3
— ligament of atlas　環椎十字靱帯　57
— ligaments of knee　膝十字靱帯　62
Cruciform
— eminence　十字隆起　30

430

Deep

― part of fibrous sheath
―― 十字部《指の線維鞘の》 83
―― 十字部《趾(指)の線維鞘の》 86
Crura of antihelix　対輪脚 250
Crural　脚[の] 3
― interosseous nerve　下腿骨間神経 230
Crus
― 脚 3
― 《of forinx》脳弓脚 210
― of clitoris　陰核脚 121
― of helix　耳輪脚 250
― of penis　陰茎脚 117
Cubital
― anastomosis　肘関節動脈網 146
― fossa　肘窩 23
― nodes　肘リンパ節 167
― region　肘部 23
Cuboid
― 立方[の] 3
― 立方骨 50
Culmen [IV and V]　山頂[第IV・V小葉] 197
Cuneate　楔状[の] 3
― fasciculus
―― 楔状束《延髄の》 182
―― 楔状束《脊髄の》 180
― nucleus　楔状束核 184
― tubercle　楔状束結節 182
Cuneiform　楔状[の] 3
― cartilage　楔状軟骨 106
― nucleus
―― 楔状核《外被核の》 195
―― 楔状核《網様核の》 196
― part of vomer　鋤骨楔状部 36
― tubercle
―― 楔状結節《楔状軟骨の》 106
―― 楔状結節《喉頭口の》 106
Cuneocerebellar fibres　副楔状束核小脳線維；楔状束核小脳線維 183

Cuneocuboid
― interosseous ligament　骨間楔立方靱帯 63
― joint　楔立方関節 63
Cuneometatarsal
 interosseous ligaments　骨間楔中足靱帯 64
Cuneonavicular joint　楔舟関節 63
Cuneospinal fibres　楔状束核脊髄線維；楔状束脊髄線維 180
Cuneus
― 楔 3
― 楔部 209
― fibres　楔部線維 216
Cupula　頂 3
Cupular
― caecum　頂盲端 245
― part　頂部 247
Curvature　弯曲 3
Cusp
― 尖 3, 132
― 《of tooth》歯冠尖頭；尖頭 90
Cuspid
― 尖[の] 3
― 《of tooth》歯冠尖頭；尖頭 90
Cutaneous　皮[の]；皮膚[の] 3
― branch
―― 皮枝《皮神経の》 219
―― 皮枝《閉鎖神経の》 229
― muscle　皮筋 66
― nerve　皮神経 219
― vein　皮静脈 130
Cymba conchae　耳甲介舟 250
Cystic
― artery　胆嚢動脈 148
― duct　胆嚢管 102
― node　胆嚢リンパ節 169
― vein　胆嚢静脈 162
Cystohepatic triangle　胆嚢肝三角 126

D

Dartos
― fascia　肉様膜 118
― muscle　肉様筋 118
Deciduous
― membrane　脱落膜 120
― teeth　乳歯 92
Declive [VI]　山腹[第VI小葉] 197
Decussation　交叉 3, 174
― of medial lemniscus　内側毛帯交叉 182
― of pyramids　錐体交叉 181, 182
― of superior cerebellar peduncles　上小脳脚交叉 193
― of trochlear nerve　滑車神経交叉 220
―― fibres　滑車神経交叉 196

Deep　深 16
― artery
―― of arm　上腕深動脈 146
―― of clitoris　陰核深動脈 151
―― of penis　陰茎深動脈 151
―― of thigh　大腿深動脈 151
― auricular artery　深耳介動脈 138
― branch
―― 深枝《外側足底神経の》 231
―― 深枝《尺骨神経の》 227
―― 深枝《上殿動脈の》 150
―― 深枝《大腿深動脈の》 151
―― 深枝《橈骨神経の》 227
―― 深枝《内側足底神経の》 153
―― 深枝；肩甲背動脈；下行肩甲動脈《頸横動脈の》 145
― cerebral veins　深大脳静脈 158

Deep

— cervical
—— artery 深頸動脈 145
—— vein 深頸静脈 155
— circumflex iliac
—— artery 深腸骨回旋動脈 151
—— vein 深腸骨回旋静脈 163
— dorsal vein
—— of clitoris 深陰核背静脈 163
—— of penis 深陰茎背静脈 163
— external pudendal artery 深外陰部動脈 151
— facial vein 深顔面静脈 156
— fascia 深筋膜 67
—— of leg 下腿筋膜 81
—— of penis 深陰茎筋膜 117
— fibular nerve 深腓骨神経 230
— grey layer 深灰白層；第Ⅵ層 196
— head
—— 深頭《短母指屈筋の》 77
—— 内側頭；深頭《上腕三頭筋の》 77
— infrapatellar bursa 深膝蓋下包 84
— inguinal
—— nodes 深鼠径リンパ節 170
—— ring 深鼠径輪 73
— investing fascia 深被覆筋膜 74
— layer
—— 深板 242
—— 深葉《側頭筋膜の》 68
— lingual
—— artery 舌深動脈 137
—— vein 舌深静脈 156
— lymph vessel 深リンパ管 165
— middle cerebral vein 深中大脳静脈 158
— nodes

—— 深膝窩リンパ節 171
—— 深前頚リンパ節 167
—— 深リンパ節 168
— palmar
—— arch 深掌動脈弓 146
—— branch 深掌枝 147
— parotid nodes 深耳下腺リンパ節 166
— part
—— 深部 100,123
—— 深部《下肢の筋の》 79
—— 深部《外肛門括約筋の》 75
—— 深部《咬筋の》 68
—— 深部《耳下腺の》 90
—— 深部《上肢の筋の》 76
—— 深部；涙嚢部《眼輪筋の》 68
— perineal
—— fascia 浅会陰筋膜 124
—— pouch 深会陰嚢 123
—— space 深会陰隙 124
—— nerve 深腓骨神経 123
— petrosal nerve
—— 交感神経根；深錐体神経 232
—— 翼口蓋神経節の交感神経根；深錐体神経 233
— plantar
—— arch 深足底動脈弓 153
—— artery 深足底動脈 152
— posterior
—— lingual gland 後舌腺 90
—— sacrococcygeal ligament 深後仙尾靱帯 58
— temporal
—— nerves 深側頭神経 221
—— veins 深側頭静脈 156
— transverse
—— metacarpal ligament 深横中手靱帯 61
—— metatarsal ligament

深横中足靱帯 64
—— perineal muscle 深会陰横筋 123
— trigone 深膀胱三角筋 114
— vein/s 深静脈 130
—— of clitoris 陰核深静脈 163
—— of lower limb 下肢の深静脈 164
—— of penis 陰茎深静脈 163
—— of thigh 大腿深静脈 164
—— of upper limb 上肢の深静脈 160
— venous palmar arch 深掌静脈弓 161
— white layer 深白層；第Ⅶ層 196
Deferential plexus 精管神経叢 235
Deltoid
— 三角[の] 3
— 三角筋 76
— branch
—— 三角筋枝《腋窩動脈の》 145
—— 三角筋枝《上腕動脈の》 146
— fascia 三角筋膜 78
— ligament 内側靱帯；三角靱帯《距腿関節の》 62
— region 三角筋部 23
— tubercle 三角筋粗面 42
— tuberosity 三角筋粗面 44
Deltopectoral
— nodes 三角筋胸筋リンパ節 167
— triangle 鎖胸三角；三角胸筋三角 22
Dens 歯突起 40
Dental 歯[の]；歯状[の] 3
— alveoli
—— 歯槽《下顎骨の》 38
—— 歯槽《上顎骨の》 37
— alveolus
—— 歯槽 92

—— 歯槽骨　55
— branches
—— 歯枝《下歯槽動脈の》
　　　　　　　　　138
—— 歯枝《後上歯槽動脈の》
　　　　　　　　　138
—— 歯枝《前上歯槽動脈の》
　　　　　　　　　138
— papilla　歯乳頭　91
— pulp　歯髄　91
Dentate　歯[の];歯状[の]　3
— gyrus　歯状回　209,212
— nucleus　歯状核;小脳外側核;外側核《小脳核の》　199
Denticulate ligament　歯状靱帯　176
Dentine　ゾウゲ質;象牙質　91
Dento-alveolar syndesmosis　歯歯槽関節;釘植　54
Depression of optic disc　円板陷凹;乳頭陷凹　240
Depressor　下制筋　3
— anguli oris　口角下制筋　68
— labii infeioris　下唇下制筋　68
— septi nasi　鼻中隔下制筋　68
— supercilii　眉毛下制筋　68
Dermal ridges　皮膚小稜　252
Dermis　真皮　252
Descending　下行[の]　3
— aorta　下行大動脈;大動脈下行　147
— branch
—— 下行枝《右肺動脈の》　135
—— 下行枝《外側大腿回旋動脈の》　152
—— 下行枝《頸横動脈の》　145
—— 下行枝《後頭動脈の》　137
—— 下行枝《左肺動脈の》　135
—— 下行枝《内側大腿回旋動脈の》　151

— colon　下行結腸　99
— genicular artery　下行膝動脈　152
— mesocolon　下行結腸間膜　124
— palatine artery　下行口蓋動脈　139
— part
—— 下行部《十二指腸の》　97
—— 下行部《僧帽筋の》　70
—— 下降部《腸骨大腿靱帯の》　61
Desmocranium　靱帯頭蓋　29
Desmodentium　歯根膜《狭義の》　55
Detrusor　排尿筋　114
Diagonal
— band　対角帯　213
— conjugate　対角径　47
Diameter　径　3
Diaphragm
— 横隔膜　72
— 隔膜　3
Diaphragma sellae　鞍隔膜　175
Diaphragmatic　隔膜[の]　3
— constriction　横隔膜狭窄　96
— fascia　横隔膜筋膜　73
— part　横隔膜部　111
— pleura　横隔胸膜　111
— surface
—— 横隔面《肝臓の》　100
—— 横隔面《肺の》　109
—— 横隔面《脾臓の》　171
—— 横隔面;下面《心臓の》　131
Diaphysis　骨幹　3,26
Diarthrosis
— 可動関節　53
— 滑膜性の連結;[狭義の]関節　55
Diastema　歯隙　92
Diencephalon　間脳　181,199
Digastric
— 顎二腹筋　69
— 二腹[の]　3

— branch　二腹筋枝　222
— fossa　二腹筋窩　38
Digital　指[の];趾[の]　3
Digits
— of foot　趾(指);あしのゆび　20
— of hand　指　19
Dilator　散大筋　3
— muscle　散大筋　67
— pupillae　瞳孔散大筋　240
Diploe　板間層　27
— branch　板間枝　140
— canals　板間管　27
— veins　板間静脈　157
Disc　円板　3
Dissipated
— part　消散部　195,196
— subnucleus　消散部　195,196
Distal　遠位　16
— cusp　遠心咬頭　91
— fovea　遠心小窩　92
— lateral striate branches　遠位外側線条体枝　141
— medial striate artery　遠位内側線条体動脈　141
— node　遠位リンパ節　171
— part
—— 遠位部《前立腺の》　116
—— 遠位部《尿道の》　118
— phalanx
—— 末節骨《足の》　51
—— 末節骨《手の》　45
— radio-ulnar joint　下橈尺関節　60
— root　遠心根　92
— surface　遠心面　91
— transverse arch of foot　遠位横足弓　20
Distobuccal cusp　遠心頬側咬頭　91
Distolingual cusp　遠心舌側咬頭　91
Distopalatal cusp　遠心口蓋側咬頭　91
Diverticulum/a　憩室　3
— of ampulla　膨大部憩室　115

Dome of pleura　胸膜頂　111
Dopaminergic cells　ドーパミン作動性細胞群　216, 217
― in arcuate nucleus [A12]　弓状核ドーパミン作動性細胞群[A12]　217
― in medial zone and anterior area of hypothalamus [A14]　視床下部内側部・前部ドーパミン作動性細胞群[A14]　217
― in olfactory bulb [A15]　嗅球ドーパミン作動性細胞群[A15]　217
― in posterior hypothalamus [A11]　視床下部後部ドーパミン作動性細胞群[A11]　217
― in zona incerta [A13]　不確帯ドーパミン作動性細胞群[A13]　217
Dorsal
― 背側　16
― 背側[の]　3
― accessory olivary nucleus　後副オリーブ核；背側副オリーブ核　184
― acoustic stria　背側聴条　188
― artery
― ― of clitoris　陰核背動脈　151
― ― of foot　足背動脈　152
― ― of penis　陰茎背動脈　151
― branch/es
― ― 手背枝　227
― ― 背枝《第二肋間動脈の》　145
― ― 背枝《第三-第十一肋間動脈の》　147
― ― 背枝《第四-第十一肋間静脈の》　161
― ― 背枝《腰動脈の》　147
― ― 背枝《肋下動脈の》　147
― ― to corpus callosum　背側脳梁枝　144
― calcaneocuboid ligament

背側踵立方靱帯　63
― carpal
― ― arch　背側手根動脈網　146
― ― branch
― ― ― 背側手根枝《尺骨動脈の》　147
― ― ― 背側手根枝《橈骨動脈の》　146
― ― tendinous sheaths　背側手根腱鞘　83
― carpometacarpal ligaments　背側手根中手靱帯　60
― cochlear nucleus　蝸牛神経後核；蝸牛神経背側核　185
― column　後柱《脊髄の》　178
― cuboideonavicular ligament　背側立方舟靱帯　63
― cuneocuboid ligament　背側楔立方靱帯　63
― cuneonavicular ligaments　背側楔舟靱帯　63
― digital
― ― arteries
― ― ― 背側指動脈　146
― ― ― 背側趾(指)動脈　152
― ― branches　背側指神経　228
― ― nerves　背側指神経　227
― ― ― of foot
― ― ― ― 背側趾(指)神経　230
― ― ― ― 足背趾(指)神経　230
― ― veins
― ― ― 背側指静脈　160
― ― ― 背側趾(指)静脈　164
― external arcuate fibres　後外弓状線維　183
― fascia
― ― of foot　足背筋膜　82
― ― of hand　手背筋膜　78
― fasciculus proprius　後索固有束　180

― funiculus　後索　180
― grey commissure　後灰白交連；背側灰白交連　180
― horn　後角《脊髄の》　177, 178
― hypothalamic
― ― area　視床下部背側野；視床下部背側域　204
― ― region　視床下部背側野；視床下部背側域　204
― intercarpal ligaments　背側手根間靱帯　60
― intercuneiform ligaments　背側楔間靱帯　63
― intermediate sulcus　後中間溝　177
― interossei
― ― 背側骨間筋《足の》　81
― ― 背側骨間筋《手の》　78
― lamella　背側板　184
― lateral geniculate nucleus　外側膝状体背側核　204
― lingual
― ― branches　舌背枝　137
― ― veins　舌背静脈　156
― longitudinal fasciculus
― ― 後縦束；背側縦束《延髄の》　182
― ― 後縦束；背側縦束《橋の》　187
― ― 後縦束；背側縦束《中脳の》　193
― ― 後縦束；背側縦束《視床下部の》　206
― median
― ― septum　後正中中隔　177
― ― sulcus
― ― ― 後正中溝《延髄の》　182
― ― ― 後正中溝《脊髄の》　177
― medullary veins　背側延髄静脈　159
― metacarpal
― ― arteries　背側中手動脈　146

434

── ligaments　背側中手靱帯　60
── veins　背側中手静脈　160
─ metatarsal
── arteries　背側中足動脈　152
── ligaments　背側中足靱帯　64
── veins　背側中足静脈　164
─ nasal artery　鼻背動脈　140
─ nerve
── of clitoris　陰核背神経　230
── of penis　陰茎背神経　230
─ nucleus/i
── 後核《橋核の》　187
── 後核；副視索核群《副視索核群の》　194
── 背側核；後核《動眼神経副核の》　194
── 背側核；視床下部背側核　205
── 背側核；内側膝状体背側核　204
── of lateral lemniscus　外側毛帯後核；外側毛帯背側核　190
── of thalamus　視床背側核群；視床背側核　201
── of vagus nerve　迷走神経背側核　184
─ pallidum　背側淡蒼球　214
─ pancreatic artery　後膵動脈　148
─ parafloccularis [H VIII B] 二腹小葉内側部；背側傍片葉[第VIIIB半球小葉]　198
─ paragigantocellular reticular nucleus　後巨細胞性傍核；後巨細胞性網様体傍核　186
─ paramedian nucleus　後正中傍核；背側正中傍核　184

─ part/s
── 後部《腰外側横突間筋の》　70
── 後部；背部《外側結合腕傍核の》　190
── 背側部　186
── [III]　後部；背側部[第III小葉]《小脳前葉の》　197
── [V]　後部；背側部[第V小葉]　197
── [H III]　上部；背側部[第III半球小葉]《小脳の》　197
── [H V]　後部；背側部[第V半球小葉]　197
─ premammillary nucleus 背側乳頭体前核　205
─ radiocarpal ligmanet　背側橈骨手根靱帯　60
─ rami
── 後枝《胸神経の》　228
── 後枝《頸神経の》　225
── 後枝《仙骨・尾骨神経の》　228
── 後枝《腰神経の》　228
─ raphe nucleus　後縫線核；背側縫線核　191, 195
─ region of foot　足背部　24
─ root　後根　219
── ganglion　脊髄神経節；感覚性脊髄神経節　218
─ scapular
── artery
─── 肩甲背動脈；下行肩甲動脈　145
─── 深枝；肩甲背動脈；下行肩甲動脈《頸横動脈の》　145
── nerve　肩甲背神経　226
── vein　肩甲背静脈；背側肩甲静脈　160
─ septal nucleus　背側中隔核　210, 213
─ solitary nucleus　後孤束核；背側孤束核　185
─ spinocerebellar tract　後脊髄小脳路；背側脊髄小脳路　179, 183
─ striatum　背側線条体；新線条体　214
─ subdivision　背側部　194
─ subnucleus　後部；背側部《外側結合腕傍核の》　190
─ supra-optic commissure 背側視交叉上交連　206
─ surface/s　後面《仙骨の》　40
── of fingers　背面《指の》　19
── of toes　[趾(指)の]背面　20
─ tarsal ligaments　背側足根靱帯　63
─ tarsometatarsal ligaments 背側足根中足靱帯　64
─ tegmental
── decussation　背側被蓋交叉；後被蓋交叉　194
── nucleus　背側被蓋核；背被蓋核　190
─ thalamus　視床；背側視床　199
─ thoracic nucleus　胸髄核；背核；背側核　178
─ trigeminothalamic tract 後三叉神経核視床路；背側三叉神経視床路　188
─ tubercle　背側結節　44
─ ulnocarpal ligament　背側尺骨手根靱帯　60
─ vein　背枝《第四-第十一肋間静脈の》　161
── of corpus callosum　後脳梁静脈　159
─ venous
── arch of foot　足背静脈弓　164
── network of foot　足背静脈網　164
── network of hand　手背静脈網　160
─ white commissure　後白交連；背側白交連　180
Dorsalis pedis artery　足背動脈　152
Dorsolateral

Dorsolateral

— nucleus 後外側核；背外側核 177,187
— part 背外側部 204
— solitary nucleus 後外側孤束核；背外側孤束核 185
— sulcus 後外側溝 177,181
— tract 後外側路；背外側路 180

Dorsomedial
— nucleus
——— 後内側核；背内側核 178,187,189
——— 背内側核；視床下部背内側核 204,205
——— 背内側核；背側内側核 202
— part 後内側部；背内側部 195,204

Dorsum 背 3
— of foot
——— 足背；あしのこう 20
——— 足背部 24
— of hand
——— 手背；てのこう 19
——— 手背部 23
— of nose 鼻背；はなすじ 17,103
— of penis 陰茎背 117
— of tongue 舌背 92
— sellae 鞍背 30

Downy hair 生毛 252
Duct 管 4
— of bulbo-urethral gland 尿道球腺管 116
— of epididymis 精巣上体管 115

Ductule 小管 4
Ductus
— arteriosus 動脈管 135
— deferens 精管 115
— reuniens 結合管 245
— venosus 静脈管 162

Duodenal
— branches 十二指腸枝 148
— cap 膨大［部］ 97
— glands 十二指腸腺 98
— impression 十二指腸圧痕

100

Duodenojejunal
— flexure 十二指腸空腸曲 97
— fold 上十二指腸ヒダ；十二指腸空腸ヒダ 125

Duodenomesocolic fold 下十二指腸ヒダ；十二指腸結腸間膜ヒダ 125

Duodenum 十二指腸 97
Dura mater 硬膜 175
Dural
— part 硬膜部；尾骨鞍帯；外終糸 176
— venous sinuses 硬膜静脈洞 157

E

Ear 耳；みみ 17,244
Efferent 輸出［の］ 4
— ductules 精巣輸出管 115
— glomerular arteriole ［糸球体］輸出細動脈 113
— lymphatics 輸出リンパ管 166
— nerve fibres 遠心性神経線維；遠心性線維 218

Ejaculatory duct 射精管 116
Elastic 弾性［の］ 4
Elbow 肘；ひじ 19
— joint 肘関節 59
Ellipsoid 楕円［の］ 4
— joint 楕円関節；顆状関節 56

Elliptical recess 卵形嚢陥凹 246
Emboliform nucleus 栓状核；前中位核 199
Eminence 隆起 4,26
Eminentia
— conchae 甲介隆起 251
— fossae triangularis 三角窩隆起 251
— scaphae 舟状窩隆起 251

Emissary 導出［の］ 4
— vein/s 導出静脈 130,157
Emptying internal urethral orifice 排尿時内尿道口 118,122
Enamel エナメル質 91
Endo-abdominal fascia 腹部の壁側筋膜 74
Endocardium 心内膜 132
Endocrine glands 内分泌腺 126
Endolemniscal nucleus 毛帯内核 185
Endolymph 内リンパ 244
Endolymphatic
— duct 内リンパ管 244
— sac 内リンパ嚢 245
— space 内リンパ隙 244
Endometrium 粘膜；子宮内膜《子宮の》 120
Endomysium 筋内膜 66
Endoneurium 神経内膜 218
Endopeduncular nucleus 脚内核 204
Endopelvic fascia
— 骨盤内筋膜 74
— 壁側骨盤筋膜 74,123
Endosteum 骨内膜 26
Endothelium of anterior chamber 角膜内皮；後角膜上皮 239
Endothoracic fascia
— 胸部の壁側筋膜 72
— 胸内筋膜 72,110
Enlargement 膨大；膨大部 5
Enteric plexus 腸管神経叢 234
Ependyma 上衣 174
Epicardium 臓側板；心外膜《心膜の》 131
Epicondyle 上顆 4,26
Epicranial aponeurosis 帽状腱膜 67
Epicranius 頭蓋表筋 67
Epidermis 表皮 252
Epididymal branches 精巣上体枝 150

Epididymis 精巣上体；副睾丸 115
Epidural space 硬膜上腔 175
Epigastric
— fold 外側臍ヒダ 126
— fossa
—— ミズオチ 18
—— 上胃部 22
— region 上胃部 22
Epiglottic
— cartilage 喉頭蓋軟骨 106
— tubercle 喉頭蓋結節 106
— vallecula 喉頭蓋谷 94
Epiglottis 喉頭蓋 106
Epimysium 筋上膜 66
Epinephric cells in area postrema and anterior reticular nucleus [C1, C2] 最後野・前網様核アドレナリン作動性細胞群[C1, C2] 217
Epineurium 神経上膜；神経外膜 218
Epiphysial
— cartilage 骨端軟骨 26, 53
— line 骨端線 27
— plate 骨端板 26
Epiphysis 骨端 4, 26
Epiploic foramen 網嚢孔 125
Episcleral
— arteries 強膜上動脈 139
— layer 強膜上板 238
— space 強膜外隙 242
— veins 強膜上静脈 160
Epithalamus 視床上部 199, 200
Epithelium 上皮 4
— of semicircular duct 半規管上皮 244
Epitympanic recess 鼓室上陥凹 247
Eponychium 上爪皮 256
Epoophoron 卵巣上体 121
Equator
— 水晶体赤道 242

— 赤道 4, 238
Erector 起立筋 4
— spinae 脊柱起立筋 70
—— aponeurosis 脊柱起立筋腱膜 70
Esophagus 食道 18
Ethmoid 篩骨 35
Ethmoidal
— bone 篩骨 35
— bulla 篩骨胞 35, 104
— cells 篩骨洞；篩骨蜂巣 104
— crest
—— 篩骨稜《口蓋骨の》 37
—— 篩骨稜《上顎骨の》 36
— groove 篩骨神経溝 36
— infundibulum 篩骨漏斗 35, 104
— labyrinth 篩骨迷路 35
— notch 篩骨切痕 35
— process 篩骨突起 36
— veins 篩骨静脈 159
Ethmoidolacrimal suture 篩骨涙骨縫合 54
Ethmoidomaxillary suture 篩骨上顎縫合 54
Ethomoidal foramina
— 篩骨孔《篩骨の》 35
— 篩骨孔《前頭骨の》 35
Excretory 排出[の] 4
— duct/s
—— 排出管《精嚢の》 116
—— 排出管《涙腺の》 243
Extension 伸展 57
Extensor
— 伸筋 4
— 伸筋側；伸側 17
— carpi
—— radialis brevis 短橈側手根伸筋 77
—— radialis longus 長橈側手根伸筋 77
—— ulnaris 尺側手根伸筋 77
— compartment
—— of arm 上腕の後区画；上腕の伸筋区画 76
—— of forearm 前腕の後区

画；前腕の伸筋区画 76
—— of leg 下腿の前区画；下腿の伸筋区画 78
—— of thigh 大腿の前区画；大腿の伸筋区画 78
— digiti minimi 小指伸筋 77
— digitorum 総指伸筋；指伸筋 77
—— brevis 短趾(指)伸筋 80
—— longus 長趾(指)伸筋 80
— hallucis
—— brevis 短母趾(指)伸筋 80
—— longus 長母趾(指)伸筋 80
— indicis 示指伸筋 77
— muscle 伸筋 66
— pollicis
—— brevis 短母指伸筋 77
—— longus 長母指伸筋 77
— retinaculum 伸筋支帯《手の》 78
External 外 16
— acoustic
—— aperture 外耳孔 250
—— meatus 外耳道 33, 250
—— opening 外耳孔 33
—— pore 外耳孔 250
— anal sphincter 外肛門括約筋 75, 100, 122
— axis of eyeball 外眼球軸 238
— branch
—— 外枝《上咽頭神経の》 224
—— 外枝《副神経の》 225
— capsule 外包 215
— carotid
—— artery 外頸動脈 137
—— nerves 外頸動脈神経 231
—— plexus 外頸動脈神経叢 233
— conjugate 外結合線 47

External

― ear 外耳 250
― granular layer [layer II] 外顆粒層［第 II 層］ 211
― iliac
―― artery 外腸骨動脈 151
―― nodes 外腸骨リンパ節 170
―― vein 外腸骨静脈 163
― intercostal
―― membrane 外肋間膜 58, 72
―― muscle 外肋間筋 72
― jugular vein 外頸静脈 157
― longitudinal layer 外縦筋層 114
― medullary lamina 外側髄板；外髄板 203, 214
― nasal
―― artery 鼻背動脈 140
―― branches 外鼻枝《眼窩下神経の》 221
―― nerve 外鼻枝《前篩骨神経の》 220
―― veins 外鼻静脈 156
― nose 外鼻 103
― nucleus 外核；外側核《下丘核の》 195
― oblique 外腹斜筋 73
― occipital
―― crest 外後頭稜 30
―― protuberance 外後頭隆起 30
― opening
―― of carotid canal 頸動脈管外口 32
―― of cochlear canaliculus 蝸牛小管外口 33, 247
―― of vestibular canaliculus 前庭小管外口 33, 247
―― os of uterus 外子宮口 120
― palatine vein 外口蓋静脈 156
― pudendal

―― arteries 外陰部動脈 151
―― veins 外陰部静脈 164
― pyramidal layer [layer III] 外錐体層［第 III 層］ 211
― rotation 外旋 56
― spermatic fascia 外精筋膜 116
― surface
―― 外壁《蝸牛管の》 245
―― 外面《前頭骨の》 34
―― 外面《頭頂骨の》 34
―― of cranial base 外頭蓋底 29
― table 外板《頭蓋の》 27
― urethral
―― orifice 外尿道口 118, 122
―― sphincter 外尿道括約筋 118, 122, 123
― urinary meatus 外尿道口 118
Extracapsular ligaments 関節［包］外靭帯 56
Extradural space 硬膜上腔 175
Extra-ocular
― muscles
―― 外眼筋；眼筋 67, 242
― part
―― 眼球外部《網膜中心静脈の》 160
―― 眼球外部《網膜中心動脈の》 139
Extraperitoneal
― fascia 腹膜外筋膜 74, 124
― ligament 腹膜外靭帯 73, 74
― space 腹膜外隙 124
Extraserosal fascia 漿膜外筋膜 67
Extreme capsule 最外包 215
Extremity 端 4
Extrinsic muscles of eyeball 外眼筋；眼筋 242

Eye 眼；め 17
― and related structures 眼および関連する構造 238
Eyeball 眼球 17, 238
Eyebrow/s
― 眉；まゆ 17, 242
― 眉毛 252
Eyelash/es 睫毛 243, 252
Eyelids 眼瞼；まぶた 242

F

Face 顔；かお 17
Facet
― for calcaneonavicular part of bifurcate ligament 底側二分踵舟靭帯関節面 49
― for dens 歯突起窩 40
― for plantar calcaneonavicular ligament 底側踵舟靭帯関節面 49
Facial
― area 顔面神経野 247
― artery 顔面動脈 137
― aspect 前面観 27
― canal 顔面神経管 32
― colliculus 顔面神経丘 191
― muscles 顔面筋 67
― nerve [VII] 顔面神経［脳神経 VII］ 222
― nodes 顔面リンパ節 166
― regions 顔の部位 21
― skeleton 顔面頭蓋 29
― vein 顔面静脈 156
Falciform 鎌状［の］ 4
― ligament ［肝]鎌状間膜 125
― margin 鎌状縁；弓状縁 81
― process 鎌状突起 61
False
― chordae tendineae 偽腱索 132
― pelvis 大骨盤 47
― ribs [VIII-XII] 仮肋［8-12］ 41

438

Falx 鎌 4
— cerebelli 小脳鎌 175
— cerebri 大脳鎌 175
Fascia 筋膜 4, 67, 78, 81
— iliaca 腸腰筋筋膜 74
— lata 大腿筋膜 81
— of clitoris 陰核筋膜 122
— of head and neck 頭と頸の筋膜 67
— of individual extraperitoneal organ 器官固有の筋膜 73, 74
— of individual muscle 筋の固有筋膜 67
— of limbs 体肢の筋膜 67
— of muscles 筋の筋膜 67
— of penis 浅陰茎筋膜 117
— of trunk 体幹の筋膜 67
Fascial sheath of eyeball 眼球鞘 242
Fascicle
— 神経束 174
— 束 4
Fasciculus
— 神経束 174
— 束 4
— peduncularis 脚束 213
— retroflexus 手綱脚間核路；手綱脚間路；反屈束 201
Fasciolar gyrus 小帯回 209
Fastigial nucleus 室頂核；小脳内側核；内側核《小脳核の》 199
Fastigiospinal tract 室頂核脊髄路 179
Fastigium 室頂 191
Fat body
— of ischio-anal fossa 坐骨肛門窩脂肪体；坐骨直腸窩脂肪体 124
— of ischio-rectal fossa 坐骨肛門窩脂肪体；坐骨直腸窩脂肪体 124
Fatty
— appendices of colon 腹膜垂 99
— layer
— — 脂肪組織層 74

— — 脂肪層 252
Fauces 口峡 17, 93
Female 女[の] 4
— external genitalia 女性の外生殖器 121
— genital system 女性生殖器 114
— internal genitalia 女性の内生殖器 118
— urethra 女性[の]尿道 114, 122
Femoral
— artery 大腿動脈 151
— branch 大腿枝 229
— canal 大腿管 81
— nerve 大腿神経 229
— nutrient arteries 大腿骨栄養動脈 152
— plexus 大腿動脈神経叢 234
— region 大腿部 23
— ring 大腿輪 81
— septum 大腿輪中隔 81
— triangle 大腿三角 23, 81
— vein 大腿静脈 164
Femur 大腿骨 47
Fetal part 胎児部 120
Fibre/s
— 神経線維 174
— 線維 4, 174
— of stria terminalis 分界条線維 206
Fibro-elastic membrane of larynx 喉頭弾性膜 107
Fibrocartilaginous ring 線維軟骨輪 248
Fibromusculocartilaginous layer 線維筋軟骨層 109
Fibrous 線維[の] 4
— appendix of liver 線維付着 101
— capsule
— — 線維被膜 112, 127
— — 線維膜《肝臓の》 101
— — 線維膜；被膜《脾臓の》 171
— joint 線維性の連結 53
— layer

— — 線維層 82
— — 線維膜《関節学の》 56
— — of eyeball 眼球線維膜；眼球外膜 238
— membrane 線維膜《関節学の》 56
— pericardium 線維性心膜 131
— sheath/s 線維鞘 82
— — of digits of hand 指の線維鞘 83
— — of toes 趾(指)の線維鞘 85
Fibula 腓骨 49
Fibular 腓側 17
— artery 腓骨動脈 153
— articular facet 腓骨関節面 48
— border of foot 外側縁《足の》 20
— collateral ligament 外側側副靱帯《膝関節の》 62
— compartment of leg 下腿の外側区画；下腿の腓骨筋区画 79
— node 腓骨リンパ節 171
— notch 腓骨切痕 49
— nutrient artery 腓骨栄養動脈 153
— surface of leg 外側下腿面 20
— tarsal tendinous sheaths 腓側足根腱鞘 85
— trochlea 腓骨筋滑車 50
— veins 腓骨静脈 165
Fibularis
— brevis 短腓骨筋 80
— longus 長腓骨筋 80
— tertius 第三腓骨筋 80
Fifth 第五[の] 8
— toe [V] 小趾(指)；第五趾(指) 20
Filiform 糸状[の] 4
— papillae 糸状乳頭 93
Filling internal urethral orifice 充満時内尿道口 117, 122
Filum 糸 4

Filum

― terminale 終糸 176
―― externum 硬膜部；尾骨靱帯；外終糸 176
―― internum 軟膜部；軟膜終糸；内終糸 176
―― of spinal cord 脊髄終糸 176

Fimbria
― 海馬采 212
― 采 4
― of hippocampus 海馬采 209

Fimbriae 卵管采 119
Fimbriated 采状[の] 4
― fold 采状ヒダ 92
Fimbriodentate sulcus 海馬采歯状回溝；采歯状回溝 209
Finger/s 指；趾 3
― including thumb 指 19
First 第一[の] 7
― crus of ansiform lobule [H VII A] 上半月小葉；係蹄状小葉第一脚[第 VII A 半球小葉] 198
― posterior intercostal artery 第一肋間動脈 145
― rib [I] 第一肋骨 41

Fissura antitragohelicina 対珠耳輪裂 251
Fissure 裂 4
― for ligamentum teres 肝円索裂 100
― for ligamentum venosum 静脈管索裂 100
― for round ligament 肝円索裂 100

Fixed end 起始 66
Flank
― 側腹；わきばら 18
― 側腹部 22
Flat
― bone 扁平骨 26
― muscle 扁平筋 66
Flexion 屈曲 56
Flexor
― 屈筋 4
― 屈筋側；屈側 17
― accessorius 足底方形筋 80

― carpi
―― radialis 橈側手根屈筋 77
―― ulnaris 尺側手根屈筋 77
― compartment
―― of arm 上腕の前区画；上腕の屈筋区画 76
―― of forearm 前腕の前区画；前腕の屈筋区画 76
―― of leg 下腿の後区画；下腿の屈筋区画 79
―― of thigh 大腿の後区画；大腿の屈筋区画 78
― digiti minimi brevis
―― 短小指屈筋 78
―― 短小趾(指)屈筋 80
― digitorum
―― brevis 短趾(指)屈筋 80
―― longus 長趾(指)屈筋 80
―― profundus 深指屈筋 77
―― superficialis 浅指屈筋 77
― hallucis
―― brevis 短母趾(指)屈筋 80
―― longus 長母趾(指)屈筋 80
― muscle 屈筋 66
― pollicis
―― brevis 短母指屈筋 77
―― longus 長母指屈筋 77
― retinaculum
―― 屈筋支帯《足の》 81
―― 屈筋支帯《手の》 78
Flexure 曲 4
Floating ribs [XI-XII] 浮遊肋[11-12] 41
Flocculonodular lobe 片葉小節葉 197.198
Flocculus [H X] 片葉[第 X 半球小葉] 198
Floor
― 下壁《眼窩の》 28

― 頚静脈壁 248
― of fourth ventricle 菱形窩；第四脳室底 191
― plate 底板 175
Fluid 液 6
Fold/s ヒダ；襞 7
― of chorda tympani 鼓索ヒダ 249
― of incus キヌタ骨ヒダ 249
― of iris 虹彩ヒダ 239
― of left vena cava 左大静脈ヒダ 155
― of stapes アブミ骨ヒダ 250
― of superior laryngeal nerve 上喉頭神経ヒダ 95
― of uterine tube 卵管ヒダ 119
Folia of cerebellum 小脳回 196
Foliate 葉状[の] 4
― papillae 葉状乳頭 93
Folium 葉 4
― of vermis [VII A] 虫部葉 [第VII A 小葉] 198
Follicle 小胞 4
Fontanelles 頭蓋泉門 29
Foot 足 7.20
― region 足部 24
Footplate アブミ骨底 249
Foramen 孔 4
― caecum 盲孔 35
―― of medulla oblongata 延髄盲孔 181
―― of tongue 舌盲孔 93
― lacerum 破裂孔 29
― magnum 大後頭孔；大孔 29
― ovale 卵円孔 31.133
― petrosum 錐体孔 31
― rotundum 正円孔 31
― singulare 単孔 247
― spinosum 棘孔 31
― transversarium 横突孔 39

Foramina nervosa 神経孔 245

Foraminate 孔[の] 4
Forearm 前腕;まえうで 19
Forebrain 前脳 181,199
Forehead 額 17,27
Foreskin 包皮 117
Fornix
— 円蓋 4
— 脳弓 206,210
— of lacrimal sac 涙嚢円蓋 244
— of stomach 胃円蓋 96
Fossa 窩 4,26
— antihelica 対輪窩 251
— for gallbladder 胆嚢窩 100
— for incus キヌタ骨窩 248
— for lacrimal
—— gland 涙腺窩 35
—— sac 涙嚢窩 28
— of oval window 前庭窓小窩 248
— of round window 蝸牛窓小窩 248
— ovalis 卵円窩 133
Fossula 小窩 4
Four-headed 四頭[の] 8
— muscle 四頭筋 66
Fourchette 陰唇小帯 121
Fourth 第四[の] 8
— toe [IV] 第四趾(指) 20
— ventricle 第四脳室 191
Fovea 窩 4
— centralis 中心窩 240
— for ligament of head 大腿骨頭窩 47
Foveola
— 小窩 4
— 中心小窩 240
Free 自由[の] 5
— border
—— 自由縁《爪の》 253
—— 自由縁《卵巣の》 119
— part
—— of lower limb 自由下肢 47
—— of upper limb 自由上肢 43
— taenia 自由ヒモ 99

Frenulum
— 小帯 4
— 包皮小体 117
— of cheek 頬小帯 89
— of clitoris 陰核小帯 121
— of ileal orifice 回盲弁小帯;回腸弁小帯 98
— of labia minora 陰唇小帯 121
— of lower lip 下唇小帯 90
— of superior medullary velum 上髄帆小帯 191,192
— of tongue 舌小帯 93
— of upper lip 上唇小帯 90
— veli 帆小帯;上髄帆小帯 186
Front of chest 胸;むね 18
Frontal
— 前頭 16
— 前頭側 16
— angle 前頭角《頭頂骨の》 34
— aspect 前面観 27
— belly 前頭筋 67
— bone 前頭骨 34
— border 前頭縁《頭頂骨の》 34
— branch
—— 前頭枝《中硬膜動脈の》 138
—— 前頭枝《中側頭動脈の》 138
— crest 前頭稜 35
— diploic vein 前頭板間静脈 157
— eminence 前頭結節 34
— forceps 小鉗子 210
— horn 前角;前頭角《側脳室の》 210
— lobe 前頭葉 207,208
— margin 前頭縁《蝶形骨の》 31
— nerve 前頭神経 220
— notch/foramen 前頭切痕;前頭孔 34
— operculum 前頭弁蓋 207

— planes 前頭面;冠状面 21
— pole 前頭極 207
— process 前頭突起 36,37
— region 前頭部 21
— sinus 前頭洞 35,104
— suture
—— 前頭縫合 54
—— 前頭縫合遺残;十字頭蓋 34
— tuber 前頭結節 34
— veins 前頭静脈 158
Fronto-ethmoidal suture 前頭篩骨縫合 54
Frontolacrimal suture 前頭涙骨縫合 54
Frontomaxillary suture 前頭上顎縫合 54
Frontonasal suture 前頭鼻骨縫合 54
Frontopontine fibres
— 前頭橋線維 214
— 前頭[葉]橋線維 192
Frontozygomatic suture 前頭頬骨縫合 54
Fundiform ワナ[の] 4
— ligament
—— of clitoris 陰核ワナ靱帯 74,122
—— of penis 陰茎ワナ靱帯 74,117
Fundus 底 4
— of bladder 膀胱底 113
— of gallbladder 胆嚢底 102
— of internal acoustic meatus 内耳道底 247
— of stomach 胃底 96
— of uterus 子宮底 119
Fungiform 茸状[の] 4
— papillae 茸状乳頭 93
Funicular part 精索部 115
Funiculi of spinal cord 脊髄索 177
Funiculus
— 索 4
— 神経索 174
— separans 分離索 191
Fusiform 紡錘状[の] 4

― muscle 紡錘状筋 66

G

Gallbladder 胆嚢 102
Ganglion 神経節 4,218
― impar 不対神経節 232
― of sympathetic trunk 幹神経節；交感神経幹神経節 231
Ganglionic 神経節[の] 4
― branches
―― of mandibular nerve 感覚根；下顎神経の神経節枝 232,233
―― of maxillary nerve 翼口蓋神経節の感覚根；上顎神経の神経節枝 232
―― to pterygopalatine ganglion 翼口蓋神経節への神経節枝；翼口蓋神経節の感覚根 220
―― to sublingual ganglion 舌下神経節への神経節枝；舌下神経節感覚根 222
―― to submandibular ganglion 顎下神経節への神経節枝；顎下神経節感覚根 222
― layer 視神経細胞層；神経節細胞層 240
Gastric
― areas 胃小区 96
―― 胃枝《右胃大網動脈の》 148
―― 胃枝《左胃大網動脈の》 149
― canal 胃体管 96
― folds 胃粘膜ヒダ 96
― glands 胃腺 96
― impression
―― 胃圧痕 100
―― 胃面 171
― lymphoid nodules 胃リンパ小節 97
― pits 胃小窩 96
― plexuses 胃神経叢 234

― rugae 胃粘膜ヒダ 96
Gastrocnemius 腓腹筋 80
Gastrocolic ligament 胃結腸間膜 125
Gastroduodenal artery 胃十二指腸動脈 148
Gastropancreatic fold 胃膵ヒダ 125
Gastrophrenic ligament 胃横隔間膜 125
Gastrosplenic ligament 胃脾間膜 125
Gelatinous 膠様[の] 5
― solitary nucleus 孤束膠様核 184
― subnucleus 膠様層；膠様質《延髄の》 184
― substance 膠様質；脊髄第Ⅱ層《脊髄の》 178
Gemellus
― inferior 下双子筋 79
― superior 上双子筋 79
Genicular
― anastomosis 膝関節動脈網 152
― veins 膝静脈 165
Geniculate 膝状[の] 5
― ganglion 膝神経節 222,223
Geniculocalcarine fibres 視放線 215
Geniculotemporal fibres 聴放線 215
Geniculum
― 膝 5
― 《of facial nerve》顔面神経膝 222
― of facial canal 顔面神経管膝 32
Genioglossus オトガイ舌筋 93
Geniohyoid オトガイ舌骨筋 69
Genital 陰部[の]；生殖[の] 5
― branch 陰部枝 229
Genitofemoral nerve 陰部大腿神経 229

Genu
― 膝 5
― 《of corpus callosum》脳梁膝 209
― of facial nerve 顔面神経膝 188
― of internal capsule 膝；内包膝 214
Germinative 胚芽[の] 5
― layer 爪胚芽層 253
Gigantocellular reticular nucleus 巨細胞性網様核 186
Gingiva
― 歯肉 54,55,90
― 保護歯周組織 54
Gingival
― branches 歯肉枝 222
― groove 歯肉溝 90
― margin 歯肉縁 90
― papilla 歯肉乳頭；歯間乳頭 90
― sulcus 歯肉溝 90
Glabella 眉間 34
Gland/s 腺 5,89
― of bile duct 胆管粘膜腺 120
― of mouth 口腔腺 90
Glandular 腺[の] 5
― branches
―― 腺枝《下甲状腺動脈の》 145
―― 腺枝《顔面動脈の》 137
Glans
― of clitoris 陰核亀頭 121
― penis 陰茎亀頭 117
Glenohumeral
― joint 肩関節 59
― ligaments 関節上腕靱帯 59
Glenoid 関節[の] 5
― cavity 関節窩《肩甲骨の》 42
― labrum 関節唇《肩関節の》 59
Globose 球状[の] 5
― nucleus 球状核；後中位核 199

Globus 球 5
— pallidus
—— external segment 淡蒼球外節 214
—— internal segment 淡蒼球内節 214
—— lateral segment 淡蒼球外節 214
—— medial segment 淡蒼球内節 214
Glomerular capsul 糸球体包 112
Glomerulus
— 糸球 5
— [腎]糸球体 112
Glomiform 糸球状[の] 5
Glomus 糸球 5
Glossopharyngeal
— nerve [IX] 舌咽神経[脳神経 IX] 223
— part 舌咽頭部 95
Glottis 声門 107
Gluteal
— aponeurosis 殿筋腱膜 79
— fold 殿溝 18, 20
— nodes 大殿リンパ節 170
— region 殿部 23
— sulcus 殿溝 18, 20
— surface 殿筋面 46
— tuberosity 殿筋粗面 48
— maximus 大殿筋 79
— medius 中殿筋 79
— minimus 小殿筋 79
Gnathion グナチオン 27
Gomphosis 歯歯槽関節；釘植 54
Gonion ゴニオン 28
Gracile 薄[の] 5
— fasciculus
—— 薄束《延髄の》 182
—— 薄束《脊髄の》 180
— lobule 薄小葉；正中傍小葉 [第 VIIB 半月小葉] 198
— nucleus 薄束核 183
— tubercle 薄束結節 182
Gracilespinal fibres 薄束核脊髄線維；薄束脊髄線維 180

Gracilis 薄筋 80
Granular
— foveolae クモ膜顆粒小窩 27
— layer
—— 顆粒層《海馬の》 212
—— 顆粒層《小脳の》 199
—— 顆粒層《皮膚の》 252
Granulation 顆粒 5
Great
— auricular nerve 大耳介神経 226
— cardiac vein 大心臓静脈；大心静脈 154
— cerebral vein 大大脳静脈 158
— saphenous vein 大伏在静脈 164
— toe [I] 母趾（指）；第一趾（指） 20
Greater
— curvature 大弯 96
— horn 大角 38
— occipital nerve 大後頭神経 225
— omentum 大網 125
— palatine
—— artery 大口蓋動脈 139
—— canal 大口蓋管 29
—— foramen 大口蓋孔 29
—— groove 大口蓋溝 36, 37
—— nerve 大口蓋神経 221
— pancreatic artery 大膵動脈 148
— pelvis 大骨盤 47
— petrosal nerve 大錐体神経；翼口蓋神経節の副交感神経根 223
— petrosal nerve 副交感神経根；大錐体神経 232
— sciatic
—— foramen 大坐骨孔 61
—— notch 大坐骨切痕 46
— splanchnic nerve 大内臓神経 231

— supraclavicular fossa 肩甲鎖骨三角；大鎖骨上窩 22
— trochanter 大転子 47
— tubercle 大結節 43
— tympanic spine 大鼓室棘 33
— vestibular gland 大前庭腺 121
— wing 大翼 31
Grey 灰白[の] 2, 5
— columns 灰白柱 177
— line 灰白ヒモ；第四脳室ヒモ 191
— matter 灰白質 174
— ramus communicans 灰白交通枝 231
— substance
—— 灰白質 174
—— 灰白質《延髄の》 183
—— 灰白質《橋底部の》 187
—— 灰白質《橋被蓋の》 189
—— 灰白質《脊髄の》 177
—— 灰白質《中脳被蓋の》 194
—— of thalamus 視床の灰白質 201
Groin
— 鼡径；もものつけね 18
— 鼡径部 22
Groove/s 溝 9, 26
— for arteries 動脈溝 34
— for extensor muscle tendons 伸筋腱溝 44
— for greater petrosal nerve 大錐体神経溝 32
— for inferior petrosal sinus 下錐体洞溝 29, 33
— for lesser petrosal nerve 小錐体神経溝 32
— for marginal sinus 辺縁洞溝 30
— for middle
—— meningeal artery 中硬膜動脈溝 34
—— temporal artery 中側頭動脈溝 33
— for occipital sinus 後頭洞溝 30

― for popliteus　膝窩筋溝　48
― for radial nerve　橈骨神経溝　43
― for sigmoid sinus
―― Ｓ状洞溝《後頭骨の》　30
―― Ｓ状洞溝《側頭骨の》　32
―― Ｓ状洞溝《頭頂骨の》　34
― for spinal nerve　脊髄神経溝　40
― for subclavian
―― artery　鎖骨下動脈溝　41
―― vein　鎖骨下静脈溝　41
― for subclavius　鎖骨下筋溝　43
― for superior
―― petrosal sinus　上錐体洞溝　32
―― sagittal sinus
――― 上矢状溝《前頭骨の》　35
――― 上矢状溝《頭蓋骨の》　27
――― 上矢状溝《頭頂骨の》　34
― for tendon
―― of fibularis longus　長腓骨筋腱溝　50, 51
―― of flexor hallucis longus　長母趾(指)屈筋腱溝　50
―― of peroneus longus　長腓骨筋腱溝　50, 51
― for transverse sinus　横洞溝　30
― for ulnar nerve　尺側神経溝　44
― for vena cava　大静脈溝　100
― for vertebral artery　椎骨動脈溝　40
― of crus of helix　耳輪脚溝　251
― of promontory　岬角溝　248
― of pterygoid hamulus　翼突鈎溝　31

Growth plate　骨端板　26
Gum
― 歯肉　54, 90
― 保護歯周組織　54
Gustatory organ　味覚器　251
Gyrus　回　5

H

Habenula　手綱　199
Habenular
― commissure　手綱交連　200
― sulcus　手綱溝　199
― trigone　手綱三角　199
Habenulo-interpeduncular tract　手綱脚間核路；手綱脚間路；反屈束　201
Hair
― bulb　毛球　252
― crosses　毛十字　252
― follicle　毛包　252
― papilla　毛乳頭　252
― root　毛根　252
― shaft　毛幹　252
― streams　毛流　252
― whorls　毛渦　252
Hairs　毛　252
― of head　頭毛　252
― of tragus　耳毛　252
― of vestibule of nose　鼻毛　252
Hamate　有鈎骨　45
Hamulus　鈎　5
― of spiral lamina　ラセン板鈎　247
Hand　手　19
― region　手部　23
Handle of malleus　ツチ骨柄　249
Hard　硬《の》　4
― palate　硬口蓋　89
Haustra of colon　結腸膨起　99
Head
― 頭　2, 17

―《of caudate nucleus》　尾状核頭　214
―《of muscles》　筋頭　66
―《of rib》　肋骨頭　41
―《of talus》　距骨頭　49
― of epididymis　[精巣上体]頭　115
― of femur　大腿骨頭　47
― of fibula　腓骨頭　49
― of humerus　上腕骨頭　43
― of malleus　ツチ骨頭　249
― of mandible　下顎頭　38
― of metacarpal bone
―― 頭《中手骨の》　45
―― 頭《中足骨の》　51
― of pancreas　膵頭　103
― of phalanx
―― [指節骨]頭　45
―― [趾(指)節骨]頭　51
― of posterior horn [of spinal cord]　頭；後角頭《脊髄の》　178
― of radius　橈骨頭　44
― of stapes　アブミ骨頭　248
― of ulna　尺骨頭《尺骨の》　45
Heart　心臓　131
Heel　踵；かかと　20
― region　踵部　24
Helicine　ラセン[の]　5
― arteries　ラセン動脈　117
― branches　ラセン枝；腟奇動脈　150
Helicis
― major　大耳輪筋　251
― minor　小耳輪筋　251
Helicotrema　蝸牛孔　247
Helix
― ラセン　5
― 耳輪　250
Hemi-azygos vein　半奇静脈　161
Hemisphere　半球　5
― of cerebellum [H II - H X]　小脳半球[第 II-X 半球小葉]　197

Hepatic
— artery proper　固有肝動脈 148
— branches　肝枝　225
— flexure　右結腸曲　98
— lobes　肝葉　101
— nodes　肝リンパ節　169
— plexus　肝神経叢　234
— portal vein　門脈；門静脈；肝門脈　162
— segmentation: lobes, parts, divisions and segments　肝区域：葉, 部, 区域　101
— veins　肝静脈　162
Hepato-oesophageal ligament　肝食道間膜　125
Hepatocolic ligament　肝結腸間膜　125
Hepatoduodenal ligament 肝十二指腸間膜　125
Hepatogastric ligament　肝胃間膜　125
Hepatopancreatic
— ampulla　胆膵管膨大部 102
— fold　肝膵ヒダ　125
Hepatophrenic ligament　肝横隔間膜　124
Hepatorenal
— ligament　肝腎間膜　125
— recess　肝腎陥凹　126
Hiatus　裂孔　5
— for greater petrosal nerve 大錐体神経管裂孔　32
— for lesser petrosal nerve 小錐体神経管裂孔　32
— semilunaris　半月裂孔　35
Hidden
— border　潜在縁　253
— part of duodenum　十二指腸被蓋部　97
Highest
— nasal concha　最上鼻甲介 104
— nuchal line　最上項線　30
Hilum　門　5, 127, 166
— of dentate nucleus　歯状核門　199
— of inferior olivary nucleus　下オリーブ核門 184
— of kidney　腎門　111
— of lung　肺門　109
— of ovary　卵巣門　118
Hindbrain　菱脳　181
Hinge joint　蝶番関節　56
Hip　寛骨部　18
— bone　寛骨　46
— joint　股関節　61
— region　寛骨部　23
Hippocampal
— commissure　海馬交連 216
— digitations　海馬指　211
— sulcus　海馬溝　209
Hippocampus　海馬　211
— proper　アンモン角；固有海馬　211
Histological internal os　組織学的内子宮口　120
Hook of hamate　有鈎骨鈎 45
Horizontal　水平　16
— fissure　水平裂；脚間裂 198
— — of right lung　水平裂《右肺の》　109
— limb　水平脚　213
— part
— — 水平部；横行部《十二指腸の》　97
— — 蝶形骨部；水平部；M1分節《中大脳動脈の》　141
— planes　水平面；横断面 21
— plate　水平板　37
Horn　角　3
Horny　角質［の］　3
Humeral
— head
— — 上腕頭《円回内筋の》　77
— — 上腕頭《尺側手根屈筋の》 77
— — 上腕頭《尺側手根伸筋の》 77

— nodes　上腕リンパ節；外側［腋窩］リンパ節　167
— nutrient arteries　上腕骨栄養動脈　146
Humero-ulnar
— head　上腕尺骨頭　77
— joint　腕尺関節　59
Humeroradial joint　腕橈関節 59
Humerus　上腕骨　43
Humor　液　5
Hyaloid
— artery　硝子体動脈　241
— canal　硝子体管　241
— fossa　硝子体窩　241
Hymen　処女膜　120
Hymenal caruncles　処女膜痕 120
Hyo-epiglottic ligament　舌骨喉頭蓋靱帯　106
Hyoglossus　舌骨舌筋　93
Hyoid bone　舌骨　38
Hypochondrium　下肋部　22
Hypoconulid　遠心咬頭　91
Hypogastric nerve　下腹神経 234
Hypoglossal
— canal　舌下神経管　30
— nerve [XII]　舌下神経[脳神経XII]　225
— trigone　舌下神経三角 191
Hyponychium　下爪皮　253
Hypopharynx　喉頭部《咽頭の》 95
Hypophysial fossa　下垂体窩 30
Hypothalamic
— branch　視床下部枝　144
— sulcus　視床下溝　200
Hypothalamohypophysial tract　視床下部下垂体路　206
Hypothalamospinal
— fibres　視床下部脊髄線維 180, 183, 193
— tract　視床下部脊髄路　189
Hypothalamus　視床下部 200, 204

Hypothenar eminence 小指球 19

I

Ileal
— arteries 回腸動脈 149
— branch 回腸枝 149
— diverticulum 回腸憩室 98
— orifice 回腸口 98
— papilla 回盲乳頭；回腸乳頭 98
— veins 回腸静脈 162
Ileocaecal
— fold 回盲ヒダ 126
— lip 回盲唇；下唇《盲腸の》 98
Ileocolic
— artery 回結腸動脈 149
— lip 回結腸唇；上唇 98
— nodes 回結腸リンパ節 169
— vein 回結腸静脈 162
Ileum 回腸 98
Iliac
— crest 腸骨稜 46
— fascia
— — 腸骨筋筋膜 74
— — 腸骨筋膜 81
— fossa 腸骨窩 46
— plexus 腸骨動脈神経叢 234
— tuberosity 腸骨粗面 46
Iliacus 腸骨筋 79
— branch 腸骨枝 150
Ilicoccygeus 腸骨尾骨筋 75, 122
Ilio-inguinal nerve 腸骨鼡径神経 229
Iliococcygeal raphe 腸骨尾骨筋縫線 75
Iliocostalis 腸肋筋 70
— cervicis 頸腸肋筋 71
— lumborum 腰腸肋筋 70
Iliofemoral ligament 腸骨大腿靭帯 61

Iliohypogastric nerve 腸骨下腹神経 229
Iliolumbar
— artery 腸腰動脈 150
— ligament 腸腰靭帯 57
— vein 腸腰静脈 163
Iliopectineal
— arch 腸恥筋膜弓 74, 81
— bursa 腸恥包 84
Iliopsoas 腸腰筋 79
— fascia 腸腰筋筋膜 74
Iliopubic
— nerve 腸骨下腹神経 229
— ramus 腸恥隆起 47
— tract 腸骨恥骨靭帯 74
Iliotibial tract 腸脛靭帯 81
Ilium 腸骨 46
Impar 不対［の］ 5
Impression 圧痕 5
— for costoclavicular ligament 肋鎖靭帯圧痕 43
— of cerebral gyri 指圧痕 27
Incisal margin 切縁 91
Incisive
— bone 切歯骨 37
— canals
— — 切歯管《上顎骨の》 37
— — 切歯管《鼻腔底の》 29
— duct 切歯管 104
— foramina 切歯孔 29, 37
— fossa 切歯窩 29
— papilla 切歯乳頭 90
— suture 切歯縫合 37
Incisor tooth 切歯 92
Incisura of tentorium テント切痕 175
Incudomallear joint キヌタ-ツチ関節 249
Incudostapedial joint キヌタ-アブミ関節 249
Incus キヌタ骨 249
Index finger [II] 示指；ひとさしゆび（第二指）19
Indusium griseum 灰白層；脳梁灰白質 210
Inferior 下 16
— aberrant ductule 下迷細

管 115
— alveolar
— — artery 下歯槽動脈 138
— — nerve 下歯槽神経 222
— anal nerves 下肛門神経；下直腸神経 230
— anastomotic vein 下吻合静脈 158
— angle 下角《肩甲骨の》 42
— articular
— — facet 下関節面《椎骨の》 39
— — process 下関節突起；下軛突起 39
— — surface
— — — 下関節面《環椎の》 40
— — — 下関節面《脛骨の》 49
— aspect 底面観；外頭蓋底 28
— basal vein
— — 下肺底静脈(V9, 10)《右肺の》154
— — 下肺底静脈(V9, 10)《左肺の》154
— belly 下腹 69
— border
— — 下縁《肝臓の》100
— — 下縁《膵臓の》103
— — 下縁《肺の》109
— — 下縁《脾臓の》171
— branch/es
— — 下枝《頸横神経の》226
— — 下枝《上殿動脈の》150
— — 下枝《動眼神経の》219
— bulb of jugular vein 頸静脈下球 156
— calyx 下腎杯 113
— cerebellar peduncle 下小脳脚 181, 182, 199
— cerebral veins 下大脳静脈 158
— cervical
— — cardiac

Inferior

――― branches 下顎心臓枝 224
――― nerve 下顎心臓神経 231
――― ganglion 下顎神経節 231
― choroid vein 下脈絡叢静脈 158
― clunial nerves 下殿皮神経 230
― colliculus 下丘 192, 195
― conjunctival fornix 下結膜円蓋 243
― constrictor 下咽頭収縮筋 95
― cortical branches 下終末枝；下皮質枝；M2 分節 142
― costal facet 下肋骨窩 40
― deep nodes 下深リンパ節 167
― dental
―― branches 下歯枝 222
―― plexus 下歯神経叢 222
― diaphragmatic nodes 下横隔リンパ節 168
― duodenal
―― flexure 下十二指腸曲 97
―― fossa 下十二指腸陥凹 125
―― fold 下十二指腸ヒダ；十二指腸結腸間膜ヒダ 125
― epigastric
―― artery 下腹壁動脈 151
―― nodes 下腹壁リンパ節 168
―― vein 下腹壁静脈 163
― extensor retinaculum 下伸筋支帯《足の》 81
― extremity 下端《腎臓の》 112
― eyelid 下眼瞼 243
― fascia of pelvic diaphragm 下骨盤隔膜筋膜

75, 123
― fibular retinaculum 下腓骨筋支帯 82
― fovea 下窩 192
― frontal
―― gyrus 下前頭回 207
―― sulcus 下前頭溝 207
―― ganglion
――― 下神経節《舌咽神経の》 223
――― 下神経節《迷走神経の》 224
― gemellus 下双子筋 79
― genial spine 下オトガイ棘 38
― gingival branches 下歯肉枝 222
― gluteal
―― artery 下殿動脈 150
―― line 下殿筋線 46
―― nerve 下殿神経 229
―― veins 下殿静脈 163
― head 下頭 68
― hemi-azygos vein 半奇静脈 161
― horn
―― 下角《甲状軟骨の》 105
―― 下角；下脚《伏在裂孔の》 81
―― 下角；側頭角《側脳室の》 211
― hypogastric plexus 下下腹神経叢；骨盤神経叢 234
― hypophysial artery 下下垂体動脈 139
― ileocaecal recess 下回盲陥凹 126
― labial
―― branch 下唇動脈 137
―― veins 下唇静脈 156
― laryngeal
―― artery 下喉頭動脈 145
―― nerve 下喉頭神経 225
―― vein 下喉頭静脈 155
― lateral
―― brachial cutaneous nerve 下外側上腕皮神経

227
――― cutaneous nerve of arm 下外側上腕皮神経 227
――― flexure 外側下右曲；外側下曲 99
――― genicular artery 外側下膝動脈 152
― ligament of epididymis 下精巣上体間膜 115
― limb 下根《頸神経叢の》 226
― linear nucleus 下線状核 195
― lingular
―― artery 下舌動脈(A5) 135
―― bronchus [B Ⅴ] 下舌枝(B5)《左上葉気管支の》 108
―― segment [S Ⅴ] 下舌区(S5) 110
― lip 回盲唇；下唇《盲腸の》 98
― lobar arteries
―― 下葉動脈《右肺の》 135
―― 下葉動脈《左肺の》 135
― lobe 下葉《肺の》 109
― longitudinal fasciculus 下縦束 215
―― muscle 下縦舌筋 93
― macular
―― arteriole 下黄斑動脈 241
―― venule 下黄斑静脈 241
― medial genicular artery 内側下膝動脈 152
― mediastinum 縦隔の下部；下縦隔 111
― medullary velum 下髄帆 191
― mental spine 下オトガイ棘 38
― mesenteric
―― artery 下腸間膜動脈 149
――― ganglion 下腸間膜神経節 234

索引（英語－日本語）

447

Inferior

—— nodes 下腸間膜動脈リンパ節；下腸間膜リンパ節 169
—— plexus 下腸間膜動脈神経叢 234
—— vein 下腸間膜静脈 163
— nasal
—— concha 下鼻甲介 36, 104
—— meatus 下鼻道 28, 104
— retinal
——— arteriole 下内側動脈 241
——— venule 下内側静脈 241
— nodes
—— 下膵十二指腸リンパ節 169
—— 下浅鼠径リンパ節 170
—— 下殿リンパ節 169, 170
— nuchal line 下項線 30
— oblique 下斜筋 242
— occipitofrontal fasciculus 下後頭前頭束 215
— olivary complex 下オリーブ複合体；下オリーブ核群 184
— olive オリーブ 181
— ophthalmic vein 下眼静脈 160
— orbital fissure 下眼窩裂 28
— palpebral
—— arch 下眼瞼動脈弓 140
—— branches 下眼瞼枝 221
—— veins 下眼瞼静脈 156
— pancreatic artery 下膵動脈 148
— pancreaticoduodenal artery 下膵十二指腸動脈 149
— parathyroid gland 下上皮小体；下副甲状腺 127
— parietal lobule 下頭頂小葉 207
— part
—— 下舌枝(V5)《左肺静脈の》 154
—— 下部《前庭神経の》 223
—— 下部；腹側部[第II 半球小葉]《小脳前葉の》 197
—— 上行部《僧帽筋の》 70
—— 水平部；横行部《十二指腸の》 97
— peroneal retinaculim 下腓骨筋支帯 82
— petrosal sinus 下錐体静脈洞 157
— phrenic
—— artery 下横隔動脈 147
—— veins 下横隔静脈 161
— pole
—— 下端《腎臓の》 112
—— 下端《精巣の》 114
— pubic
—— ligament 下恥骨靱帯 55
—— ramus 恥骨下枝 47
— pulvinar nucleus 下視床枕核；視床枕下部 201
— recess 下陥凹 125
— rectal
—— artery 下直腸動脈 151
—— nerves 下肛門神経；下直腸神経 230
—— plexus 下直腸動脈神経叢 234
—— veins 下直腸静脈 163
— rectus 下直筋 242
— root 下根《頸神経叢の》 226
— sagittal sinus 下矢状静脈洞 157
— salivatory nucleus 下唾液核 185
— segment 下区《腎臓の》 112
— segmental artery 下区動脈 149
— semilunar lobule 下半月小葉；係蹄状小葉第二脚[第VIIA 半球小葉] 198
— sphincter 下括約筋 102
— subtendinous bursa of biceps femoris 大腿二頭筋の下腱下包 84
— suprarenal artery 下副腎動脈；腎上体動脈 149
— surface 横隔面；下面《心臓の》 131
—— of petrous part 錐体下面 33
—— of tongue [舌の]下面 92
— synovial membrane 下滑膜 57
— tarsal muscle 下瞼板筋 243
— tarsus 下瞼板 243
— temporal
—— gyrus 下側頭回 208, 209
—— line 下側頭線 34
—— retinal
——— arteriole 下外側動脈 241
——— venule 下外側静脈 241
—— sulcus 下側頭溝 208, 209
— terminal branches 下終末枝；下皮質枝；M2 分節 142
— thalamic radiation 下視床脚；下視床放線 203
— thalamostriate veins 下視床線条体静脈 158
— thoracic aperture 胸郭下口 42
— thyroid
—— artery 下甲状腺動脈 145
—— notch 下甲状切痕 105
—— tubercle 下甲状結節 105
—— vein 下甲状腺静脈 155

448

― tibiofibular joint 脛腓靱帯結合 53, 62
― tracheobronchial nodes 下気管気管支リンパ節 168
― transverse scapular ligament 下肩甲横靱帯 59
― trunk 下神経幹 226
― tympanic artery 下鼓室動脈 137
― ulnar collateral artery 下尺側側副動脈 146
― urogenital diaphragmatic fascia 会陰膜；下尿生殖隔膜筋膜 123
― vein of vermis 下虫部静脈 159
― veins of cerebellar hemisphere 下小脳半球静脈 159
― vena cava 下大静脈 161
― ventricular vein 下脳室静脈；側脳室静脈 158
― vertebral notch 下椎切痕 39
― vesical artery 下膀胱動脈 150
― vestibular
―― area 下前庭野 247
―― nucleus 前庭神経下核 185
Inferodextral lateral flexure 外側下右曲；外側下曲 99
Inferolateral
― lobule 下外側小葉 116
― margin 下縁；下外側縁《大脳の》 206
― surface 下外側面 116
Inferomedial margin 内側縁；下内側縁《大脳半球の》 206
Inferoposterior lobule 下後小葉 116
Infra-auricular nodes 耳介下リンパ節 166
Infraclavicular
― fossa 鎖骨下窩 22
― nodes 三角筋胸筋リンパ節 167
― part 鎖骨下部 226

Infraglenoid tubercle 関節下結節 43
Infraglottic cavity 声門下腔 107
Infrahyoid
― branch 舌骨下枝 137
― bursa 舌骨下包 82, 105
― muscles 舌骨下筋 69
― nodes 舌骨下リンパ節 167
Infralobar part 葉下枝 153
Inframammary region 乳房下部 22
Infra-orbital
― artery 眼窩下動脈 138
― canal 眼窩下管 36
― foramen 眼窩下孔 36
― groove 眼窩下溝 36
― margin 眼窩下縁 28, 36
― nerve 眼窩下神経 221
― region 眼窩下部 21
― suture 眼窩下縫合 36
Infrapalpebral sulcus 下眼[瞼]溝；眼瞼下溝 21
Infrapatellar
― branch 膝蓋下枝 229
― fat pad 膝蓋下脂肪体 62
― synovial fold 膝蓋下滑膜ヒダ 62
Infrascapular region 肩甲下部 23
Infraspinatus 棘下筋 76
Infraspinous
― fascia 棘下筋膜 76
― fossa 棘下窩 42
Infrasternal angle 胸骨下角 42
Infratemporal
― crest 側頭下稜 31
― fossa 側頭下窩 28
― surface
―― 側頭下面《上顎骨の》 36
―― 側頭下面《蝶形骨の》 31
Infratrochlear nerve 滑車下神経 220
Infundibular
― nucleus 弓状核；半月核；漏斗核《視床下部の》 205

― recess 漏斗陥凹 200
Infundibulopelvic ligament 卵巣提靱帯；卵巣提索 119, 126
Infundibulum
― ロート 5
― 漏斗 5, 127, 200
― 《of right ventricle》 動脈円錐 133
― 《of uterine tube》 卵管漏斗 119
― of gallbladder 胆嚢漏斗 102
Inguinal
― branches 鼠径枝 151
― canal 鼠径管 73
― falx 鼠径鎌；結合腱 73
― ligament 鼠径靱帯 73
― lymph nodes 鼠径リンパ節 170
― part 鼠径部 115
― region 鼠径部 22
― triangle 鼠径三角 126
Inion イニオン 29
Inlet 口 1
Inner
― border of iris 小虹彩輪 239
― layer of eyeball 眼球感覚膜；眼球内膜 240
― limiting layer 内境界層；内境界膜 240
― lip 内唇 46
― nuclear layer 双極細胞層；内顆粒層 240
― plexiform layer 内網状層 240
― sheath 視神経内鞘 238
― spiral sulcus 内ラセン溝 245
― stripe 内帯 112
― zone 内層《腎臓の》 112
Innermost intercostal muscle 最内肋間筋 72
Innominate substance 無名質 213
Inserting periodontium 付着歯周組織 55

Insula

Insula 島；島葉 208
Insular
― arteries 島動脈 141
― gyri 島回 208
― lobe 島；島葉 208
― part 島部；M2 分節 141
― threshold 島限 208
― veins 島静脈 158
Integument 外皮 252
Interalveolar septa 槽間中隔 37, 38
Interarytenoid
― fold 披裂間ヒダ 107
― notch 披裂間切痕 106
Interatrial septum 心房中隔 132
Interbundle region 束間域 112
Intercalated nucleus 介在核 185
Intercapitular veins
―― 骨頭間静脈 164
―― 中手骨頭間静脈 160
Intercarpal joints 手根間関節 60
Intercartilaginous part 軟骨間部 107
Interchondral joints 軟骨間関節 58
Interclavicular ligament 鎖骨間靱帯 59
Intercollicular vein 四丘体間静脈 159
Intercondylar
― eminence 顆間隆起 48
― fossa 顆間窩 48
― line 顆間線 48
Intercostal
― nerves 前枝；肋間神経《胸神経の》 228
― nodes 肋間リンパ節 168
― space 肋間隙 42
Intercostobrachial nerves 肋間上腕神経 228
Intercristal
― diameter 稜間径 47
― distance 稜間径 47
― fibres 脚間線維 73

― fissure 水平裂；脚間裂 198
Intercuneiform
― interosseous ligaments 骨間楔間靱帯 63
― joints 楔間関節 63
Interdental papilla 歯肉乳頭；歯間乳頭 90
Interfascicular
― fasciculus 束間束；半月束；コンマ束 180
― nucleus 束間核 195
―― of hypoglossal nerve 舌下神経束核 186
Interfoveolar ligament 窩間靱帯 74
Interganglionic branches 節間枝 231
Intergeniculate leaf 膝状体間葉；膝状体間小葉 204
Intergluteal cleft 殿裂 18
Interiliac nodes 腸骨動脈間リンパ節 170
Interlobar
― arteries 葉間動脈 112
― sulci 葉間溝 207, 208
― surface 葉間面 109
― veins 葉間静脈 113
Interlobular
― arteries
―― 小葉間動脈《肝臓の》 102
―― 小葉間動脈《腎臓の》 112
― bile ducts 小葉間胆管 102
― veins
―― 小葉間静脈《肝臓の》 102
―― 小葉間静脈《腎臓の》 113
Intermammary cleft 乳房間溝 253
Intermaxillary suture 上顎間縫合 54
Intermediate 中間 16
― acoustic stria 中間聴条 188

― atrial branch 中間心房枝 136
― branch 中間枝 148
― cervical septum 中間頸部中隔 176
― column 中間柱；中間帯 178
― cuneiform 中間楔状骨 50
― dorsal cutaneous nerve 中間足背皮神経 230
― ganglia 中間神経節 231
― grey layer 中間灰白層；第 IV 層 196
― hepatic vein 中肝静脈 162
― hypothalamic
―― area 視床下部中間野；視床下部中間域 205
―― region 視床下部中間野；視床下部中間域 205
― investing fascia 中間被覆筋膜 74
― lacunar node 中間裂孔リンパ節 170
― lateral flexure 外側中間左曲；外側中間曲 99
― linear nucleus 尾側線状核；中間線状核 195
― lumbar nodes 中間腰リンパ節；大動脈大静脈間リンパ節 168
― nerve 中間神経 223
― node/s
―― 中間リンパ節 171
―― 中間腸間膜リンパ節 169
―― 中間外腸骨リンパ節 170
―― 中間総腸骨リンパ節 170
― nucleus of lateral lemniscus 外側毛帯中間核 190
― reticular nucleus 中間網様核 186
― sacral crest 中間仙骨稜 41

450

Interosseous

― solitary nucleus 孤束中間核 184
― supraclavicular nerves 中間鎖骨上神経 226
― temporal branches ［内側］中間側頭枝 143
― tendon 中間腱 67
― white layer 中間白層；毛帯層；第Ⅴ層 196
― zone
―― 中間線 46
―― 中間柱；中間帯 178
Intermediolateral nucleus 中間外側核；中間質外側核 178
Intermediomedial
― frontal branch 中間内側前頭枝 141
― nucleus 中間内側核；中間質内側核 178
Intermediosinistral lateral flexure 外側中間左曲；外側中間曲 99
Intermenbranous part 膜間部 107
Intermesenteric plexus 腸間膜動脈間神経叢 234
Intermetacarpal joints 中手間関節 60
Intermetatarsal
― joints 中足間関節 64
― spaces 中足骨間隙 64
Intermuscular
― gluteal bursae 殿筋の筋間包 84
― septum 筋間中隔 70
Internal 内 16
― acoustic
―― meatus 内耳道 33, 247
―― opening 内耳孔 32, 247
― anal sphincter 内肛門括約筋 100
― arcuate fibres 内弓状線維 182
― axis of eyeball 内眼球軸 238

― basilar nucleus 内基底核 178
― branch
―― 内枝《副神経の》 225
―― 内枝《迷走神経の》 224
― capsule 内包 214
― carotid
―― artery 内頸動脈 139
―― nerve 内頸動脈神経 231
―― plexus 内頸動脈神経叢 233
―― venous plexus 頸動脈管静脈叢 158
― cerebral veins 内大脳静脈 158
― ear 内耳 244
― granular layer [layer IV] 内顆粒層［第Ⅳ層］ 211
― iliac
―― artery 内腸骨動脈 150
―― nodes 内腸骨リンパ節 170
―― vein 内腸骨静脈 163
― intercostal
―― membrane 内肋間膜 58, 72
―― muscle 内肋間筋 72
― jugular vein 内頸静脈 156
― longitudinal layer 内縦筋層 114
― medullary lamina 内側髄板；内髄板 203, 214
― nasal branches
――― 内鼻枝《眼窩下神経の》 221
――― 内鼻枝《前篩骨神経の》 220
― oblique 内腹斜筋 73
― occipital
―― crest 内後頭稜 30
―― protuberance 内後頭隆起 30
― opening
―― of carotid canal 頸動脈管内口 32

―― of cochlear canaliculus 蝸牛小管内口 247
―― of vestibular canaliculus 前庭小管内口 247
― os 内子宮口 120
― pudendal
―― artery 内陰部動脈 151
―― vein 内陰部静脈 163
― pyramidal layer [layer V] 内錐体層［第Ⅴ層］ 211
― rotation 内旋 56
― spermatic fascia 内精筋膜 116
― spinal veins 内脊髄静脈 161
― surface
―― 内面《前頭骨の》 35
―― 内面《頭頂骨の》 34
―― of cranial base 内頭蓋底 29
― table 内板 27
― thoracic
―― artery 内胸動脈 144
―― veins 内胸静脈 155
― urethral orifice 内尿道口 114, 117, 122
―― sphincter 内尿道括約筋 118, 122
― urinary meatus 内尿道口 114, 117, 122
Internasal suture 鼻骨間縫合 54
Interosseous
― border
―― 骨間縁《脛骨の》 49
―― 骨間縁《尺骨の》 44
―― 骨間縁《橈骨の》 44
―― 骨間縁《腓骨の》 49
― cubital bursa 骨間肘包 83
― intercarpal ligaments 骨間手根間靱帯 60
― membrane 骨間膜 53
―― of forearm 前腕骨間膜 53, 60

451

—— of leg 下腿骨間膜 53, 62
— metacarpal
—— ligaments 骨間中手靱帯 60
—— spaces 中手骨間隙 60
— nerve of leg 下腿骨間神経 230
— sacro-iliac ligament 骨間仙腸靱帯 61
Interparietal bone 頭頂間骨 30
Interpectoral nodes 胸筋間リンパ節 167
Interpeduncular
— cistern 脚間槽 175
— fossa 脚間窩 192
— nucleus 脚間核 194
— veins 脚間静脈 159
Interphalangeal joints
— of foot 趾(指)節間関節 64
— of hand 手の指節間関節 61
Interpolar part 中間亜核；中間部《延髄の》 184
Interpositospinal tract 中位核脊髄路 179
Interproximal surface 隣接面 91
Interpubic
— disc 恥骨間円板 55
— fibrocartilage 恥骨間円板 55
Interradicular septa
— 根間中隔《下顎骨の》 38
— 根間中隔《上顎骨の》 37
Intersegmental part
— 区間枝《右肺動脈の》 153
— 区間枝《左肺動脈の》 154
Intersigmoid recess S状結腸間陥凹 125
Intersphincteric groove 括約筋間溝 100
Interspinales 棘間筋 71
— cervicis 頸棘間筋 71
— lumborum 腰棘間筋 71
— thoracis 胸棘間筋 71

Interspinous
— diameter 棘間径 47
— distance 棘間径 47
— ligaments 棘間靱帯 53
— plane 棘間平面 21
Interstitial
— amygdaloid nucleus 扁桃体間質核 213
— nuclei
—— of anterior hypothalamus 前視床下部間質核 204
—— of medial longitudinal fasciculus 内側縦束間質核 190
— nucleus 間質核 194
— solitary nucleus 孤束間質核 184
— subdivision 間質部 194
Interstitiospinal tract 間質核脊髄路 179, 183, 189
Intertendinous connections 腱間結合 77
Interthalamic adhesion 視床間橋；中間質 199
Intertragic
— incisure 珠間切痕 251
— notch 珠間切痕 251
Intertransversarii 横突間筋 71
— laterales lumborum 腰外側横突間筋 70
Intertransverse ligaments 横突間靱帯 53
Intertrochanteric
— crest 転子間稜 48
— diameter 大転子間径 47
— distance 大転子間径 47
— line 転子間線 48
Intertubercular
— plane 結節間平面 21
— sulcus 結節間溝 43
— tendon sheath 結節間腱鞘 83
Interureteric crest 尿管間ヒダ 114
Intervenous tubercle 静脈間隆起 133

Interventricular
— foramen 室間孔 200, 210
— septal branches 心室中隔枝 136, 136
— septum 心室中隔 132
Intervertebral
— disc 椎間円板 55
— foramen 椎間孔 39, 40
— joint 椎間結合 55
— surface 椎間面 39
— vein 椎間静脈 161
Intestinal
— glands 腸腺 97, 98
— surface 後面《子宮の》 119
— trunks 腸リンパ本幹 165
— villi 腸絨毛 97
Intra-articular
— ligament of head of rib 関節内肋骨頭靱帯 58
— sternocostal ligament 関節内胸肋靱帯 58
Intrabiventral fissure 二腹小葉内裂；前下裂 198
Intracapsular ligaments 関節[包]内靱帯 56
Intracranial part 頭蓋内部 142, 238
Intraculminate fissure 山頂内裂 197
Intraglandular nodes 腺内リンパ節 166
Intrajugular process
— 頸静脈孔内突起；孔内突起 30
— 孔内突起《頸静脈の》 33
Intralaminar
— nuclei of thalamus 視床髄板内核；髄板内核 201
— part 篩板内部 238
Intralobar part 区間枝 153
Intramural part
— 子宮部《卵管の》 119
— 壁内部 122
— 壁内部《尿管の》 113
— 壁内部；前立腺前部《尿道

の》 118
Intra-occipital
　synchondroses　後頭内軟骨
　結合　55
Intra-ocular part
　— 眼球内部《視神経の》
　　　　　　　　　　　238
　— 眼球内部《網膜中心静脈の》
　　　　　　　　　　　160
　— 眼球内部《網膜中心動脈の》
　　　　　　　　　　　139
Intraparietal sulcus　頭頂内
　溝；頭頂間溝　207
Intrapulmonary
　— blood vessels　肺内血管
　　　　　　　　　　　109
　— nodes　肺内リンパ節　168
Intrarenal
　— arteries　腎臓の動脈　113
　— veins
　—— 腎臓の静脈　112
　—— 腎内静脈　162
Intrasegmental
　— bronchi　区域内気管枝　109
　— part
　—— 区内枝《右肺静脈の》
　　　　　　　　　　　153
　—— 区内枝《左肺静脈の》
　　　　　　　　　　　154
Intratendinous olecranon
　bursa　肘頭腱内包　83
Intrathalamic fibres　視床内線
　維　203
Intratonsillar cleft　扁桃裂；扁
　桃内裂　94
Investing
　— abdominal fascia　腹部の
　　被覆筋膜　74
　— layer
　—— 浅葉《頸筋膜の》　69
　—— 被覆筋膜　67
Iridial part of retina　網膜虹彩
　部　241
Iridocorneal angle　虹彩角膜
　角　243
Iris　虹彩　239
Irregular bone　不規則骨　26
Ischial

　— spine　坐骨棘　46
　— tuberosity　坐骨結節　46
Ischio-anal fossa　坐骨肛門
　窩；坐骨直腸窩　124
Ischiocavernosus　坐骨海綿体
　筋　123
Ischiococcygeus
　— 坐骨尾骨筋　75
　— 尾骨筋　75, 122
Ischiofemoral ligament　坐骨
　大腿靱帯　61
Ischiopubic ramus　坐骨恥骨
　枝　46
Ischiorectal fossa　坐骨肛門
　窩；坐骨直腸窩　124
Ischium　坐骨　46
Islet　島　5
Isocortex　等皮質　211
Isthmus　峡　5
　—《of thyroid gland》　甲状腺
　　峡部　126
　—《of pharyngotympanic
　　tube》　耳管峡　250
　—《of uterine tube》　卵管峡
　　部　119
　— of cartilaginous auricle
　　耳軟骨峡　251
　— of cingulate gyrus　帯状
　　回峡　209
　— of fauces　口峡峡部　93
　— of prostate　峡部《前立腺
　　の》　116
　— of uterus　子宮峡部　119

J

Jejunal
　— arteries　空腸動脈　149
　— veins　空腸静脈　162
Jejunum　空腸　98
Joint/s　連結　5, 53
　— capsule　関節包；関節嚢
　　　　　　　　　　　56
　— of foot　足の関節　62
　— of free
　—— lower limb　自由下肢の
　　　連結　61

　—— upper limb　自由上肢の
　　　連結　59
　— of hand　手の関節　60
　— of head of rib　肋骨頭関節
　　　　　　　　　　　58
　— of pectoral girdle　上肢帯
　　の連結　59
　— of pelvic girdle　下肢帯の
　　連結　61
Jugular
　— body　頸静脈小体　156
　— foramen　頸静脈孔　28
　— fossa　頸静脈窩　33
　— nerve　頸静脈神経　231
　— notch
　—— 頸静脈切痕《後頭骨の》
　　　　　　　　　　　30
　—— 頸静脈切痕《側頭骨の》
　　　　　　　　　　　33
　—— 頸切痕　42
　— process　頸静脈突起　30
　— trunk　［右・左頸］リンパ本
　　幹　165
　— tubercle　頸静脈結節　30
　— venous arch　頸静脈弓
　　　　　　　　　　　157
　— wall　頸静脈壁　248
Jugulodigastric node　頸静脈
　二腹筋リンパ節　167
Jugulo-omohyoid node　頸静
　脈肩甲舌骨筋リンパ節　167
Jugum sphenoidale　蝶形骨隆
　起　30
Juxta-intestinal mesenteric
　nodes　小腸傍リンパ節　169
Juxta-oesophageal nodes　食
　道傍リンパ節　168
Juxta-oral organ　口腔傍器官
　　　　　　　　　　　89
Juxtacolic artery　結腸辺縁動
　脈；傍結腸動脈；結腸辺縁弓
　　　　　　　　　　　149
Juxtarestiform body　傍索状
　体；索状傍体　182, 199

K

Kidney 腎臓 111
— lobes 腎葉 112
Knee 膝 20
— joint 膝関節 61
— region 膝部 24
Koniocellular layer 顆粒細胞層；塵細胞層 204

L

Labial 唇[の] 5
— branches 下唇枝 222
— commissure 唇交連 89
— glands 口唇腺 90
— part 唇部 68
— surface 口唇面 91
Labium
— majus 大陰唇 121
— minus 小陰唇 121
Labrum
— 関節唇 56
— 唇 5
Labyrinth 迷路 5
Labyrinthine 迷路[の] 5
— artery/ies
—— 内耳道枝 143
—— 迷路動脈 143, 246
— veins 迷路静脈 157, 246
— wall 迷路壁 248
Lacrimal
— apparatus 涙器 243
— artery 涙腺動脈 139
— bone 涙骨 36
— canaliculus 涙小管 244
— caruncle 涙丘 243
— fold 鼻涙管ヒダ 244
— fossa 涙腺窩 35
— gland 涙腺 243
— groove 涙嚢溝 28, 36
— hamulus 涙骨鈎 36
— lake 涙湖 243
— margin 涙骨縁 36
— nerve 涙腺神経 220
— notch 涙嚢切痕 36
— nucleus 涙腺核；涙腺分泌

核 189
— papilla 涙乳頭 243
— part 深部；涙嚢部《眼輪筋の》 68
— pathway 涙河 243
— process 涙骨突起 36
— punctum 涙点 244
— sac 涙嚢 244
— vein 涙腺静脈 159
Lacrimoconchal suture 涙骨甲介縫合 54
Lacrimomaxillary suture 涙骨上顎縫合 54
Lactiferous
— duct 乳管 253
— sinus 乳洞 253
Lacuna 裂孔 5
Lacunar 裂孔[の] 5
— ligament 裂孔靱帯 73
Lacunar-molecular layer 分子層と網状層 212
Lacus lacrimalis 涙湖 243
Lambda ラムダ 29
Lambdoid ラムダ状[の] 5
— border ラムダ縁 30
— suture ラムダ縫合；ラムダ状縫合 54
Lamella
— 椎弓板 39
— 透明中隔板 210
— 板；層 174
— 板；層板 5
— affixa 付着板 210
— cribrosa of sclera 強膜篩板 239
— of cricoid cartilage [輪状軟骨]板 105
— of modiolus 蝸牛軸板 247
— terminalis 終板 200, 210
Lamina 板；層板 5
Large 太[の]；大[の] 3
— intestine 大腸 98
Laryngeal
— cartilages and joints 喉頭軟骨と関節 105
— cavity 喉頭腔 106
— glands 喉頭腺 107

— inlet 喉頭口 106
— lymph nodules 喉頭リンパ小節 107
— muscles 喉頭筋 70, 106
— prominence 喉頭隆起 18, 105
— saccule 喉頭小嚢 107
— ventricle 喉頭室 107
— vestibule 喉頭前庭 107
Laryngopharyngeal branches 喉頭咽頭枝 231
Laryngopharynx [咽頭]喉頭部 95
Larynx 喉頭 18, 105
Lateral 外側 16
— abdominal cutaneous branch 腹外側皮枝 228
— accessory saphenous vein 外側副伏在静脈 164
— ampullary nerve 外側膨大部神経 223
— amygdaloid nucleus 扁桃体外側核 213
— angle 外側角《肩甲骨の》 42
—— of eye 外眼角；めじり 243
— antebrachial cutaneous nerve 外側前腕皮神経 227
— aortic nodes 外側大動脈リンパ節 168
— aperture 第四脳室外側口 191
— arcuate ligament 外側弓状靱帯 72
— aspect 側面観 28
— atlanto-axial joint 外側環軸関節 57
— atlanto-occipital ligament 外側環椎後頭靱帯 57
— basal
—— segment [S IX]
——— 外側肺底区(S9)《右肺の》 110
——— 外側肺底区(S9)《左肺の》 110
—— segmental

Lateral

― ― ― artery
― ― ― ― 外側肺底動脈(A9)
《右肺の》 135
― ― ― ― 外側肺底動脈(A9)
《左肺の》 135
― ― ― bronchus [B IX]
― ― ― ― 外側肺底枝(B9)《右下葉気管支の》 108
― ― ― ― 外側肺底枝(B9)《左下葉気管支の》 108
― bicipital groove　外側二頭筋溝　19, 23
― bony ampulla　外側骨膨大部　246
― border
― ― 外側縁《肩甲骨の》　42
― ― 外側縁《腎臓の》　111
― ― 外側縁《爪の》　253
― ― 橈側縁；外側縁《前腕の》　19
― ― of foot　外側縁《足の》　20
― branch/es
― ― 外側枝《灰白隆起動脈の》　144
― ― 外側枝《眼窩上神経の》　220
― ― 外側皮枝《胸神経の》　228
― ― 外側枝《頸神経の》　225
― ― 外側枝《左肝管の》　102
― ― 外側枝《仙骨・尾骨神経の》　229
― ― 外側枝《門脈の左枝の》　162
― ― 外側枝《腰神経の》　228
― ― 外側枝；回旋橈枝　143
― ― 外側枝；外側上小脳動脈《脳底動脈の》　143
― ― 外側枝；対角枝《左冠状動脈の》　136
― bulboreticulospinal tract　外側延髄網様体脊髄路　183
― calcaneal branches　外側踵骨枝　230
― caval nodes　外側大静脈リンパ節　168
― cerebellomedullary

― cistern　外側小脳延髄槽　175
― cerebral fossa　大脳外側窩　206
― cervical
― ― nodes　外側頸リンパ節　167
― ― nucleus　外側頸髄核　178
― ― region　外側頸三角部；後頸三角　22
― circumflex femoral
― ― artery　外側大腿回旋動脈　152
― ― veins　外側大腿回旋静脈　164
― collateral ligament　外側側副靱帯《距腿関節の》　62
― compartment of leg　下腿の外側区画；下腿の腓骨筋区画　79
― condyle
― ― 外側顆《脛骨の》　48
― ― 外側顆《大腿骨の》　48
― cord　外側神経束　226
― corticospinal tract　外側皮質脊髄路　179
― costal branch　外側肋骨枝　145
― costotransverse ligament　外側肋横突靱帯　58
― crico-arytenoid　外側輪状披裂筋　106
― crus
― ― 外側脚《外腹斜筋の》　73
― ― 外側脚《大鼻翼軟骨の》　103
― cuneiform　外側楔状骨　50
― cutaneous
― ― branch
― ― ― 外側枝《肋間動脈の》　147
― ― ― 外側皮枝《腸骨下腹神経の》　229
― ― ― 外側皮枝《肋間動脈の》　147
― ― nerve

― ― ― of forearm　外側前腕皮神経　227
― ― ― of thigh　外側大腿皮神経　229
― direct veins　外側直接静脈　159
― division of lumbar erector spinae　腰部；脊柱起立筋腰部の外側部　70
― dorsal
― ― cutaneous nerve　外側足背皮神経　230
― ― nucleus　背外側核；背側外側核　201
― epicondyle
― ― 外側上顆《上腕骨の》　44
― ― 外側上顆《大腿骨の》　48
― fasciculus proprius　側索固有束　179
― femoral
― ― cutaneous nerve　外側大腿皮神経　229
― ― intermuscular septum　外側大腿筋間中隔　81
― fibres　外側線維　216
― flexures　外側曲　99
― frontobasal artery　外側前頭底動脈；外側眼窩前頭枝　142
― funiculus
― ― 側索《延髄の》　181
― ― 側索《脊髄の》　179
― geniculate body　外側膝状体　200
― glandular branch　外側腺枝　137
― glosso-epiglottic fold　外側舌喉頭蓋ヒダ　95
― groove　中脳外側溝　192
― habenular nucleus　外側手綱核　201
― head
― ― 外側頭《上腕三頭筋の》　76
― ― 外側頭《短母趾(指)屈筋の》　80
― ― 外側頭《腓腹筋の》　80
― horn　側角　177, 178

索引（英語‐日本語）

455

Lateral

— hypothalamic area　視床下部外側野　205
— inguinal fossa　外側鼠径窩　126
— intercondylar tubercle　外側顆間結節　48
— intermediate substance　中間質外側部　178
— intermuscular septum of arm　外側上腕筋中隔　78
— lacunae　外側裂孔　157
— lacunar node　外側裂孔リンパ節　170
— lamella　外側板《主オリーブ核の》　184
— lamina　外側板《耳管軟骨の》　250
— lemniscus　外側毛帯　188, 193, 203
— ligament　外側靱帯《顎関節の》　57
—— of bladder　膀胱外側靱帯　75
—— of malleus　外側ツチ骨靱帯　249
—— of rectum　外側直腸靱帯　99
— lip
—— 外側唇《大腿骨の》　48
—— 大結節稜　43
— longitudinal stria　外側縦条　210
— malleolar
—— branches　外果枝　153
—— facet　外果面　49
—— network　外果動脈網　152
— malleolus　外果；そとくるぶし　20, 49
— mammary branches
—— 外側乳腺枝《外側胸動脈の》　146
—— 外側乳腺枝《胸神経の》　228
—— 外側乳腺枝《肋間動脈の》　147
— margin
—— 外側縁《眼窩の》　28

—— 外側縁《上腕骨の》　43
— marginal vein　外側足縁静脈　164
— mass　外側塊　40
— medullary
—— branches　外側延髄枝　142
—— lamina　外側髄板　214
— membranous ampulla　外側[膜]膨大部　244
— meniscus　外側半月　61
— mesencephalic vein　外側中脳静脈　159
— nasal
—— branch/es
——— 鼻外側枝　137
——— 外側鼻枝《前篩骨神経の》　220
—— cartilage　外側鼻軟骨　103
— node/s
—— 外側外腸骨リンパ節　170
—— 外側総腸骨リンパ節　170
—— 外側リンパ節　167
—— 上腕リンパ節；外側[腋窩]リンパ節　167
— nucleus/i
—— 外側核《橋核の》　187
—— 外側核《上オリーブ周囲核の》　189
—— 外側核《副視索核群の》　194
—— 小細胞部；外側部《背内側核の》　202
—— of mammillary body　乳頭体外側核　205
—— of trapezoid body　台形体外側核　189
— occipital artery　外側後頭動脈；P3分節　143
— occipitotemporal gyrus
—— 外側後頭側頭回《後頭葉の》　209
—— 外側後頭側頭回《側頭葉の》　209
— olfactory gyrus　外側嗅回

208
— orbitofrontal artery　外側前頭底動脈；外側眼窩前頭枝　142
— palpebral
—— arteries　外側眼瞼動脈　139
—— commissure　外側眼瞼交連　243
—— ligament　外側眼瞼靱帯　243
—— raphe　外側眼瞼縫線　243
— parabrachial nucleus　外側結合腕傍核　190
— paragigantocellular reticular nucleus　外側巨細胞性傍核；外側巨細胞性網様体傍核　186
— part
—— 外側枝(V4)《右肺中葉静脈の》　154
—— 外側縦足弓　20
—— 外側部《外側結合腕傍核の》　190
—— 外側部《後頭骨の》　30
—— 外側部《黒質の》　192
—— 外側部《仙骨の》　40
—— 外側部《前腕の》　76
—— 外側部《腟の》　120
—— 外側部《内側結合腕傍核の》　190
—— 外側部《レンズ核の》　214
—— 外側部[第VIIIA半球小葉]　198
—— 外側部；中心部《側坐核の》　213
— patellar retinaculum　外側膝蓋支帯　62
— pectoral
—— cutaneous branch　胸外側皮枝　228
—— nerve　外側胸筋神経　226
—— region　外側胸筋部　22
— pericardial nodes　心膜外側リンパ節　168

456

Lateral

— pericuneate nucleus 外側楔状束周囲核；外側楔状束核周囲核 185
— pharyngeal space 咽頭側隙 95
— plantar
—— artery 外側足底動脈 153
—— nerve 外側足底神経 231
— plate 外側板《蝶形骨の》 31
— pontine vein 外側橋静脈 159
— posterior
—— cervical intertransversarii 頸外側後横突間筋 70
—— nucleus 後外側核 201
—— preoptic nucleus 視索前域外側核 204
— process
—— 外側突起《ツチ骨の》 249
—— 外側突起《鼻中隔軟骨の》 103
—— 距骨外側突起 49
—— 踵骨隆起外側突起 50
— pterygoid 外側翼突筋 68
— puboprostatic ligament 恥骨前立腺靱帯；恥骨前立腺外側靱帯 75
— pubovesical ligament 恥骨膀胱外側靱帯 75
— pulvinar nucleus 外側視床枕核；視床枕外側部 201
— raphespinal tract 外側縫線核脊髄路 180, 183
— recess 第四脳室外側陥凹 191
— rectus 外側直筋 242
— region 側腹部 22
— reticular nucleus 外側網様核；側網核 186
— reticulospinal tract 延髄網様体脊髄路；外側網様体脊髄路 179
— retromalleolar region 外果後部 24
— root 外側根《視索の》 200
—— of median nerve 外側根；正中神経外側根《正中神経の》 227
— rotation 外旋 56
— sacral
—— arteries 外側仙骨動脈 150
—— branches 外側仙骨枝 148
—— crest 外側仙骨稜 41
—— veins 外側仙骨静脈 163
— sacrococcygeal ligament 外側仙尾靱帯 58
— segment 外側区《肝臓の》 101
—— [S IV] 外側中葉区(S4)《右肺の》 109
— segmental
—— artery
——— 外側区動脈 148
——— 外側中葉動脈(A4) 135
—— bronchus [B IV] 外側中葉枝(B4)《右中葉気管支の》 108
— semicircular
—— canal 外側骨半規管 246
—— duct 外側半規管 244
— septal nucleus 外側中隔核 210, 213
— spinothalamic tract 外側脊髄視床路 179
— stria 外側嗅条 213
— subnucleus
—— 外側部《外側結合腕傍核の》 190
—— 外側部《内側結合腕傍核の》 190
— subtendinous bursa of gastrocnemius 腓腹筋の外側腱下包 84
— sulcus 外側溝 207
— superior
—— cerebellar artery 外側枝；外側上小脳動脈《脳底動脈の》 143
—— olivary nucleus 外側上オリーブ核 189
— supraclavicular nerves 外側鎖骨上神経 226
— supracondylar
—— line 外側顆上線 48
—— ridge 外側顆上稜 44
— supraepicondylar ridge 外側顆上稜 44
— sural cutaneous nerve 外側腓腹皮神経 230
— surface/s
—— 外側面《頬骨の》 37
—— 外側面《脛骨の》 48
—— 外側面《精巣の》 114
—— 外側面《橈骨の》 44
—— 外側面《腓骨の》 49
—— 外側面《卵巣の》 119
—— of arm 外側上腕面 18
—— of fingers 外側面《指の》 19
—— of leg 外側下腿面 20
—— of thigh 外側大腿面 19
—— of toes [趾(指)の]外側面 20
— talocalcaneal ligament 外側距踵靱帯 62
— tarsal artery 外側足根動脈 152
— tectobulbar tract 外側視蓋延髄路 193
— thoracic
—— artery 外側胸動脈 146
—— vein 外側胸静脈 160
— thyrohyoid ligament 外側甲状舌骨靱帯 105
— tuberal nuclei 外側隆起核 205
— tubercle 外側結節 50
— umbilical fold 外側臍ヒダ 126

Lateral

― vein of lateral ventricle 外側［側脳室］房静脈 158
― ventricle 側脳室 210
― vesical nodes 外側膀胱リンパ節 170
― vestibular nucleus 前庭神経外側核 190
― vestibulospinal tract 外側前庭脊髄路；外側前庭神経核脊髄路 179, 183
― wall
―― 外側壁《眼窩の》 28
―― 鼓膜壁 248
― zone 外側帯；外層《視床下部帯の》 205
Laterodorsal tegmental nucleus 後外側被蓋核；背外側被蓋核 194
Lateroposterior tegmental nucleus 後外側被蓋核；背外側被蓋核 194
Latissimus dorsi 広背筋 70
Layer/s
― 層 9, 10
― 膜 10
― I 帯状層；第Ｉ層 196
― II 浅灰白層；第II層 196
― III 視神経層；第III層 196
― IV 中間灰白層；第IV層 196
― V 中間白層；毛帯層；第V層 196
― VI 深灰白層；第VI層 196
― VII 深白層；第VII層 196
― of inner and outer segments 視細胞層 240
― of nerve fibres 神経線維層 240
― of ammon's horn 海馬の層構造 212
― of dentate gyrus 歯状回の層構造 212
― of hippocampus 海馬の層構造 212
― of isocortex 等皮質の層構造 211
Least splanchnic nerve 最下内臓神経 232
Left 左 16
― anterior lateral segment 左外側前区域；区域III 101
― atrial veins 左心房静脈 155
― atrioventricular
―― orifice 左房室口 134
―― valve 左房室弁；僧帽弁 134
― atrium 左心房 134
― auricle 左心耳 134
― branch
―― 左枝《固有肝動脈の》 148
―― 左枝《門脈の》 162
― bundle 左脚 132
― colic
―― artery 左結腸動脈 149
―― flexure 左結腸曲 99
―― nodes 左腸リンパ節 169
―― vein 左結腸静脈 163
― coronary
―― artery 左冠状動脈 136
―― cusp 左半月弁《左心室の》 134
― crus 左脚《横隔膜の》 72
― duct of caudate lobe 左尾状葉胆管 102
― fibrous
―― ring 左線維輪 132
―― trigone 左線維三角 132
― gastric
―― artery 左胃動脈 148
―― nodes 左胃リンパ節 169
―― vein 左胃静脈 162
― gastro-epiploic
―― artery 左胃大網動脈 148
―― vein 左胃大網静脈 163
― gastro-omental
―― artery 左胃大網動脈 148
―― vien 左胃大網静脈 163
―― nodes 左胃大網リンパ節 169
― hepatic
―― duct 左肝管 102
―― vein 左肝静脈 162
― inferior
―― lobar bronchus 左下葉気管支 108
―― pulmonary vein 左下肺静脈 154
― lateral division 左外側区 101
― liver 左肝部 101
― lobe of liver 左葉《肝臓の》 101
― lumbar nodes 左腰リンパ節 168
― lung 左肺 109
――, inferior lobe 左肺，下葉 110
――, superior lobe 左肺，上葉 110
― main bronchus 左主気管支 107
― marginal
―― artery 左縁枝；鈍角縁枝；鈍縁枝 136
―― vein 左辺縁静脈 154
― medial
―― division 左内側区《肝臓の》 101
―― segment 左内側区域；区域IV《肝臓の》 101
― ovarian vein 左卵巣静脈 162
― part of liver 左肝部 101
― posterior lateral segment 左外側後区域；区域II 101
― pulmonary
―― artery 左肺動脈 135
―― veins 左肺静脈 154
― semilunar cusp

――― 左半月弁《右心室の》
　　　133
――― 左半月弁《左心室の》
　　　134
― superior
―― intercostal vein　左上
肋間静脈　155, 161
―― lobar bronchus　左上葉
気管支　108
―― pulmonary vein　左上
肺静脈　154
―― suprarenal vein　左副腎静
脈；左腎上体静脈　162
―― testicular vein　左精巣静
脈　162
―― triangular ligament　左三
角間膜　125
― ventricle　左心室　134
― ventricular veins　左心室
静脈　155
Leg　下腿；すね　20
― region　下腿部　24
Lemniscus　毛帯　5, 174
Lens　水晶体　241
― epithelium　水晶体上皮
　　　242
― fibres　水晶体線維　241
― substance　水晶体質　241
Lenticular
― fasciculus　レンズ核束；
H2 野　203, 214
― nucleus　レンズ核　214
― process　豆状突起　249
Lenticulostriate arteries　前
外側中心動脈；前外側視床線条
体動脈　141
Lentiform nucleus　レンズ核
　　　214
Leptomeningeal space
　― クモ膜下腔　175
　― 鞘間隙　238
Leptomeninx　柔膜；広義の軟
膜；クモ膜と軟膜　175
Lesser
― curvature　小弯　96
― horn　小角　38
― occipital nerve　小後頭神
経　226

― omentum　小網　124
― palatine
―― arteries　小口蓋動脈
　　　139
―― canals　小口蓋管　37
―― foramina
――― 鉤状突起《骨口蓋の》
　　　29
――― 小口蓋孔　37
―― nerves　小口蓋神経
　　　221
― pelvis　小骨盤　47
― petrosal nerve
―― 小錐体神経；耳神経節の
副交感神経根　224
―― 副交感神経根；小錐体神
経　233
― sac　網嚢　125
― sciatic
―― foramen　小坐骨孔
　　　61
―― notch　小坐骨切痕　46
― splanchnic nerve　小内臓
神経　232
― supraclavicular fossa　小
鎖骨上窩　22
― trochanter　小転子　47
― tubercle　小結節　43
― tympanic spine　小鼓室棘
　　　33
― vestibular glands　小前庭
腺　121
― wing　小翼　31
Levator　挙筋　5
― anguli oris　口角挙筋；犬
歯筋　68
― ani　肛門挙筋　75, 122
― glandulae thyroideae　甲
状腺挙筋　69
― labii superioris　上唇挙
筋；眼窩下筋　68
―― alaeque nasi　上唇鼻翼
挙筋；眼角筋　68
― palpebrae superioris　上
眼瞼挙筋　242
― prostatae
―― 前立腺挙筋　75, 122
―― 恥骨前立腺筋　75

― scapulae　肩甲挙筋　70
― veli palatini　口蓋帆挙筋
　　　94
Levatores
― costarum　肋骨挙筋　72
―― breves　短肋骨挙筋　72
―― longi　長肋骨挙筋　72
Levatorius　挙筋[の]　5
Lienorenal ligament　脾腎ヒ
ダ；横隔脾ヒダ　125
Ligament/s　靱帯　5, 56
― of auditory ossicles　耳小
骨靱帯　249
― of auricle　耳介靱帯　251
― of head of femur　大腿骨
頭靱帯　61
― of left vena cava　左大静
脈靱帯　155
― of ovary　固有卵巣索　119
Ligamenta flava　黄色靱帯
　　　53
Ligamentum
― arteriosum　動脈管索
　　　135
― nuchae　項靱帯　53
― venosum　静脈管索
　　　100, 162
Limb　脚　3
Limbic lobe　辺縁葉　209
Limbs　体肢　18
Limbus
― fossae ovalis　卵円窩縁
　　　133
― of sphenoid　蝶形骨縁
　　　30
Limen
― insulae　島限　208
― nasi　鼻限　104
Limiting　境界[の]　5
Line　線　6, 26
Linea
― alba　白線　73
― aspera　粗線　48
― semilunaris　半月線
　　　18, 73
― terminalis　分界線　47
Lingual
― aponeurosis　舌腱膜　93

Lingual
— artery　舌動脈　137
— branch/es
—— 舌筋枝　225
—— 舌枝《顔神経の》　223
—— 舌枝《舌咽神経の》　224
—— 舌枝《舌下部神経の》
　　　　　　　　　　222
— cusp　舌側咬頭　91
— fibres　舌状回線維　216
— follicles　舌小胞　93
— glands　舌腺　90
— gyrus　舌状回　209
— nerve　舌神経　222
— nodes　舌リンパ節　166
— papillae　舌乳頭　93
— septum　舌中隔　93
— surface　舌面　91
— tonsil　舌扁桃　93．171
— vein　舌静脈　156

Lingula
— 下顎小舌　38
— 小舌　6
— [I]　小脳小舌：第I小葉
　　　　　　　　　　197
— of left lung　小舌《左肺の》
　　　　　　　　　　109

Lingular　小舌[の]　6
— artery　肺舌動脈　135
— branch　肺舌静脈　154
— vein　肺舌静脈　154

Linguofacial trunk　舌顔面動脈幹　137

Lip/s
— 唇　5
— 口唇：くちびる　89

Little
— finger [V]　小指：こゆび
　　(第五指)　19
— toe [V]　小趾(指)：第五趾
　　(指)　20

Liver　肝臓　100

Lobar　葉状[の]　6
— and segmental bronchi
　　葉気管支と区域気管支　107

Lobe
— [右・左]葉《甲状腺の》
　　　　　　　　　　126
— 葉　6，89

— of ear　耳垂　250

Lobes of mammary gland　乳腺葉　253

Lobular　小葉[の]　6

Lobule/s　小葉　6，89
— [甲状腺]小葉　127
— 小葉《肺の》　110
— of auricle　耳垂　250
— of epididymis　精巣上体小葉円錐　115
— of liver　肝小葉　102
— of mammary gland　乳腺小葉　253
— of thymus　小葉《胸腺の》
　　　　　　　　　　166
— of testis　精巣小葉　115

Locus caeruleus　青斑　191

Loin　腰：こし　18

Long　長[の]　6
— association fibres　長連合線維　215
— bone　長骨　26
— central arteries　長中心動脈　141
— ciliary nerves　長毛様体神経　220
— gyrus of insula　島長回
　　　　　　　　　　208
— head
—— 長頭《上腕三頭筋の》　76
—— 長頭《上腕二頭筋の》　76
—— 長頭《大腿二頭筋の》　80
— limb　長脚　249
— pitch helicoidal layer
—— 縦筋層《小腸の》　97
—— 縦筋層《大腸の》　98
— plantar ligament　長足底靱帯　163
— posterior ciliary arteries
　　長後毛様体動脈　139
— saphenous vein　大伏在静脈　164
— thoracic nerve　長胸神経
　　　　　　　　　　226

Longissimus　最長筋　71
— capitis　頭最長筋　71
— cervicis　頚最長筋　71
— thoracis　胸最長筋　71

Longitudinal　縦　16
— arch of foot　縦足弓
　　　　　　　　　　20
— bands　縦束　57
— canals of modiolus　蝸牛軸縦管　247
— cerebral fissure　大脳縦裂
　　　　　　　　　　206
— duct　卵巣上体管　121
— fibres　縦走線維　239
— fold of duodenum　十二指腸縦ヒダ　98
— layer
—— 縦筋層《胃の》　97
—— 縦筋層《結腸の》　99
—— 縦筋層《小腸の》　97
—— 縦筋層《大腸の》　98
—— 縦筋層《直腸の》　99
—— 縦筋層《尿道の》
　　　　　　　　118，122
— pontine fibres　縦橋線維
　　　　　　　　　　187

Longus
— capitis　頭長筋　69
— colli　頚長筋　69

Loose connective tissue　疎性結合組織　74，252

Lower
— dental arcade　下歯列弓
　　　　　　　　　　92
— eyelid　下眼瞼：したまぶた
　　　　　　　　　17，243
— head　下頭　68
— limb　下肢　19
— lip　下唇：したくちびる
　　　　　　　　　17，89
— lobe　下葉《肺の》　109
— pole　下端《精巣の》　114
— trunk　下神経幹　226

Lowest splanchnic nerve　最下内臓神経　232

Lumbar
— arteries　腰動脈　147
— branch　腰枝　150
— cistern　腰椎槽　176
— ganglia　腰神経節　232
— lordosis　腰部前弯　39
— nerves [L1-L5]　腰神経

[L1-L5] 228
― part
―― 腰髄；腰髄節[第1-第5腰髄節] 177
―― 腰椎部 72
―― 腰部；脊柱起立筋腰部の外側部《腰腸肋筋の》 70
―― 腰部；脊柱起立筋腰部の内側部《胸最長筋の》 71
― plexus 腰神経叢 229
― region 腰部 23
― rib 腰肋 41
― segments [1-5] 腰髄；腰髄節[第1-第5腰髄節] 177
― splanchnic nerves 腰内臓神経 232
― triangle 腰三角 23, 73
― trunk ［右・左］腰リンパ本幹 165
― veins 腰静脈 161
― vertebrae [L I-L V] 腰椎[L1-L5] 40
Lumbocostal
― ligament 腰肋靱帯 58
― triangle 腰肋三角 73
― enlargement 腰仙膨大；腰膨大 176
― joint 腰仙関節 57
― plexus 腰仙骨神経叢 229
― trunk 腰仙骨神経幹 229
Lumbricals
― 虫様筋《足の》 81
― 虫様筋《手の》 78
Luminal 管腔 16
Lunate
― 月状骨 45
― 月状[の] 6
― sulcus 月状溝 207
― surface 月状面 46
Lungs 肺 109
Lunogracile fissure 薄月状裂；係蹄正中傍裂 198
Lunule 半月 6, 253
Lunules of semilunar cusps
― 半月弁半月《大動脈弁の》 134
― 半月弁半月《肺動脈弁の》 133

Lymph リンパ 6, 131
― node/s リンパ節 6, 131, 166
―― of head and neck 頭と頸のリンパ節 166
―― of lower limb 下肢のリンパ節 170
―― of upper limb 上肢のリンパ節 167
― nodules of vermiform appendix 虫垂集合リンパ小節 166
Lymphatic リンパ[の] 6
― capillary 毛細リンパ管 130, 165
― ducts リンパ管 165
― plexus リンパ[管]叢 130, 165
― rete 毛細リンパ管網 165
― trunks リンパ本幹 165
―― and ducts リンパ本幹とリンパ管 165
― valvule リンパ管弁 130
― vessel リンパ管 130, 165
Lymphoid nodules リンパ小節 93, 131, 171, 172

M

M1 segment 蝶形骨部；水平部；M1区《中大脳動脈の》 141
M2 segment 下終末枝；下皮質枝；M2区 142
M2 segment 上終末枝；上皮質枝；M2区 142
M2 segment 島部；M2区 141
M2 segment 終末部；皮質部；M2区 142
Macula
― 黄斑 240
― 斑 6
― cribrosa
―― inferior 下篩状斑 246
―― media 中篩状斑 246

―― superior 上篩状斑 246
― of saccule 球形嚢斑 245
― of utricle 卵形嚢斑 245
Maculae 平衡斑 245
― cribrosae 篩状斑 246
Macular 斑[の] 6
Magnocellular
― division 大細胞部《前腹側核の》 203
― layers 大細胞層；大細胞部層 204
― nucleus 大細胞部；内側部《背内側核の》 202
― part
―― 大細胞部 186
―― 大細胞部《視床後部の》 204
―― 大細胞部《赤核の》 195
―― of inferior vestibular nucleus 前庭神経下核の大細胞部；F細胞群 185
― subnucleus 大細胞層；大細胞部 184
Magnus 大[の] 6
― raphe nucleus 大縫線核 186, 191
Main portal fissure 主門裂 101
Major 大[の] 6
― alar cartilage 大鼻翼軟骨 103
― calyces 大腎杯 113
― circulus arteriosus of iris 大虹彩動脈輪 240
― duodenal papilla 大十二指腸乳頭 98
― forceps 大鉗子 210
― salivary glands 大唾液腺 90
― sublingual duct 大舌下腺管 90
Malar node 頬筋リンパ節 166
Male 男[の] 6
― external genitalia 男性の外生殖器 117
― genital system 男性生殖

Male

器 114
— internal genitalia 男性の内生殖器 114
— urethra 男性尿道 114, 117

Malleolar
— fossa 外果窩 49
— groove
—— 外果溝 49
—— 内果溝 49
— prominence ツチ骨隆起 248
— stria ツチ骨条 248

Malleus ツチ骨 249
Mamelons 切縁結節 92
Mammary
— gland 乳腺 253
— region 乳房部 22

Mammillary 乳頭[の] 6
— arteries 乳頭体動脈 144
— body 乳頭体 200
— line 乳頭線 21
— process 乳頭突起《腰椎の》 40

Mammillotegmental fasciculus 乳頭被蓋束；乳頭体被蓋束 206

Mammillothalamic fasciculus 乳頭[体]視床束 203, 206

Mandible 下顎骨 38
Mandibular
— canal 下顎管 38
— dental arcade 下歯列弓 92
— division [Vc; V₃] 下顎神経[三叉神経第3枝] 221
— foramen 下顎孔 38
— fossa 下顎窩 34
— nerve 下顎神経[三叉神経第3枝] 221
— node 下顎リンパ節 166
— notch 下顎切痕 38
— symphysis 下顎結合 38
— torus 下顎隆起 38

Manubriosternal joint 胸骨柄結合 55

Manubrium 柄 6
— of sternum 胸骨柄 41

Margin 縁 5
— of tongue 舌縁 92

Marginal 縁[の] 6
— arcade 結腸辺縁動脈；傍結腸動脈；結腸辺縁弓 149
— artery 結腸辺縁動脈；傍結腸動脈；結腸辺縁弓 149
— branch
—— 縁枝；縁溝 208, 209
—— 辺縁部 208
— mandibular branch 下顎縁枝 223
— nucleus 辺縁核；脊髄第I層 178
—— of restiform body 索状体辺縁核；Y 細胞群 185
— part 縁部《口輪筋の》 68
— ridge 辺縁隆線 91
— sinus 縁洞 157
— sulcus
—— 縁枝；縁溝 208, 209
—— 辺縁部 208
— tubercle 縁結節 37

Marrow cavity 髄腔 27
Mass 塊 6
Massa intermedia 視床間橋；中間質 199
Masseter 咬筋 68
Masseteric
— artery 咬筋動脈 138
— fascia 咬筋筋膜 68
— nerve 咬筋神経 221
— tuberosity 咬筋粗面 38
Masticatory muscles 咀嚼筋 68

Mastoid
— angle 乳突角 34
— antrum 乳突洞 248
— border 乳突縁 30
— branch
—— 乳突枝《後耳介動脈の》 137
—— 乳突枝《後頭動脈の》 137
— canaliculus 乳突小管 33
— cells 乳突蜂巣 248
— emissary vein 乳突導出静脈 157
— fontanelle 後側頭泉門 29
— foramen 乳突孔 32
— nodes 乳突リンパ節；耳介後リンパ節 166
— notch 乳突切痕 32
— process 乳様突起 32
— region 乳様突起部 21
— wall 乳突壁；後壁《中耳の》 248

Maxilla 上顎骨 36
Maxillary
— artery 顎動脈 138
— dental arcade 上歯列弓 92
— division [Vb; V₂] 上顎神経[三叉神経第2枝] 220
— hiatus 上顎洞裂孔 36
— nerve 上顎神経[三叉神経第2枝] 220
— process 上顎突起 36
— sinus 上顎洞 36, 104
— surface
—— 上顎面《口蓋骨の》 37
—— 上顎面《蝶形骨の》 31
— tuberosity 上顎結節 36
— veins 顎静脈 156

Maximus 最大[の] 6
Meatus 道 6
Medial 内側 16
— acceessory
—— saphenous vein 内側副伏在静脈 164
—— olivary nucleus 内側副オリーブ核 184
— amygdaloid nucleus 扁桃体内側核 213
— and inferior surfaces of cerebral hemisphere 大脳半球の内側面と下面 208
— angle of eye 内眼角；めがしら 243
— antebrachial cutaneous nerve 内側前腕皮神経 227
— arcuate ligament 内側弓状靱帯 72
— basal

Medial

―― segment［S Ⅶ］
――― 内側肺底区(S7)《右肺
の》 110
――― 内側肺底区(S7)《左肺
の》 110
―― segmental
――― artery
―――― 内側肺底動脈(A7)
《右肺の》 135
―――― 内側肺底動脈(A7)
《左肺の》 135
――― bronchus［B Ⅶ］
―――― 内側肺底枝(B7)《右
下葉気管支の》 108
―――― 内側肺底枝(B7)《左
下葉気管支の》 108
― bicipital groove 内側二頭
筋溝 19,23
― border
―― 尺側縁；内側縁《前腕の》
19
―― 内側縁《肩甲骨の》 42
―― 内側縁《上腕骨の》 43
―― 内側縁《腎臓の》 111
―― 内側縁《腓骨の》 49
―― 内側縁《副腎の》 127
―― of foot 内側縁《足の》
20
― brachial cutaneous nerve
内側上腕皮神経 227
― branch
―― 内側枝 143
―― 内側枝《眼窩上神経の》
220
―― 内側枝《頸神経の》 225
―― 内側枝《左肝管の》 102
―― 内側枝《仙骨・尾骨神経の》
229
―― 内側枝《腰神経の》 228
―― 内側皮枝《胸神経の》
228
― branches
―― 内側枝《灰白隆起動脈の》
144
―― 内側枝《膝静脈部の》
162
―― 内側枝；傍正中橋枝《脳底
動脈の》 143

― calcaneal branches 内側
踵骨枝 230
― canthic fold 瞼鼻ヒダ
243
― cervical nucleus 内側頸
髄核 178
― circumflex femoral
―― artery 内側大腿回旋動
脈 151
―― veins 内側大腿回旋静脈
164
― clunial nerves 中殿皮神
経 229
― collateral artery 中側副
動脈 146
― compartment of thigh 大
腿の内側区画；大腿の内転筋区
画 78
― condyle
―― 内側顆《膝蓋骨の》 48
―― 内側顆《大腿骨の》 48
― cord 内側神経束 226
― crest 内側稜 49
― crural cutaneous nerve
内側下腿皮枝 229
― crus
―― 内側脚《外腹斜筋の》 73
―― 内側脚《大鼻翼軟骨の》
103
― cuneiform 内側楔状骨
50
― cutaneous
―― branch 内側皮枝《肋間
動脈の》 147
―― nerve
――― of arm 内側上腕皮神
経 227
――― of forearm 内側前腕
皮神経 227
――― of leg 内側下腿皮枝
229
― division of lumbar erector
spinae 腰部；脊柱起立筋腰
部の内側部 71
― dorsal
―― cutaneous nerve 内側
足背皮神経 230
―― nucleus 背内側核；背

側内側核 202
― eminence 内側隆起 191
― epicondyle
―― 内側上顆《上腕骨の》 44
―― 内側上顆《大腿骨の》 48
― femoral intermuscular
septum 内側大腿筋間中隔
81
― forebrain bundle 内側前
脳束 206
― frontal gyrus 内側前頭回
208
― frontobasal artery 内側
前頭底動脈；内側眼窩前頭枝
141
― geniculate
―― body 内側膝状体 200
―― nuclei 内側膝状体核
204
― habenular nucleus 内側
手綱核 201
― head
―― 内側頭《短母趾(指)屈筋
の》 80
―― 内側頭《腓腹筋の》 80
―― 内側頭；深頭《上腕三頭筋
の》 77
― inguinal fossa 内側鼠径
窩 126
― intercondylar tubercle
内側顆間結節 48
― intermuscular septum of
arm 内側上腕筋間中隔 78
― lacunar node 内側裂孔リ
ンパ節 170
― lamina 内側板《耳管軟骨
の》 250
― lemniscus 内側毛帯
182,187,193,203
― ligament
―― 内側靱帯《顎関節の》 57
―― 内側靱帯；三角靱帯《距腿
関節の》 62
― lip
―― 小結節稜 43
―― 内側唇 48
― longitudinal
―― fasciculus

Medial

――― 内側縦束《延髄の》 182
――― 内側縦束《橋の》 187
――― 内側縦束《中脳の》 193
―― stria 内側縦条 210
― lumbar intertransversarii 腰内側横突間筋 71
― magnocellular nucleus 大細胞性内側核；内側膝状体大細胞性内側核 204
― malleolar
―― branches 内果枝 153
―― facet 内果面 49
―― network 内果動脈網 152
― malleolus 内果；うちくるぶし 20,49
― mammary branches
――― 内側乳腺枝《外側胸動脈の》 145
――― 内側乳腺枝《肋間動脈の》 228
― margin 内側縁《眼窩の》 28
― marginal vein 内側足縁静脈 164
― medullary
―― branches 内側延髄枝 142
―― lamina 内側髄板 214
― meniscus 内側半月 62
― nasal branches 内側鼻枝 220
― nodes
―― 内側外腸骨リンパ節 169
―― 内側総腸骨リンパ節 170
― nucleus/i
―― 大細胞部；内側部《背内側核》 202
―― 内側核《上オリーブ周囲核》 189
―― 内側核《副視索核群の》 194
―― of mammillary body 乳頭体内側核 205
―― of thalamus 視床内側

核群；視床内側核 201
―― of trapezoid body 台形体内側核 189
― occipital artery 内側後頭動脈；P4分節 144
― occipitotemporal gyrus 内側後頭側頭回 209
― olfactory gyrus 内側嗅回 208
― orbitofrontal artery 内側前頭底動脈；内側眼窩前頭枝 141
― palpebral
―― arteries 内側眼瞼動脈 140
―― commissure 内側眼瞼交連 243
―― ligament 内側眼瞼靱帯 243
― parabrachial nucleus 内側結合腕傍核 190
― part
―― 内側枝(V5)《右肺中葉静脈の》 154
―― 内側縦足弓 20
―― 内側部《外側結合腕傍核の》 190
―― 内側部《内側結合腕傍核の》 190
―― 内側部《レンズ核の》 214
―― 内側部；周辺部《側坐核の》 213
―― 二腹小葉内側部；背側傍片葉[第VIIIB半球小葉] 198
― patellar retinaculum 内側膝蓋支帯 62
― pectoral nerve 内側胸筋神経 226
― pericuneate nucleus 内側楔状束周囲核；内側楔状束核周囲核 185
― plantar
―― artery 内側足底動脈 153
―― nerve 内側足底神経 230
― plate 内側板《蝶形骨の》

31
― posterior cervical intertransversarii 頚内側後横突間筋 71
― preoptic nucleus 視索前域内側核 204
― process 踵骨隆起内側突起 50
― pterygoid 内側翼突筋 68
― puboprostatic ligament 恥骨膀胱靱帯；恥骨前立腺内側靱帯 75
― pubovesical ligament 恥骨膀胱内側靱帯 75
― pulvinar nucleus 内側視床枕核；視床枕内側部 201
― rectus 内側直筋 242
― reticular nucleus 内側網様核 186
― reticulospinal tract 橋網様体脊髄路；内側網様体脊髄路 179
― retinal
―― arteriole 網膜内側動脈 241
―― venule 網膜内側静脈 241
― retromalleolar region 内果後部 24
― root 内側根《視索の》 200
―― of median nerve 内側根；正中神経内側根《正中神経の》 227
― rotation 内旋 56
― segment
―― 内側区《肝臓の》 101
―― [S V] 内側中葉区(S5)《右肺の》 109
― segmental
―― artery
――― 内側区動脈 148
――― 内側中葉動脈(A5) 135
―― bronchus [B V] 内側中葉枝(B5)《右中葉気管支の》 108

― septal nucleus　内側中隔核　210, 213
― solitary nucleus　孤束内側核　185
― stria　内側嗅条　213
― subnucleus
―― 内側部《外側結合腕傍核の》　190
―― 内側部《内側結合腕傍核の》　190
― subtendinous bursa of gastrocnemius　腓腹筋の内側腱下包　84
― superior
―― cerebellar artery　内側枝　143
―― olivary nucleus　内側上オリーブ核　189
― supraclavicular nerves　内側鎖骨上神経　226
― supracondylar
―― line　内側顆上線　48
―― ridge　内側顆上稜　43
― supraepicondylar ridge　内側顆上稜　43
― sural cutaneous nerve　内側腓腹皮神経　230
― surface
―― 内側面《脛骨の》　48
―― 内側面《尺骨の》　44
―― 内側面《精巣の》　115
―― 内側面《披裂軟骨の》　106
―― 内側面《腓骨の》　49
―― 内側面《卵巣の》　118
―― of arm　内側上腕面　18
―― of fingers　内側面《指の》　19
―― of leg　内側下腿面　20
―― of thigh　内側大腿面　19
―― of toes　［趾(指)の］内側面　20
― talocalcaneal ligament　内側距踵靱帯　62
― tarsal arteries　内側足根動脈　152
― tubercle　内側結節　50

― umbilical fold　内側臍ヒダ　126
― vein of lateral ventricle　内側［脳室］房静脈　158
― ventral nucleus　内側腹側核；内腹側核　202
― vestibular nucleus　前庭神経内側核　185, 190
― vestibulospinal tract　内側前庭脊髄路；内側前庭神経核脊髄路　179
― wall
―― 内側壁《眼窩の》　28
―― 迷路壁　248
― zone　内側帯；内層《視床下部の》　205
Median　正中　16
― antebrachial vein　前腕正中皮静脈　160
― aperture　第四脳室正中口　191
― arcuate ligament　正中弓状靱帯　72
― artery　正中動脈；正中神経伴行動脈　147
― atlanto-axial joint　正中環軸関節　57
― callosal artery　脳梁中動脈　144
― commissural artery　正中交連動脈　144
― conjugate　正中径　47
― cricothryroid ligament　正中輪状甲状靱帯　105
― cubital vein　肘正中皮静脈　160
― eminence　正中隆起　200
― glosso-epiglottic fold　正中舌喉頭蓋ヒダ　94
― medullary branches　正中延髄枝　142
― nerve　正中神経　227
― nuclei of thalamus　視床正中核群　202
― nucleus　正中核　187
― palatine suture　正中口蓋縫合　54
― plane　正中面　21

― preoptic nucleus　視索前域正中核　204
― raphe nucleus　正中縫線核；上中心核　191
― sacral
―― artery　正中仙骨動脈　148
―― crest　正中仙骨稜　41
―― vein　正中仙骨静脈　163
― sagittal plane　正中面　21
― sulcus　正中溝　191
―― of tongue　舌正中溝　93
― thyrohyoid ligament　正中甲状舌骨靱帯　105
― umbilical
―― fold　正中臍ヒダ　126
―― ligament　正中臍索　113
― vein of forearm　前腕正中皮静脈　160
Mediastinal　縦隔［の］　6
― branches
―― 縦隔枝《胸大動脈の》　147
―― 縦隔枝《内胸動脈の》　144
― part　縦隔部　109
― pleura　縦隔胸膜　111
― surface　縦隔面；内側面《肺の》　109
― veins
―― 縦隔静脈《奇静脈の》　161
―― 縦隔静脈《上大静脈の》　155
Mediastinum　縦隔　6, 111
― of testis　精巣縦隔　115
Medulla
― 髄；髄質　6
― 髄質《リンパ節の》　166
― 髄質《神経系の》　174
― 髄質《副腎の》　127
― of thymus　髄質《胸腺の》　166
― oblongata　髄脳；延髄；球　181

Medullary 髄[の];髄質[の] 6
— cavity 髄腔 27
— cone 脊髄円錐 176
— rays 髄放線 112
— reticulospinal
—— fibres 延髄網様体脊髄線維 183
—— tract 延髄網様体脊髄路;外側網様体脊髄路 179
— striae of fourth ventricle 第四脳室髄条 188,191
Medullopontine sulcus 延髄橋溝 186
Membrane 膜 6,10
Membranous 膜[の] 6
— ampullae [膜]膨大部 244
— labyrinth 膜迷路 244
— lamina 膜性板 250
— layer
—— 膜状層 123
—— 膜様層 74
— limbs of semicircular ducts 半規管脚 244
— part
—— 隔膜部《男の尿道の》 118
—— 膜性部 132
—— 膜部 26,104
—— 鼻中隔 26
— wall
—— 鼓膜壁 248
—— 膜性壁 107
Meningeal
— branch/es
—— 硬膜枝 139
—— 硬膜枝《後頭動脈の》 137
—— 硬膜枝《上顎神経の》 220
—— 硬膜枝《椎骨動脈の》 142
—— 硬膜枝《内頸動脈の》 139
—— 硬膜枝《迷走神経の》 224
—— 硬膜枝:下顎神経の硬

枝《下顎神経の》 221
—— 硬膜枝;反回枝《脊髄神経の》 219
— veins 硬膜静脈 156
Meninges 髄膜 175
Meniscus
— 関節半月 56
— 半月 6
Mental
— branch オトガイ動脈 138
— branches オトガイ枝 222
— foramen オトガイ孔 38
— nerve オトガイ神経 222
— protuberance オトガイ隆起 38
— region オトガイ部;頤部 21
— tubercle オトガイ結節 38
Mentalis オトガイ筋 68
Mentolabial sulcus オトガイ(頤)唇溝 17,21
Meridian
— 経線 6
— 経線[の] 6
Meridians 経線 238
Meridional fibres 経線状線維 239
Mesencephalic
— arteries 中脳動脈 143
— corticonuclear fibres 中脳の皮質核線維 193
— nucleus of trigeminal nerve 三叉神経中脳路核 189,194
— tract of trigeminal nerve 三叉神経中脳路 188,193
Mesencephalon 中脳 181
Mesentery 腸間膜 124
Mesial
— fovea 近心小窩 92
— root 近心根 92
— surface 近心面 91
Mesiobuccal
— cusp 近心頰側咬頭 91
— root 近心頰側根 92

Mesiolingual
— cusp 近心舌側咬頭 91
— root 近心舌側根 92
Mesiopalatal cusp 近心口蓋側咬頭 91
Meso- 中間[の];間膜[の] 6
Meso-appendix 虫垂間膜 124
Mesocolic
— nodes 結腸間膜リンパ節 169
— taenia 間膜ヒモ 99
Mesocolon 結腸間膜 124
Mesocortex 中間皮質 211
Mesometrium 子宮間膜 126
Mesorchium 精巣間膜 115
Mesosalpinx 卵管間膜 126
Mesotendon 腱間膜 82
Mesovarian border 間膜縁 119
Mesovarium 卵巣間膜 126
Metacarpal region 中手部 23
Metacarpals [I-V] 中手骨 [1-5] 45
Metacarpophalangeal joints 中手指節関節 61
Metacarpus 中手 19
Metaphysis 骨幹端 26
Metatarsal
— interosseous ligaments 骨間中足靱帯 64
— region 中足部 24
Metatarsals [I-V] 中足骨 [1-5] 51
Metatarsophalangeal joints 中足趾(指)節関節 64
Metatarsus 中足 20
Metathalamus 視床後部 200,204
Metencephalon 後脳;橋と小脳 181
Metopic suture
— 前頭縫合 54
— 前頭縫合遺残;十字頭蓋 34
Midaxillary line 中腋窩線;腋

窩線　21
Midbrain　中脳　181, 192
Midcarpal joint　手根中央関節　60
Midclavicular line　鎖骨中線　21
Middle　中　16
— calyx　中腎杯　113
— cardiac vein　中心臓静脈；中心静脈《心臓の》　155
— cerebellar peduncle　中小脳脚　186, 199
— cerebral artery　中大脳動脈　141, 144
— cervical
—— cardiac nerve　中頚心臓神経　231
—— ganglion　中頚神経節　231
—— clinoid process　中床突起　30
— colic
—— artery　中結腸動脈　149
—— nodes　中腸リンパ節　169
—— vein　中結腸静脈　163
— constrictor　中咽頭収縮筋　95
— cranial fossa　中頭蓋窩　29
— cuneiform　中間楔状骨　50
— ear　中耳　247
— ethmoidal cells
—— 中篩骨洞　105
—— 中篩骨蜂巣　35
— facet for calcaneus　中踵骨関節面　50
— finger [III]　中指；なかゆび（第三指）　19
— frontal gyrus　中前頭回《足の》　207
— genicular artery　中膝動脈　152
— layer　中葉《胸腰筋膜の》　72
— lobar
—— artery　中葉動脈　135

—— bronchus　右中葉気管支　108
— lobe　中葉《前立腺の》　116
—— branch　中葉静脈　153
—— of right lung　中葉《右肺の》　109
— vein　中葉静脈　153
— macular
—— arteriole　中黄斑動脈　241
—— venule　中黄斑静脈　241
— mediastinum　縦隔の中部；中縦隔　111
— meningeal
—— artery　中硬膜動脈　138
—— veins　中硬膜静脈　156
— nasal
—— concha　中鼻甲介　35, 104
—— meatus　中鼻道　28, 104
—— part　水平部；横行部《僧帽筋の》　70
— phalanx
—— 中節骨《足の》　51
—— 中節骨《手の》　45
— rectal
—— artery　中直腸動脈　150
—— plexus　中直腸動脈神経叢　234
—— veins　中直腸静脈　163
— scalene　中斜角筋　69
— superior alveolar branch　中上歯槽枝　221
— suprarenal artery　中副腎動脈；中腎上体動脈　149
— talar articular surface　中距骨関節面　50
— temporal
—— artery　中側頭動脈　138
—— branch　中側頭枝　142
—— branches　［内側］中間側頭枝　143

—— gyrus　中側頭回　208
—— vein　中側頭静脈　156
— thyroid veins　中甲状腺静脈　156
— trunk　中神経幹　226
— groove of tongue　舌正中溝　93
Minimus　最小［の］　6
Minor　小［の］　6
— alar cartilages　小鼻翼軟骨　103
— calyces　小腎杯　113
— circulus arteriosus of iris　小虹彩動脈輪　240
— duodenal papilla　小十二指腸乳頭　98
— forceps　小鉗子　210
— salivary glands　小唾液腺　90
— sublingual ducts　小舌下腺管　90
Mitral valve　左房室弁；僧帽弁　134
Mixed nerve　混合神経　219
Mobile
— end　停止　66
— part of nasal septum　鼻中隔可動部　104
Moderator band　中隔縁柱　134
Modiolus
— 蝸牛軸　247
— 口角筋軸　68
Molar
— glands　臼歯腺　90
— tooth　大臼歯　92
— tubercle　臼結節　92
Molecular　分子［の］　6
— layer
—— 分子層《歯状回の》　212
—— 分子層《小脳の》　199
—— [layer I]　分子層［第I層］　211
Mons　丘　6
— pubis　恥丘　18, 121
Motor　運動［の］　6
— decussation　錐体交叉　181, 182

── nerve　運動神経　219
── nucleus
──── of facial nerve　顔面神経核　189
──── of trigeminal nerve　三叉神経運動核　189
── root
──── 運動根　220
──── 前根　219
Mouth　口　7, 17, 89
Movement　運動　56
Mucosa
── 粘膜　89
── 粘膜《胃の》　96
── 粘膜《咽頭の》　95
── 粘膜《咽頭腔の》　107
── 粘膜《気管の》　107
── 粘膜《気管支の》　109
── 粘膜《耳管の》　250
── 粘膜《小腸の》　97
── 粘膜《食道の》　96
── 粘膜《腎盤の》　113
── 粘膜《精管の》　116
── 粘膜《精嚢の》　116
── 粘膜《前立腺部の》　118
── 粘膜《大腸の》　98
── 粘膜《胆嚢の》　102
── 粘膜《腟の》　121
── 粘膜《尿管の》　113
── 粘膜《尿道の》　118, 122
── 粘膜《膀胱の》　114
── 粘膜《卵管の》　120
── 鼻粘膜　104
── of tympanic cavity　鼓室粘膜　249
Mucosal folds　粘膜ヒダ　102
Mucous　粘[の]；粘液[の]　6
── epithelium　粘膜上皮　89
── membrane
──── 粘膜　89
──── 粘膜《胃の》　96
──── 粘膜《咽頭の》　95
──── 粘膜《咽頭腔の》　107
──── 粘膜《気管の》　107
──── 粘膜《気管支の》　109
──── 粘膜《耳管の》　250
──── 粘膜《小腸の》　97
──── 粘膜《食道の》　96

── 粘膜《腎盤の》　113
── 粘膜《精管の》　116
── 粘膜《精嚢の》　116
── 粘膜《前立腺部の》　118
── 粘膜《大腸の》　98
── 粘膜《胆嚢の》　102
── 粘膜《腟の》　121
── 粘膜《尿管の》　114
── 粘膜《尿道の》　118, 122
── 粘膜《膀胱の》　114
── 粘膜《卵管の》　119
──── of mouth　口腔粘膜　90
──── of nose　鼻粘膜　104
──── of tongue　舌粘膜　93
Multifid　多裂[の]　6
Multifidus　多裂筋　71
── cervicis　頸多裂筋　71
── lumborum　腰多裂筋　71
── thoracis　胸多裂筋　71
Multiform layer
── 多形層　212
── [layer VI]　多形層；多形細胞層[第VI層]　211
Multipennate muscle　多羽状筋　66
Muscle/s　筋　6, 66, 76, 79
── layer　筋層　89
──── of pharynx　咽頭筋層　95
── of abdomen　腹部の筋　73
── of auditory ossicles　耳小骨筋　67, 249
── of back　背部の筋　70
── of back proper　固有背筋　70
── of head　頭部の筋　67
── of lower limb　下肢の筋　78
── of neck　頸部の筋　69
── of soft palate and fauces
──── 口蓋筋　94
──── 軟口蓋と口峡の筋　67
── of terminal notch　分界切痕筋　251
── of thorax　胸部の筋　72
── of tongue　舌筋　67, 93

── of upper limb　上肢の筋　76
── sheath　筋の固有筋膜　67
Muscular　筋[の]　6
── arteries　筋枝《眼動脈の》　139
── branch/es
──── 筋枝《会陰神経の》　230
──── 筋枝《腋窩神経の》　228
──── 筋枝《外側腕筋神経の》　226
──── 筋枝《筋神経の》　219
──── 筋枝《筋皮神経の》　226
──── 筋枝《脛骨神経の》　230
──── 筋枝《後前腕皮神経の》　227
──── 筋枝《尺骨神経の》　227
──── 筋枝《深腓骨神経の》　230
──── 筋枝《浅腓骨神経の》　230
──── 筋枝《前骨間神経の》　227
──── 筋枝《大腿神経の》　229
──── 筋枝《椎骨動脈の》　142
──── 筋枝《副神経の》　225
──── 筋枝《閉鎖神経の》　229
──── 筋枝《肋間神経の》　228
── coat
──── 筋層《胃の》　97
──── 筋層《気管支の》　109
──── 筋層《結腸の》　99
──── 筋層《女性の尿道の》　122
──── 筋層《小腸の》　97
──── 筋層《食道の》　96
──── 筋層《腎盤の》　113
──── 筋層《精管の》　116
──── 筋層《精嚢の》　116
──── 筋層《前立腺部の》　118
──── 筋層《大腸の》　98
──── 筋層《胆嚢の》　102
──── 筋層《腟の》　121
──── 筋層《直腸の》　99
──── 筋層《尿管の》　113
──── 筋層《尿道海綿体の》　118
──── 筋層《膀胱の》　113

―― 筋層《卵管の》 119
― fascia 眼筋筋膜 242
― layer
―― 筋層《胃の》 97
―― 筋層《気管支の》 109
―― 筋層《結腸の》 99
―― 筋層《女性の尿道の》 122
―― 筋層《小腸の》 97
―― 筋層《食道の》 96
―― 筋層《腎盤の》 113
―― 筋層《精管の》 116
―― 筋層《精嚢の》 116
―― 筋層《前立腺部の》 118
―― 筋層《大腸の》 98
―― 筋層《胆嚢の》 102
―― 筋層《腟の》 121
―― 筋層《直腸の》 99
―― 筋層《尿管の》 113
―― 筋層《尿道海綿体の》 118
―― 筋層《膀胱の》 113
―― 筋層《卵管の》 119
― nerve 筋神経 219
― part 筋性部 132
― porcess 筋突起《披裂軟骨の》 105
― space 筋裂孔 81
― tissue 筋質 116
― triangle 筋三角 22
― trochlea 筋滑車 67
Muscularis mucosae
― 粘膜筋板 89
― 粘膜筋板《胃の》 96
― 粘膜筋板《小腸の》 97
― 粘膜筋板《食道の》 96
― 粘膜筋板《大腸の》 98
Musculi pectinati 櫛状筋 133, 134
Musculocutaneous nerve 筋皮神経 226
Musculophrenic
― artery 筋横隔動脈 145
― veins 筋横隔静脈 155
Musculotubal canal 筋耳管管 32
Musculus uvulae 口蓋垂筋 94

Myelencephalon 髄脳；延髄；球 181
Myenteric plexus 筋層間神経叢 234
Mylohyoid 顎舌骨筋 69
― branch 顎舌骨筋枝 138
― groove 顎舌骨筋神経溝 38
― line 顎舌骨筋線 38
Mylopharyngeal part 顎咽頭部 95
Myocardium 心筋層 132
Myometrium 筋層；子宮筋層《子宮の》 120

N

Nail 爪 252
― groove 爪床小溝 253
― matrix 爪床 252
― root 爪根 253
― sinus 爪洞 253
― wall 爪郭 253
Nares 外鼻孔 104
Nasal
― bone 鼻骨 36
― branches [of anterior ethmoidal nerve] 前篩骨神経の鼻枝 220
― cartilages 鼻軟骨 103
― cavity 鼻腔 104
― crest 鼻稜 37
― foramina 鼻孔 36
― glands 鼻腺 104
― margin 鼻骨縁 35
― notch 鼻切痕 36
― part 鼻部《前頭骨の》 35
― region 鼻部 21
― septal branch 鼻中隔枝 137
― septum 鼻中隔 104
― spine 鼻棘 35
― surface
―― 鼻腔面《口蓋骨の》 37
―― 鼻腔面《上顎骨の》 36
― vestibule 鼻前庭 104
Nasalis 鼻筋 67

Nasion ナジオン 27
Nasociliary
― nerve 鼻毛様体神経 220
― root 感覚根；鼻毛様体神経根；鼻毛様体神経と毛様体神経節との交通枝 232
―― of ciliary ganglion 毛様体神経節との交通枝；毛様体神経節の感覚根；毛様体神経節の鼻毛様体根 220
Nasofrontal vein 鼻前頭静脈 159
Nasolabial
― node 鼻唇リンパ節 166
― sulcus 鼻唇溝 17, 22
Nasolacrimal
― canal 鼻涙管 28
― duct 鼻涙管 244
Nasomaxillary suture 鼻骨上顎縫合 54
Nasopalatine nerve 鼻口蓋神経 221
Nasopharyngeal meatus 鼻咽道 28, 104
Nasopharynx ［咽頭］鼻部 94
Natal cleft 殿裂 18
Navicular
― 舟状骨《足の》 50
― 舟状［の］ 6
― articular surface 舟状関節面 49
― fossa 尿道舟状窩 118
Neck
― 頸 2, 17, 178
― 後角頸 178
― 《of tooth》 歯頸 91
― of bladder 膀胱頸 113
― of femur 大腿骨頸 47
― of fibula 腓骨頸 49
― of gallbladder 胆嚢頸；くび 102
― of glans 亀頭頸 117
― of malleus ツチ骨頸 249
― of mandible 下顎頸 38
― of pancreas 膵頸 103
― of radius 橈骨頸 44
― of rib 肋骨頸 41

Neck

— of scapula 肩甲頸 43
— of talus 距骨頸 49
Neocerebellum 新小脳 196
Neocortex 新皮質 211
Neostriatum 背側線条体；新線条体 214
Nerve 神経 6, 218
— fibre 神経線維 174
— of pterygoid canal 翼突管神経；顔面神経根 232
— to external acoustic meatus 外耳道神経 222
— to lateral pterygoid 外側翼突筋神経 221
— to medial pterygoid 内側翼突筋神経 221
— to mylohyoid 顎舌骨筋神経 222
— to obturator internus 内閉鎖筋神経 229
— to piriformis 梨状筋神経 229
— to quadratus femoris 大腿方形筋神経 229
— to stapedius アブミ骨筋神経 222
— to tensor
— — tympani 鼓膜張筋神経 221
— — veli palatini 口蓋帆張筋神経 221
Nervous 神経［の］ 6
— spinosus 硬膜枝；下顎神経の硬膜枝《下顎神経の》 221
Network 網 8
Neural
— layer 神経層 240
— lobe 神経葉 128
Neurocranium 脳頭蓋 29
Neuroepithelium 感覚上皮 244, 245
Neuroglia グリア；神経膠細胞 174
Neurohypophysis
— 神経下垂体；下垂体後葉 200, 206
— 神経下垂体；後葉《下垂体

の》 127
Neuron ニューロン；神経細胞 174
Niger 黒［の］；黒色［の］ 6
Nipple 乳頭；ちくび 18, 253
— line 乳頭線 21
Node 節；結節 6
— of anterior border of omental foramen 網嚢孔リンパ節 169
— of arch of azygos vein 奇静脈弓リンパ節 168
— of ligamentum arteriosum 動脈管索リンパ節 168
Nodes around cardia 噴門リンパ輪 169
Nodule 小節 6
— [X] 小節；虫部小節［第X小葉］ 198
Nodules of semilunar cusps
— 半月弁結節《大動脈弁の》 134
— 半月弁結節《肺動脈弁の》 133
Noncoronary cusp 後半月弁 134
Nonvisual retina 網膜盲部 240
Noradrenergic cells/Norepinephric cells ノルアドレナリン作動性細胞群 216
— in caudolateral pons 橋後外側部ノルアドレナリン作動性細胞群[A5] 216
— in locus caeruleus 青斑核ノルアドレナリン作動性細胞群[A6] 216
— in medulla 延髄ノルアドレナリン作動性細胞群[A1, A2] 216
— in nucleus of lateral lemniscus 外側毛帯核ノルアドレナリン作動性細胞群[A7] 216
Nose 鼻 17, 103
Nostrils 外鼻孔 104
Notch 切痕 5, 26

— for ligamentum teres 肝円索切痕 100
— in cartilage of acoustic meatus 外耳道軟骨切痕 250
— of cardiac apex 心尖切痕 131
Nucha 項；うなじ 17
Nuchal
— fascia 項筋膜 70
— ligament 項靱帯 53
Nuclei
— of inferior colliculus 下丘核 195
— of lateral lemniscus 外側毛帯核 190
— of perizonal fields [H, H1, H2] 不確帯周囲野核群；H, H1, H2 野核［群］ 203
— of solitary tract 孤束核 184
— of trapezoid body 台形体核群；台形体核 189
Nucleus
— 核 7
— 神経核 174
— accumbens 側坐核 213
— ambiguus 疑核 185
— lateralis cerebelli 歯状核；小脳外側核；外側核《小脳核の》 199
— limitans 境界核 202
— medialis cerebelli 室頂核；小脳内側核；内側核《小脳核の》 199
— of abducens nerve 外転神経核 189
— of accessory nerve 副神経核 178
— of ansa lenticularis レンズ核ワナ核 204
— of cranial nerve 脳神経核 174
— of diagonal band 対角帯核 213
— of dorsal field [H1] 背側野核；H1 野核 203
— of hypoglossal nerve 舌

Oculomotor

― 下神経核　184
― of lateral olfactory tract　外側嗅索核　213
― of lens　水晶体核　241
― of medial field [H]　内側野核；H 野核　203
― of oculomotor nerve　動眼神経核　194
― of optic tract　視索核；視蓋前域視索核　201
― of origin　起始核　174
― of phrenic nerve　横隔神経核　178
― of posterior commissure　後交連核　194
― of pudendal nerve　陰部神経核　178
― of trochlear nerve　滑車神経核　194
― of ventral field [H2]　腹側野核；H2 野核　203
― proprius　固有核；脊髄第 III・第 IV 層　178
― pulposus　髄核　55
― reuniens　結合核　202

Nutrient　栄養[の]　7
― artery　栄養動脈　130
―― of raduis　橈骨栄養動脈　146
―― of ulna　尺骨栄養動脈　146
― canal　栄養管　27
― foramen　栄養孔　27
― vein　栄養静脈　130

O

Obex　閂　182,192
Oblique　斜[の]　7
― arytenoid　斜披裂筋　106
― capitis
―― inferior　下頭斜筋　69
―― superior　上頭斜筋　69
― cord　斜索　53,60
― diameter　斜径　47
― fibres　斜線維　97
― fissure　斜裂　109
― head　斜頭　77,80
― line
―― 斜線《下顎骨の》　38
―― 斜線《甲状軟骨の》　105
― muscle of auricle　耳介斜筋　251
― part　斜部　106
― pericardial sinus　心膜斜洞　131
― popliteal ligament　斜膝窩靱帯　62
― ridge　斜稜　91
― vein of left atrium　左心房後静脈　154

Oblong fovea　楕円窩　106
Obscurus raphe nucleus　不確縫線核　186
Obturator
― artery　閉鎖動脈　150
― branch　閉鎖動脈との吻合枝《下腹壁動脈の》　151
― canal　閉鎖管　61
― crest　閉鎖稜　47
― externus　外閉鎖筋　80
― fascia　閉鎖筋膜　74,123
― foramen　閉鎖孔　46
― groove　閉鎖溝　47
― internus　内閉鎖筋　79
― membrane　閉鎖膜　61
― nerve　閉鎖神経　229
― nodes　閉鎖リンパ節　170
― veins　閉鎖静脈　163

Occipital　後頭側　16
― angle　後頭角《頭頂骨の》　34
― artery　後頭動脈　137
― aspect　後面観　29
― belly　後頭筋　67
― bone　後頭骨　29
― border　後頭縁《頭頂骨の》　34
― branch/es
―― 後頭枝《後耳介神経の》　222
―― 後頭枝《後耳介動脈の》　137
―― 後頭枝《後頭動脈の》　137
― condyle　後頭顆　30
― diploic vein　後頭板間静脈　157
― emissary vein　後頭導出静脈　157
― forceps　大鉗子　210
― groove　後頭動脈溝　32
― horn　後角；後頭角《側脳室の》　211
― line　後頭線条　211
― lobe　後頭葉　207,209
― margin　後頭縁《側頭骨の》　32
― nodes　後頭リンパ節　166
― plane　後頭平面　30
― pole　後頭極　207
― region　後頭部　21
― sinus　後頭静脈洞　157
― stripe　後頭線条　211
― vein/s　後頭静脈　155,158

Occipitofrontalis　後頭前頭筋　67
Occipitomastoid suture　後頭乳突縫合　54
Occipitopontine fibres
― 後頭橋線維　215
― 後頭橋線維；後頭葉橋線維　192
Occipitotectal fibres　後頭視蓋線維　215
Occipitotemporal
― branch　後頭側頭枝　144
― sulcus　後頭側頭溝　209
Occiput　後頭　17,27
Occluded part　閉塞部　150
Occlusal
― curves　咬合面曲線　92
― fissure　咬合裂　91
― fossa　咬合窩　91
― surface　咬合面　91
Oculomotor
― nerve [III]　動眼神経[脳神経 III]　219
― root　副交感神経根；動眼神経根；毛様体神経節への動眼神経根　232
―― of ciliary ganglion　毛

Oculomotor

様体神経節への枝；毛様体神経節副交感根 220
— sulcus 動眼神経溝 192
Oesophageal
— branches
—— 食道枝《下甲状腺動脈の》 145
—— 食道枝《胸心臓神経の》 231
—— 食道枝《左胃動脈の》 148
—— 食道枝《反回神経の》 224
—— 食道動脈 147
— glands 食道腺 96
— hiatus 食道裂孔 72
— impression 食道圧痕 100
— plexus 食道神経叢 225,233
— veins 食道静脈 155,161
Oesophagus 食道 18,95
Olecranon 肘頭 44
— fossa 肘頭窩 44
Olfactory
— area 鼻粘膜嗅部 251
— bulb 嗅球 213
— glands 嗅腺 104,251
— groove 嗅溝《鼻腔の》 104
— islets 嗅島；カレハの島 213
— nerve/s 嗅神経糸 219
— [I] 嗅神経[脳神経I] 219
— organ 嗅覚器 251
— part of nasal mucosa 鼻粘膜嗅部 251
— peduncle 嗅脚 213
— region 嗅部 104
— striae 嗅条 213
— sulcus 嗅溝《前頭葉の》 208
— tract 嗅索 213
— trigone 嗅三角 213
— tubercle 嗅結節 213
Olivary pretectal nucleus 視蓋前域オリーブ核 201

Olivocerebellar tract オリーブ核小脳路；オリーブ小脳路 182
Olivocochlear tract オリーブ蝸牛束；オリーブ核蝸牛束；上オリーブ核蝸牛束 188
Olivospinal fibres オリーブ脊髄線維；オリーブ脊髄線維 179
Omental
— appendices 腹膜垂 99
— branches 大網枝 148,149
— bursa 網嚢 125
— eminence 小網隆起《膵臓の》 103
— foramen 網嚢孔 125
— taenia 大網ヒモ 99
— tuberosity 小網隆起《肝臓の》 100
Omoclavicular triangle 肩甲鎖骨三角；大鎖骨上窩 22
Omohyoid 肩甲舌骨筋 69
Omotracheal triangle 筋三角 22
Opening
— 口 1
— 孔 7
— of aqueduct of midbrain 中脳水道口 195,200
— of cerebral aqueduct 中脳水道口 195,200
— of cochlear canaliculus 蝸牛小管外口 33
— of coronary sinus 冠状静脈口 133
— of frontal sinus 前頭洞口 35
— of inferior vena cava 下大静脈口 133
— of nasolacrimal
—— canal 鼻涙管口 28
—— duct 鼻涙管開口部 104
— of pulmonary trunk 肺動脈口 133
— of sphenoidal sinus 蝶形骨洞口 31

— of superior vena cava 上大静脈口 133
Openings
— of papillary ducts 乳頭孔 112
— of pulmonary veins 肺静脈口 134
— of smallest cardiac veins 細小静脈孔 133
— part 弁蓋部；前頭弁蓋 207
Operculum 弁蓋 7
Ophthalmic
— artery 眼動脈 139
— division [Va; V₁] 眼神経[三叉神経第1枝] 220
— nerve 眼神経[三叉神経第1枝] 220
Opisthion オピスチオン 28
Opponens 対立[の] 7
— digiti minimi
—— 小指対立筋 78
—— 小趾(指)対立筋 80
— muscle 対立筋 67
— pollicis 母指対立筋 77
Opposition 対立；対向 57
Optic
— axis 視軸 238
— canal 視神経管 31
— chiasm 視神経交叉；視交叉 200
— chiasma 視神経交叉；視交叉 200
— cup 眼杯 238
— disc 視神経円板；視神経乳頭 240
— layer 視神経層；第III層 196
— nerve 視神経 238
—— [II] 視神経[脳神経II] 219
— part of retina 網膜視部 240
— radiation 視放線 203,215
— tract 視索 200
— vesicle 眼胞 238

Ora serrata 鋸状縁 240
Oral 口[の] 7
— cavity 口腔 17, 89
—— proper 固有口腔 89
— fissure 口裂 17, 89
— opening 口裂 17, 89
— pontine reticular nucleus 吻側橋網様核；上橋網様核 191
— region 口部 21
— subnucleus 吻側部；吻側亜核 189
— vestibule 口腔前庭 89
Orbicular 輪[の] 7
— muscle 輪筋 66
Orbicularis
— oculi 眼輪筋 68
— oris 口輪筋 68
Orbiculus 輪 7
— ciliaris 毛様体輪 239
Orbit 眼窩 27
Orbital
— branch/es
—— 眼窩枝《中硬膜動脈の》138
—— 眼窩枝《翼口蓋神経節の》220
— cavity 眼窩 27
— fascia/e 眼窩筋膜 242
— fat body 眼窩脂肪体 242
— gyri 眼窩回 208
— margin 眼窩縁 28
— muscle 眼窩筋 242
— opening 眼窩口 28
— part
—— 眼窩部《眼輪筋の》68
—— 眼窩部《視神経の》238
—— 眼窩部《前頭骨の》35
—— 眼窩部《前頭葉の》207
—— 眼窩部《涙腺の》243
— plate 眼窩板 35
— process 眼窩突起 37
— region 眼窩部 21
— septum 眼窩隔膜 242
— sulci 眼窩溝 208
— surface
—— 眼窩面《頬骨の》37
—— 眼窩面《上顎骨の》36

—— 眼窩面《前頭骨の》35
—— 眼窩面《蝶形骨の》31
— tubercle 眼窩隆起 37
— veins 眼窩静脈 158, 159
Orbitalis 眼窩筋 242
Organ 器管；器 7
Oriens layer 上行層；上昇層 212
Orifice 口 7
— of ileal papilla 回腸口 98
— of vermiform appendix 虫垂口 98
Origin 起始 7
Oropharyngeal isthmus 口峡；峡部 93
Oropharynx 口部《咽頭の》94
Os
— centrale 中心骨 45
— trigonum 三角骨《足根骨の》50
Osseous 骨[の] 7
— spiral lamina 骨ラセン板 247
Ossicle 小骨 7
Ossification centre 骨化中心 27
Otic ganglion 耳神経節 233
Otolith 平衡砂 245
Otolithic membrane 平衡砂膜 245
Outer
— border of iris 大虹彩輪 239
— limiting layer 外境界層；外境界膜 240
— lip 外唇《腸骨の》46
— nuclear layer 外顆粒層《眼球内膜の》240
— plexiform layer 外網状層 240
— sheath 視神経外鞘 238
— spiral sulcus 外ラセン溝 245
— stripe 外帯 112
— zone 外層《腎柱の》112
Oval 卵円[の] 7

— fossa 卵円窩 133
— window 前庭窓 248
Ovarian
— artery 卵巣動脈 150
— branches 卵巣枝 150
— cortex 卵巣皮質 119
— fimbria 卵巣采 119
— fossa 卵巣陥凹 126
— medulla 卵巣髄質 119
— plexus 卵巣動脈神経叢 234
— stroma 卵巣支質 119
Ovary 卵巣 118

P

P1 segment 交通前部；P1 区《後大脳動脈の》143
P2 segment 交通後部；P2 区 143
P3 segment 外側後頭動脈；P3 区 143
P4 segment 内側後頭動脈；P4 区 144
Pachymeninx 硬膜 175
Palatal
— cusp 口蓋側咬頭 91
— root 口蓋側根 92
— surface 口蓋面《歯の》91
Palate 口蓋 89
Palatine
— aponeurosis 口蓋腱膜 94
— bone 口蓋骨 37
— crest 口蓋稜 37
— glands 口蓋腺 90
— grooves 口蓋溝 37
— process 口蓋突起 37
— raphe 口蓋縫線 90
— rugae 横口蓋ヒダ 90
— spines 口蓋棘 37
— surface 口蓋面《口蓋骨の》37
— tonsil 口蓋扁桃 93, 171
— torus 口蓋隆起 29
Palato-ethmoidal suture 口

蓋篩骨縫合　54
Palatoglossal arch　口蓋舌弓　93
Palatoglossus　口蓋舌筋　93, 94
Palatomaxillary suture　口蓋上顎縫合　54
Palatopharyngeal
— arch　口蓋咽頭弓　93
— ridge　口蓋咽頭稜　94
— sphincter　後束；口蓋咽頭括約筋　94
Palatopharyngeus　口蓋咽頭筋　94, 95
Palatovaginal
— canal　口蓋骨鞘突管　29
— groove　口蓋骨鞘突溝　31
Paleocerebellum　古小脳；旧小脳　196
Paleocortex　旧皮質；古皮質　211
Paleostriatum　淡蒼球；古線条体　214
Pallidal raphe nucleus　淡蒼縫線核　186
Pallidum　淡蒼球；古線条体　214
Pallium　外套　206
Palm
— 手掌；てのひら　19
— 手掌部　23
Palmar　掌側　17
— aponeurosis　手掌腱膜　78
— branch
— — 掌枝《尺骨神経の》　227
— — 掌枝《正中神経の》　227
— carpal
— — branch
— — — 掌側手根枝《尺骨動脈の》　147
— — — 掌側手根枝《橈骨動脈の》　146
— — tendinous sheaths　掌側手根腱鞘　83
— carpometacarpal ligaments　掌側手根中手靱帯　60

— digital veins　掌側指静脈　160
— intercarpal ligaments　掌側手根間靱帯　60
— interossei　掌側骨間筋　78
— ligaments　掌側靱帯　61
— metacarpal
— — arteries　掌側中手動脈　146
— — ligaments　掌側中手靱帯　60
— — veins　掌側中手静脈　161
— radiocarpal ligament　掌側橈骨手根靱帯　60
— region　手掌部　23
— surfaces of fingers　掌面《指の》　19
— ulnocarpal ligament　掌側尺骨手根靱帯　60
Palmaris
— brevis　短掌筋　77
— longus　長掌筋　77
Palmate　棕状[の]　7
— folds　棕状ヒダ　120
Palpebral
— branches　眼瞼枝　220
— conjunctiva　眼瞼結膜　243
— fissure　眼瞼裂　17, 243
— part
— — 眼瞼部《眼輪筋の》　68
— — 眼瞼部《涙腺の》　243
— veins　眼瞼静脈　160
Palpebronasal fold　瞼鼻ヒダ　243
Pampiniform　蔓状[の]　7
— plexus　蔓状静脈叢　162
Pancreas　膵臓　103
Pancreatic
— branches
— — 膵枝《後上膵十二指腸動脈の》　148
— — 膵枝《前上膵十二指腸動脈の》　148
— — 膵枝《脾動脈の》　148
— duct　膵管　103

— islets　膵島　103, 128
— nodes　膵リンパ節　169
— notch　膵切痕　103
— plexus　膵神経叢　234
— veins　膵静脈　162, 163
Pancreaticocolic ligament　膵結腸間膜　125
Pancreaticoduodenal
— nodes　膵十二指腸リンパ節　169
— veins　膵十二指腸静脈　162
Pancreaticosplenic ligament　膵脾間膜　125
Papilla of parotid duct　耳下腺乳頭　90
Papillae　乳頭；真皮乳頭　252
— of tongue　舌乳頭　93
Papillary　乳頭[の]　7
— layer　乳頭層　252
— muscles　乳頭筋　132
— process　乳頭突起《肝臓の》　101
— ridge　皮膚小稜　252
Para-aortic bodies　大動脈傍体；大動脈小体　136
Para-urethral ducts　尿道傍管　118, 122
Para-uterine nodes　子宮傍リンパ節　170
Parabigeminal nucleus　二丘傍核　194
Parabrachial
— nuclei　結合腕傍核　190
— pigmented nucleus　色素含有性結合腕傍核　195
Paracentral
— branches　中心傍小葉枝　141
— lobule　中心傍小葉　208, 209
— nucleus　中心傍核　201
— sulcus　中心傍溝　208
Paracervix　子宮頸傍組織　120
Paracolic
— gutters　結腸傍溝　126
— nodes　結腸傍リンパ節

Paracommissural solitary nucleus　孤束交連傍核　185
Paradidymis　精巣傍体　115
Paraduodenal
— fold　十二指腸傍ヒダ　125
— recess　十二指腸傍陥凹　125
Parafascicular nucleus　束傍核　201
Parahippocampal gyrus　海馬傍回　209
Paralaminar part　髄板傍部　202
Paralemniscal nucleus　毛帯傍核　191
Paramammary nodes　乳腺傍リンパ節　168
Paramastoid process　乳突傍突起　30
Paramedian
— arteries　後内側中心動脈　143
— lobule [H Ⅶ B]　薄小葉；正中傍小葉[第ⅦB半球小葉]　198
— nucleus　正中傍核　187
— planes　傍正中面　21
— pontine branches　内側枝；傍正中橋枝《脳底動脈の》　143
— reticular nucleus　正中傍網様核　191
Parametrium　子宮傍組織　120
Paramolar
— cusp　臼傍咬頭；臼傍結節　92
— tubercle　臼傍咬頭；臼傍結節　92
Paranasal sinuses　副鼻腔　104
Paranephric fat　腎傍脂肪体　112
Paranigral nucleus　黒質傍核　195
Paraolfactory
— area　嗅傍野　208
— gyri　嗅傍回　208
— sulci　嗅傍溝　208
Parapeduncular nucleus　脚傍核　196
Parapharyngeal space　咽頭側隙　95
Pararectal
— fossa　直腸傍陥凹　126
— nodes　直腸傍リンパ節；肛門直腸リンパ節　170
Pararenal fat body　腎傍脂肪体　112
Parasolitary nucleus　孤束傍核　184
Parasternal
— line　胸骨傍線　21
— nodes　胸骨傍リンパ節　168
Parasubiculum　海馬台傍野；傍海馬台　211
Parasympathetic　副交感[の]　7
— ganglion　副交感神経節　218
— part　副交感神経　232
— root
—— 副交感神経根；鼓索神経　232
—— 副交感神経根；骨盤内臓神経　233
—— 副交感神経根；小錐体神経　233
—— 副交感神経根；大錐体神経　232
—— 副交感神経根；動眼神経根；毛様体神経節への動眼神経根　232
—— of ciliary ganglion　毛様体神経節への枝；毛様体神経節副交感根　220
—— of otic ganglion　小錐体神経；耳神経節の副交感神経根　224
—— of pterygopalatine ganglion　大錐体神経；翼口蓋神経節の副交感神経根　223
—— of submandibular ganglion　鼓索神経　223
Parataenial nucleus　ヒモ傍核　202
Paraterminal gyrus　終板傍回　208
Parathyroid gland　上皮小体；副甲状腺　127
Paratracheal nodes　気管傍リンパ節　167, 168
Para-umbilical veins　臍傍静脈　162
Paravaginal nodes　腟傍リンパ節　170
Paraventricular
— fibres　室傍核下垂体線維　206
— nuclei of thalamus　視床室傍核群；視床室傍核　202
— nucleus　室傍核；視床下部室傍核　204
Paraventriculohypophysial tract　室傍核下垂体路　206
Paravertebral line　椎骨傍線　21
Paravesical
— fossa　膀胱傍陥凹　126
— nodes　膀胱傍リンパ節　170
Parenchyma
— [甲状腺]実質　127
— 実質　7, 89, 116
— of testis　精巣実質　115
Parietal　壁側[の]　7
— abdominal fascia　腹部の壁側筋膜　74
— bone　頭頂骨　34
— border　頭頂縁《側頭骨の》　33
— branch
—— 頭頂枝《浅側頭動脈の》　138
—— 頭頂枝《中硬膜動脈の》　138
—— 頭頂枝《内側後頭動脈の》　144
— eminence　頭頂結節　34
— emissary vein　頭頂導出静脈　157
— fascia　壁側筋膜　67

475

Parietal

―― of thorax
―――胸内筋膜 72,110
―――胸部の壁側筋膜
　　　　　　　　　110
― foramen 頭頂孔 34
― layer
―― 壁側板《心膜の》131
―― 壁側板《精巣の》115
― lobe 頭頂葉 207,209
― lymph nodes 腹-壁側リンパ節 168
― margin
―― 頭頂縁《前頭骨の》35
―― 頭頂縁《蝶形骨の》31
― nodes 骨盤-壁側リンパ節 170
― notch 頭頂切痕 33
― operculum 頭頂弁蓋
　　　　　　　　　207
― pelvic fascia
―― 骨盤内筋膜 74
―― 壁側骨盤筋膜
　　　　　　　74,124
― peritoneum 壁側腹膜
　　　　　　　　　125
― pleura 壁側胸膜 111
― region 頭頂部 21
― tuber 頭頂結節 34
― veins 頭頂静脈 158

Parieto-occipital
― branch/es
―― 頭頂後頭溝枝 141
―― 頭頂後頭枝 144
― sulcus 頭頂後頭溝
　　　　　　　207,209

Parietomastoid suture 頭頂乳突縫合 54

Parietopontine fibres
― 頭頂橋線維 215
― 頭頂[葉]橋線維 192

Paroophron 卵巣傍体 121

Parotid
― branch/es
―― 耳下腺枝《下顎神経の》
　　　　　　　　　222
―― 耳下腺枝《顔面静脈の》
　　　　　　　　　156
―― 耳下腺枝《後耳介動脈の》

　　　　　　　　　138
―― 耳下腺枝《浅側頭静脈の》
　　　　　　　　　138
― duct 耳下腺管 90
― fascia 耳下腺筋膜 68
― gland 耳下腺 90
― plexus 耳下腺神経叢
　　　　　　　　　223
― region 耳下腺咬筋部 21
― veins
―― 耳下腺枝《顔面静脈の》
　　　　　　　　　156
―― 耳下腺静脈 156

Pars
― alpha アルファ部 186
― anterior 遠位部《下垂体の》127
― copularis [H VIII A] 外側部[第VIIIA半球小葉] 198
― distalis 遠位部《下垂体の》
　　　　　　　　　127
― flaccida 弛緩部《鼓膜の》
　　　　　　　　　248
― intermedia 中間部《下垂体の》127
― laminaris 髄板傍部 202
― nervosa
―― 神経部 200
―― 神経葉 127
― tensa 緊張部《鼓膜の》
　　　　　　　　　248
― tuberalis 隆起部 127
Part 部 7
― in canal 管内部；視神経管部《視神経の》238
Parvocellular
― layers 小細胞層；小細胞部層 204
― nucleus 小細胞部；外側部《背内側核の》202
― part
―― 小細胞部《外側網様核の》
　　　　　　　　　186
―― 小細胞部《後内側腹側核の》202
―― 小細胞部《赤核の》195
―― 小細胞部；L細胞群《前庭神経外側核の》190

― reticular nucleus 小細胞性網様核 186
Patella
― 膝蓋；ひざがしら 20
― 膝蓋骨 48
Patellar
― anastomosis 膝蓋動脈網
　　　　　　　　　152
― ligament 膝蓋靱帯 62
― surface 膝蓋面 48
Patent part 開存部《臍動脈の》
　　　　　　　　　150
Pecten 櫛 7
― pubis 恥骨櫛 47
Pectinate 櫛状[の] 7
― ligament 小柱網；櫛状靱帯 238
―― of iridocorneal angle 虹彩角膜角櫛状靱帯 240
― line 櫛状線；歯状線 100
― muscles 櫛状筋
　　　　　　　133,134
Pectineal
― ligament 恥骨櫛靱帯 73
― line
―― 恥骨筋線 48
―― 恥骨櫛 47
Pectineus 恥骨筋 79
Pectoral
― branches 胸筋枝《胸肩峰動脈の》145
― fascia 胸筋筋膜 72
― girdle 上肢帯 18,42
― nodes 胸筋リンパ節；前[腋窩]リンパ節 167
― region 胸筋部 22
― veins 胸筋枝《鎖骨下静脈の》160
Pectoralis
― major 大胸筋 72
― minor 小胸筋 72
Pedicle 椎弓根 39
Peduncle 脚 7
― of flocculus 片葉脚 198
Peduncular 脚[の] 7
― branches 大脳脚枝 143
― loop 脚ワナ 213
― nucleus 脚核；脚周囲核

— veins　大脳脚静脈　158
Pedunculopontine tegmental nucleus　脚橋被蓋核　195, 196
Peforating branches　貫通枝《深掌静脈弓の》　146
Pellucid　透明[の]　7
Pelvic　盤[の]　7
　— bone　寛骨　46
　— cavity　骨盤腔　18, 47, 124
　— diaphragm　骨盤隔膜　75, 122
　— fascia　骨盤部[の]筋膜　74, 123
　— floor　骨盤隔膜　75
　— ganglia　骨盤神経節　233
　— girdle　下肢帯　19, 45
　— inclination　骨盤傾斜　47
　— inlet　骨盤上口　47
　— lateral wall triangle　骨盤側壁三角　126
　— lymph nodes　骨盤のリンパ節　170
　— outlet　骨盤下口　47
　— part
　—— 骨盤部　234
　—— 骨盤部《神経系の》　233
　—— 骨盤部《精管の》　115
　—— 骨盤部《尿管の》　113
　— plexus　下下腹神経叢；骨盤神経叢　234
　— splanchnic nerves　副交感神経；骨盤内臓神経　233
　— surface　前面《仙骨の》　40
Pelvis
　— 骨盤　18, 47
　— 盤　7
Penicilli　筆毛動脈　171
Penis　陰茎　117
Pennate muscle　羽状筋　66
Perforated　有孔[の]　7
Perforating　貫通[の]　7
　— arteries　貫通動脈　152
　—— of penis　陰茎貫通動脈　151

— branch/es
—— 貫通枝《後骨間動脈の》　147
—— 貫通枝《底側中足動脈の》　153
—— 貫通枝《内胸動脈の》　144
—— 貫通枝《腓骨動脈の》　153
— cutaneous nerve　貫通皮神経　230
— radiate arteries　放線貫通動脈　113
— veins　貫通静脈　165
Peri-olivary nuclei　上オリーブ周囲核　189
Peri-urethral gland zone　傍尿道腺組織部　116
Periamygdaloid cortex　扁桃体周囲皮質；扁桃周囲皮質　213
Periaqueductal grey substance　中心灰白質；中脳水道周囲灰白質　195
Periarterial plexus　動脈周囲神経叢　219
Pericallosal
— artery　脳梁周囲動脈　141
— cistern　脳梁周囲槽；脳梁周槽　176
Pericardiacophrenic
— artery　心膜横隔動脈　144
— veins　心膜横隔静脈　155
Pericardial
— branch/es
—— 心膜枝《横隔神経の》　226
—— 心膜枝《胸大動脈の》　147
— cavity　心膜腔　111, 131
— veins　心膜静脈　155, 161
Pericardium　心膜　131
Pericentral nucleus　中心周囲核　196
Perichondrium　軟骨膜　26
Perichoroidal space　脈絡外隙　239
Pericranium　頭蓋骨膜　27

Peridental branches
— 歯周枝《下歯槽動脈の》　138
— 歯周枝《後上歯槽動脈の》　138
— 歯周枝《前上歯槽動脈の》　138
Perifornical nucleus　脳弓周囲核　205
Perihypoglossal nuclei　舌下神経周囲核　185
Perikaryon　核周部；神経細胞形質　174
Perilymph　外リンパ　244
Perilymphatic
— duct　外リンパ管　245
— space　外リンパ隙　244
Perimetrium　漿膜；子宮外膜《子宮の》　120
Perimysium　筋周膜　66
Perineal
— artery　会陰動脈　151
— body　会陰腱中心；会陰体　122
— branches　会陰枝　230
— fascia　浅会陰筋膜　124
— flexure　肛門会陰曲；会陰曲　99
— membrane　会陰膜；下尿生殖隔膜筋膜　123
— muscles　会陰筋　122
— nerves　会陰神経　230
— raphe　[会陰]縫線　122
— region　会陰の部位　23
Perinephric fat　脂肪被膜　112
Perineum　会陰　122
Perineurium　神経周膜　218
Periodontal
— fibre　歯根膜《狭義の》　55
— ligament　歯根膜　92
— membrane　歯周組織；歯根膜　54
Periodontium
— 歯根膜　54, 92
— 歯周組織　54
Perionyx　痕跡爪皮　253
Periorbita　眼窩骨膜　242

Periosteum 骨膜 26
Peripeduncular nucleus 脚核；脚周囲核 187,195
Peripharyngeal space 咽頭周囲隙 95
Peripheral
— 辺縁；末梢 16
— 末梢[の] 7
— autonomic plexuses and ganglia 内臓神経叢と内臓神経節；末梢自律神経叢と末梢自律神経節 233
Perirenal fat capsule 脂肪被膜 112
Peritendineum 腱周膜 67
Peritoneal
— attachments of liver 肝間膜 125
— cavity 腹膜腔 124
Peritoneum 腹膜 124
Peritrigeminal nucleus 三叉神経周囲核 185
Perivascular fibrous capsule [血管周囲]線維鞘 102
Periventricular
— fibres 室周線維 203,206
— nucleus 脳室周囲核；視床下部脳室周囲核 205
— preoptic nucleus 脳室周囲視索前域核 204
— zone 脳室周囲帯；脳室周囲域 205
Permanent teeth 永久歯 92
Peroneal 腓側 17
— artery 腓骨動脈 153
— border of foot 外側縁《足の》
— compartment of leg 下腿の外側区画；下腿の腓骨筋区画 79
— node 腓骨リンパ節 171
— trochlea 腓骨筋滑車 50
— tubercle 腓骨筋滑車 50
— veins 腓骨静脈 165
Peroneus
— brevis 短腓骨筋 80

— longus 長腓骨筋 80
— tertius 第三腓骨筋 80
Perpendicular 垂直[の] 7
— plate
— — 垂直板《口蓋骨の》 37
— — 垂直板《篩骨の》 35
Pes 海馬足 211
— anserinus 鵞足 80
Petro-occipital
— fissure 錐体後頭裂 29
— synchondrosis 錐体後頭軟骨結合 55
Petrosal
— branch 岩様部枝 138
— fossula 錐体小窩 33
— vein 錐体静脈 159
Petrosphenoidal fissure 蝶錐体裂 28
Petrosquamous
— fissure 錐体鱗裂 33
— sinus 側頭錐体鱗部静脈洞 157
Petrotympanic fissure 錐体鼓室裂 33
Petrous part
— — 岩様部；錐体乳突部《側頭骨の》 32
— — 岩様部；錐体部《内頸動脈の》 139
Phalanges
— 指骨；指節骨 45
— 趾(指)骨；趾(指)節骨 51
Pharyngeal
— branch/es
— — 咽頭枝《下咽頭神経の》 225
— — 咽頭枝《下甲状腺動脈の》 145
— — 咽頭枝《下行口蓋動脈の》 139
— — 咽頭枝《上行咽頭動脈の》 137
— — 咽頭枝《舌咽神経の》 224
— — 咽頭枝《迷走神経の》 224
— — 咽頭枝《翼突管動脈の》 138

— bursa 咽頭嚢 94
— glands 咽頭腺 95
— hypophysis 咽頭下垂体 94
— lymphoid
— — ring リンパ性咽頭輪 171
— — nodules 咽頭リンパ小節 94
— muscles
— — 咽頭筋 70
— — 咽頭筋層 95
— nerve 咽頭枝《鼻口蓋神経の》 221
— opening 耳管咽頭口 250
— — of auditory tube 耳管咽頭口 94
— plexus
— — 咽頭静脈叢 156
— — 咽頭神経叢 224
— raphe 咽頭縫線 95
— recess 咽頭陥凹 94
— tonsil 咽頭扁桃 94,171
— tubercle 咽頭結節 29
— veins 咽頭静脈 156
Pharyngo-oesophageal constriction 咽頭食道狭窄 95
Pharyngobasilar fascia 咽頭頭底板 95
Pharyngotympanic tube 耳管 250
Pharynx 咽頭 18,94
Philtrum 人中；はなみぞ 17,89
Phrenic
— ganglia 横隔神経節 234
— nerve 横隔神経 226
— nucleus 横隔神経核 178
Phrenico-abdominal branches 横隔腹枝 226
Phrenico-oesophageal ligament 横隔食道膜 72
Phrenicocoeliac part 横隔膜腹腔動脈部 98
Phrenicocolic ligament 横隔結腸間膜 125

Phrenicomediastinal recess 横隔縦隔洞 111
Phrenicopleural fascia 横隔胸膜筋膜 110
Phrenicosplenic ligament 横隔脾間膜 125
Physiological cup 円板陥凹；乳頭陥凹 240
Pia mater 軟膜 176
Pial
— filament 軟膜部；軟膜終糸；内終糸 176
— part 軟膜部；軟膜終糸；内終糸 176
Pigmented
— epithelium ［虹彩］色素上皮 240
— layer 色素［上皮］層 240
— — of ciliary body 毛様体色素上皮層 240
— — of iris 虹彩色素上皮層 240
— — of retina 網膜色素上皮層 240
Pineal
— body 松果体 127
— gland 松果体 127, 199
— nerve 松果体神経 231
— recess 松果体陥凹 200
Pinna 耳介 17, 250
Piriform 梨状の 7
— aperture 梨状口 28
— fossa 梨状陥凹 95
— recess 梨状陥凹 95
Piriformis 梨状筋 79
— fascia 梨状筋筋膜 74
Pisiform 豆状骨 45
— joint 豆状骨関節 60
Pisohamate ligament 豆鈎靱帯 60
Pisometacarpal ligament 豆中手靱帯 60
Pituitary gland 下垂体 127
Pivot 車軸［の］ 10
— joint 車軸関節 56
Placenta 胎盤 120
Plane 平面［の］ 7
— joint 平面関節 56

— suture 直線縫合 54
Planes and regions 平面と線 21
Plantar 底側 17
— aponeurosis 足底腱膜 82
— calcaneocuboid ligament 底側踵立方靱帯 63
— calcaneonavicular ligament 底側踵舟靱帯 63
— cuboideonavicular ligament 底側立方舟靱帯 63
— cuneocuboid ligament 底側楔立方靱帯 63
— cuneonavicular ligaments 底側楔舟靱帯 63
— digital
— — arteries proper 固有底側趾(指)動脈 153
— — veins 底側趾(指)静脈 164
— intercuneiform ligaments 底側楔間靱帯 63
— interossei 底側骨間筋 81
— ligaments 底側靱帯 64
— metatarsal
— — arteries 底側中足動脈 153
— — ligaments 底側中足靱帯 64
— — veins 底側中足静脈 165
— region 足底部 24
— surfaces of toes ［趾(指)の］底側面 20
— tarsal ligaments 底側足根靱帯 63
— tarsometatarsal ligaments 底側足根中足靱帯 64
— tendinous sheath of fibularis longus 長腓骨筋の足底腱鞘 85
— tendinous sheath of peroneus longus 長腓骨筋の足底腱鞘 85
— venous

— — arch 足底静脈弓 164
— — network 足底静脈網 164
Plantaris 足底筋 80
Platysma 広頸筋 69
Pleura 胸膜 111
Pleural
— cavity 胸膜腔 111
— cupula 胸膜頂 111
— recesses 胸膜洞 111
Pleuro-oesophageus 胸膜食道筋 96
Plexus 叢 7
— of ductus deferens 精管神経叢 235
Plica semilunaris 結膜半月ヒダ 243
Pneumatized 含気［の］ 7
— bone 含気骨 26
Polar
— frontal artery 前頭極動脈 141
— temporal artery 側頭極動脈 141
Pole 極 7
Pons 橋 181, 186
— and cerebellum 後脳；橋と小脳 181
Pontine
— arteries 橋枝 143
— corticonuclear fibres 橋の皮質核線維；皮質核線維《橋の》 187
— nuclei 橋核 187
— raphe nucleus 橋縫線核 191
— veins 橋静脈 159
Pontobulbar nucleus 橋延髄核 185
Pontocerebellar
— cistern 橋小脳槽 176
— fibres 橋小脳線維 187
Pontocerebellum 橋小脳 196
Pontomesencephalic vein 橋中脳静脈 159
Pontoreticulospinal tract 橋網様体脊髄路；内側網様体脊髄

路　179
Popliteal
　— artery　膝窩動脈　152
　— fossa　膝窩；ひかがみ　24
　— nodes　膝窩リンパ節　171
　— surface　膝窩面　48
　— vein　膝窩静脈　165
Popliteus　膝窩筋　80
Pore　孔　7
Porta　門　7
　— hepatis　肝門　100
Portal veins of hypophysis
　下垂体門脈　158
Portion　部　7
Post-central fissure　山頂前
　裂；中心後裂　197
Post-clival fissure　上後裂；山
　腹後裂　198
Post-pyramidal fissure　第二
　裂；錐体後裂　198
Postaortic nodes　大動脈後リ
　ンパ節　168
Postcaval nodes　大静脈後リ
　ンパ節　168
Postcentral
　— branch　後中心枝　147
　— gyrus　中心後回　207
　— sulcus　中心後溝　207
Postcommissural fibres　交連
　後線維；交連後脳弓線維　210
Postcommunicating part　交
　通後部；A2分節　141,143
Posterior　後　16
　— accessory olivary nucleus
　　後副オリーブ核；背側副オリー
　　ブ核　184
　— acoustic stria　背側聴条
　　　188
　— ampullary nerve　後膨大
　　部神経　223
　— ankle region　後距腿部
　　　24
　— antebrachial cutaneous
　　nerve　後前腕皮神経　227
　— arch　後弓《環椎の》　40
　— articular facet　後関節面
　　　40
　— atlanto-occipital

membrane　後環椎後頭膜
　　　57
　— attachment of linea alba
　　白線補束　73
　— auricular
　　— artery　後耳介動脈
　　　　137
　　— groove　後耳介溝　251
　　— nerve　後耳介神経
　　　　222
　　— vein　後耳介静脈　157
　— axillary
　　— fold　後腋窩ヒダ　18
　　— line　後腋窩線　21
　— basal
　　— segment［S X］
　　——　後肺底区(S10)《右肺
　　　の》　110
　　——　後肺底区(S10)《左肺
　　　の》　110
　　——　artery
　　———　後肺底動脈(A10)
　　《右肺の》　135
　　———　後肺底動脈(A10)
　　《左肺の》　135
　　———　bronchus［B X］
　　———　後肺底枝(B10)《右
　　　下葉気管支の》　108
　　———　後肺底枝(B10)《左
　　　下葉気管支の》　108
　— belly　後腹　69
　— bony ampulla　後骨膨大部
　　　246
　— border
　　——　後縁《尺骨の》　45
　　——　後縁《精巣の》　115
　　——　後縁《橈骨の》　44
　　——　後縁《腓骨の》　49
　　——　of petrous part　錐体後
　　　縁　33
Posterior
　— brachial cutaneous nerve
　　後上腕皮神経　227
　— branch/es
　　——　後枝《後内側中心動脈の》
　　　　144
　　——　後枝《尺側反回動脈の》
　　　　146

——　後枝《腎動脈の》　149
——　後枝《総肝管の》　102
——　後枝《内側前腕皮神経の》
　　　227
——　後枝《閉鎖神経の》　229
——　後枝《閉鎖動脈の》　150
——　後枝《門脈の》　162
——　後枝《腕神経叢の》　226
——　後上膵十二指腸動脈
　　　149
——　後上葉静脈(V2)　153
　— caecal artery　後盲腸動脈
　　　149
　— calcaneal articular facet
　　後踵骨関節面　50
　— cerebellomedullary
　　cistern　後小脳延髄槽；大槽
　　　175
　— cerebral artery　後大脳動
　　脈　143,144
　— cervical
　　——　plexus　後頸神経叢
　　　　225
　　——　region　後頸部；項部；
　　うなじ　22
　— chamber　後眼房　241
　— circumflex humeral
　　——　artery　後上腕回旋動脈
　　　　146
　　——　vein　後上腕回旋静脈
　　　　160
　— clinoid process　後床突起
　　　31
　— cochlear nucleus　蝸牛神
　　経後核；蝸牛神経背側核　185
　— column　後柱《脊髄の》
　　　178
　— commissure
　　——　後陰唇交連　121
　　——　後交連　200,201
　— communicating artery
　　後交通動脈　143,144
　— compartment
　　——　of arm　上腕の後区画；
　　上腕の伸筋区画　76
　　——　of forearm　前腕の後区
　　画；前腕の伸筋区画　76
　　——　of leg　下腿の後区画；下

腿の屈筋区画 79
―― of thigh 大腿の後区画；大腿の屈筋区画 78
― conjunctival arteries 後結膜動脈 140
― cord 後神経束 226
― cranial fossa 後頭蓋窩 29
― crico-arytenoid 後輪状披裂筋 106
― cruciate ligament 後十字靱帯 62
― cusp
―― 後尖《右心室の》 133
―― 後尖《左心室の》 134
― cutaneous
―― branch
――― 後皮枝《胸神経の》 228
――― 後皮枝《頸神経の》 225
――― 後皮枝《仙骨・尾骨神経の》 229
――― 後皮枝《腰神経の》 228
―― nerve
――― 後皮枝《胸神経の》 228
――― 後皮枝《仙骨・尾骨神経の》 229
――― 後皮枝《腰神経の》 228
――― of arm 後上腕皮神経 227
――― of forearm 後前腕皮神経 227
――― of thigh 後大腿皮神経 230
― deep temporal artery 後深側頭動脈 138
― divisions 後部；後枝《腕神経叢の，大耳介神経の》 226
― ethmoidal
―― artery 後篩骨動脈 140
―― cells
――― 後篩骨洞 105
――― 後篩骨蜂巣 35

―― foramen 後篩骨孔 28
―― nerve 後篩骨神経 220
― external
―― arcuate fibres 後外弓状線維 183
―― vertebral venous plexus 後外椎骨静脈叢 161
―― extremity 後端《脾臓の》 171
― fascicle 後束；口蓋咽頭括約筋 94
― fasciculus proprius 後索固有束 180
― femoral cutaneous nerve 後大腿皮神経 230
― fold of malleus 後ツチ骨ヒダ 249
― fontanelle 小泉門 29
― funiculus 後索 180
― gastric
―― artery 後胃動脈 149
―― branches 後胃枝 225
―― glandular branch 後腺枝 137
― gluteal line 後殿筋線 46
― grey commissure 後灰白交連；背側灰白交連 180
― horn
―― 後角 178
―― 後角《脊髄の》 177
―― 後角；後頭角《側脳室の》 211
― hypothalamic
―― area 視床下部後野；視床下部後域 205
―― region 視床下部後野；視床下部後域 205
― inernal vertebral venous plexus 後内椎骨静脈叢 161
― inferior
―― cerebellar artery 後下小脳動脈 142
―― iliac spine 下後腸骨棘 46
―― nasal nerves 下後鼻枝

221
― intercavernous sinus 後海綿間静脈洞 157
― intercondylar area 後顆間区 48
― intercostal
―― arteries ［第三‐第十一］肋間動脈 147
―― veins ［第四‐第十一］肋間静脈 161
― intermediate sulcus 後中間溝 177
― intermuscular septum of leg 後下腿筋間中隔 81
― interosseous
―― artery 後骨間動脈 147
―― nerve 後骨間神経；後前腕骨間神経 228
―― veins 後骨間静脈 160
― interpositus nucleus 球状核；後中位核 199
― interventricular
―― branch 後室間枝；後下行枝 136
―― sulcus 後室間溝 132
―― vein 中心臓静脈；中心静脈《心臓の》 155
― intra-occipital synchondrosis 後後頭内軟骨結合 55
― labial
―― branches 後陰唇枝 151
―― nerves 後陰唇神経 230
―― veins 後陰唇静脈 163
― lacrimal crest 後涙嚢稜 36
― lateral
―― choroidal branches 外側後脈絡叢枝 143
―― nasal arteries 外側後鼻枝 139
―― segment 右外側後区域；区域VII 101
― layer
―― 後葉《腹直筋の》 73

Posterior

―― 後葉；浅葉《胸腰筋膜の》 72
― left ventricular branch 左心室後枝 136
― ligament
―― of auricle 後耳介靱帯 251
―― of fibular head 後腓骨頭靱帯 62
―― of incus 後キヌタ骨靱帯 249
― limb
―― 後脚《アブミ骨の》 249
―― 後脚；内包後脚《内包の》 214
― limiting lamina 後境界板 239
― lip 後唇《子宮の》 120
― liver 肝臓後部；尾状葉 101
― lobe 神経下垂体；後葉《下垂体の》 127
―― of cerebellum 小脳後葉 197
― longitudinal
―― fasciculus
後縦束；背側縦束《延髄の》 182
後縦束；背側縦束《橋の》 187
後縦束；背側縦束《視床下部の》 206
後縦束；背側縦束《中脳の》 193
―― ligament 後縦靱帯 55
― malleolar fold 後ツチ骨ヒダ 248
― medial
―― choroidal branches 内側後脈絡叢枝 143
―― segment 右内側後区域；区域 VIII 101
― median
―― line 後正中線 21
―― septum 後正中中隔 177
―― sulcus
――― 後正中溝《延髄の》 182
――― 後正中溝《脊髄の》 177
― mediastinal nodes 後縦隔リンパ節 168
― mediastinum 縦隔の後部；後縦隔 111
― medullary branches 後延髄枝 142
― membranous ampulla 後［膜］膨大部 244
― meningeal artery 後硬膜動脈 137
― meniscofemoral ligament 後半月大腿靱帯 61
― nasal
―― aperture 後鼻孔 28, 104
―― spine 後鼻棘 37
― nerve of lesser curvature 後小弯神経 225
― nodes 肩甲下リンパ節；後腋窩リンパ節 167
― nuclear complex of thalamus 視床後核群 202
― nucleus
―― 後核《橋核の》 187
―― 後核；視床後核《視床後核群の》 202
―― 後核；背側核《副視索核群の》 194
―― 背側核；後核《動眼神経副核の》 194
―― of hypothalamus 視床下部後核 205
―― of lateral funiculus 側索後核 178
―― of lateral lemniscus 外側毛帯後核；外側毛帯背側核 190
―― of vagus nerve 迷走神経背側核 184
― obturator tubercle 後閉鎖結節 47
― palpebral margin 後眼瞼縁 243
― papillary muscle 後乳頭筋 133, 134
― paracentral gyrus 後中心傍回 209
― paragigantocellular reticular nucleus 後巨細胞性傍核；後巨細胞性網様体傍核 186
― paramedian nucleus 後正中傍核；背側正中傍核 184
― paraventricular nucleus 後室傍核 202
― parietal artery 後頭頂動脈 142
― part
―― 後部《蝸牛神経核の》 185
―― 後部《肝臓の》 100
―― 後部《前交連の》 210
―― 後部《腟の》 120
―― 後部《放線冠の》 215
―― 後部；背側部《外側結合腕傍核の》 190
―― 後部；背側部［第 III 小葉］《小脳前葉の》 197
―― 後部；背側部［第 V 小葉］ 197
―― 後部；背側部［第 V 半球小葉］ 197
―― 溝後部；後部《舌の》 92
―― of knee 膝窩 20
―― of lateral funiculus 側索後部 180
―― of liver 肝臓後部；尾状葉 101
― perforated substance 後有孔質 192
― periventricular nucleus 後脳室周囲核 205
― pillar of fauces 口蓋咽頭弓 93
― plexus 後神経叢 228
― pole
―― 後極《眼球の》 238
―― 後極《水晶体の》 242
― pretectal nucleus 視蓋前域後核；後視蓋前域核 201
― process
―― 距骨後突起 50
―― 後突起；蝶形突起 103

Posterior

― quadrangular lobule [H VI] 後四角小葉[第 VI 半球小葉] 198
― radicular artery 後根動脈 147
― ramus/i
―― 後枝《外側溝の》 207
―― 後枝《胸神経の》 228
―― 後枝《頸神経の》 225
―― 後枝《脊髄神経の》 219
―― 後枝《仙骨・尾骨神経の》 228
―― 後枝《腰神経の》 228
― raphe nucleus 後縫線核；背側縫線核 191, 195
― recess 後鼓膜陥凹 249
― region
―― of arm 後上腕部 23
―― of elbow 後肘部 23
―― of forearm 後前腕部 23
―― of knee 後膝部 24
―― of leg 後下腿部 24
―― of thigh 後大腿部 23
―― of wrist 後手根部 23
― root 後根 219
― sacral foramina 後仙骨孔 41
― sacro-iliac ligament 後仙腸靱帯 61
― scalene 後斜角筋 69
― scrotal
―― branches 後陰嚢枝 151
―― nerves 後陰嚢神経 230
―― veins 後陰嚢静脈 163
― segment
―― 眼球後区 238
―― 後区《肝臓の》 101
―― 後区《腎臓の》 112
―― 後区域；尾状葉；区域 I 101
―― [S II] 後上葉区(S2)《右肺の》 109
― segmental
―― artery
――― 後区動脈《固有肝動脈の》 148, 149
――― 後区動脈《腎動脈の》 149
――― 後上葉動脈(A2) 135
―― bronchus [B II] 後上葉枝(B2) 108
― semicircular
―― canal 後骨半規管 246
―― duct 後半規管 244
― semilunar cusp 後半月弁 134
― septal branches 中隔後鼻枝 139
― sinus 後洞 248
― solitary nucleus 後孤束核；背側孤束核 185
― spinal
―― artery 後脊髄動脈 142
―― veins 後脊髄静脈 161
― spinocerebellar tract 後脊髄小脳路；背側脊髄小脳路 179, 183
― sternoclavicular ligament 後胸鎖靱帯 59
― stria of tympanic membrane 後鼓膜条 251
― subnucleus 後部；背側部《外側結合腕傍核の》 190
― superior
―― alveolar
――― artery 後上歯槽動脈 138
――― branches 後上歯槽枝 221
―― fissure 上後裂；山腹後裂 198
―― iliac spine 上後腸骨棘 46
―― lateral nasal branches 外側上後鼻枝 221
―― medial nasal branches 内側上後鼻枝 221
―― pancreaticoduodenal artery 後上膵十二指腸動脈 148
― surface
―― 後面《角膜の》 239
―― 後面《脛骨の》 48
―― 後面《虹彩の》 239
―― 後面《子宮の》 119
―― 後面《尺骨の》 44
―― 後面《上腕骨の》 43
―― 後面《腎臓の》 111
―― 後面《水晶体の》 242
―― 後面《膵臓の》 103
―― 後面《前立腺の》 116
―― 後面《橈骨の》 44
―― 後面《披裂軟骨の》 106
―― 後面《腓骨の》 49
―― 後面《副腎の》 127
――― 背側面 42
――― of arm 後上腕面 18
――― of elbow 後肘面 19
――― of eyelid 眼瞼後面 243
――― of forearm 後前腕面 19
――― of leg 後下腿面 20
――― of petrous part 錐体後面 32
――― of thigh 後大腿面 19
―― talar articular surface 後距骨関節面 50
―― talocalcaneal ligament 後距踵靱帯 63
―― talocrural region 後距腿部 24
―― talofibular ligament 後距腓靱帯 62
― tegmental
―― decussation 背側被蓋交叉；後被蓋交叉 194
―― nucleus 後被蓋核；背側被蓋核 190
― temporal
―― branch 後側頭枝《中大脳動脈の》 142
―― branches 後側頭枝《後大脳動脈の》 144
―― diploic vein 後側頭板間静脈 157
― thalamic radiation
―― 後視床脚 203
―― 後視床放線 203, 215
― thoracic nucleus 胸髄

索引（英語－日本語）

483

Posterior

- 核；背核；背側核 178
- tibial
- — artery 後脛骨動脈 152
- — node 後脛骨リンパ節 171
- — recurrent artery 後脛骨反回動脈 152
- — veins 後脛骨静脈 165
- tibiofibular ligament 後脛腓靱帯 53
- tibiotalar part 後脛距部 62
- transverse temporal gyrus 後横側頭回 208
- triangle 外側頸三角部；後頸三角 22
- trigeminothalamic tract 後三叉神経核視床路；背側三叉神経視床路 188
- tubercle
- — — 後結節 39
- — — 後結節《環椎の》 40
- tympanic artery 後鼓室動脈 137
- vagal trunk 後迷走神経幹 225
- vaginal column 後皺柱；後ヒダ柱 121
- vein 後上葉静脈(V2) 153
- — — of corpus callosum 後脳梁静脈 159
- — — of septum pellucidum 後透明中隔静脈 158
- vein(s) of left ventricle 左心室後静脈 154
- ventrolateral nucleus 外側腹側核の尾側部；外側腹側後核 203
- vestibular
- — — branch 後前庭枝 246
- — — vein 後前庭静脈 246
- wall
- — — 後壁《胃の》 96
- — — 後壁《腟の》 120
- — — 乳突壁；後壁《中耳の》 248
- — white commissure 後白交連；背側白交連 180

Posterolateral
- central arteries 後外側中心動脈 143
- fissure 後外側裂 198
- nucleus 後外側核；背外側核 177, 187
- solitary nucleus 後外側孤束核；背外側孤束核 185
- sulcus 後外側溝 177, 181
- tract 後外側路；背外側路 180

Posteromedial
- central arteries 後内側中心動脈 143, 144
- frontal branch 後内側前頭枝 141
- nucleus 後内側核；背内側核 178, 187, 189
- part 後内側部；背内側部 195

Posteromedian medullary vein 後正中延髄静脈 159
Postganglionic nerve fibres 節後線維；節後神経線維 218
Postlaminar part 篩板後部 238
Post-lingual fissure 中心小葉前裂；小舌後裂 197
Postremal chamber 硝子体眼房 241
Postsulcal part 溝後部；後部《舌の》 92
Postvesical nodes 膀胱後リンパ節 170
Pouch 陥凹；窩 4
Pre-aortic nodes 大動脈前リンパ節 168
Pre-auricular nodes 耳介前リンパ節 166
Pre-epiglottic fat body 前喉頭蓋脂肪体 106
Pre-olivary groove オリーブ前溝 181
Preaccessory cuneate nucleus 副楔状束前核；X 細胞群 184

Prebiventral fissure 二腹小葉前裂；錐体前裂 198
Precaecal nodes 盲腸前リンパ節 169
Precaecocolic fascia 盲結腸前筋膜 98
Precaval nodes 大静脈前リンパ節 168
Precentral
- cerebellar vein 小脳中心前静脈 159
- fissure 中心小葉前裂；小舌後裂 197
- gyrus 中心前回 207
- sulcus 中心前溝 207
Prechiasmatic sulcus 前視交叉溝 30
Preclival fissure 第一裂；山腹前裂 197
Precommissural
- fibres 交連前線維；交連前脳弓線維 210
- septal nucleus
- — — 交連前中隔核 210
Precommunicating part
- — — 交通前部；A1 分節《前大脳動脈の》 141
- — — 交通前部；P1 分節《後大脳動脈の》 143
Preculminate fissure 山頂前裂；中心後裂 197
Precuneal branches 楔前部枝 141
Precuneus 楔前部 209
Prefrontal
- artery 前頭前動脈 142
- veins 前頭前野静脈 158
Preganglionic nerve fibres 節前線維；節前神経線維 218
Pregeniculate nucleus 外側膝状体腹側核；膝状体前核 204
Prelaminar
- branch 前層枝 147
- part 篩板前部 238
Prelaryngeal nodes 喉頭前リンパ節 167

Premammillary artery　視床灰白隆起動脈　144
Premaxilla　切歯骨　37
Premolar tooth　小臼歯　92
Preoccipital notch　後頭前切痕　207
Preoptic
— area　視索前域；視索前野　200, 205
— arteries　前視索野動脈　141
Prepancreatic artery　前膵動脈　148
Prepericardial nodes　心膜前リンパ節　168
Prepositus nucleus　前位核　185
Preprostatic
— part　壁内部；前立腺前部《尿道の》　118
— sphincter　内尿道括約筋　118
Prepuce　包皮　117
— of clitoris　陰核包皮　121
Preputial glands　包皮腺　117
Prepyloric vein　幽門前静脈　162
Prepyramidal fissure　二腹小葉前裂；錐体前裂　198
Presacral
— fascia　仙骨前筋膜　75
— nerve　上下腹神経叢；仙骨前神経　234
Presplenic fold　脾前間膜　125
Presternal region　胸骨前部　22
Presubiculum　海馬台前野；前海馬台　212
Presulcal part　溝前部；前部《舌の》　92
Pretectal
— area　視蓋前域；視蓋前野　201
— nuclei　視蓋前域核群　201
Pretecto-olivary fibres　視蓋前域オリーブ核線維；視蓋前域オリーブ線維　187, 194
Pretracheal
— layer　気管前葉　69
— nodes　気管前リンパ節　167
Prevertebral
— layer　椎前葉　70
— nodes　脊椎前リンパ節　168
— part　椎骨前部　142
Prevesical nodes　膀胱前リンパ節　170
Prickle cell layer　有棘層　252
Primary
— 一次[の]；原始[の]　7
— 一次骨化点　27
— curvature　一次弯曲　39
— fissure　第一裂；山腹前裂　197
— hair　生毛　252
— lymphoid organs　一次性リンパ性器官　166
Primordial ovarian follicle　原始卵胞　119
Princeps　主[の]　7
— pollicis artery　母指主動脈　146
Principal　主[の]　7
— division　主部　202
— gastric glands　固有胃腺；胃底腺　96
— olivary nucleus　主オリーブ核　184
— sensory nucleus of trigeminal nerve　三叉神経主感覚核　189
— ventral medial nucleus　主内側腹側核；内側腹側核群主核　202
Procerus　鼻根筋　67
Process　突起　7, 26
Processus cochleariformis　サジ状突起　248
Profunda
— brachii artery　上腕深動脈　146
— femoris vein　大腿深静脈　164
Projection fibre　投射線維　174
Prominence　隆起　7
— of facial canal　顔面神経管隆起　248
— of lateral semicircular canal　外側半規管隆起　248
Prominens　隆起[の]　7
Promontorial nodes　岬角リンパ節　170
Promontory
— 岬角　8
— 岬角《仙骨の》　40
— 岬角《中耳の》　248
Pronation　回内　57
Pronator　回内筋　8
— muscle　回内筋　66
— quadratus　方形回内筋　77
— teres　円回内筋　77
— tuberosity　回内筋粗面　44
Proper　固有[の]　8
— cochlear artery　固有蝸牛動脈　246
— membrane of semicircular duct　半規管固有膜　244
— palmar digital
— — arteries　固有掌側指動脈　147
— — nerves　固有掌側指神経　227
— plantar digital nerves　固有底側（趾）指神経《外側足底神経の》　231
— — 固有底側（趾）指神経《内側足底神経の》　231
Propria mucosae
— 粘膜固有層　89
— 粘膜固有層《胃の》　96
— 粘膜固有層《小腸の》　97
— 粘膜固有層《食道の》　96
— 粘膜固有層《大腸の》　98
Prosencephalon　前脳　181, 199
Prostate　前立腺　116

Prostate

― gland 前立腺 116
Prostatic
　― branches
　　― ― 前立腺枝《下膀胱動脈の》 150
　　― ― 前立腺枝《中直腸動脈の》 150
　― ducts 前立腺管 116
　― fascia 前立腺筋膜 123
　― plexus 前立腺神経叢 234
　― sinus 前立腺洞 118
　― urethra 前立腺部 118
　― utricle 前立腺小室 118
　― venous plexus 前立腺静脈叢 163
Protuberance 隆起 8
Proximal 近位 16
　― lateral striate branches 近位外側線条体枝 141
　― medial striate arteries 近位内側線条体動脈 141
　― node 近位リンパ節 170
　― part
　　― ― 近位部 118
　　― ― 近位部《前立腺の》 116
　― phalanx
　　― ― 基節骨《足の》 51
　　― ― 基節骨《手の》 45
　― radio-ulnar joint 上橈尺関節 59
　― transerve arch of foot 近位横足弓 20
Psoas
　― fascia 腰筋筋膜 74
　― major 大腰筋 79
　― minor 小腰筋 79
Pterion プテリオン 28
Pterygoid
　― branches 翼突筋枝 138
　― canal 翼突管 31
　― fossa 翼突窩 31
　― fovea 翼突筋窩 38
　― hamulus 翼突鈎 31
　― notch 翼突切痕 31
　― plexus 翼突筋静脈叢 156
　― process 翼状突起 31

― tuberosity 翼突筋粗面 38
Pterygomandibular raphe 翼突下顎縫線 95
Pterygomaxillary fissure 翼上顎裂 28
Pterygomeningeal artey 翼突硬膜動脈 138
Pterygopalatine
　― fossa 翼口蓋窩 28
　― ganglion 翼口蓋神経節 232
Pterygopharyngeal part 翼突咽頭部 95
Pterygospinous
　― ligament 翼棘靱帯 53
　― process 翼棘突起 31
Pubic
　― arch 恥骨弓 47
　― branch
　　― ― 恥骨枝《下腹壁動脈の》 151
　　― ― 恥骨枝《閉鎖動脈の》 150
　　― ― branch（Accessory obturator vein） 恥丘静脈；恥丘枝；副閉鎖静脈 163
　― crest 恥骨稜 47
　― hairs 陰毛 252
　― region 恥骨部；下腹部 22
　― symphysis 恥骨結合 55,61
　― tubercle 恥骨結節 46
　― vein 恥丘静脈；恥丘枝；副閉鎖静脈 163
Pubis 恥骨 46
Pubo-analis 恥骨肛門筋 75
Pubocervical ligament 恥骨頸靱帯 120
Pubococcygeal tendon 恥骨尾骨筋腱 75
Pubococcygeus 恥骨尾骨筋 75,122
Pubofemoral ligament 恥骨前立腺外側靱帯；恥骨大腿靱帯 61
Puboperinealis 恥骨会陰筋 75

Puboprostatic ligament 恥骨前立腺靱帯 75,123
Puboprostaticus 恥骨前立腺筋；前立腺挙筋 75,116
Puborectalis 恥骨直腸筋 75,122
Pubovaginalis 恥骨腟筋 75,122
Pubovesical ligament 恥骨膀胱靱帯；恥骨前立腺内側靱帯 75
Pubovesicalis 恥骨膀胱筋 75,114
Pudendal
　― canal 陰部神経管 124
　― cleft 陰裂 121
　― nerve 陰部神経 230
Pudendum 女性の外陰部；陰門 121
Pulmonary
　― branches 肺枝 234
　― groove 肺溝 42
　― ligament 肺間膜 111
　― pleura 臓側胸膜；肺胸膜 111
　― plexus 肺神経叢 225,233
　― trunk 肺動脈幹；肺動脈 134
　― valve 肺動脈弁 133
　― veins 肺静脈 153
Pulp 髄 8
　― canal 歯根管；根管 91
　― cavity 歯髄腔 91
　― ― of crown 歯冠腔；髄室 91
Pulpy 髄[の] 8
Pulvinar 視床枕 199
　― nuclei 視床枕核；視床枕核群 201
Punctum 点 8
Pupil 瞳孔 239
Pupillary
　― margin 瞳孔縁 239
　― membrane 瞳孔膜 240
Purkinje cell layer プルキンエ細胞層 199

Putamen　被殻　214
Pyloric
— antrum　幽門洞　96
— branch　幽門枝　225
— canal　幽門管　96
— glands　幽門腺　96
— nodes　幽門リンパ節　169
— orifice　幽門口　96
— part　幽門部　96
— sphincter　幽門括約筋
　　　　97
Pylorus　幽門　96
Pyramid
— 延髄錐体　181
— 錐体　8
— of vestibule　前庭錐体
　　　　246
Pyramidal　錐体[の]　8
— base　錐体底　112
— eminence　錐体隆起　248
— layer　錐体細胞層　212
— lobe　錐体葉　127
— muscle of auricle　耳介錐体筋　251
— process　錐体突起　37
— tract　錐体路　182, 192
Pyramidalis　錐体筋　73
Pyramis [VIII]　虫部錐体[第VIII小葉]　198

Q

Quadrangular　四角[の]　8
— membrane　四角膜　107
Quadrate　方形[の]　8
— ligament　方形靱帯　59
— lobe　方形葉　101
— muscle　方形筋　66
— part　方形部　101
— tubercle　方形結節　48
Quadratus
— femoris　大腿方形筋　79
— lumborum　腰方形筋　73
—— fascia　前葉；深葉；腰方形筋筋膜《胸腰筋膜の》　72
— plantae　足底方形筋　80
Quadriceps femoris　大腿四頭筋　79
Quadrigeminal
— artery　四丘体動脈　143
— cistern　四丘体槽；大大脳静脈槽　176
— plate　蓋板；四丘体板
　　　　192, 195

R

Radial　橈側　17
— artery　橈骨動脈　146
— border　橈側縁；外側縁《前腕の》　19
— collateral
—— artery　橈側側副動脈　146
—— ligament　外側側副靱帯《上橈尺関節の》　59
——— of wrist joint　外側手根側副靱帯　60
— fibres　放線状線維　239
— fossa　橈骨窩　44
— groove　橈骨神経溝　43
— head　橈骨頭　77
— nerve　橈骨神経　227
— notch　橈骨切痕　44
— part　外側部《前腕の》　76
— recurrent artery　橈側反回動脈　146
— styloid process　茎状突起《橈骨の》　44
— surfaces of fingers　外側面《指の》　19
— tuberosity　橈骨粗面　44
— veins　橈骨静脈　160
Radialis indicis artery　示指橈側動脈　146
Radiate　放線状[の]　8
— carpal ligament　放線状手根靱帯　60
— layer　放線層；放線状層
　　　　212
— ligament of head of rib　放線状肋骨頭靱帯　58
— sternocostal ligaments　放線状胸肋靱帯　58

Radiation　放線　8
— of corpus callosum　脳梁放線　210
Radicular　根[の]　8
— branches　根枝《椎骨動脈の》　142
Radii　水晶体放線　242
Radio-ulnar syndesmosis　橈尺靱帯結合　53
Radius　橈骨　44
Rami communicantes　交通枝《自律神経の》　231
Ramus
— communicans　交通枝《神経系の》　219
— of ischium　坐骨枝　46
— of mandible　下顎枝　38
Raphe　縫線　8
— nuclei　縫線核；縫線核群
　　　　185, 186, 189, 191, 195
— of medulla oblongata　延髄縫線　183
— of penis　陰茎縫線　117
— of pons　橋縫線　187
— of scrotum　陰嚢縫線
　　　　119
Recess/es　陥凹　8
— of tympanic membrane　鼓膜陥凹　249
—, fossae and folds　ヒダと陥凹　125
Rectal
— ampulla　直腸膨大部　99
— stalk　外側直腸靱帯　99
— venous plexus　直腸静脈叢　163
Recto-urethral muscles　肛門直腸会陰筋　99
Recto-urethralis
— inferior　肛門会陰筋；下直腸尿道筋　99, 118
— superior　直腸会陰筋；上直腸尿道筋　99
Recto-uterine
— fold　直腸子宮ヒダ　126
— ligament　直腸子宮靱帯；子宮仙骨靱帯　120
— pouch　直腸子宮窩　126

Recto-uterinus 直腸子宮筋 120
Recto-vaginal septum 直腸腟筋膜；直腸腟中隔 123
Recto-vesical
— pouch 直腸膀胱窩 126
— septum 直腸前立腺筋膜；直腸膀胱中隔 123
Rectococcygeus 直腸尾骨筋 99
Rectoperinealis 直腸会陰筋；上直腸尿道筋 99
Rectoprostatic fascia 直腸前立腺筋膜；直腸膀胱中隔 74, 123
Rectosacral fascia 直腸仙骨筋膜 75
Rectovaginal
— fascia 直腸腟筋膜；直腸腟中隔 74, 123
— septum 直腸腟筋膜；直腸腟中隔 74
Rectovesical septum 直腸前立腺筋膜；直腸膀胱中隔 74
Rectovesicalis 直腸膀胱筋 75, 99, 114
Rectum 直腸 99
Rectus
— abdominis 腹直筋 73
— capitis
—— anterior 前頭直筋 69
—— lateralis 外側頭直筋 69
—— posterior
——— major 大後頭直筋 69
——— minor 小後頭直筋 69
— femoris 大腿直筋 79
— sheath 腹直筋鞘 73
Recurrent 反回[の] 8
— branch 硬膜枝；反回枝《脊髄神経の》 219
— interosseous artery 反回骨間動脈 147
— laryngeal nerve 反回神経 224
— meningeal branch 反回硬膜枝 139
Red 赤[の]；赤色[の] 8
— bone marrow 赤色骨髄 27
— nucleus 赤核 195
— pulp 赤脾髄 171
Reflected 反転[の] 8
— head 反転頭 79
— ligament 反転靱帯 73
Region/s 部 8
— I アンモン角第1領域；CA1領域 212
— II アンモン角第2領域；CA2領域 212
— III アンモン角第3領域；CA3領域 212
— IV アンモン角第4領域；CA4領域 212
— of back 背の部位 22
— of head 頭の部位 21
— of human body 人体の部位 21
— of lower limb 下肢の部位 23
— of neck 頸の部位 22
— of upper limb 上肢の部位 23
Regional lymph nodes 領域リンパ節 165, 166
Renal
— artery 腎動脈 149
— branch 腎枝《小内臓神経の》 232
— branches 腎枝《迷走神経の》 225
— calyces 腎杯 113
— columns 腎柱 112
— corpuscle 腎小体 112
— cortex ［腎］皮質 112
— crest 腎稜 112
— fascia 腎被膜 112
— ganglia 腎神経節 234
— impression
—— 腎圧痕 100
—— 腎面《脾臓の》 171
— medulla ［腎］髄質 112
— papilla 腎乳頭 112
— pelvis 腎盤；腎盂 113
— plexus 腎神経叢 234
— pyramids 腎錐体 112
— segments 腎区域 112
— sinus 腎洞 111
— surface 腎面《副腎の》 127
— tubule 尿細管 112
— veins 腎静脈 162
Reposition 復位 57
Respiratory 呼吸[の] 8
— bronchioles 呼吸細気管支 110
— region 呼吸部 104
Restiform body 索状体 181, 182, 199
Rete
— mirabile 怪網 130
— testis 精巣網 115
Reticular 網様[の] 8
— formation 網様体 174, 189, 195
— layer 網状層 252
— membrane 網状膜 245
— nuclei
—— 網様核 186, 191, 196
—— 網様核群 186, 191
— nucleus of thalamus 視床網様核；網様核 202
— part 網様部 193
Reticulospinal fibres 網様体脊髄線維 179
Reticulotegmental nucleus 橋被蓋網様核 187, 191
Retina 網膜 240
Retinacula unguis 爪支帯 253
Retinaculum 支帯 8
— caudale 尾骨支帯 252
Retinal blood vessels 網膜血管 240
Retinohypothalamic tract 網膜視床下部路 206
Retro-inguinal space 鼡径靱帯後隙 124
Retro-olivary
— area オリーブ後野 181

― groove　オリーブ後溝
　　　　　181
Retro-ambiguus nucleus　疑
　核後核　185
Retrobulbar
　― nucleus [A8]　網様体ア
　ミン作動性細胞群[A8]　216
　― fat　眼窩脂肪体　242
Retrocaecal
　― nodes　盲腸後リンパ節
　　　　　169
　― recess　盲腸後陥凹　126
Retrocalcaneal bursa　踵骨腱
　の滑液包；アキレス腱の滑液包
　　　　　85
Retrochiasmatic
　― area　交叉後野　205
　― region　交叉後野　205
Retrodorsal lateral nucleus
　後後外側核；後背外側核　177
Retroduodenal
　― arteries　十二指腸後動脈
　　　　　148
　― recess　十二指腸後陥凹
　　　　　125
Retrofacial nucleus　顔面神経
　核後核　184
Retroflexus　反屈[の]　8
Retrohyoid bursa　舌骨後包
　　　　　82, 105
Retrolenticular limb　レンズ
　核後部　215
Retrolentiform limb　レンズ核
　後部　215
Retromandibular vein　下顎後
　静脈　156
Retromolar
　― fossa　臼後窩　38
　― triangle　臼後三角　38
Retroperitoneal space　腹膜
　後隙　124
Retropharyngeal
　― nodes　咽頭後リンパ節
　　　　　167
　― space　咽頭後隙　95
Retroposterior lateral
　nucleus　後後外側核；後背外
　側核　177

Retropubic space　恥骨後隙
　　　　　124
Retropyloric nodes　幽門後リ
　ンパ節　169
Retrorubral part　赤核後部
　　　　　193
Retrotrigeminal nucleus　三
　叉神経核後核　184
Retrozonular space　小帯後隙
　　　　　241
Rhinal sulcus　嗅脳溝　209
Rhombencephalon　菱脳
　　　　　181
Rhomboid　菱形[の]　8
　― fossa　菱形窩；第四脳室底
　　　　　191
　― major　大菱形筋　70
　― minor　小菱形筋　70
　― nucleus　菱形核　202
Rib　肋硬骨　41
Ribs [I-XII]　肋骨[1-12]　41
Ridge　稜　3, 26
Ridges of nail matrix　爪床小
　稜　253
Right　右　16
　― and left lobes of prostate
　右・左葉《前立腺の》　116
　― atrial veins　右心房静脈
　　　　　155
　― atrioventricular
　―― orifice　右房室口　133
　―― valve　右房室弁；三尖弁
　　　　　133
　― atrium　右心房　133
　― auricle　右心耳　133
　― border　右縁　131
　― branch
　―― 右枝《総肝動脈の》　148
　―― 右枝《門脈の》　162
　― bundle　右脚《心臓の》
　　　　　132
　― colic
　―― artery　右結腸動脈
　　　　　149
　―― flexure　右結腸曲　98
　―― nodes　右結腸リンパ節
　　　　　169
　―― vein　右結腸静脈　163

― coronary
―― artery　右冠状動脈
　　　　　136
―― cusp　右半月弁《大動脈
　弁の》　134
― crus　右脚《横隔膜の》　72
― duct of caudate lobe　右
　尾状葉胆管　102
― fibrous
―― ring　右線維輪　132
―― trigone　右線維三角
　　　　　132
― flexural artery　右結腸曲
　動脈　149
― gastric
―― artery　右胃動脈　148
―― nodes　右胃リンパ節
　　　　　169
―― vein　右胃静脈　162
― gastro-epiploic
―― artery　右胃大網動脈
　　　　　148
―― vein　右胃大網静脈
　　　　　162
― gastro-omental
―― artery　右胃大網動脈
　　　　　148
―― vein　右胃大網静脈
　　　　　162
―― nodes　右胃大網リンパ
　節　169
― hepatic
―― duct　右肝管　102
―― vein　右肝静脈　162
― inferior
―― lobar bronchus　右下葉
　気管支　108
―― pulmonary vein　右下
　肺静脈　154
― lateral division　右外側区
　　　　　101
― liver　右肝部　101
― lobe of liver　右葉《肝臓の》
　　　　　101
― lumbar nodes　右腰リンパ
　節　168
― lung　右肺　109
― ―, inferior lobe　右肺，下

Right

葉　109
── ─, middle lobe　右肺, 中葉　109
── ─, superior lobe　右肺, 上葉　109
── lymphatic duct　右リンパ本幹；右胸管　165
── main bronchus　右主気管支　107
── marginal
── ── branch　右縁枝；鋭角縁枝；鋭縁枝　136
── ── vein　右辺縁静脈　155
── medial division　右内側区　101
── ovarian vein　右卵巣静脈　162
── part　右部《肝臓の》　100
── ── of liver　右肝部　101
── portal fissure　右門裂　101
── posterolateral branch　右後側壁枝　136
── pulmonary
── ── artery　右肺動脈　135
── ── veins　右肺静脈　153
── semilunar cusp
── ── 右半月弁《大動脈弁の》　134
── ── 右半月弁《肺動脈弁の》　133
── superior
── ── intercostal vein　右上肋間静脈　161
── ── lobar bronchus　右上葉気管支　107
── ── pulmonary vein　右上肺静脈　153
── ── suprarenal vein　右副腎静脈；右腎上体静脈　162
── ── testicular vein　右精巣静脈　162
── ── thoracic duct　右リンパ本幹；右胸管　165
── ── triangular ligament　右三角間膜　125
── ventricle　右心室　133
── ventricular veins　右心室静脈　155
── /left
── atrium　[右・左]心房　132
── lamina　右板・左板《甲状軟骨の》　105
── pulmonary surface　[右・左]肺面　131
── ventricle　[右・左]心室　132

Rima
── glottidis　声門裂　107
── vestibuli　前庭裂《喉頭の》　107

Ring
── 輪　1, 7
── finger [IV]　薬指；くすりゆび(第四指)　19

Risorius　笑筋　68

Roof　上壁　28
── of fourth ventricle　第四脳室蓋　191
── plate　蓋板　174

Root/s
── 根　8, 226
── 歯根　91
── apex　歯根尖；根尖　91
── canal　歯根管；根管　91
── of lung　肺根　109
── of mesentery　腸間膜根　124
── of nail　爪根　253
── of nose　鼻根　103
── of penis　陰茎根　117
── of tongue　舌根　92
── pulp　歯根髄；歯根歯髄　91

Rootlets　根糸《脊髄神経の》　219

Rostral
── 吻側　16
── 吻側[の]　8
── part　吻側部；殻領域　183, 184

Rostrodorsal subnucleus　吻背側亜核；Z細胞群　184

Rostrum
── 脳梁吻　209
── 吻　8

Rotator　回旋筋　8
── muscle　回旋筋　66

Rotatores　回旋筋　71
── cervicis　頸回旋筋　71
── lumborum　腰回旋筋　71
── thoracis　胸回旋筋　71

Round　円[の]　8, 10
── ligament
── ── of liver　肝円索　100, 162
── ── of uterus　子宮円索　120

Round window　蝸牛窓　248

Rubro-olivary
── fibres　赤核オリーブ核線維　188, 193
── tract　赤核オリーブ核路；赤核オリーブ路　183, 193

Rubrobulbar tract　赤核延髄路　183

Rubronuclear tract　赤核核路　193

Rubropontine tract　赤核橋路　189

Rubrospinal tract　赤核脊髄路　179, 183, 189, 193

Ruga/e
── 皺　8
── 粘膜ヒダ　102

S

Sac　嚢　8
Sacciform　嚢状[の]　8
── recess　嚢状陥凹　59, 60
Saccular
── duct　球形嚢管　245
── nerve　球形嚢神経　223
── recess　球形嚢陥凹　246
Saccule　球形嚢　245
Sacral
── canal　仙骨管　41
── cornu　仙骨角　41
── flexure　仙骨曲　99
── ganglia　仙骨神経節　232
── hiatus　仙骨裂孔　41

— horn　仙骨角　41
— kyphosis　仙骨部後弯　39
— nerves and coccygeal nerve [S1-S5, Co]　仙骨神経・尾骨神経[S1-S5, Co]　228
— nodes　仙骨リンパ節　170
— parasympathetic nuclei　仙髄副交感神経核；仙髄副交感核　178
— part　仙髄；仙髄節[第1-第5仙髄節]　177
— plexus　仙骨神経叢　229
— region　仙骨部　23
— segments [1-5]　仙髄；仙髄節[第1-第5仙髄節]　177
— splanchnic nerves　仙骨内臓神経　232
— tuberosity　仙骨粗面　40
— venous plexus　仙骨静脈叢　163
Sacro-iliac joint　仙腸関節　61
Sacrococcygeal joint　仙尾関節　57
Sacropelvic surface　仙骨盤面　46
Sacrospinous ligament　仙棘靱帯　61
Sacrotuberous ligament　仙結節靱帯　61
Sacrum [sacral vertebrae I-V]　仙骨；仙椎[1-5]　40, 46
Saddle joint　鞍関節　56
Sagittal　矢状　16
— border　矢状縁　34
— planes　矢状面　21
— suture　矢状縫合　54
Sagulum nucleus　外被核　195
Salpingopalatine fold　耳管口蓋ヒダ　94
Salpingopharyngeal fold　耳管咽頭ヒダ　94
Salpingopharyngeus　耳管咽頭筋　95
Sanguineous　血[の]；血液[の]　8
Saphenous

— branch　伏在枝　152
— nerve　伏在神経　229
— opening　伏在裂孔　81
Sartorius　縫工筋　79
Scala　階　8
— tympani　鼓室階　245
— vestibuli　前庭階　245
Scale　鱗　9
Scalene tubercle　前斜角筋結節　41
Scalenus
— anterior　前斜角筋　69
— medius　中斜角筋　69
— minimus　最小斜角筋　69
— posterior　後斜角筋　69
Scapha
— 舟　8
— 舟状窩《耳介の》　250
Scaphoid
— 舟状骨《手の》　45
— 舟状[の]　8
— fossa　舟状窩《蝶形骨の》　31
Scapula　肩甲骨　42
Scapular
— line　肩甲線　21
— region　肩甲部　23
Schindylesis　挟合　54
Sciatic
— bursa
—— of gluteus maximus　大殿筋の坐骨包　84
—— of obturator internus　内閉鎖筋の坐骨包　84
— nerve　坐骨神経　230
Sclera　強膜　238
Scleral
— spur　強膜輪；強膜距　238
— veins　強膜静脈　159
— venous sinus　強膜静脈洞　159, 238
Scoliosis　側弯　39
Scrotal part　陰嚢部　115
Scrotum　陰嚢　118
Sebaceous gland/s
—— 脂腺《眼瞼の》　243
—— 脂腺《皮膚の》　253
Second　第二[の]　8

— crus of ansiform lobule [H VII A]　下半月小葉；係蹄状小葉第二脚[第VIIA半球小葉]　198
— posterior intercostal artery　第二肋間動脈　145
— rib [II]　第二肋骨　41
— toe [II]　第二趾(指)　20
Secondary
— 第二[の]　8
— 二次[の]　8
— 二次骨化点　27
— curvatures　二次弯曲　39
— fissure　第二裂；錐体後裂　198
— lymphoid organs　二次性リンパ性器官　166
— spiral lamina　第二ラセン板　247
— tympanic membrane　第二鼓膜　248
— visceral grey substance　二次内臓灰白質　178
Section　断面　8
Segment　区；区域　8
— I　後区域；尾状葉；区域I　101
— II　左外側後区域；区域II　101
— III　左外側前区域；区域III　101
— IV　左内側区域；区域IV《肝臓の》　101
— V　右内側前区域；区域V　101
— VI　右外側前区域；区域VI　101
— VII　右外側後区域；区域VII　101
— VIII　右内側後区域；区域VIII　101
Segmental　区[の]；区域[の]　8
— bronchial branches　区域気管支枝　109
— medullary artery
—— 髄節動脈《椎骨動脈の》　142

Segmental

―― 髄節動脈《腰動脈の》 147
―― 髄節動脈《肋間動脈の》 148
Segments of spinal cord 脊髄節 177
Sella turcica トルコ鞍 30
Sellar diaphragm 鞍隔膜 175
Semicircular
― canals 骨半規管 246
― ducts 半規管 244
Semilunar 半月[の] 8
― fold/s 半月ヒダ 94
―― of colon 結腸半月ヒダ 99
― hiatus 半月裂孔 104
― lobules 半月小葉；係蹄状小葉[第VIIA半球小葉] 198
Semimembranosus 半膜様筋 80
― bursa 半膜様筋の滑液包 85
Seminal
― colliculus 精丘 118
― gland 精嚢；精嚢腺 116
― vesicle 精嚢；精嚢腺 116
Seminiferous tubules 曲精細管 115
Semipennate muscle 半羽状筋 66
Semispinalis 半棘筋 71
― capitis 頭半棘筋 71
― cervicis 頸半棘筋 71
― thoracis 胸半棘筋 71
Semitendinosus 半腱様筋 80
Sense 感覚 8
― organs 感覚器 238
Sensory 感覚[の] 8
― decussation 内側毛帯交叉 182
― nerve 感覚神経 219
― root
―― 感覚根 220,233
―― 感覚根；下顎神経の神経

節枝 232,233
―― 感覚根；鼻毛様体神経根；鼻毛様体神経と毛様体神経節との交通枝《鼻毛様体神経の》 232
―― 後根 219
―― 翼口蓋神経節の感覚根；上顎神経の神経節枝 232
―― of ciliary ganglion 毛様体神経節との交通枝；毛様体神経節の感覚根；毛様体神経節の鼻毛様体根 220
―― of otic ganglion 耳神経節への神経節枝；耳神経節の感覚根 221
―― of pterygopalatine ganglion 翼口蓋神経節への神経節枝；翼口蓋神経節の感覚根 220
―― of sublingual ganglion 舌下神経節への神経節枝；舌下神経節感覚根 222
―― of submandibular ganglion 顎下神経節への神経節枝；顎下神経節感覚根 222
Septa testis 精巣中隔 115
Septal
― area 中隔部；中隔野 213
― cusp 中隔尖 133
― nasal cartilage 鼻中隔軟骨 103
― nuclei and related structures 中隔核と関連構造 210
― papillary muscle 中隔乳頭筋 133
Septalis 中隔[の] 8
Septofimbrial nucleus 中隔海馬采核 210,213
Septomarginal
― fasciculus 中隔縁束 180
― trabecula 中隔縁柱 134
Septulum 中隔 8
Septum 中隔 8
― of corpora cavernosa 陰茎海綿体中隔 121

― of frontal sinuses 前頭洞中隔 35
― of glans 亀頭中隔 117
― of musculotubal canal 筋耳管中隔 32
― of scrotum 陰嚢中隔 118
― of sphenoidal sinuses 蝶形骨洞中隔 31
― pellucidum 透明中隔 210
― penis 陰茎中隔 117
Serosa
― 漿膜 89,125
― 漿膜《胃の》 97
― 漿膜《肝臓の》 101
― 漿膜《胸膜の》 111
― 漿膜《小腸の》 97
― 漿膜《食道の》 96
― 漿膜《精巣の》 115
― 漿膜《大腸の》 98
― 漿膜《胆嚢の》 102
― 漿膜《肺の》 109
― 漿膜《脾臓の》 171
― 漿膜《腹膜の》 124
― 漿膜《膀胱の》 113
― 漿膜《卵管の》 119
― 漿膜：子宮外膜《子宮の》 120
― 漿膜層 131
Serotoninergic cells
― adjacent to medial vestibular nucleus and prepositus nucleus [B4] 前庭神経内側核・前位核隣接セロトニン作動性細胞群[B4] 217
― in dorsal raphe nucleus [B7] 背側縫線核セロトニン作動性細胞群[B7] 217
― in magnus raphe nucleus [B3] 大縫線核セロトニン作動性細胞群[B3] 217
― in median raphe nucleus [B6] 正中縫線核セロトニン作動性細胞群[B6] 217
― in obscurus raphe nucleus [B2] 不確縫線核セ

Small

ロトニン作動性細胞群[B2] 217
— in pallidal raphe nucleus [B1] 淡蒼縫線核セロトニン作動性細胞群[B1] 217
— in pontine raphe nucleus [B5] 橋縫線核セロトニン作動性細胞群[B5] 217
Serous 漿[の]；漿液[の] 9
— coat
—— 漿膜 89,125
—— 漿膜《胃の》 97
—— 漿膜《肝臓の》 101
—— 漿膜《胸膜の》 111
—— 漿膜《小腸の》 97
—— 漿膜《食道の》 96
—— 漿膜《精巣の》 115
—— 漿膜《大腸の》 98
—— 漿膜《胆嚢の》 102
—— 漿膜《肺の》 109
—— 漿膜《脾臓の》 171
—— 漿膜《腹膜の》 124
—— 漿膜《膀胱の》 113
—— 漿膜《卵管の》 119
—— 漿膜；子宮外膜《子宮の》 119
—— 漿膜層 131
— pericardium 漿膜性心膜 131
Serrate 鋸状[の] 9
— suture 鋸状縫合 54
Serratus
— anterior 前鋸筋 72
— posterior
—— inferior 下後鋸筋 70
—— superior 上後鋸筋 70
Sesamoid 種子[の] 9
— bone 種子骨 26,45,51
— cartilage 種子軟骨 106
Shaft
— 脛骨体 48
— 肋骨体 41
— of clavicle 鎖骨体 43
— of femur 大腿骨体 48
— of fibula 腓骨体 49
— of humerus 上腕骨体 43
— of metacarpal bone 中手骨体 45

— of metatarsal bone 中足骨体 51
— of phalanx
—— [指節骨]体 45
—— [趾(指)節骨]体 51
— of radius 橈骨体 44
— of ulna 尺骨体 44
Sheath 鞘 10
— of styloid process 茎状起鞘 33
Shell region
— 内側部；周辺部《側坐核の》 213
— 吻側部；殻領域 183,184
Short 短[の] 2
— association fibres 短連合線維 215
— bone 短骨 26
— central arteries 短中心動脈 141
— ciliary nerves 短毛様体神経 232
— circumferential arteries 短回旋動脈 143
— gastric
—— arteries 短胃動脈 149
—— veins 短胃静脈 163
— gyri of insula 島短回 208
— head
—— 短頭《上腕二頭筋の》 76
—— 短頭《大腿二頭筋の》 80
— limb 短脚 249
— pitch helicoidal layer
—— 輪筋層《小腸の》 97
—— 輪筋層《大腸の》 98
— plantar ligament 底側踵立方靱帯 63
— posterior cilliary arteries 短後毛様体動脈 139
— saphenous vein 小伏在静脈 164
Shoulder
— girdle 上肢帯 18,42
— joint 肩関節 59
Sigmoid S状[の] 9
— arteries S状結腸動脈

— colon S状結腸 99
— mesocolon S状結腸間膜 124
— nodes S状結腸リンパ節 169
— sinus S状静脈洞 157
— veins S状結腸静脈 163
Simple 単[の] 9
— bony limb 骨単脚 247
— joint 単関節 55
— lobule [H VI and VI] 単小葉［第VI半球小葉と第VI小葉］ 197
— membranous limb 単膜脚 244
Sinciput 前頭 17,27
Sinu-atrial
— nodal branch 洞房結節枝 136
— node 洞房結節 132
Sinus 洞 9
— of epididymis 精巣上体洞 115
— of pulmonary trunk 肺動脈洞 134
— of venae cavae 大静脈洞 133
— tympani 鼓室洞 248
— venosus 静脈洞 130
Sinusoid 洞様血管；類洞 130
Skeleton 骨格；骨 9
Skin 皮膚 252
— glands 皮膚腺 253
— ligaments 皮膚支帯 252
— sulci 皮膚小溝 252
Small
— 細[の] 9
— 小[の] 7,9
— cardiac vein/s
—— 小心臓静脈；小心静脈 155
—— 細小心臓静脈；細小心静脈 155
— intestine 小腸 97
— saphenous vein 小伏在静脈 164

Soft 軟[の] 6
— palate 軟口蓋；口蓋帆 90,93
Sole
— 足底；あしのうら 20
— 足底部 24
Soleal line ヒラメ筋線 48
Soleus ヒラメ筋 80
Solitariospinal tract 孤束核脊髄路 180
Solitary 孤立[の] 9
— lymphoid nodules
—— 孤立リンパ小節《リンパ節の》 166
—— 孤立リンパ小節《小腸の》 97
—— 孤立リンパ小節《大腸の》 98
— nuclei 孤束核 184
— tract 孤束 182
Somatic nerve fibres 体性神経線維；体性線維 218
Space 隙 9
Spaces of iridocorneal angle 虹彩角膜角隙 240
Spermatic cord 精索 116
Spheno-ethmoidal
— recess 蝶篩陥凹 28,104
— suture 蝶篩骨縫合 54
— synchondrosis 蝶篩骨軟骨結合 55
Spheno-occipital synchondrosis 蝶後頭軟骨結合 55
Sphenofrontal suture 蝶前頭縫合 54
Sphenoid 蝶形骨 30
— part 蝶形骨部；水平部；M1分節《中大脳動脈の》 141
— process 後突起；蝶形突起 103
Sphenoidal
— angle 蝶形骨角 34
— bone 蝶形骨 30
— concha 蝶形骨甲介 31
— crest 蝶形骨稜 31
— emissary foramen 静脈孔 31

— fontanelle 前側頭泉門 29
— lingula 蝶形骨小舌 31
— margin 蝶形骨縁 33,35
— process 蝶形骨突起 37
— rostrum 蝶形骨吻 31
— sinus 蝶形骨洞 31,104
— yoke 蝶形骨隆起 30
Sphenomandibular ligament 蝶下顎靱帯 57
Sphenomaxillary suture 蝶上顎縫合 54
Sphenopalatine
— artery 蝶口蓋動脈 139
— foramen 蝶口蓋孔 28
— notch 蝶口蓋切痕 37
Sphenoparietal
— sinus 蝶形[骨]頭頂静脈洞 157
— suture 蝶頭頂縫合 54
Sphenopetrosal
— fissure 蝶錐体裂 28
— synchondrosis 蝶錐体軟骨結合 55
Sphenosquamous suture 蝶鱗縫合 54
Sphenovomerine suture 篩骨鋤骨縫合 54
Sphenozygomatic suture 蝶頬骨縫合 54
Spherical recess 球形嚢陥凹 246
Spheroid (Cotyloid) joint 球(臼状)関節 56
Spheroidal 球状[の] 9
— joint 球関節 56
Sphincter 括約筋 9
— muscle 括約筋 67
— of ampulla [胆膵管]膨大部括約筋 102
— of bile duct 総胆管括約筋 102
— of pancreatic duct 膵管括約筋 103
— pupillae 瞳孔括約筋 240
— urethrovaginalis 尿道腟括約筋 123
Spinal 棘突起[の]；脊髄[の] 9

— arachnoid mater 脊髄クモ膜 176
— area X 第X脊髄野；脊髄第X層 180
— branch/es
—— 脊髄枝《外側仙骨動脈の》 150
—— 脊髄枝《上行頸動脈の》 145
—— 脊髄枝《第二肋間動脈の》 145
—— 脊髄枝《第三-十一肋間動脈の》 147
—— 脊髄枝《第四-十一肋間静脈の》 161
—— 脊髄枝《腸腰動脈の》 150
—— 脊髄枝《椎骨動脈の》 142
—— 脊髄枝《腰動脈の》 147
—— 脊髄枝《肋下動脈の》 147
— cord 脊髄 176
— dura mater 脊髄硬膜 175
— ganglion
—— 感覚性脊髄神経節 218
—— 脊髄神経節 218,219
— lamina/e
—— I 辺縁核；脊髄第I層 178
—— II 膠様質；脊髄第II層《脊髄の》 178
—— III and IV 固有核；脊髄第III層・第IV層 178
—— V 脊髄第V層 178
—— VI 脊髄第VI層 178
—— VII 脊髄第VII層 178
—— VII-IX 脊髄第VII-第IX層 177
—— X 第X脊髄野；脊髄第X層 180
— lemniscus
—— 脊髄毛帯《視床の》 203
—— 脊髄毛帯；前外側路《橋の》 188
—— 脊髄毛帯；前外側路《中脳

の》 193
―― 脊髄毛帯；前外側路；前外側系《延髄の》 183
― nerve/s 脊髄神経 219, 225
―― plexus 脊髄神経叢 219
― nucleus of trigeminal nerve 三叉神経脊髄路核 184, 189
― part
―― 肩甲棘部 76
―― 脊髄根 225
― pia mater 脊髄軟膜 176
― reticular formation 脊髄網様体 178
― root 脊髄根 225
― segments 脊髄節 177
― tract of trigeminal nerve 三叉神経脊髄路 182, 188
― vein 脊髄枝《第4～11肋間静脈の》 161
Spinalis 棘筋 71
― capitis 頭棘筋 71
― cervicis 頸棘筋 71
― thoracis 胸棘筋 71
Spine 棘 9
― of helix 耳輪棘 250
― of scapula 肩甲棘 42
― of sphenoid bone 蝶形骨棘 31
Spinobulbar fibres 脊髄延髄線維 183, 188
Spinocerebellum 脊髄小脳 196
Spinocervical tract 脊髄頸髄路 180
Spinocuneate fibres 脊髄楔状束核線維；脊髄楔状束線維 180
Spinogracile fibres 脊髄薄束核線維；脊髄薄束線維 180
Spinohypothalamic fibres 脊髄視床下部線維 183, 188, 193
Spinomesencephalic fibres 脊髄中脳線維 183, 188, 193
Spino-olivary
― fibres 脊髄オリーブ核線維 183, 188
― tract 脊髄オリーブ核路；脊髄オリーブ路 180, 182
Spinoperiaqueductal fibres
― 脊髄中脳水道周囲灰白質線維 183, 193
― 脊髄中脳中心灰白質線維 188, 193
Spinoreticular
― fibres 脊髄網様体線維 183, 188, 193
― tract 脊髄網様体路 180
Spinotectal
― fibres 脊髄視蓋線維 183, 188, 193
― tract 脊髄視蓋路 179
Spinothalamic fibres 脊髄視床線維 183, 188, 193
Spinotransversales 棘横突筋 70
Spinous 棘[の]；棘状[の] 9
― layer 有棘層 252
― process 棘突起 39
Spinovestibular tract
― 脊髄前庭神経核路 180, 183
― 脊髄前庭路 180, 183
Spiral ラセン[の] 9
― canal
―― of cochlea 蝸牛ラセン管 247
―― of modiolus 蝸牛軸ラセン管 247
― crest 基底稜 245
― fold ラセンヒダ 102
― ganglion
―― ラセン神経節 223, 245
―― 蝸牛神経節 223
― ligament ラセン靱帯 245
― limbus ラセン板縁 245
― line 恥骨筋線 48
― membrane 鼓室階壁；ラセン膜 245
― modiolar artery 蝸牛軸ラセン動脈 246
― organ ラセン器 245
― prominence ラセン隆起 245
Splanchnic 内臓[の] 9
Spleen 脾臓 171
Splenic
― artery 脾動脈 148
― branches 脾枝 149
― flexure 左結腸曲 99
― hilum 脾門 171
― lymphoid nodules 脾リンパ小節 171
― nodes 脾リンパ節 169
― plexus 脾神経叢 234
― pulp 脾髄 171
― recess 脾陥凹 125
― sinus 脾洞 171
― trabeculae 脾柱 171
― vein 脾静脈 163
Splenium 脳梁膨大 210
Splenius 板状筋 70
― capitis 頭板状筋 70
― cervicis 頸板状筋 70
Splenocolic ligament 脾結腸間膜 125
Splenorenal ligament 脾腎ヒダ；横隔脾ヒダ 125
Spongy 海綿[の] 9
― bone 海綿質 26
― layer 海綿層 121, 122
― urethra 海綿体部 118
Spring ligament 底側踵舟靱帯 63
Squamomastoid suture 鱗乳突縫合 54
Squamosal 鱗[の] 9
― border 鱗縁 34
― margin 鱗縁 31
― part
―― 前頭鱗 34
―― 鱗部 33
―― of occipital bone 後頭鱗 30
― suture 鱗状縫合 54
Stalk of epiglottis 喉頭蓋茎 106
Stapedial
― branch アブミ骨枝 137
― membrane アブミ骨膜 249

Stapedius　アブミ骨筋　249
Stapes　アブミ骨　248
Stellate　星状[の]　9
— ganglion　頸胸神経節；星状神経節　231
— veins　星状細静脈　113
Stenothyroid　胸骨甲状筋　69
Sternal
— angle　胸骨角　42
— branches　胸骨枝　144
— end　胸骨端　43
— facet　胸骨関節面　43
— line　胸骨線　21
— membrane　胸骨膜　58
— part　胸骨部　72
— synchondroses　胸骨結合　55
Sternalis　胸骨筋　72
Sternoclavicular joint　胸鎖関節　59
Sternocleidomastoid　胸鎖乳突筋　69
— branch/es
—— 胸鎖乳突筋枝《後頭動脈の》　137
—— 胸鎖乳突筋枝《上甲状腺動脈の》　137
— region　胸鎖乳突筋部　22
— vein　胸鎖乳突筋静脈　156
Sternocostal
— head　胸肋部　72
— joints　胸肋関節　58
— surface　胸肋面；前面《心臓の》　131
— triangle　胸肋三角　73
Sternohyoid　胸骨舌骨筋　69
Sternopericardial ligaments　胸骨心膜靱帯　131
Sternum　胸骨　41
Stomach　胃　96
Straight　直[の]　8
— arterioles　直細動脈　113
— conjugate　直径　47
— gyrus　直回　208
— head　直頭　79
— muscle　直筋　66
— part
—— 直尿細管　112

—— 直部　106
— sinus　直静脈洞　157
— tubules　直精細管　115
— venules　直細静脈　113
Stria　条；線条　9, 174
— medullaris
—— of thalamus　視床髄条　200
—— thalami　視床髄条　200
— of external granular layer　外顆粒層線条　211
— of internal granular layer　内顆粒層線条　211
— of internal pyramidal layer　内錐体層線条　211
— of molecular layer　分子層線条　211
— terminalis　分界条　210
— vascularis　血管条　245
Striate　線条[の]；条[の]　9
Striatum　線条体　214
Striola　平衡斑条　245
Stroma
— [甲状腺]支質　127
— 支質　9, 89
— of ganglion　神経節支質　218
— of iris　虹彩支質　239
Styloglossus　茎突舌筋　93
Stylohyoid　茎突舌骨筋　69
— branch　茎突舌骨筋枝　222
— ligament　茎突舌骨靱帯　53
Styloid　茎状[の]　9
— process
—— 茎状突起《側頭骨の》　33
—— of third metacarpal [III]　茎状突起《中手骨の》　45
— prominence　茎突隆起　248
Stylomandibular ligament　茎突下顎靱帯　57
Stylomastoid
— artery　茎乳突孔動脈　137
— foramen　茎乳突孔　33
— vein　茎乳突孔静脈　157

Stylopharyngeal branch　茎突咽頭筋枝　224
Stylopharyngeus　茎突咽頭筋　95
Subacromial bursa　肩峰下包　82
Subaortic nodes　大動脈下リンパ節　170
Subarachnoid space
— クモ膜下腔　175
— 鞘間隙　238
Subarcuate fossa　弓下窩　33
Subbrachial nucleus　結合腕下核　195
Subcaerulean nucleus　青斑下核　190
Subcallosal
— area　梁下野　208
— fasciculus　上後頭前頭束；梁下束　215
— gyrus　梁下野　208
Subclavian
— artery　鎖骨下動脈　142, 144
— groove　鎖骨下筋溝　43
— nerve　鎖骨下筋神経　226
— plexus　鎖骨下動脈神経叢　233
— trunk　[右・左]鎖骨下リンパ本幹　165
— vein　鎖骨下静脈　160
Subclavius　鎖骨下筋　72
Subcommissural organ　交連下器官　201
Subcostal
— angle　胸骨下角　42
— artery　肋下動脈　147
— nerve　肋下神経　228
— plane　肋骨下平面　21
— vein　肋下静脈　161
Subcostales　肋下筋　72
Subcuneiform nucleus
—— 楔状下核《外被核の》　195
—— 楔状下核《網様核の》　196
Subcutaneous

― abdominal veins　腹皮下静脈　155
― acromial bursa　肩峰下包　82
― bursa　皮下滑液包　82
―― of laryngeal prominence　喉頭隆起皮下包　82
―― of lateral malleolus　外果皮下包　85
―― of medial malleolus　内果皮下包　85
―― of tuberosity of tibia　脛骨粗面皮下包　84
― calcaneal bursa　踵骨皮下包　85
― infrapatellar bursa　膝蓋下皮下包　84
― olecranon bursa　肘頭皮下包　82
― part　皮下部　75, 100, 122
― perineal pouch　会陰皮下嚢　123
― prepatellar bursa　膝蓋前皮下包　84
― tissue　皮下組織　252
―― of adbomen　腹部の皮下組織　74
―― of penis　陰茎皮下層　117
―― of perineum　会陰皮下層　123
― trochanteric bursa　皮下転子包　84
Subdeltoid bursa　三角筋下包　82
Subdural space　硬膜下腔　175
Subendocardial branches　心内膜下枝　132
Subfascial
― bursa　筋膜下滑液包　82
― prepatellar bursa　膝蓋前筋膜下包　84
― organ　脳弓下器官　200, 210, 213
Subhepatic space　肝下陥凹　126

Subhypoglossal nucleus　舌下神経下核　185
Subiculum　海馬台；海馬支脚　212
― of promontory　岬角支脚　248
Sublenticular
― extended amygdala　レンズ核下拡大扁桃体；扁桃体レンズ核下部　213
― limb　レンズ核下部　215
Sublentiform limb　レンズ核下部　215
Sublingual
― artery　舌下動脈　137
― caruncle　舌下小丘　90
― fold　舌下ヒダ　90
― fossa　舌下腺窩　38
― ganglion　舌下神経節　232
― gland　舌下腺　90
― nerve　舌下部神経　222
― vein　舌下静脈　156
Submandibular
― duct　顎下腺管　90
― fossa　顎下腺窩　38
― ganglion　顎下神経節　232
― gland　顎下腺　90
― nodes　顎下リンパ節　166
― triangle　顎下三角　22
Submedial nucleus　内側下核　202
Submental
― artery　オトガイ下動脈　137
― nodes　オトガイ下リンパ節　166
― triangle　オトガイ(頤)下三角　22
― vein　オトガイ下静脈　156
Submucosa
― 粘膜下組織《胃の》　97
― 粘膜下組織《咽頭の》　95
― 粘膜下組織《気管支の》　109
― 粘膜下組織《小腸の》　97

― 粘膜下組織《食道の》　96
― 粘膜下組織《大腸の》　98
― 粘膜下組織《膀胱の》　114
Submucous plexus　粘膜下神経叢　234
Submuscular bursa　筋下滑液包　82
Suboccipital
― muscles　後頭下筋　69
― nerve　後頭下神経　225
― venous plexus　後頭下静脈叢　155
Subparabrachial nucleus　結合腕傍核下核　190
Subparietal sulcus　頭頂下溝　208, 209
Subphrenic space　横隔下陥凹　126
Subpopliteal recess　膝窩筋下陥凹　84
Subpubic angle　恥骨下角　47
Subpyloric nodes　幽門下リンパ節　169
Subarachnoid cisterns　クモ膜下槽　175
Subsartorial fascia　広筋内転筋間中隔；前内側大腿筋間中隔　81
Subscapular
― artery　肩甲下動脈　146
― branches　肩甲下枝　145
― fossa　肩甲下窩　42
― nerves　肩甲下神経　226
― nodes　肩甲下リンパ節；後[腋窩]リンパ節　167
― vein　肩甲下静脈　160
Subscapularis　肩甲下筋　76
Subserosa
― 漿膜下組織　89
― 漿膜下組織《胃の》　97
― 漿膜下組織《肝臓の》　101
― 漿膜下組織《胸膜の》　111
― 漿膜下組織《子宮の》　120
― 漿膜下組織《小腸の》　97
― 漿膜下組織《食道の》　96
― 漿膜下層《心膜の》　131
― 漿膜下層《精巣の》　115

Subserosa

— 漿膜下組織《大腸の》 98
— 漿膜下組織《胆嚢の》 102
— 漿膜下組織《肺の》 109
— 漿膜下組織《腹膜の》 124
— 漿膜下組織《膀胱の》 113
— 漿膜下組織《卵管の》 119

Subserous
— layer
— — 漿膜下組織 89, 124
— — 漿膜下組織《胃の》 97
— — 漿膜下組織《肝臓の》 101
— — 漿膜下組織《胸膜の》 111
— — 漿膜下組織《子宮の》 119
— — 漿膜下組織《小腸の》 97
— — 漿膜下組織《食道の》 96
— — 漿膜下組織《大腸の》 98
— — 漿膜下組織《胆嚢の》 102
— — 漿膜下組織《肺の》 109
— — 漿膜下組織《腹膜の》 124
— — 漿膜下組織《膀胱の》 113
— — 漿膜下組織《卵管の》 120
— — 漿膜下層《心膜の》 131
— — 漿膜下層《精巣の》 115
— plexus 漿膜下神経叢 234

Substance 質 9
Substantia
— nigra 黒質 192
— propria
— — 角膜固有質 239
— — 強膜固有質 238
Subtalar joint 距骨下関節 62
Subtendinous
— bursa 腱下滑液包 82
— — of iliacus 腸骨筋の腱下包 84
— — of infraspinatus 棘下筋の腱下包 82
— — of latissimus dorsi 広背筋の腱下包 82

— — of obturator internus 内閉鎖筋の腱下包 84
— — of sartorius 縫工筋の腱下包 84
— — of subscapularis 肩甲下筋の腱下包 82
— — of teres major 大円筋の腱下包 82
— — of tibialis anterior 前脛骨筋の腱下包 85
— — of trapezius 僧帽筋の腱下包 82
— — of triceps brachii 上腕三頭筋の腱下包 83
— prepatellar bursa 膝蓋前腱下包 84

Subthalamic
— fasciculus 視床下核束 203, 214
— nucleus 視床下核 203
Subthalamus 腹側視床 200, 203
Subtrigeminal part 三叉神経下部 186
Sulcomarginal fasciculus 溝縁束 179
Sulcus
— limitans 境界溝 174, 192
— of auditory tube 耳管溝 31
— of corpus callosum 脳梁溝 208
— sclerae 強膜溝 238
— tali 距骨溝 50
— terminalis cordis 分界溝《右心房の》 133
Superciliary arch 眉弓 34
Superficial 浅 16
— brachial artery 浅上腕動脈 146
— branch
— — 浅枝《外側足底神経の》 231
— — 浅枝《尺骨神経の》 227
— — 浅枝《上殿動脈の》 150
— — 浅枝《大腿深動脈の》 151

— — 浅枝《橈骨神経の》 228
— — 浅枝《内側足底動脈の》 153
— cerebral veins 浅大脳静脈；大脳の表面の静脈 158
— cervical artery 浅枝；浅頸動脈《頸横動脈の》 145
— circumflex iliac
— — artery 浅腸骨回旋動脈 151
— — vein 浅腸骨回旋静脈 164
— dorsal veins
— — of clitoris 浅陰核背静脈 164
— — of penis 浅陰茎背静脈 164
— epigastric
— — artery 浅腹壁動脈 151
— — vein 浅腹壁静脈 164
— external pudendal artery 浅外陰部動脈 151
— fascia 浅筋膜 67
— — of scrotum 肉様膜 118
— fibular nerve 浅腓骨神経 230
— grey layer 浅灰白層；第II層 196
— head 浅頭 77
— inguinal
— — nodes 浅鼠径リンパ節 170
— — ring 浅鼠径輪 73
— investing fascia 浅被覆膜 74
— — of perineum 浅会陰膜 124
— layer
— — 浅板 242
— — 浅葉《頸筋膜の》 69
— — 浅葉《側頭筋膜の》 68
— lymph vessel 浅リンパ管 165
— middle cerebral vein 浅中大脳静脈 158
— nodes

Superior

―― 浅リンパ節 167
―― 浅外側頸リンパ節 167
―― 浅膝窩リンパ節 171
― palmar
―― arch 浅掌動脈弓 147
―― branch 浅掌枝 146
― parotid nodes 浅耳下腺リンパ節 166
― part
―― 浅部《下肢の筋の》 79
―― 浅部《外肛門括約筋の》 75, 100, 122
―― 浅部《咬筋の》 68
―― 浅部《耳下腺の》 90
―― 浅部《上肢の筋の》 76
― perineal
―― compartment 浅会陰隙 124
―― pouch 浅会陰隙 123
―― space 浅会陰隙 124
― peroneal nerve 浅腓骨神経 230
― plantar arch 浅足底動脈弓 153
― posterior sacrococcygeal ligament 浅後仙尾靱帯 58
― temporal
―― artery 浅側頭動脈 138
―― branches 浅側頭枝 222
―― veins 浅側頭静脈 156
― transverse
―― metacarpal ligament 浅横中手靱帯 78
―― metatarsal ligament 浅横中足靱帯 82
― perineal muscle 浅会陰横筋 123
― trigone 浅膀胱三角筋 114
― vein 浅静脈 130
―― of lower limb 下肢の浅静脈 164
―― of upper limb 上肢の浅静脈 160
― venous palmar arch 浅掌静脈弓 161

Superior 上 16
― aberrant ductule 上迷細管 115
― alveolar nerves 上歯槽神経 221
― anal nerves 上肛門神経 234
― anastomotic vein 上吻合静脈 158
― angle 上角《肩甲骨の》 42
― articular
―― facet 上関節面《椎骨の》 39
―― process 上関節突起 39, 40
―― surface
――― 上関節面 40
――― 上関節面《脛骨の》 48
― aspect 上面観 27
― basal vein 上肺底静脈 (V8, 9) 154
― belly 上腹 69
― border
―― 上縁《肩甲骨の》 42
―― 上縁《膵臓の》 103
―― 上縁《脾臓の》 171
―― 上縁《副腎の》 127
―― of petrous part 錐体上縁 32
― branch/es
―― 上-下葉静脈(V6) 154
―― 上枝《頸横神経の》 226
―― 上枝《上殿神経の》 150
―― 上枝《動眼神経の》 219
― bulb of jugular vein 頸静脈上球 156
― bursa of biceps femoris 大腿二頭筋の上滑液包 84
― calyx 上腎杯 113
― central nucleus 正中縫線核；上中心核 191
― cerebellar
―― artery 上小脳動脈 143
―― peduncle 上小脳脚 186, 192, 193, 199, 203
― cerebral veins 上大脳静脈 158
― cervical
―― cardiac
――― branches 上頸心臓枝 224
――― nerve 上頸心臓神経 231
―― ganglion 上頸神経節 231
― choroid vein 上脈絡叢静脈 158
― clunial nerves 上殿皮神経 228
― colliculus 上丘 192, 196
― conjunctival fornix 上結膜円蓋 243
― constricor 上咽頭収縮筋 95
― cortical branches 上終末枝；上皮質枝；M2分節 142
― costal facet 上肋骨窩 40
― costotransverse ligament 上肋横突靱帯 58
― deep nodes 上深リンパ節 167
― dental
―― branches 上歯枝 221
―― plexus 上歯神経叢 221
― diaphragmatic nodes 上横隔リンパ節 168
― duodenal
―― flexure 上十二指腸曲 97
―― fold 上十二指腸ヒダ；十二指腸空腸ヒダ 125
―― fossa 上十二指腸陥凹 125
― epigastric
―― artery 上腹壁動脈 145
―― veins 上腹壁静脈 155
― extensor retinaculum 上伸筋支帯《足の》 81
― extremity 上端《腎臓の》 112

索引（英語-日本語）

499

Superior

- eyelid　上眼瞼　242
- facet　上面　49
- fascia of pelvic diaphragm　上骨盤隔膜筋膜　75, 123
- fibular retinaculum　上腓骨筋支帯　81
- fovea　上窩　192
- frontal
  - — gyrus　上前頭回　207
  - — sulcus　上前頭溝　207
- ganglion
  - — 上神経節《舌咽神経の》223
  - — 上神経節《迷走神経の》224
- gemellus　上双子筋　79
- genial spine　上オトガイ棘　38
- gingival branches　上歯肉枝　221
- gluteal
  - — artery　上殿動脈　150
  - — nerve　上殿神経　229
  - — veins　上殿静脈　163
- head　上頭　68
- hemi-azygos vein　副半奇静脈　161
- horn
  - — 上角《甲上軟骨の》105
  - — 上角：上脚《筋学の》81
- hypogastric plexus　上下腹神経叢：仙骨前神経　234
- hypophysial artery　上下垂体動脈　139
- ileocaecal recess　上回盲陥凹　125
- labial
  - — branch/es
    - — 上唇枝　221
    - — 上唇動脈　137
  - — vein　上唇静脈　156
- laryngeal
  - — artery　上喉頭動脈　137
  - — nerve　上喉頭神経　224
  - — vein　上喉頭静脈　156
- lateral
  - — — branchial cutaneous nerve　上外側上腕皮神経　228
  - — — cutaneous nerve of arm　上外側上腕皮神経　228
  - — — flexure　外側上右曲：外側上曲　99
  - — — genicular artery　外側上膝動脈　152
  - — ligament
    - — — of auricle　上耳介靭帯　251
    - — — of epididymis　上精巣上体間膜　115
    - — — of incus　上キヌタ骨靭帯　249
    - — — of malleus　上ツチ骨靭帯　249
  - — limb　上根　225
  - — linear nucleus　吻側線状核：上線状核　195
- lingular
  - — — artery　上舌動脈(A4)　135
  - — — bronchus [B IV]　上舌枝(B4)《気管支の》108
  - — — segment [S IV]　上舌区(S4)《左肺の》110
- lip　回ираschuh結腸唇：上唇　98
- lobar arteries　上葉動脈　135
- lobe　上葉　109
- longitudinal
  - — — fasciculus　上縦束　215
  - — — muscle　上縦舌筋　93
- macular
  - — — arteriole　上黄斑動脈　241
  - — — venule　上黄斑静脈　241
- margin　上縁：上内側縁《大脳の》206
- medial genicular artery　内側上膝動脈　152
- medullary velum　上髄帆　186, 191
- mental spine　上オトガイ棘　38
- mesenteric
  - — artery　上腸間膜動脈　149
  - — ganglion　上腸間膜動脈神経節　234
  - — nodes　上腸間膜動脈リンパ節：上腸間膜リンパ節　169
  - — plexus　上腸間膜動脈神経叢　234
  - — vein　上腸間膜静脈　162
- midiastinum　縦隔の上部：上縦隔　111
- nasal
  - — concha　上鼻甲介　35, 104
  - — meatus　上鼻道　28
  - — retinal
    - — — arteriole　上内側動脈　241
    - — — venule　上内側静脈　241
- nodes
  - — 上膵リンパ節　169
  - — 上膵十二指腸リンパ節　169
  - — 上殿リンパ節　170
- nuchal line　上項線　30
- oblique　上斜筋　242
- occipitofrontal fasciculus　上後頭前頭束：梁下束　215
- olivary complex　上オリーブ核：上オリーブ複合体　189
- — nucleus　上オリーブ核：上オリーブ複合体　189
- ophthalmic vein　上眼静脈　159
- orbital fissure　上眼窩裂　28, 31
- palpebral
  - — arch　上眼瞼動脈弓　140
  - — veins　上眼瞼静脈　156
- parathyroid gland　上上皮小体：上副甲状腺　127

― parietal lobule　上頭頂小葉　207
― part
―― 下行部《僧帽筋の》　70
―― 上舌枝(V4)《肺静脈の》　154
―― 上部《肝臓の》　100
―― 上部《十二指腸の》　97
―― 上部《前庭神経の》　223
―― 上部；背側部[第 III 半球小葉]《小脳の》　197
― peroneal retinaculum　上腓骨筋支帯　81
― petrosal sinus　上錐体静脈洞　157
― phrenic
―― arteries　上横隔動脈　147
―― veins　上横隔静脈　161
― pole
―― 上端《腎臓の》　112
―― 上端《精巣の》　114
― posterior pancreaticoduodenal vein　後上膵十二指腸静脈　162
― pubic
―― ligament　上恥骨靱帯　55
―― ramus　恥骨上枝　47
― recess
―― 上陥凹　125
―― 上鼓膜陥凹　249
― rectal
―― artery　上直腸動脈　149
―― nodes　上直腸リンパ節　170
―― plexus　上直腸動脈神経叢　234
―― vein　上直腸静脈　163
― rectus　上直筋　242
― root　上根　225
― sagittal sinus　上矢状静脈洞　157
― salivatory nucleus　上唾液核　189
― segment
―― 上区　112

―― [S VI]　上‐下葉区(S6)　110
― segmental
―― artery
――― 上‐下葉動脈(A6)　135
――― 上区動脈　149
―― bronchus [B VI]　上‐下葉枝(B6)《気管支の》　108
― semilunar lobule　上半月小葉；係蹄状小葉第一脚[第 VII A 半球小葉]　198
― sphincter　上括約筋　102
― suprarenal arteries　上副腎動脈；上腎上体動脈　147
― synovial membrane　上滑膜　57
― tarsal muscle　上瞼板筋　243
― tarsus　上瞼板　243
― temporal
―― gyrus　上側頭回　207
―― line　上側頭線　34
―― retinal
――― arteriole　上外側動脈　241
――― venule　上外側静脈　241
―― sulcus　上側頭溝　208
―― terminal branches　上終末枝；上皮質枝；M2 分節　142
― thalamostriate vein　上視床線条体静脈；分界静脈　158
― thoracic
―― aperture　胸郭上口　42
―― artery　最上胸動脈；上胸動脈　145
― thyroid
―― artery　上甲状腺動脈　137
―― notch　上甲状切痕　105
―― tubercle　上甲状結節　105
―― vein　上甲状腺静脈　156
― tibiofibular joint　脛腓関

節　62
― tracheobronchial nodes　上気管気管支リンパ節　168
― transverse scapular ligament　上肩甲横靱帯　59
― trunk　上神経幹　226
― tympanic artery　上鼓室動脈　138
― ulnar collateral artery　上尺側側副動脈　146
― urogenital diaphragmatic fascia　上尿生殖隔膜筋膜　123
― vein/s　上‐下葉静脈(V6)　154
―― of vermis　上虫部静脈　159
―― of cerebellar hemisphere　上小脳半球静脈　159
― vena cava　上大静脈　155
― vermian branch　上虫部動脈　143
― vertebral notch　上椎切痕　39
― vesical arteries　上膀胱動脈　150
― vestibular
―― area　上前庭野　247
―― nucleus　前庭神経上核　190
Superodextral lateral flexure　外側上右曲；外側上曲　99
Superolateral
― face of cerebral hemisphere　大脳上外側面　207
― nodes　上外側浅鼠径リンパ節　170
Superomedial
― lobule　上内側小葉　116
― nodes　上内側浅鼠径リンパ節　170
Supination　回外　57
Supinator　回外筋　9.77
― crest　回外筋稜　45
― muscle　回外筋　67
Supra-acetabular groove　寛

Supra-acetabular

　骨臼上溝　46
Supra-optic
— artery　視索上核動脈　141
— fibres　視索上核下垂体線維　206
— nucleus　視索上核　204
— recess　視索上陥凹　200
Supra-opticohypophysial tract　視索上核下垂体路　206
Supra-orbital
— artery　眼窩上動脈　139
— margin　眼窩上縁　28, 34
— nerve　眼窩上神経　220
— notch/foramen　眼窩上切痕；眼窩上孔　34
— vein　眼窩上静脈　156
Suprachiasmatic
— artery　視交叉上動脈　144
— nucleus　視交叉上核　204
— lamina
—— 強膜褐色板　241
—— 脈絡上板　241
Supraclavicular
— nerves　鎖骨上神経　226
— nodes　鎖骨上リンパ節　167
— part　鎖骨上部　226
— sphincter　内尿道括約筋　118
Supracondylar process　顆上突起　43
Supracristal plane　稜上平面　21
Supraduodenal artery　十二指腸上動脈　148
Suprageniculate nucleus　膝状体上核；膝上核　202
Supraglenoid tubercle　関節上結節　42
Suprahyoid
— branch　舌骨上枝　137
— muscles　舌骨上筋　69
Supralemniscal nucleus　毛帯上核　190
Supramammillary nucleus　乳頭体上核　205
Supramarginal gyrus　縁上回　207
Supramastoid crest　乳突上稜　33
Suprameatal
— spine　道上棘　34
— triangle　道上小窩　34
Suprapalpebral sulcus　上眼[瞼]溝　21
Suprapatellar bursa　膝蓋上包　84
Suprapineal recess　松果体上陥凹　200
Suprapleural membrane　胸膜上膜　110
Suprapyloric node　幽門上リンパ節　169
Suprarenal
— gland　副腎；腎上体　127
— impression　副腎圧痕　100
— plexus　副腎神経叢　234
Suprascapular
— artery　肩甲上動脈　145
— nerve　肩甲上神経　226
— notch　肩甲切痕　42
— vein　肩甲上静脈　157
Supraspinal nucleus　脊髄上核　186
Supraspinatus
— fascia　棘上筋膜　76
— fossa　棘上窩　42
— ligament　棘上靱帯　53
Suprasternal
— bones　胸骨上骨　42
— notch　頸切痕　42
— space　胸骨上隙　69
Suprastyloid crest　茎突上稜　44
Supratonsillar fossa　扁桃上窩　94
Supratragic tubercle　珠上結節　251
Supratrochlear
— artery　滑車上動脈　140
— nerve　滑車上神経　220
— nodes　[上腕骨]滑車上リンパ節　167
— veins　滑車上静脈　156
Supravaginal part　腟上部　120
Supravalvular ridge　弁上稜　134, 136
Supraventricular crest　室上稜　133
Supravesical fossa　膀胱上窩　126
Supreme
— intercostal
—— artery　最上肋間動脈　145
—— vein　最上肋間静脈　155
— nasal concha　最上鼻甲介　35
Sural
— arteries　腓腹動脈　152
— communicating branch　腓側交通枝；腓腹交通枝　230
— nerve　腓腹神経　230
— region　腓腹部　24
— veins　腓腹静脈　165
Surface　面　4
Surgical neck　外科頸　43
Suspensory　提[の]　9
— ligament
—— of axilla　腋窩提靱帯　78
—— of clitoris　陰核提靱帯　74, 122
—— of duodenum　十二指腸提筋　97
—— of eyeball　眼球提靱帯　242
—— of ovary　卵巣提靱帯；卵巣提索　119, 126
—— of penis　陰茎提靱帯　74, 117
—— of thyroid gland　甲状腺提靱帯　69
— ligaments of breast　乳房提靱帯　253
— muscle of duodenum　十二指腸提筋　97
— retinaculum of breast　乳房提靱帯　253
Sustentaculum tali　載距突起

Sutural bone 縫合骨 27
Suture 縫合 9, 54
Sweat gland 汗腺 253
Sympathetic 交感[の] 9
— ganglion 交感神経節 218
— paraganglia 交感神経傍神経節 232
— part 交感神経 231
— root
—— 交感神経根 232, 233
—— 深錐体神経 232
—— of ciliary ganglion 毛様体神経節の交感神経根 233
—— of otic ganglion 耳神経節の交感神経根 233
—— of pterygopalatine ganglion 翼口蓋神経節の交感神経根；深錐体神経 233
—— of sublingual ganglion 舌下神経節の交感神経根 233
—— of submandibular ganglion 顎下神経節の交感神経根 233
— trunk 交感神経幹 231
Symphysial 線維軟骨結合[の]；結合[の] 9
— surface 恥骨結合面 46
Symphysis
— 線維軟骨結合 9, 55
— 結合 9
Synapse シナプス；神経接合部 174
Synarthrosis 不動関節 53
Synchondroses
— of thorax 胸郭の軟骨結合 58
— of vertebral column 脊柱の軟骨結合 55
Synchondrosis 軟骨結合 9, 55
— of first rib 第一肋骨の軟骨結合 58
Syndesmoses
— of lower limb 下肢の靱帯結合 53
— of pectoral girdle 上肢帯の靱帯結合 59
— of shoulder girdle 上肢帯の靱帯結合 59
— of thorax 胸郭の靱帯結合 58
— of upper limb 上肢の靱帯結合 53
— of vertebral column 脊柱の靱帯結合 53
Syndesmosis 靱帯結合 9, 53
Synostosis 骨結合 9, 27, 53
Synovial 滑液[の]；滑膜[の] 9
— bursa 滑液包 56, 67
— fluid 滑液 9, 56
— folds 滑膜ヒダ 56
— joint/s 滑膜性の連結；[狭義の]関節 55
—— of pectoral girdle 上肢帯の関節 59
—— of shoulder girdle 上肢帯の関節 59
—— of thorax 胸郭の関節 58
— layer
—— 滑膜 56
—— 滑膜層 82
— membrane 滑膜 56
— sheath 滑液鞘 56, 67, 82
— sheaths
—— of digits of hand 指の滑液鞘 83
—— of toes 趾(指)の滑液鞘 86
— villi 滑膜絨毛 56
System 系 9

T

Tactile elevations 触覚小球 252
Taenia
— ヒモ 9
— 脳弓ヒモ 210
— cinerea 灰白ヒモ；第四脳室ヒモ 191
— thalami 視床ヒモ 200
Taeniae coli 結腸ヒモ 99
Tail
— 筋尾 66
— 尾 2
— 尾状核尾 214
— of epididymis [精巣上体]尾 115
— of helix 耳輪尾 250
— of pancreas 膵尾 103
Talar shelf 載距突起 50
Talocalcaneal
— interosseous ligament 骨間距踵靱帯 63
— joint 距骨下関節 62
Talocalcaneonavicular joint 距踵舟関節 62
Talonavicular ligament 距舟靱帯 63
Talus 距骨 49
Tangential fibres 接線線維；接線神経線維 211
Tapetum 壁板 210
Tarsal
— bones 足根骨 49
— glands 瞼板腺 243
— interosseous ligaments 骨間足根靱帯 63
— ligaments 足根靱帯 63
— sinus 足根洞 50
Tarsometatarsal joints 足根中足関節 63
Taste
— bud 味蕾 251
— pore 味孔 251
Tectal plate 蓋板；四丘体板 192, 195
Tecto-olivary fibres 視蓋オリーブ核線維；視蓋オリーブ線維 187, 194
Tectobulbar tract 視蓋延髄路 183, 189, 193
Tectopontine
— fibres 視蓋橋線維 187
— tract 視蓋橋路 189, 193
Tectoreticular fibres 視蓋網様体線維 187

Tectorial 蓋[の] 9
— membrane
— — 蓋膜《蝸牛管の》 245
— — 蓋膜《外側環軸関節の》 57
Tectospinal tract 視蓋脊髄路 179, 182, 187, 194
Tectum 蓋 9
— of midbrain 中脳蓋 195
Teeth 歯 90
Tegmen 蓋 9
— tympani 鼓室蓋 32
Tegmental 被蓋[の] 9
— decussations 被蓋交叉 194
— roof 室蓋壁 247
— wall 室蓋壁 247
Tegmentum 被蓋 9
— of midbrain 中脳被蓋 192, 193
— of pons 橋被蓋；橋背側部 187
Tela choroidea
— of fourth ventricle 第四脳室脈絡組織 176
— of third ventricle 第三脳室脈絡組織 176
Telencephalon
— 終脳 181, 206
— 大脳 206
Temple 側頭；こめかみ 17
Temporal
— bone 側頭骨 32
— branches 側頭枝 223
— crest 側頭稜 38
— fascia 側頭筋膜 68
— fossa 側頭窩 28
— horn 下角；側頭角《側脳室の》 211
— line 側頭線 35
— lobe 側頭葉 207, 209
— muscle 側頭筋 68
— operculum 側頭弁蓋 207
— plane 側頭平面 208
— pole 側頭極 207
— process 側頭突起 37

— region 側頭部 21
— surface
— — 側頭面《頬骨の》 37
— — 側頭面《前頭骨の》 34
— — 側頭面《側頭骨の》 33
— — 側頭面《蝶形骨の》 31
— veins 側頭静脈 158
Temporalis 側頭筋 68
Temporo-occipital branch 側頭後頭枝 142
Temporomandibular joint 顎関節 57
Temporoparietalis 側頭頭頂筋 67
Temporopontine fibres
— 側頭橋線維 192, 215
— 側頭葉橋線維 192
Temporozygomatic suture 側頭頬骨縫合 54
Tendinous 腱[の] 9
— arch 腱弓 67
— — of levator ani 肛門挙筋腱弓 75, 122
— — of pelvic fascia 骨盤筋膜腱弓 74
— — of soleus ヒラメ筋[の]腱弓 81
— chiasm 腱交叉 78
— cords 腱索 132
— intersection/s 腱画 67, 73
— sheath
— — of abductor longus and extensor pollicis brevis 長母指外転筋・短母指伸筋の腱鞘 83
— — of extensor carpi ulnaris 尺側手根伸筋の腱鞘 83
— — of extensor digiti minimi brevis 小指伸筋の腱鞘 83
— — of extensor digitorum and extensor indicis [総]指伸筋・示指伸筋の腱鞘 83
— — of extensor digitorum longus 長趾(指)伸筋の腱鞘 85

— — of extensor hallucis longus 長母趾(指)伸筋の腱鞘 85
— — of extensor pollicis longus 長母指伸筋の腱鞘 83
— — of extensores carpi radiales 長・短橈側手根伸筋の腱鞘 83
— — of flexor carpi radialis 橈側手根屈筋の腱鞘 83
— — of flexor digitorum longus 長趾(指)屈筋の腱鞘 85
— — of flexor hallucis longus 長母趾(指)屈筋の腱鞘 85
— — of flexor pollicis longus 長母指屈筋の腱鞘 83
— — of superior oblique 上斜筋腱鞘 242
— — of tibialis anterior 前脛骨筋の腱鞘 85
— — of tibialis posterior 後脛骨筋の腱鞘 85
— — of lower limb 下肢の腱鞘 85
— — of toes 趾(指)の腱鞘 85
— — of upper limb 上肢の腱鞘 83
Tendon 腱 9, 67
— of infundibulum 動脈円錐腱 132
— of valve of inferior vena cava 下大静脈弁腱 132
— sheath 腱鞘 82
— and bursae 腱鞘と滑液包 82
Tension lines 割線 252
Tensor 張筋 9
— fasciae latae 大腿筋膜張筋 79
— of fascia lata 大腿筋膜張筋 79
— tympani 鼓膜張筋 249
— veli palatini 口蓋帆張筋

Tentorial
— basal branch テント底枝 139
— marginal branch テント縁枝 139
— nerve テント枝 220
— notch テント切痕 175
Tentorium cerebelli 小脳テント 175
Teres
— major 大円筋 76
— minor 小円筋 76
Terminal
— 終止；終末 10
— 終止［の］；終末［の］；分界［の］ 10
— branches 終末部；皮質部《後大脳動脈の》 143
— bronchioles 終末細気管支 110
— filum 終糸 176
— ganglion 終神経節 219
— ileum 回腸終末部 98
— nerve[0] 終神経［脳神経0］ 219
— notch of auricle 分界切痕 251
— nucleus 終止核 174
— part 終末部；皮質部；M2分節《中大脳動脈の》 142
— ventricle 終室 176
— sulcus of tongue 分界溝《舌乳頭の》 93
Testicular
— artery 精巣動脈 149
— plexus 精巣動脈神経叢 234
Testis 精巣；睾丸 114
Thalamic fasciculus
— 視床束；H0野 203
— 視床束；H1野 214
Thalamogeniculate artery 視床膝状体動脈 143
Thalamoparietal fibres 視床頭頂線維 215
Thalamoperforating artery 視床貫通動脈 143

Thalamotuberal artery 視床灰白隆起動脈 144
Thalamus
— 視床 199,201
— 背側視床 199
Thenar eminence 母指球 19
Thigh 大腿 19
— bone 大腿骨 47
Third 第三［の］ 10
— metacarpal bone 第三中手骨 45
— molar tooth 智歯；おやしらず；第三大臼歯 92
— occipital nerve 第三後頭神経 225
— toe [III] 第三趾(指) 20
— trochanter 第三転子 48
— ventricle 第三脳室 200
Thoracic
— aorta 胸大動脈；大動脈胸部 147
— aortic plexus 胸大動脈神経叢 233
— cage 胸郭 42
— cardiac branches
— — 胸心臓枝 225
— — 胸心臓神経 231
— cavity 胸腔 18,42,110
— constriction 胸部狭窄；気管大動脈狭窄 96
— duct 胸管 165
— ganglia 胸神経節 231
— inlet 胸郭上口 42
— intertransversarii 胸横突間筋 71
— joints 胸部の連結 58
— kyphosis 胸部後弯 39
— lymph nodes 胸部のリンパ節 168
— nerves [T1-T12] 胸神経[T1-T12] 228
— outlet 胸郭下口 42
— part
— — 胸髄；胸髄節［第一-第十二胸髄節］ 177
— — 胸部《気管の》 107
— — 胸部《胸管の》 165
— — 胸部《食道の》 95

— — 胸部《脊髄の》 233
— — 胸部《腸肋筋の》 71
— pulmonary branches 胸肺枝 231
— segments [1-12] 胸髄；胸髄節［第一－第十二胸髄節］ 177
— skeleton 胸郭 41
— splanchnic ganglion 内臓神経神経節 232
— vertebrae [T I-T XII] 胸椎[T1-T12] 40,42
Thoraco-acromial
— artery 胸肩峰動脈 145
— vein 胸肩峰静脈 160
Thoraco-epigastric veins 胸腹壁静脈 160
Thoracodorsal
— artery 胸背動脈 146
— nerve 胸背神経 226
— vein 胸背静脈 160
Thoracolumbar fascia 胸腰筋膜 72
Thorax
— 胸郭 18
— 胸腔 110
Three-headed 三頭［の］ 10
— muscle 三頭筋 66
Threshold 限 5
Thumb [I] 母指；おやゆび(第一指) 19
Thymic
— branches 胸腺枝 144
— veins 胸腺静脈 155
Thymus 胸腺 166
Thyro-arytenoid 甲状披裂筋 106
Thyro-epiglottic
— ligament 甲状喉頭蓋靱帯 106
— part 甲状喉頭蓋部 106
Thyro-epiglotticus 甲状喉頭蓋筋 106
Thyrocervical trunk 甲状頸動脈 145
Thyroglossal duct 甲状舌管 93
Thyrohyoid 甲状舌骨筋 69

Thyrohyoid

— branch　甲状舌骨筋枝　226
— membrane　甲状舌骨膜　105

Thyroid
— articular surface　甲状関節面　105
— cartilage　甲状軟骨　105
— follicles　[甲状腺]濾胞　127
— foramen　甲状孔　105
— gland　甲状腺　126
— ima artery　最下甲状腺動脈　136
— nodes　甲状腺リンパ節　167

Thyropharyngeal part　甲状咽頭部　95
Thyropharyngeus　甲状咽頭部　95
Tibia　脛骨　48
Tibial　脛側　17
— border of foot　内側縁《足の》　20
— collateral ligament　内側副靱帯《膝関節の》　62
— nerve　脛骨神経　230
— nutrient artery　脛骨栄養動脈　152
— surface of leg　内側下腿面　20
— tarsal tendinous sheaths　脛側足根腱鞘　85
— tuberosity　脛骨粗面　48

Tibialis
— anterior　前脛骨筋　80
— posterior　後脛骨筋　80

Tibiocalcaneal part　脛踵部　62
Tibiofibular
— joint　脛腓関節　62
— syndesmosis　脛腓靱帯結合　53,62

Tibionavicular part　脛舟部　62

Tip
— of ear　耳介尖　251
— of nose　鼻尖　103

— of tongue　舌尖　92
Tissue　組織　9
Toes　趾(指)；あしのゆび　20
Tongue　舌　17,92
Tonsil　扁桃　10,171
— of cerebellum　小脳扁桃；腹側傍片葉[第IX半球小葉]　198
Tonsillar　扁桃[の]　10
— bed　扁桃窩　94
— branch/es
—— 扁桃枝《顔面動脈の》　137
—— 扁桃枝《上顎神経の》　221
—— 扁桃枝《舌咽神経の》　224
— capsule　扁桃被膜　93,171
— cleft　扁桃裂；扁桃内裂　94
— crypts　扁桃陰窩　93,94,171,172
— fossa　扁桃窩　94
— pits
—— 扁桃小窩《咽頭扁桃の》　94,171
—— 扁桃小窩《口蓋扁桃の》　93,171
— sinus　扁桃窩　94

Tooth　歯　3
— socket
—— 歯槽　92
—— 歯槽骨　55

Torus　隆起　10
— levatorius　挙筋隆起　94
— tubarius　耳管隆起　94

Trabecula/e
— 小柱；柱；梁柱　10
— 梁柱　166
— carneae　肉柱　132,134
— of corpora cavernosa　陰茎海綿体小柱　117
— of corpus spongiosum　尿道海綿体小柱　117

Trabecular
— bone　海綿質　26
— tissue　小柱網；櫛状靱帯　238

Trachea　気管　18,107
Tracheal
— bifurcation　気管分岐部　107
— branches
—— 気管枝《下甲状腺動脈の》　145
—— 気管枝《内胸動脈の》　144
—— 気管枝《反回神経の》　224
— cartilages　気管軟骨　107
— glands　気管腺　107
— veins　気管静脈　155

Trachealis　気管筋　107
Tracheobronchial nodes　気管気管支リンパ節　168

Tract
— 神経路　174
— 路　10

Tractus spiralis foraminosus　ラセン孔列　247
Tragal lamina　耳珠板　250
Tragicus　耳珠筋　251
Tragus　耳珠　251
Transcapsular grey bridges　尾状核レンズ核灰白間橋；内包横断灰白間橋　214
Transpyloric plane　幽門平面　21
Transversalis fascia　横筋筋膜　74
Transverse　横　16
— abdominal　腹横筋　73
— acetabular ligament　寛骨臼横靱帯　61
— arch of foot　横足弓　20
— arytenoid　横披裂筋　106
— branch　横枝　152
— cerebral fissure　大脳横裂　206
— cervical
—— artery　頸横動脈　145
—— ligament　基靱帯；子宮頸横靱帯　120
—— nerve　頸横神経　226
—— veins　頸横静脈　157

― colon 横行結腸 98
― costal facet 横突肋骨窩 40
― crest 横稜 247
― diameter 横径 47
― ductules 横小管 121
― facial
― ― artery 顔面横動脈 138
― ― vein 顔面横静脈 156
― fascicles
― ― 横束《手掌腱膜の》78
― ― 横束《足底腱膜の》82
― folds of rectum 直腸横ヒダ 99
― head
― ― 横頭 80
― ― 横頭《母指(趾)内転筋の》77
― ligament
― ― of atlas 環椎横靱帯 57
― ― of knee 膝横靱帯 62
― medullary veins 横延髄脈 159
― mesocolon 横行結腸間膜 124
― muscle 横舌筋 93
― ― of auricle 耳介横筋 251
― occipital
― ― fasciculi 水平後頭束 216
― ― sulcus 横後頭溝 207
― palatine
― ― folds 横口蓋ヒダ 90
― ― suture 横口蓋縫合 54
― part
― ― 横部《腸骨大腿靱帯の》61
― ― 横部《鼻筋の》67
― ― 横部《門脈の》162
― ― 水平部; 横行部《十二指腸の》97
― ― 水平部; 横行部《僧帽筋の》70
― pericardial sinus 心膜横洞 131

― perineal ligament 会陰横靱帯 123
― planes 横断面 21
― pontine
― ― fibres 横橋線維 187
― ― veins 横橋静脈 159
― process 横突起 39
― ridge 横稜 91
― ridges 横線 40
― sinus 横静脈洞 157
― tarsal joint 横足根関節 62
― temporal
― ― gyri 横側頭回 207
― ― sulcus 横側頭溝 208
― vesical fold 横膀胱ヒダ 126
Transversospinales 横突棘筋 71
Transversus
― abdominis 腹横筋 73
― menti オトガイ横筋 68
― nuchae 項横筋 70
― thoracis 胸横筋 72
Trapezium 大菱形骨 45
Trapezius
― 僧帽筋 70
― 菱形[の]; 僧帽筋[の] 10
Trapezoid
― 小菱形骨 45
― 菱形[の]; 台形[の] 10
― area 三角部《前立腺の》116
― body 台形体 188
― ligament 菱形靱帯 59
― line 菱形靱帯線 43
Triangle 三角 10
― of atrioventricular node 房室結節三角 132
― of auscultation 聴診三角 23
Triangular 三角[の] 10
― fold 三角ヒダ 94
― fossa 三角窩《耳介の》250
― fovea 三角窩《披裂軟骨の》106
― muscle 三角形筋 66

― nucleus 三角核 210
― ― of septum 中隔三角核 214
― part 三角部《前頭葉の》207
― ridge 三角稜 91
Triceps
― brachii 上腕三頭筋 76
― surae 下腿三頭筋 80
Tricuspid valve 右房室弁; 三尖弁 133
Trigeminal
― cave 三叉神経腔 175
― cavity 三叉神経腔 175
― ganglion 三叉神経節; 半月神経節 220
― impression 三叉神経圧痕 32
― lemniscus
― ― 三叉神経核視床路 188
― ― 三叉神経毛帯 188, 193, 203
― nerve [V] 三叉神経[脳神経V] 220
― tubercle 三叉神経結節; 灰白結節 182
Trigeminospinal tract 三叉神経脊髄路 180
Trigeminothalamic tract 三叉神経毛帯; 三叉神経核視床路 188
Trigonal muscles 膀胱三角筋 114
Trigone
― of bladder 膀胱三角 114
― of hypoglossal nerve 舌下神経三角 191
― of lateral lemniscus 外側毛帯三角 192
― of vagus nerve 迷走神経三角; 灰白翼 191
Triquetrum 三角骨《手根骨の》45
Triticeal cartilage 麦粒軟骨 105
Trochanter 転子 10
Trochanteric
― bursa/e of gluteus

── maximus 大殿筋の転子包 84
── minimus 小殿筋の転子包 84
── medius 中殿筋の転子包 84
── fossa 転子窩 47
Trochlea 滑車 10, 242
── of humerus 上腕骨滑車 44
── of phalanx
──── 指節滑車 45
──── 趾(指)節滑車 51
── of talus 距骨滑車 49
Trochlear 滑車[の] 10
── fovea 滑車窩 35
── nerve [IV] 滑車神経[脳神経IV] 220
── notch 滑車切痕 44
── spine 滑車棘 35
True
── conjugate 真結合線 47
── pelvis 小骨盤 47
── ribs [I-VII] 真肋[1-7] 41
Trunk/s
── 幹 10
── 神経幹 226
── 体幹 18
── 脳梁幹 209
── of accessory nerve 副神経幹 225
── of spinal nerve 脊髄神経幹 219
Tubal 管[の] 10
── air cells 耳管蜂巣 250
── branch/es
──── 耳管枝 224
──── 卵管枝 150
── extremity 卵管端 119
── glands 耳管腺 250
── tonsil 耳管扁桃 94, 171
Tube 管 10
Tuber 隆起 10, 26
── [VII B] 虫部隆起[第VIIB小葉] 198
── cinereum 灰白隆起 200
Tuberal 隆起[の] 10

Tubercle 結節 10, 26
──《of crown》咬頭；歯冠結節 90
──《of scaphoid》舟状骨結節 45
──《of upper lip》上唇結節 89
── of rib 肋骨結節 41
── of trapezium 大菱形骨結節 45
Tuberculum
── of iliac crest 腸骨結節 46
── sellae 鞍結節 30
Tuberomammillary nucleus 隆起乳頭体核 205
Tuberosity
── 舟状骨粗面 50
── 粗面 10
── 立方骨粗面 51
── 隆起 26
── for coracoclavicular ligament 烏口鎖骨靱帯粗面 43
── for serratus anterior 前鋸筋粗面 41
── of distal phalanx
──── 末節骨粗面《足の》 51
──── 末節骨粗面《手の》 45
── of fifth metatarsal bone [V] 第五中足骨粗面 51
── of first metatarsal bone [I] 第一中足骨粗面 51
── of ulna 尺骨粗面 44
Tubule 細管 10
Tunica
── albuginea 白膜 115, 119
──── of corpora cavernosa 陰茎海綿体白膜 117
──── of corpus spongiosum 尿道海綿体白膜 117
── externa 外膜《脈管学の》 131
── intima 内膜 131
── media 中膜 131
── vaginalis 精巣鞘膜 115
Two-bellied muscle 二腹筋 66

Two-headed 二頭[の] 2
── muscle 二頭筋 66
Tympanic
── aperture of canaliculus for chorda tympani 鼓索小管鼓室口 248
── body 頸静脈小体 156
── canaliculus 鼓室神経小管 33
── cavity 鼓室 33, 247
── cells 鼓室蜂巣 248
── enlargement 鼓室膨大；鼓室神経節 224
── ganglion 鼓室膨大；鼓室神経節 224
── lamella 鼓室板 247
── lip 鼓室唇 245
── membrane 鼓膜 248
── nerve 鼓室神経 223
── notch 鼓膜切痕 33, 250
── opening 耳管鼓室口 250
── part 鼓室部 33
── plexus 鼓室神経叢 224
── ring 鼓室輪 33
── sulcus 鼓膜溝 33
── surface 鼓室階壁；ラセン膜 245
── veins 鼓室静脈 157
Tympanomastoid fissure 鼓室乳突裂 33
Tympanosquamous fissure 鼓室鱗裂 33
Tympanostapedial syndesmosis 鼓室アブミ骨結合 249

U

Ulna 尺骨 44
Ulnar 尺側 17
── artery 尺骨動脈 146
── border 尺側縁；内側縁《前腕の》19
── collateral ligament 内側側副靱帯《上橈尺関節の》59
──── of wrist joint 内側手根

側副靱帯　60
— head
—— 尺骨頭《円回内筋の》　77
—— 尺骨頭《尺側手根屈筋の》
　　77
—— 尺骨頭《尺側手根伸筋の》
　　77
— nerve　尺骨神経　227
— notch　尺骨切痕　44
— recurrent artery　尺側反回動脈　146
— styloid process　茎状突起《尺骨の》　45
— surfaces of fingers　内側面《指の》　19
— veins　尺骨静脈　160
Umbilical
— artery　臍動脈　150
— cord　臍帯　120
— fascia　臍筋膜　74
— fissure　臍裂　101
— part　臍静脈部　162
— region　臍部　22
— ring　臍輪　73
— vein　左臍静脈　162
Umbilicus　臍；へそ　18
Umbo of tympanic membrane
　鼓膜臍　248
Uncal artery　鉤動脈　141
Uncinate　鉤状［の］　10
— fasciculus　鉤状束　215
—— of cerebellum　小脳鉤状束　199
— process
—— 鉤状突起《篩骨の》　35
—— 鉤状突起《膵臓の》　103
—— 体鉤；鉤状突起《頸椎の》
　　39
—— of first thoracic vertebra
　　第一胸椎鉤　40
Uncus　鉤　10, 209
— of body
—— 体鉤；鉤状突起《頸椎の》
　　39
—— of first thoracic vertebra
　　第一胸椎鉤　40
Unipennate muscle　半羽状筋
　　66

Unpaired thyroid plexus　不対甲状腺静脈叢　155
Unstratified part　非重層部
　　114
Upper
— dental arcade　上歯列弓
　　92
— eyelid　上眼瞼；うわまぶた
　　17, 245
— head　上頭　68
— limb　上肢　18
— lip　上唇；うわくちびる
　　17, 89
— lobe　上葉　109
— pole　上端《精巣の》　114
— trunk　上神経幹　226
Urachus　尿膜管　113
Ureter　尿管　113
Ureteric
— branches
—— 尿管枝《臍動脈の》　150
—— 尿管枝《腎動脈の》　149
—— 尿管枝《精巣動脈の》149
—— 尿管枝《卵巣動脈の》
　　150
— orifice　尿管口　114
— plexus　尿管神経叢　234
Urethral
— artery　尿道動脈　151
— carina of vagina　腟の尿道隆起　121
— crest　尿道稜　118, 122
— glands　尿道腺　118, 122
— lacunae　尿道凹窩
　　118, 122
— surface　尿道面　117
Urinary bladder　膀胱　113
Urogenital　尿生殖［の］　10
— diaphragm　尿生殖隔膜
　　123
— hiatus　尿生殖裂孔　75
— peritoneum　尿生殖腹膜
　　126
— region　尿生殖部；尿生殖三角　123
— triangle　尿生殖部；尿生殖三角　23, 123
Uterine

— artery　子宮動脈　150
— cavity　子宮腔　119
— extremity　子宮端　119
— glands　子宮腺　120
— horn　［右・左］子宮角　119
— ostium　卵管子宮口　119
— part
—— 子宮部《胎盤の》　120
—— 子宮部《卵管の》　119
— tube　卵管　119
— veins　子宮静脈　163
— venous plexus　子宮静脈叢　163
Uterosacral ligament　直腸子宮靱帯；子宮仙骨靱帯　120
Uterovaginal plexus　子宮腟神経叢　234
Uterus　子宮　119
Utricle　卵形嚢　245
Utricular
— duct　卵形嚢管　245
— nerve　卵形嚢神経　223
— recess　卵形嚢陥凹　248
Utriculo-ampullary nerve　卵形嚢膨大部神経　223
Utriculosaccular duct　連嚢管　245
Uveal part　虹彩部；ブドウ膜部　238
Uvula
— 口蓋垂　93
— 垂　10
— [IX]　虫部垂[第 IX 小葉]
　　198
— of bladder　膀胱垂　113

V

Vagal
— part　延髄根　225
— trigone　迷走神経三角；灰白翼　191
Vagina　腟　120
Vaginal　鞘［の］　10
— artery　腟動脈　150
— branches
—— 腟枝《子宮動脈の》　150

Vaginal

―― 腟枝《中直腸動脈の》 150
― columns 皺柱；ヒダ柱 121
― fornix 腟円蓋 120
― nerves 腟神経 234
― orifice 腟口 122
― part 腟部 120
― process 鞘状突起 31
― rugae 腟粘膜ヒダ 120
― venous plexus 腟静脈叢 163

Vagus nerve [X] 迷走神経 [脳神経 X] 224

Vallate 有郭[の] 10
― papillae 有郭乳頭 93

Vallecula 谷 10
― of cerebellum 小脳谷 196

Valve 弁 10, 132
― of coronary sinus 冠状静脈弁 133
― of foramen ovale 卵円孔弁；中隔鎌 134
― of inferior vena cava 下大静脈弁 133
― of navicular fossa 舟状窩弁 118

Valvule 弁 10

Vas
― deferens 精管 115
― prominens 隆起血管 245
― spirale ラセン血管 245

Vasa
― recta 直細動脈 113
― vasorum 脈管の脈管 131

Vascular 脈管[の]；管[の] 10
― bundles 血管束 112
― circle 血管輪 130
―― of optic nerve 視神経血管輪 241
― fold of caecum 盲腸血管ヒダ 126
― lamina 血管板 239
― layer 血管膜 115
―― of eyeball 眼球血管膜；ブドウ膜；眼球中膜 239

― nerves 脈管の神経 219
― organ of lamina terminalis 終板血管器官；終板脈管器官 205, 210
― plexus
―― 血管神経叢 219
―― 血管叢 130
― space 血管裂孔 81

Vast 広[の] 10

Vastus
― intermedius 中間広筋 79
― lateralis 外側広筋 79
― medialis 内側広筋 79

Vault of pharynx 咽頭円蓋 94

Vein/s 静脈 10, 130, 153
― of bulb
―― of penis 尿道球静脈 163
―― of vestibule 腟前庭球静脈 163
― of brainstem 脳幹静脈 159
― of caudate nucleus 尾状核静脈 158
― of cerebellomedullary cistern 小脳延髄槽静脈 159
― of cochlear
―― aqueduct 蝸牛水管静脈 156, 246
―― window 蝸牛窓静脈 246
― of heart 心臓の静脈 154
― of lateral recess of fourth ventricle 第四脳室外側陥凹静脈 159
― of lower limb 下肢の静脈 163
― of medulla oblongata 延髄静脈 159
― of olfactory gyrus 嗅回静脈 158
― of pterygoid canal 翼突管静脈 156
― of scala
―― tympani 鼓室階静脈

246
―― vestibuli 前庭階静脈 246
― of semicircular ducts 半規管静脈 246
― of spinal cord 前・後[外]脊髄静脈 161
― of uncus 鈎静脈 158
― of upper limb 上肢の静脈 160
― of vertebral column 脊柱の静脈 161
― of vestibular aqueduct 前庭水管静脈 246

Velum 帆 10

Vena comitans 伴行静脈 130
― of hypoglossal nerve 舌下神経伴行静脈 156

Venous 静脈[の] 10
― grooves 静脈溝 27
― plexus
―― 静脈叢 130
―― 静脈網 130
―― of foramen ovale 卵円孔静脈叢 157
―― of hypoglossal canal 舌下神経管静脈叢 157
― valve 静脈弁 130

Ventral 腹側 16
― acoustic stria 腹側聴条 188
― anterior nucleus 前腹側核 203
― cochlear nucleus 蝸牛神経前核；蝸牛神経腹側核 185
― column 前柱 177
― corticospinal tract 前皮質脊髄路 179
― external arcuate fibres 前外弓状線維 181, 182
― fasciculus proprius 前索固有束 179
― funiculus 前索 179
― gigantocellular reticular nucleus 前巨細胞性網様核 186
― grey commissure 前灰白

交連；腹側灰白交連 180
― horn
―― 前角 177
―― 前角《脊髄の》 177
― intermediate nucleus 中間腹側核 203
― lamella 腹側板 184
― lateral
―― complex 外側腹側核群 202
―― geniculate nucleus 外側膝状体腹側核；膝状体前核 204
― medial
―― complex 内側腹側核群 202
―― nucleus
――― 前内側核 179
――― 前内側核；腹内側核 194
― median fissure 前正中裂 176,181
― nuclei of thalamus 視床腹側核群 202
― nucleus 前核；腹側核 187
―― of lateral lemniscus 外側毛帯前核；外側毛帯腹側核 190
―― of trapezoid body 台形体前核；台形体腹側核 189
― pallidum 腹側淡蒼球 213,214
― paraflocculus [H IX] 小脳扁桃；腹側傍片葉[第IX半球小葉] 198
― part/s
―― 前部《腰外側横突間筋の》 70
―― 前部；腹側部《外側結合腕傍核の，橋の》 190
―― 腹側部《延髄の》 186
―― [II] 前部；腹側部[第II小葉]《小脳前葉の》 197
―― [IV] 前部；腹側部[第IV小葉] 197
―― [H II] 下部；腹側部[第II半球小葉]《小脳前葉の》 197

―― [H IV] 前部；腹側部[第IV半球小葉] 197
― pontoreticulospinal tract 前橋網様体脊髄路；腹側橋網様体脊髄路 188
― posterior
―― inferior nucleus 下後腹側核 202
―― internal nucleus 内後腹側核 203
―― parvocellular nucleus 小細胞性後腹側核 203
―― posterolateral nucleus 後外側腹側核 202,203
―― posteromedial nucleus 後内側腹側核 202
―― premammillary nucleus 腹側乳頭体前核 205
― principal nucleus 腹側核；内側膝状体腹側核；腹側主核 204
― rami
―― 前枝《頸神経の》 225
―― 前枝《仙骨・尾骨神経の》 229
―― 前枝《腰神経の》 228
―― 前枝；肋間神経《胸神経の》 228
― raphespinal tract 前縫線核脊髄路 179
― reticulospinal tract 前網様体脊髄路；腹側網様体脊髄路 183
― root 前根 219
― solitary nucleus 前孤束核；腹側孤束核 185
― spinocerebellar tract 前脊髄小脳路；腹側脊髄小脳路 179,183,188
― spinothalamic tract 前脊髄視床路 179
― striatum 腹側線条体 213,214
― subdivision 腹側部《中脳の》 194
― subnucleus 前部；腹側部《外側結合腕傍核の，橋の》

190
― supra-optic commissure 腹側視交叉上交連 206
― tegmental
―― decussation 腹側被蓋交叉；前被蓋交叉 194
―― nuclei 前被蓋核；腹側被蓋核 195
―― nucleus 前被蓋核；腹側被蓋核 190
― thalamus 腹側視床 200
― trigeminothalamic tract 前三叉神経核視床路；腹側三叉神経視床路 188
― white commissure 前白交連；腹側白交連 180
Ventricle
― 室 10
― 脳室 174
Ventricular 室［の］ 10
Ventrobasal complex 腹側基底核群 202
Ventrolateral
― nucleus 前外側核；腹外側核 177,189
― solitary nucleus 前外側孤束核；腹外側孤束核 185
― sulcus 前外側溝 177,181
Ventromedial
― nucleus 前内側核；腹内側核 177
―― of hypothalamus 腹内側核；視床下部腹内側核 205
― part 腹内側部 204
Venulae rectae 直細静脈 113
Venule 細静脈；小静脈 10,130
Vermiform appendix 虫垂 98
Vermis of cerebellum [I-X] 小脳虫部[第I-X小葉] 197
Vertebra 椎骨 39
― prominens [C VII] 隆椎[C7]；第七頸椎 40
Vertebral
― arch 椎弓 39

Vertebral
— artery 椎骨動脈 142.144
— body 椎体 39
— canal 脊柱管 18.39
— column 脊柱 18.39
— foramen 椎孔 39
— ganglion 椎骨動脈神経節 231
— nerve 椎骨動脈神経 231
— part 椎骨部 109
— plexus 椎骨動脈神経叢 233
— region 脊柱部 22
— synovial joints 脊柱の関節 57
— uncus 椎体鈎 39
— vein 椎骨静脈 155
Vertebromediastinal recess 椎骨縦隔洞 111
Vertex
— 頂 10
— 頭頂 17.27
Vertical 垂直 16
— aspect 上面観 27
— limb 垂直脚 213
— muscle 垂直舌筋 93
— occipital fasciculi 垂直後頭束 215
Vesical 嚢状[の] 10
— plexus 膀胱神経叢 235
— surface 前面《子宮の》 119
— veins 膀胱静脈 163
— venous plexus 膀胱静脈叢 163
Vesicle 嚢;胞 10
Vesico-uterine pouch 膀胱子宮窩 126
Vesicoprostaticus 膀胱前立腺筋 114.116
Vesicovaginalis 直腸腟筋 114
Vesicular 胞状[の] 10
— appendices 胞状垂 121
— ovarian follicle 胞状卵胞 119
Vessel/s 脈管;管 10
— of internal ear 内耳血管 246
— of nerves 神経の脈管 131
Vestibular 前庭[の] 10
— aqueduct 前庭水管 244
— area 前庭神経野 191
— caecum 前庭盲端 245
— canaliculus 前庭小管 33,247
— crest 前庭稜 246
— fold 前庭ヒダ《喉頭の》 107
— fossa 腟前庭窩 121
— ganglion 前庭神経節 223
— labyrinth 前庭迷路 244
— lamella 前庭板 247
— ligament 前庭靱帯;室靱帯 107
— lip 前庭唇 245
— membrane 前庭階壁;前庭膜 245
— nerve 前庭神経 223
— nuclei 前庭神経核 185,190
— surface
—— 前庭階壁;前庭膜 245
—— 前庭面 91
Vestibule
— 前庭 10.246
— 網嚢前庭 125
— 腟前庭 121
Vestibulocerebellum 前庭小脳 196
Vestibulocochlear
— artery 前庭蝸牛動脈 246
— nerve [VIII] 内耳神経;前庭蝸牛神経[脳神経VIII] 223
— organ 平衡聴覚器 244
— vein 前庭蝸牛静脈 246
Vestige 痕跡 10
— of ductus deferens 痕跡精管 121
— of processus vaginalis 鞘状突起痕跡 116
Villous folds 絨毛様ヒダ 96
Villus 絨毛 10
Vincula tendinum 腱のヒモ 83,86
Vinculum ヒモ 11
— breve 短いヒモ 84
— longum 長いヒモ 84
Visceral 内臓[の] 11
— abdominal fascia 腹部の臓側筋膜 73
— fascia 臓側筋膜 67
— layer
—— 臓側板《精巣の》 115
—— 臓側板;心外膜《心膜の》 131
— lymph nodes
—— 骨盤-臓側リンパ節 170
—— 腹-臓側リンパ節 169
— nuclei 自律神経核 194
— pelvic fascia 臓側骨盤膜 74,123
— peritoneum 臓側腹膜 124
— pleura 臓側胸膜;肺胸膜 111
— plexus 内臓神経叢 219
— surface
—— 臓側面《肝臓の》 100
—— 臓側面《脾臓の》 171
Viscerocranium 顔面頭蓋 29
Visual organ 視覚器 238
Vitreous
— body 硝子体 241
— chamber 硝子体眼房 241
— humor 硝子体液 241
— membrane 硝子体膜 241
— stroma 硝子体支質 241
Vocal 声[の] 11
— fold 声帯ヒダ 107
— ligament 声帯靱帯 107
— process 声帯突起 105
Vocalis 声帯筋 106
Volar 掌側 17
Vomer 鋤骨 36
Vomerine
— crest of choana 鋤骨後鼻孔稜 36

— groove 鋤骨溝 36
Vomeronasal
— cartilage 鋤鼻軟骨 104
— organ 鋤鼻器 104
Vomerorostral canal 鋤骨吻管 29
Vomerovaginal
— canal 鋤骨鞘突管 29
— groove 鋤骨鞘突溝 31
Vortex 渦 11
— of heart 心渦 132
Vorticose 渦状[の] 11
— veins 渦静脈；眼球脈絡膜静脈 159
Vulva 女性の外陰部；陰門 121

W

Wall
— 郭 10
— 壁 7
White 白[の] 1
— laminae 白質板 199
— matter 白質 174
— pulp 白脾髄 171
— ramus communicans 白交通枝 231
— substance 白質 174, 177, 179, 182, 187, 193
—— of cerebellum 小脳白質 199
—— of hypothalamus 視床下部の白質 206
—— of thalamus 視床の白質 203

Window 窓 4
Wing 翼 1
— of central lobule 中心小葉翼[第II・III半球小葉] 197
— of ilium 腸骨翼 46
— of sacrum 仙骨翼 40
Wisdom tooth 智歯；おやしらず；第三大臼歯 92
Wrist 手根；てくび 19
— joint 橈骨手根関節 60

X

Xiphisternal joint 胸骨剣結合 55
Xiphoid process 剣状突起 42

Y

Yellow 黄[の]；黄色[の] 6
— bone marrow 黄色骨髄 27
Yoke 隆起 5

Z

Zona
— incerta 不確帯 203
— orbicularis 輪帯 61
Zonal 帯状[の] 11
— layer 帯状層；第I層 196
— subnucleus 帯状層；辺縁部 184

Zone/s 帯 11
— of hypothalamus 視床下部帯 205
Zonular
— fibres 小帯線維 242
— spaces 小帯隙 242
Zonule 小帯 11
Zygapophysial joints 椎間関節 57
Zygomatic
— arch 頬骨弓 28
— bone 頬骨 37
— branches 頬骨枝 223
— margin 頬骨縁 31
— nerve 頬骨神経 221
— process
—— 頬骨突起《上顎骨の》 37
—— 頬骨突起《前頭骨の》 35
—— 頬骨突起《側頭骨の》 33
— region 頬骨部 22
Zygomatico-orbital
— artery 頬骨眼窩動脈 138
— foramen 頬骨眼窩孔 37
Zygomaticofacial
— branch 頬骨顔面枝 221
— foramen 頬骨顔面孔 37
Zygomaticomaxillary suture 頬骨上顎縫合 36, 54
Zygomaticotemporal
— branch 頬骨側頭枝 221
— foramen 頬骨側頭孔 37
Zygomaticus
— major 大頬骨筋 68
— minor 小頬骨筋 68